不孕症及生殖内分泌学

第二版

编著： 张明扬
李国光
蔡鸿德
曾启瑞
杨友仕
李茂盛
宋永魁

北京大学医学出版社

BUYUNZHENG JI SHENGZHI NEIFENMIXUE

图书在版编目（CIP）数据

不孕症及生殖内分泌学/张明扬等编著. —2版. 北京：北京大学医学出版社，2005.7
ISBN 7-81071-805-3

Ⅰ. 不... Ⅱ. 张... Ⅲ. ①不孕症—研究 ②生殖—内分泌学—研究
Ⅳ. ①R711.6 ②R339.2

中国版本图书馆 CIP 数据核字（2005）第 030505 号

经台湾合记图书出版社授权，北京大学医学出版社在中国大陆独家出版发行中文简体字版本。
北京市版权局著作权合同登记号：图字：01-2005-4632

不孕症及生殖内分泌学

编　　著：张明扬　李国光　蔡鸿德　曾启瑞　杨友仕　李茂盛　宋永魁
出版发行：北京大学医学出版社（电话：010-82802230）
地　　址：（100083）北京市海淀区学院路 38 号　北京大学医学部院内
网　　址：http：//www. pumpress. com. cn
E-mail：booksale@ bjmu. edu. cn
印　　刷：北京东方圣雅印刷有限公司
经　　销：新华书店
责任编辑：药　蓉　　责任校对：金彤文　　责任印制：张京生
开　　本：850mm×1168mm　1/16　　印张：32. 25　　字数：776 千字
版　　次：2005 年 8 月第 2 版　2006 年 12 月第 2 次印刷
书　　号：ISBN 7-81071-805-3/R·805
定　　价：76. 80 元

作者简介

（依姓氏笔画顺序排）

王家玮：林口长庚医院妇产部助理教授级主治医师

王馨世：英国伦敦大学博士
长庚医学院临床医学研究所所长暨教授
林口长庚医院妇产部教授暨医学研究部主任

丘林和：秀传纪念医院妇产部主任
台大医学院兼任讲师

刘志鸿：刘志鸿妇产专科试管婴儿中心
台大医学院及成大医学院兼任副教授

刘欧洪清：美国康奈尔大学生殖医学中心主任
美国康奈尔大学医学院教授

刘忠俊：刘忠俊妇产科诊所医师

江千代：台北市立阳明医院顾问医师
台大医学院兼任副教授
台大医院兼任主治医师

江其鑫：台北长庚医院生殖内分泌科主治医师
长庚医院妇产科助理教授

许朝钦：许朝钦妇产科诊所医师
成大医学院妇产科兼任副教授

杨友仕：台大医院妇产部生殖内分泌科主任
台大医学院妇产科教授

杨东川：中国医药学院附设医院妇产部主治医师
中国医药学院医学系讲师

杨再兴：台北荣民总医院妇产部临床教授
台湾骨质疏松症学会理事长

杨宜杰：台南市杨妇产科诊所副院长
成大医院妇产部兼任主治医师

李茂盛：李茂盛妇产科院长
台湾妇产科医学会理事长
中国医药学院医学系教授

李奇龙：林口长庚医院妇产部内视镜科主任
长庚大学医学院妇产科副教授

李国光：马偕纪念医院妇产部主任
台北医学院临床副教授

李耀泰：台南郭综合医院妇产部主任

连义隆：台大医院妇产部主治医师
台大医学院妇产部讲师

何弘能：台大医院妇产部主治医师
台大医学院妇产科教授

何师竹：台中荣民总医院妇产部主任
阳明医学院临床教授

宋永魁：长庚医院副院长
长庚医学院妇产科教授

张旭阳：高雄长庚医院妇产部主任
长庚医学院妇产科副教授

张宏江：台大医院泌尿部主治医师
台大医学院泌尿科临床助理教授

张明扬：台北长庚医院妇产科生殖中心主任

长庚医院妇产科副教授

张荣州：张荣州妇产专科诊所医师
长庚医学院妇产科助理教授

张淑如：台北医学大学附设医院生殖医学中心技术员

陈芳萍：基隆长庚医院妇产科主任
长庚大学副教授

陈明哲：台中荣民总医院妇产部生殖医学科主任

陈思原：台大医院妇产部主治医师
台大医学院妇产科临床助理教授

陈信孚：台大医院妇产部主治医师
台大医学院妇产科助理教授

林保良：日本川崎市立川崎医院妇产科主任
首都医科大学客座教授
西安医科大学客座教授

郑幼妃：台北医学大学附设医院生殖医学中心技术员

赵光汉：台大医院妇产部主治医师
台大医学院妇产科临床讲师

胡玉铭：马偕纪念医院妇产部主治医师
马偕护专兼任讲师

郭宗正：台南郭综合医院院长
高雄医学大学兼任教授

郭鸿璋：郭鸿璋妇产科诊所院长
成大医学院部定讲师

黄国恩：长庚医院名誉院长
长庚大学妇产科教授

黄俊嘉：李茂盛妇产科不孕症研究室主任

曾启瑞：台北医学大学附设医院妇产科主任
台北医学大学生殖医学研究中心主任

赖英明：程得胜赖英明张俊英联合妇产科医师
长庚医学院兼任副教授

蔡英美：高雄医学大学附设医院妇产部教授

蔡鸿德：中国医药学院附设医院妇产部主任医师
中国医药学院医学系教授

序言

20世纪中叶以来，生殖医学的研究呈现了神速的进展。从枸橼酸氯米芬（clomiphene citrate）的研发，成功地诱发排卵，由怀孕母马尿液中淬取出性腺激素（PMS）的临床应用，乃至于人类绝经期促性腺激素（hMG）的研制成功，对不孕妇女的治疗皆有重大的贡献。接着在此一领域中，GnRH分子结构被解明，使得两位卓越的生殖内分泌学家Schally和Guillemin因此共同获得诺贝尔医学生理奖桂冠的最高殊荣。在不孕症的治疗及研究上，由于放射免疫测量法（RIA）的开发，更精确地分析出血清微量激素，让月经周期完整的激素分泌情况得以一目了然，使医学界更进一步了解排卵障碍及无月经患者的种种病因。在人工生殖方面，Edwards及Steptoe两位教授于1978年首次以体外受精及胚胎植入（IVF-ET）法成功地治疗以往认定不可能受孕的妇女；自此，配合胚胎学及培养技术的精进，加上促进排卵药物科技的进展，使得生殖科技的应用日益普遍，且更臻成熟，这些都有赖于全球各地先进学者们持续不断的努力与锲而不舍的研究，而终能开花结果，造福众生。

在全球生殖科技研发进展的轨迹中，台湾的生殖医学与不孕症的临床治疗与研究并未缺席，而是紧跟着世界先进国家的步调不断进步。其中，知识与资讯的交流扮演了一个相当重要的角色。《不孕症及生殖内分泌学》的出版及再版，足以显现生殖医学界精英们在这一方面的企图与苦心。本书除了完整呈现全球顶尖学者在不孕症与生殖内分泌学方面多年来的研究成果与结晶，也同时加入了台湾本土的相关研究资料；对于此一领域后学者或已入门者在临床研习及学问探索上必有相当的助益及启发。而全体编著者致力于科学中文化，让尖端医学科技深耕台湾，立足本土的精神与用心，更令人感佩，亦值得给予起立欢呼。

近年来，台湾医学界在不孕症治疗，尤其是体外受精及胚胎植入方面的进步，有目共睹，并常有世界级的顶级研究佳作出现；相对的，在生殖内分泌学方面的成就则稍嫌不足，本书的出版与修订，期盼能对优秀的年轻学者起引导与启示之效，以为弥补。

本人身为台湾生殖内分泌学界的一员，并曾见证现代世界生殖医学史的发展，深深期许台湾不孕症与生殖内分泌学的临床医疗及学术研究水准得以永续提升，不断进步；相信本书的问世、再版将使此一期待得以真正落实。故本人乐为作序，并慎重诚恳地将此一良书推荐给我的同侪、好友。

黄国恩

致谢

感谢各章节作者精心著作。并感谢赵光汉、江其鑫医师拨冗对全书作最后全面性的阅览及更正。

目录

第1篇

生殖生理学

Chapter 1

生殖神经内分泌学

张明扬

下丘脑（Hypothalamus）

下丘脑位于大脑正中底部，紧邻视丘区域下方，围绕第三脑室并形成第三脑室的底部。下丘脑由此向下延伸成正中隆起（median eminence，ME），于此处和垂体的茎部相连，形成一个漏斗区（infundibulum），是下丘脑分泌进入垂体的大门（图 1-1）。

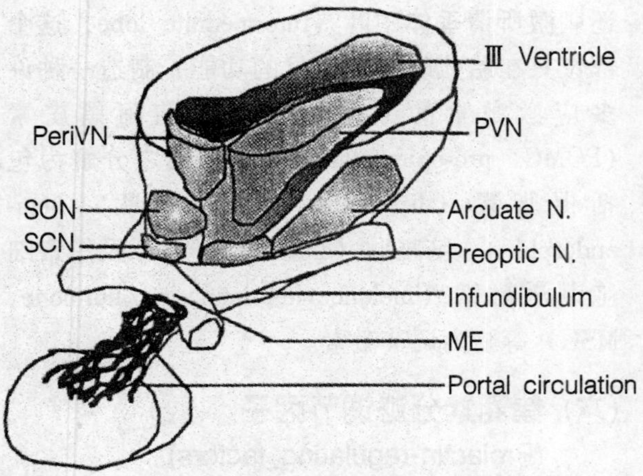

图 1-1　下丘脑各神经核及垂体立体关系图。各神经核在第三脑室周围的排列以透视法描绘，以表示其相互的关联性（PeriVN: Periventricular nucleus；PVN: Paraventricular nucleus；SON：Supraoptic nucleus；SCN: Suprachiasmatic nucleus；ME: Median eminence）

下丘脑在内分泌学观点上被认为是大脑与垂体联系上的一个桥梁，下丘脑接受大脑皮质以及其他脑部中枢的直接（轴突分泌）或间接（脑室内脑脊液）影响，而产生种种平衡身体反应的分泌。这些分泌经由垂体释放进入血液，传至身体各处内分泌腺（内分泌系统）或直接反应回脑部。

垂体前叶是目前所知作用最明显的内分泌促进素（stimulating hormones）制造中心。分布于下丘脑不同位置的内分泌神经核制造激素刺激素释放激素（releasing hormones or factors）或抑制激素（inhibiting hormones or factors），经由位于中央突起区的神经轴突释放出来，进入门脉循环（portal circulation），最后到达垂体前叶的各个分泌细胞，进而刺激（或抑制）激素刺激素的制造与释放，经由垂体静脉进入全身循环。

目前所知下丘脑所分泌进入门脉循环来影响垂体前叶分泌的促进或抑制因素主要的有以下几种（表 1-1）：

（一）促甲状腺激素释放激素（Thyrotropin-releasing hormone，TRH）

作用于垂体前叶释放促甲状腺激素（thyroid stimulating hormone，TSH）；此激素对于催乳素分泌细胞也有刺激作用，因此也可以称为一种催乳素释放激素（prolactin-releasing hormone，PRH 或 PRF）；但催乳素分泌的调控主要并非靠释放激素，因催乳素分泌细胞为主动性分泌，而是以催乳素抑制因子（prolactin inhibiting factor，PIF）来调节分泌量。

表 1-1　各种垂体分泌促进素的影响因素与功能

垂体分泌促进素	分泌神经元位置	刺激分泌因素	抑制分泌因素	刺激垂体结果
TRH	PVN（paraventricular N）		T3，T4	分泌 TSH，PRL
GnRH	Arcuate nucleus			
GHRH	Arcuate nucleus		GH，IGF-1	分泌 GH
SS	Periventricular N，PVN			抑制 GH 分泌
CRH	PVN	压力，炎性反应，低血糖，NPY，Angiotensin	Cortisol，POMC，beta-endorphin	分泌 ACTH
DA（PLF）	Arcuate nucleus	PRL，α-MSH		抑制 PRL 分泌
VP	SON（supraoptic N），PVN			
OT	SON（supraoptic N），PVN			

(二) 促性腺激素释放激素 (Gonadotropin-releasing hormone, GnRH)

作用于垂体前叶促性腺细胞（gonadotrope）使之制造并分泌两种促性腺激素：黄体生成激素（luteinizing hormone，LH）和卵泡刺激素（follicle stimulating hormone，FSH）。

(三) 生长激素释放激素 (Growth-hormone-releasing hormone, GHRH)

作用于垂体前叶生长激素分泌细胞（somatotroph）使之分泌生长激素（growth hormone，GH）。

(四) 生长抑素 (Somatostatin, SS)

与 GHRH 成为互相拮抗的激素，抑制生长激素分泌，又称之为生长激素分泌抑制因子（somatotropin-release-inhibiting factor，SRIF），它同时也抑制 TSH 的分泌。生长抑素不但作用于垂体前叶，在全身各处，包括脑部其他位置、胃肠道，以及胰腺等处也都曾经分离出亲和性很强的受体，显示其与代谢系统有紧密的互动功能。

(五) 促肾上腺皮质激素释放激素 (Corticotropin-releasing hormone, CRH)

促使垂体前叶分泌肾上腺皮质激素（adrenocorticotrophic hormone，ACTH），同时还刺激所谓垂体中叶（intermediate lobe，这个部位只在胎儿时期有明显的功能）制造一种许多应激激素的共同原生物：前阿黑皮素（POMC，pro-opiomelanocortin），随之分解为包括促脂素（lipotropin）、β-内啡肽（beta-endorphin）、脑啡肽（enkephalin），以及黑素细胞刺激激素（melanocyte-stimulating hormone，MSH）等脑内调节激素。

(六) 催乳素分泌调节因子 (Prolactin-regulating factors)

有催乳素抑制因子（prolactin-inhibiting factor，PIF）作用的多巴胺（dopamine，DA）以及有催乳素释放因子（prolactin-releasing factors，PRF）作用的 TRH 和血管活性肠肽（vasoactive intestinal peptide，VIP）等。在各种生理状况之下调节催乳素的分泌。

(七) 垂体后叶

是下丘脑神经轴突的延伸。垂体后叶的神经纤维均来自下丘脑的视上核（supraoptic nucleus，SON）与室旁核（paraventricular nucleus，PVN）。两个神经核均含有分泌血管加压素（vasopressin，VP）与催产素（oxytocin，OT）的神经细胞。其神经纤维除了进入垂体后叶之外，还分支至正中隆起（ME）、第三脑室底部与脑干区域，显示其对垂体前叶的激素分泌与脑部其他系统运作也有一定的影响力。

促性腺激素释放激素 (GnRH) 的分泌与控制

脊椎动物的鼻腔入口或口腔上方都有一对嗅觉器官：犁鼻器官（vomeronasal organ，VNO），此器官（人类则处于鼻孔入口的鼻中隔处）感应同性或异性皮肤或性器官所散放出来的信息素（pheromone），传达到鼻腔上缘的嗅球中心（olfactory bulb），嗅觉神经经由嗅球神经核释放轴突进入额叶位于视交叉前方的梨状皮质（piriform cortex），经由此处再传导进入脑部的额叶眶部皮质（frontoorbital cortex），与个体的情绪掌管系统有直接的联系，称之为原生性嗅觉皮质（primary olfactory cortex）；第二条途径经由梨状皮质进入下丘脑外侧区神经核之中，明显影响个体的食欲与性别行为模式（图 1-2）。

GnRH 神经元（neuron）在胚胎时期是与嗅神经一并由鼻腔的上部开始发育，经由嗅球（olfactory bulb）在视交叉处前方形成视前核（preoptic nucleus，PON）；另一部分（也是最重要的分支）进入下丘脑内侧基底区（medial basal hypothalamus，MBH），形成弓状核（arcuate nucleus），作为非常重要的下丘脑分泌细胞集团。胚胎发育时期如因神经细胞移行障碍造成嗅球与弓状核发育不良，而有嗅觉的丧失与 GnRH 分泌缺乏，患者外观上尚合并有第二性征发育迟滞的症状，被称为卡尔曼综合征（Kallmann syndrome）。

GnRH 神经元相互连结成为复杂的网路，并与其他神经纤维关联。处于下丘脑后部的神经元也有分支进入垂体后叶；位于下丘脑前部的神经元则有分支进入边缘系统（limbic system），此两部分的神经元可能与生物的各种行为模式有关而与垂体的分泌较无关联。

弓状核的自我节律性

GnRH 神经元在弓状核中，有节律性的主动分泌能力。1980 年 Knobil 等人发现 GnRH 的分泌是以不同的频率（frequency）与振幅

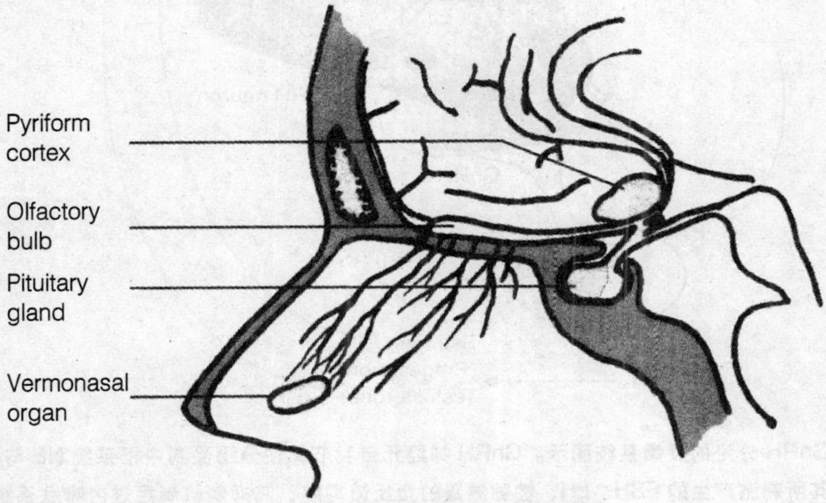

图 1-2　嗅神经与下丘脑关系图

(amplitude)以一定的时间点的脉冲波(pulse)释放。脉冲波愈频繁，愈偏向 FSH 分泌(表现为卵泡生长期 follicular phase)；反之，则偏向 LH 分泌(表现为黄体期 luteal phase)。GnRH 的半衰期为 2~4 分钟，其短效性代表了此激素的局部性作用(譬如进入正中隆起的激素只经由门脉循环作用于垂体而不进入体内循环)，所以一般以其作用的产物 LH 作为侦测 GnRH 分泌的表现。

从月经期起，LH 的分泌在卵泡前期(early follicular phase)分泌大约每 90 分钟一个周期，每周期约 6.5 IU/L；随着卵泡生长，在卵泡后期(约为排卵前期)分泌增加至每 60~70 分钟一个周期，分泌量增加到 7.2 IU/L。排卵过后，黄体期开始，分泌频率降为每 100 分钟一次，但分泌量则增加至 15.0 IU/L；到了黄体晚期，分泌周期更降为每 200 分钟一次，振幅也减少到 8.0 IU/L。

GnRH 利用其所影响产生的激素产物来作自身的长周期(生殖腺分泌产物)、短周期(垂体分泌产物)与超短周期(自己轴突分泌的 GnRH)反馈循环(long, short, ultrashort feedback loop)。但真正控制其分泌的中心还是中枢神经系统(CNS)。

中枢神经系统可利用多种神经传导物质直接作用于 GnRH 神经元来调节分泌作用：包括去甲肾上腺素(norepinephrine)，多巴胺(dopamine)，内啡肽(endorphin)，5-羟色胺(serotonin)，以及黑色素抑制素(又称褪黑素，melatonin)等(图 1-3)。

(一) 去甲肾上腺素系统 (Norepinephrine system)

相关神经元大多位于脑干(brain stem)区，此神经细胞亦制造 5-羟色胺，除了刺激 GnRH 分泌外，与精神状态的控制也有关系。

(二) 神经肽 Y (Neuropeptide Y, NPY)

是脑对应饥饿或营养不良所分泌的神经蛋白，也同时刺激 GnRH 的分泌与调控垂体前叶对 GnRH 的感应。但在性腺激素如雌激素缺乏的状态下，却反而产生抑制 GnRH 分泌的结

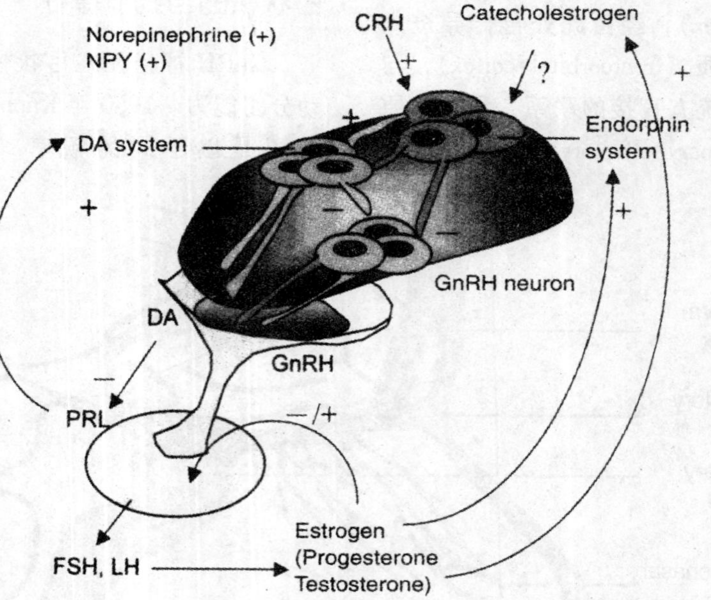

图 1-3 下丘脑中 GnRH 分泌的反馈系统图示。GnRH 神经元自我节律性分泌受到中枢系统 NE 与 NPY 蛋白的促进，但受其所刺激产生的 FSH、LH、性腺激素的负反馈抑制，其抑制机制经过内啡肽系统作用。多巴胺抑制垂体催乳素的制造，但催乳素增加的状况可使 DA 系统启动，并经由内啡肽系统抑制 GnRH 的分泌

果。在神经性厌食症的患者，其脑脊液中含有极高量的 NPY，而 GnRH 的分泌量极低，显示此肽与生殖系统极其相关的证据。

(三) 多巴胺系统 (Dopaminergic system)

此神经元位于弓状核内部，分泌进入正中隆起，主要作为垂体前叶催乳素抑制因子(PIF)。下丘脑所含 α-黑素细胞刺激激素（α-MSH）可增加多巴胺（DA）的制造频率，但主要控制因素应是受到来自垂体前叶回流的催乳素的促进。在某种病态情况下，催乳素分泌增加的时候，DA 的分泌亦随之增加，进而促使 β-内啡肽（β-endorphin）的分泌上升、GnRH 分泌受抑制，而引起排卵障碍。

多巴胺神经纤维在弓状核中分布于阿片类神经元和 GnRH 神经元上，具有促进内啡肽加速分泌，及抑制 GnRH 的作用；反之在压力状态之下的内啡肽系统激活，也会抑制多巴胺的形成，而使催乳素的浓度提高，却又同时抑制性腺功能的运作。

(四) 内生性阿片类系统 (Endogenous opiates)

阿片类神经元分泌的阿片肽（opioid peptides）是对应于应激（stress）所产生的脑内激素，以 β-内啡肽（β-endorphin）为代表。β-内啡肽乃是经由 CRH 作用于含 POMC 的分泌细胞进行裂解所得（图 1-4），是最强力的阿片肽。在下丘脑，POMC 的制造也受到性腺激素的控制，在某些性腺激素极度缺乏的情况下，POMC 几乎没有什么分泌。

因 GnRH 神经元上并没有雌激素的受体，据信雌激素对 GnRH 的负反馈作用乃是经由内啡肽系统所达成的：性腺激素刺激内啡肽形成，内啡肽抑制 GnRH 分泌；内啡肽在下丘脑同时还影响体温、心血管系统以及呼吸系统功能的协调；此外，内啡肽同时对身体的疼痛反应与情绪作用而进行必要的整合功能。

POMC 的分泌细胞几乎分布于全身各处，包括脑内与周围神经纤维、垂体前叶、肾上腺髓质、胎盘、性腺，甚至胃肠道与肺部之中。

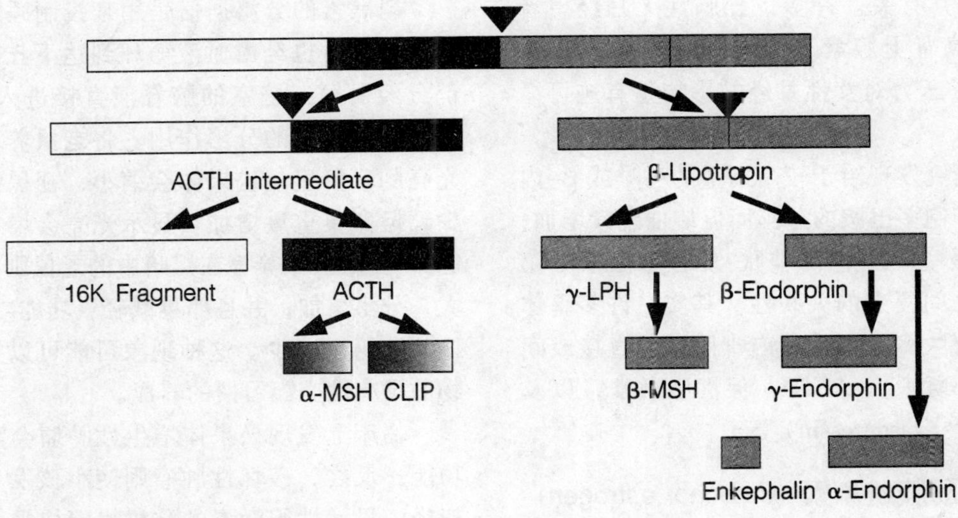

图 1-4　POMC 家族

POMC 产物，在各分泌系统各不相同。在下丘脑的 POMC 细胞，主要产物为 α-MSH 和 β-内啡肽

LPH：lipotropin；MSH：melanotropin stimulating hormone

但各部位对应CRH的刺激所产生的POMC产物并不相同：在垂体前叶，POMC分解后可产生ACTH与β-促脂素（β-lipotropin）；在大脑内部，前者还进一步分解成α-黑素细胞刺激激素（α-melanocyte stimulating hormone，α-MSH），后者分解为β-黑素细胞刺激激素（β-melanocyte stimulating hormone，β-MSH），脑啡肽（enkephalin），α、β、γ内啡肽（α-，β-，γ-endorphins）等产物；胎儿时期的垂体中叶并不分泌ACTH，而是将其再分解为α-MSH与CLIP（corticotropin-like intermediate lobe peptide），后者在胎儿时期的真正作用尚不清楚。

β-内啡肽在月经来潮期间为最低点，之后随着激素浓度的增高而日渐上升，直到黄体中期达到最高峰，此浓度的变化几乎与血清中E2的曲线成正比。性腺激素促进内啡肽的制造，转而抑制GnRH的分泌频率，此种反馈机制绝大多数在下丘脑部位进行，而只少量发生于垂体（垂体主要是受抑制素的调控）。内啡肽系统的过度旺盛可能是下丘脑性性腺功能低下（hypothalamic hypogonadism）的重要原因之一；而内啡肽系统的旺盛，又间接跟CRH（应激激素）有关。许多下丘脑性无月经患者血液中的高肾上腺素（hypercortisolism）现象间接证明了压力对女性月经的影响是有迹可循的。

另有研究发现给予较高剂量的吗啡或β-内啡肽，可抑制多巴胺的分泌而促使催乳素增加，证明了应激-多巴胺-内啡肽-促性腺激素分泌激素四者之间复杂的关联性。其实，许多垂体激素的分泌大多数都受到内啡肽系统直接或间接的影响，尤其是ACTH、促性腺激素，以及血管加压素（vasopressin）等。

(五) 儿茶酚胺雌激素 (Catechol estrogen)

下丘脑中高量的雌激素羟化酶（estradiol 2-hydroxylase）可将雌激素与儿茶酚胺（catecholamine）结合，此种成分同时含有两者的化学特性，因GnRH分泌细胞上并无雌激素受体，据信此一结合产物可能与雌激素对GnRH的反馈效应有关，但至今并无进一步证据显示其真正机制。

(六) 松果体 (pineal gland) 的作用

松果体位于第三脑室的顶端，与周围神经细胞之间并没有许多纤维交通，只有来自视网膜，经由视交叉上核（suprachiasmatic nucleus）与室旁核（PVN）的神经纤维，及颈上神经节（superior cervical ganglion）来的交感神经纤维，进入松果体。将前一神经关联切断，会产生黑暗效应：松果体制造褪黑素增加，其浓度增高。松果体与视网膜的单一联络，显示其与光线刺激的紧密相关性：在没有光线刺激的情况下，松果体接受交感神经的去甲肾上腺素（NE）指令，制造褪黑素（melatonin）。主要用来减少视网膜的黑色素成分，使光线的讯息得以进入脑部；亮光则抑制松果体的活动，藉由视网膜的黑色素增加以调节光线进入的剂量。人类的褪黑素在白天活动很少，进入黑夜开始分泌增加，而在半夜达到最高值。这种节律控制中心乃位于视交叉上核中。

褪黑素的分泌据信是用来控制睡眠与降低体温，同时也经由血液循环到达下丘脑（也有部分经由第三脑室的脑脊液直接进入下丘脑）来抑制GnRH的分泌作用。将老鼠养育在完全光亮的环境里，松果体会缩小，褪黑素分泌减少，但卵巢重量增加（显示光亮会增加性腺功能）；反之长年养育在黑暗中的老鼠则松果体增大，分泌增加，并且卵巢减轻（功能减少），垂体的分泌也减少。这种现象可能可以推论于动物的季节性交配习惯的养成。

临床上发现松果体增生性肿瘤会降低性腺功能；反之，破坏性肿瘤则使小孩发生早发性初经，显示性腺激素的分泌也间接受到光线明暗的影响。

松果体也含有所有性腺激素的受体，可对应性腺激素的刺激，转化睾酮与黄体酮成为脑部重要的 5-α 还原型激素（5-α reduced hormones），它同时也含有将雄激素转成为雌激素的芳香酶（aromatase）。虽然如此，松果体在人体的真正效应尚未获得实验方面的直接证据。

(七) 瘦素 (leptin) 的影响

文献显示将老鼠下丘脑的腹内侧核（ventromedial nucleus，VMN）破坏，将导致老鼠丧失饱足感，发生过度饮食与降低活动意愿，结果造成极度的肥胖。近期的研究证实，饱足感觉的减弱并非神经核本身的破坏，而是伤害了经过其周遭的腹侧去甲肾上腺素神经束（ventral noradrenergic bundle）的结果。腹侧去甲肾上腺素神经束是由延髓和脑桥神经细胞发出进入下丘脑的感应神经丛。肿瘤、外伤、炎症与动脉瘤均可能造成突然间的过度进食与肥胖。

许多因素会直接或间接影响饮食中枢或肠胃系统而改变体重，如：内啡肽、P 物质（substance P）、胆囊收缩素（cholecystokinin）、CRH、神经降压素（neurotensin）等，其中较受瞩目的因素是由脂肪细胞所分泌的瘦素（leptin）。

瘦素是由 167 个氨基酸结合成的脂蛋白，分泌进入血液并传递到中枢神经以控制饮食习惯与能量的分配。女性血液中瘦素浓度较男性高，肥胖者又比瘦者高；停经后妇女瘦素值下降，但在无月经的女性运动员或神经性厌食症（anorexia nervosa）女性血中浓度均明显低于正常值，显示对脂肪含量的影响。

瘦素受体广泛分布于下丘脑各个神经核之中，但主要作用位点在弓状核，肥胖促使瘦素浓度提高，抑制下丘脑 NPY 制造，降低食欲（NPY 是强力的食欲促进因素）；瘦素同时刺激下丘脑的 CRH 分泌（NPY 也有同样效果）并提高垂体的 ACTH 浓度，也会降低食欲。

一般饥饿的状况下，NPY 制造增加，CRH 制造减少，此两种现象均可增加食欲与提高 GnRH 的分泌频率（CRH 的降低使内啡肽系统功能减弱，对 GnRH 的抑制减少）；但在应激性厌食症或运动性体重极度降低的情形，瘦素减少，NPY 分泌增加，但 CRH 也因为压力而增加，应运而生的内啡肽系统活性便抑制促性腺激素的形成，反而抑制性腺功能的正常化。

研究显示瘦素与 CRH 的关系并非绝对性，而瘦素与身体脂肪的数量也不成正比，以目前对瘦素的了解程度，完全以身体的肥胖与否或瘦素的浓度并不能圆满解释所致性腺功能的变化。

促性腺激素 (gonadotropin) 的分泌与控制

(一) 升调节与降调节

GnRH 经由神经轴突释放进入下丘脑正中隆起之后，随即被门脉循环的微血管吸收，携带入垂体前叶，与前叶中的促性腺细胞（gonadotrope）表面受体结合，此受体结合达到一个数量之后，细胞表面便会向内凹陷形成一个水滴状空泡，与细胞膜内表面分离进入细胞质内，此过程称为内吞噬作用（internalization），大多数的蛋白质激素都是以此方式来使激素进入细胞内作用。

吞噬进入细胞内部的激素与受体接着受到溶酶体（lysosome）的消化作用将激素与受体分离，激素进入细胞内部反应，受体则游离回细胞膜等待下一个分子的结合（图 1-5）。

细胞内吞噬作用可视为一种细胞去敏感化（desensitization）的现象，使细胞得以完整利用进入的激素。GnRH 有间歇性的分泌，使受体得以结合进入细胞反应，并有足够的时间回到表面接受续发的刺激，且促性腺激素分泌细胞有自我增加受体的现象，间歇性的刺激使能够反应的受体数量逐次增加，造成激素制造与分泌亦逐渐强化，称之为上调（up-regulation）；GnRH 如持续分泌，或外来给予长效型 GnRH

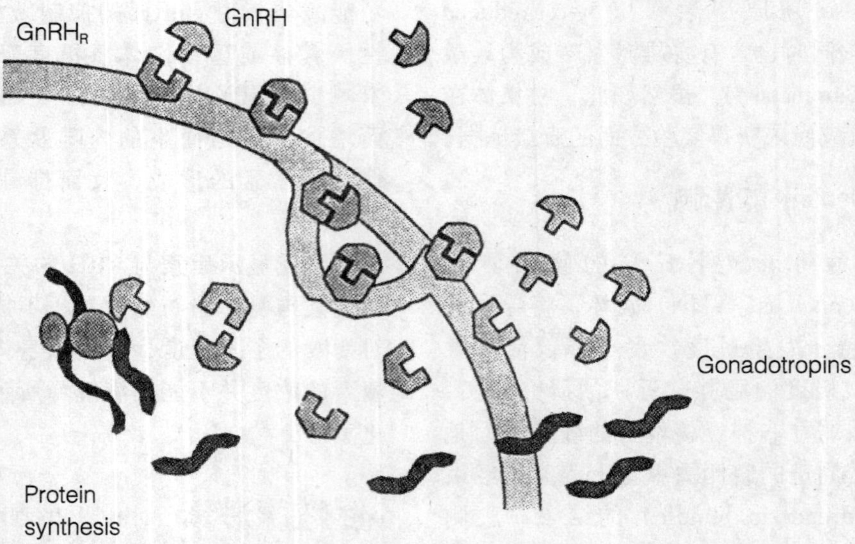

图 1-5 绘图显示促性腺激素分泌细胞与 GnRH 分子作用的过程。GnRH 分子与受体结合之后，即聚集并进入细胞之中（internalization）分解。GnRH 分子作用于细胞产物的分泌，受体则回到细胞表面继续作用

类似剂（GnRH analogue）将受体大量占据，虽然初期可以释放出大量刺激促性腺激素产物（称之为爆发反应 flare up），长期作用之后因受体的不足而反成为抑制现象，此称为下调（down-regulation）。下调控制在临床上已被广泛地利用作为抑制性腺活动的治疗方式，最常应用在子宫内膜异位症、子宫肌瘤、早发性青春期，以及子宫异常出血等疾病。

研究显示持续性刺激所产生的抑制作用，最先是因受体占据效用，续发现象则产生受体丧失与受体结构破坏而产生的解偶联（uncoupling），当持续刺激作用消失而恢复间歇性分泌之后，细胞将产生新的受体而恢复上调。

GnRH 激动剂（GnRH agonist）是将 GnRH 分子的第 6 个与第 10 个氨基酸替换，衍化为效用更强、半衰期更长的药物；GnRH 拮抗剂（antagonist）则替代的氨基酸更多，且作用方式是以毫无 GnRH 类似作用的药物，直接与 GnRH 竞争结合于受体，产生的效果直接且快速，近日用之于促进排卵治疗中，对早发性黄体生成激素突升波（premature LH surge）的控制。

(二) 促性腺激素的分泌控制

促性腺激素分泌细胞 gonadotropes 表面受体是经由 G-蛋白系统（G-protein system，GTP binding protein system）所启动，对应于 GnRH 的结合，启动细胞内部的 G-蛋白，引发腺苷酸环化酶（adenylcyclase）将细胞内的 ATP 转化为 cAMP，细胞因此活化制作产物（或产生抑制作用，视启动受体的激素分子种类与方式而定）。

GnRH 产生促性腺激素的作用有 3 种：

（1）形成储存库（reserve pool）：制造及储存促性腺激素。

（2）自我催化作用（self-priming action）：从储存库转入为可即时释放的促性腺激素。

（3）即时释放（direct secretion）：接受刺激马上释放激素进入血液。

经静脉直接一次注射 GnRH 可在 5 分钟内产生 LH 和 FSH 的加速分泌，LH 在 20 分钟后达到高峰值，FSH 则在 45 分钟后达到，经过数小时后慢慢降至未刺激前水准；如果以持续性静脉灌注的方式给予 GnRH，可发现在 225~240 分钟之后会产生第 2 个分泌高峰，此

实验证明促性腺激素分泌细胞有第2个储存库的存在。

GnRH对垂体前叶的作用不只在促性腺激素的释放，同时产生自我调控作用，这个作用的产生在于两个路线：①局部或经卵巢传来的抑制素-活化素-卵泡休止素（inhibin-activin-follistatin）系统讯息；②性腺激素：雌激素（estrogen）、黄体酮（progesterone）、雄激素（androgens）的反馈机制。

（三）抑制素-活化素-卵泡休止素（inhibin-activin-follistatin）系统

FSH刺激卵泡颗粒细胞（granulosa cells）分泌此3种因素进入卵泡液与卵巢静脉，回到垂体前叶调控促性腺激素分泌作用；其实垂体细胞本身也分泌此3种因素，作为组织各自的局部调控机制，但最终仍以卵巢所分泌者为主要决定因素。

简单说来，抑制素在垂体前叶抑制FSH的分泌作用，对于LH，不但没有影响，有报告指出甚至有帮助细胞分泌LH的作用，据信是藉由增加LH分泌细胞的GnRH受体数目引致；活化素则是加强FSH分泌细胞制造GnRH受体，因此主要增加FSH的分泌，它同时抑制催乳素、ACTH与生长素的产生。活化素的作用受到抑制素及卵泡休止素的共同抑制；卵泡休止素则是由垂体细胞所制造，与抑制素共同结合活化素因而抑制FSH的分泌。

抑制素与活化素均是由两股来源相近的3种肽分子：α，β-A，与β-B结合而成，抑制素的结合元素为α-β-A（inhibin A，INH-A）与α-β-B（inhibin B，INH-B）两种不同的抑制素，活化素则是由β肽结合成3种形态：β-A-β-A（activin A）；β-A-β-B（activin AB）；与β-B-β-B（activin B）。

月经初期FSH刺激卵巢卵泡周围的颗粒细胞，活化细胞中的芳香酶（aromatase），将来自卵泡外围鞘细胞（theca cell）所制造传递过来的雄激素（包括androstenedione与testosterone）转化为雌激素（含estrone与estradiol）。与此同时，颗粒细胞亦分泌活化素与抑制素（卵泡期所分泌者为INH-B，而在黄体期则分泌INH-A），活化素增加细胞内的FSH受体，使雌激素的制造上升；抑制素则随血流进行入垂体前叶，抑制FSH分泌细胞对GnRH的反应。据信在垂体中，GnRH促进活化素的分泌，转而增加GnRH受体的制造，同时也产生卵泡休止素以发挥局部调节作用，卵泡发育所分泌经由血液传来的抑制素，则加入卵泡休止素的功能，共同抑制活化素的作用而抑制FSH的生成。

（四）性腺激素：雌激素（estrogen）、黄体酮（progesterone）与雄激素（androgens）的反馈机制

促性腺激素分泌细胞与下丘脑许多神经细胞上都含有性腺激素的受体，但GnRH分泌细胞上却没有发现受体，这也许表示促性腺激素对GnRH的分泌功能是间接经由其他神经传导因素所促发（特别是多巴胺与内啡肽系统）的，事实上，真正的机制尚待进一步研究。

1. 雌激素的负与正反馈作用

雌激素对促性腺激素的影响有负反馈（negative feedback）与正反馈（positive feedback）两种反应。卵巢切除的女性血液中FSH与LH均极度上升，给予口服或注射雌激素可使血中浓度下降至未切除水准，此现象证明雌激素对促性腺激素分泌的直接抑制作用并不必经由抑制素系统。实验证明雌激素的负向反馈作用除了直接抑制垂体前叶细胞之外，同时还会降低GnRH的分泌频率，因此一般相信，雌激素同时作用于下丘脑与垂体前叶造成负反馈反应。

雌激素抑制垂体细胞的分泌，并不抑制其制造与储存，所以在周期后期的分泌细胞已储存了许多促性腺激素与GnRH受体，此过程可视为一种初始准备（priming action）。周期进入排卵前，GnRH的反应能力逐渐增加，雌激素浓度达到一定程度且持续一段时间后（如：>200pg/ml超过50小时），便发生正反馈作用，

细胞突然释放出大量促性腺激素（以 LH 为多，FSH 较少）称为 LH 突升波（LH surge），同时 FSH 也有相对的激增现象（FSH surge）。

正反馈作用的真正机制并不完全清楚，猿猴实验证实下丘脑缺损的情况下，以稳定的 GnRH 频率刺激，仍然可以利用雌激素的浓度变化来产生 LH 突升波，证实正反馈并不完全需要下丘脑的介入，且主要促成部位可能在垂体之中；但在另一个绵羊实验发现下丘脑在排卵之前仍有分泌波频率明显增加的情形，证明下丘脑的分泌 GnRH 频率与垂体前叶分泌细胞活化有同等重要的地位。

促性腺激素突升波（gonadotropin surge）的现象正如注射 GnRH 类似加强剂的初始反应，让垂体前叶将储藏的激素大量放出，包括 FSH 与 LH，进入血液循环达到卵泡位置，对于即将成熟的优势卵泡（dominant follicle）大量 FSH 的作用在于刺激颗粒细胞产生足够的 LH 受体，使卵泡转变为黄体，开始分泌黄体酮；FSH 同时使卵泡内的纤溶酶原活化剂（plasminogen activator）活化纤溶酶原（plasminogen）制造纤溶酶（plasmin）溶解卵丘细胞使之松散并浮动在窦状卵泡之中等待排卵；FSH 突升波据信对尚未发育进入窦状期的小型卵泡也有启动作用，每一次的排卵均会启动一波新生卵泡进入受刺激期，作为未来排卵周期的主角。

LH 突升波的作用则是将休止中的卵子完成减数分裂，进入成熟期；刺激 LH 受体产生黄体，分泌黄体酮；LH 与 FSH 共同激发卵泡内纤溶酶原活化剂而产生大量蛋白溶解酶，使卵泡周遭松散；LH 突升期卵泡中的前列腺素制造酶增加，大量的前列腺素促使新生血管聚集，血液集中，卵泡液增加，卵泡周围平滑肌收缩，将松散的卵子与卵丘细胞排出卵泡。

2. 黄体酮的反馈作用

雌激素似乎需要低量的黄体酮来促成促性腺激素突升波的生成。黄体生成之后，雌激素则辅助黄体酮共同作用以抑制 GnRH 的分泌频率（约 100~200 分钟分泌一波，但波幅增加至 12~15 IU/L），据信此抑制作用是经由内生性内啡肽系统的间接反应造成的。

促性腺激素的结构与作用

（一）促性腺激素的结构与作用

垂体激素依化学结构可分为三大类：促性腺激素（FSH 及 LH）与促甲状腺激素（TSH）一类；催乳素（prolactin）与生长激素（GH）一类；肾上腺皮质激素（ACTH）、促脂素（lipotropin）、促黑素细胞激素（melanotropin）和内啡肽（endorphins）一类。

卵泡刺激素（FSH）与 TSH 包括与 LH 作用相似的人类绒毛膜促性腺激素（hCG）等都相同地由两个葡萄糖链所合成，称为 α 及 β 亚基（subunit）。各激素的 α 亚基的结构几乎完全相同，只相差少数氨基酸。不同的地方在各自的 β 亚基有较大的差异。即使在功能相近的 LH 和 hCG 亦有明显分别。利用此种特性，制造出各种 β 亚基的抗体血清，便可侦测各种激素的含量而不会造成交叉反应（cross reaition）的混淆结果。

FSH（卵泡刺激素或卵泡刺激激素）与 LH（黄体生成激素或黄体刺激激素）的功能主要是刺激卵巢或睾丸成熟与功能化，同时促成生殖细胞的生长与性腺激素的制造。

（二）FSH 在卵巢的功能

在卵巢中，FSH 作用于卵泡的颗粒细胞上，使颗粒细胞开始成长并活化细胞内部的芳香酶（aromatase），利用外围鞘细胞（theca cells）传递过来的雄激素（androgen）转化为雌激素。此雌激素乃转而帮助颗粒细胞以制造更多的 FSH 受体，使细胞对 FSH 的刺激更加敏感，因而制造更多的雌激素。此良性循环促使卵泡细胞进行更多的有丝分裂，原始卵泡（primordial follicle）乃发育成为窦状卵泡（antral follicle）。

进入窦状卵泡期的颗粒细胞，除了不断进行芳香醇环反应以制造雌激素，以及制造更多的FSH受体之外，它同时也制造LH受体。随着卵泡渐渐成熟，LH受体亦渐渐增加，因而在卵泡后期，LH开始分泌之后，卵泡液内同时含有相当高量的FSH、LH、雌激素，以及黄体酮。黄体化的卵泡更接受LH的刺激来制造黄体酮。

FSH并不能独自造成卵泡细胞的成长。在窦状卵泡前期（preantral）的卵泡细胞，鞘细胞中只有LH受体而颗粒细胞只有FSH受体。LH作用于鞘细胞，制造雄激素，并经由细胞中的芳香酶转化为雌激素，或经由5α-还原酶，形成如DHT（dihydrotestosterone）一般的活化雄激素。这两种合成物的作用是相反的，雌激素可辅助FSH使卵泡成长，而5α-还原型雄激素则使卵泡萎缩退化。一旦卵泡接受了FSH刺激之后，芳香酶的作用增强，大多数的雄激素转化为雌激素。大量的雌激素再制造更多的FSH受体，使卵泡进入窦前卵泡期。而其他FSH刺激不够的卵泡，其FSH受体减少，雌激素降低，雄激素增加，乃至于退化。这两者的微妙平衡决定了卵泡成长入窦前卵泡期或退化消失。这种双细胞、双促性腺激素合作制造雌激素的模式，便是有名的双细胞理论（two cell theory）。（图1-6）

（三）LH在卵巢的功能

LH的功能在卵泡后期才真正显现出来。在排卵前期，颗粒细胞的LH受体增加，黄体酮存在卵泡液内，同时有大量的纤溶酶原活化剂出现。这些蛋白分解酶作用于饱满的卵泡上，相信是造成排卵的主要因素之一。此外LH亦加速磷脂（phospholipid）的转化及制造前列腺素，导致卵泡周围的平滑肌收缩，造成排卵。LH高峰值也促成卵子成熟：人类与许多动物的卵子在胚胎前进行的第一次减数分裂到双线期（diplotene）时使形成休止状况，其原因可能是卵泡中所分泌的抑制生长物质如卵母细胞成熟抑制物（OMI）等的作用。卵泡细胞同时含有黄体化抑制素（LI，lutenizing inhibitor），包括活化素（activin）似乎也有抑制卵泡早期黄体化的作用。LH大量分泌解除了这些分子的抑制作用使卵子成熟及卵泡黄体化。

FSH在LH高峰期也同时大量释出，其作用乃未完全了解，一般认为FSH高峰有几个作用：①活化纤溶酶原使卵丘细胞松散而能漂浮在卵泡液之中。②足够的FSH可使颗粒细胞的LH受体完全形成，以维持黄体期的分泌能力。③刺激尚未发育的卵泡细胞以备下一周期（预备排卵），并决定何者发育与何者萎缩。

在排卵之后，颗粒细胞黄体化成为黄体细

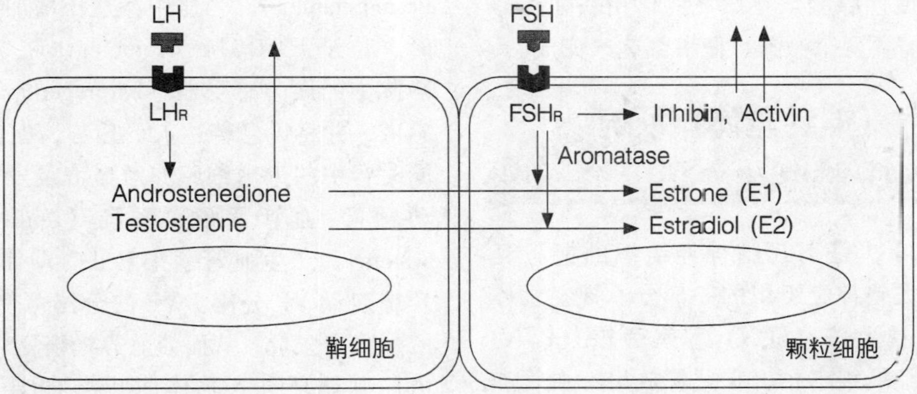

图1-6 绘图显示双细胞理论。LH首先在鞘细胞作用，使产生雄激素，经由细胞间的运输作用传入颗粒细胞，并接受颗粒细胞中芳香酶的作用转化为女性激素

胞（luteal cells），与鞘细胞渐渐失去界限，但可信的是，双细胞理论仍然存在，只是促成芳香酶活化的激素，已为LH取代，而雄激素则转化为黄体酮及较少量的雌激素。FSH的分泌因黄体细胞仍然分泌抑制素（inhibin）而达到最低点，直到黄体中期后，抑制素降低而FSH开始增加，预备下一个新的周期开始。

（四）促性腺激素在睾丸的功能

FSH在睾丸中的作用是多面性的。在未成熟的鼠睾丸以FSH刺激，可以促使生精小管生长及伸长，FSH同时作用于生精小管之间的睾丸间质细胞（莱迪细胞），使其表面的LH受体增加；在生精小管之中，FSH促使支持细胞（石托利细胞）成熟并制造雄激素结合蛋白（androgen binding protein，ABP）、纤溶酶原活化剂，及活化芳香酶，使经由莱迪细胞输送过来的雄激素转化为雌激素或经由雄激素结合蛋白输送进入精原细胞，使精原细胞进行减数分裂，成为成熟精子。FSH同时担当生精工作的起始步骤。一旦精原细胞开始减数分裂，其后的过程则由睾酮促进其进行，但最后的精子细胞形成步骤，似乎还需要FSH的存在。

LH则自始至终均执行一个工作——刺激莱迪细胞制造睾酮（testosterone），此睾酮转而进入生精小管的石托利细胞，间接刺激精子的制造过程。促性腺激素在睾丸的作用一如在卵巢的作用，需要两个激素、两种细胞来完成。

垂体后叶（神经垂体）系统 (Neurohypophyseal System)

垂体后叶，是下丘脑神经组织的向下延伸，应视为大脑神经组织的一部分。神经垂体含有下丘脑视上核（SON）和室旁核（PVN）所传来的神经纤维末梢，在此释放出：血管加压素（vasopressin，VP）和催产素（oxytocin，OT），进入垂体循环。VP和OT的神经纤维亦在正中隆起有神经末梢，在此释放的激素即经由门脉循环进入垂体前叶，用以影响前叶各种刺激素的分泌作用。VP和OT神经元亦可在所谓日夜节律点的SCN处发现，但主要由此分泌进入脑脊液（CSF）中者为OT，CSF中的OT随光-暗反应而增加及减少，此24小时规律性的分泌与可的松（cortiscol）和褪黑素（melatonin）的分泌行为正好相反，但CSF中OT的真正作用，仍不明了，VP则对光-暗刺激较无明显反应。VP和OT的分子结构非常相似，且分泌行为亦相同，因此其生理作用便常有互动的现象。VP在分泌出神经末梢的同时，亦随之分泌一种阿片类蛋白强啡肽（dynorphin），强啡肽可与OT的神经末梢结合，并抑制OT的分泌，此机构形成VP与OT之间的旁分泌效应（paracrine effect）。

两者的分泌均受到来自自主神经系统的影响，乙酰胆碱（acetylcholine）、α-肾上腺素、TRH等，均可促使两者分泌；压力作用所产生的β-肾上腺素系统，以及内啡肽系统，均会造成OT分泌的减少；相反的，给予雌激素和活化素（activin）可使OT分泌增加；此外血管紧张素Ⅱ（angiotension Ⅱ，A Ⅱ）与心房利钠激素（atrial natriuretic hormone，ANHs）则可使VP分泌增加，血中舒张压的减少与血量不足，亦是促进VP分泌的要素。VP可视为全身感应血中渗透压及血量改变的渗透压感应受体（osmoreceptor）。当血中渗透压增加及血量减少时，位于下腔静脉（vena cava）、左心房及肺静脉中的压力感受器（baroreceptor）即会马上感应，并将讯息传达入下丘脑，促使VP分泌。同时肾中的近球细胞亦对血流量发生反应，启动肾素-血管紧张素系统（renin angiotensin system），产生血管紧张素Ⅱ（A Ⅱ），进入下丘脑启动VP分泌。VP的分泌可使血管收缩，减少肾排尿量，从而使血容量恢复。VP同时经由门脉循环进入垂体前叶与CRH同使ACTH分泌增加。研究发现，VP亦可加强记忆力及增进学习能力，亦可视为一种压力感受激素。

结 语

下丘脑及垂体组合成神经内分泌系统最重要的部分。GnRH 的分泌促成垂体前叶分泌 FSH 及 LH，促性腺激素经由血液循环进入卵巢或睾丸，促使性腺细胞分泌性激素、抑制素及促进素等。这些激素又回流至下丘脑及垂体前叶造成反馈作用，以之调整血中促性腺激素的浓度，构成所谓的下丘脑-垂体-卵巢反应轴（HPO axis）。除此之外，下丘脑其他分泌激素如 CRH、TRH、GRH、SS，以及各种神经激素如 DA，β-内啡肽，甚至垂体后叶的 VP 及 OT 等，均提供 GnRH 分泌频率及幅度重要的调节效应。藉着对神经内分泌系统的研究，可帮助我们对生殖功能有更深入的了解。

参考文献 (FURTHER READING)

1. Shearman RP editor：clinical reproductive endocrinology. New York：Churchill Living-stone，1985.
2. Speroff L，Glass RH，Kase NG editors：Clinical gynecologic endocrinology & infertility. Baltimore，Maryland：Williams & Wilkins，1994.
3. Yen SSC，Jaffe RB editors：Reproductive endocrinology：physiology，pathophysiology，and clinical management. Philadelphia，PA，1991.
4. Huhtaniemi TT，Warren DW：Ontogeny of pituitary-gonadal interactions：current advances and controversies，Trends Endocrinol Metab 1:356，1990.
5. Reame N，Sauder SE，Kelch RP，Marshall JC：Pulsatile gonadotropin secretion during the human menstrual cycle：evidence for altered frequency of gonadotropin-releasing hormone secretion，J Clin Endocrinol Metab 59：328，1984.
6. Nakai Y，Plant TM，Hess DL，Keogn EJ，Knobil E：On the sites of the negative and positive feedback actions of estradiol in the control of gonadotropin secretion in the rhesus monkey，Endocrinology 102：1008，1978.
7. Knobil E：The neuroendocrine control of the menstrual cycle，Recent Prog Horm Res 36：53，1980.
8. Schwanzel-Fukuda M，Pfaff DW：Origin of luteinizing hormone-releasing hormone neurons，Nature 338：161，1989.
9. Sherwood NM，Lovejoy DA，Coe IR：Origin of mammalian gonadotropin-releasing hormones，Endocr Rev 14: 241，1993.
10. Howlett TA，Rees I：II.Endogenous opioid peptides and hypothalamo-pituitary function，Ann Rev Physiol 48：527，1986.
11. Andersen AN，Hagen C，Lange P，Boesgaard S，Djursing H，Eldrup E，Micic S：Dopaminergic regulation of gonadotropin levels and pulsatility in normal women，Fertil Steril 47：391，1987.
12. Rasmussen DD，Liu JH，Wolf PL，Yen SSC：Gonadotropin-releasing hormone neurosecretion in the human hypothalamus：in vitro regulation by dopamine，J Clin Endocrinol Metab 62：479，1986.
13. Bacchinetti F，Petraglia F，Genazzani AR：Localization and expression of the three opioid systems，Seminars Reprod Endocrinol 5:103，1987.
14. Gindoff FR，Ferin M：Brain opioid peptides and menstrual cyclicity，Seminars Reprod Endocrinol 5：125，1987.
15. Wildt L，Leyendecker G，Sir-Petermann T，Waibel-Treber S：Treatment with naltrexone in hypothalamic overian failure：induction of ovulation and pregnancy，Hum Repord 8：350，1993.
16. Suh BY，Liu JH，Berga SL，Quigley ME，Laughlin GA，Yen SSC：Hypercortisolism in patients with functional hypothalamic amenorrhea，J Clin Endocrinol Metab 66：733，1988.
17. Sarkar DK，Yen SSC：Hyperprolactinemia decreases the luteinizing hormone-releasing hormone concentration in pituitary portal plasma：a possible role for β-endorphin as a mediator，Endocrinology 116：2080，1985.
18. Fishman J，Norton B：Brain catecholestrogens：formation and possible functions，Adv Biosci 15：123，1975.
19. Ulban RJ，Veldhuis JD，Dufau ML：Estrogen regulates the gonadotropin-releasing hormone-stimulated

secretion of biologically active luteinizing hormone, J Clin Endocrinol Metab 72: 660, 1991.

20. Carmichael MS, Humbert R, Dixen J, Palmisano G, Greenleaf W, Davidson JM: Plasma oxytocin increases in the human sexual response, J Clin Endocrinol Metab 64: 27, 1987.
21. Brownstein MJ, Russel JT Gainer H: Synthesis, transport, and release of posterior pituitary hormones, Science 207: 373, 1980.
22. Liu JH, Yen SSC: Induction of midcycle gonadotropin surge by ovarian steroid sin women: a critical evaluation, J Clin Endocrinol metab 57: 797, 1983.
23. Rojansky N, Brzezinski A, Schenker JG: Seasonality in human reproduction: an update, Hum Reprod 7: 735, 1992.
24. Frisch RE: Body fat, menarche, and reproductive ability, Seminars Reprod Endocrinol 3: 45, 1985.

2 Chapter 卵子的成熟、排卵与调节

宋永魁

概　述

卵子的发生和卵泡的成熟继而排卵及伴随这一切过程的激素生成变化是卵巢的两大基本功能。卵子的成熟、排卵、受精与调节不断有新的观念产生，如卵母细胞中的生化变化，cyclin B 的合成与降解、卵子成熟促进因子（maturation promoting factor，MPF）调节卵母细胞成熟分裂（减数分裂）、生长因子加入、细胞周期的了解转而细胞核移植、进而生殖工程、克隆哺乳动物。这些是将来研究发展的基础。这些生理调节有许多细节尚未阐明，不断有新的观念产生，而且这些不同方面相辅相成的整合过程，必须强调不能单独地理解他们。

卵母细胞（oocyte）的发生及其生命周期

人类胚胎发育到了第 2 周时，原始生殖细胞在卵黄囊（yolk sac）近尿囊（allantois）的壁上最先出现，这些大而圆的细胞，属于内胚层，胚胎 6 周时会藉阿米巴运动移至已形成的生殖上皮内迅速增殖，并侵入其下方的间质中形成原始性索（primitive sex cord），这些原始生殖细胞侵入间质后分裂成许多不规则的细胞丛，主要位于卵巢的髓部内，后来这群细胞消失被血管基质所取代，表皮的第 2 代细胞索又继续向深部成长形成皮质索（cortical cord）。这些皮质索在 4 个月时也开始分裂成独立的细胞丛，每一个细胞丛围一个或两个原始生殖细胞，分化成卵原细胞（oogonia）。2 个月的胚胎卵巢中约有 60 万个卵原细胞，他们一方面继续进行有丝分裂以增加卵原细胞，另一方面许多卵原细胞又分化为初级卵母细胞（primary oocyte），细胞体增大，进入多次成熟分裂（减数分裂）的前期（图 2-1）。

初级卵母细胞周围是一至数层方形或矮柱形的卵细胞，构成初级卵泡（primary follicle）。胚胎发育至 5 个月时，卵巢中约有 200 万个卵原细胞和 500 万个初级母细胞。此时是生殖细胞最多的时期，以后许多卵原细胞在核分裂的偶线期（zygotene），或粗线期（pachytene）时退化及闭锁（atresia），至胎儿 7 个月时，只有少数靠近表面的存留下来，此时所存留的初级卵母细胞已进入第一次减数分裂，经由母体促性腺激素的作用，许多原始卵泡的颗粒细胞增殖分化，形成生长卵泡。出生后母体促性腺激素作用消失，卵泡闭锁，出生后，初级卵母细胞已经过减数分裂的前期，而处于前期与中期之间的静止期——核网期并长期停留于此阶段，直至青春期后才开始分批分期完成其减数分裂。出生时，卵巢中初级母细胞的数目约 70 万到 200 万。而到了青春期只剩 40 万左右，自此以后的 35~40 年间，每一个卵巢周期有一批原始卵泡生成发育与退化，直到更年期。因此女性卵巢内有一部分初级卵母细胞停留在核网期 40

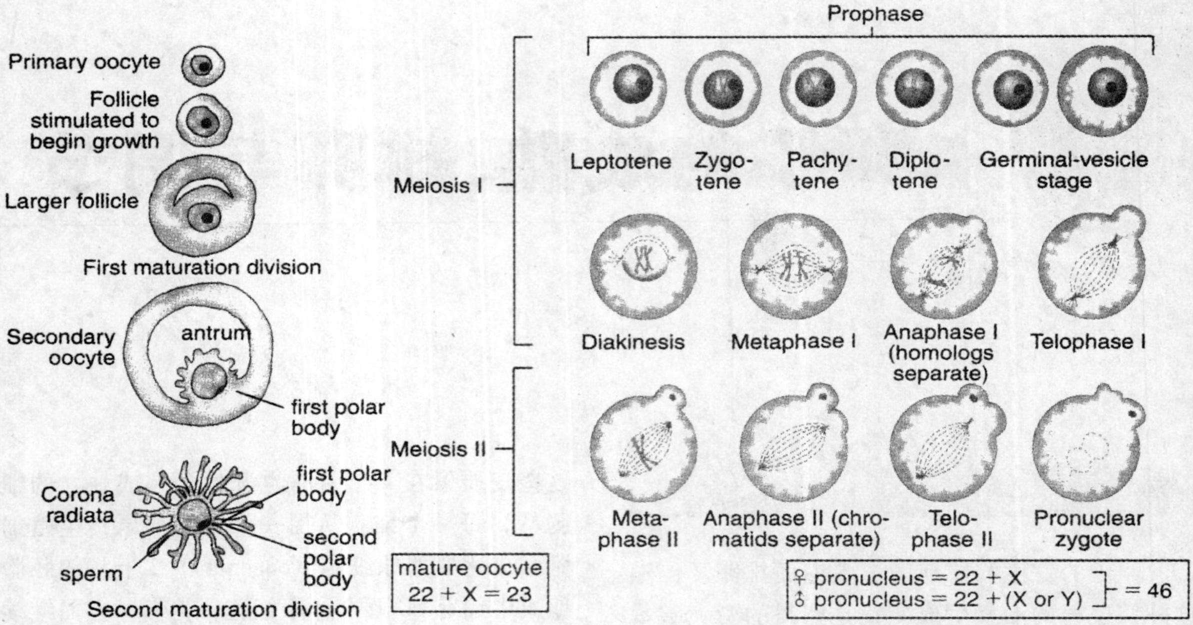

图 2–1 卵泡发育过程图

年之久，其易损性因而增加，大部分则于不同阶段萎缩，短者只有几天。

以单个细胞而言，原始的生殖细胞到达卵巢后即分裂成卵原细胞，进行数代的有丝分裂后可以开始走向闭锁（atresia），也可以分化成初级卵母细胞，此时细胞染色体为 46XX，它可以走向闭锁或进行复制 DNA 进入第一次减数分裂前期。经此次细胞处于长期停留阶段，且细胞保留有正常细胞全部的遗传物质。至青春期细胞继续生长发育者，在以后的适当激素环境下，特别是一个较强的黄体生成激素（LH）高峰，引发原来静止的减数分裂重新恢复，并继续进行和完成第一次减数分裂。正常的第一次减数分裂的恢复应在排卵前，分裂形成的两个细胞中各含有 22 个染色体和一个 X 染色体，但其中的一个保留大部分的胞浆构成为次级卵母细胞（secondary oocyte），而另一个只含很少的细胞浆，成为第一极体（first polar body），并被排出到次级卵母细胞与透明带之间。第一次减数分裂完成后，次级卵母细胞接着开始第二次减数分裂，它进行至分裂中期即停止于此，如没有发生受精，卵子会溶解并被母体吸收。

首先是在细胞核中发生一系列的减数分裂前期的变化，即经过细线期（leptotene）、偶线期（zygotene）、粗线期（pachytene）、双线期（diplotene）等染色体变化，一并产生大量核质，形似球状，此期的细胞核称为生殖泡（germinal vesicle，GV）。核从不规则形变为圆形，内有一至几个核仁，线粒体仍位于细胞的一端，这种情况一直可维持很长时间。在这阶段卵母细胞生长极不明显，称为“小生长期”。此期颇为缓慢，可持续几个月到几十年。性成熟后，卵泡发育启动，卵母细胞进入迅速生长阶段，形成大量的卵黄，称为“大生长期”。这样，初级卵母细胞达到最大体积。大多数哺乳动物初级卵母细胞经过生长和发育，积累各种营养物质，完成了质的分化，合成储存了胚胎早期发育所需的发育信息。至此从卵巢排出，完成第一次减数分裂为分裂中期Ⅰ（metaphaseⅠ，MⅠ），进入输卵管，成为次级卵母细胞（secondary oocyte）。随后迅速进入第二次减数分裂，并终止于第二次减数分裂中期Ⅱ（metaphase Ⅱ，MⅡ），等待受精。一旦受精，则自动继续进行第二次减数分裂，与精子结合成胚胎。

卵母细胞的结构

透明带 (zona pellucida) 的特性

透明带是一层包被在卵外的糖蛋白“外衣”，它保护脆弱的卵子和胚胎不受外界伤害。透明带厚度及其韧性因动物种类而异。通常成熟卵子透明带内层比外层致密得多。外层透明带表面呈“开窗”的海绵状结构。与此相反，透明带内表面则呈颗粒状或微管状结构。

透明带由3种成分组成：ZP_1（185~220kDa）、ZP_2（120~140kDa）和 ZP_3（83kDa）3个家族糖蛋白组成。ZP_3 和精子质膜上的 ZP_3 受体介导了精子与卵子透明带之间初级识别，ZP_3 与精子结合诱发顶体反应（acrosome reaction）的产生；ZP_2 与顶体反应的精子相互作用，构成精子与卵子透明带之间的次级识别和结合；ZP_1 不与精子直接作用。

卵母细胞的成熟过程中超微结构的变化

(一) 卵母细胞质膜和透明带的变化

由单层扁平颗粒细胞包被的卵母细胞，其质膜表面光滑，质膜与颗粒细胞膜相贴，并有桥粒连接。由立方颗粒细胞包被时，卵质膜上开始出现短小的微绒毛。当颗粒细胞变成两层时，开始出现透明带，微绒毛伸入透明带内。卵泡腔出现时，透明带增厚，微绒毛多且长，垂直插入透明带内。颗粒细胞的突起穿过透明带，达到卵细胞表面，其末端膨大嵌入与之相对的卵质膜的凹陷内，并形成桥粒。

(二) 细胞器 (organelle) 的变化

随着卵母细胞的发育，各种细胞器向皮质区（cortex）迁移；卵母细胞成熟后，除皮质颗粒（cortical granules）外，其他细胞器又向卵子中央迁移。在初级卵泡阶段，线粒体主要分布于核的周围，为圆形，生长期后线粒体数目不断增多，并逐渐向皮质区移动。卵母细胞成熟后，线粒体向细胞质中央区迁移扩散，三五成群分布于整个细胞质中。

(三) 细胞核 (nucleus) 的变化

从单层颗粒细胞包围的卵母细胞到早期窦状卵泡（antral follicle）的卵母细胞，其核仁为由颗粒性染色质丝（chromatin filament）不规则缠绕而形成的网状结构，其间有许多空泡。当卵泡直径为0.5~1.6mm时，核仁中出现很多电子致密度较低的纤维中心。此时的核仁由颗粒性染色质丝、空泡及纤维中心组成。此时，rRNA和mRNA的合成十分活跃。rRNA的合成场所在纤维中心，核仁空泡则可能是核仁物质的运输和贮存场所。在卵母细胞发育过程中，核孔越来越明显，密度增加，而核周隙越来越难以分辨，只有核仁完全致密化，核仁周围有核仁相随染色质（chromatin associated with nucleoli）分布时，卵母细胞才获得恢复减数分裂的能力。生殖泡破裂（geminal vesicle breakdown，GVBD）发生时，随着核仁相随染色质向核膜侧扩散迁移，核仁越来越小；与此同时，核膜打折，染色质团中央出现电子致密的团块。核仁的消失早于核膜的破裂，提示核仁成分可能参与核膜打折及破裂。

卵母细胞发生过程中的生化变化

(一) 不同发育时期卵母细胞中的生化变化

早期窦状卵泡中的卵母细胞已发生了根本性的变化，已经具备恢复减数分裂的能力。此时的卵母细胞处于G2期或G2/M期相转换的边缘。G2期卵母细胞中已经有cyclin B和cdc2，并且以卵子成熟促进因子（MPF）前体

(pre-MPF) 的形式存在。此时的卵母细胞中含有可检测到的 cdc2、cdc25、MAP 激酶等，还有相当数量的 cyclin B 和 cdc2、cdc2 与 cyclin B 组成无活性的复合体即 pre-MPF 贮存库，另外还存在很多“游离”状态的 cdc2。

(二) 卵母细胞成熟过程中蛋白质的合成与降解变化

蛋白质合成抑制剂——亚胺环已酮（cycloheximide，CHX），将抑制卵母细胞发生 GVBD，使其仍处于 GV 状态，在成熟期间的特定阶段需要有蛋白质合成，以获得发生 GVBD 及发育到 MⅡ期的能力。这些蛋白质可能属于细胞周期蛋白家族。

(三) 减数分裂过程中的蛋白质磷酸化与去磷酸化

蛋白质的磷酸化与去磷酸化也是影响卵母细胞减数分裂的重要因素。染色体凝集和核膜解体是恢复减数分裂的两个主要特征性事件，这两种现象可能同时并存并达到某种平衡，以调节卵母细胞的发育成熟。

(四) 卵母细胞成熟包括核成熟和质成熟

在体内卵母细胞核成熟与质成熟协调进行。核成熟过程影响细胞质成熟，而细胞质成熟对细胞核成熟又具有促进作用。如胞内 Ca^{2+}释放系统对 IP_3 的敏感性是在核成熟过程中逐渐获得的。核成熟期间，某些蛋白质的合成依赖于 GV 和胞质中相关成分的共同作用。

体外核成熟的完成并不能保证细胞质的正常成熟。自小腔卵泡中获得的卵母细胞虽已完成了核成熟，即可排出第一极体，发育到 MⅡ期，但受精后很难发育到囊胚期。大腔卵泡中的卵母细胞既能完成核成熟，又能发育到囊胚，说明小腔卵泡卵母细胞的胞质尚不具备完全成熟的能力，或者在体外培养时比大腔卵泡卵母细胞需要更严格的条件。这也反映了核质协调成熟的重要性。

卵子成熟促进因子 (MPF) 调节卵母细胞减数分裂的作用机制

卵母细胞的发育与成熟过程伴有几次发育停滞状态（图 2–2），第 1 次停滞状态是停滞在第 1 次减数分裂前期的双线期，人们将处于这一时期的卵母细胞称为前期停滞的卵母细胞 (prophase-blocked oocytes)；自卵巢表面卵泡中抽取的 GV 期发生 GVBD 向 MⅠ期转变（G2→MⅠ transition)；第 3 个停滞则是卵母细胞成熟至 MⅡ期停滞。在体外培养过程中，人们还发现，如果培养条件不适，或者是从小腔卵泡 (small antral follicles) 中获得的卵母细胞，培养后一部分卵只能发育到 MⅠ期，并停滞在 MⅠ期。那么，卵母细胞是如何克服这些阻碍，恢复和完成减数分裂的呢？MPF 可能是调节卵母细胞成熟的核心环节。

MPF 由催化亚基 p34cdc2 和调节亚基 cyclin B 组成。cdc 和 cyclin B 的变化直接影响到 MPF 的活性。

对 MPF 在卵母细胞成熟过程中几个关键时期，即 G2→M，MⅠ→MⅡ转变，及 MⅡ维持中的作用机制作一些讨论，卵母细胞成熟过程中 MPF 活性发生了变化。MPF 活性出现在 GVBD 时，并在此时达到最大值，进入中期Ⅰ和后期Ⅰ时，MPF 活性降低，到 MⅡ期时又提高到最大值，并在 MⅡ期维持数小时，MPF 活性与细胞周期密切相关。

MⅡ期卵母细胞的维持

是什么因素使卵母细胞停止在 MⅡ期呢？目前，为人们所接受的观点是卵母细胞中存在细胞静止因子（cytostatic factor，CSF)，即高活性的 CSF 维持 MPF 处于高活性状态。CSF 是一族作用相似的活性物质，至少包括 c-mos 产物、MAP 激酶。CSF 的作用是抑制停滞在 MⅡ期卵内 cyclin B 的降解。表明 MⅠ期的纺锤体

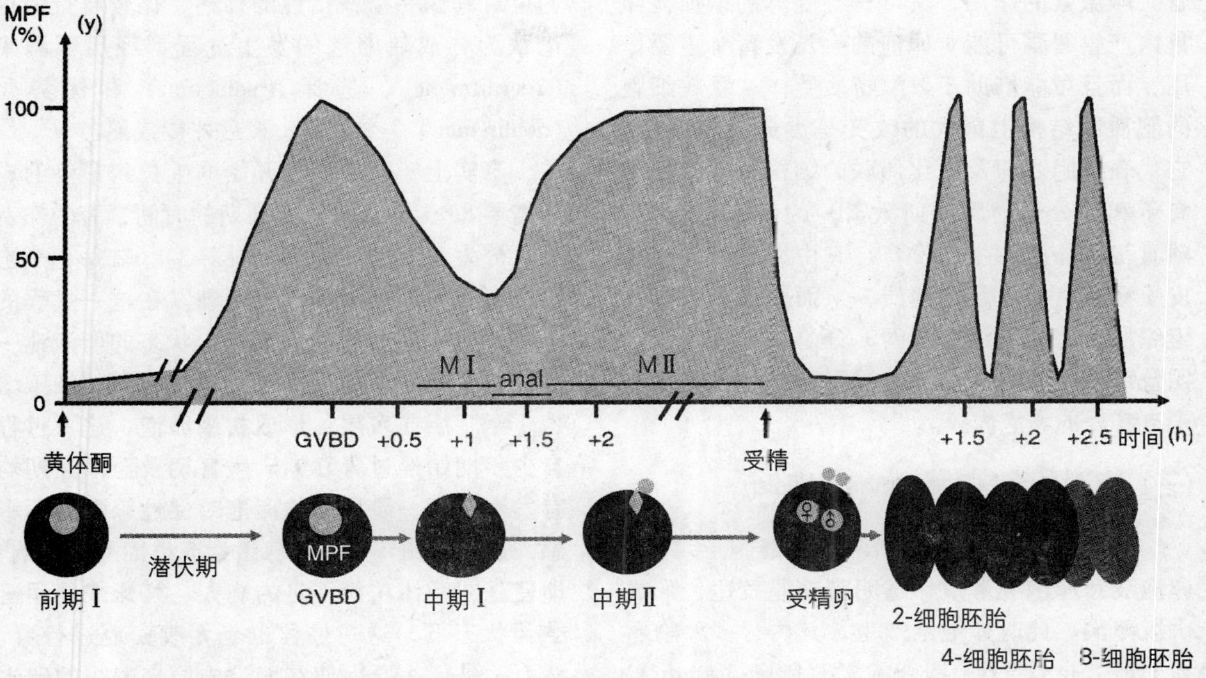

图 2-2　卵母细胞减数分裂、受精和早期胚胎发育过程中成熟促进因子（MPF）的变化

和 MPF 不受 CSF 的阻滞，MⅡ期卵中含有 CSF，cyclin B 的合成与降解处于一种动态平衡状态。CSF 的作用可能就是通过维持 cyclin B 的这种平衡而使 MPF 保持高浓度。纺锤体的组成与维持受 c-mos 产物 p39mos 控制。如果用蛋白质合成抑制剂打破这种平衡，蛋白质水解作用将占主导地位，引起 cyclin 降解，从而导致卵母细胞离开 M 期被激活。

卵泡发育的机理

一个卵细胞及其周围的卵泡细胞即构成卵泡，在胚胎阶段，它就在生殖腺内形成，在儿童期，卵巢是由充满着大量密集成群的原始卵泡的皮质组成，依据卵泡的发育时期及形态的功能特征，可分为几个阶段，始基卵泡—初级卵泡—次级卵泡—成熟卵泡。

(一) 始基卵泡 (Primordial follicle)

始基卵泡也称原始卵泡是由卵细胞、颗粒细胞及基底膜细胞组成，其卵细胞是卵细胞，后者由生殖上皮而来的，原始卵泡是贮存的卵泡，由它生长发育为其他卵泡。始基卵泡生长能够看出的最早变化是卵细胞脱氧核糖核酸和蛋白质合成的迅速增加及卵膜和卵浆的超微结构的变化，这些代谢变化导致卵细胞的明显增大，卵细胞充分发展，超微结构的完全分化并且具有减数分裂的生理活性，这些变化都是在卵泡发育的极早期完成。

(二) 初级卵泡 (Primary follicle)

当初级卵母细胞直径增加到原来的 2 倍时，在它的周围发育成一层原膜称为透明带。此时，初级卵泡继续增大，并出现卵泡生长发育所必需的下列 5 种重要的胞膜改变，即卵泡刺激素（FSH）、雌激素、睾酮（testosterone）3 种特质受体以及缝隙连接和卵泡内膜的出现，只有颗粒细胞才有 FSH 受体，透明带的出现和颗粒细胞的有丝分裂开始可能与该受体的形成有关，卵泡产生雌激素，但其本身又是雌激素的靶器官，雌激素的作用，又可诱导受体的增加，卵巢内产生睾酮可能对卵泡的生长发育有重要作用，而且可能借助于睾酮特质受体；颗粒细胞的胞质膜结构上最大的改变是形成缝隙连接，它代表细胞之间及生化偶联的结构基础，便于离子和小分子物质（如激素）的细胞间交换，随着初级卵泡的生长发育，它由无血管的卵巢皮质移入富有血管的髓质，从而获得卵泡内膜组织所含有的毛细血管网，分泌雌激素的细胞团及结缔组织，颗粒细胞层内无血管，其营养来自其外的卵泡内膜。

(三) 次级卵泡 (Secondary follicle)

随着初级卵泡的发育，颗粒细胞层增多，卵泡液和卵泡腔形成，透明带功能发达，形成次级卵泡。此时卵泡液产生，其内含多种物质如 FSH、少量 LH、制卵泡素（folliculostatin）、前列腺素（PG）、多糖、白蛋白及球蛋白和高浓度的促性腺激素、性分泌素（gonad crinin），而且 FSH 诱发颗粒细胞芳香酶的产生，该活性的获得是在次级卵泡的早期，同时，FSH 诱发 LH 的受体产生逐渐增加，并伴随它对 LH 的敏感性增加，此外，PG 及催乳素（prolactin，PRL）受体形成，其数目则随次级卵泡的成熟而降低。

(四) 成熟卵泡 (mature follicle) 又称格雷夫卵泡 (Graafian follicle)

成熟卵泡是发育到最后阶段的卵泡，体积渐大，可突出于卵巢表面，卵泡的卵膜部分合成分泌激素的过程到雄激素阶段，这些激素经颗粒细胞的芳香化作用，芳香化为雌激素。

有的作者根据其结构将卵泡分为始基细胞，有单层扁平上皮细胞和窦前卵泡，有立方形的4至5层的颗粒细胞和窦状卵泡，开始有卵泡腔形成。其发育依赖促性腺激素。

从始基卵泡生长至一个成熟的卵泡，无论结构上或功能上都经历了一个复杂的过程，尽管其中许多微妙的机制尚未阐明，但大体上我们可对其作一个概括性的描述，比较流行的理论认为，成熟卵泡的发生过程都经历了募集（recruitment）、选择（selection）和优势化（dominance）3个过程，最后才能成熟。

事实上，一个卵泡开始的生长到最终的成熟需要85天或3个月经周期的时间，有的作者将之分为8个生长阶段（图2-3），在每一个阶段中，都有部分卵泡走向闭锁。在这一过程的开始，有许多的卵泡离开静止状态的卵泡池一起开始生长，形成透明带，围绕的颗粒细胞增殖1至2层或多层，形成初级卵泡，这一过程自少年期始经过青春期、生育期及至停经期均有发生，这一阶段中的卵泡对促性腺激素不敏感，也不受循环中促性腺激素或类固醇的影响，即使是在垂体功能不足的病人、妊娠或使用避孕药状态下，这一过程也毫无改变地进行着。然而，是什么原因使在卵泡中原来静止的卵泡的一部分恢复生长发育，另一部分依然继续保持静止状态甚至达到数十年呢？目前还不十分清楚。约经过65天时间的发育，初级卵泡继续生长，在颗粒细胞间出现液体，并融成囊泡，卵泡产生。此时，卵泡又有了卵泡膜细胞层，它以基膜与颗粒细胞分开，卵泡进入次级卵泡的阶段并且开始对促性腺激素敏感了。这样的卵泡约有15~20个，以后便在促性腺激素的作用下，经募集、选择和优势化3个过程，产生一个成熟的细胞。

超排卵促进原理：卵泡发育过程中有3个期间适合超排卵运作周期（图2-4）。第一阶段是黄体期，卵泡发育前的时段；第二阶段是卵泡期的前半期；第三阶段是排卵前，雌激素分泌期。这3个阶段只有第2及第3是可以使用药物改变的。促进卵泡发育至排卵前的成熟卵泡，其中有一个观念是 FSH 阈值（FSH threshold）。这个观念是 Brown（1978）提出的，卵巢卵泡要发育必须受 FSH 刺激，FSH 浓度超过阈值，会刺激颗粒细胞倍生及具有成熟的功能如芳香酶合成，LH 受体合成，抑制素（inhibin）合成等。卵泡敏感性逐渐增加及成

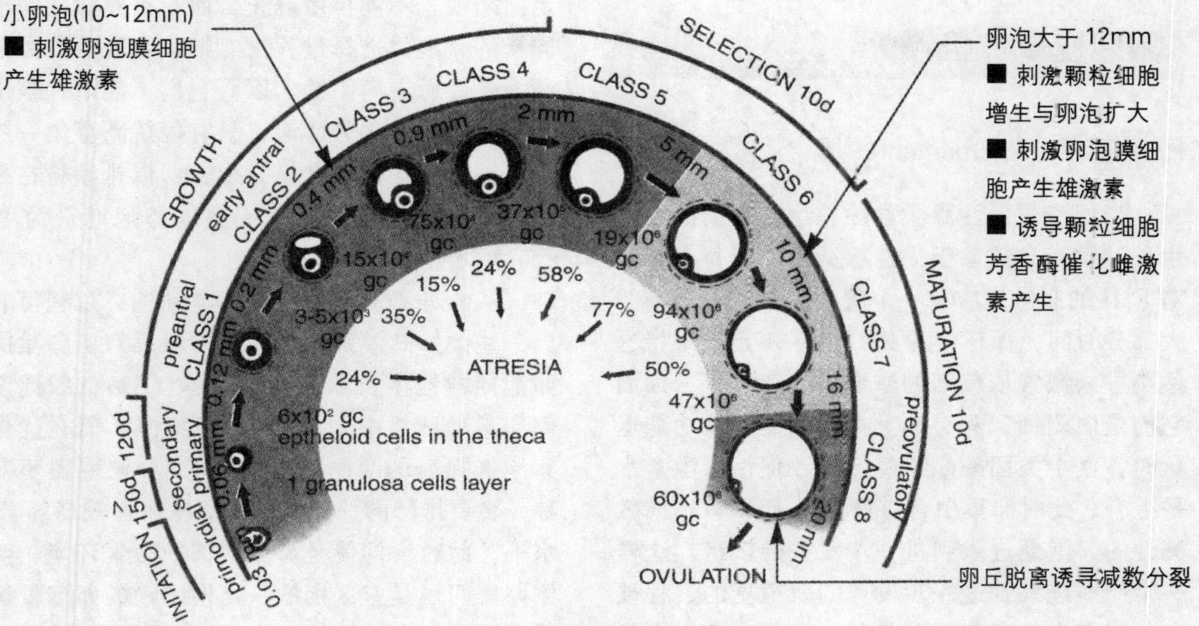

图 2–3 卵泡发育过程图

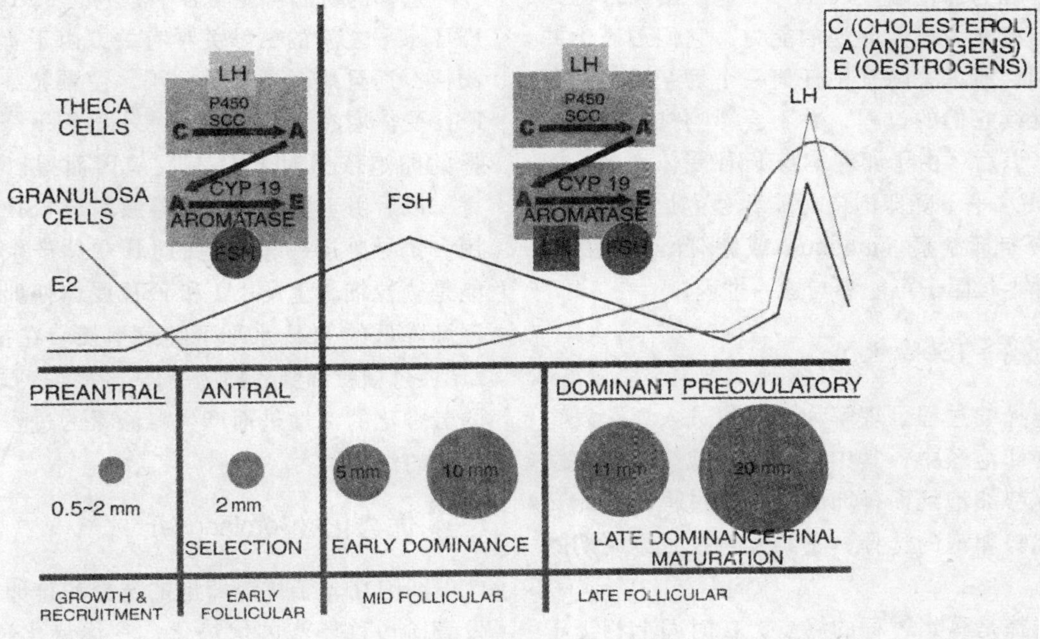

图 2–4 双细胞双促性腺激素及卵泡发育的机制

熟对 FSH 的反应增强。促进排卵中 FSH 的用量必须超过阈值。在超排卵促进方案中 FSH 必须超过阈值而且保持足够的浓度以维持多卵泡的发育。

超排卵促进中 LH 值： 使用基因工程的 FSH 在超排卵治疗中 LH 是非常低而且是内源性的。而使用 hMG 时有一半的性激素是 LH。某个基准上的 LH 可促进保持卵泡及卵子的发育成熟。

卵泡发育的机制

(一) 募集 (Recruitment)

当卵泡对促性腺激素敏感后，它们的继续生长和发育又依赖于促性腺激素，但每个卵泡对 FSH 的刺激反应有一个阈值，在月经周期的大部分时间，循环中的 FSH 水平不足以维持这些刚进入激素依赖期的卵泡的继续发育，因而它们走向闭锁，只有在上个周期的黄体功能退化时，血中类固醇激素降低导致促性腺激素水平上升，此时卵巢中含有许多对 FSH 有不同敏感性的卵泡便进入到进一步发育的轨道。这样一个卵泡进入到进一步发育的轨道里的过程被定义为卵泡的募集，募集的过程相当于当个月经周期的 1~4 天。这些进入继续发育阶段的卵泡被合称为卵泡簇（cohort），这一簇卵泡的每一个均有变为成熟卵泡的能力，它们形态上并无区别，所以去除其中任何一个后，其他的卵泡仍继续它们的过程，并不会影响排卵发生的时间。以后，由于卵泡本身 FSH 受体增多，即使 FSH 水平下降卵泡依然能继续生长。其他一些激素如抑制素（inhibin）或旁/自分泌激素，如各种生长因子可能参与这一过程。

(二) 选择 (Selection)

选择的过程可理解为被募集进入继续发育轨道的卵泡簇中，其中的一个卵泡簇定向地发育为优势卵泡继而排卵的能力的过程，因此又称为优势卵泡的选择，它约发生在月经周期的 5~7 天。

选择是募集过程的终点，在时间上相当于单个卵泡建立起仅适合其自身继续发育而成熟排卵的环境的时候。在此之前剔除一个卵泡，另一个卵可取而代之而被选择，而一旦选择过程发生，此后剔除被选择的卵泡，那必须重新开始另一个募集的过程，因为卵泡一旦离开静止的卵泡池，要么被选择成为优势细胞，要么走向闭锁，不能再度静止，而与被删除的卵泡同簇的卵泡因选择过程没有继续发育的能力或环境条件而走向闭锁，因而它们不能取代被剔除的卵泡成为优势卵泡，只有等待新募集一簇卵泡，然后在其中选择一个，所以排卵将在剔除被选择的卵泡后一个完整的卵泡期（约 14 天）后才发生。

从内分泌的角度考察募集和选择过程可看到一些微妙的差别。在募集阶段，双侧卵巢的卵泡同样地生长和分泌雌二醇（E2），因此双侧卵巢静脉血中，其 E2 水平相似，而在优势卵泡选择后的两侧卵巢，其 E2 分泌变得不对称，将要排卵的一侧卵巢的静脉血含较高的 E2 水平，此时，即使是卵巢内部的激素环境，两侧卵巢间也是有区别的，走向闭锁的卵泡较优势卵泡，含有较低的 E2 和黄体酮（P）水平及较高的雄激素水平。

选择的机制可能与各个卵泡的 FSH 阈值与 FSH 水平之间的微妙关系有关，由于有最低的阈值，而且雌激素开始分泌，使颗粒细胞表面 FSH 受体增多，即使 FSH 水平已经下降，被选择的卵泡依然对 FSH 有反应因而得以继续发育，以后由于卵泡产生的雌激素与 FSH 协同作用，诱导外层颗粒细胞的 LH 受体产生，很可能是颗粒细胞上的 LH 和 FSH 受体使卵泡能在逐渐降低的 FSH 水平下继续生长。在排卵前，LH 通过颗粒细胞表面的受体，在维持颗粒细胞的芳香化的活性进而产生雌激素的过程中发挥一定的作用。

(三) 优势化 (Dominance)

卵泡在介于优势卵泡的选择和排卵之间的发育阶段称卵泡的优势化，在优势化过程中，窦状卵泡继续增殖，其 LH 和 FSH 受体的含量更为丰富，细胞内芳香化活性或含量增高的颗粒细胞分泌的 E2 增多，而未被选择的卵泡，由于走向闭锁，功能也进一步退化，因而不仅在形态上，而且在功能上，被选择的卵泡发挥一种优势作用，可能通过内分泌或旁/自分泌的方式，产生一种对其他卵泡的发育不利的环境，抑制两侧卵巢的其他卵泡的发育，其中包括抑制素（inhibin）的产生，使FSH水平下降。

另一方面，被选择的卵泡主要通过分泌E2发挥对机体其他器官的作用，使各种生物过程同步化或协调化，典型的是使子宫颈黏液分泌逐步增多，子宫颈黏液性质改变，有利于精子通过，此对子宫内膜、输卵管等发生影响，其中的效果是为排卵作好各方面的准备。对下丘脑-垂体轴亦是如此，一般以为，下丘脑-垂体轴产生一个陡峭的LH高峰之前，生理上需要一个准备，即循环血中的E2水平需要维持在200pg/ml左右达36小时，正是优势卵泡的雌激素分泌功能，提供和保证了下丘脑-垂体轴的这一需要。

因此，优势卵泡的优势化作用，是整个生殖系统为排卵和日后的受精和胚胎的种植作准备。

LH高峰与卵细胞的成熟

LH高峰通过何种机制导致排卵发生一直是人们感兴趣的焦点。排卵发生前的LH高峰不但导致卵泡结构和功能的微妙改变，更重要的是LH高峰通过颗粒细胞，触发卵细胞的减数分裂恢复。

概括而言，LH与细胞表面受体结合后，导致腺苷酸环化酶活性的明显增加，使cAMP增高，后者与某些蛋白的调节单位结合，导致某些酶的激活或产生从而引起一系列变化，继而激活导致排卵发生的机制，促进卵丘的膨胀和与卵泡颗粒细胞层的分离，刺激黄体酮的分泌，因而导致排卵期黄体酮水平的升高，黄体酮的分泌又可加强E2对LH释放的正反馈作用。在排卵前的数小时，充分发育的卵恢复减数分裂的过程，从第一次减数分裂的核网期继续进行并完成此次分裂，接着开始第二次减数分裂直至中期。它使一个初级卵母细胞转变为次级卵母细胞，这一过程通常被称为卵母细胞的成熟（oocyte maturation）。减数分裂恢复的第一个明显征象是核膜的溶解或生殖泡（germinal vesicle）的破裂。甚至在一般的立体显微镜也可以观察到，第一极体的排出和第二次减数分裂纺锤体的形成，标志这一过程的完成。在减数分裂恢复的开始，卵细胞突向颗粒细胞的微绒毛收缩，放射冠颗粒细胞突向卵细胞表面的胞浆突起（在此原来有缝隙连接）也缩回，卵细胞和体细胞解偶联（uncoupling），这也是LH高峰的作用。然而，调节和维持卵细胞处于核网期的机制、排卵前减数分裂恢复的机制依然未完全阐明，卵泡细胞和卵细胞间的相互作用及其他一些因子可能与此有关，这些因子包括促性腺激素、cAMP，及有关的酶系统、蛋白激酶、嘌呤酸、钙、生长因子等。对cAMP的作用了解较多，其中一个假设的模式是：细胞内的cAMP水平的降低引起cAMP依赖蛋白活性的降低及随后一种不明的控制减数分裂磷酸化蛋白（meiosis-controlling phosphoprotein）的去磷酸化，然后导致减数分裂的恢复。也有假设以为，颗粒细胞传送抑制性分子例如cAMP到卵细胞，从而使卵细胞的减数分裂暂停，其传送要通过偶联两种细胞的缝隙连接，排卵前的LH高峰通过终止这种细胞间的联系如cAMP的流动而引起减数分裂的恢复。这种假设基于细胞与细胞间的连接。此外，颗粒细胞可能合成并分泌一种抑制性因子如卵母细胞成熟抑制物（oocyte maturation inhibitor，OMI）保持卵细胞的分裂于暂停状态，卵泡液中的OMI是一种小分子多肽。排卵前的LH高峰阻断了OMI的作用，从而使减数分裂得以从OMI的作用下重新恢复，卵细胞在排卵前完成第一次减数分裂并开始第二次减数分裂且进行至第二次减数分裂的中期。

LH高峰之后，黄体化现象产生，从上至下包括下丘脑的促性腺激素释放脉冲的改变，垂体的LH和FSH分泌的变化，卵泡的形态变化，卵泡细胞从主要分泌E2和蛋白转变为主要产生E2和黄体酮，子宫颈黏液变稠，输卵管改变等。

卵泡的激素分泌功能

在卵巢的激素分泌功能中，卵泡的作用举足轻重。卵泡的激素生成功能是多方面的，它肯定参与了卵巢旁/自分泌和内分泌活动，参与下丘脑-垂体-卵巢轴及卵巢局部微环境的调控，但其中较为重要和清楚的是 E2 的产生过程。

在阐明卵泡的 E2 生成功能时，目前流行的理论是"双细胞双促性腺激素学说"（two cells two gonadotropins theory）（图 2-4）。该理论的核心是 LH 和 FSH 两种促性腺激素分别作用于卵泡膜细胞和颗粒细胞的相应受体，导致一系列酶活性的改变，通过两种细胞的共同作用产生雌激素（图 2-4）。在卵泡的早期阶段，颗粒细胞膜上只有 FSH 受体，且量少，随着卵泡的生长发育，FSH 诱导卵泡出现芳香酶活性，卵泡开始产生雌激素，在雌激素及 FSH 的协同作用下，卵泡膜细胞出现 LH 受体，随着卵泡继续长大，卵泡膜细胞上的 LH 受体逐渐增多，而颗粒细胞表面也出现 LH 受体。在 LH 的作用下，卵泡膜细胞合成更多的雄激素，主要是雄烯二酮和睾酮。雄激素或进入血流，或通过颗粒细胞与卵泡膜细胞间的基膜进入颗粒细胞层，在颗粒细胞内的芳香酶则将雄激素芳香化而转变为 E2，后者进入血循环或聚积于卵泡液，形成卵泡的高雌激素，排卵前卵泡液中雌激素水平可千倍于血中水平，此高雌激素环境又可进一步加强卵泡对促性腺激素的敏感性。

排　卵

排卵是卵细胞从卵泡逸出的过程。在排卵发生前，放射冠与卵丘基底部之间逐渐脱离，然后卵巢表面突出一个丘状隆起，排卵时，卵子及其周围的放射冠与卵泡液一起放出，进入腹腔，排卵过程本身是短暂的但其发生的机制异常复杂，目前尚不明其具体的过程或何者为主要因素。以下几种因素可能与此有关：

（1）血管的变化：排卵前的卵泡周围血管扩张，血管通透性增加，卵泡壁水肿，卵泡顶端变得薄弱。前列腺素、组胺等可能与此有关。

（2）卵泡壁的蛋白分解：LH 高峰导致卵泡液和颗粒细胞的纤溶酶原含量升高，它使卵泡内的纤溶酶和其他氨基酸相应增高，后者使卵泡变得更为薄弱或者导致胶原的激活。

（3）其他中介因子：前列腺素肯定参与了卵泡的破裂和排卵过程。在人使用绒毛膜促性腺激素后，前列腺素 E2（PGE2）、PGF2 和 PGI2 的产生增加，推测卵泡的 PGI2 诱导的血管变化参与卵泡的破裂过程，前列腺素也可能刺激肌肉成分，激活蛋白溶解从而参与排卵过程；组胺和缓激酶也与排卵过程有关。

（4）黏液化作用：在围绕卵细胞的放射冠的透明质酸的积累，可以分散卵丘并使卵丘复合体从颗粒细胞膜分离，从而有利于卵池破裂时卵的排出。

（5）卵巢平滑肌的作用：在人的卵泡壁可见平滑肌，它的活动可能对维持卵泡的一定张力发挥作用，并有助于卵泡的破裂、卵细胞的排出和卵泡的塌陷。

参考文献 (FURTHER READING)

1. Carmen JW：Signalling mechnisms of mammalian oocyte activation. Human Reproduction update 8：313，2002.
2. 陈大元：受精生物学．第一章．13–22 及第五章 146–163，中国科学出版社，2000.
3. Egbert R, Velde & Peter LP：The variability of female reproductive aging. Human Reproduction update 8：141，2002.
4. Asma A & Jurrien D：Mouse genetics provides insight into folliculogenesis，fertilization & early embrgonic development. Human Reproduction update 8：395，2002.
5. Küpker W & Diedrich K：Oocyte maturation in vivo and in vitro：Principles of regulation. 503，1996.

3

Chapter

受精与早期胚胎发育

赖英明、刘欧洪清

受精 (Fertilization)

受精（fertilization）是一种过程，它使雌雄两性的配子结合以创造出与父母亲不同基因的后代。如此，才能够加速物种在演化中的适应，并且在面对竞争以及多变的环境时，避免积累物种不良的基因而妨碍物种的生存。虽然精、卵所携带的基因数量相同，但是他们在受精过程中的变化却全然不同。在受精过程中精子必须会动，以使与卵子融合，并且进一步活化卵子。卵子一旦被活化，则会去除精子核以外的物质，并且使雌雄两性的基因物质融合以便开始另一个全新的生命体。

整个受精的过程包括：（一）精子在附睾中成熟，（二）精子的获能（capacitation），（三）精子的顶体反应（acrosome reaction），（四）精子的活化（hyperactivation），（五）精子与卵丘（cumulus oophorus）以及卵透明带的作用，（六）精卵融合，（七）卵子活化，（八）皮质反应，（九）精子核去凝缩化（de-condensation），（十）完成减数分裂，形成原核并且产生接合生殖体（syngamy）。

(一) 精子在附睾中成熟

对一般哺乳动物而言，精子必须经过附睾的头部（caput）、体部（corpus）到达尾部（cauda）的近端（精子主要储存处）后，才能够具有完全的授精能力。但是这一点在附睾阻塞的患者身上却发现有例外。

本来，人类的精子，在到达附睾体部以前不具有授精能力，但是当附睾阻塞时，附睾头部的精子也有授精能力，那些输精管重接手术后直接接到附睾头部，甚至输精管（vas deferens）的精子也有授精能力。因此，人类的情况不同于其他动物，附睾在精子成熟过程中所扮演的角色并不是绝对必需的。因堵塞而留在附睾头部的精子之所以会有授精能力，可能有部分是时间的因素，可能附睾头部或输精管也能分泌某些特殊物质帮助人类精子成熟。

精子在附睾成熟过程中最大的变化就是发展其活动能力。睾丸取出的精子通常不动，或者动得有气无力。但是从附睾尾部取出的精子则动得很活泼。睾丸精子不会动的原因主要是因为细胞膜（plasma membrane）不成熟，影响了精子吸收附睾液中活力蛋白（glycerol-3-phosphoryl choline）并且妨碍了cAMP调节的蛋白激酶系统（protein kinase system），以及无法维持精子细胞内低钙浓度，因此影响了精子发育。

(二) 精子的获能 (Capacitation)

在附睾中成熟的精子虽然会动，但是仍无授精能力，它们必须在女性生殖道中停留一段时间才会使精子的成分改变，而得到授精能力。在此一过程，精子细胞膜外面的保护层被改变或移除而使得精子完成获能以便授精。精子发生获能的位置因动物种类而异。以受精后精子留存在阴道内的动物为例，当精子通过子宫颈黏液就开始其获能。子宫颈黏液网状结构会把精子表面附着的物质剥掉而加速精子的获能。到目前为止，没有一种单纯的培养基（single medium）能够使精子在试管中（in vitro）获能和受精（fertilization）。在体外受精（IVF）时，通常都使用商用组织培养液如（HF-10）加上血清。

体外研究中所发现的影响精子获能的因素如下：①温度：在37℃~38℃环境中培养可以引发获能。②获能所需的培养基及时间会因物种不同而异，即使同物种之间也会因个体而异；因此，我们必须考虑，基因可能会影响获能及获能的时间。③比较取自附睾尾部和射精取出的精子，可以发现前者较易使卵子受精，但是一旦附睾的精子以精液（seminal plasma）处理则会失去授精能力。这是因为精液成分中，如：糖蛋白（包括去获能因子 decapacition factor）和纤维结合素样蛋白（fibronectin like protein）等物质会结合在精子表面，因此这些精子如果不经过获能就无法使卵子受精。

获能时精子发生的改变有：①Hyne et al 报告天竺鼠精子获能时，细胞内钾离子浓度降低而钠离子浓度上升。②精子的新陈代谢增加。③精子的腺嘌呤环化酶反应（adenylate cyclase activity）增加，因此精子不但整个获能过程中保持活泼，而且在获能末期更是剧烈运动。④获能时，精子的核失去锌（Zn^{2+}）离子而且形成双硫（–S–S）键，而使核蛋白更为稳定。⑤获能时，精子细胞膜的磷脂（phospholipid）成分会改变。已知胆固醇（cholesterol）对于细胞膜的功能有很大的影响，同理，获能时胆固醇可能会与磷脂分开而非完全被移除。

(三) 顶体反应 (Acrosome reaction)

顶体（acrosome）是盖在精子头部，被膜包住的构造，里面含有很多强力的水解酶（hydrolyzing enzyme）。顶体酶中最主要的是透明质酸酶（hyaluronidase）和顶体酶（acrosin）。精子要使卵子受精，必须穿越卵丘细胞（cumulus cell）和细胞间的基质（matrix），而其主要成分是聚合透明质酸（polymerized hyaluronic acid），因此顶体中的透明质酸酶可以帮助精子穿过卵丘基质（cumulus matrix）。至于顶体中的顶体酶则可以帮助精子穿越透明带（zona pellucida）。

顶体反应发生时，在精子头部外顶体膜（outer acrosomal membrane）和细胞膜（plasma membrane）之间发生多点融合，造成穿孔（fenestration）而放出顶体酶。在老鼠顶体反应的发生是经由卵透明带上的酶蛋白 ZP3 和精子上面的受体结合之后引发一连串的顶体反应。在未获能的精子（uncapacitated sperm）的细胞膜的特性是非液态（nonfluid）、不反应的（nonreactive）。因为细胞膜中的胆固醇成分很高，而且去获能因子（decapacitation factor）把透明带上的受体遮盖住。一旦精子获能，精子细胞膜中胆固醇外流，去获能因子也被移走，透明带受体就可以在细胞膜上自由移动。当透明带蛋白 3 配体（ZP3 ligand）结合上透明带受体，就会造成受体的聚集而引发顶体反应。曾经被报告会引起顶体反应的有电流穿孔（electroporation），黄体酮（progesterone），钙离子载体（calcium ionophore）和透明带受体的抗体。但是除非精子已经获能，否则上述刺激仍然无法引发顶体反应。

(四) 精子的活化 (Hyperactivation)

活化是指精子从附睾或输精管中静止不动的状态变成活泼运动的状态。在活化（hyperactivation）之前，精子的运动是直线前进（linear fashion），一旦活化之后，就变得更活泼，运动更有力，而且尾部的运动呈现抽鞭式（whiplashlike beating），精子的头部运动则循着“8”字形前进（figure of eight）。在兔子及仓鼠，精子都是在离开输卵管的峡部（isthmus）再往前进时才开始活化。活化精子无方向性的运动可以帮助精子从输卵管峡部的内褶（inner fold）和陷窝（crypt）中脱离而继续前进，而尾部强力摆荡也可以加速精子穿越输卵管黏稠的液体以及卵子透明带。培养液中如果缺乏钙离子则精子无法活化。目前已经了解的是①细胞外的钙离子是引发活化及维持活化所必需的。②精子尾部含有G蛋白和蛋白激酶（protein kinase），而获能就是使精子细胞膜外面的保护层被改变而移除的过程，这表示精子尾部失去表面覆盖物，使得某些受体暴露出来，当这些受体被活化，刺激了G蛋白，接着活化 Ca^{2+} 通道而造成细胞外的钙离子流入细胞内，进而刺激嘌呤环化酶（adenylate cyclase）而引发cAMP-蛋白激酶级联反应（cAMP-protein kinase cascade）的一连串反应。

(五) 精子与卵透明带作用

透明带是一种糖蛋白的外套膜，用来保护卵子及胚胎，透明带的成分包括蛋白质71%，中性己糖（neutral hexose）19%，涎酸（sialic acid）2.7%，硫酸盐（sulfate）2.4%。以老鼠的透明带为例，主要包括3部分：透明带蛋白1（ZP1）（185~200kDa），透明带蛋白2（ZP2）（120~140kDa）和透明带蛋白3（ZP3）（83kPa）。根据Sato和Blandan的观察，在试管中老鼠精子穿透卵透明带的时间平均为20分钟（从15分到26分），所花费时间的长短决定于精子是否已经很好地获能（capacitation）。

精子和透明带的结合主要是透过透明带和精子表面的分子来进行。在精子表面有透明带分子的受体，根据Wassarman的报告，透明带上ZP2和ZP3都有结合精子的能力。ZP3是初级配体（primary ligand），它会特定地结合顶体完整的（acrosome-intact）精子在顶体盖（acrosome cap）部位的细胞膜。ZP2则是次级配体（secondary ligand），它会结合顶体反应后（acrosome-reacted）精子的顶体内膜（inner acrosomal membrane）。更进一步探讨精子的透明带第二受体（secondary zona receptor）可以发现它是初顶体酶（proacrosin）/顶体酶（acrosin），主要存在于顶体内膜，它会识别透明带而与ZP2结合。当精子发生顶体反应时，虽然顶体的成分会释放到培养基中，但是有一部分顶体成分仍会黏附在透明带上，此一成分具有很强的顶体酶反应（acrosin activity）可以帮助精子结合并穿透透明带。

(六) 精卵融合

精子一旦穿过透明带之后，就会很快地经过卵黄周围空隙（perivitelline space），然后精子头部首先和卵细胞膜（oolemma）结合，接着整个精子融合（incorporate）进入卵细胞质（ooplasm）内。整个过程最先是以精子顶体的赤道带（equatorial segment）与卵细胞膜融合开始，然后精子头部的后段和尾部再次以细胞膜融合（membrane fusion）方式合并（incorporated）进入卵子。至于精子头部前段，顶体内膜已经暴露出来的部分则卵子以吞噬（phagocytic）方式并入（engulfed）。根据Lopez and Shur研究，在精子赤道带（equator）部位负责精卵融合的成分是乳糖转化酶（galactosyltransterase）。

(七) 卵子活化

卵子一旦与精子融合，就有如睡美人般从梦中苏醒过来，并且开始一连串的形态上及生化方面的改变，此称为卵子活化（egg activation）。整个过程可以由观察到卵子排出皮质颗粒（cortical granule）和减数分裂的再进行而得知。本来卵子停顿在第二次减数分裂之前，当精卵融合后卵子活化并完成第一次减数分裂，结果形成卵子原核（egg pronucleus）。在此同时，精子的核也去凝缩（decondense）而形成精子原核（sperm pronucleus）。去氧核糖核酸合成（DNA synthesis）发生于精卵融合后数小时后。最后，两个原核（pronucleus）靠近，接着原核外膜（nuclear envelop）崩解，两者的染色体混合在一起，进行第一次的有丝分裂。到精卵染色体混合的时刻就是整个受精过程结束的时候，这时候的受精卵称为接合生殖体（syngamy）。

观察卵子活化的情形，可以发现卵子的细胞膜有一连串周期性的细胞膜超极化（membrane hyperpolarization）和钙离子从细胞内储存处（intracellular store）释放出来。以仓鼠（hamster）为例，第一次 Ca^{2+} 的释放发生于精子贴附卵子后10到30秒后，Ca^{2+} 增多从精子附着卵子的部位开始，然后在4到7秒内扩散到整个卵子，然后在15到20秒后才结束。在卵子活化之后，会造成细胞内的pH值上升，而引发蛋白质和DNA的合成。

（八）皮质反应 (Cortical reaction)

皮质颗粒中（cortical granule）含有硫化黏多糖（sulfated mucopolysacchride）、透明质（hyaline）、丝氨酸蛋白酶（serine protease）和过氧化物酶（peroxidase）。当卵子成熟时，这些颗粒就会移到卵子的周边，当精卵融合时，皮质颗粒从融合处开始向外排出（exocytosis），并且迅速地散布到整个卵子的表面。由于皮质颗粒会造成卵黄外衣（vitelline coat）的改变而阻止其他精子进入卵子。

（九）精子去凝缩化 (Sperm decondensation)

当精子核进入卵子内部后，首先会从赤道带（equatorial segment）开始发生核膜的崩解，然后向前、后继续崩解，接着精子核内的鱼精蛋白（protamine）双硫键被还原，以及鱼精蛋白被组织蛋白（histone）取代，造成了精子核的去凝缩化（decondensation）。

（十）接合生殖体 (Syngamy)

在精子进入卵细胞质内形成原核（pronucleus）的同时，卵子也完成第二次减数分裂而形成另一个原核（pronucleus），接着细胞骨架系统（cytoskeletal system）包括细胞微丝 [microfilament（肌动蛋白 actin）] 和微管（microtuble）会把两个原核拉近，然后原核外膜崩解，使两者的染色体混在一起，并且进行第一次有丝分裂。至此，整个受精终于完成而形成一个接合生殖体（syngamy）。

辅助受精 (Assisted Fertilization)

在临床上，作IVF仍然受精失败，是那些因为男性因素而接受传统试管婴儿治疗（IVFET）的患者所面临的主要问题。这些病患的受精率明显低于其他如：输卵管、子宫内膜、不明原因（idiopathic）等问题病患的受精率。然而，一旦受精率的问题可藉其他方式克服，那么这些病患每次胚胎移植的怀孕率，就和其他病因的病患相似。

辅助受精的技术，如：透明带穿孔术（zona drilling），部分透明带切开术（partial zonal dissection），透明带下授精术（subzonal insertion of sperm）和细胞质内精子注射术（intracytoplasmoic sperm injection），在20世纪80年代发展快速。当男性不孕因素的患者应用了这些技术，不仅增加了受精率，而且胚胎着床率也有显著增加，自20世纪80年代晚期起，这些技术被认为是增加 IVFET 成功的极大因素。应用这些治疗的夫妇已产下数百位的婴儿（图3-1，图3-2，表3-1，表3-2）。

（一）透明带穿孔术 (Zona drilling)

Gordon 等人（1986）第一次尝试以酸化的 Tyrode's 溶液和酶在人类胚胎作透明带穿孔。由于酸化 Tyrode's 溶液被证明会抑制正常胚胎的发育，透明带穿孔技术很快就被科学家放弃。

（二）部分透明带切开术 (Partial zona dissection)

Cohen 等人在1989年发明了部分透明带切开术（PZD）。它是藉由机械性的方式，将透明带打开的技术。卵做了部分透明带切开后，再和精子（100 000 sperms/50μl）于微量小滴内

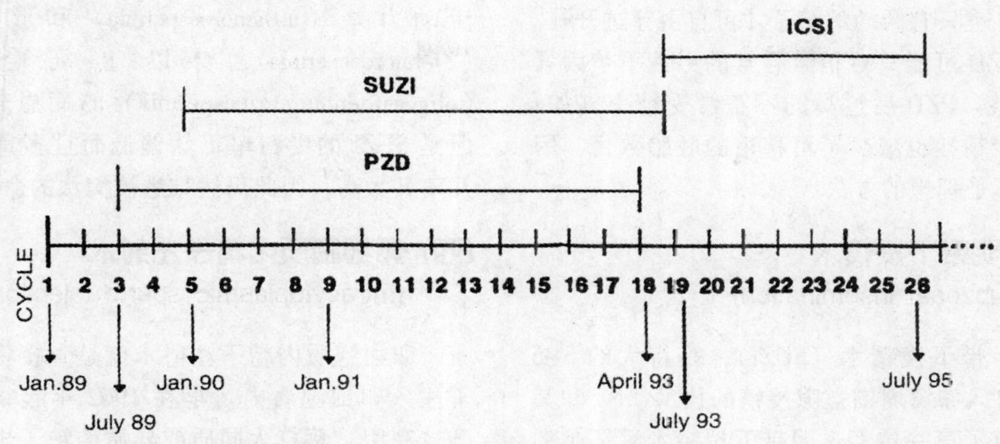

图 3-1 康奈尔大学医学中心辅助受精术施行时间图示

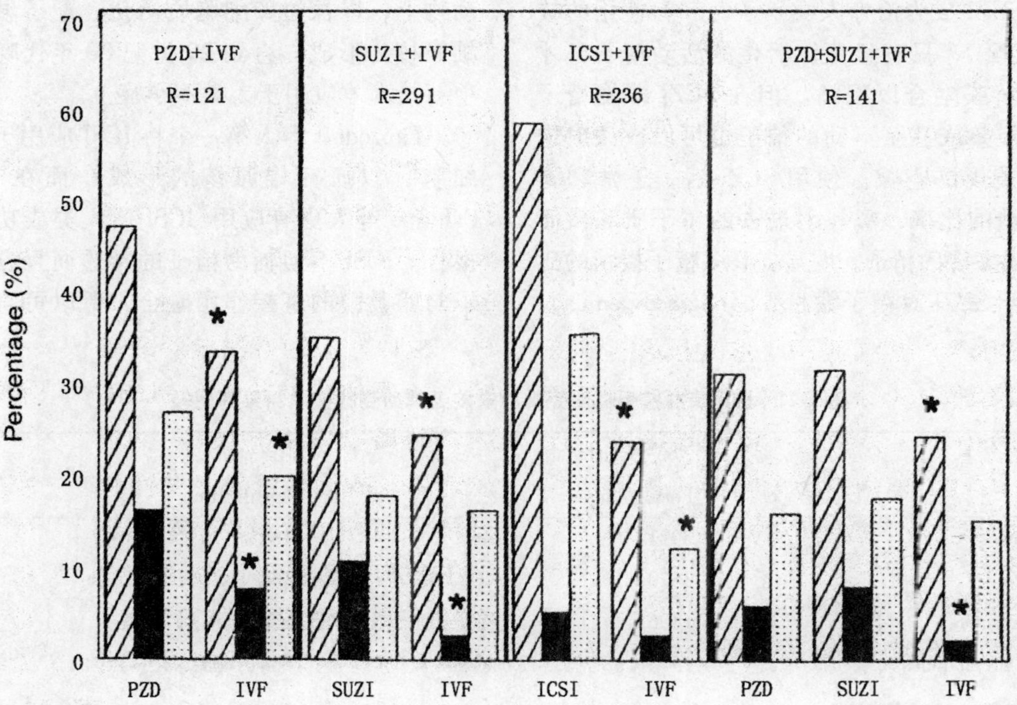

图 3-2 同次排卵实行辅助受精术和传统 IVF 的比较

▨ 受精率

■ 不正常受精率

▦ 每次受精，胚胎移植率

* 星号表示传统 IVF 和辅助受精术结果明显差异（$P<0.01$）

共同培养使其受精。PZD 真的改进了受精率，也产生相当高的怀孕率。然而因为有了一个大开口，不只使得胚胎被白细胞攻击，而且也可能造成胚叶细胞由切口突出甚至漏失。PZD 因为仍存在着生物屏障（卵黄膜），加上卵子只选择已经顶体活化的活动精子，才可以和卵膜融合，而且也只有活动的精子才可自由穿过开孔。因此，PZD 可能只对稍微异常的男性不孕因素病患有益。PZD 后过高的不正常受精率（如：多精子授精）也减少了可移植的胚胎数目。因此，也不是理想的方法。

(三) 透明带下授精术 (Subzonal insemination)

透明带下授精术（SUZI），是将大约 3~5 只精子打入卵黄周围空隙授精的技术。Ng 和其同事报道了第一位经透明带下授精术后怀孕的例子。两年后（1990）Fishel 等人，也以类似的方法成功地产下了一对双胞胎及一个单胞胎。此后，SUZI 成为治疗人类不孕时广为使用的技术。如 PZD，只有经顶体活化的活动精子，才会和卵黄膜融合以授精。但在 SUZI 即使精子活动力极差或甚至不动的精子也可以被注射进卵的卵黄周围空隙。使用 SUZI 后，正常和不正常授精的比率，靠注射进去的精子质和量而定。打入太多的精子，明显提高多精子授精的比率。因此 SUZI 对精子数目少（oligozoospermia）、活动力差（asthenozoospermia）和形态异常（teratozoospermia）或以上复合因素（oligoasthenoteratozoospermia）的病患较有利。但是 SUZI 的受精率仍然偏低而且多重受精的几率又太高，因此仍然难逃被淘汰的命运。

(四) 卵细胞质内精子注射术 (Intracytoplasmic sperm injection, ICSI)

卵细胞质内精子注射术就是直接将单一精子注入卵细胞质内。早在 1962 年起，ICSI 即已被利用，藉打入同质或异质的精子进入卵细胞质，探讨早期受精变化。此种显微操作技术在 20 世纪 80 年代被广泛应用在非人类的哺乳动物上，以探讨卵细胞质活化、配子融合及雌雄原核的形成。直到 20 世纪 80 年代晚期，这项新技术才应用于人类不孕症上。

Lanzedorf 等人第一个将 ICSI 应用于人类卵细胞，以研究雄原核的形成，而在 1992 年 Palermo 等人更有应用 ICSI 使人类成功怀孕的报告。ICSI 不但辅助精子的穿透而且省略了精子与卵黄膜的直接作用融合，所以可直接注射

表 3-1 IVF 病患接受辅助受精和未接受辅助受精技术结果的比较

	Non-Assisted Fertilization	Assisted Fertilization
# Retrievals	3991	1821
# Transfers	3670	1546
# Pregnancies	1806	746
Clinical pregnancies (per retrieval, per transfer)	1543（38.7%，42.0%）	641（35.2%，41.5%）
Abortion（per clinical preg.）	282（18.3%）	117（18.3%）
Age/retrieval（X±SD）	36.5±4.2	35.1±4.5**
E2 on day of hCG/retrieval	1271±790	1471±794**
# Fertilized/# oocyte inseminated	12 867/24 556（65.6%）	8445/10 080（45.6%）**
# ET/T（X±SD）	3.248±1.083	2.831±1.125**
# 3+PN/# oocyte inseminated	2638/24 556（10.7%）	1008/10 080（10.0%）**
# Sac/# embryos transferred	2749/12962（21.2%）	1149/5155（22.3%）

* $P < 0.01$
** $P < 0.0001$

任何形态的精子进入卵细胞质使其授精。而且目前已证明，只注射精子头部，或是注射不动的精子、死的精子、外观有明显缺陷的精子和严重畸形精子，在注射入卵细胞质后皆有去凝缩化（decondensation）的原核形成。因此，ICSI为严重男性不孕因素的病患带来极大的希望。ICSI的效果依注射技术、精子特性和卵成熟度而定。在将精子打入卵细胞质内之前，先把卵黄膜吸破，以便把精子直接打入卵细胞质内，迅速接触卵细胞质，而将卵子活化。以聚乙烯吡咯烷酮（polyvinyl pyrrolidione，PVP）处理及将精子尾巴切割以使其不动，都可明显增加受精率。因为精子细胞膜的破损是精子去凝缩化之前所必需的步骤，而且注射活动精子比注射不动精子的受精率低。ICSI应使用成熟的卵（metaphase Ⅱ stage）以确保受精。对ICSI而言，精子必须参与卵子的活化反应，精子可能扮演如激素的作用，或和卵细胞质融合以启动卵的活化，或释放细胞质因子（cytoplasmic factor）以引发内部钙释放使卵活化。

注射精子的细胞核或头部进入卵细胞质内都可引发精子核的去凝缩化。位于精子中部的中心粒及中心体，形成胚胎细胞的纺锤体，且在早期胚胎分裂和发育中扮演一个重要的角色。因此，精子的头部和中段（mid-piece）对胚胎的正常发育是很重要的。

对男性不孕病患以PZD、SUZI和ICSI作临床上的治疗各有不同的成功率。结果的比较上，ICSI最好，SUZI次之，而后是PZD。ICSI有最高的受精率，最低的不正常受精率，最高的着床率和最高的临床怀孕率。现在ICSI已在全世界被广泛应用于辅助受精（图3–3）。

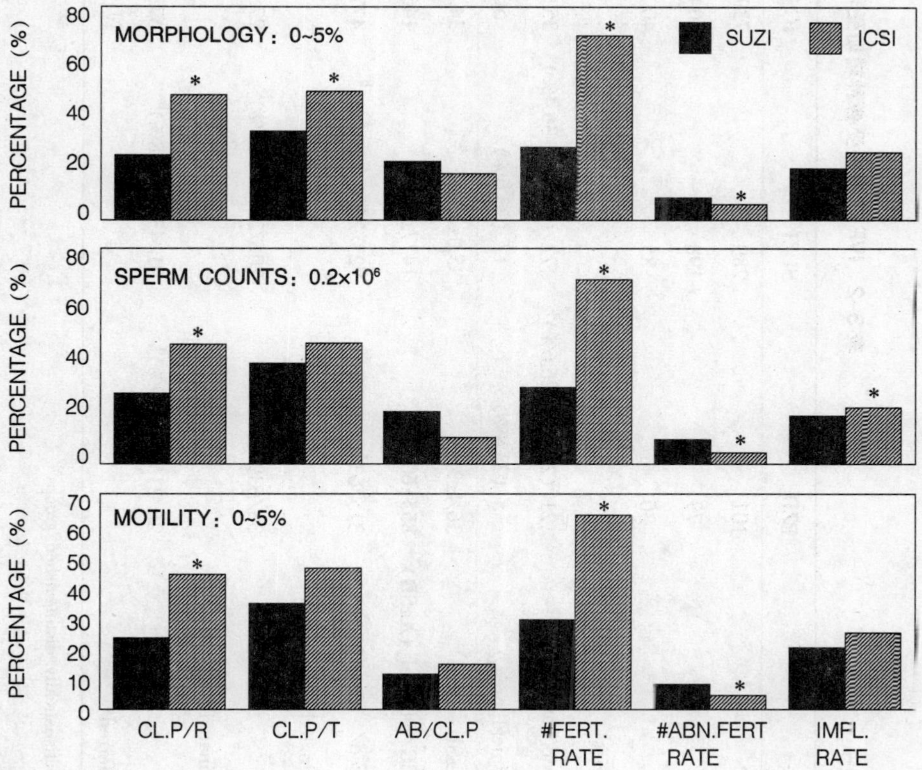

图3–3 严重男性不孕病患实行ICSI和SUZI结果

施行SUZI和ICSI的病患，精子少（0~10×10⁶），活动不良（0~5%），外形差（0~5%），比较ICSI▨和SUZI■，在每回取卵临床怀孕率，每回植入临床怀孕率，每回临床怀孕流产率，受精率，不正常受精率和着床率中的结果

* 代表统计学上有意义的差别

表 3-2 IVF 病患接受各种辅助受精技术结果

	PZD	SUZI	ICSI	PZD+SUZI	SUZI+ICSI
# Retrievals	101	289	739	95	8
# Transfers	79	198	704	71	6
# Pregnancies	30	85	400	22	1
Clinical pregnancies (per retrieval, per transfer)	21 (20.8%, 26.6%)[a]	72 (24.9%, 36.4%)[a]	351 (47.5%, 49.9%)[b]	17 (17.9%, 23.9%)[a]	1 (12.5%, 16.7%)[a]
Abortion (per clinical preg.)	5 (23.8%)	17 (23.6%)	56 (15.9%)	5 (29.4%)	0 (0%)
Age/retrieval (X±SD)	36.4±3.8	35.0±4.5	34.8±5.0	35.4±4.1	31.9±4.1
E2 on day of hCG/retrieval (X±SD)	855±602	1477±845	1466±734	1384±762	2135±704
# Oocytes fertilized/ # Oocytes inseminated*	315/639 (49.3%)[a]	723/2594 (27.9%)[b]	4779/6543 (73.0%)[c]	39/600 (39.0%)[d]	31/130 (23.8%)[b]
# 3+PN/ # Oocytes inseminated*	33/639 (5.2%)[a]	206/2594 (7.9%)[b]	275/6543 (4.2%)[c]	39/600 (6.55)	5/130 (3.9%)
# Sacs/ # Embryos transferred*	26/215 (12.09%)[a]	91/439 (20.8%)[b]	573/2236 (25.7%)[c]	19/152 (12.5%)	2/17 (11.8%)

*a, b, c, d are statistically distinguished groups

辅助孵化术 (Assisted Hatching)

IVF 的着床率相当低，大约只有 10%~30%。若干的胚胎可能因较不易突破透明带，而在植入后损失。孵化的时间是很重要的，因为较晚的孵化会造成胚胎和子宫内膜状态不同期化，而造成着床失败。较差的卵泡刺激处理和不良的胚胎培养系统状况，都会延缓胚胎的发育和孵化的过程。厚和硬的透明带都会妨碍孵化。引起透明带硬化的原因仍未知，是否因人工刺激处理卵泡成熟或胚胎体外培养造成，仍有待了解。此外，也可能从卵内部改变了透明带糖蛋白合成，抑制了蛋白酶释放而干扰孵化过程。

孵化前透明带要经过许多的改变，变薄的透明带即意味着胚胎准备孵化。透明带厚度变化较大的胚胎比较厚度一成不变的胚胎其着床率较高。由此可知，分裂的胚胎在准备孵化时，可能产生一种活化成分，它会减少透明带的厚度。 有趣的是，在经显微手术受精的老鼠或人类胚胎，在培养时都显现出较高频率和较快速孵化的趋势。人类胚胎在取卵后第 3 天使用透明带穿孔，希望它能帮助孵化的过程，因而被称为辅助孵化。

辅助孵化从 1992 年起在康奈尔大学医学中心，随机地临床应用在 330 对夫妻，在第一组试验显示，其临床怀孕率明显增加（$P<0.01$），对照组 37%，透明带穿孔组 52%；着床率为透明带穿孔组 27%，对照组 19%（$P<0.01$）。实验发现透明带穿孔对透明带厚度超过 15μm 的胚胎是有益的，但对透明带较薄（<12μm）的胚胎也无害。因为这些理由，在对胚胎透明带较厚（和母亲年龄有关）、发育较慢、碎片较多（>20%）的胚胎和经期第 3 天 FSH 较高或病患年纪大于 40 岁等这些病人作 IVF 治疗时应该同时配合透明带穿孔术处理。

从 1991 年 1 月到 1995 年 8 月康奈尔大学医学中心对 1834 位病患应用了辅助孵化术，结果发现辅助孵化明显改进了胚胎移植后的怀孕率（由 38.2%提高至 44.9%，$P<0.001$）及着床率（从 19.9%增加到 21.9%，$P<0.01$）。这效益和穿孔的大小、透明带的厚度及胚胎的品质有关。太小的洞可能引起胚胎在孵化中途卡住，甚至一分为二，如捕获（trapping）、双生（twinning）和分裂（splitting）等不正常孵化。辅助孵化对较年轻患者（年龄小于 39 岁）其胚胎发育情况良好，但拥有厚透明带的病患较成功；这样的病患，当我们施以辅助孵化术，病人胚胎移植后的怀孕率由 41.3%提高至 55%，着床率也由 21.8%提高至 26%。反之，对年纪较大（大于 40 岁）、胚胎品质不良的病患，辅助孵化只能给予很少的益处。植入后临床怀孕率由 23%至 30%，着床率由 12%至 16.3%。

这显示了透明带穿孔的辅助孵化技术可增进着床率。在辅助孵化时人工造成的孔，不但使胚胎较易孵化而且提供了较早的着床。因此，我们比较对照组和透明带穿孔实验组胚胎着床的时间。我们以黄体期 hCG 开始升高的时间作为着床的时间指示，hCG 升高的时间，在实验组从未超过第 13 天（取卵日算第一天）。实验组 75%怀孕的病患着床发生在黄体期第 9 天以前，而对照组只有 53%（$P<0.05$）。这显示辅助孵化促使着床提早发生。平均而言，着床的发生时间，实验组较对照组早一天。辅助孵化组胚胎着床时间为 2.32 日，而对照组的着床时间为 3.24 日。利用辅助孵化不仅使胚胎在着床窗口期（window of implantation）更容易着床，而且也使胚胎和子宫内膜的接触提早。有较早的着床才可预期有存活的怀孕（viable pregnancy）。另一方面而言，延迟的着床则与流产有关。胚胎和子宫内膜间较早的接触，可能会在胚胎和子宫内膜之间作生长同期化的获能，结果也就改进了着床的效果。

(一) 早期胚胎发育

最早的胚胎发育称之为细胞分裂期（cleavage division），这一阶段包括从合子、双细胞期，一直到囊胚期（blastocyst stage），在这阶段虽然细胞持续分裂，胚细胞数目增加，但是整个胚胎的大小并没有增加，一直到形成囊胚以后，整个胚胎大小才开始增加。

当卵子受精之后，第一次分裂的时间比较长，需要 24 小时，才形成双细胞胚胎，但是从这以后的分裂周期就比较短，只要 18 小时左右。

细胞分裂期之后就是桑椹胚期（morula stage）时间大约是受精之后 3 至 5 天，这时候胚胎开始致密化（compaction），胚细胞与胚细胞之间紧密接合，甚至融合在一起，分辨不出胚细胞与胚细胞之间的界限，有时候看起来像是单细胞期。

致密化的过程需要钙离子参与，同时也需要细胞骨架（cytoskeleton）和细胞黏合分子 uvomorulin（又称为 cadherin）的参与。人类胚胎通常在 8 细胞期到 16 细胞期之间进入致密化过程。当胚胎致密化形成桑椹胚（morula），并且继续分裂之后，在第 4 次和第 5 次分裂（也就是 16 到 32 细胞期）之间，胚胎最外围的细胞会把盐类和水分，打进细胞间隙，于是形成一个空腔，称为囊胚腔（blastocele）。这时候就开始进入囊胚期。在囊胚最内层的细胞继续分裂，并且在中心位置形成细胞团块，称为内细胞块（inner cell mass），就是将来会形成胎儿的部分，至于最外层的细胞发育成滋养外胚层（trophectoderm），将来形成绒毛膜部分。

(二) 胚胎的形态与品质

试管婴儿是否能够怀孕成功，决定于胚胎品质的好坏。关于胚胎品质好坏的判断，可以根据胚胎形态或者测定胚胎新陈代谢的产物（例如 pyruvate），或是检查胚细胞的基因来决定。不过，临床上以显微镜观察胚胎形态最为实用。判断胚胎品质好坏的依据虽然各家有所不同，不过基本上都是看：①胚细胞的数目和形状是否对称？②胚细胞之间的碎片（fragment）占多少比率（%）？

例如下图 a 所示，胚胎的 4 个细胞，无论数目、大小、形态都对称，而且没有碎片，属于品质最好的胚胎。而图 c 胚胎的 3 个细胞不但数目不对称而且大小不一，又有碎片达到 10%以上，这是劣质胚胎。

a.

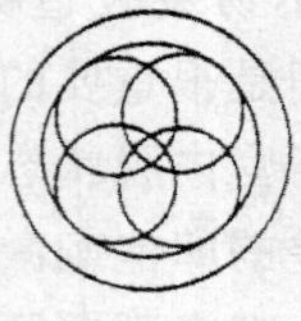

Grade1 胚胎：胚细胞数目及大小对称，且无碎片

b.

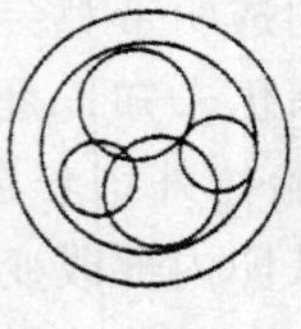

Grade 2 胚胎：胚细胞不对称，有碎片，但碎片<10%

c.

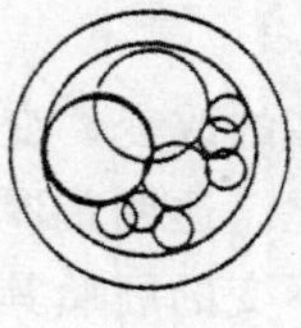

Grade 3 胚胎：胚细胞不对称有碎片，且碎片占 10%~50%

d.

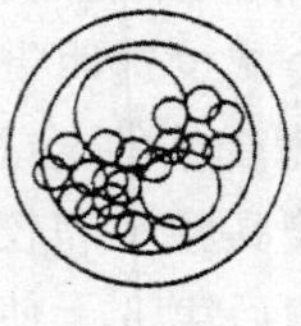

Grade 4 胚胎：胚细胞不对称，有碎片，且碎片>50%

根据报告，如果植入 grade 1 或 2 的胚胎可以有 20%的着床率，但是植入 grade 3 或 4，有很多碎片的胚胎时，着床率会降到 1.5%。此外，根据英国 Bourn Hall Clinic 的研究，如果植入的胚胎之中，至少有一个是 grade 1 时，怀孕率可以高达 90%以上。由此可见胚胎形态与品质对试管婴儿疗效的重要性。

摘 要

生命起源于精子与卵子结合的那一刹那。精子与卵子的成熟度将影响受精率，一个不成熟卵的受精率将大大减低，而精子，除其成熟度外，其数目、活力、形态等也深深影响其受精率。传统试管婴儿治疗法，在适当调控刺激排卵下可获得多数成熟可受精的卵以提升受孕率。然而男性病患，因其精子数少，精子活动力低，或精子形态异常，则无法达成受精考验，以致失去受孕的机会。如今辅助受孕的新科技将为此等病人带来福音及新希望。

男性因素不孕，在不孕症夫妇间比率超过30%，对这些病患在IVF过程施以辅助受精技术，克服了他们受精上的问题，使胚胎着床率和临床怀孕率提高。PZD、SUZI和ICSI都已证明各有不同程度的成功率。ICSI不但可以帮助精子通过所有生物屏障，且只需要一只精子就可以使患者成功受孕，这对严重男性不孕因素的病患带来极大的希望。实际上，ICSI即使使用附睾和睾丸的精子也都很成功。虽然经由ICSI，即使注射外观有缺陷（grossly defective）的精子也可以导致受精和怀孕，但还是建议这些病患在怀孕时借着床前胚胎遗传检查或羊膜穿刺法，检查胎儿染色体是否正常。

参考文献 (FURTHER READING)

1. Alikani M, Adler A, Reing A, Malter H, Cohen J (1992). Subzonal sperm insertion and the frequency of gamate fusion. Journal Assisted Reproduction Genetics 9, 97–101.
2. Allen R, Wright R (1984). In vitro development of porcine embryos in coculture with endothelial cell monolayers or cuture supernatants. Journal Animal Science 59, 1657–61.
3. Bell S, Jackson J, Ashmore J, Zhu H, Tseng L (1991). Regulation of insulin-like growth factor binding protein-1 (hIGFBP-1) synthesis and secretion by progestin and velaxin in long term culture of human and ometrial stromal cells. Journal of Clinical Endocrinology and Metabolism 72, 1014–24.
4. Benadiva C, Munno S, Rosenwaks Z(1995). Chromosome 16 aneuploidy increases significantly with maternal age in preimplantation human embryos. Abstract obtained from American Society for Reproductive Medicine Supp 2.
5. Bleil JD, Watarman PM (1983). Sperm-egg interactions in the mouse: sequence of events. and induction of the acrosome reaction by a zona pellucida glyco protein. Dev Biol 95, 317–324.
6. Bongso A, Ng SC, Fongm CY, Ananda kumar C, Marshall B, Edirisinghe R, Ratnam S (1992). Improved pregnancy rate after transfer of embryos grown in human fallopian tube cell coculture. Fertility and Sterility 58, 569–74.
7. Bongso A, Ng S, Fong C, Mok H, Ng P, Ratnam S (1991). Coculture in human assisted reproduction: Support of embryos in vitro and their specificity.Annual NY Academy Science 626, 438–44.
8. Clark RN, Johnson LA (1988). Factors related to successful sperm microinjection of hamster eggs: the effect of sperm species, technical experience, deconsensation. Theriogenology 30, 447–60.
9. Cohen J, Alikani M, Adler A Berkeley A, Dawis O, Ferrara et al (1992). Microsurgical fertilization procedures: the absence of stringent criteria for patient selection. Journal Assisted Reproduction Genetics 9, 197–206.
10. Cohen J, Alikani M, Liu HC, Rosenwaks Z (1994). Rescue of human embryos by micromanipulation. In Bailliere's clinical obstetrics and gynecology XI micromanipilation Techniques (ed. S Fishel) 8, 1, 95–116, Bailliere Tindall. The University Press, Cambridge.
11. Cohen J, Alikani M, Malter HE, Adler A, Talansky BE, Rosenwaks Z (1991). Partial zona dissection of subzonal sperm insertion: microsurgical fertilization alternatives based on evaluation of sperm and embryo morphology. Fertility and Sterility 56, 696–706.
12. Cohen J, Alikami M, Trowbridge J, Rosenwaks Z (1992b). Implantation enhancement by selective asisted hatching using zona drilling of embryos with poor prognosis. Human Reproduction 7, 685–91.
13. Cohen J, Elsner C, Kort H, Malter H, Massey J, Mayer MP, Wiemer L (1990). Impairment of the hatching process following in with fertilization in the human and improvement of implantation by assisting hatching using micromanipulation Human Reproduction. 5, 1, 7–13.

14. Cohen J, Malter H, Fehily C, Wright G, Elsner C, Kort H, Massey J (1988). Implantation of embryos after, partial opening of oocyte zona pellucida to facititate sperm penetration. Lancet i pp 162.

15. Cohen J, Malter H, Wright G, Kont H, Massey J, Mutclull D (1989). Partial zona dissection of human oocytes when failure of zona pellucida penetration is anticipated. Human Reproduction 4, 435–42.

16. Croze F, Kerredy TG, Schroedter IC, Friesen HG, Murphy LJ (1990). Expression of insulin-like growth factor-1 and insulin-like growth factor binding protein-1 in the rat uterus during decidualization. Endocrinology 127, 1995–2000.

17. Cullen B, Emighdz K, Monahan J (1980). The transient appearance of specific proteins in one-cell mouse embryos. Den Biol 76, 215–221.

18. De M, Sanford TR, Wood GW (1992). Interleukin-1, interleukin-6 and tumor necrosis factor alpha are produced in the mouse uterus during the estrous cycle and are induced by estrogen and progesterone. Deveopmental Biology 151, 297–305.

19. Dozortsev D, De Sutter P, Dhont M (1994). Damage of the sperm plasma membrane by touching the sperm tail with the needle prior to intracytoplasmic injection. Human Reproduction Suppl 9, 40.

20. Dozortsen D, Rybouchkin A, De Sutter P, Qian C, Dhont M (1995). Human oocyte activation following intracytoplasmic injection: the role of the sperm cell. Human Reproduction 10, 403–7.

21. Dunbar BS, Wardrip NJ, Hedrick JK (1980). Isolation, physicochemical properties and macromolecular composition of the zona pelucide from porcine cocytes. Biochemistry 19, 356–365.

22. Epel D, Patton C (1985). Cortical granules of sea urchin eggs do not undergo exocytosis at the site of sperm-egg fusion. Dew Growthe 27, 361–369.

23. Eyestone W, First N (1989). Coculture of early cattle embryos to blastocyst stage with oviductal tissue or in conditioned medium. Journal Reproduction And fertility 85, 715–20.

24. Fehilly CB, Cohen J, Simons RF, Fishel SB, Edwards RG (1985). Cryopreservation of cleaving embryos and expanded blastocysts in the human: a comparative study. Fertility and Sterility 44, 638–44.

25. Fishel SB, Antinon S, Jackson P, Johnson L, Lisi F, Chianiello F, Versaci C (1990). Twin birth after subzonal insemination. Lancet ii 335, 8691, 722–23.

26. Fishel SB, Jackson P, Antinori S, Johnson J, Grossi S, Lersaci C (1990b). Subzonal insemination for the alleviation of infertility. Fertility and Sterility 54 (5): 828–35.

27. Fishel SB, Timson J, Lisi F, Rinaldi L (1992). The evaluation of 225 patients undergoing subzonal insemination for the procurement of fertilization in vitro. Fertility and Sterility 57, 840–49.

28. Fukui Y, Urakawa M, Sasaki C et al (1989). Development to the late morula or blastocyst stage following in vitro maturation of fertilization of bovine oocytes. Animal Reproductive Science 18, 139–45.

29. Gandolf F, Brezini J, Richardson L, Brown C, Moor R (1987). Characterization of proteins secreted by sheep oviduct epithelial cells and their function in embryonic development. Development 106, 303–12.

30. Garty NB, Galiani D, Aharonhem A, Ho YK, Phillips DM, Dekel N, Sadoman Y (1988). G-proteins in mammalian gementes: an immunocytochemical study. J Cell Sci 91, 21–31.

31. Gomibuchi H, Kayama F, Sato K, Mizuno M (1985). Decondensation of sperm head injected into oocyte under micromanipulation. Acta Obstetrics and Gynaecology of Japan 37, 2639.

32. Gordon JW, Talanisky BE (1986). Assisted fertilization by zona drilling: a mouse model for correction of oligospermia. Journal of Experimental Zodogy 239, 347–54.

33. Gould JE, Overstreet JW, Hanson FW (1985). Interaction of human spermatozoa with the human zona pellucida and zona free hamster oocyte following capacitation by exposure to human cervical mucus. Gamete Res. 12, 47–54.

34. Graham CF (1966). The regulation of DNA synthesis and mitosis in multinucleate frog eggs. Journal Cell Science 1, 363–72.

35. Griffin DK, Wilton LJ, Handyside AH, Winston RML, Delholy JDA (1992). Dual fluorescent in hybridization for simultaneous detection of X and Y chromon-

some-specific probes for the sexing of human preimplantation embryonic nuclei. Human Genetics 89, 18–22.

36. Grifo JA, Tang YX, Cohen J, Gilbert F, Sanyal MK, Rosewaks Z (1992). Ongoing pregnancy in a hemophilia cattle by embryo biopsy and simulataneous amplification of X and Y chromosome specific DNA from single blastomeres. JAMA 6, 727–29.

37. Gould M, Stephano JL (1987). Electrical responses of egg to acrosomal protein similar to those induced by sperm. Science 235, 1654–56.

38. Hundyside AH, Pattinson JK, Penketh RJA, Delhanty JDA, Winston RML, Tuddenhanam EGD (1989). Biopsy of human preimplantation embryos and sexing by DNA amplification. Lancet 1, 347–49.

39. Handyside AH, Kontogianii EH, Hardy K, Winston RML (1990). Pregnancies from biopsied human preimplantation embryos sexed by Y specific DNA amplication. Nature 344, 768–70.

40. Hardy K, Martin KL, Leese JH, Winston RML, Handyside AH (1990). Human preimplantation development in vitro is not adversely affected by biopsy at the 8-cell stage. Human Reproduction 5, 6: 708–14.

41. Hiramotox Y (1962). Microinjection of the live spermatozoa into sea urchin eggs. Experimental Cell Research 27. 416–26.

42. Huet-Hudson YM, Chakraborty C, De SK, Suzeuk Y, Andrews GK, Dey SK (1990). Estrogen regulates the synthesis of epidermal growth factor in mouse uterine epithelial cells. Molecular Endocrinology 4, 510–23.

43. Hyne RV, Edwards KP, Smith JD (1985). Changes in guinea pig sperm intracellular sodium and potassium content during capacitation and treatment with monovalent ionophore. Gamete Res, 12, 65–73.

44. Infante JP, Huszangh VA (1985). Synthesis of highly unsaturated phosphatidylcholine in the development of sperm motility: a role for epididymal glycerol-3-phosphatidylcholine. Mol Cell Biochem 69, 3–9.

45. Jacobs AL, Carson DD (1993). Uterine epithelial cell secretion of interleukin-Ⅸ induces prostaglandin E_1 (PGE_1) and PGF_1 secretion by uterine stromal cells in vitro. Endocrinology 132, 1, 300–8.

46. Jacobs AL, Sehgal PG, Julian J, Carson DD (1992). Secretion and homonal regulation of interleukin-6 production by mouse uterine stromal and polarized epithelial cells cultured in vitro. Endocrinology 131, 1037–46.

47. Jayot S, Parneix I, Verdaguer S, Discamps G, Audebert A, Emperaire JC (1995). Coculture of embryos on homologous endometrial cells in patients with repeated failures of implantation. Fertility and Sterility 13, 1,109–14.

48. Khalife EM, Tucker MJ (1992). Partial thinning of the zona pellucida for more successful enhancement of blastocyst hatching in the mouse. Human Reproduction 7, 537–44.

49. Kline D, Simonciri L, Xlandel G, Mane RA, Kado RT, Jaffe LA (1988). Fertilization events induced by neurotransmitters after injection of mRNA in Xenopus eggs. Science 241, 464–67.

50. Lanzondorf SE, Maloney M, Ackerman S, Acosta A, Hodgen G (1988). Fertilizing potential of acrosome-defective sperm following microsurgical injection into eggs. Gamete Research. 19, 4, 329–37.

51. Lanzendorf SE, Maloney MK, Ueeck LL, Slusser J, Hodgen GD, Rosenwaks Z (1988b). A preclinical evaluation of pronuclear formation by microinjection of human spermatozoa into human oocytes. Fertility and Sterility 49, 5, 835–42.

52. Lelannou D, Colleu D, Boujard D, Segalin J (1985). Stabilization of nuclear chromatin in human spermatozoa during capacitation in vitro. In: Testan J, Frydman R, eds. Human in vitro Fertilization. Amsterdam: Elsevier, 149–152.

53. Lin HC (1993). Recent advances to improve human implantation. Assisted Reproductive Technology Andrology 4, 51–53.

54. Liu HC, Cohen J, Alkami M, Noyes, Rosenwaks Z (1993b). Assisted hatching facilitates earlier implantation. Fertility and Sterility 60, 5, 87–75.

55. Liu HC, Jones GS, Jones HW, Rosenwaks Z (1988). Mechanisms and factors of early pregnancy wastage in the vitro fertilization-embryo transfer patients.

Fertility and Sterility 50, 95–101.
56. Liu HC, Mele C, Noyes N, Rosenwaks Z (1994). Endometrial secretory proteins enhance early embryo development. Journal of Assisted Reproduction and Genetics 11, 4, 217–24.
57. Longo FJ (1987). Actin-plasin membrian associations in mouse eggs and oocytes. J Exp Zool 243, 299–309.
58. Lopez LC, Shum BD (1987). Redistribution of mouse sperm surface galactosyltransferase after the acrosome reaction. J Cell Biol 105, 1663–1670.
59. Lundin K, Sjogren A, Hilsson L, Hambenger L (1994). Fertilization and pregnancy after intracytoplasmic microinjection of acrosomeless spermatozoa. Fertility and Sterility 62, 1266–67.
60. Matter HE, Cohen J (1989). Blastocyst formation and hatching in vitro following zona drilling mouse human embryos. Gamete Research 24, 67–80.
61. Mathieu S, Guerin J, Cognat M, Lejeune H, Pinatel M, Lornage J (1992). Motility and fertilizing capacity of epididymal human spermatozoa in normal and pathological cases. Fertil Steril 57, 871–876.
62. Menezo Y, Guerin J, Lzyba J (1990). Improvement of human embryo development in vitro by coculture on monolayers of Vero cells. Biology of Reproduction 42, 301–6.
63. Miyazaki S, Hashinoto N, Yoshimoto Y, Kishimoto T, Igusa Y, Hmanoto Y (1986). Temporal and spatial dynamics of the periodic increase in intercellular free calcium at fertilization of golden hamster egg. Ewv Biol 118, 259–267.
64. Molenear A, Forrester IT, Bradley MP (1981). The localization of cyclic AMP-dependent protein kinase activity in ram spermatozoa. Proc Univ Otago Med School 59, 55–51.
65. Munne S, Benadiva C, Cohen J, Grifo J (1995). Preimplantation diagnosis of aneuploidy in women of 40 years or older, In Abs. of American Society for Reproductive Medicine, Supp 2, 0–076.
66. Munne S, Lee A, Rowenwaks Z, Grifo J, Cohen J (1993). Diagnosis of major chromosome aneuploidies in human preimplantation embryos. Human Reproduction 8, 12, 2185–991.
67. Munne S, Weier HU, Stein J, Grifo J, Cohen J (1993b). A fast and efficient method for simultaneous X and Y in situ hybridization of human blastomeres. Journal of Assisted Reproduction and Genetics 10, 82–90.
68. Murphy LJ, Murphy LC, Friesen HG (1988). Estrogen induces insulin like growth factor expression in the rat uterus. Molecular Endocrinology. 1, 445–50.
69. Ng SC, Bongso TA, Ratnam SS (1991). Microinjection of human oocytes; the technique for severe oligoasthenoteratozoospermia. Fertility and Sterility 56, 117–23.
70. Ng SC, Bongso TA, Ratnam SS, Sathananthan H, Chan CL, Wang PC, et al (1988). Pregnancy after transfer of multiple sperm under the zona. Lancet ii 2, 8614, 790.
71. Nichols J, Gardner RL (1975). Effect of damage to the zona pellucida on development of lectin binding sites of the zona pellucida and plasma membranes of mammalian eggs. J Cell Biol 66, 263–274.
72. Oliphant G, Reynolds AB, Thomas TS (1985). Sperm surface components involved in the control of the acrosome reaction. Am. J Anat, 174, 269–283.
73. Palermo G, Joris H, Devroey P, Van Steirtegham AC (1992). Pregnancies after intracytoplasmic injection of single spermatozoa into an oocyte. Lancet 340, 17–8.
74. Palermo G, Joris H, Devroey P, Van Steirteghem AS (1993). Sperm characterstics and outcome of human assisted fertilization by subzonal insemination and intracytoplasmic sperm injection. Fertility and Sterility 59, 4: 826–35.
75. Palermo G, Munne S, Cohen J (1994). The human zygote inherits its mitotic potential from the male gamete. Human Reprocuiction 9, 1220–25.
76. Payne D (1994). Embryo viability associated with microassisted fertilization. Balliere's Clinical Obstetrics and Gynecology 8, 157–75.
77. Perreault SD (1990). Regulation of sperm nuclear reactivation during fertilization. In: Barister BD, Cummins J, Roldan ERS, eds. Fertilization in Mammals. Norwell, Massa Chusetts: Serono Synipsia USA 285–

296.

78. Prichard JF, Thibodeaux JK, Pool SH, Blakewood EG, Menezo Y, Godke RA (1992). In vitro coculture of early stage caprine embryos with oviduct and uterine epithelial cells. Human Reproduction 7, 553–59.
79. Robertson SA, Mayrhofer G, Seamark RF (1992). Uterine epithelial cells synthesize gramulocyte-macrophage stimulating factor and interleukin 6 in pregnant and nonpregnant mice. Biology of Reproduction 46, 1069–79.
80. Sato K, Blandu RJ (1979). Time and process of sperm penetration into cumulus-free mouse eggs fertilized in vitro. Gamete Res, 2, 295–304.
81. Schatten H, Schatten G, Mazido, Balczon R, Simerly C (1986). Behavior of centrosome during fertilization and cell division in mouse oocytes and in sea urchin eggs. Proc Natl Acad Sci USA 83, 105–109.
82. Schoysman RJ, Bedford JM (1986). The role of the human epididymis in sperm maturation and sperm storage as reflected in the consequences of epididymovasectomy. Fertil Steril 46, 293–299.
83. Shibata S, Mizukami A, Takada H, Sengoku K, Ishikawa M, Shiaizu T (1988). Intercellular pH in fertilization of hamster eggs analyzed by microelectrode method. Acta Obstet Gynecol (Ipan). 40 (Scopel) 20 (abst215).
84. Silber SJ (1988). Pregnancy caused by sperm from vasa efferentia. Fertil Steril 49, 373–375.
85. Silber SJ (1989). Apparent fertility of human spermatozoa from the caput epididymis. J Androl 10: 263–274.
86. Silber SJ, Ord T, Borrero C, Balmaceda J, Asch R (1987). New treatment for infertility due to congenital absence of vas deferens. Lancet 2, 850–851.
87. Soupart P, Anderson NL, Repp JE (1977). Fusion-induced homogametic activation. Fertility and Sterility 28, 369–70.
88. Strom CM, Enriguez G, Rechitsky S (1991). Preimplantation, genetic analysis using PCR. Preimplantation genetics (ed Y Veslinsky and A Kuliev). New York, Plenum Press, 131–138.
89. Strom CM, Rechitsky S, Veilinsky Y (1991b). Reliability of gender determination using polymerase chain reaction for single cells. Journal of in vitro Fertizatilion Embryo Transfer 8, 225–29.
90. Swann K (1993). The soluble sperm oscillogen hypothesis. Zygote 1, 273–79.
91. Tamada H, McMaster MT, Flanders KC, Andrews GK, Dey SK (1990). Cell type specific expression of transforming growth factor-β1 in the mouse uterus during the periimplantation period. Molecular Endocrinology 4, 965–72.
92. Thadani VM (1980). A study of hetero-specific sperm-egg interactions in the rat, mouse, and deer mouse using in vitro fertilization and sperm injection. Journal of Experimental Zoology 212, 435–53.
93. Uehara T, Yanagimachi R (1976). Microsurgical injection of spermatozoa into hamster eggs with subsegment transformation of sperm nuclei into male pronuclei. Biology of Reproduction 15, 467–70.
94. Vijayaraghwan S, Hoskins DD (1990). Changes in the mitochondrial calcium influx and efflux properties are responsible for the decline in sperm calcium during epididymal maturation. Mol Reprod Dev 25, 186–194.
95. Wassarman PM (1987). The biology and chemsitry of fertilization. Science 235, 553–560.
96. Wassarman PM (1990). Profile of a mammalian sperm receptor. Development 108, 1–17.
97. Wiemer KE, Cohen J, Wiker S, Malter HE, Wright G, Godke RA (1989). Coculture of human zygotes on fetal bovine uterine fibroblasts: morphology and implantation. Fertility and Sterility 52, 503–8.
98. Willadsen SM (1982). Micromanipulation of embryos of the large domestic species. In: (ed C Adams). Mammalian egg transfer. CRC Press, Boca Raton, Florida, 185–210.
99. Wooten MW, Voglmayr JK, Wrenn RW (1987). Characterization of cAMP dependent protein kinase and its endogenous substrate proteins in ram testicular, cauda epididymal, and ejaculated spermatozoa. Gamete Res 16, 57–68.
100. Wright G, Wiker S, Elsner C, Kort H, Masey J, Mitchell D, Toleds A, Cohen J (1990). Observations on the morphology of human zygotes, pronu-

clei and nucleoli and implications for cryopreservation. Human Reproduction 5, 1, 109-15.

101. Yanaginachi R (1981). Mechanisms of fertilization in mammals. In: Mastroianni L, Biggers JD, eds. Fertilization and Embryonic Development In Vitro. New York, Plenum Press, 81-187.

102. Zaneveld LJD, De Jonge CJ (1991). Mammalian sperm acrosomal enzymes and the acrosome reaction In: Dunbar BS, Drand MG, eds. A Comparative Overview of Mammalian Fertilization, New York, Plenum Press, 63-79.

103. Zirkin BR, Pereault SD, Naish SJ (1989). Formation and function of the male pronucleus during mammalian fertilization. In: Schatte H, Schatten G eds. The Molecular Biology of Fertilization. San Diego Academic Press, 91-114.

4

Chapter

男性生殖生理学

杨友仕、陈思原

男性生殖构造

男性生殖器官，如图 4–1 所示。

睾丸是由许多卷曲的生精小管（seminiferons tubules）所组成的，其内有精原细胞（spermatogonia）及石托利细胞（Sertoli cell），在生精小管之间有莱狄吉细胞（Leydig cell）。生精小管是制造精子的地方，然后通往附睾（epididymis），附睾是由单一卷曲的小管所组成的，是精子成熟的地方。附睾接到输精管（vas deferens），输精管进入前列腺（prostate gland）前形成膨大的部分称为输精管壶腹部（ampulla of vas deferens）。在前列腺两侧各有一个精囊（seminal vesicle），与输精管壶腹部相通，并会分泌液体（seminal fluid）。当射精发生时，输精管及壶腹部的精子，则经由前列腺内的射精管（ejaculatory duct）进入尿道内，尿道通过前列腺、阴茎及龟头，而将精子射出于体外。

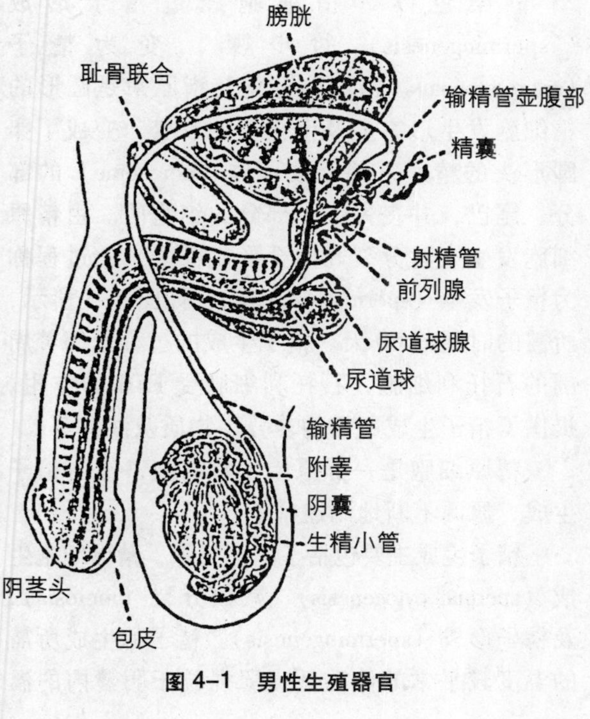

图 4–1　男性生殖器官

男性生殖内分泌学

如图 4–2 所示。

男性的垂体，受到下丘脑促性腺激素释放激素（gonadotropin releasing hormone，GnRH）的作用，会分泌黄体生成激素（luteinizing hormone，LH）及卵泡刺激素（follicle stimulating hormone，FSH）。LH 主要作用于生精小管周围的莱狄吉细胞，使其分泌睾酮（testosterone），当睾酮浓度增加时，则又发生负反馈控制，抑制下丘脑 GnRH 的分泌，以及垂体的前叶细胞减少 LH 的分泌。睾酮及 FSH 对于精子生成（spermatogenesis）有决定性的作用。而 FSH 亦作用于生精小管内的石托利细胞，使其分泌一些物质以供精子生成之需，另外分泌雄激素结合蛋白（androgen binding protein，ABP），ABP 会和雄激素结合，可能和生精小管内精子的生成及附睾精子成熟的机制有关系。

垂体分泌的 FSH，作用于生精小管内的石托利细胞，亦会使之分泌抑制素（inhibin），而

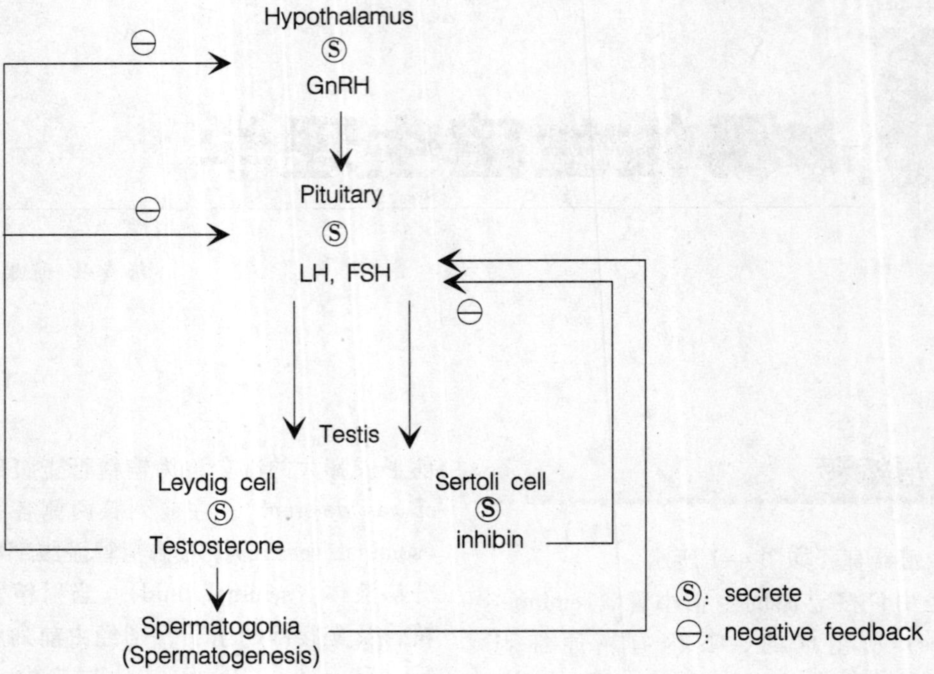

图 4–2 男性生殖内分泌机制

抑制素对垂体前叶分泌 FSH 的细胞造成负反馈控制，来维持 FSH 适当的分泌量，如果石托利细胞遭受破坏无法分泌抑制素，则垂体分泌的 FSH 会增加。

睾酮影响精子生成，乃在于莱狄吉细胞分泌的睾酮于局部造成高浓度的睾酮的环境所致，至于如果给予男性睾酮注射，并无法使睾丸局部的睾酮浓度明显增加，因此并无法增加精子的生成，反而是造成 LH 分泌减少，减少了精子的生成。另外莱狄吉细胞表面亦有催乳素（prolactin）的受体（receptor），正常浓度的催乳素会促使莱狄吉细胞分泌睾酮，但如果催乳素的浓度异常高时，反而会抑制睾酮的分泌。

精子发生 (Spermatogenesis)

在青春期开始后，由于受到垂体分泌 FSH 及 LH，以及莱狄吉细胞分泌睾酮的作用，位于生精小管的精原细胞（spermatogonia），开始进行有丝分裂，形成初级精母细胞（primary spermatocyte），此步骤称为精母细胞生成（spermatocytogenesis），初级精母细胞进行第一次减数分裂变为次级精母细胞（secondary spermatocyte），次级精母细胞进行第二次减数分裂变为精细胞（spermatid），因此精细胞含有 23 个染色体，精细胞经过精子形成（spermiogenesis）的步骤，变为精子（spermatozoa）。精细胞分化乃指原来是圆形的精细胞发生形态上及生化上的改变，变成了卵圆形头的精子，并形成顶体（acrosome）的部分、尾巴，并丧失了大部分的细胞质。由精原细胞发生有丝分裂开始至形成精子，此过程称为精子发生（spermatogenesis），如图 4–3 所示，所需的时间约 60 天。精子生成的过程紧邻着周围的石托利细胞，石托利细胞受 FSH 的作用，提供了精子生成所需的养分、物质及液体等。

精原细胞是一群原始生殖细胞，经由精子生成，源源不断地制造精子。

精子生成主要包括了 3 个步骤，精母细胞生成（spermatocytogenesis）、减数分裂（meiosis），及精子形成（spermiogenesis）。精子的生成所需的温度较平常的体温低。睾丸位于阴囊内的温

精原细胞
(spermatogonia)
↓ 有丝分裂
(spermatocytogenesis)
初级精母细胞
(primary spermatocyte)
↓ 第一次减数分裂
(1st meiosis)
次级精母细胞
(secondary spermatocyte)
↓ 第二次减数分裂
(2nd meiosis)
精细胞
(spermatid)
↓ 精子形成
(spermiogenesis)
精子
(spermatozoa)

图 4-3 精子发生（spermatogenesis）

度较体内的温度低约 2~3℃。并且藉由精索动脉及静脉的循环系统亦可加强热的散失。因此隐睾症（cryptorchidism）或精索静脉曲张（varicocele）的患者，可能是在较高温的环境下影响了精子的生成。

精子成熟于附睾

精子于睾丸生成时本身并不具有授精能力，当精子离开睾丸进入附睾后，会发生生化学上的改变，包括细胞表面及细胞内的变化，而附睾表皮细胞会受到激素的影响，如双氢睾酮（dihydrotestosterone，DHT），使其提供了精子成熟所需的物质与环境。

精子在通过附睾时，它发生形态结构改变，包括顶体、细胞质小滴等；细胞表面成分的改变，包括脂质成分、糖蛋白成分等，并且具有了活动的能力。精子通过附睾的时间约为 14 天。因此要形成成熟的精子包括睾丸内精子生成需 60 天左右，而于附睾成熟的时间约 14 天，总共约需 74 天。

一个正常的精子，如图 4-4 所示，其头部宽度约为 2.5~3.5μm，长度约为 5~6μm，最外层为细胞膜，顶体约占头部 40%~70%的面积，

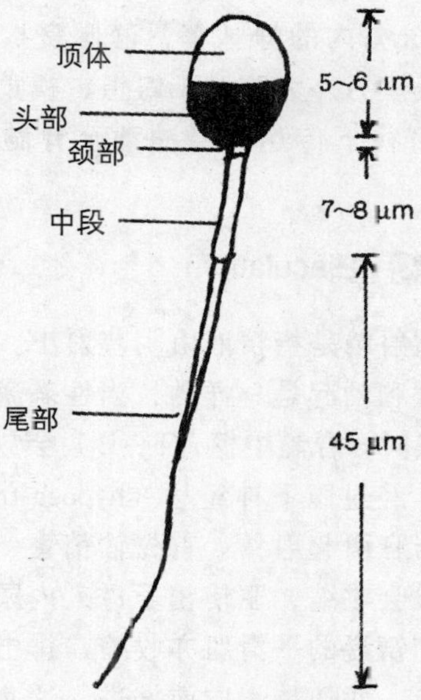

图 4-4 正常的精子

顶体具有两层膜，外为外顶体膜（outer acrosome membrane），内为内顶体膜（inner acrosome membrane），外顶体膜与内顶体膜之间存在一些酶，其中最重要的是顶体酶（acrosin）。顶体下面是细胞核，内含 DNA。头部下为颈部，颈部连接中段（midpiece）长约 7~8μm，内含线粒体，为精子活动的能量来源。中段连接尾部，为一鞭毛，长约 45μm，因此精子的总长度为 60μm。

射精的机制

（一）勃起（Erection）

所谓勃起是指男性受到性刺激，阴茎变得硬且长。性刺激主要包括生殖器官上，特别是龟头，高度分化的末梢感觉神经受到刺激，而此种神经冲动经由阴部神经（pudendal nerve），经过骶神经丛（sacral plexus）传至脊髓的骶部，由此可传至大脑。由脊髓（S_2~S_4）发出副交感神经冲动，经勃起神经（nervi erigens），可使阴茎的动脉扩张，并可能使静脉收缩，使得动脉血在高压下流入周围的阴茎海绵体

(corpus cavernosum) 及尿道海绵体 (corpus spongiosum) 内的静脉窦，静脉窦扩张使阴茎变硬变长。另外大脑对于幻想、视觉、味觉等刺激亦可往下传达神经冲动至脊髓，再引起勃起。

(二) 射精 (Ejaculation)

所谓射精是指精液由阴茎射出。其所受到的性刺激和勃起是一样的，当性刺激更强烈且达到极点时，脊髓中枢 (T_{11}~L_2) 会放出交感神经冲动，经过腹下神经丛 (hypogastric plexus) 至生殖器官引起射精。首先输精管、射精管上的平滑肌会收缩，驱使精子进入内尿道，接着前列腺和精囊的平滑肌亦收缩，排出前列腺液和精囊液，并使精子向前推进。这些液体和球尿道腺分泌的黏液混合起来，即成精液，此过程称为遗精 (emission)。当精液充塞内尿道时造成刺激，会引起神经冲动，经由阴部神经传到脊髓。脊髓再传出副交感及体神经冲动 (S_2~S_4) 经阴部神经至尿道的平滑肌及阴茎底部的横纹肌球海绵体肌 (bulbocavernus muscle) 及坐骨海绵体肌 (ischiocavernus muscle) 等引起收缩将精液射出来，此即为射精的整个过程，当射精时，位于膀胱底部的括约肌会关闭起来，因此精液不会进入膀胱，而尿液亦不会排出来。当有规律的肌肉收缩时，会伴随强烈的快乐及许多生理变化，此称为高潮 (orgasm)。如果膀胱颈部在射精时没有关紧起来，例如糖尿病神经病变的患者或膀胱颈部曾经接受过手术的患者，精液可能部分或全部被射进入膀胱内，此称为逆流性射精 (retrograde ejaculation)。勃起及射精的机制如图 4–5 所示。

(三) 精液 (Semen)

精液是由附睾、输精管、前列腺、精囊、黏液腺的液体所混合组成的，其 pH 值约为 7.5。从附睾及输精管而来的液体，由于精子新陈代谢的产物而呈酸性，会影响精子的活动力。而前列腺液是一种碱性的乳状液，会中和精子周围液体、其他液体以及女性阴道液体的酸性，来改善精子的活动力。前列腺液中含有草酸 (citric acid)、钙、酸性磷酸酶 (acid phosphatase)、凝固酶 (clotting enzyme) 和纤溶酶原 (profibrinolysin)。而精囊分泌腺体所分泌的黏液内含丰富的果糖 (fructose)、前列腺素、纤维蛋白原 (fibrinogen) 及其他物质，占精液体积的 60%。前列腺液内的凝固酶会使精囊液的纤维蛋白原形成凝块，而前列腺液的前纤溶酶，会转变为纤溶酶，约 20~30 分钟左右，使凝块溶解。刚射精出来的精液，精子的活动力并不大，可能是受到凝块的影响所致，等凝块溶解液化后，精子就变得相当活泼了。

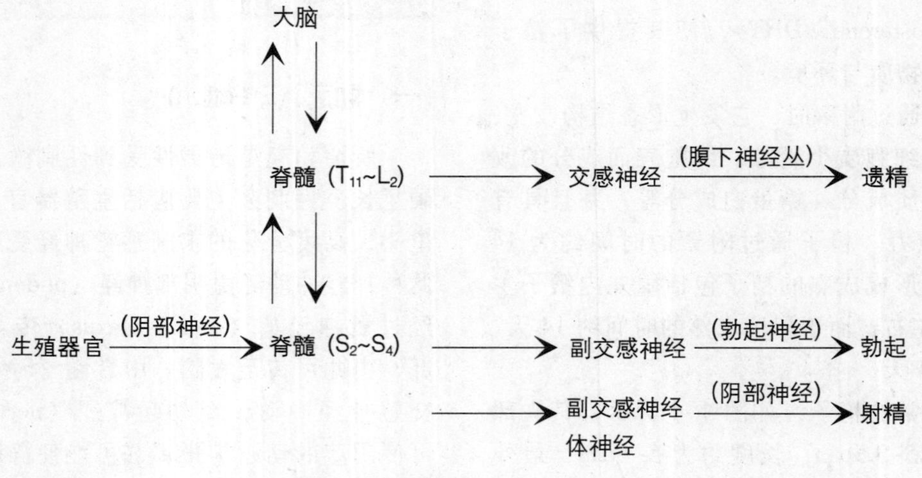

图 4–5 勃起及射精的机制

由于前列腺分泌液体的开口并没有经过射精管，因此即使射精管阻塞或输精管及精囊先天性缺如，仍可有前列腺液的分泌。而侦测精液中成分如酸性磷酸酶（前列腺液所含）或果糖（精囊液所含）可帮助男性不孕的诊断。至于前列腺及精囊分泌液体的功能是受睾酮所影响的。

精子在受精过程的变化

在自然的受精过程，射精于阴道或子宫颈的精子需经过长途的跋涉才能到达卵子的位置与之结合，精子移动的力量主要有两种。第一种，精子借其尾部的摆动，每分钟约游动3mm；第二种，力量来自于生殖道内膜蠕动，像海浪般地将精子推向输卵管，在男女发生性交后，大约5分钟，即可于输卵管内发现精子，而位于子宫颈内精子仍会继续向输卵管游动，精子在女性的生殖道内可存活3天左右，并保有使卵子受精的能力。精子穿越过子宫颈的黏液，经过子宫游至输卵管壶腹部的位置与卵子结合受精之中，精子必须发生获能（capacitation）及顶体反应（acrosome reaction），穿越过卵子外围的卵丘细胞层（cumulus oophorus）及透明层（zona pellucida），精卵细胞膜的结合，以及原核的形成。

（一）获能（Capacitation）

获能这个观念首先于1951年分别由Austin及华裔科学家张明觉指出。他们用兔子做研究发现，从附睾尾端取得的成熟精子，在体外无法使卵子受精。但在自然交配后，从子宫内腔内取得的精子却具有授精能力，这两种精子必有不同之处，即后者精子有获能的发生。后来陆续有许多学者发现，获能事实上包括了许多变化，例如精子细胞膜上的分子发生改变，尾部鞭毛的运动形态也发生变化。精子经过获能后，才能进行随后的顶体反应。获能是怎样的一个步骤呢？精子在射精之前一直是位于精液（seminal plasma）之中，而精液内含有一种去获能因子（decapacitation factor）会附着于精子的细胞膜上，使精子不具授精能力。在授精之前得先除去此种因子，此一过程即是获能。在体内精子经过子宫颈黏液、子宫腔及输卵管这些过程可以除掉去获能因子而发生获能。而在体外（in vitro）可以利用培养液精子洗涤的步骤来诱发获能。

（二）过动现象（Hyperactivation）

人类精子的过动现象，最近才逐渐被重视。在动物方面，首先在1970年由Yanagimachi于仓鼠（hamster）的精子发现。他观察到发生获能之后，精子的活动会发生很大的变化，尾部由往前动的形态变成抽鞭子似的动作，同时精子的头部显现类似“8”字形的运动轨迹。他将此种变化称为过动现象。随后在其他动物也发现了这种变化。至于人类精子于1984年也有人开始提出报告，但目前对于运动轨迹的变化仍无一致的看法。

精子过动现象的动作，可能会造成机械性的力量来帮助精子穿过卵丘细胞或透明层。

（三）顶体反应（Acrosome reaction）

精子发生获能之后，其细胞膜渗透性会发生改变，Ca^{2+}可以进入膜内而引起细胞膜和外顶体膜的融合、崩解。此一过程，我们称之为顶体反应。此一反应发生中，一些顶体的酶被释放出来，其中最重要的是顶体酶（acrosin），可帮助精子穿过卵丘细胞及透明层。此外外顶体膜崩解之后，暴露出来的内顶体膜可以与卵子细胞膜结合，进行受精步骤。目前已知在体内（in vivo）的情形下有些物质可以诱发顶体反应，如卵子的透明层、卵丘细胞及卵泡液。

精子授精能力的评估及临床应用

由于体外受精（IVF）的应用，可以直接观察到精子与卵子是否结合达成受精，因此在临床上评估精子的授精能力的研究，很多是以IVF的结果来作为评估的依据。在测试精子授精能力时应考虑生物学上（如精子数目、品质在同一人于不同时间可能会有很大的差异），以及技术上的差异（如不同的实验室，不同的人操作，可能会有不同的结果），因此在判断时要小心。

(一) 精液分析

传统的精液分析主要包括精子的数目、活动力，以及外形，根据WHO于1992年所定的标准，正常的精液分析其精子的数目要大于或等于每毫升两千万，活动力大于或等于50%，外形正常大于等于30%。杨友仕等(1993)根据精子的数目和活动力来探讨他们和体外受精的关系，结果发现精子数目少、活动力差者，其体外受精的受精率也比较差，甚至可能发生完全没有受精的情形（图4–6）。

但是即使数目很少，例如小于每毫升一百万，或是活动力小于20%，仍然有受精的情形。相反的，有的人精子数目及活动力正常却发生无法受精的情形。因此虽然精子的数目及活动力和受精率是有相关关系的，但是不能单凭此来作为判断精子授精能力的根据，可以做其他的检查，得到更多的参考来判断其授精能力。

(二) 精子的外形

在没有体外受精以前对于精子的外形和授精能力的研究，一直存在相当大的分歧，因为它常受到女性的条件的影响，并且精子外形的分类又常没有客观及一致性的标准。然而近年来有学者对于精子的分类给予较严格的标准（即所谓 strict criteria），将精子依外形分为：a：正常的精子，b_1：头部轻微变形，b_2：颈部轻微变形，c：头部严重变形。而c又细分为c_1：顶体小于精子头部的30%，c_2：顶体小于精子头部的30%并分散，c_3：不具顶体，c_4：顶体大于精子头部的70%或其他严重异常，包括大头、小头、双头、双尾、颈部严重弯曲等（图4–7）。

一般认为用较严格的标准要比传统的WHO分类来观察精子外形和受精率有较好的相关性。杨友仕等（1995）用较严格的标准对未清洗的精子及用上游法收集的精子外形作分类，并且和体外受精的结果作比较（表4–1）。

表4–1 精液中精子外形与受精率的关系

Normal forms (%)	<4%	4%~14%	>14%
Fertilization rate*	6%	58%	88%

* $P<0.05$

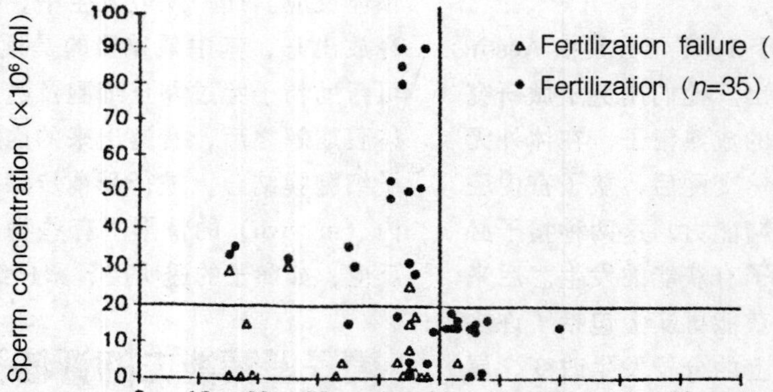

图4–6 54位男性不孕症病人的精子浓度与活动力的分布图与体外受精结果的关系

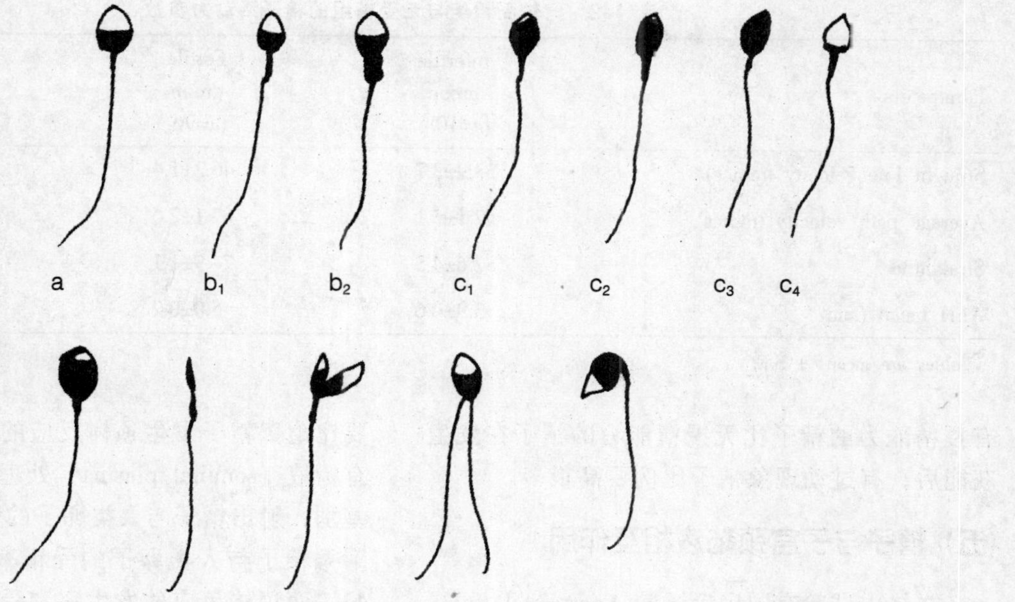

图 4-7 精子的严格标准分类

结果发现如果未清洗的精子其外形正常者大于 14%时，受精率为 88%，如果介于 4%~14%之间受精率为 58%，若小于 4%其受精率为 6%，并且用线性相关来探讨，发现无论是未清洗的精子的外形或经上游法收集的精子（实际参与体外受精的精子）外形和受精率都有明显的正相关，其中又以未清洗的精子外形与受精率的相关性较高（r=0.51 vs r=0.19），由此可知测量未清洗的精子外形可作为预测精子授精能力的重要参考。

(三) 电脑精液分析 (Computer-assisted semen analysis)

电脑精液分析主要的作用是它可分析精子的速度、活动形态及轨迹，虽然最近对于仪器进行了改良，然而对其评估精子的数目、活动力，及外形的准确性仍有待进一步的研究。祝靖平等（1993）曾分析精子的直线速度（straight line velocity，VSL），平均路径速度（average path velocity，VAP），直线前进比例（progression ratio of straightness，简称 straightness）及头侧摆幅度（amplitude of lateral head displacement，ALH）和体外受精的关系。结果如表 4-2 所示。

发现精子的 VSL 和 VAP，在有受精组及没有受精组有明显的差异，而 straightness 及 ALH 在有受精组及没有受精组并没有明显的差别，然而根据线性相关分析受精率和 VSL、VAR、straightness、ALH 并没有发现有明显的相关性。由此可知精子移动速度和卵子是否能受精是有关系的，但是其相关性仍不足以用来预测其受精率。

(四) 测量精子过动现象 (hyperactivation)

很多人认为这可能是将来一种评估受精能力的方法。在某些动物已发现过动现象与受精力之间有很好的相关性。目前尚待解决的是人类精子过动现象，活动形态的描述仍未统一。精子发生过动现象后，其前进的速度减少而头侧摆的幅度增加。根据 Norfolk 小组的报告人类精子的过动现象有冲刺（thrushing）、宽振幅（wide amplitude）及星状旋转（star spin）3 种形态。

表 4-2 比较受精组与无受精组的精子活动力参数

Parameters	Infertile group (*n*=10)	Fertile group (*n*=96)	*P* value (*t*-test)
Straight line velocity (mm/s)	33.9±3.7	46.2±1.4	0.009
Average path velocity (mm/s)	42.1±5.1	62.1±2.6	0.003
Straightness	82.6±4.5	74.9±1.1	0.129
ALH mean (mm)	3.9±0.6	5.0±0.2	0.105

Values are means ± S.E.

有授精能力的精子比无授精能力的精子在发生获能后，有过动现象精子比例要高很多。

(五) 精子与子宫颈黏液相互作用

在体内试验有同房后试验（postcoital test），体外试验有玻片（slide）或试管（tube）试验。目的在于评估精子穿透子宫颈黏液的能力。有些报告发现精子穿过子宫颈黏液的能力越好，其授精能力越佳，但另有些报告则有不同的结果，在体外试验，除了可用人类子宫颈黏液之外，尚可用商业化的制品如牛宫颈黏液（bovine cervical mucus，BCM），聚丙烯酰胺凝胶（polyacrylamide gel，PAG）等，其特性与人类的子宫颈黏液类似。

(六) 测量顶体反应 (acrosome reaction)

杨友仕等（1988）以去掉透明层的仓鼠卵子做精子穿透力检查（简称 ZFHEPT）和顶体反应的关系，结果发现顶体反应的发生率和 ZFHEPT 有正相关性（图 4-8），但是由于顶体反应发生率只有 10%左右，且存在相当大的个体差异，在这种情形下很容易造成判断的差异，故不太适用于临床。

如果用人类卵泡液（follicular fluid）来处理精子，可增加精子发生顶体反应的比例及穿透去掉透明层仓鼠卵子的比例（表 4-3）。

杨友仕等（1993）研究测量人类射出精子及附睾精子顶体反应和体外受精的关系，实验结果发现，人类射出精子发生顶体反应的比例要比附睾精子发生顶体反应的比例高，但如果有精液（seminal plasma）处理下，两者无明显差别，射出精子与人类卵子的受精率为 70.1%，附睾精子与人类卵子的受精率为 8.2%（表 4-4），而顶体反应的发生率和受精率并没有明显的相关性（表 4-5）。如果用离子载体（ionophore）来诱发顶体反应，射出精子发生顶体反应的比例也比附睾精子发生顶体反应的比例高，但如果在精液（seminal plasma）处理下，使用离子载体 23187 来诱发顶体反应，在射出精子中并无法增加顶体反应的发生率，反而于附睾精子中顶体反应有明显增加，但两者无明显差别。

由以上结果可推测，人类射出精子比附睾精子有较大的能力发生顶体反应来使卵子受精。精液会影响射出精子发生顶体反应的能力，但

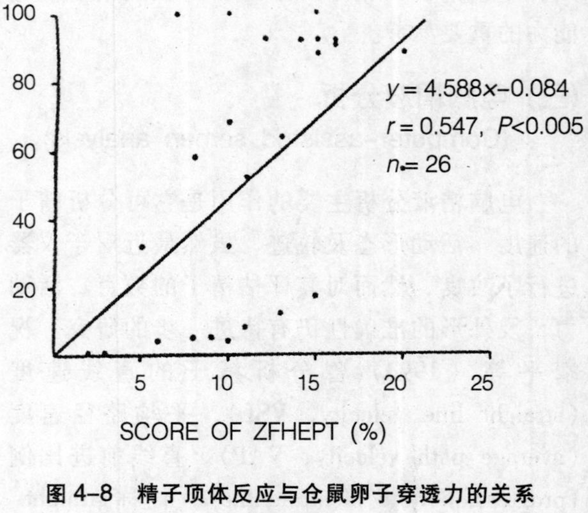

图 4-8 精子顶体反应与仓鼠卵子穿透力的关系

表 4–3　对照组与用人类卵泡液处理的精子顶体反应比率与仓鼠卵子穿透力的关系

Increment of SPA score after hFF treatment	No.	Incidence of AR (%) *	
		Control	hFF-treated
>10%	9	7.8 ± 0.6	10.1 ± 0.9**
≤0%	4	7.0 ± 1.3	7.0 ± 1.4

* Values are the mean±SEM
** $P<0.05$, compared with control

表 4–4　射出精子与附睾精子的受精率比较

	Ejaculated sperm	Epididymal sperm
Case number	74	17
Total number of oocytes recovered	799	194
Mean number of oocytes recovered	10.8	11.4
Number of oocytes fertilized	560	16
Fertilization rate (%)	70.1	8.2[a]

[a] $P<0.001$

表 4–5　顶体反应的比例与受精率的关系

Fertilization rate	Incidence of AR (%) [a]			
	Seminal plasma (–)		Seminal plasma (+)	
	A23187 (–)	A23187 (+)	A23187 (–)	A23187 (+)
≥ 70% (n=32)	6.8 ± 2.63	2.4 ± 9.3	6.7 ± 2.0	9.9 ± 3.1
< 70% (n=42)	8.0 ± 3.42	8.7 ± 8.1	6.9 ± 2.4	9.5 ± 2.6

[a] Values are the mean±S.D.

不会影响附睾精子发生顶体反应的能力，而测量精子自发性顶体反应的比率并无法用来预测其授精能力。

(七) 测量顶体酶活性 (acrosin activity)

有关于测量精子顶体酶（acrosin）和预测其授精能力的关系，目前仍有争议，这可能是由于所采用的方法和取样不同所造成的。而且即使是顶体酶活性正常也不能表示精子就能达成授精，因为精子的授精过程牵涉许多步骤，单一测量顶体酶，似乎是不容易准确地预测其授精力。杨友仕等（1993）用 ACCU–精子顶体酶活性测试（ACCU-sperm acrosin activity assay）来定量其顶体酶的活性，发现有受精组的顶体酶活性指数（acrosin activity index，简称 AAI）虽然比没有受精组的 AAI 较高，但在统计学上并没有明显的差别，而 AAI 和受精率也无明显的相关性（图 4–9）。AAI 和传统的精液分析如数目、活动力、外形等亦无相关性，因此测量精子的 AAI 并无法准确地反映出精子的授精能力。

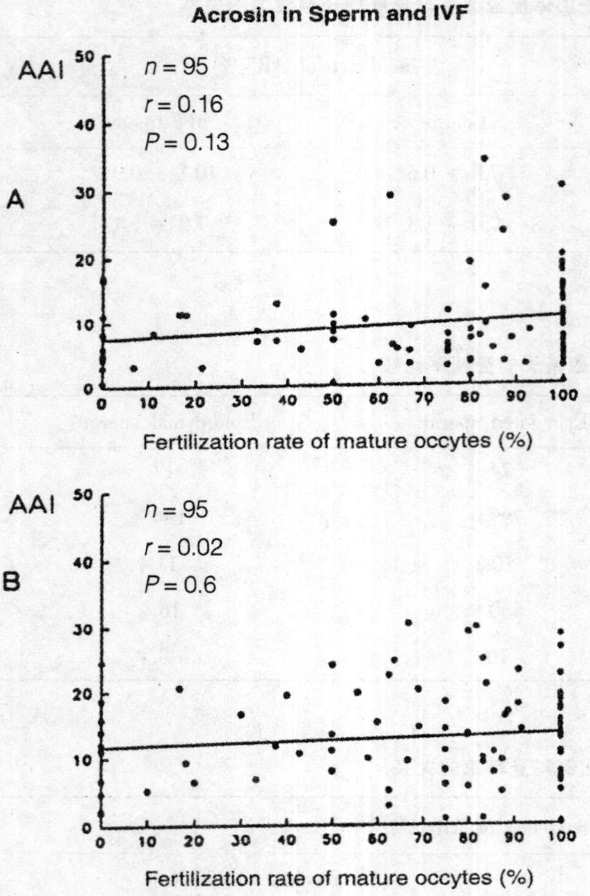

图 4–9 精子顶体酶指数于处理前及处理后与受精率的关系

(八) 精卵结合能力试验

因为精子最后一定要与卵子结合之后才能达到受精的目的，所以单独测试精子的各项功能，可能不如直接将精子与卵子一起培养，看看是否会发生受精。但是人类卵子取之不易，且不可轻易拿它来做测验，所以需要发展其他变通的方法来侦测验精子与卵子的结合能力。

(九) 对去掉透明层仓鼠卵子穿透力的测验 (Zona–free hamster egg sperm penetration test，简称 ZFHEPT 或 SPA)

最先由 Yanagimachi 于 1976 年发表。他发现如果将仓鼠卵子的透明层去掉之后，许多动物的精子均可与之结合，包括人类的精子，因此被用来测试人类精子的授精能力。SPA 主要评估精子发生顶体反应后和卵子细胞膜融合的能力及头部发生去凝缩（decondense）的能力。过去学者研究 SPA 和传统精液分析的关系并没有得到一致性的结果，可能是因为 SPA 本身的步骤、方法、判断及标准有不一致性。有些学者研究 SPA 和精子的外形有相关性。杨友仕等（1988）曾经研究发现精子发生顶体反应的比例和 SPA 的分数有正相关。至于 SPA 和人类体外受精之间的关系亦有争论，根据杨友仕等（1993）的研究测量 SPA 并不能准确预测体外受精的结果，在体外受精没有成功的病人中，其 SPA 有可能正常，也有可能不正常，因此临床上要用 SPA 来推测体外受精的可能性是不准确的（表 4–6）。

表 4–6 15 位无受精病人的精子穿透力检查结果

Patient No.	Sperm concentration ($\times 10^6$/ml)	Motility (%)	SPA (%)
1	3	45	45
2	50	55	68
3	15	40	46
4	13	45	28
5	56	55	28
6	4	40	8
7	15	20	17
8	82	70	40
9	42	45	50
10	18	50	10
11	2	50	15
12	35	70	42
13	62	30	20
14	45	60	52
15	8	50	12

(十) 半透明层测验 (Hemlzona assay，简称 HZA)

精子与卵子的透明层结合在受精过程中是一个重要的步骤，因此有学者以此来作为预测精子授精能力的方法。所谓半透明层测验是用显微切割的方法，将未受精的卵子透明层切为两半，一半加入受试者的精子，一半加入对照者的精子，比较两者的精子结合于透明层的数目，结果发现如果HZA的结果差者，其体外受精的结果亦差，而且HZA和精子的活动力、外形及浓度有关，因此测量HZA被认为较能反映精子的授精能力。HZA主要是测精子与卵子透明层的结合穿透能力，而SPA可测精子与卵子细胞膜融合及精子头部去凝缩的能力，如果合并两者的测验，理论上更能了解精子的授精能力及过程，值得进一步探讨。

(十一) 精子代谢功能试验

如定量ATP，c-AMP，腺苷酸环化酶（adenyl cyclase），蛋白羧甲基化酶（protein carboxyl methylase），活性氧分子（reactive oxygen species），肌酸磷酸激酶（creatinine phosphokinase）等。

由以上的研究可知目前对于精子的评估和授精能力的关系仍存在争议，这可能和精子数目很多，而实际受精只有一个有关，因此在研究取样上势必很难，并且在实验上的方法和条件也常不相同。但是尽管如此，经过大家的努力，目前一般认为精子的外形（特别是以strict criteria）及半透明层测验（HZA）和受精能力最有相关性。

将来对于精子授精能力的研究可能是寻找生化上或分子上的异常。目前已知老鼠卵子的透明层上有一种糖蛋白叫ZP3，此ZP3是诱发老鼠精子发生顶体反应所必需的。或许在人类的卵丘细胞或透明层上也存在有类似的东西。因此将来对于精子授精能力的探讨，可从生化或分子的角度展开。

对于精子数目少者，活动力差或外观差者，如果以一般的体外受精方法无法达成受精时，除了提高精子浓度，减少培养液的体积（microdrop）或共同培养等外，可采用显微注射的方式来协助其受精。陈思原等（1993）曾以仓鼠卵子的模式来探讨，将人类精子做透明层下注射（subzonal insertion，简称SUZI），研究注射精子的数目与受精率及多重受精率的关系，结果发现注射精子的数目愈多，其受精的比率愈高，但是相对的多重受精的比率也愈高（表4-7）。然后我们将此一动物研究应用到不孕症夫妇上，对于传统体外受精无法受精的病例，用显微注射的方法来治疗。使用透明层下注射的精子数目为3~5个。近年来则使用细胞质内精子注射（intracytoplasmic sperm injection，简称ICSI），数目为一个，且成功率更高。

体外受精的技术提供了对男性精子问题很重要的治疗方式，显微注射进一步协助解决体外受精无法受精的情形。合并精液分析及精子功能测验的研究，来判断什么情况用体外受精即可，什么情况用显微注射可以得到较高的受精率，什么样的精子需采ICSI，并且进一步由精子的生成、精子的成熟，生理、生化及分子的探讨，来治疗更多的男性不孕症患者。

约20世纪70年代学者在做染色体研究时，发现Y染色体的长臂（q）上的11区（Yq11）缺损会造成精子制造障碍，而称此区为无精子因子（azoospermic factor，AZF），推测Yq11和精子的生成与制造有关。近年来学者们研究如果在此区有显微镜下侦测不到的缺损，称之为微小缺损（microdeletions），也会造成精子太少或无精子，约5%~20%不明原因的无精症与严重寡精子症可发现AZF有微小缺损（microdeletions）。我们应用基因片段图（sequence-tagged-site mapping）研究AZF，发现约19%非阻塞性无精症及5%严重的寡精子症病人有异常，其中有一个病人经由ICS达成受精与怀孕，并为男孩子，遗传到此突变的基因，将来长大成人很可能也会有男性不孕症的情形，病人有此异常是由其父亲的基因发生新的突变而来的。

表 4-7 精子显微注射结果与仓鼠卵子穿透力的比较

Donors	Sperm Count ($\times 10^6$/ml) / Motility (%)	Penetration Rate after Microinjection Number of Sperm Injected 1~5	6~10	11~15	Total	Damage of Eggs	SPA
A	88/55	0/5	1/8	0/0	1/13	1/14	7/14 (50%)
B	38/50	1/9	1/11	0/1	2/21	1/22	6/10 (60%)
C	43/70	0/4	1/6	0/3	1/13	1/14	2/10 (20%)
D	50/60	0/8	1/10	0/1	1/19	2/21	8/14 (57%)
E	50/65	0/4	1/6[a]	0/0	1/10	0/10	5/20 (25%)
F	79/70	0/0	1/8	0/0	1/8	1/9	2/19 (25%)
G	57/50	0/3	0/5	0/2	0/10	0/10	5/12 (42%)
H	85/75	0/4	1/5	1/3	2/12	0/12	7/12 (58%)
I	32/70	0/3	1/6	0/2	1/11	3/14	7/11 (64%)
J	56/50	1/10	1/6	0/3	2/19	2/21	12/19 (63%)
K	72/65	0/4	1/6	0/3	1/13	1/14	11/19 (58%)
L	64/70	1/13	0/9	1/3	2/15	1/16	8/16 (50%)
M	32/55	1/10	0/2	0/2	1/14	1/15	7/15 (47%)
N	82/70	0/5	1/6	1/3[a]	2/14	0/14	11/15 (73%)
O	56/50	0/7	0/7	0/0	0/14	2/16	10/15 (67%)
Total		4/79 (5.1%)	11/101 (10.9%)	3/26 (11.5%)	18/206 (8.7%)	16/222 (7.2%)	108/210 (51.4%)

[a] Polyspermy was found

参考文献 (FURTHER READING)

1. Austin CR: The capacitation of the mammalian spermatozoa. Nature 170: 326, 1952.
2. Bernstein GS et al: Male factor infertility. In: Mishell Jr DR, Davajan V, Lobo RA eds. Infertility, Contraception & Reproductive Endocrinolgy. 3rd Ed. 599-611, 1991.
3. Burkman LJ et al: The hemizona assay (HZA): Development of a diagnostic test for the binding of human spermatozoa to human hemizona pellucida to predict fertilization potential. Fertil Steril 49: 688, 1988.
4. Chang MC: Fertilizing capacity of spermatozoa deposited into the fallopian tubes. Nature 168: 697, 1951.
5. Chen HF et al: Co-culture with Vero cell monolayer maintains the motility of asthenozoospermic semen samples. Hum Reprod 9: 1276, 1994.
6. Chen SU et al: Microinjection of human spermatozoa into the perivitelline space of hamster eggs: comparison with the zona-free hamster egg penetration of human spermatozoa. Arch Androl 30: 201, 1993.
7. Chen SU et al: Comparison between two-layer discontinuous percoll gradient and swim-up for sperm preparation on normal and abnormal semen samples. J Assist Reprod Genet 12: 698, 1995.
8. Chen SU et al: Combination of direct swim-up technique and discontinuous percoll gradient centrifugation for sperm preparation of oligoasthenospermic samples. Arch Androl 37: 103, 1996.
9. Chen SU et al: Fertilization and embryo cleavage after intracytoplasmic spermatid injection in an obstructive

azoospermic patient with defective spermiogenesis. Fertil Steril 66: 157, 1996.

10. Chen SU et al: Intracytoplasmic sperm injection (ICSI) for severe semen abnormalities: dissecting the tail of sperm at the tip. Hum Reprod 11:2640, 1996.
11. Chen SU et al: Pregnancy achieved by intracytoplasmic sperm injection using cryopreserved semen from a man with testicular cancer. Hum Reprod 11: 2645, 1996.
12. Chen SU et al: Pregnancy achieved by intracytoplasmic sperm injection using cryopreserved vasal-epididymal sperm from a man with spinal cord injury. Arch Phys Med Rehabil 79: 218, 1998.
13. Chen SU et al: Intracytoplasmic sperm injection. Review article. J Reprod Infertil 9: 1, 2000.
14. Chen SU et al: A schedule to inject in-vitro matured oocytes may increase the chance of pregnancy in an intracytoplasmic sperm injection program. Arch Androl 44: 197, 2000.
15. Chu GP et al: The correlation between in vitro fertilization and sperm motility assessed by computer-assisted semen analyzer (CASA). J Repord Infertil 2: 10, 1993.
16. Guyton AC: Reproductive function of the male and the male sex hormones. In Guyton's Textbook of the Medical Physiology. 7th edition, Chapter 80, 1197–1212, 1987.
17. Jiang MC et al: Term delivery after second-day intracytoplasmic sperm injection and laparoscopic tubal embryo transfer. A case report. J Reprod Infertil 7: 73, 1998.
18. Jiang MC et al: Transmission of a de-novo mutation of deleted in azoospermia (DAZ) gene of a severely oligozoospermic male to a son via intracytoplasmic sperm injection (ICSI). Fertil Steril 71: 1029, 1999.
19. Kruger TF et al: Predictive value of abnormal sperm morphology in in vitro fertilization. Fertil Steril 49: 112, 1988.
20. Lee TY et al: Antisperm antibodies in infertility. In: Chen C, Tan SL, Cheng WC eds. Recent Advances in the Management of Infertility. Singapore: McGraw-Hill Book Co., 311–326, 1989.
21. Lee TY et al: Recent advances in human in vitro fertilization and related reproductive technology. J Formosan Med Assoc (CME Series) 2: 276, 1990.
22. Lin MC et al: A new method for recovery of motile sperm using osmolarity-gradient technique. Arch Androl 27: 177, 1991.
23. Lin MC et al: Measurement of viscosity of human semen with a rotational viscometer. J Formosan Med Assoc 91: 419, 1992.
24. Melinda S et al: The effects of sperm concentration and motility toward fertilization rate in humans during an in vitro fertilization program. J Reprod Infertil 1: 17, 1992.
25. Millette CF: Reproductive physiology of the male. In Seibel MM ed.: Infertility: A Comprehensive Text. Appleton & Lange, 129–148, 1990.
26. Mortimer D et al: Human sperm motility after migration into, and incubation in, synthetic media. Gamete Res 9: 131, 1984.
27. Speroff L et al: Sperm and egg transport, fertilization, and implantation. In: Clinical Gynecological Endocrinology and Infertility, 4th ed. 495–512, 1990.
28. Tsaur GT et al: Artificial insemination: intracervical versus intrauterine insemination by "swim-up" sperm preparation. J Obstet Gynecol ROC 29: 211, 1990.
29. Yanagimachi R: The movement of golden hamster spermatozoa before and after capacitation. J Reprod Fertil 23: 193, 1970.
30. Yanagimachi R et al: The use of zona-free animal ova as a test-system for the assessment of the fertilizing capacity of human spermatozoa. Biol Reprod 15: 471, 1976.
31. Yang YS et al: Application of ultrasound for follicular growth monitoring in artificial insemination with donor semen (AID): a comparative study. J Ultrasound Med ROC 3: 62, 1986.
32. Yang YS et al: Acrosome reaction of human spermatozoa and in vitro fertilization. Proceedings of the 1988 Science, Engineering and Technology Seminars, S5-6–S5-9, 1988.
33. Yang YS et al: Acrosome reaction of human spermatozoa in zona-free hamster egg penetration test. Fertil Steril 50: 954, 1988.
34. Yang YS et al: The program for in vitro fertilization

and embryo transfer at Taiwan University Hospital. J Formosan Med Assoc 87：116，1988.

35. Yang YS et al：Correlation between sperm penetration assay and acrosome reaction in sperm treated with human follicular fluid. J Formosan Med Assoc 90：514，1991.

36. Yang YS et al：Treatment of patients with unexplained infertility：Gamete intrafallopian transfer（GIFT）versus tubal embryo transfer（TET）. J Formosan Med Assoc 90：547，1991.

37. Yang YS：The study on human in vitro fertilization and related reproductive technology. Dissertation thesis，Graduate Institute of Clinical Medicine. Taiwan University，Taipei，ROC，1991.

38. Yang YS et al：Translaparoscopic tubal embryo transfer：preliminary experience at Taiwan University Hospital. Asia-Oceania J Obstet Gynecol 17：255，1991.

39. Yang YS：Assessment of sperm function and clinical application. J Formosan Med Assoc（CME series）1：626，1991.

40. Yang YS：New frontier of reproductive technology. J Formosan Med Assoc（CME series）2：422，1992.

41. Yang YS et al：Effect of the number and the depth of embryos transferred and unilateral or bilateral transfer in tubal embryo transfer（TET）. J Assist Reprod Genet 9:534,1992.

42. Yang YS et al：Analysis of human in vitro fertilization failure. J Formosan Med Assoc 92：122，1993.

43. Yang YS et al：Total acrosin activity of human spermatozoa did not correlate with their fertilizing ability in vitro. Arch Androl 32：13，1994.

44. Yang YS et al：Correlation of acrosome reaction and fertilization rate in human ejaculated and epididymal spermatozoa. J Reprod Infertil 2：74，1993.

45. Yang YS et al：Correlation between sperm morphology using strict criteria in original semen and swim-up inseminate and human in vitro fertilization. Arch Androl 34：105，1995.

46. Yang YS et al：Tests of human sperm function and fertilization in vitro. Assisted Reprod Technol Androl 7：213，1995.

5

Chapter

青春期

张旭阳

青春期生理学

下丘脑、垂体前叶以及性腺，在胎儿、新生儿、青春期前的幼儿以及小孩，均可以分泌成人浓度的激素。即使是胎儿，在妊娠中期的血清中卵泡刺激素（FSH）以及黄体生成激素（LH）均达到成人浓度。之后，因为胎盘所分泌出来的高浓度类固醇激素所带来的抑制性负反馈，前述的卵泡刺激素和黄体生成激素会逐渐下降。出生时，因为由母体和胎盘所带来的负反馈作用不再存在了，FSH 和 LH 马上上升。在出生后 3 个月时，新生女婴血中促性腺激素（gonadotropin）可以达到停经后的浓度。结果就是会有暂时性的雌二醇（estradiol）分泌，浓度大约相当于青春中期时的程度，而且会有一波一波的卵泡成长和萎缩。接着会再次发生负反馈作用，使得促性腺激素和卵巢类固醇分泌下降，并且在至少 8 岁以前都一直维持很低的浓度（10 pg/ml）。在这一段期间，下丘脑-垂体对于雌二醇的负反馈非常敏感，叫作性腺静止期（gonadostat）。在原发性性腺发育不全（primarily gonadal dysgenesis）的小孩，虽然没有雌二醇的分泌，FSH 和 LH 仍然维持有相当低的浓度；而且在促性腺激素释放激素（gonadotropin releasing hormone，GnRH）的灌流（infusion）下，可以刺激 FSH 和 LH 中等程度的分泌。所以我们可以推想，维持性腺静止期，除了负反馈以外，尚有中枢性、非类固醇的抑制物（suppressor），会抑制内源性的 GnRH 和促性腺激素的合成。

青春前期

当青春期逐渐来临时，小孩子有 3 个关键性的变化：

（1）肾上腺皮质功能初升（adrenarche）。

（2）“性腺静止（gonadostat）”逐渐不存在。

（3）肽-肽（peptide-peptide）以及肽-类固醇（peptide-steroid）间相互作用逐渐增加，产生性腺功能初升（gonadarche）。

（一）肾上腺皮质功能初升（Adrenarche）

阴毛和腋毛的生长，源自于在青春期肾上腺雄激素产生增加。所以这一段时期，就叫作肾上腺皮质功能初升或是阴毛初生（pubarche）。偶尔我们可看到早发性的阴毛初生（premature pubarche）；这就是说单只有阴毛和腋毛的生长，而没有其他特征的发育。早发性乳房发育（premature thelarche），也就是说单只有乳房发育而没有其他青春期发育的现象，虽然很少见但也会发生。肾上腺皮质功能增加所分泌出来的脱氢表雄酮（dehydroepiandrosterone，DHA），脱氢表雄酮硫酸盐（dehydroepiandrosterone，sulfate，DHAS）以及雄烯二酮（androstenedione），在儿童后期（late childhood），也就是约6岁至青春期（13~15岁）间逐渐增加。这些类固醇分泌，是因为肾上腺皮质内层，网状区（zona reticularis）的增生和分化而来。一般而言，肾上腺皮质初升约2年后才有身高快速生长、青春初期雌二醇和促性腺激素分泌增加以及青春中期的初潮。但是这种时间上的关系，并不表示彼此有因果上的关系。早发性肾上腺皮质功能初升（premature adrenarche），指的是在8岁以前就出现阴毛和腋毛，而其性腺功能初升（gonadarche）并不会跟着提早。而在高性腺激素低性腺功能（hypergonadotropic hypogonadism）或是低性腺激素（hypogonadotropic state）时，虽然没有性腺功能初升，肾上腺功能初升照样发生。反过来说，没有肾上腺功能初升，也照样会有性腺功能初升，如阿狄森病（Addison's disease）。此外，在真性早发性青春期（true precocious puberty），性腺功能初升发生在肾上腺功能初升之前。肾上腺功能初升是由什么来控制并不清楚，不过与促性腺激素、催乳素，以及前阿黑皮素（pro-opiomelanocortin，POMC）相关的肽如ACTH、β-内啡肽及β-脂蛋白（β-lipotropin）似乎都无关。

(二) "性腺静止"逐渐不存在

性腺功能初升发生在青春前期后段（late prepuberty）。此时性腺不再被压抑于静止状态，垂体前叶逐渐对外源性（对内源性的可能也是一样）的促性腺激素释放激素（GnRH）起反应，而且卵泡也会对FSH和LH起反应。就如本章前面所述及的，性腺静止状态一是来自于下丘脑和垂体对负反馈非常敏感。这个机制在幼儿初期（early childhood），可能扮演比较重要的角色。二是来自于中枢抑制物质，这个机制在幼儿中期（mid childhood）和青春期前（prepuberty）则比较重要。当下丘脑后部（posterior hypothalamus）的病变，导致抑制了或破坏了这个中枢抑制物质，则会引发早发性青春期。那么什么是此中枢抑制物质呢？松果体腺（pineal gland）所分泌的褪黑素（melatonin），在较低等的动物能抑制下丘脑-垂体前叶。在人类，松果体瘤和异常的青春期发动可能有关；但是在生理状况下的青春期发动，则没有证据显示和松果体褪黑素有关。其他曾被研究过的物质，如POMC相关肽在性腺静止的转换过程中，并没有变化。生长激素（growth hormone，GH）及其他的生长促进肽则是近来被研究的对象。

(三) 促性腺激素及其释放激素的改变和强化以及促性腺激素-卵巢类固醇的相互作用

青春期前的女孩子以节律性的脉冲，注射GnRH，会使得垂体-性腺启动其活动；显示内源性的GnRH在启动及维持青春期应该居于主要的地位。事实上，正常的青春期成熟，就是伴随着促性腺激素释放激素和促性腺激素的变化。FSH对GnRH的反应，开始时是强烈的（pronounced），但是逐渐降低，直至青春期开始。相反的，LH在青春期前反应是低的，但是在青春期时会明显上升。这就是为什么一般而言FSH先上升，在青春中期（mid puberty）达到平坦期（plateam）；而LH上升较慢，在青春晚期（late puberty）达到成年值。GnRH脉冲其频率和幅度增加，是导致FSH和LH反应和分泌逐步上升的原因。GnRH会引发垂体前叶的GnRH受体上调，使得促性腺细胞（gonadotrope cells）反应上升，进而使卵巢卵泡生长和卵巢类固醇激素分泌上升。在青春中期（midpuberty），雌激素会出现对LH的正反馈及对FSH的负反馈。在青春期转换过程，生物活性（bioactive）的LH增加比免疫活性（immnoactive）的LH增加要来得多。

青春期

青春期的发生，是一连串事件的结果。首先是晚上睡眠时，发生脉冲性GnRH的分泌，接下来是睡眠时有脉冲性LH分泌。LH脉冲性分泌逐渐扩及24小时，但是幅度略减。接着有雌激素阵发性的分泌，在青春中期至后期时，雌激素对LH会有正反馈而产生排卵。

青春期发动时间

青春期何时开始，主要是基因决定的。但是许多其他因素均会影响它的开始和进行的速率：地理位置、光线、一般身体健康、营养以及心理因素均有影响。比如出生于青春期较早的家庭，也会有较早的青春期。靠近赤道、离海平面较低、都市小孩、轻微肥胖都会有较早的青春期。母亲和女儿间，以及姐妹间的初潮时间，也都有相当的相关性。在西欧，自1850年至1960年间，初潮的年龄每10年即提升4个月。目前这种趋势显示已经停止。推测这种改变是来自营养改善以及更健康的生活条件。有人提出，至少要有47.8公斤以上的体重，才会有初潮。除了体重以外，脂肪比例可能更重要（由青春期前 16.0%变成 23.5%）。初潮的来临推测是因为中枢使得下丘脑-垂体-卵巢成熟，后者又促使身体成长至某一必要的体重以及增加体内脂肪比率。根据研究，促进身体生长，以雌激素为主，以及伴随着的生长激素分泌增加和继之而增加的胰岛素样生长因子-1（insulin-like growth factor-1）值有关。略有点肥胖的妇女（超重20%~30%），比正常体重的女人，初潮会来得早。厌食症以及剧烈运动者（具有低体重或低脂肪比例），初潮会来得较晚或是有继发性的闭经（secondary amenorrhea）。过度肥胖（超重大于30%）、糖尿病以及具正常体重的剧烈运动者，也都会有较晚的初潮。盲人，初潮来的较早，可能是因为光线的影响。

青春期分期

平均而言，青春期的事件，自快速生长、乳房发育、阴毛初生，至初潮，约需4.5年（1.5年至6年）。青春期的第一个现象，通常先有身高快速增长以及随后的乳房初生（thelarche）（中间值9.8岁）。阴毛初生通常在乳房初生之后（中间值10.5岁），两年后有腋毛开始生长。次序或有颠倒，大约20%的小孩，以阴毛初生为青春期的第一个征候。初潮较晚发生（中间值12.8岁），在生长高峰过后才发生。

(一) 生长

青春期女孩身高快速生长比男孩早两年。约只需1年的时间，其生长速率可以加倍，共可增加6cm至11cm的身高。身高增长的速率高峰约在乳房初生后两年，初经前一年。快速增长所需的激素就是生长激素和雌激素。肾上腺雄激素则没有关系，所以阿狄森病（Addison's disease）病人具有正常生长型态。雌激素刺激生长激素的分泌。生长激素又刺激胰岛素样生长因子-1的分泌。胰岛素样生长因子-1是正常青春期生长的介体（mediator），如促进软骨生长。快速长高所需要的雌激素值很低，低到不足以产生乳房初生、阴道角化（cornification），或是性激素结合球蛋白（SHBG，sex hormone binding globulin）的增加。生长高峰时的雌二醇值约20 ng/ml，为成年人的六分之一。

(二) 初潮

就如前面所述的，初潮受环境的影响很大。生活水准提高，怀孕期间以及儿童期的营养改善，会使得小孩长得较高、较重，而且初潮来的较早。当外面环境已经达到理想时，初潮何时开始，主要是受基因的控制。初潮和身高快速生长的时序关系是相当固定的。初潮是在身高增长速率高峰过去之后才来的。所以初潮之后，生长速率会慢下来。初潮之后的月经通常是不排卵性的，不规则的，偶尔会有经血过量。初潮后不排卵，可以长达12~18个月。青春期最后一件内分泌的标志就是出现正反馈和排卵。正常初潮在南台湾女孩大部分为11~15岁，平均为12.9岁。

(三) 身高和生长速率

男孩在身高快速生长期，平均可增高28cm；女孩则约25cm。成年男性平均约比成年女性高10cm，则是因为他们在身高快速生长期之前，即比女性高。在身高快速增长期，长骨也增长，而且骨骺板（epiphyses）终会关闭。从X光检视非优势手（nondominant hand）、膝盖或手肘，可以知道骨龄为10岁。骨龄和青春期发展密切相关，和实际年龄（chronologic age）较无相关；所以青春期发展异常时，常需检查骨龄，以协助诊断和治疗。

成年人的身高可以估算如下：男孩子以（母亲身高+13cm）+父亲身高；女孩子以（父亲身高-13cm）+母亲身高。上面所得的数值，除以2，再±8.5cm，即为3%~97%的预期成年身高。但精确估算正常及异常发育者的最终成年身高常用Bayley-Pinneau表（见参考文献15）。

早发性青春期

在8岁以前发生的青春期称之为早发性青春期。通常是先有快速生长，接着是乳房发育以及阴毛初生。有时候，阴毛初生、乳房初生和快速长高同时发生。有时候初潮也可能是第一个征象。传统上，早发性青春期被区分为真性早发性青春期（true precocity），指的是性激素来自成熟的性腺；以及假性早发性青春期（precpcopis pseudopuberty），指的是性激素并不来自成熟的性腺。这种区分法，临床上并没有实际的用处。早发性青春期，女孩约为男孩的5倍，其中四分之三为原发性（idiopathic）。当面对一个早发性青春期的病人，医生最重要的就是要指出可能潜藏的严重疾病。虽然最常见的早发性青春期是体质性（constitutional precocity）的，属于真性早熟，我们仍必须小心长期追踪，因为仍有可能是大脑、卵巢或是肾上腺有慢性生长的肿瘤没有被检查出来。真性早熟的病人具有生育潜力和成年人的促性腺激素值，但并不表示没有严重的疾病，例如中枢神经系统肿瘤。此外由前面所述的，可以知道性征发育，并不需要排卵。所以这种病人的基础体温表或血中黄体酮值不一定会有排卵现象。而且要特别注意下列数点：服用药物、大脑问题如外伤或脑炎、生长迟滞并甲状腺功能低下的症候、骨盆腔或腹部肿瘤。左手腕（left hand-wrist）X光摄影的骨龄检查、甲状腺功能、脱氢表雄酮硫酸盐（DHAS），都是必要的检查。电脑断层扫描和脑波检查，即使是所有其他检查都正常也应该要做。其他的检查是否需要，则依临床上的发现来决定。比如男性化现象（virilization），就需要肾上腺功能的完整检查。

中枢性（真性）早发性青春期：是由下丘脑-垂体-卵巢系统的早熟，使得促性腺激素和性类固醇制造和分泌增加所致。最常见的为体质性早熟（constitutional precocity），来自于家族性遗传，发生的年纪通常很接近我们定义早熟的界线——8岁。另有自发性早发性青春期（idiopathic precocious puberty），则没有家族性，而且会比8岁早许多。这两种良性疾病，都必须靠小心排除其他原因，并且作长期追踪，因为有些脑部病变有可能需要到了成年才会有明显变化。

中枢性早发性青春期不见得会遵循青春期发育的一般顺序——乳房和阴毛初生，身高增高速率高峰，然后月经。所以也常常可以见到阴毛初生或初潮先发生。发育速度也不一定，在自发性者通常较慢，而有脑部病变者则较快。性早熟的人，生殖能力正常，也不会有早期停经（premature menopause）。最严重的后果，就是到了成年时身高不高。骨头对雌激素相当敏感，所以这些小孩暂时性的身高比正常同龄为高，但随后会因为骨骺板融合（epiphyseal fusion），而导致最终身高比正常同龄者矮。一半的患者小于5英尺高。牙齿的发育则和实际年龄，而不是骨龄，较有关系。

智力和心智发育也是和实际年龄，而非青春期分期程度有关。若是以青春期分期程度来看待这些小孩的情绪、社会行为、性行为以及智力能力，则会造成这些患者不当的压力和困扰，及制造社会和情绪上的障碍。

头颅异常发育，如软骨病（ricket），也会造成中枢性早熟。肿瘤方面如：颅咽管瘤（craniopharyngioma）、错构瘤（hamartoma）、视神经胶质瘤（optic glioma）、星形细胞瘤（astrocytoma）、蝶鞍上畸胎瘤（supralla teratoma）——均位于下丘脑附近。松果体瘤，只见于男性早熟，原因不明。非肿瘤的原因如脑炎、脑膜炎、脑水肿和雷克林霍曾病（von Recklinghausen's disease）。头颅伤害（skull iniury），也会引发早熟，原因不明，但通常需要1~2个月的潜伏期。

异位性的促性腺激素分泌（ectopic gonadoropin production）则很少见，其中最常见的原因是绒毛膜上皮瘤（chorioepithelioma），恶性胚胎瘤（dysgerminoma）以及肝癌（hepatoblastoma）。长时间甲状腺功能低下也会造成中枢性性早熟。除了个子矮以外，可能也会有泌乳（galactorrhea）现象。蝶鞍（sella turcica）常会扩大。经使用甲状腺素治疗后，青春期发育会停止，甚至退化（regress）。蝶鞍也会恢复正常。所以性早熟的病人，都应该做甲状腺功能的检查。

外周性（假性）早发性青春期：非源自于成熟性腺性类固醇激素的产生。

早发性青春期的女孩，11%有卵巢肿瘤。这种肿瘤通常是会分泌雌激素的瘤或囊肿。性腺母细胞瘤（gonadoblastoma）、畸胎瘤（teratoma）、类脂质细胞瘤（lipoid cell tumor）、囊腺瘤（cystadenoma）、颗粒细胞瘤（granulosa cell tumor）、卵泡膜细胞瘤（thecal cell tumor）以及卵巢癌都有可能。以上均可能造成外周性早发性青春期且子宫出血常是不规则而且经血过多（menorrhagia），显然是因为不排卵而造成的。此外，上述肿瘤也可能产生自发性的卵泡囊肿（follicular cyst）或黄体囊肿（luteal cyst），这些会自行长大又消退，然后又再长大；因此性早熟的症候以及子宫出血就因此时好时坏。这些小孩没有促性腺激素上下波动的变化，对促性腺激素释放激素（GnRH）的反应也不一定，使用促性腺激素释放激素类似剂（GnRH analogue）也无法抑制它。GnRH试验，则呈不反应；此点可以用来与中枢性早熟作鉴别诊断（后者会有反应）。这类病人80%可以摸到盆腔肿块。妇科超声波是例行的检查工具。全身（腹部）电脑断层扫描来检查早发性青春期的病人也相当普遍。至于具女性化的肾上腺瘤（feminizing adrenal tumor）则很少见（1%），这些人血中脱氢表雄酮硫酸盐（DHAS）值会上升。某些合成的雌激素会使得乳头和乳晕色素加深。所以有这种发现时，应该怀疑是否使用了含雌激素的药物。

多发性骨纤维发育不良（polyostotic fibrous dysplasia，McCune-Albright syndrome），占女性早熟的5%，其临床表征为多发性散发骨头囊状病变，容易骨折，不同大小形状牛奶咖啡斑（cafe au lait）以及性早熟。性早熟是源自于卵巢自发性，提早产生雌激素。此外，病人也会呈现库欣病（Cushing's disease），巨大畸形（gigantism）以及甲状腺功能亢进。此病的根本可能是来自于环磷酸腺苷（cAMP）的生成或是蛋白质激酶（protein kinase）功能的问题。生育力不会受影响，身高也正常。

(三) 早发性青春期的特例

单只有一个性征出现，比如只有早发性肾上腺皮质功能初升，或是阴毛初生，或是乳房初生，这些都是特例。这些人比较容易有中枢神经系统异常，比如智障。如果骨龄生长过速，就应该要治疗。若只是单有阴道出血则很少见到，此时应小心检查是否生殖道内有异物、肿瘤或是炎症。

(四) 鉴别诊断

性早熟家族史有助于排除某些病因，比如肿瘤。至于鉴别诊断上，我们需采用的步骤如下：

(1) 排除重大疾病：中枢神经系统、卵巢以及肾上腺肿瘤。

(2) 确定进行的速度：它是进行中或是已稳定下来，关系着治疗方针。

(3) 理学诊断：

记录青春期发展：以 Tanner 分期（Tanner stages）法（表 5-1）：

外生殖器变化

腹部、盆腔和神经学检查

男性化征象

甲状腺功能低下

多发性骨纤维发育不良

(4) 实验室诊断：

连续性骨龄测定

头骨 X 光、电脑断层、脑波

FSH、LH、hCG 测定

甲状腺功能（TSH、Free T4）

类固醇（DHAS、睾酮、雌激素、黄体酮、17-OPH）

(五) 治疗

目前治疗中枢性早发性青春期最有效的药物就是 GnRH 类似剂（GnRH-A）。GnRH-A 对非中枢性的早熟则没有效果。自发性早熟以往都是用甲羟孕酮醋酸酯（medroxyprogesterone acetate，MPA）。MPA 可以减缓乳房和性器官的发育，但是对于身高和骨头生长则常常无效。早发性青春期若是有特定的病因，则需要针对病因治疗。手术切除肿瘤、放射治疗或是化学治疗。甲状腺功能低下者，给予甲状腺素补充。肾上腺增生者，使用皮质类固醇治疗。

迟发性青春期

所谓正常发育的个体差异性很大。所以很难定义何者为迟发性青春期。女孩子性晚熟很少见到。18 岁尚未有初潮或是 13 岁尚未有乳房初生应该算是异常了。此时基因上的问题或是下丘脑-垂体的毛病都必须考虑。此外，甲状腺功能不足、性腺发育不足（gonadal dysgenesis）也必须要检查。神经学的检查要注意是否有颅内病变、视野障碍以及嗅觉障碍。生

表 5-1 Tanner 分期

	乳房	阴毛
第一期（青春期前）	只有乳头凸起	无阴毛
第二期	乳房和乳头凸起，乳晕扩大 平均年龄：9.8 岁	稀少，长，有色阴毛，主要沿着大阴唇 平均年龄 10.5 岁
第三期	更大，乳房和乳晕无法分开 平均年龄：11.2 岁	粗，黑，卷毛，稀疏散在阴阜上 平均年龄：11.4 岁
第四期	乳晕和乳头凸起于乳房之上 平均年龄：12.1 岁	成人型态阴毛，量多，但限于阴阜 平均年龄：12.0 岁
第五期	乳晕回缩至与乳房平齐 平均年龄：14.6 岁	成人型态的数量和分布 平均年龄：13.7 岁

引自 Clinical Gynecologic Endocrinology and Infertility

长激素不足，也会有性晚熟。苗勒管发育障碍则发生在无月经但是具有其他正常青春期发育的女孩。另外在检查时，尚需特别注意过去的一般健康状况、身高和体重的记录以及家人的青春期发育的里程碑如何，都可提供诊断上的帮助。

(一) 常见的迟发性青春期分类

促性腺激素过高生殖腺功能过低（hypergonatropic hypogonadism）	43%
卵巢衰竭，异常染色体	27%
卵巢衰竭，正常染色体	16%
46，XX	(14%)
46，XY	(2%)
促性腺激素过低生殖腺功能过低（hypogonadotropic hypogonadism）	31%
可逆转性：	20%
生理性延迟	(14%)
体重不足/厌食	(2%)
原发性甲状腺功能低下症	(1%)
先天性肾上腺增生	(1%)
库欣综合征	(0.5%)
催乳素肿瘤	(1%)
不可逆转性：	11%
GnRH 不足	(5%)
垂体功能不足	(2%)
先天性中枢神经系统缺陷	(1%)
其他垂体腺瘤	(1%)
颅咽管瘤	(0.5%)
恶性垂体肿瘤	(0.5%)
手术后垂体功能不足	(0.5%)
促性腺激素正常	26%
苗勒管缺失畸形	(15%)
阴道中隔	(3%)
处女膜闭锁	(1%)
雄激素不敏感综合征	(1%)
正反馈异常	(6%)

(二) 治疗

治疗的首要目标就是尽可能去除或矫正潜在的病因。对于甲状腺功能低下者，给予甲状腺素补充。生长激素缺乏，就给予生长激素。生殖腺功能低下者，给予一般剂量、周期性的雌激素和孕激素补充，就可以使第二性征发育。在 XY 染色体者，则需要切除性腺并作激素补充。体质性的青春期延迟（constitutional delay)，则只需要给予解释和保证将来会发育。至于使用脉冲性的 GnRH，因为它需要长期每日 24 小时注射才能有效，所以对绝大部分的病患来说，不太实际。

参考文献 (FURTHER READING)

1. Burger HG, Yfamada Y, Bangah ML, McCloud PI, Warne GL. Serum gonadotropin, sex steroid, and immunoreactive inhibin levels in the first two years of life. J Clin Endocrinol Metab 72: 682, 1991.
2. Jakacki RI, Kelch RP, Sander SE, Lloyd JS, Hopwood NJ, Marshall JC. Pulsatile secretion of luteinizing hormone in children. J Clin Endocrinol Metab 53: 453, 1982.
3. Sizonenko PC, Paunier L, Carmignac D. Hormonal changes during puberty: IV. Longitudinal study of adrenal adrogen secretion. Horm Res 7: 288, 1976.
4. Counts DR, Pescovitz OH, Barnes, KM, Hench KD, Chrousos GP, Sherins RJ, Comite F, Loriaux DL, Cutler GB Jr. Dissociation of adrenarche and gonadarche in precocious puberty and in isolated hypogonadotropic hypogonadism. J Clin Endocrinol Metab 64: 1174, 1987.
5. Cavallo A, Richards GE, Smith ER. Relation between nocturnal melatonin profile and hormonal markers of puberty in humans. Horm Res 37: 185, 1992.
6. Crawford JD, Osler DC. Body composition at menarche: the Frisch Revelle hypothesis revisited. Pediatrics 56: 449, 1975.

7. de Ridder CM, Thijssen JHH, Bruning PF, Van den Brande JL, Zonderland ML, Erich WBM. Body fat mass, body fat distribution, and pubertal development: a longitudinal study of physical and hormonal sexual maturation of girls. J Clin Endocrinol Metab 75: 442, 1992.
8. Marshall WA, Tanner JM. Variations in the pattern of pubertal changes in girls. Arch Dis Child 44: 291, 1969.
9. Ross JL, Long LM, Skerda M, Cassorla F, Kurtz D, Loriaux DL, Cutler GB Jr. Effect of low doses of estradiol on 6-month growth rates and predicted height in patients with Turner syndrome. J Pediatr 109: 950, 1986.
10. Stein DT. New developments in the diagnosis and treatment of sexual precocity. Am J Med Sci 303: 53, 1992.
11. Lee PA, Van Dop C, Migeon CJ. McCune-Albright syndrome: long-term follow-up. JAMA 256: 290, 1986.
12. Wheeler MD, Styne DM. The treatment of precocious puberty. Endocrinol Metab Clin North Am 20: 183, 1991.
13. Pescovitz OH, Comite F, Cassorla F, Dwyer AJ, Poth MA, Sperling MA, Hench K, McNemar A, Skerda M, Loriaux DL, Cutler GB Jr. True precocious puberty complicating congenital adrenal hyperplasia: treatment with a luteinizing hormone releasing hormone analog. J Clin Endocrinol Metab 58: 857, 1984.
14. 林俊宏，李昭男. 台湾南部青春期少女月经问题的探讨. 高雄医学科学杂志 3: 150–154, 1987.
15. Bayley N, Pinneau SR. Tables for predicting adult height from skeletal age: revised for use with the Greulich-Pyle hand standards. J Pediatr 40: 423, 1952.

第2篇

内分泌异常

6

Chapter

性染色体与性别发育异常

张旭阳

性别分化是一种连续的过程。首先在受精的时候，决定了染色体的性别；接下来发育了性腺的性别；最后才形成了外观的性别。每一个步骤，都依着前一个步骤而发展。在正常的情况下，染色体性别是与外在体态的性别一致的。然而，有些时候，染色体性别会与外在体态的性别不一致；或者是性别可能会是不明确的（ambiguous）。性别发育的异常通常不会有生命上的危险，而且可以发生在许多不同的层次上。最轻的，如在男性发育的最后阶段异常（隐睾症及小阴茎），最严重的，为根本上的异常：中间性（inter sex）。在许多例子里，异常是因为单一基因突变而来的。

染色体性别

在 1910 至 1916 年间，摩根及他的同事们首先确立了，染色体是性别分化的基本。在 20 世纪 60 年代，人类的 Y 染色体被证实为睾丸发育的决定因素。不管存在几个 X 染色体，只要有 Y 染色体存在（如 XXY，XXYY，XXXY XXXXY 等），睾丸就会发育。由 45,XO 人类女性，虽然卵巢发育并不完全，但我们可以知道 X 染色体参与卵巢的发育。由 XXY 或 XXSxr（XX 性别颠倒），我们也可以知道只要有 Y 染色体或 Y 染色体上含有睾丸决定基因的片段，第 2 个 X 染色体并不会影响性腺的性别分化。但是，在两个 X 染色体同时存在时，造精会有缺损（XX 真性阴阳人除外）。最可能的解释为，正常 46,XY 的造精，必须在形成 XY 体（XY body，见后面）时，X 染色体失活（inactivation）。而 XXY 患者第 2 个 X 染色体，因为没有失活，所以其上的某些基因产物会抑制精子的形成。

(一) X 染色体与 Y 染色体配对 (pairing)

就像体染色体一样，两个 X 染色体会在着丝点（centromere）配对，然后在第一次减数分裂的时候分开。但是在 X 和 Y 染色体的情况下，它们并不在着丝点配对，而是在 X 与 Y 染色体短臂上，有一个小的同质区（homology）上发生配对。配对所造成的结果，就是在造精过程中形成 XY 体（XY body）。所谓 XY 体，就是融合在一起，浓缩的 X 与 Y 染色体；它存在于接合期（zygotene）和粗线期的中期（mid－pachytene）。

(二) 睾丸决定基因组

决定睾丸分化的主要基因或基因组（Tdy genes），就是在 Y 染色体的短臂上。所以 Y 染色体长臂上的缺失（Yq－），或是环状 Y（Yr，长臂和短臂的最末段缺失），并不会影响正常睾丸的形成。只有两个短臂的 Y 染色体 [i（Yp）]，也不会影响正常睾丸的发育。但是若是只有两个长臂的 Y 染色体 [i（Yq）]，则不会有睾丸的发育，也就是说，会形成女性外形。正常造精，除了短臂上的睾丸决定基因（组）外，尚需 Y 短臂或长臂上的其他基因（组）才行。X 与 Y 染色体上的同质区的 DNA，和性别分化无关；某些同质区是位于 X 与 Y 染色体短臂的末端，是这两个染色体减数分裂时，配对的位置。

Y 染色体上的基因（组）如何促进睾丸的分化，在分子层次来说，并不知道。过去有一个理论，认为 Y 染色体负责或控制一种分化的细胞表面抗原，进而引导性腺分化形成睾丸。这种表面抗原，为男性特定移植抗原。在某些老鼠品种，会使得移植至母鼠的皮肤，被母鼠排斥。因为这个组织相容的（histocompatibility）基因就位于 Y 染色体上，所以叫作 H–Y 基因。1975 年，H–Y 基因被假设为可能就是睾丸决定基因。然而之后，这个假设受到挑战，并且被推翻了。不过因为 H–Y 基因和睾丸决定（Tdy）基因，都同样位于 Y 染色体短臂上，而且位置彼此相当靠近，所以在许多情形下，测定 H–Y 基因，仍与 Tdy 基因有相当的吻合。H–Y 基因仍然有可能和造精有关。在 1987 年，佩基等人提出在 Y 短臂，Y 与 Y 染色体配对区旁边，有一个叫 ZFY（zinc-finger protein Y）的基因，可能就是 Tdy，但现在亦被推翻了。1990 年，辛克烈尔等人发现 ZFY 与配对区中间，另有一个叫 SRY（sex-determining region Y）的基因，可能才是真正的 Tdy。至目前为止，SRY 基因似乎能满足 Tdy 的大部分要件，但是 Tdy 的调节基因与结构基因（regulatory and structural genes）的作用机制，仍然不是很清楚。长庚医院张旭阳等人以 3 位 46,XY 女性及其中两位父亲的 ZFY 与 SRY 基因的保留区（conserved region）作研究，均可证实其存在，而且没有发现任何突变。推测可能是在 SRY 基因下游（down-stream）或继发（secondary）的变化，使得 46,XY 个体变成女性。相反的，在完全没有 Y 染色体上的任何 DNA 序列存在下，也有可能成为男性，如 46,XX 男性或阴阳人。所以 X 染色体上可能也具有睾丸分化的基因，而 Y 染色体上的基因也可能是扮演开关的角色。

(三) 卵巢决定基因组

爱契尔等人，基于实际的观察，提出假设，认为除了 Y 染色体上的睾丸决定基因外，体染色体基因对于正常的性腺分化也是必需的，而且也有所谓的卵巢决定基因组。根据这个假说，在 XY 个体内，睾丸决定基因组，会在卵巢决定基因组之前先活化，而且会使得后者失活。而 XX 个体，因为没有睾丸决定基因组，所以卵巢决定基因组便表现出来了。睾丸决定基因组上的突变，会使得这些基因组有顺序地表现出现异常，以至于在 XY 个体上，出现卵巢组织。

(四) 造精过程中 X 染色体的失活 (inactivation)

在着床后不久，胚胎体细胞内的 X 染色体，会以随机的方式，保留一个，其余的都失活。体细胞内 X 染色体的失活，会伴随有 DNA 的化学上的改变，以及在女性体细胞内形成异核染色质体（heterochromaitin body）。

而在造精粗线期（pachytene stage）所形成的 XY 体（XY body），也是典型的 X 染色体失活现象。换句话说，形成具生育力的精子应该不需要 X 染色体的存在。但是造精过程中的 X 染色体失活，和 XX 女性体细胞 X 染色体随机失活，在基本上是不一样的。后者伴随有 DNA 化学上的改变；但是前者，根据体外的基因转录分析（transcriptional assays），可能并未有 DNA 化学上的改变。

在没有 Y 染色体存在下，由 X 数目或构造上的改变，以及 Y 染色体数目上或者是构造上的改变，所形成的睾丸和所导致的数种疾病，使我们可以对性别分化有更深一层的了解。特别是在没有 Y 染色体的存在下，而能形成睾丸，更是特别有价值。

(五) XX男性

在人类，约2万至2万4千出生男性中，就有一个46,XX染色体。临床上表征为小而硬的睾丸（体积一般小于2ml），正常男性伏耳夫管（Wolffian duct）衍生器官，以及男性生殖器外观。因此无精子症以及不孕症是必有的结果。46,XX男性，类似Klinefelter综合征的个体。

有4种理论可以来解释46,XX男性的发生。①含有Y染色体镶嵌(mosaicism)细胞株,或是原本是47,XXY，但在早期发育的时候，Y染色体被排出去；②体染色体突变，使得不需要Y染色体的存在；③X染色体的缺损(deletion）或失活。使得X染色体无法抑制睾丸的发育；④Y染色体上的片段和X染色体上的片段互换。大部分人类XX男性，都是因为第4种原因所造成的。因此大部分可以在X染色体的末端，找到Y特殊的DNA。

(六) 真性阴阳人

所谓真性阴阳人，就是一个人同时具有卵巢和睾丸，或者是在性腺上同时存在卵巢和睾丸的组织。诊断上，必须要存在两种性腺上皮组织才可以确立。光是存在间质细胞，而没有卵子是不能够作出上述诊断的。真性阴阳人事实上包括数种不同的疾病。在人类，大约2/3为46,XX；1/10为46,XY；其余的为镶嵌形染色体，如46,XX/46,XY或45,XO/46,XY。镶嵌形真性阴阳人，一般认为是不同细胞株来源，XO-或XX-细胞产生卵巢细胞株，而含Y的细胞株则产生睾丸成分。XY真性阴阳人则被认为是睾丸决定基因（组）的突变，以至于在某些细胞无法抑制卵巢发育。

由XX真性阴阳人与XX男性的存在，证明并不需要Y染色体存在才能有睾丸分化。可能的解释有①在睾丸开始发育之后，才失去Y染色体或是未被发现的镶嵌（mosaicism）或嵌合体（chimerism)；②睾丸分化决定基因（组），由Y染色体转位到X染色体或是体染色体上；③单一基因突变。至目前为止，所有46,XX真性阴阳人均为H-Y抗原阳性。除了少数为家族性之外，46,XX真性阴阳人均为散发性（sporadic）。XX女性在胚胎早期的时候会发生一个X的随机失活。所以在个别细胞内，只有父亲来的，或是母亲来的X染色体是活化的。在女性，所有的体细胞都有随机失活。而在卵巢，形成卵巢过程（organogenesis）中，只有一个X染色体是活化的；但是在卵子形成过程中（oogenesis)，两个X染色体都是活化的。当Y染色体上的睾丸决定基因（组）复制，并且转化到X染色体上时，到底是产生46,XX男性，或是46,XX真性阴阳人，就得由被转位的X染色体失活的程度以及频率来决定。若性腺具有30%以上的细胞为带睾丸决定基因（组）的，就会发展出睾丸。

性腺性别

性腺的分化和胚细胞生殖细胞（germ cell）无关。由尚未分化性别、去势的兔子实验，约斯特发现，在哺乳期，没有性腺的情况下，会发育出女性泌尿生殖道，必须有男性睾丸的分泌物，才能发育出男性。但是要发育成女性，并不需要女性卵巢的存在。约斯特更进一步认为，胚胎睾丸分泌两种物质，是发育成男性所必需的：①一种非类固醇的激素：苗勒抑制物质（Müllerian-inhibiting substance，MIS)，可以使同侧的苗勒管（Müllerian duct）退化。苗勒管即为在女性发育为子宫、输卵管及上1/3阴道的胚胎构造。②睾丸脂醇，负责使伏耳夫管（Wolffian duct）、泌尿生殖窦（urogenital sinus）以及泌尿生殖结节（urogenital tubercle）男性化。伏耳夫管在男性发育为附睾、输精管和精囊。泌尿生殖窦在男性发育为前列腺和男性尿道膜。泌尿生殖结节则发育成阴茎或女性的阴蒂。

(一) 苗勒抑制物质 (Müllerian inhibiting substance)

苗勒抑制物质（Müllerian-inhibiting substance）是由胚胎及新生儿睾丸石托利细胞（Sertoli cells）所分泌的大分子糖蛋白（glycoprotein）（约 140 000 daltons）。一般认为它是作用在局部，抑制同侧苗勒管（Müllerian duct）的发育，而不是循环全身的内分泌。另外，类固醇激素，如雄激素会加强，而雌激素会抑制它的作用。在人类，有所谓的苗勒管持续综合征（persistent Müllerian duct syndrome）。这种疾病，基因及外表均为男性，但是却有子宫及输卵管（以及男性内生殖器官）的存在。它是体染色体或是 X 染色体基因的缺损，以至于胚胎睾丸无法形成苗勒抑制物质或是组织对苗勒抑制物质不起反应而造成的。苗勒管持续综合征通常伴有隐睾症。所以苗勒抑制物质可能在睾丸下降上有其功用。

(二) 雄激素

睾酮（testosterone）不仅是出生后的主要睾丸雄激素，也是人类胚胎睾丸在形成男性外观时期，所分泌的雄激素。睾酮在精索（spermatogenic cord）开始分化之后，很快就可在睾丸内形成，而且是和莱狄吉细胞（Leydig cells）的分化同步的。睾酮在男性泌尿生殖道的发育上扮演相当重要的角色。在人类，已知的有 5 种雄激素合成的单一基因缺损，都会造成睾酮合成不足以及男性胚胎的男性化不完全。最严重的时候，应该发育成男性的胚胎，会发育成女性外观，也就是说，伏耳夫管（Wolffian duct）、泌尿生殖窦以及泌尿生殖结节都会完全没法男性化。而另一方面，症状最轻的，则可能只有尿道下裂。这些病人，都没有子宫及输卵管的形成，表示在胚胎形成时期，苗勒管有正常退化。换句话说，苗勒管退化，主要的并不是依赖睾酮的存在和作用。在人类，男性分化发生在 8~11 周的胚胎；而黄体生成激素（luteinizing hormone，LH）受体，最早在胚胎 12 周才出现在睾丸，由此可以推想，睾酮的开始分泌以及男性泌尿生殖道的分化和促性腺激素（gonadotropin）无关。但是在妊娠后 2/3，阴茎的长大以及睾丸下降，则可能是依赖促性腺激素。

(三) 卵巢的内分泌分化

在大部分的物种，胚胎卵巢的内分泌的分化，如分泌雌激素和睾丸分泌睾酮是同一时期。虽然雌激素，在女性外观发育上并不需要；但是在卵巢本身的发育上却可能扮演着一个角色。在某些动物，可以用性激素来影响性腺性别分化。如两栖类和鱼类，以不同性别的性激素，可以使性别倒转。但是在哺乳类，就无法以这种方法来改变性腺性别。但是，在如啮齿类胚胎的卵巢，移植入男性体内，会发育成类似睾丸的构造，而且这种移植的胚胎卵巢，可以在体外分泌睾酮。所以，在某些情况下，哺乳类性腺分化，会受到内分泌环境的影响。

形态性别

人类在第 8 周发育之前，两性的泌尿生殖道是完全相同的。在早期胚胎发育时，中肾（mesonephric kidney）内形成两个管状系统：伏耳夫管以及苗勒管（Wolffian 以及 Müllerian ducts），并且由此发育出内在的生殖副器官。伏耳夫管又叫中肾管（mesonephric duct），向下延伸至原发性的泌尿生殖窦。在发育 6 周时，苗勒管，又叫中肾旁管（paramesonephric ducts），是由在伏耳夫管外侧，由胚体腔（coelomic）上皮向内凹陷而来。此凹陷接着变成管状，其下端和伏耳夫管变成非常密切的相连，上皮（epithelia）和基底膜（basement membrane）不分开。苗勒管，必须在伏耳夫管存在下，才能发育。在两性外观尚未完全分化前（妊娠 8 周前），双管系统（伏耳夫管和苗勒管），就是后来的内生殖副器官，伏耳夫管的末端在泌尿生殖窦内，并将此窦分成上、下两部。上部，又称膀胱尿道管（vesicourethral canal），发育成膀胱及上尿道。下部发育成外生殖器官。

在妊娠6周前，两性外生殖器官也是相同而无法区分的。在肚脐和身体末端间，一个圆圆的团块，叫作生殖突起（genital eminence）；它是一个生殖结节（genital tubercle）和两侧明显的生殖肿（genital swelling）共同组成的。人类在妊娠7周时，生殖结节开始拉长，此时男女两性外观仍然没有明显差异。

(一) 男性发育

男性泌尿生殖道分化的第一个信号就是在睾丸旁边的苗勒管开始退化；这是在睾丸内开始形成精索（spermatogenic cords）后马上就开始的。最后，整个苗勒管几乎都完全退化。在苗勒管开始退化后，伏耳夫管就开始转变为男性生殖道。在睾丸旁边的伏耳夫管，变为弯弯曲曲，而成为附睾。管子中段部分则形成输精管肌肉层。精囊是由伏耳夫管下段，进入泌尿生殖窦正前突出生长而成的。而前列腺和男性尿道膜部分（membranous portion），则由泌尿道生殖窦的骨盆部分发育而来。

男性外生殖器官，是在伏耳夫管和泌尿生殖窦开始男性化之后开始发育的。男性外生殖器的分化，是由睾丸莱狄吉细胞所分泌的雄激素（androgen）所引导的。睾丸在妊娠8~9周时开始分泌雄激素，1周后使外生殖器开始男性化，并在妊娠14周时完成。外生殖器靶细胞把睾酮，经由5α-还原酶，转化为二氢睾酮（DHT），才能诱导外生殖器产生男性化。

生殖结节拉长。尿道褶（urethral folds），在尿道沟（urethral groove）上面由后向前合拢。两侧的泌尿生殖肿（urogenital swelling），合拢而成阴囊。拉长的泌尿生殖裂（urogenital cleft），闭锁后形成阴茎部分的尿道。在男性尿道闭锁完成时，两性的生殖结节大小是差不多的，但在胚胎睾丸所分泌的雄激素作用下，阴茎就逐渐拉长了。

在胚胎发育的晚期，睾丸才会下降。睾丸下降是很复杂的过程，而且尚未完全了解。为了清楚说明，可以简单区分为3个阶段。第一个阶段（腹腔内移动），是固定性腺头部在腹壁上的腹膜褶退化，性腺下部的引带（gubernaculum）缩短，把睾丸移至腹股沟部。第二阶段是形成鞘状突（processus vaginalis）、腹股沟管以及阴囊。腹压增加，使得腹壁脱出（herniation），包着引带，而形成腹股沟管。第三阶段，就是睾丸经腹股沟管下降至阴囊内。随着睾丸下降，引带上端可能也跟着逐渐退化。睾丸下降的过程，至少有一部分是雄激素主导的，但是早期，比如腹腔内移动，可能是由其他因素所主导的。

(二) 女性发育

女性内生殖道来自苗勒管，而伏耳夫管则只存痕迹。苗勒管上部（来自胚体腔上皮部分）成为输卵管，下部则合并成为子宫。苗勒管和泌尿生殖窦相接处，形成子宫阴道板（uterogenital plate），这是内胚细胞（endoderm cells）的剧烈增生而来。子宫阴道板细胞增生，使得子宫与泌尿生殖窦间的距离增加。之后，中心部分退化而形成阴道腔。在没有雄激素的作用下，外生殖器就不会变成男性化，自然走向女性化。相对于男性，女性大部分的泌尿生殖窦还是维持开裂的状态，阴道及尿道的出口都在此开裂内。泌尿生殖结节在女性生长有限，而形成阴蒂。

(三) 控制男性形态分化的激素

1. 苗勒抑制物质的机制

胚胎睾丸最早的激素作用，可能就是分泌此种称为苗勒抑制物质的蛋白质激素。此物质已被纯化，在人类其蛋白质构造和基因都已有相当的了解，但是对于它的机制却不是很清楚。苗勒抑制物质可能是经由细胞表面的蛋白质加磷氧基化（phosphorylation）而作用。研究显示，苗勒抑制物质对人类卵巢癌细胞株有毒性。

所以这个物质可能可以抑制女性生殖道的恶性肿瘤。

2. 雄激素的机制

睾酮是睾丸所分泌以及血液中所循环的主要雄激素。它以被动渗透（passive diffusion）的方式进入靶细胞内。在某些细胞内睾酮又被5α-还原酶（5α-reductase）转化为二氢睾酮（dihydrotestosterone，DHT）。在靶细胞内，睾酮和二氢睾酮结合细胞内的受体（receptor），并且接着结合上DNA以及其他的阴离子物质。目前尚不清楚，激素和受体是在细胞质内还是细胞核内首次结合及起作用。但是雄激素-受体复合体，可能是结合于结构基因（structural genes）附近的特定调节位置（regulatory site），并且使得DNA开始转录（transcription）此组织特定的结构基因，而制造新的mRNAs以及新的蛋白质。目前认为，睾酮-受体复合体引导男性尿道、前列腺以及外生殖器官的分化。二氢睾酮比睾酮具有更大的亲和力来结合雄激素受体，而且二氢睾酮-受体复合体也比睾酮更容易转化为能结合DNA。

3. 性别分化异常

性别分化异常的分类，是以性腺形态作分类，区分为：①真性阴阳人（true hermaphrodite），指的是同时具有睾丸和卵巢组织。②男性假阴阳人（male pseudohermaphrodite），只具有睾丸，但外生殖器，以及有时内生殖器，具有某种女性形态。③女性假阴阳人（female pseudohermaphrodite），只具有卵巢，但生殖器形态具有男性特征。若只有尿道下裂（hypospadia），而不具有其他性别分化异常，则不列入上述分类。

女性胚胎在泌尿生殖道具有和男性胚胎一样的雄激素受体。所以在性别分化时期，若是暴露在雄激素之下，则会造成女婴男性化的后果。最常见的例子就是先天性肾上腺增生。但此患者不会有伏耳夫管男性化的现象，可能是因为伏耳夫管先行退化在前或者是伏耳夫管对此疾病的主要雄激素不起反应。

5α-还原酶缺乏，为一种体染色体隐性突变，使得46,XY男性，有正常男性的内生殖器官（附睾、输精管、贮精管以及射出管道），但是男性外生殖器官却无法发育，以至于形成假阴道。等到青春期时，睾酮分泌增加，以及残余少数的5α-还原酶作用下，会使得这些人仍然有一些男性化现象。这些人不会有男性女乳化，而且腋毛以及阴毛均正常。（表6-1）

表6-1 性别分化异常的原因

胎儿内分泌异常
女性假阴阳人
先天性肾上腺增生
21-水解酶（hydroxylasel，P-450c21）缺乏
11β-水解酶（P-450c11β）缺乏
3β-羟基类固醇脱氢酶（hydroxysteroid dehydrogenase）缺乏
母体血液内雄激素上升
药物
母体疾病
芳香酶（aromatase，P-450arom）缺乏
男性假阴阳人
雄激素不敏感综合征(androgen insensitivity syndromes)
5α-还原酶缺乏
睾酮合成缺损
3β-羟基类固醇脱氢酶缺乏
17α-水解酶（P-450c17）缺乏
17β-羟基类固醇脱氢酶缺乏
促性腺激素不反应的睾丸(gonadotropin resistant testes)
苗勒抑制物质缺乏
性腺发育异常
男性假阴阳人
原发性性腺缺损（Swyer综合征）
无睾畸形（anorchia）
真性阴阳人
性腺发育不全（gonadal dysgenesis）
特纳综合征（Turner's syndrome, 45, XO）
镶嵌形异常染色体
正常染色体（Noonan综合征）

引自Clinical Gynecologic Endocrinology and Infertility

4. 雄激素不敏感综合征

各种雄激素共有一种受体。此受体因性联突变（X-linked mutation），完全缺损时，会形成所谓睾丸女性化（testicular feminization，Tfm）。患者有睾丸、正常水平的睾酮和二氢睾酮。但是伏耳夫管以及泌尿生殖道完全无法发育成男性构造。另一方面，因为苗勒抑制物质照常分泌，所以苗勒管也无法发育。结果是女性外观，但是没有子宫、输卵管；也没有附睾、输精管、精囊、前列腺等等；阴道短而浅。睾丸位于腹腔内、腹股沟管内或者大阴唇内。阴毛和腋毛稀少。但乳房在青春期时，会正常发育。轻度的雄激素受体异常，造成所谓雷非斯坦综合征（Reifenstein syndrome）。患者有尿道下裂、无精子症以及男性女乳化，外观为正常男性。也有一种情形是受体正常，但是在受体之后的雄激素作用异常（postreceptor androgen resistance）；临床症状由最严重的Tfm，至最轻的雷非斯坦综合征都有可能。（表6-2）

表6-2 雄激素不敏感综合征形态谱

完全睾丸女性化	不完全睾丸女性化	雷非斯坦综合征	不孕男性
女性 ——→ 男性			

引自Clinical Gynecologic Endocrinology and Infertility

参考文献（FURTHER READING）

1. Page et al：The sex-determining region of the human Y Chromosome encodes a finger protein. Cell，51：1091，1987.
2. Sinclair et al：A gene from the human sex-determining region encodes a protein with homology to a conserved DNA-binding motif. Nature，346：240，1990.
3. Pao et al：Lack of mutational alterations in the conserved regions of ZFY and SRY genes of 46，XY females with gonadal dysgenesis. Human Reprod，8：224，1993.
4. Eicher EM and Washburn LL：Inherited sex reversal in mice：Identification of a new primary sex determining gene. J Exp Zool，228：297，1983.
5. Andersson M et al：Chromosome Y-specific DNA is transferred to the short arm of X chromosome in human XX males. Science，233：786，1986.
6. Eicher EM et al：Genetic control of primary sex determination in mice. Annu Rev Genet，20：327－360.
7. Boucekkine C et al：H-Y positive 46 XX true hermaphroditism with intrascrotal uterus. Clin Endocrinol，15：529，1986.
8. Donahoe PK et al：Mullerian inhibiting substance in human tests after birth. J Pediatr Surg，12：323，1977.
9. Taketo-Hosotani T et al：Testicular differentiation in fetal mouse ovaries following transplantation into adult male mice. J Exp Zool，236：229，1985.
10. Budzik GP et al：Mullerian-inhibiting substance fractionation by dye affinity chromatography. Cell，34：307，1983.
11. Picard JY et al：Cloning and expression of cDNA for anti-Mullerian hormone. Proc Natl Acad Sci USA，83：5464，1986.
12. Huston JM et al：Phosphorylation events during Mullerian duct regression. Science，223：586，1984.
13. Fuller AF et al：Mullerian-inhibiting substance inhibits colony growth of a human ovarian carcinoma cell line. J Clin Endocrinol Metab，54：1051，1982.
14. Speiser PW et al：Disease expression and molecular genotype in congenital adrenal hyperplasia due to 21-hydroxylase deficiency. J Chin Investc，90：584，1992.
15. White PC et al：Disorders of steroid 11β-hydroxylase isoenzymes. Endocr Rev，15：421，1994.
16. Walsh PC et al：Familial incomplete male pseudohermaphroditism，type 2. Decreased dihydrotestosterone formation in pseudovaginal perineoscrotal hypospadias. N Engl J Med，291：944，1974.
17. Goldstein JL and Wilson JD：Studies on the pathogenesis of the pseudohermaphroditism in the mouse with testicular feminization. J Clin Invest，51：1647，1972.
18. Wilson JD et al：The androgen resistance syndromes：5α-reductase deficiency，testicular feminization，and

related disorders. In: The Metabolic Basis of Inherited Disease, edited by Standbury JB, Wyngaarden JB, Fredrickson DS, Goldstein JL, and Brown MS. McGraw-Hill, New York, 1001-1026, 1983.

19. Fratianni CM and Imperato-McGinley J: The syndrome of 50α-reductase-2 deficiency. Endocrinologist, 4: 301, 1994.

20. Pasquino AM et al: Spontaneous pubertal development in Turner's syndrome. Italian study group for Turner's syndrome. J Clin Endocrinol Metab, 82: 1810, 1997.

7

Chapter

无月经症

王馨世

前　言

无月经症（amenorrhea）是一种原因复杂的疾病，许多无月经症病患还伴随有其他症状，如染色体异常及发育与生长的问题等，有些甚至还携有致死因子，因此对无月经症病患需进行一系列检查，才能找出真正的致病原因。大多数的“无月经” 症是由较简单而容易整理的原因造成的，只要了解无月经的临床诊断与评估方法，便能处理大多数的无月经症病患并加以治疗。

无月经症的定义

(一) 原发性无月经症 (Primary amenorrhea)

下列两种情形都属于：

(1) 年满14岁的少女，尚未有青春期的生长高峰（growth spurt）及第二性征的发育（development of secondary sexual characteristics），且从未有过月经（初经 menarche）者称之。

(2) 年满16岁的少女，虽已有青春期的正常生长高峰及第二性征的正常发育，但仍未有过月经者称之。

(二) 继发性无月经症 (Secondary amenorrhea)

以前曾有过月经的妇女，若（i）超过6个月，或（ii）相当于其“前3个月经朔”的时间，均没有月经来潮，称之为继发性无月经症。

定义是定义，有时太拘泥于定义，反而影响到医师的诊断能力，而延误了病患的治疗时机，如：一位年满14岁而无阴道的少女，但已有青春期的正常生长高峰及第二性征的正常发育，没有理由让她再等两年才开始接受治疗；或是怀疑有染色体异常的情形，如特纳综合征（Turner's syndrome），应尽快予以安排检查。因此不论何时，只要病人因月经没来而来求诊，都应给予安排初步的检查，必要时还需要安排进一步的检查。同时，值得提醒的是，所有无月经病患都要考虑其是否已“怀孕”了。

无月经症的致病原因

规则的月经周期反映出女性生殖系统的完整性与功能的正常。女性生殖系统包括大脑中枢、下丘脑、垂体前叶、卵巢，以及子宫。其中“下丘脑”、“垂体前叶”与“卵巢”三者均会分泌激素（hormones），而此三者分泌激素的情形有反馈控制（feedback control）现象，能互相刺激与制衡而发挥正常的生殖功能。生殖系统的任何器官若有功能缺损或障碍，都会造成月经异常，甚至造成无月经症。外界环境亦能刺激大脑中枢，间接影响生殖系统的功能。以下就各器官层次分别讨论无月经症致病原因。

(一) 下丘脑 (hypothalamus) 与大脑中枢的异常

下丘脑为间脑（diencephalon）的一部分，位于大脑底部，下丘脑的细胞是具有分泌功能的神经细胞，兼具神经细胞（neurons）与内分泌腺细胞（endocrine gland cells）的功能：对血中的激素讯息及大脑的神经传递物质（neurotransmitters）均有反应。促性腺激素释放激素（gonadotropin releasing hormone，简称GnRH）是在位于弓状核（arcuate nucleus）的神经细胞体内合成，再顺其轴突输送至其位于门脉循环附近的神经末梢内储存，接受讯息刺激便可由此释放至血液中去。GnRH 的分泌呈现“周期脉冲性（pulsatile）”，这种周期脉冲性的分泌可刺激垂体前叶分泌 LH 与 FSH，同时还可促进垂体前叶合成 LH 与 FSH 的功能；GnRH 的分泌若无周期脉冲性，则无法促进垂体前叶再合成 LH 与 FSH。

1. 无月经症 (hypothalamic amenorrhea)

下丘脑性无月经症常与精神压力（psychological stress）有关，如事业、工作的压力或学校功课的压力。因无直接可行的检测下丘脑功能的方法，临床上多以排除法来诊断下丘脑性无月经症：低促性腺激素的无月经症（hypogonadotropic amenorrhea）病患，若垂体刺激试验（stimulation tests）显示其功能正常，且无法检测得到垂体肿瘤，则可以诊断为下丘脑性无月经症。

猴子的动物实验显示肾上腺皮质激素释放激素（corticotropin releasing hormone，CRH）能抑制促性腺激素（gonadotropin）的分泌，其作用机制可能是增强了内源性类阿片（opioid）的分泌；这就是外在精神压力会影响或干扰生殖功能的可能途径。

2. 体重与无月经症

体重过重或过轻都会导致月经异常，甚至引起无月经症；与肥胖症（obesity）有关的多囊性卵巢（polycystic ovary；PCO），及神经性厌食症（anorexia nervosa），便是最明显的例子。肥胖症及多囊性卵巢在“慢性无排卵”那一章里有详细的讨论，不在此赘叙。至于神经性厌食症，大多发生于白种人中上阶层的年轻妇女（小于 25 岁），黄种人（尤其本国内）鲜有这类疾病，因此仅简单说明其造成无月经症的致病机制：神经性厌食症会引起下丘脑对调节身体机制的功能不良，水分的摄取与保存，体温、睡眠的控制，及内分泌的调节。内分泌检查显示，血中 FSH 及 LH 值偏低，氢可的松值上升（因排出率降低，分泌总量正常），催乳素（prolactin）正常，TSH 与 T_4 值下常，但 T_3 值偏低且反 T_3 值偏高。体重减轻导致 GnRH 的周期脉冲性分泌减少。体重回升至低于理想体重的 15%以内，则 GnRH 的周期脉冲性分泌便恢复正常，继之，垂体也能对 GnRH 有反应而正常地分泌 FSH 及 LH，月经周期自然回归正常。

3. Kallmann's syndrome：无月经症合并有嗅觉缺失 (anosmia)

这是一种较罕见的疾患，其临床特征为原发性无月经，性器官的发育呈幼稚型（sexual infantalism），同时合并有嗅觉缺失。其 FSH、LH 值均低，但染色体却是正常女性的 46，XX，是属于低促性腺激素的性腺功能低下（hypogonadotropic hypogonadism）。Kallmann 综合征的致病机制是因胎儿期的发育有缺陷所造成的：分泌 GnRH 的神经细胞及嗅觉神经细胞没有移行至下丘脑内。

这型病患以周期脉冲性（pulsatile）的 GnRH 注射治疗（大约每 90 分钟注射 5μg 的 GnRH）可诱发排卵及正常月经，甚至可以达成自然怀孕，但因给药不方便（需随身携带定期注射的自动微量泵），目前已较少使用（最近，新型超小体积的自动微量泵已被研究出来，所以仍有少数病患接受周期脉冲性的 GnRH 治疗）。以外源性的 FSH 及 LH 注射可成功地诱发排卵，这是目前最常被用来治疗 Kallmann 综合征的方法。又因为其缺乏 GnRH，故无内源性 FSH 与 LH 的分泌，因此使用枸橼酸氯米芬（clomiphene citrate）治疗无效。

(二) 垂体前叶 (anterior lobe of pituitary gland) 的异常

“下丘脑-垂体”的功能异常最先要考虑的是“垂体肿瘤”。大多数的垂体肿瘤是属于良性的，而且生长的速度都很缓慢；若肿瘤慢慢长大，会向上压迫到视交叉（optic chiasm）而造成典型的双颞侧半盲（bitemporal hemianopsia）。

有时，当临床症状出现肢端肥大症（acromegaly）（分泌过量的生长激素）或库欣病（Cushing's disease）（分泌过量的 ACTH）时，也应考虑是否有“垂体肿瘤”。这类肿瘤能分泌生长激素（growth hormone，GH）或 ACTH，因此会出现特殊的临床症状。

1. 希罕综合征（Sheehan's syndrome）：产后出血（postpartum hemorrhage）引起的垂体功能不全

垂体的血流供应是来自于脑底的静脉系统（portal venous system）；怀孕末期时，垂体会有肥大的现象，生产时或产后大量出血，会引起血压急速下降，继而导致门脉血管的痉挛，供应垂体的血流便被阻断，若此痉挛持续数小时，血管内栓塞形成，同时垂体前叶的细胞坏死并形成瘢痕组织，而导致垂体功能不全。垂体功能不全可能有不同程度的表现，视其坏死的程度而定：FSH、LH、TSH 及催乳素都可能不足或完全缺乏，因催乳素不足，产后无乳汁分泌常是第一个临床表征，接之而来的便是“无月经”，最严重者便是合并有肾上腺皮质功能不全（adrenal cortical insufficiency）。

2. 垂体分泌“催乳素”的腺瘤 (pituitary prolactin-secreting adenomas)

催乳素腺瘤是最常见的垂体肿瘤，约三分之一的继发性无月经症病患有垂体肿瘤；肿瘤直径小于 1cm 者称为微腺瘤（microadenomas），肿瘤直径大于 1cm 称为巨腺瘤（macroadenomas）。高催乳素血症（hyperprolactinemia）、乳汁分泌（galactorrhea），及月经异常或无月经是催乳素腺瘤最典型的临床症状。血中催乳素的浓度与卵巢的排卵功能有关，当血中催乳素的浓度逐渐增加，妇女会由正常的排卵转成黄体功能不全，又变成无排卵，最后会引起无月经症。

(三) 卵巢 (ovary) 的异常

有两种卵巢异常会引起无月经症：①早发性卵巢衰竭，②去势（castration：如卵巢切除术）、感染、出血，或血液供应不良引起的卵巢功能丧失。

早发性卵巢衰竭 (premature ovarian failure)

初经之后，35 岁之前，若卵巢分泌雌激素（estrogens）的能力衰退，同时合并有高促性腺激素状态（hypergonadotropic state），如：FSH 大于 35mIU/ml 或 40mIU/ml，则称之为早发性卵巢衰竭。病理切片检查有两种不同的形态：一种是类似正常停经后卵巢——广泛性硬化（generalized sclerosis）；另一种是卵巢内仅存有原始卵泡（primordial follicle）。引起早发性卵巢衰竭的原因有：胎儿期生殖细胞（germ cells）的数目减少、加速萎缩（accelerated artesia），及出生后生殖细胞的破坏，包括自体免疫疾病。

(四)周边“靶器官”(target organs) 的异常

子宫内膜是卵巢激素（雌激素与黄体酮）的靶器官，若子宫内膜因施行过子宫扩刮术（dilatation and curretage，D&C）或感染（endometritis）而造成粘连，亦是无月经症的原因之一；这种子宫内膜粘连（intrauterine

adhesion)，又称为 Asherman 综合征。子宫内膜完全粘连的病患，给予雌激素与黄体酮，亦无法诱发月经；若子宫内膜仅部分粘连，则雌激素与黄体酮的使用仍可诱发子宫出血。

无月经症的临床诊断与评估

(一) “原发性无月经症”的评估

性类固醇激素（sex steroid hormones）的分泌会促进乳房及外生殖器的发育和阴毛、腋毛、体毛的生长。女性激素促使乳房发育，并使外生殖器发育成女性型；男性激素可促进阴毛、腋毛、体毛的生长，并使外生殖器发育成男性型。超声波检查可以确认出子宫的有无，但不能以子宫的有无来作为性别诊断，必须以染色体的基因型来诊断男女。若染色体基因型为女性，血清的 LH 及 FSH 值可以反映出是否经过了青春期的变化：青春期之前，血中 FSH 与 LH 值都很低，且无周期脉冲性（pulsatile）的分泌；青春期时，FSH 与 LH 的分泌逐渐增加（这现象尤以夜间睡眠时最为明显），且开始有周期脉冲性分泌；过了青春期，FSH 与 LH 的分泌便呈现具有周期性变化的成人型（midcycle LH surge 和 FSH peak）。

(二) “继发性无月经症”的临床诊断

对于第一次来求诊的“继发性无月经症”病患，一定要先作“怀孕试验”，若无怀孕则测其血中 TSH 及催乳素（PRL）浓度，并作“progesterone challenge test”；即予以黄体酮（progesterone）（100~150mg）肌肉注射或口服甲羟孕酮（medroxyprogesterone，provera；20~40mg/d）治疗 3~4 天，再观察是否有子宫撤退性出血（withdrawal bleeding），有子宫出血表示子宫内膜已受内源性的雌激素（endogenous estrogens）刺激过，这些有子宫出血的病患，若血中 TSH 值升高，则表示罹患甲状腺功能低下（hypothyroidism）；若血中 PRL 值升高，则表示罹患高催乳激素血症（hyperprolactinemia）；若血中 TSH 及 PRL 皆正常，则可能是无排卵（anovulation）。

无月经症病患对于 progesterone challenge test 无反应者（即没有子宫出血），应以周期性的激素疗法：混合雌激素（premarin）1.25mg/d ×14d，接着每天给予 premarin 1.25mg 及 provera 10mg，连续 10 天，再观察是否有子宫撤退性出血（withdrawal bleeding），有出血表示子宫内膜对性激素反应正常，只因内源性的雌激素不足（如下丘脑性无月经症或卵巢衰竭），才导致对 progesterone challenge test 无反应；若仍无撤退性出血则表示子宫内膜对性激素的刺激无反应，可能是子宫内粘连（intrauterine adhesion，或称为 Asherman's syndrome）。

卵巢衰竭（ovarian failure）的诊断靠雌二醇及 FSH 的测量，此时雌二醇值很低（<30pg/ml），FSH 很高（>40mIU/ml），而 LH 则要在卵巢衰竭一段时间后才会升高，所以有时会出现 FSH 与 LH 都升高。但 FSH 上升的情形较 LH 更为明显（FSH 值比 LH 值高）。值得注意的是排卵期前，FSH 与 LH 也都升高，但此时 LH 上升的情形（LH surge）较 FSH（midcycle FSH peak）明显（LH 值比 FSH 值高），且雌二醇值也相当高。

这个诊断系统可以帮病人找出病灶的层次所在，如下丘脑或垂体病变，再加上病史及其他的检查，便能进一步找出真正的致病原因。

无月经症的治疗

无月经症的治疗需针对真正的致病原因加以治疗，如甲状腺功能低下者（hypothyroidism），需补充甲状腺素（thyroxine）；至于肥胖症（obesity）、体重过轻或神经性厌食症（anorcxia nervosa）的病患，应以调节控制体重于理想体重范围内为治疗目标。

理想体重的计算：

男性（kg）=［身高（cm）－80］×0.7

女性（kg）=［身高（cm）−70］×0.6

1. 高催乳激素血症（hyperprolactinemia）的治疗，不论有无垂体肿瘤，都可用溴隐亭（bromocriptine，商品名为 parlodel）来治疗。溴隐亭有效剂量 5 mg/d，分两次服用，同时应定期追踪血中催乳素值，以作为药量调整的依据。服用溴隐亭会有恶心、呕吐、头痛等现象，刚开始服用此药的病患尤其容易发生，若将剂量减半（2.5mg/d，分两次服用），并嘱于“用膳中”服用，可降低恶心、呕吐、头痛的发生率，待其适应后再提高剂量。

2. 性腺功能低下（hypogonadism），若是低促性腺激素性（hypogonadotropic，低 FSH 及低 LH），如：下丘脑性（hypothalamic）、Kallman's syndrome，及垂体病变的 Sheehan's syndrome，可以外源性（exogenous）FSH 及 LH 成功地诱发排卵；但因无法分泌 FSH 与 LH，故使用枸橼酸氯米芬治疗无效。至于高促性腺激素性（hypergonadotropic，高 FSH 及 LH），如：早发性卵巢衰竭（premature ovarinefailure）或停经（menopause），以 FSH 与 LH 或枸橼酸氯米芬治疗均无效。

3. 若无怀孕意愿，不论是高促性腺激素性（hypergonadotropic，高 FSH 及 LH）或低促性腺激素性（hypogonadotropic，低 FSH 及 LH）的性腺功能低下，均可以“激素替代疗法”（hormone replacement therapy）治疗之，每月自月经第 5 天（或诱发出血的第 5 天）起服用激素 21 天；（a）premarin 0.625mg/d×11d，接着 premarin 0.625mg 加上 provera 10mg/d×10d；（b）premarin 0.625mg 加上 provera 10mg/d×21d。以上两种给药方法都可行，但（a）法较容易发生月经前的腹胀、腹痛、乳房胀痛等症状，同时，月经的出血量亦较多，（b）法则少有月经前的症状，月经的出血量较少。“激素替代疗法”不但可有正常的月经，还可预防骨质疏松症（osteoporosis），同时可以降血中 LDL（low density lipoprotein），升高 HDL（high density lipoprotein），有助于胆固醇（cholesterol）的排出，减少冠状动脉硬化（coronary atherosclerosis）的发生几率。

4. 子宫内膜粘连（intrauterine adhesion；Asherman's syndrome）的治疗，以外科疗法加上内科疗法，多能达到满意的结果。外科疗法可利用子宫镜（hysteroscope）将粘连处松解（lysis），或再施予子宫扩刮术（dilatation and curretage，D&C），并以子宫内避孕器（intrauterine device，IUD）或小号导尿管（Foley's catheter，French gauge #8 或 #9）留置于子宫腔内，以防止其再粘连，接下来应以内科疗法继续治疗：以高剂量的雌激素刺激子宫内膜生长（premarin 5mg/d×14d），之后再以 premarin 2.5mg/d 加上 provera 10~20mg/d×10d；停药后观察子宫出血量的多寡便知治疗的效果；月经第 3 天至第 5 天起，应再继续周期性的内科疗法。

参考文献 (FURTHER READING)

1. Speroff L，Glass RH，Kase NG.（1994）Amenorrhea. In Clinical Gynecologic Endocrinology and Infertility. pp. 401–456.
2. Jaffe RB.（1991）Disorders of sexual development. In Reproductive Endocrinology（Eds. Yen SSC & Jaffe RB）. pp. 480–510.
3. Scommegna A，Carson SA.（1987）Secondary amenorrhea and the menopause. In Gynecologic Endocrinology（Eds. Gold JJ & Josimovich JB）. pp. 369–386.
4. Reindollar RH，Novak M，Tho SPT，McDonough PG.（1986）Adult-onset amenorrhea：a study of 262 patients. Am J Obstet Gynecol 155：531–535.
5. Rebar RW，Erickson GF，Yen SSC.（1982）Idiopathic premature ovarian failure：clinical and endocrine characteristics. Fertil Steril 37：35–42.
6. Warren MP，Jewelewicz R，Dyrenfurth I，Ans R，Khalaf S，Vande Wiele RL.（1975）The significance of weight loss in the evaluation of pituitary response to LHRH in women with secondary amenorrhea. J Clin Endocrinol Metab 40：601–607.

7. Olster DH, Ferin M. (1987) Corticotropin-releasing hormone inhibits gonadotropin secretion in the ovariectomized rhesus monkey. J Clin Endocrinol Metab 65：262–269.

8. Kallmann FJ, Schoenfefeld WA, Barrera SE. (1994) The genetic aspects of primary eunuchoidism. Am J Ment Defic 48：203–209.

9. Medlej R, Laboaccaro JM, Berta P, Belon C, Lehep B, Toublanc JE, et al. (1992) Sereening for Y derived sex determining gene SRY in 40 patients with Turner syndrome. J Clin Endocrinol Metab 75：1289–1292.

10. Highet R. (1989) Athletic amenorrhea：an update on a etiology, complications and management. Sports Med 7：82–108.

11. Desouza MJ, Metzger DA. (1991) Reproductive dysfunction in amenorrheic athletic and anorexic patients：a review. Med Sci Sports Exerc 23：995–1007.

12. Genazzani AR, Petragtia F, DeRamundo BM, Genazzani AD, Amato F, Algeri L, et al. (1991) Neuroendocrine correlates of stress-related amenorrhea. Ann NY Acad Sci 626：125–129.

13. Rebar RW, Connolly HV. (1990) Clinical features of young women with hypergonadotropic amenorrhea. Fertil Steril 53：804–809.

8

Chapter

慢性无排卵

王馨世

前　言

卵巢的主要功能是排卵和分泌性类固醇激素（sex steroid hormone），这些功能是动态的，并呈现周期性的变化，若卵巢失去这周期性的动态变化，便是无排卵。慢性无排卵是卵巢重复地发生排卵失败，发生的原因包括所有阻碍卵泡生长（follicular growth）的因素。卵巢的功能不是自发性的，而是受到垂体和下丘脑的控制，相对的，卵巢所分泌的性类固醇激素也反馈控制垂体及下丘脑的分泌功能，于是形成一个完整的“下丘脑－垂体－卵巢轴”（hypothalamus-pituitary-ovarlan axis，H-P-O axis），这H-P-O系统的功能完整性若被干扰，就会导致无排卵。

慢性无排卵会造成月经不规则（子宫异常出血）及无月经，这将于其他章中讨论。

下丘脑对垂体促性腺激素分泌的控制

下丘脑分泌多种释放激素（releasing hormones），这些释放激素几乎都作用在垂体，并刺激其分泌各种垂体激素。下丘脑由神经性细胞构成，而垂体前叶由分泌性细胞（adenohypophysis）构成，因此这下丘脑－垂体系统称之为神经内分泌系统（neuroendocrine system）。至于垂体后叶所分泌的两种激素——血管加压素（vasporessin）及催产素（oxytocin）并不在此处合成，而是在下丘脑的神经细胞内合成，顺着神经细胞的轴突输送至垂体后叶储存，所以垂体后叶又称为神经垂体（neurohypophysis）。

促性腺激素释放激素（gonadotropin releasing hormone，简称GnRH），是在内侧基底下丘脑（medial hasal hypothalamus，简称MBH）的弓状核（arcuate nucleus）及前下丘脑的视前核（preoptic nucleus）内合成，并顺着细胞轴突（axon）输送到正中隆起（median eminence）内储存，并由此释放出来，经垂体门脉系统（portal system）的血流输送至垂体。门脉系统是连接正中隆起与垂体前叶的血管系统，这个系统与垂体内部血管系统联结成一个独立循环系统，即自正中隆起来的血液，到达垂体前叶后，会经由微血管网及Y字型的垂体静脉流至垂体后叶，之后，血液顺着血管由垂体后叶流回下丘脑，形成一个独立的门脉循环。由正中隆起流至垂体前叶的血液含有非常高浓度的释放激素（较体循环的血中浓度高出好几倍），可发挥刺激垂体分泌激素的功能，而由垂体流回下丘脑的血液中，因含垂体所分泌的激素，可对下丘脑作一个短程的反馈控制（short-loop feedback），直接调节下丘脑的分泌功能。

GnRH是含有10个氨基酸的小蛋白质，作用在垂体的促性腺细胞（gonadotrope），可刺激其分泌LH与FSH。周期脉冲性的GnRH分泌

(pulsatile GnRH secretion；每约60~90分钟出现一个分泌高峰）可使垂体分泌促性腺激素的细胞（即靶细胞）表面的受体数目增加，称为“上调”(up-regulation)。“上调”的主要机制是周期脉冲性GnRH分泌，能促进大多数的GnRH受体再回到细胞表面与再利用（recycling)，因此可导致周期性的LH与FSH的分泌；若GnRH分泌高峰出现的频率减少，则会导致无排卵（anovulation）或无月经（amenorrhea)；相对的，GnRH分泌的频率过高，或长期暴露于固定浓度GnRH的环境中，会导致“下调”(down-regulation）的状态，诱发促性腺细胞的不反应性。

慢性无排卵的原因

(一) 下丘脑的慢性无排卵 (Hypothalamic chronic anovulation)

下丘脑病变引起的慢性无排卵都是因促性腺激素释放激素（gonadotropin releasing hormone，GnRH）的分泌失调所造成的，肿瘤的压迫或外伤的结果，都能导致GnRH分泌的异常，甚至完全不分泌。颅咽管瘤(craniopharygioma）是下丘脑最常见的肿瘤，此肿瘤压迫下丘脑，造成下丘脑功能损伤(GnRH、GHRH、TRH的分泌减少)，间接造成垂体分泌FSH、LH、GH、TSH不足；同时也阻碍多巴胺的输送而引起垂体分泌过多的催乳素（prolactin，PRL)，而导致高催乳素血症(hyperprolactinemia)。慢性病的感染如结核病(tuberculosis)、结节病（sarcoidosis）及组织细胞症（histiocytosis）也可能引发下丘脑弥漫性坏死，而使GnRH分泌功能丧失。

先天性发育的缺失如Kallmann综合征，是因胚胎发育时，分泌GnRH的神经细胞与嗅神经（olfactory nerve，第一对脑神经）没有移行至下丘脑内，所以无GnRH分泌，致使FSH及LH的分泌也缺乏，但其他垂体分泌的激素则不受影响，因此称之为“单独性促性腺激素缺乏”(isolated gonadotropin deficiency)，临床上合并有嗅觉完全或部分丧失（complete or partial anosmia)。因为没有促性腺激素（FSH与LH）的分泌，卵巢在青春期以后仍无卵泡的发育及性类固醇激素分泌，故无第二性征的发育而呈现性幼稚型（sexual infantilism)。Kallmann综合征，男性发生的频率较女性为高。

下丘脑能接收到大脑边缘系统（limbic system）传送出来的讯息，是为“精神神经内分泌环”(psychoneuroendocrine links)，缘系统位于大脑的边缘叶（limbic lobe)，是情绪和感情中枢，因此外在的应激（stress）能刺激边缘系统释放出异常的讯息至下丘脑来干扰下丘脑分泌GnRH的周期脉冲性分泌（pulsatile secretion)，继而导致促性腺激素（FSH与LH）的分泌异常与无排卵。

(二) 垂体的慢性无排卵 (Pituitary chronic anovulation)

垂体的促性腺细胞是分泌FSH与LH的细胞，广泛性的垂体病变可能导致促性腺细胞分泌的异常，这些病变可能是自发性的、原因不明的、先天性的功能异常，也可能由于肿瘤的压迫、外伤、炎症及急性缺血造成。

1. 希罕综合征 (Sheehan's syndrome)

产后出血（postpartum hermorrhage）或休克引起垂体前叶的急性坏死（acute necrosis)，导致垂体功能低下（hypopituitarism)。临床上，无法分泌乳汁常是最早期的症状，同时会出现疲乏（fatigue)、无精打采（loss of vigor）及低血压（hypotension）等症状，并有阴毛及腋毛(pubic and axillary hair）的脱毛现象。

希罕综合征的垂体功能低下的程度差别很大，有些病例只引起某种激素的分泌丧失，有些病例引起广泛性的垂体功能低下(panhypopituitarism)，目前，可利用下丘脑的释放激素，如TRH、CRF、GnRH等，作为诊断的工具，施行“刺激试验”(stimulation test)，来测试垂体的分泌功能，以确定其疾病受波及的程度。

2. 垂体卒中 (pituitary apoplexy)

垂体卒中是指垂体急性而广泛的梗死(acute massive infarction)，虽然少见，但却是会危及生命的情况，必须及时诊断并给予适时的处置，才能挽回病人的性命。最常导致垂体卒中的原因是垂体肿瘤的压迫，大多数的此类肿瘤，不具有分泌激素的功能，但少数肿瘤则会分泌生长激素（growth hormone）及促肾上腺皮质激素（ACTH），因此临床上在未发生垂体卒中前可能合并有肢端肥大症（acromegaly）或库欣综合征（Cushing's syndrome）。

临床表征上，垂体卒中的病人会有神经方面的症状及垂体激素缺乏的情形。在意识清楚的病人，最先出现的神经性症状是突然发生极度难以忍受的眼眶后头痛（retroorbital headache）症状，也常合并有恶心及呕吐。这种眼眶后头痛是脑膜受到刺激（meningeal irritation）或蝶鞍侧壁的硬脑膜受到拉扯所引起的。肿瘤的扩张，向上若压迫到视交叉（optic chiasm），还会导致视野缺失与视力衰退(impaired visual activity)。垂体前叶受到破坏则可能造成许多激素的缺乏（如 GH、ACTH、TSH、FSH 与 LH 等）；ACTH 的分泌减少或丧失会导致高死亡率，必须马上治疗；尽快开始皮质类固醇（corticosteroid）治疗及支持性补充疗法是最迫切的处置，至于是否要紧急安排肿瘤切除手术来缓解压迫症状则尚无一致的论点，当视病人的个别情况而定。

3. 空蝶鞍综合征 (empty sella syndrome)

垂体位于蝶鞍窝内，若其前上方的隔膜缺失或松弛造成蛛网膜（arachnoid membrane）脱出至蝶鞍内，蛛网膜下腔内的脑脊液（CSF）也会流入蝶鞍内，造成对垂体的压迫，导致垂体的萎缩，因蝶鞍窝内部分或完全被脑脊液充填，所以颅部 X 光检查，只看到一个空腔，故有空蝶鞍之称。

大多数患有空蝶鞍的病人并无内分泌异常，但少数病患合并有 ACTH 分泌缺乏，另有部分病患合并有催乳素分泌过多，而造成无月经症及乳汁分泌，亦有少数空蝶鞍病人的 GH 分泌过多，而出现肢端肥大症及新陈代谢异常的临床症状。

磁共振摄影术（magnetic resonance imaging，MRI）能正确地诊断空蝶鞍，若无 MRI 设备，要诊断空蝶鞍，可先行腰椎穿刺（lumbar puncture）注入显影剂至脑脊液内，再以电脑断层扫描（CT scan），蝶鞍内若有显影剂存在，便能诊断为空蝶鞍。临床上，头痛是最常见的主诉，而少数病例会有自发性的 CSF 自鼻腔内流出（CSF rhinorrhea），非常特殊的是，此类病患很少有视野障碍或缺失。

4. 垂体腺瘤 (pituitary adenomas)

大约有 10%的颅内肿瘤（intracranial tumors）是垂体腺瘤，而这些腺瘤当中，约五分之一是不具分泌激素的特性者，称之为 Null cell 腺瘤，其余五分之四大多会分泌激素，最常见的是分泌催乳素（prolactin）。其他尚有分泌生长激素的腺瘤，分泌 ACTH 的腺瘤及分泌 FSH、LH 与 TSH 的腺瘤，临床上都有特殊的表征，如肢端肥大症、库欣综合征、甲状腺功能亢进症等，但却都有一个共同特征，就是慢性无排卵，这是因为这些激素的过度分泌会引起不适当的反馈控制（inappropriate feedback）最后导致无排卵。

(三) 不适当的反馈控制所引起的慢性无排卵 (Chronic anovulation due to inappropriate feedback)

组织及血液循环中的性激素（雌激素与雄激素）浓度异常，是造成不适当反馈控制的主要原因，而引起性激素浓度异常的因素有：①服用口服避孕药（oral contraceptives）或长期使用外源性的性激素（sex steroids）制剂，②肾上腺功能亢进（hyperfunction of the adrenal gland），分泌过多的雄激素（androgens），③肾上腺或卵巢的功能性肿瘤（functioning neoplasms），持续性地分泌雌激素或雄激素，④肝分泌的结合蛋白异常，如性激素结合球蛋白（sex hormene binding globulin，SHBG）减少，使血中游离态的雌激素及雄激素（free or unbound estrogens and androgens）浓度增加，⑤多囊卵巢综合征（polycystic ovary syndrome）：卵巢分泌过多的雄激素，同时合并有LH分泌异常，及胰岛素抵抗（insulin resistance）与高胰岛素血症（hyperinsulinemia）。雄激素过多所引起的慢性无排卵，将于本章后面部分讨论之。

下丘脑与垂体的激素分泌异常也会造成不适当的反馈控制而导致无排卵，如催乳素分泌过多，生长激素分泌过多，甲状腺功能亢进或低下，都会改变下丘脑分泌GnRH的周期脉冲性，间接影响到生殖功能。

1. 生长激素分泌过多（hypersecretion of growth hormone）

生长激素分泌过多会引起生殖功能异常与新陈代谢的异常。生长激素过多，在孩童期，会引起巨人症（gigantism），在成人，则导致肢端肥大症（acromegaly），这是一种不成比例的生长：头、手、脚的骨头异常增大。成人的肢端肥大症，大多合并有分泌生长激素的垂体腺瘤（GH-secreting adenoma），或具有分泌生长激素释放激素的下丘脑神经节细胞瘤（hypothalamic GHRH-producing gangliocytomas）。对GnRH及TRH的刺激，垂体也能分泌生长激素。这种现象常在大多数肢端肥大症的病患中见到，这可能存在着两种基本的异常：①下丘脑控制功能的异常，②分泌生长激素的腺瘤的细胞表面受体的功能已经改变。值得注意的是，临床上已出现肢端肥大症状的病患，其血中生长激素的浓度不一定升高，但胰岛素样生长因子1（insulin-like growth factor-1，IGF-1）及胰岛素样生长因子结合蛋白3（insulin-like growth factor-binding protein-3，IGFBP-3）的血清值都上升。这是因为生长激素的分泌，不是持续性的，而是呈现不规则的分泌高峰，因此采血时，若不是在分泌高峰的时期，便不会出现生长激素过高的情形，但IGF-1与IGFBP-3都有生长激素依赖性（GH-dependent），肝细胞受生长激素刺激后会合成并释放IGF-1与IGFBP-3，而使血中浓度上升，目前，IGF-1已被用来诊断肢端肥大症，也常被用来作为治疗效果的参考指数，IGFBP-3虽很少被用来诊断肢端肥大症，但其血中浓度在治疗后的变化，似乎较IGF-1更能反映治疗的效果。

2. 甲状腺功能亢进（hyperthyroidism）与低下（hypothyroidism）

甲状腺素（thyroid hormone）分泌过多会导致许多生殖生理方面的异常，罹患甲状腺功能亢进的妇女常合并有寡月经（oligomenorrhea）、月经过少（hypomenorrhea），或无月经（amenorrhea），受孕的机会亦降低。甲状腺素可刺激肝合成性激素结合球蛋白（sex hormone-binding globulin，SHBG）。不论在卵巢周期的卵泡期或黄体期，甲状腺功能亢进的妇女，其血中雌激素（estrogens）的浓度都为正常妇女的2~3倍，雌二醇（estradiol，E2）的代谢廓清率也较正常妇女为小，这都可能与SHBG的浓度增加有关，SHBG的增加结合了更多的雌激素，并延长雌激素被排出的时间，更值得一提的是，LH的血中浓度，不论是在卵泡期或黄体期，甲状腺功能亢进的妇女都较正常妇女高出2~3倍，但排卵前的LH和FSH高峰（midcyclc LH surge and FSH peak）在甲状腺功能亢进合并月经过少的妇女会变小及不足，而在无月经的妇女可能完全缺失，这些证据都显示甲状腺功能亢进会导致无排卵。SHBG增加能结合更多的雌激素，而使游离态的雌二醇（free eatradiol）减少，继而无法诱发排卵前的正反馈作用，所以midcycle LH surge便会不足或完全不出现。

相反的，甲状腺功能低下的妇女常有月经过多（hypermenorrhea）或经期过长（menorrhagia）的现象。许多证据显示，甲状腺功能低下会引起无排卵：临床上及实验诊断确定为黏液水肿的女性病患中，约有70%是无排卵的，这些病人也都合并有经期过长。非常矛盾的现象是，为什么甲状腺功能亢进或低下都会导致无排卵，但临床症状（月经之多寡）的差异却如此巨大呢？可能的解释是SHBG浓度的高低，决定游离态雌二醇的浓度。虽然甲状腺功能亢进的妇女血中雌二醇的总量很高，但因SHBG浓度也高，所以游离态的雌二醇浓度很低，所以对子宫内膜的刺激较小，月经出血量也较小，相对的，甲状腺功能低下的妇女，虽然血中雌二醇总量较低，但游离态的雌二醇却较高，对子宫内膜的刺激亦较小，所以月经出血量较多。

雄激素过多
(Excessive Androgens in Women)

(一) 女性体内雄激素的生理学
(Physiology of androgens in women)

卵巢及肾上腺（adrenal gland）都能分泌雄激素，在女性，主要的雄激素有3种：①雄甾烯二酮（androstenedione，ADD），②睾酮（testosterone）与其还原衍生物5α-二氢睾酮（5α-dihydrotestosterone，DHT），③脱氢表雄酮（dehydroepiandrosterone，DHEA）及其硫化物（DHEA-S）。肾上腺及卵巢分泌ADD及睾酮的情形大略相等，但仍有周期性的差异（随月经周期的改变而有不同程度的分泌比例）。至于DHEA与DHEA-S则大部分来自于肾上腺，卵巢合成的比例相当得低。

芳香环转化作用（aromatization）是雄激素（含19个碳原子）中的ADD及睾酮，其第3个碳原子所接的酮基（=O），在芳香酶（aromatase）的催化作用下转化成羟基（−OH），并将第19个碳原子截断，形成只含18个碳原子，且具有1个芳香环的雌激素。DHEA及DHEA-S先转化成ADD及睾酮后，也能经芳香环转化作用转变为雌甾酮（estrone，E1）与雌二醇（estradiol，E2）。

卵巢卵泡内的颗粒细胞（granulosa cells）及其他非性腺组织（如脂肪组织与肌肉组织等）都具有芳香酶（aromatase），能将雄激素转化成雌激素。芳香酶是细胞色素P-450（cytochrome P-450）的一员，受两种不同基因的控制，因此卵巢颗粒细胞内的芳香酶与非性腺组织所含的芳香酶作用略有差异：颗粒细胞的芳香酶主要将雄激素转化为雌二醇（E2），而脂肪或肌肉组织内的芳香酶大多将雄激素转化为雌甾酮（E1）。

性激素结合蛋白（sex hormone-binding globulin，SHBG）是肝合成的蛋白质（分子量为9万左右），对雄激素（androgens）及雌激素（estrogens）具有特殊的结合力，因此在血液循环中能携带雄激素及雌激素，而被SHBG结合的雄激素及雌激素不具生物活性，仅1%~2%的游离态雄激素及雌激素才能发挥性激素的生物活性，所以血中SHBG的变动会影响游离态雄激素或雌激素的浓度，而有不同的临床表现。

许多激素会影响血中SHBG的浓度，雌激素及甲状腺素都会刺激肝合成SHBG，所以长期服用雌激素的妇女及甲状腺功能亢进的病患都有较高浓度的SHBG。相对的，雄激素会抑制SHBG的合成，因此，雄激素分泌过多的妇女，SHBG的血中浓度降低，导致游离态的雄激素增加，所以雄性的表征（如：多毛症hirsutism）较明显，痤疮（acne）及抑制卵巢排卵的机会也增加。另外，肥胖（obesity）及胰岛素过高（hyperinsulinemia）的状态也都会抑制肝SHBG的合成，而较容易出现雄性的表征。

除了SHBG，白蛋白（albumin）也是血液循环中携带性激素的蛋白质，但较不具特异性，因白蛋白可结合大多数的激素（虽然结合力与结合比率因不同的激素而有不同），如血中的雌二醇（E2）约有37%被SHBG结合，61%被白蛋白结合，仅约2%呈游离态，而妇女血中的睾酮（testosterone），约66%被SHBG结合，33%被白蛋白携带，仅约1%呈游离态。

(二) 多囊卵巢综合征
(Polycystic ovarian syndrome，PCOS)

1935 年，Stein 及 Leventhal 发表一篇论文，描述无月经及男性化（masculinization）的妇女有两侧肿大，并含多个卵泡囊肿（multiple follicular cysts）的卵巢，因此，Stein-Leventhal 症曾一度被用来形容多囊卵巢综合征（PCOS）。后来，许多资料显示，慢性高雄激素性无排卵（chronic hyperandrogenic anovulation，简称 CHA）也具有相同的临床症候，同时强调患此综合征的病患有过多的雄激素，且合并有无排卵，近几年来，腹部超声波的广泛使用更提供了卵巢的无伤害性检查，再加上临床症状的表征，能更精确地诊断出多囊卵巢综合征。超声波的诊断，依据 Adams 于 1985 年在 Lancet 所发表的定义是，直径 2~8mm 的卵泡超过 10 个以上（含 10 个），排列于超声波回音甚强的卵巢中央基质的周围，称之为多囊卵巢。

虽然腹部超声波能侦测许多有多囊卵巢（polycystic ovaries）的妇女，但并非这些妇女都有多囊卵巢综合征（PCO syndrome），即有过多的雄激素分泌及合并无排卵的临床症状。以腹部超声波检查发现有多囊卵巢的妇女约占所有妇女的百分之二十；在这些妇女当中，有寡月经（oligomenorrhea）或无月经（amenorrhea）者约占 70%，而合并有多毛症（hirsutism）者在白种人的族群约占 50%~60%，但在黄种人则所占比率很少，而值得注意的是，这些以超声波检查可发现多囊卵巢的妇女，40%有血中 LH 值上升，22%有血中睾酮（testosterone）上升的临床表征。

I. PCOS 致病的原因

虽然 PCOS 的临床症状常见到不孕（infertility）、无排卵、肥胖及多毛现象（东方人少见），但基本上，导致 PCOS 的主要原因是雄激素的分泌过多（hyperandrogenism），无论是卵巢本身的雄激素分泌过多，或是由于肾上腺皮质功能亢进（adrenal hyperplasia），以及体质性病患如库欣综合征（Cushing's syndrome）、甲状腺功能低下（hypothyroidism）或亢进（hyperthyroidism）等，所诱发的雄激素分泌过多都会导致多囊卵巢综合征。

PCOS 病人的血液生化检验特征有 LH/FSH 比值增加（increased LH/FSH ratio），E1/E2 比值增加（elevated estrone/estradiol ratio），游离态雄激素指数（free androgen index = testosterone ×100/SHBG）升高，胰岛素抵抗（insulin resistance）增加等。但这些检验数据的改变，目前尚无可信赖的临界诊断值。例如，LH/FSH 大于 3 一直被用来作为诊断 PCOS 的依据，但实际上，必须先了解是以何种检验方法来测定 LH 与 FSH 才能对 LH/FSH 比值的判读有助益。目前，测量血中 LH 与 FSH 浓度以放射免疫分析法（radioimmunoassay，RIA）与免疫放射测量分析法（immunoradiometric assay，IRMA）两者居多。血中 LH 浓度，若以 RIA 法测量，其值较以 IRMA 法测得者高约 33%；相反的，以 RIA 法测得的 FSH 值反较以 IRMA 法测得者低约 17%，因此，若 LH、FSH 均以 RIA 法测量，其 LH/FSH 比值较高（PCOS 者其比值可能大于 3），若 LH、FSH 两者皆以 IRMA 法测量，PCOS 病人的 LH/FSH 比值虽上升，但大于 3 者的发生率便不高了。

下丘脑分泌 GnRH（gonadotropin-releasing hormone）是以周期性脉冲性（pulsatile）的方式，而垂体分泌的 LH，因受到周期性脉冲性 GnRH 的影响，也呈现周期性脉冲性，但在不同时期，LH 分泌的频率（frequency）及幅度（amplitude）有显著的差异：卵泡期的 LH 分泌较频繁，尤其在接近排卵期分泌频率最高，约每 70 分钟便有一个分泌高峰，排卵前的黄体生成激素高峰（LH surge）时，LH 分泌的幅度亦变大，相对的，黄体期时，LH 的分泌频率变得较迟缓，在月经来临前，约 210 分钟才有一次 LH 分泌高峰，但黄体期的 LH 分泌频率虽然较低，但分泌的幅度却较卵泡期为大。

LH 对发育中的卵泡有许多调节与控制的功

能：在早期卵泡期，LH刺激卵泡的膜细胞（theca cells）将胆固醇（cholesterol）转化成雄激素（androgens，包括androstenedione与testosterone），以便供应颗粒细胞（granulosa cells）作为雌激素（estrogens）合成的原料；排卵前的LH高峰能抑制卵泡内的“卵细胞成熟抑制因子”（oocyte maturation inhibitor，OMI）而恢复卵细胞的第一次减数分裂（meiosis Ⅰ）的进行，使卵细胞成为具有“与精子结合”的能力的成熟卵细胞（mature oocyte）；排卵（ovulation）后，卵泡内颗粒细胞的黄体化作用（luteinization）及黄体化后的颗粒细胞分泌黄体酮的功能均受LH的控制。卵细胞成熟抑制因子（OMI）的本质为何，目前尚未确定，但环磷酸腺苷（cyclic adenosine monophosphate；cAMP）可能就是OMI本身或是能活化OMI的物质，卵细胞本身不会合成cAMP，但卵细胞周围的颗粒细胞可供给卵细胞cAMP，因此卵细胞便被限制在第一次减数分裂的核分裂的前期（prophase Ⅰ），而LH刺激可以阻断cAMP的合成，导致卵细胞内cAMP浓度的下降而恢复减数分裂的进行。

LH的分泌过多（hypersecretion of LH）对卵泡的发育与卵细胞的成熟有负面的影响：①过多的LH刺激膜细胞（theca cells）合成太多的雄激素，会抑制颗粒细胞（granulosa cells）内，由FSH所诱发的芳香酶（FSH-induced aromatase）的活性，结果雌激素的合成反而减少而导致卵泡的萎缩（follicular atresia）。②LH分泌过多会提前颗粒细胞黄体化的时间而导致早发性黄体化现象（premature luteinization），继而可能引起“黄体化而未破裂的卵泡”(luteinized unrupture follicie，LUF)。③卵泡期大量分泌LH会造成垂体LH储存量的减少，继而影响到LH高峰时LH分泌的幅度，无法刺激足够量的颗粒细胞的黄体化作用，而导致黄体功能不全（luteal insufficiency）。④提早抑制OMI的作用，加速卵细胞的成熟，使得卵细胞在排卵时已变成过度老化的卵细胞，而无法受精或受精后的胚胎无法着床。

PCOS的病患中LH值较高，但其LH分泌的频率（frequency）与正常妇女无异，而经GnRH刺激后，其LH分泌有明显增加；相反的，FSH的分泌，无论是基础值或经GnRH刺激，PCOS病患都较低，以周期脉冲性的方式给予GnRH（pulsatile administration of GnRH），POCS病患所分泌的LH亦较正常妇女为高，虽然PCOS合并有雄激素过多（hyperandrogenism），但外源性的雄激素给予正常妇女（无论是短期或长期），都不致引起LH分泌幅度或频率的增加；相反的，过高的睾酮（testosterone）反而抑制LH的分泌；因此，雄激素过多可能是LH分泌异常的结果。而在PCOS的病例，LH的过度分泌则可能来自于卵巢与垂体间反馈控制的混乱（pertubation of ovarian pituitary feedback），而不是起源于下丘脑周期搏动的调节作用的失调。

2. PCOS的致病机制

目前已有许多资料显示多囊卵巢（PCO）的遗传表现型（phenotype）是相当普遍地存在的，且与基因遗传有关，而是否会发展成为多囊卵巢综合征（PCOS）则可能决定于环境因素（如：肥胖）与基因之间的相互作用（interaction），因为环境因素可影响到生物化学上及临床上的表现（biochemical and clinical expression）。

引起PCOS最主要的原因是LH与雄激素的分泌过多（hypersecretion of LH and androgens），卵巢卵泡的膜细胞（theca cells）在过多的LH刺激下，合成太多的雄激素，继而抑制颗粒细胞（granulosa cells）内芳香酶（aromatase）的活性，而使雌二醇（E2）的分泌减少。这些过量的雄激素在周边脂肪组织能被转化为雌酯酮（E1），E1仍具有对垂体分泌FSH的抑制作用，但却使垂体GnRH的敏感度增加而分泌较多的LH，这过多的LH又刺激膜细胞分泌更多的雄激素，如此便形成一个恶性循环。而E2减少与雄激素增加会抑制肝制造

SHBG功能（雌激素能“刺激”而雄激素会“抑制”肝合成SHBG的功能），SHBG是雄激素最主要的结合蛋白，其量减少则导致游离态的雄激素增加，而使周边的雄激素效应变得更明显，如：多毛症，而在卵巢卵泡，E2减少与雄激素增加会加速卵泡的萎缩（follicular atresia）而导致无排卵（anovulation）。

卵巢卵泡内的性类固醇（sex steroids）合成与胰岛素样生长因子1（insulin-like growth factor-1，IGF-1）及结合蛋白1（IGF-binding protein-1，IGFBP-1）的作用有关，IGF-1能加强膜细胞合成雄激素，而IGFBP-1能抑制IGF-1的生物活性（bioactivity）以免刺激过多的雄激素分泌，假如卵泡内的IGFBP-1分泌过少导致IGF-1的生物活性过强，则引起卵巢雄激素的分泌过多，周边组织的E1转化作用亦增强，E1的增加干扰了下丘脑神经内分泌系统的功能而造成垂体的LH分泌增加，更加强了卵巢雄激素的分泌。肾上腺功能亢进（adrenal hyperfunction），包括肾上腺能分泌雄激素的肿瘤（androgen secreting tumor of the adrenal）和先天性肾上腺增生（congenital adrenal hyperplasia）都会有过多的雄激素分泌。

肥胖（obesity）会改变体内生物化学反应的途径及新陈代谢的状态，最常见的是引起胰岛素抵抗（insulin resistance）现象，而造成血中循环的胰岛素浓度增加，胰岛素本身可加速垂体LH的分泌，也会抑制IGFBP-1的合成，所以因胰岛素抵抗所造成的高胰岛素血症（hyperinsulinemia）会导致LH分泌增加及IGFBP-1的合成减少，而此二者都会促进卵巢雄激素的分泌，最后演变成PCOS。另外，肥胖妇女的脂肪组织多，性腺外（周边组织）的E1转化作用（extra-glandular conversion of E1）较频繁，所以血中的E1浓度较高，也是造成LH分泌的原因之一。

3. PCOS与青春期变化的关系

青春期（puberty）的少女常有不规则的月经周期，也常合并有高雄激素血症（hyperandrogenemia）及多囊卵巢（PCO），因此多囊卵巢综合征（PCOS）可能与青春期的变化有密切的相关性。最近的资料显示，“胰岛素抵抗”（insulin resistance）及“代偿性高胰岛素血症”（compensating hyperinsulinemia）是青春期变化的一种正常现象。性器官的成熟（sexual maturation）与躯体的生长（somatic growth）是青春期的两大变化。在青春期，生长激素（growth hormone，GH）大量分泌，拮抗了胰岛素的作用，引起胰岛素抵抗，而胰岛代偿性的分泌导致高胰岛素血症，继而抑制胰岛素样生长因子结合蛋白1（IGFBP-1）的分泌，造成胰岛素样生长因子1（IGF-1）的活性增加，同时，GH的靶细胞在GH的作用下也会分泌IGF-1（实际上，IGF-1是执行GH促生长作用的物质），IGF-1是促进生长的蛋白质，可刺激躯体的生长。胰岛素抵抗只限于葡萄糖的新陈代谢作用，并不会影响到氨基酸的新陈代谢，相对的，代偿性高胰岛素血症实际上可增强蛋白质的合成作用，更有利于躯体的生长，另一方面，IGF-1能加强FSH与LH的作用而增加卵巢合成性类固醇的能力，继而促进卵泡内颗粒细胞的增生及卵泡的发育，最后达到性器官成熟（具有排卵功能的卵巢）的目的。

临床观察发现高胰岛素血症（hyperinsulinemia）可导致雄激素过多症（hyperandrogenism）及多囊卵巢综合征(PCOS)；以氮嗪（diazoxide）来治疗高胰岛素血症的妇女，能显著地降低其血中的睾酮（testosterone）浓度（注：氮嗪可抑制胰岛素的合成），可见胰岛素的多寡会影响到卵巢的功能。胰岛素刺激卵巢分泌雄激素是经由IGF-1的type Ⅰ receptor，因IGF-1的type Ⅰ receptor对胰岛素的结合力弱，所以必须有相当高浓度的胰岛素才能诱发刺激作用。体外实验证实胰岛素及IGF-1都能刺激正常卵巢以及多囊卵巢的雄激素制造［包括睾酮与雄（甾）烯二酮］，同时发现对PCOS的卵巢只要给予胰岛素便能刺激雄激素的合成，但对正常的卵巢，则还需LH的共同作用才能刺激雄激素的合成，而且每单位重量的多囊卵巢所产生的雄激素的量比正常卵巢来得多，这些资料都显示多囊卵巢对胰岛素的反应较一般正常卵巢更为敏感。

许多在青春期（puberty）出现激素分泌的改变（endocrine changes），不但可以在 PCOS 的病人身上发现，而且其改变还更为严重，即激素的分泌有过度异常的情形：

- 卵巢形态的改变：正常早期青春期少女的卵巢常出现许多小囊（multicyst），但在排卵的功能确立之后会逐渐消失；而 PCOS 的病人其卵巢亦有多囊，但中间的基质组织有过度增厚的现象（超声波的诊断）。
- PCOS 病人的 FSH 与 LH 的分泌很类似青春期少女 FSH 与 LH 分泌过度的现象：PCOS 病人其基础 LH 血清值上升，LH/FSH 比值也增加，对 GnRH 刺激的反应也有过度分泌 LH 的现象，这些临床观察都可在青春期的变化时发现，只不过是更为明显罢了。
- 肾上腺分泌雄激素的功能亢进：肾上腺合成雄激素的途径需要一种酶称为细胞色素 P-450c17（cytochrome P-450c17），这种酶实际上是扮演着催化两种不同反应的酶，一是 17β-羟化酶（17β-hydroxylase），另一是 17,20-裂解酶（17,20-desmolase），在这种酶的作用下，DHEA 与雄烯二酮才能被合成。青春期时，这种酶的活性大大地被增加，这是因为青春期之前，肾上腺已有皮质功能初升（adrenarche）的变化，这变化最主要就是活化 cytochromeP-450c17 的 17,20-desmolase 的活性，于是 DHEA 及雄烯二酮开始大量被合成，如此有助于卵巢的成熟，但过多的 DHEA 及雄烯二酮分泌会导致雄激素过多症（hyperandrogenism），反而加速卵巢卵泡的萎缩（follicular atresia）及抑制雌二醇（E2）的合成，这便是 PCOS 临床表征，所以 PCOS 似乎是一种过度青春期变化的状态（a state of hyperpuberty）。

参考文献 (FURTHER READING)

1. Speroff L, Glass RH, Kase NG. (1994) Anovulation and the polycystic ovary. In Clinical Gynecologic Endocrinology and Infertility. pp. 457–482.
2. Yen SSC. (1991) Chronic anovulation (Eds. Yen SSC & Jaffe RB). pp. 576–688.
3. Barkan AL, Beitins IZ, Kelch RP. (1988) Plasma IGF-Ⅰ/SMC in acromegaly: correlation with the degree of growth hormone hypersecretion. J Clin Endocrinol Metab 67: 69–73.
4. Blum WF, Ranke MB, Kietzmann K, Gauggel E, Zeisel HJ, Bierich JR. (1990) A specific radioimmunoassay for the growth hormone (GH) -dependent somatomedin-binding protein: its use for diagnosis of GH defiency. J Clin Endocrinol Metab 70: 1292–1298.
5. Gurgan T, YaraliH, Urman B. (1994) Laparoscopic treatment of polycystic ovarian disease. Human Reprod 9: 573–577.
6. Balen AH, Tan SL, Jacobs HS. (1993) Hypersecretion of LH: a significant cause of infertility and miscarriage. Br J Obstet Gynaecol 100: 1082–1089.
7. Adams J, Franks S, Polson DW, Mason HD, Abdulwahid N, Tucker M, et al. (1985) Multifollicular ovaries: clinical and endocrine features and response to pulsatile gonadotropin releasing hormone. Lancet ii, 1375–1378.
8. Conway GS, Honour JW, Jacobs HS. (1989) Heterogeneity of the polycystic ovary syndrome: clinical, endocrine and ultrasound features in 556 patients. Clin Endocrinol 30: 459–470.
9. Dor J, et al. (1992) The relative success of gonadotrophin-releasing hormone analogue, clomiphene citrate and gonadotropin in 1099 cycles of in vitro fertilization. Fertil Steril 58: 986–990.
10. Rossmanith WE, Keckstein J, Spatzier K, Lauritzen C. (1991) The impact of ovarian laser surgery on the gonadotropin secretion in women with polycystic ovarian disease. Clin Endocrinol 34: 223–230.
11. Balasch J, Barri PN. (1993) Follicular stimulation and ovarian cancer? Human Reprod 8: 990–995.

12. Wilansky DL, Greisman B. (1989) Early hypothyroidism in patients with menorrhagia. Am J Obstet Gynecol 160: 673-677.
13. Krupp P, Monka C. (1987) Bromocriptine in pregnancy: safty aspects. Klin Wochenschr 65: 823-827.
14. Scheithauer BW, Kovacs KT, Randall RV, Ryan N. (1989) Effects of estrogen on the human pituitary: a clinicopathologic study. Mayo Clin Proc 64: 1077-1084.
15. Lloyd RV. (1983) Estrogen-induced hyperplasia and neoplasia in the rat anterior pituitary gland: an immunohistochemical study. Am J Pathol 113: 198-206.
16. Nesler JE, Clore JN, Blackard WG. (1989) The central role of obesity (hyperinsulinemia) in the pathogenesis of the polycystic ovary syndrome. Am J Obstet Gynecol 161: 1095-2101.
17. Nobels F, Dewailly D. (1992) Puberty and polycystic ovarian syndrome: the insulin/insulin-like growth factor Ⅰ hypothesis. Fertil Steril 58: 655-666.
18. Wang HS, Chard T. (1999) IGFs and IGF-binding proteins in the regulation of human ovarian and endometrial function. J Endocrinol 161: 1-13.

9

Chapter

高催乳素血症

陈信孚

前　言

高催乳素血症（hyperprolactinemia）是生育年龄妇女常见的内分泌疾病。此症会造成乳溢症（galactorrhea）、月经稀少、闭经（amenorrhea），以及不孕等问题，因此在妇产科或者内科的内分泌与不孕症门诊中经常会遇到。

在正常生理状况下偶尔会出现高催乳素血症，例如怀孕期以及产后哺乳期，另外环境的压力也会促使其数值升高。此外，血中催乳素（prolactin，PRL）的数值并非恒定，在一天中随时间会有变化，尤其是在夜间（3:00~5:00 a.m.之间）会特别高，因此检查催乳素的适当时间应该是在早上 8:00 到中午 12:00 这段时间。因此上述的高催乳素血症多半是生理性的。

除了上述情形之外，许多引起高催乳素血症的原因则是病理性的或由某些药物的副作用引起的。例如有许多治疗神经或精神系统方面的药物，特别是多巴胺受体的拮抗剂（dopamine receptor antagonist）会造成此症，举例来说如甲氧氯普胺（metoclopramide，Primperan），氟哌啶醇（haloperidol，Haldol），舒必利（sulpiride，Dogmatyl）等皆是。这类药物在精神科经常会使用到，因此也常常是引起病患出现闭经的原因之一。常见会影响催乳素分泌的药物，请参阅表 9-1。病理状况造成催乳素过高的情形也不罕见，例如某些全身性的疾病如甲状腺功能低下（hypothyroidism）以及肾衰竭（renal failure），但是较常见的还是下丘脑（hypothalamus）与垂体（pituitary gland）的病变；我们知道垂体位于蝶鞍（sellaturcica）内，一般而言，任何蝶鞍内或其附近的病灶，如果本身会分泌催乳素，或是这个病灶压迫到垂体茎（pituitary stalk），因而阻断由下丘脑分泌来的多巴胺对于催乳素分泌的抑制的话，都会导致高催乳素血症。这类蝶鞍附近的病灶，以垂体本身的腺瘤（pituitary adenoma）最常见。根据学者的统计，罹患催乳素过高的患者，大约40%~60%有垂体腺瘤的存在。不过要注意的是，学者报告过生育期的正常妇女中 36%~42%

表 9-1　影响催乳素分泌的因素

刺激物	抑制物
Antihypertensives	L-dopa
α-Methyldopa	Dopamine
Reserpine	Bromocriptine
Psychotropics	Pergolide
Phenothiazines	
Tricyclic antidepressants	
Opiates	
Anesthetics	
Antiemetics	
Sulpiride	
Metoclopramide	
Hormones	
Estrogen	
Oral contraceptives	
TRH (Thyrotropin-releasing hormone)	

可以发现有垂体的微小腺瘤（microadenoma），因此很可能这种微小腺瘤，事实上未必是引起血中催乳素升高的真正原因。

除了上述具有明显致病原因之外，还有部分病患没有明显病灶存在，这类情况称为“原因不明的高催乳素血症”（idiopathic hyperprolactinemia），其催乳素升高的原因可能是功能性的，也可能是某些没有办法被侦测出的腺瘤所分泌的，更少数则是一种称为“大分子量催乳素血症”（macroprolactinemia）的病例，这种病例血中催乳素的种类与一般人不同，但是其生物活性也较低，因此不一定会造成症状。

由于高催乳素血症会引起卵巢功能低下，因而导致月经异常及不孕，长期下来并有骨质疏松之虞，因此，我们首先需要对其生理原理做适当的了解，才能给予有效的治疗。

催乳素的调节、分泌及作用的原理

催乳素是一种刺激产乳的激素。从进化的观点来看，这种激素对于维持生命的延续具有相当的重要性，例如母亲可以藉由这种激素的作用把维护生命的营养由子宫转移到乳腺上，以便产后可以持续提供适当的养分给子代。人类的催乳素（human prolactin，hPRL）在20世纪70年代才被发现，其构造与生长激素（human growth hormone，hGH）相当类似。hPRL是一种多肽蛋白（polypeptide），由198个氨基酸所组成，分子量大约是22kD（22 000），不过人类的PRL变化多端，有好几种形态存在，不同形态的PRL分子大小不同，生物活性（bioactivity）以及免疫活性（immunoactivity）也有相当差异，差异主要源于分子本身是否有糖基化（glycosylation）。血液中PRL存在的形态有：①little PRL（分子量约23kD），没有糖基化，其生物与免疫活性都最强。②糖基化PRL有两种形态（分子量约25kD），G^1-hPRL与G^2-hPRL，其免疫与生物活性较低，这是人类PRL的主要形态。③big PRL分子量约50kD，是由2~3个糖基化PRL所组成的。④big-big PRL（分子量约100kD）可能是由糖基化PRL与免疫球蛋白所组成的。甚至于更大分子的PRL也可能存在，Carlson HE报告过两位大分子量PRL的病例。其中一位PRL的分子量高达699kD，主要是由25kD的糖基化PRL所组成，而另一位有171与291kD的PRL则由23kD与25kD的PRL所构成。前述PRL中，big PRL与big-big PRL和催乳素受体的结合力较弱，因此生物活性未必强，但还保留一定的免疫活性，因此有些病患血中催乳素数值很高，但是其性腺功能（例如生育力与月经）并不受影响，可能就是因为主要是big-big PRL存在的缘故。

PRL是由垂体前叶的催乳细胞（lactotroph）所制造和分泌出来的，这种细胞大约占整个垂体的细胞中40%~50%的比例，不过催乳细胞可能不只分泌PRL，其他像hGH也可以由此细胞制造。PRL的分泌主要是由下丘脑传递来的因子所控制，这些因子包括具有刺激PRL分泌的催乳素释放因子（prolactin-releasing factor，PRF）与具有抑制作用的催乳素抑制因子（prolactin-inhibitory factor，PIF）。这些因子由下丘脑经由垂体茎传至垂体，而PRF与PIF之间的平衡得以调控PRL。不过除了来自下丘脑的控制之外，PRL的分泌还受到垂体本身的内分泌控制，以及周边血液中甲状腺素、雌激素、糖皮质激素（glucocorticoid）以及维生素D等的调节；因此，催乳细胞的分泌作用具有很大的弹性，也很容易受到多重因素的交互影响，这也就是为什么临床上高催乳素血症常有多重致病因素。因此简要来说，血液中PRL的数值变化主要是藉着PIF与PRF两者的平衡来调节，其中以抑制作用为主，也就是PIF作用比PRF强，然后再加上周边各种激素的作用而达其最终的表现。

PIF中最主要是多巴胺（dopamine），这种物质可以与催乳细胞上的受体结合，因而抑制PRL的分泌。首先下丘脑的神经元（neuron）会吸收酪氨酸，这种氨基酸经由酪氨酸羟化酶的作用而转变成DOPA，之后再快速地转变成多巴胺；多巴胺由神经元中释放出来后，经由门脉循环（portal circulation）而到达垂体前叶的催乳细胞，而抑制PRL分泌。同时PRL也可经由负反馈机制而加速多巴胺的代谢，因此当PRL升高时可以促进多巴胺的分泌，转而回头来抑制PRL的分泌。因此藉由这种原理，多巴胺的先驱物质（precursor）如L-dopa，或是临床上常用的多巴胺作用剂如溴隐亭（bromocriptine，Parlodel），都具有抑制PRL分泌的作用。另一种PIF是γ-氨基丁酸（gamma-aminobutyric acid，GABA），不过其抑制作用比较弱。

下丘脑控制PRL的分泌虽然主要是抑制性的，但是急速的PRL上升则需要PRF的作用，像促甲状腺激素释放激素（thyrotropin-releasing hormone，TRH），血管活性肠肽（vasoactive intestinal peptide，VIP），血管紧张素（angiotensin），以及其他如雌二醇（estradiol）都具有这类刺激PRL分泌的作用。临床上可以观察到原发性甲状腺功能低下的病患会出现PRL上升的情形，而影响月经形态，就是因为TRH上升。雌二醇促进PRL的制造与分泌可以从怀孕妇女血清变化而观察得到；怀孕期间血清中雌二醇与PRL的浓度随周数增加而呈比例上升，两者有密切相关。不过有趣的是雌二醇可以抑制PRL在乳腺上与其受体的结合与作用，因此即使孕期中PRL很高也无法分泌乳汁。

藉由上述原理的说明，我们可以进一步了解为何某些病理性因素（表9-2）会影响催乳素的浓度。在下丘脑的病灶中最常引起高催乳素血症的是颅咽瘤（craniopharyngioma），这种瘤子由抗特克囊（Rathke's pouch）的上皮发育而来，虽然是良性瘤，但是由于会逐渐变大，进而破坏下丘脑或甚至伸入垂体，因此临床上可以观察到程度不一的垂体功能异常，包括促性腺激素分泌过少而导致无月经，以及GH、TSH、ACTH和ADH的分泌减少。这种瘤必须借助手术与放射性治疗来控制。甲状腺功能低下一如前述也会导致催乳素过高，据估计在所有乳溢及高催乳素血症的病患中，有3%~5%原因起于甲状腺功能低下。这种病症可以用简单的检查PRL与TSH而获得初步诊断，如果TSH与PRL都升高，那么极有可能PRL上升是由甲状腺问题引起的，这种病患确定诊断之后应该尽速给予甲状腺素就可以得到解决。

表9-2 影响催乳素分泌的病理因子

CNS disorders
- Hypothalamus
  - Idiopathic (functional)
  - Destructive (tumor, encephalitis, meningitis)
- Pituitary gland
  - Adenoma (microadenoma, macroadenoma)
  - Lactotroph hyperplasia
  - Acromegaly
  - Empty sella syndrome
  - Pituitary stalk lesion
  - Sheehan's syndrome

Hypothyroidism

Renal failure

Prolactin secretion from tumor at ectopic sites

Miscellaneous
- Macroprolactinemia
- Anti-PRL autoantibody

诊 断

除确定血中催乳素确实升高(大于20ng/ml)之外，这类疾患的诊断要点还包括是否垂体有腺瘤存在，是否有甲状腺功能低下，以及是否正使用某些会引起催乳素升高的药物（安神药、避孕药、高血压药等）（表9-1）。对于后者，如果可以停药，但停药之后1个月的PRL值依然居高不下，就应该进一步诊断有无其他原因。如果这些药物停不得，那么也应该着手进一步检查有无腺瘤存在。腺瘤的有无可以用CT或MRI来检查。一般而言，血中PRL数值愈高，腺瘤存在的机会愈大，但是并没有一定标准显示PRL值多高就需要放射线检查。Kleinberg DL的结论是PRL大于50ng/ml极可能是有腺瘤，不过临床上可以参考的标准是PRL大于100ng/ml一定检查；50~100ng/ml看情形；低于50ng/ml可以不需要。不过如果PRL低于60ng/ml，但还是担心有垂体肿瘤，则可以用TRH刺激试验（TRH stimulation test）来判断。一般而言，垂体有腺瘤的病患使用TRH刺激试验时，血清中PRL的上升异于正常人，反应比较迟钝（blunt response）。试验的方法是静脉注射500μg TRH，并且于注射前与之后20分钟测量血清中PRL数值；催乳素不正常但没有腺瘤者，其PRL于注射后可以上升200%以上（也就是可以在基础值3倍以上），如果上升程度不足的话就应考虑影像检查。因此诊断的流程如下：如果病患催乳素过高，有乳溢现象，但是月经还算规则，则如果PRL在20~60ng/ml时可以进行TRH刺激试验，不正常才做MRI；而如果PRL大于60ng/ml可以直接作MRI检查。然而出现乳溢现象的病患，常常伴随月经过稀或无月经现象，这类病患虽然多半催乳素较高，但是少数PRL只是轻微上升，甚至可以是正常的，利用放射线检查却可能出现异状，如空的鞍凹（empty sella），这种病患用一般头部X光检查可以发现蝶鞍（sella turcica）变得比较大，以MRI检查则可获得确切诊断。对有乳溢而月经异常的病患有如图9-1的诊断流程。

影像检查的选择

过去CT常用来诊断垂体附近的病灶，但是CT的功能主要还是着重在蝶鞍的骨构造，对于其内的软组织如腺瘤，以及视交叉（optic chiasma）、颈动脉及海绵窦（cavernous sinus）的状况则不够明确，因此在设备许可的情况下，MRI应该是较好的选择。如果CT或MRI都没有，则至少可以用hypocycloid tomography，或更简单的一个cone view。

特殊病例

（一）催乳细胞增生

有一类病患PRL数值变动比较激烈，时而高，时而恢复正常，用一般脑部X光检查并无异状，但是用CT或MRI可以发现垂体内有肿瘤迹象，甚且瘤有往外扩展的趋势；但是有趣的是垂体茎（pituitary stalk）还是维持在正常位置。另一个特征是使用CT或MRI检查可发现瘤状物的信号强度相当同质化（homogeneous），而垂体的上缘对称。这种病患的TRH的刺激反应很明显甚至过分激烈，与一般催乳素腺瘤者显著不同。Peillon F曾报告5例这样的病患，经手术切除

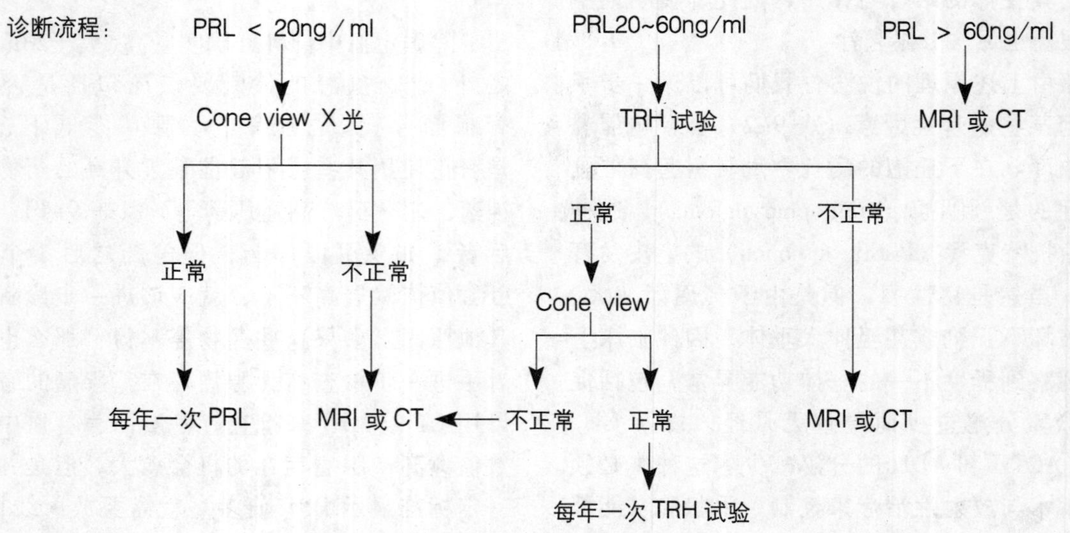

图9-1 诊断流程

疑似肿瘤的位置后发现其实是催乳细胞增生(lactotroph hyperplasia)。

(二) 大分子催乳素血症

过去学者报告过，有少部分病患血中催乳素升高，但是临床上却没有症状，月经规则，也没有乳溢的现象。关于这类病患，Carlson HE曾分析两位病患发现其血清中的PRL的分子量异于常人。一般血清中的PRL分子量约23kD，称为“little PRL”，只有少量是分子量大于100kD的“big-big PRL”与45~50kD的“big PRL”，但是前述这两位病患血清中大部分(73%~86%)是“big-big PRL”，只有9%~23%是“little PRL”。这种大分子的PRL因为糖基化(glycosylation)或是好几个PRL形成聚合体(polymer)，因此代谢速度慢而造成血清中催乳素升高，但是由于大分子催乳素生物活性不强，因此病患的性腺功能不太会受到影响，因此只要临床上没有明显症状就可以不治疗。

(三) 抗催乳素抗体

另一种情形病患血清中PRL很高，但是临床上没有明显症状，病患也能怀孕。据Hattol N等学者的研究，这类病患当中有16%血清中有抗催乳素的自体抗体(anti-PRL autoantibody)，一般人则只有3.5%，而这些病患血清PRL数值与抗体的浓度也呈正相关，因此抗催乳素自体抗体也是引起高催乳素血症的原因之一，但是由于受到抗体的作用，这种PRL并不真正影响生殖过程，因此也不需要治疗。

(四) 高催乳素血症与骨质疏松的关系

血清中催乳素过高会抑制下丘脑分泌GnRH，因而造成垂体的促性腺激素分泌不足(hypogonadotropism)，因而间接造成性腺功能低下(hypogonadism)。所以在女人常有的症状是乳溢与月经过稀或闭经；男人则可能性欲减低或阳痿。但是还有一点应注意，就是由于催乳素过高造成性腺功能低下所造成的骨质流失。Schlechte J与Biller BMK有很好的研究报告发现，催乳素过高如果伴随无月经或月经稀少，则长期之后其脊椎骨的骨密度(bone mineral density)会比正常人少20%。但是如果月经周期依然正常，那么即使催乳素高也没有骨质流失的问题。因此如果催乳素过高且月经异常则应服用溴隐亭或补充激素药物来降低PRL。

(五) 潜伏性高催乳素血症与不孕症的关系

有一部分不孕症病患的催乳素分泌异常需要特别的检查才能侦测出来；例如其基础PRL可能不高，但是在TRH刺激下，PRL分泌反应比较剧烈(exaggerated response)，或是在夜间或月经周期的某些时间出现短暂的催乳素过高现象。Asukai等学者研究367位不孕妇女发现，这些病患中有15%使用TRH刺激试验后，其30分钟PRL数值比较高(大于86 ng/ml)；详细检查这些病患可发现95%以上多少有些异常症状，包括乳溢、黄体期功能不足(luteal insufficiency)、月经过稀或闭经，以及经常出现不排卵周期。而这些病患以溴隐亭治疗后有相当高比例(83%~100%)症状可以获得缓解。此外有些TRH试验正常但有乳溢的患者中，有80%在夜间会出现短暂催乳素过高的现象，而TRH试验正常但是临床上有黄体期功能不足的病患中，43%出现月经中期(排卵前)PRL短暂升高的情形。同样的，后面这两类病患以溴隐亭治疗也有不错的反应(分别为75%与85%)。因此，针对不孕症的处理目标来看，即使基础PRL正常，必要时仍可使用TRH刺激测验来选择那些值得以溴隐亭治疗的病患。如果TRH试验也是正常，但是乳溢或黄体期功能不足情形依然存在，或是有不明原因月经异常的现象，则进一步详细的PRL的相关检查就更为重要。

治疗

(一) 观察

催乳素过高的治疗方法可以分为3种：1.观察；2.药物治疗；3.手术切除垂体腺瘤。治疗方法的选择需依照临床表征与病患的实际需要而定，例如催乳素过高或是乳溢本身并不一定需要治疗。一般的原则是如果病患仍然有月经，不论是规则或略为不正常，乳溢的程度没有严重到造成社交生活的不便，血中雌激素量不至于太低，没有不孕症的问题，而同时CT或MRI也没有侦测到垂体有大腺瘤(macroadenoma；瘤子大于1cm)存在的话，都可以考虑用观察的方式。这种治疗方法的合理性可以由学者们观察高催乳素血症的自然发展过程而得到支持。学者Sluijme等人观察59位高催乳素血症病患发现，不论是否经过药物治疗，原发性高催乳素血症（也就是垂体没有瘤子）病患经过长期追踪之后，极少会进一步产生垂体腺瘤，而其中有不少比例病患的高催乳素血症会自然痊愈。Koppelman等学者追踪25位垂体有微小腺瘤的病患有11年之久，更发现其血中催乳素值并没有明显变化，而只有一位病患腺瘤变大，有三分之一原来月经停止的病患恢复了自然来潮，部分有乳溢的病患也自动痊愈。因此高催乳素血症不论是否伴随有微小腺瘤的存在，通常都是以一种比较良性的过程而进行的，所以在一般情况下，每年抽血检查一次PRL，以及如果有微小腺瘤存在时每2~3年一次CT或MRI检查应该是足够的。

(二) 药物治疗

除了上述情况之外，催乳素过高通常需要而且可以用药物治疗得很好。由于这种病患可能体内雌激素比较不够，因此治疗上可以补充雌激素，一方面可以使月经来潮规律，一方面可以防止骨质流失。不过这种治疗方法没有办法提供正常的周期性激素变化，病患也没有排卵，因此病患如果有生育的需要时，使用溴隐亭来降低血中PRL浓度是比较合理的做法。溴隐亭（Parlodel, Sandoz）是一种麦角碱(ergotalkaloid)再加上一个溴化物离子，最后形成一种mesylate sulform。其作用机制是当作一种多巴胺受体的激动剂（dopamine receptor agonist)，由于多巴胺本身是一种PIF，因此与催乳细胞结合之后可以抑制PRL的分泌。溴隐亭不止对于降低PRL有效果，并且常常可以使垂体的微小腺瘤萎缩。当然溴隐亭也有些缺点，这种药物基本上并非把瘤杀死，而是抑制，因此停药后PRL常会再上升，腺瘤也会重新长大，因此有许多病患需要长期甚至一辈子吃药。不过一如前述，不论是催乳素过高或腺瘤本身都有可能在某个时候自然痊愈。使用溴隐亭的另一个问题是它的副作用，包括恶心、呕吐、头晕、低血压、心律不齐、不安、晕厥、头痛、鼻充血，甚至出现某些精神症状如幻觉等。因此这种药物最好是饭后或睡前服用，初期可以在睡前以低剂量（Parlodel 1/2片，hs）开始，然后慢慢增加剂量直到血中PRL值下降至满意程度。由于溴隐亭的半衰期在8~12小时之间，因此药物每天分3次服用最适当，但是长期用药为了方便起见，一天两次并无不可。如果副作用还是无法忍受，下一步是考虑经由阴道给药；这种药物经阴道仍然可以吸收，其好处是可以避免药物直接与肠道的黏膜接触，因此多少减低肠胃不适的症状，当然由于这种药物也可直接作用在中枢神经系统，因此恶心与呕吐并不能完全消失。另外一个好处是药物经阴道吸收之后，由于避开肝的首过效应（first passage effect)，因此药物作用可以持续较久，所需的药量因此可以减少，而投药间隔也可以拉长。对于这种口服与阴道给药的药物动力学上的差异，Vermesh与Katz等学者都有很好的报告。Katz发现当药物经口服使用后，血中溴隐亭浓度在1~2小时内会急速上升到巅峰，然后逐渐下降至12小时时浓度已经很低；但是相同的剂量经阴道给予时，初期溴隐亭上升不明显，约3~4小时才逐渐升高，一直到12小时已经高过口服的数值甚多，而且还一直在上升。并且比较两种给药方法可以发现二者在10~12小时后对于PRL的抑制效果相当，因此我们可以确定阴道给药是另一种有效的方法。

(三) 药物种类

对于高催乳素血症的治疗，溴隐亭是唯一被美国食品及药物管理局（FDA）所认可的药物。但是还有其他药物，例如目前正研究与使用的是甲磺酸培高利特（pergolide mesylate, Lilly）与CV205-502（Quinagolide, Sandoz），两者都是非麦角类的多巴胺作用剂。前者在美国是用来治疗帕金森病（Parkinson's disease），但是在加拿大，以及南美洲与欧洲已用于治疗催乳素过高与催乳素腺瘤；以每天一次（50~100mg）口服给予效果不错，其副作用的症状类似溴隐亭，但是有些病患无法忍受溴隐亭的副作用，却可以忍受甲磺酸培高利特或CV205-502。经过临床研究发现这种药物治疗高催乳素血症效果不错，并且有些用溴隐亭无效的病例，使用CV205-502却很有效，因此，这种药将来有可能会是溴隐亭之外另一种有效的选择。CV205-502的剂量是每天一剂75~300mg。不过CV205-502也不是完全没有副作用，包括头痛、头晕、鼻塞、疲倦等症状都有人报告过，但是一般而言比较轻微。

为了使用上的方便，目前还有一些长效药物可以取代，包括Parlodel RSO（slow release），一天吃一次就可以；还有一种是cabergoline（Dostinex），可以每周一次给药；还有另一种每个月注射一次的Parlodel LAR，以50~100mg的剂量每个月注射一次的情况下，PRL可以获得很好的控制。因此陆续发展出来的这些方便的剂型，将有效改变治疗方式。最近Webster对于cabergoline做了一个大规模研究，以0.5~1.0mg cabergoline每周2次给予，以此比较每天2.5~5.0mg溴隐亭的给药方式发现，不论就临床效果与副作用的忍受度来比较，cabergoline都优于溴隐亭，因此配合其使用的方便性这种药物可能也是将来会受病患欢迎的另一选择。

(四) 手术治疗

有很少数病患最后还是需要借助手术治疗。在20世纪80年代，经由蝶骨切除垂体腺瘤（transsphenoidal adenomectomy）是一种很受欢迎的治疗方式，但是这种手术并非一定能治愈催乳素过高（治愈率约50%~80%），事实上其复发率并不低。Serr等学者报告，长期追踪术后发现有几乎50%病患PRL又上升，特别是原来是大腺瘤（macroademoma）的病患中，5位病患就有4位PRL再度上升。这些结果可能意味着这类病患之所以会有腺瘤的产生，其基本的原因也许是下丘脑分泌多巴胺的问题，或是多巴胺受体本身有某种缺陷，因此以手术把腺瘤切除未必能解决问题。外科切除有些时候会出现一些并发症如尿崩症（diabetesinsipidus）、脑膜炎、脑脊髓液漏出、出血，以及其他垂体功能受损（panhypopituitarism）。因此近年来，手术在治疗此疾患的角色上逐渐削弱，主要的适应证应该局限于药物治疗无效，对药物的副作用无法忍受，或特别是腺瘤变大有侵犯到周围组织如海绵窦、颈动脉（carotid artery）之虞时，仍然可以考虑外科切除。由于大腺瘤经手术切除后的复发率比较高，因此这类病患应尽可能在手术前使用药物使腺瘤体积尽量缩小，以便手术的效果可以更好，必要时于手术后仍要维持一段时间药物治疗以防其迅速再发。

(五) 怀孕期催乳素的控制

在怀孕期间雌激素会大量增加，而有刺激催乳素分泌与刺激催乳细胞增长的作用，不过据观察，在孕期中催乳腺瘤真正长大的机会只有3%，因此确定怀孕之后，溴隐亭等治疗药物就可以停掉。不过对少数大腺瘤以及腺瘤有逐渐扩大的迹象，甚至因而产生临床症状的病例就必须考虑在孕期持续使用溴隐亭，所幸到目前为止溴隐亭还没有被发现有导致胎儿畸形的病例。

结　论

高催乳素血症是临床上常见的病症，会引起月经以及生育种种问题，但是一般而言这种病症的处理并不困难。成功的治疗必须靠病患与医师有恒心的配合与长期追踪，如此应可达到最佳的结果。

参考文献 (FURTHER READING)

1. Swartz J et al. High-resolution computed tomographic appearance of the intrasellar contents in women of childbearing age. Radiology 1983; 147: 115.
2. Hwang P et al. Purification of human prolactin. J Biol Chem 1972; 247: 1995
3. Lewis UJ et al. Human prolactin: Isolation and some properties. Biochem Biophys Res Commun 1971; 44: 1169.
4. Suh HK et al. Size heterogeneity of human prolactin in plasma and pituitary extracts. J Clin Endocrinol Metab 1974; 39: 928.
5. Lewis UJ et al. Two forms of glycosylated human prolactin have different pigeon crop sac-stimulating activities. Endocrinology 1989; 124: 1558.
6. Carlson HE et al. On the nature of serum prolactin in two patients with macroprolactinemia. Fertil Steril 1992; 58: 78.
7. Kleinberg DL et al. Galactorrhea: a study of 235 cases, including 48 with pituitary tumors. N Engl J Med 1977; 269: 589.
8. Kletzky OA et al. A sequential pituitary stimulation test in normal subjects and in patients with amenorrhea-galactorrhea with pituitary tumors. J Clin Endocrinol Metab 1977; 45: 631.
9. Kletzky OA et al. Diagnostic approaches to hyperprolactinemic states. Semin Reprod Endocrinol 1984; 2: 23.
10. Peillon F et al. Pituitary enlargement with suprasellar extension in functional hyperprolactinemia due to lactotroph hyperplasia: a pseudotumoral disease. J Clin Endocrinol Metab 1991; 73: 1008.
11. Hattori N et al. Correlation of the antibody titers with serum prolactin levels and their clinical course in patients with anti-prolactin autoantibody. Europ J Endocrinol 1994; 130: 438.
12. Clement CK et al. Abnormal twenty-four hour pattern of pulsatile luteinizing hormone secretion and the response to naloxone in women with hyperprolactinemic amenorrhea. Clin Endocrinol 1993; 39: 599.
13. Schlechte J et al. A longituinal analysis of premenopausal bone loss in healthy women and women with hyperprolactinemia. J Clin Endocinol Metab 1992; 75: 698.
14. Biller BMK et al. Progressive trabecular osteopenia in women with hyperprolactinemic amenorrhea. J Clin Endocrinol Metab 1992; 75: 692.
15. Asukai et al. Occult hyperprolactinemia in infertile women. Fertil Steril 1993; 60: 423.
16. Huang KE et al. Transient hyperprolactinemia in infertile women with luteal phase deficiency. Obstet Gynecol 1991; 78: 651.
17. Sluijmer AV et al. Clinical history and outcome of 59 patients with idiopathic hyperprolactinemia. Fertil Steril 1992; 58: 72.
18. Koppelman MCS et al. Hyperprolactinemia, amenorrhea, and galactorrhea. Ann Intern Med 1984; 100: 115.
19. Mattei AM et al. Natural history of hyperprolactinemia. Ann NY Acad Sci.
20. Tartin TL et al. The natural history of idiopathic hyperprolactinemia. J Clin Endocrinol Metal 1985; 60: 855.
21. Vemesh M et al. Vaginal bromocriptine; pharmacology and effect on serum prolactin in normal women. Obstet Gynecol 1988; 72: 693.
22. Katz E et al. Increased circulating levels of bromocriptine after vaginal compared with oral administration. Fertil Steril 1991; 55: 882.
23. Razzaq R et al. The effects of CV350-52 in patients with hyperprolactinemia in tolerant and/or resistant to bromocriptine. Horm Res 1993; 39: 218.

24. Webster J et al. A comparison of carbergoline and bromocriptine in the treatment of hyperprolactinemic amenorrhea. New Engl J Med 1994；331：904.

25. Serri O et al. Recurrence of hyperprolactinemia after selective transsphenoidal adenomectomy in women with prolactinoma. N Engl J Med 1983；309：280.

10 Chapter 高雄激素症

刘志鸿

女性若有偏高的雄激素（androgen excess），可能会产生诸如多毛症的临床表现。这些临床症状，虽然不一定会严重影响生活，但有时可能是严重疾病（如产生雄激素的卵巢肿瘤）的前兆。除了多毛症之外，雄激素如果再升高，也会有明显的男性化，如男性秃、阴蒂增生变大、嗓音低沉、肌肉增加等现象。长期的雄激素偏高也会造成血脂异常，患者容易得心脏血管疾病。此外，高雄激素症也与排卵功能不良相互关联，造成月经不规则、不排卵及不孕症。月经不规则患者有时也较容易伴有子宫内膜良性增生、异常增生乃至子宫内膜癌的现象。

高雄激素症的身体表征

(一) 多毛症

脸部及身体的毛发增生，是人们最容易了解的高雄激素症表征。腋下及阴部毛发是对雄激素最敏感的部位，其他如上唇两侧、下巴、大腿内侧、脐下、尾椎附近也是容易表现的部位。有些妇女因为担心难看，平常即有脱毛习惯，因此我们在目视检查之外，有时要加上口头询问。

(二) 囊状或发炎性的痤疮 (acne)

一般的痤疮，很难由其量的多寡判定与高雄激素的关联，但女性有囊状或炎性痤疮时，关联较强，这类痤疮使用雄激素拮抗剂，诸如螺内酯（spironolactone）及环丙孕酮醋酸酯（cyproterone acetate），效果不错，若治疗有效也可作为患有高雄激素间接的佐证。

(三) 男性秃 (Androgenic alopecia)

雄激素虽可使女性脸部及身体的毛发增生，但却使女性头发变薄及脱落，这是一个很特别的现象，但原因不明。高雄激素使女性头秃最明显的地方在头顶，类似男性在额头两角毛发脱落的情形为其次。高雄激素之外，尚有其他因素会造成女性秃头，不可一概而论。另外，在停经期前后，头秃的情况加重，除了雄激素偏高之外，可能与女性激素骤减有关。

(四) 黑色棘皮症 (Acanthosis nigricans，AN)

最常发生于颈后、腋下及其他身体有磨擦的地方，如乳房下缘、下腹、外阴部至大腿内侧。高雄激素症的肥胖女性，或伴有胰岛素抵抗的妇女，容易见到这类皮肤病变，由于不在一般容易体检的部位，较易被忽略。

(五) 男性体态

高雄激素症妇女的肥胖，通常在上身，也就是腹部变大，相对的臀部及大腿胖得并不明显；也就是接近男性胖的体态。这种上身肥胖的情况，与较容易得糖尿病及心脏血管疾病的体质有相当的关联，这类病人也较容易有胰岛素抵抗体质。

病人的评估

有少数病人，血中雄激素并未升高，但皮肤对雄激素特别敏感，这可能与该处毛囊 5α-还原酶（5α-reductase）活性较强有关，因此出现高雄激素的临床表征，如多毛症等，这类称为“原发性多毛症”（idiopathic hirsutism）。其他病人在出现高雄激素临床征象时，通常多伴有血中雄激素偏高的现象。

(一) 多囊卵巢综合征 (Polycystic ovary syndrome，简称 PCOS)

PCOS 是临床表现很多样化的一个疾病，到目前尚无法定出一个大家都同意的诊断条件。40%~60%的病人会有肥胖现象，60%~90%病人有多毛症，50%~90%的病人会有月经次数变少（oligomenorrhea），而 55%~75%的病人会遭遇不孕的问题。有 60%左右的病人卵巢出现肿大多囊的现象，但在其他引起雄激素增高的疾病（如 Cushing's syndrome）也会造成卵巢多囊性的变化，因此卵巢的形态本身并无绝对诊断价值。PCOS 最主要的变化为长期不排卵及高雄激素症。会造成 PCOS 的原因到目前仍不明了，包括肾上腺及卵巢的 P-450c17 酶的过度活性、胰岛素偏高、肥胖、GH-IGF-1 轴的异常、下丘脑功能异常等等，其中可能一部分或全部是致病因素（图 10-1）。病人血中雄激素升高的来源主要是卵巢；但有一半左右的病人，其肾上腺也产生过多的雄激素。PCOS 也常伴随有胰岛素抵抗（insulin resistance）、葡萄糖耐量变差，及胰岛素升高的现象，这些现象与病人体重变化可以无关；即使利用药物（如 GnRH-a）压低血中雄激素，仍无法改变胰岛素抵抗的体质；而胰岛素偏高，会引起卵巢的雄激素制造增加。临床表征中，血中 LH 升高的理由目前仍不清楚，很可能并非下丘脑或垂体的先天缺陷，而在于长期无周期性变化的雌激素的反馈作用；另一种可能是胰岛素偏高及游离型 IGF-1 升高对下丘脑-垂体的影响。LH 上升、胰岛素上升、游离型 IGF-1 上升都会增加卵巢雄激素的分泌；而胰岛素上升更会进一步减少性激素结合球蛋白（SHBG），使雄激素的生物作用更明显。

有一种与 PCOS 很类似的情况，被归类为“卵巢鞘细胞过多症”（ovarian hyperthecosis），其高雄激素症的临床表征更为严重。卵巢的中心层（stroma）中有许多小簇的黄体化的鞘细

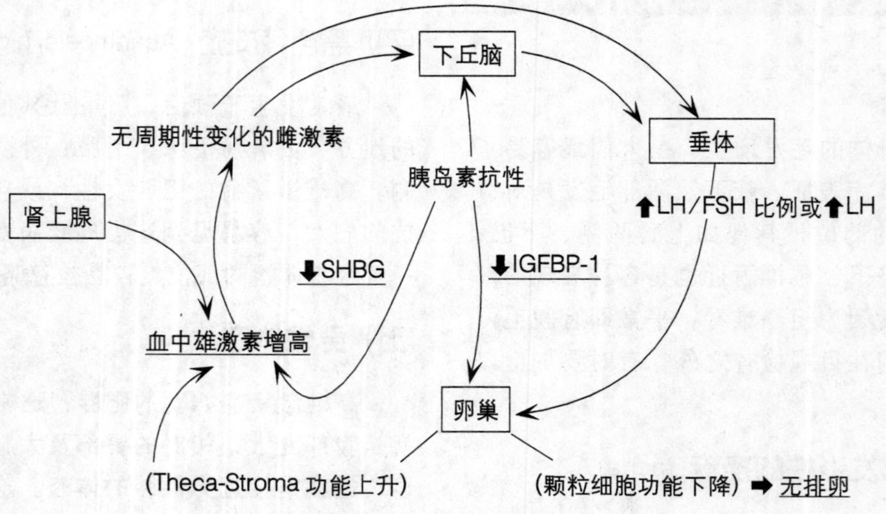

图 10-1 PCOS 的病态生理学

胞（theca cells），这些病人的胰岛素抵抗更强，对排卵药的反应不佳，血中LH/FSH的比例则无升高现象。

(二) 迟发性先天性肾上腺增生 (Late-onset congenital adrenal hyperplasia，简称LOCAH)

大约有1%至2%高雄激素症的病人，其实是肾上腺缺乏一些酶类，特别是21-羟化酶（21-hydroxylase），以致制造氢化可的松（cortisol）的能力受损，进而导致氢化可的松的前驱物质如17α-羟基黄体酮（17α-OH progesterone）、雄烯二酮（androstenedione）的囤积，造成多毛症、痤疮增生及无排卵现象，其临床特征很像PCOS，卵巢也会出现多囊的现象（90%~100%），比例甚至比PCOS高，必须要做一些如ACTH的刺激测试，才容易区别。

(三) 库欣综合征 (Cushing's syndrome)

肾上腺皮质可能由于一些理由（如肾上腺肿瘤、异位性制造ACTH的肿瘤，或垂体肿瘤）而功能亢进。这时候的临床症状主要是皮质类固醇异常增加，造成一些特殊的临床表征，如身体中线型肥胖、皮肤变薄出现紫纹（striae）、葡萄糖耐量减少、骨质疏松症、肢体远端肌肉无力等等；但也会出现高雄激素症及月经不规则、无排卵的现象。

(四) 会制造雄激素的肿瘤

在极少的情况下，多毛症的原因是由卵巢或肾上腺肿瘤分泌雄激素所造成的。这种情况下比较特别的是高雄激素症突然表现、急速恶化，有时会有严重的男性化现象（virilization）。在卵巢方面，会造成男性化的肿瘤包括Sertoli-Leydig细胞瘤、Lipoid细胞瘤，其恶性化程度较低。也有一些卵巢瘤并不制造活性激素，但会刺激其四周的基质产生过多的雄激素。当高雄激素患者伴有肾上腺皮质类固醇增加的现象时，也要考虑肾上腺肿瘤的可能。

(五) 药物引起的因素

有时候因为药物的使用而造成高雄激素症。譬如，雄激素也会被用来作停经妇女的激素补充，或治疗乳房疼痛、子宫内膜异位症、血管神经性水肿（angioneurotic edema）及恶病质（cachexia）。女性运动员有时候偷偷服用合成代谢类固醇（anabolicsteroids），日久也会造成多毛症。

治疗前的检查

除了详细问诊（如药物的使用、高雄激素症的进展速度等）及详细的理学检查之外，有些实验室检查可以辅佐诊断，这包括睾酮总量、雄烯二酮、硫酸脱氢表雄酮（DHEA-S）、17α-羟基黄体酮（17-HP）等。

(一) 睾酮总量

由身体表征其实已足以知道雄激素是否增高，是以测睾酮（testosterone）总量在大部分情况下只是证明临床上的怀疑而已。但若睾酮总量高过200ng/dl时，就要很警觉地考量是否存在有制造雄激素的卵巢肿瘤或肾上腺肿瘤。要注意的是，在产生雄激素的卵巢肿瘤中的20%，及肾上腺肿瘤中的10%，其睾酮总量低于200ng/dl的；而且大部分妇女睾酮总量高于200ng/dl的，其实大部分还是卵巢卵泡膜细胞增殖症（ovarian hyperthecosis）或PCOS病人，肿瘤究竟还是少数。只不过这些肿瘤有时会致命，必须小心提高警觉。有些病人睾酮不高，但雄烯二酮偏高，也可以造成多毛症的变化。

(二) DHEA-S

由于DHEA-S几乎全部由肾上腺所产生，因此可以用以反映肾上腺皮质亢进的程度。当DHEA-S超过7000ng/ml时，要怀疑肾上腺肿瘤的可能性。虽然阴道超声波有助于卵巢肿瘤的诊断，但肾上腺肿瘤往往需依靠CT或MRI

扫描才能检查出来。

(三) ACTH 刺激试验

当病人在卵泡期所测得的 17-HP 高于 2ng/ml，有必要做 ACTH 的刺激试验。其做法是由静脉注射 250μg 合成的 ACTH (Cortrosyn)，在注射前、注射后 30 分钟及 60 分钟抽血测定血中 17-HP，若血中 17-HP 在注射后高于 10ng/ml，则可以诊断有 LOCAH，也有人以［17-HP（60 分钟）–17-HP（0 分钟）］/17-HP（0 分钟）之比值大于正常值+2SD 为诊断依据。但若要诊断出其他较少见的如 3-βHSD 及 11-OH 缺乏而引起的 LOCAH，目前临床上则尚无简单易使用的方法。

(四) 地塞米松抑制试验

当怀疑病人有 Cushing 综合征时，可给予口服的地塞米松，于晚上 11 点给予 1 mg，而在隔天早上 8 点测氢化可的松，正常值应该在 5μg/dl 以下。另一种做法是测 24 小时尿液中的游离氢化可的松，若高于 100μg/24h，则给予地塞米松 2 mg，连续给 2 天压制后再测氢化可的松，可更敏感地测出 Cushing 综合征。这类病人应转给内科内分泌专家做进一步的测试和鉴别诊断。

(五) 其他检查

若病人有黑色棘皮症（acanthosis nigricans）或卵泡膜细胞增殖症（hyperthecosis），则应进一步测其血中胰岛素的值；同时也应注意其血脂的变化，或作葡萄糖耐量试验。这些检查与病人长期的健康照顾有相当大的关系。

治　疗

高雄激素病人求诊的目标，多在排卵问题及外观问题。治疗上通常很难兼顾外观及排卵问题。当病人有怀孕的需求时，可给予药物作诱导排卵（见诱导排卵章节）。当病人无怀孕的需求，但属于无月经症或许多个月才来一次月经，最好定期给予黄体酮剂调经（通常给予甲羟孕酮醋酸酯每天 10mg，每个月给 12 天），这是顾及这群病人若非周期性给予黄体酮剂，会较一般人增加患子宫内膜癌的几率。因此即使病人求诊时未虑及此，医生仍应主动给予病人教育及处方。这样的治疗当然也同时会减少功能性子宫出血的可能性。若有制造雄激素的肿瘤存在，必须做外科手术切除。

当病人治疗的重点是多毛症等外观问题时，可以考虑以机械式的除毛，或使用药物治疗。

(一) 机械式除毛

即使病人接受药物治疗，也可同时作机械除毛，除毛的方式包括拔毛、用腊除毛及剃刀刮除。用剃刀除毛，可能仍会摸到粗短的断株毛发；但一般人认为会愈刮愈粗的想法，其实是不正确的。用剃刀刮毛不失为最快又最方便，伤害性也最小的方法。其他两种方法有时会引起毛囊炎或毛发内插生长的副作用。毛发增生不严重时，也可以作脱色处理。脱毛剂的使用，虽然相当普遍，但也可能造成皮肤严重刺激，尤其是脸部皮肤。电灼法或激光除毛可能是唯一可以破坏毛囊的方法，但需由合格的专家执行。通常在使用激素疗法 3 个月后，新的终端毛发已停止产生时再施行。电灼法或激光除毛的缺点在于无法使用在广大面积的除毛，敏感部位如乳晕四周也会造成不适。

(二) 激素疗法

1. 口服避孕药

最被广泛使用来治疗多毛症的药物，其实就是含有雌激素及黄体酮剂的口服避孕药，由于其抑制血中 LH 及 FSH 的周期性升高，可以减低卵巢制造雄激素。另外，口服避孕药内的雌激素，可以增加 SHBG，减少游离的雄激素。临床上若有口服避孕药使用禁忌的病人，则不适合这种治疗。由于黄体酮多少带有雄激素的作用，因此在选择使用口服避孕药时，应注意采用其黄体酮剂中雄激素作用最小的，第三代的口服避孕药，如 Mavelon，其雄激素作用较低。

2. 螺内酯 (spironolactone)

虽然美国的 FDA 并未批准螺内酯使用于多毛症，但仍然有不少医师像欧洲国家医师一般喜欢使用。这是一个醛固酮（aldosterone）的类构剂，有一些利尿作用，其作用机制在于与雄激素竞争雄激素受体，同时抑制一些合成雄激素所需的酶类。每日的使用量最好采用低量（50~75mg）。由于其作用机制与口服避孕药不同，因此可以合用，合用的效果相当不错。使用螺内酯的副作用在于会引起少数病人不规则的阴道出血，因此与口服避孕药合并使用，不但可以增加疗效，也会减少不规则出血的副作用。有些病人在用药一段时间后会有头痛或倦怠感。有些病人已在使用抗高血压药物，而一些会引起钾滞留的抗高血压药物若与螺内酯合用，钾滞留会更明显，必须留意其血中钾的浓度。

3. 环丙孕酮醋酸酯 (cyproterone acetate，CPA)

这是一种药效颇强的黄体酮剂，及抗雄激素剂；服用后会使血中 LH 减少，而降低血中睾酮及雄烯二酮；它也会与 DHT 竞争受体，在周边组织发生抗雄激素的作用。它同时引发肝内酶类，加速血中雄激素的代谢。国内常用的 Diane 乃是合并 CPA 及炔雌醇（ethinyl estradiol）的制剂，除了可以更有效减低睾酮（testosterone）及雄烯二酮（androstenedione）外，并会增加 SHBG，另外尚可减少 CPA 单独使用所造成的不规则出血、疲倦、性欲减低、恶心、头痛的发生率。最常用的 Diane 剂型是一种所谓的“反序组合”，也就是第 5 至 15 天的药含 CPA 100mg，第 5 至 26 天含炔雌醇 35~50μg，每个月第 5 至 26 天服用。这样的用法，可以有规则的周期，且有很好的避孕效果，在治疗多毛症及痤疮方面也是成效颇彰，在欧洲的使用非常普遍。这个药偶尔会抑制肾上腺的功能。

4. 长效型的 GnRH-A (GnRH 类似剂)

在一般便宜简单的方法无效时，可以采用长效型的 GnRH-A，做每月注射，以抑制下丘脑-垂体-卵巢轴的功能，从而抑制卵巢雄激素的产生（但同时也会抑制雌激素的产生）。由于须长期使用，因此必须同时作“add-back therapy”，也就是加回去卵巢原本会制造的雌激素及黄体酮剂，以减少长期使用 GnRH-A 所可能发生的骨质疏松症、热潮红、阴道干燥等现象。“Add-back”的做法可以如治疗停经妇女般给予混合雌激素（premarin）及甲羟孕酮醋酸酯（provera），也可以直接给予口服避孕药。这个方法成效卓著，但费用较高。

5. 使用皮质类固醇抑制

这包括使用泼尼松（每天 5~10mg）、地塞米松（每晚 0.25~0.5mg 或隔夜使用 0.5mg），及氢化可的松（每天 15mg），使用对象以已诊断出 LOCAH 的病人为主。其他对肾上腺功能较亢进（如 DHEA-S 升高的病人）的，也有疗效。长期使用者，最好给手腕带个标记，在有急诊状况时特别需给予类固醇的补充。其副作用在于有时导致失眠，觉得头重脚轻。有些时候也会看到病人产生类似库欣式病人临床表现（Cushingoid）的现象，这时可以减低剂量或改用泼尼松。

6. 其他新的药物疗法

目前才用不久的新药，包括氟他胺（flutamide）及非那雄胺（finasteride）等。前者为雄激素的类构拮抗剂（antagonist），后者为 5α-还原酶（5α-reductase）的抑制剂，作用各有所长。但氟他胺临床使用上偶有出现肝毒性的病例，可能不适合长期使用。非那雄胺主要作用点在皮肤毛囊上的 5α-还原酶的抑制，副作用很少，停药后一年仍有残存作用，是一个很有希望的新药。

7. 增进胰岛素敏感制剂 (insulin-sensitizing agents)

由于高雄激素症的部分原因是肇因于胰岛素抵抗。针对这个病因，有人尝试以二甲双胍（metformin）之类所谓 insulin-sensitizing agents（增进胰岛素敏感度制剂）做治疗，发现这类药物的确可以改善胰岛素抵抗，升高 SHBG 及降低游离性雄激素，并且可以改善多毛症。若将二甲双胍与氟他胺等抗雄激素药物合用，可以进一步增加疗效。由于使用二甲双胍尚有改善血脂及排卵等附加疗效，因此未来在长期治疗上相当具有远景。

(三) 卵巢手术疗法

在 PCOS 病人已往做的卵巢楔状切除，目前已被腹腔镜手术的激光烧灼卵巢所取代。在排卵药物不易奏效时可以采用此法促进排卵，但由于疗效不长，因此用在治疗多毛症较不合适，有些高雄激素症状较严重的妇女，在接近停经期，也可以作双侧卵巢切除，但切除前应先排除肾上腺因素引起的高雄激素症的可能性。

(四) 治疗期间应注意现象

必须教育病人在治疗期间有耐心，因为往往 6~9 个月才会看到疗效。终端毛发会变厚及颜色变浅，但并不会因激素疗法而变成毫发(vellus hairs)。病人会注意到多毛症的进行缓慢了下来，剃毛的次数也少了，已存在的终端毛发，在激素疗法施行一段时间，达成抑制进行的效果后仍应施行电灼法或激光除毛，然后继续使用激素疗法。治疗的成果当然可以直接由毛发的变化做观察，但其间也可由血中雄激素的变化，来调整剂量及选择不同药物，如口服避孕药及 GnRH-A 的治疗，应该可以很有效地抑制血中的雄激素，倘若 3 个多月仍压不下来，应考虑潜在肿瘤的可能性。使用皮质类固醇时，可以 DHEA-S 的压制情形作指标。LOC 的病人，雄烯二酮可能是治疗成果的一个较好指标。由于毛发的变化需 6~8 个月，因此在治疗中先用血中雄激素及 SHBG 做监控，有其价值。使用螺内酯的病人，可以定期检视血中钾的浓度，以避免高钾血症。病人在停经后，也有可能多毛症的情况会恶化，除非两个卵巢已被切除，否则在停经后的卵巢仍会产生一些雄激素，但不产生雌激素，以致靠雌激素刺激生成的 SHBG 降低。有高雄激素症的病人特别需要长期的追踪及关心，因为这个问题通常伴其一生，而且病人心理上时常觉得难堪及沮丧。

大约有 20%的病人，在治疗 6~9 个月后，仍然不见成效，这时候应转诊给生殖内分泌学的专家另做评估及治疗，有些完成生育功能的妇女，若高雄激素症状很严重地干扰其生活，也伴有月经不规则或无月经症的困扰，可以选择性地给予作双侧卵巢及全子宫切除。

参考文献 (FURTHER READING)

1. Kelly CJ, Gordon D. The effect of metformin on hirsutism in polycystic ovary syndrome. Eur J Endocrinol. 2002 Aug; 147 (2): 217–221.
2. Ibanez L, Valls C, Ferrer A, Ong K, Dunger DB, De Zegher F. Additive effects of insulin-sensitizing and anti-androgen treatment in young, nonobese women with hyperinsulinism, hyperandrogenism, dyslipidemia, and anovulation. J Clin Endocrinol Metab 2002 Jun; 87 (6): 2870–2874
3. Moghetti P, Tosi F, Tosti A, Negri C, Misciali C, Perrone F, Caputo M, Muggeo M, Castello R. Comparison of spironolactone, flutamide, and finasteride efficacy in the treatment of hirsutism: a randomized, double blind, placebo-controlled trial. J Clin Endocrinol Metab 2000 Jan; 85 (1): 89–94
4. Muderris II, Bayram F, Guven M. A prospective, randomized trial comparing flutamide (250mg/d) and finasteride (5mg/d) in the treatment of hirsutism. Fertil Steril 2000 May; 73 (5): 984–987
5. Merke DP, Cutler GB Jr. New ideas for medical treatment of congenital adrenal hyperplasia. Endocrinol Metab Clin North Am 2001 Mar; 30 (1): 121–135
6. Seli E, Duleba AJ. Should patients with polycystic ovarian syndrome be treated with metformin? Hum Reprod 2002 Sep; 17 (9): 2230–2236
7. Nestler JE. Should patients with polycystic ovarian syndrome be treated with metformin?: an enthusiastic endorsement. Hum Reprod 2002 Aug; 17 (8): 1950–

1953

8. Shaw JC. Acne: effect of hormones on pathogenesis and management Am J Clin Dermatol 2002; 3 (8): 571–578
9. Homburg R. What is polycystic ovarian syndrome? A proposal for a consensus on the definition and diagnosis of polycystic ovarian syndrome. Hum Reprod 2002 Oct; 17 (10): 2495–2499
10. Lemay A, Poulin Y. Oral contraceptives as antiandrogenic treatment of acne. J Obstet Gynaecol Can 2002 Jul; 24 (7): 559–567
11. Awartani KA, Cheung AP. Metformin and polycystic ovary syndrome: a literature review. J Obstet Gynaecol Can 2002 May; 24 (5): 393–401
12. Sanchez LA, Perez M, Azziz R. Laser hair reduction in the hirsute patient: a critical assessment. Hum Reprod Update 2002 Mar–Apr; 8 (2): 169–181
13. Kelestimur F. Hirsutism of adrenal origin in adolescents: consequences in adults. J Pediatr Endocrinol Metab 2001; 14 Suppl 5: 1309–1315
14. Fruzzetti F, Bersi C, Parrini D, Ricci C, Genazzani AR. Treatment of hirsutism: comparisons between different antiandrogens with central and peripheral effects. Fertil Steril 1999 Mar; 71 (3): 445–451
15. Venturoli S, Marescalchi O, Colombo FM, Macrelli S, Ravaioli B, Bagnoli A, Paradisi R, Flamigni C. A prospective randomized trial comparing low dose flutamide, finasteride, ketoconazole, and cyproterone acetate-estrogen regimens in the treatment of hirsutism. J Clin Endocrinol Metab 1999 Apr; 84 (4): 1304–1310
16. Falsetti L, Gambera A, Platto C, Legrenzi L. Management of hirsutism. Am J Clin Dermatol 2000 Mar-Apr; 1 (2): 89–99

11 Chapter 黄体功能不全

黄国恩

妇女的生理特征之一为周期性的排卵（ovulation）及月经（menstruation）。卵子的最终成熟［由早期窦状卵泡（early antral follicle）到排卵前卵泡（preovulatory）］需时约 15 天是谓卵泡期（follicular phase），经过排卵而后有黄体（corpus luteum），黄体的功能持续约 14 天是谓黄体期（luteal phase）。这周期性的卵巢变化有赖于垂体促性腺激素（gonadotropins）的刺激，由此卵巢本身也产生激素（hormones），其主要者为雌激素（estrogen）、黄体酮（progesterone）及少量的雄激素（testosterone）。其中黄体酮由黄体分泌，很显著地在排卵后急速增加，排卵后约一星期达到顶点，然后减少消退。子宫内膜则随着这些卵巢激素的影响而变化，因此有卵泡期的增殖像、黄体期的分泌像及月经期的月经像等。黄体是由排卵后的卵泡（follicle）演变而成，因此所谓黄体功能不全（luteal phase deficiency）顾名思义是指排卵后的卵巢功能欠佳，也有可能是卵泡成熟不当所致。然而黄体功能不全妇女虽然其卵巢功能有障碍但毕竟是有排卵的，亦即有排卵才有黄体，也才有黄体功能的不健全现象。黄体功能不全可能呈现至少两种状况，一为黄体期过短（short luteal phase）即排卵到月经期间短于 10 天，可谓是典型的黄体功能不全现象，二为黄体功能不完全（inadequate luteal phase）即虽有 12~16 天黄体期但所分泌黄体酮过少或子宫内膜对黄体酮的反应不良。然而黄体功能不全的定义一般被认为是因为卵巢功能的障碍所致黄体酮分泌不足的现象。

黄体酮对体温上升的影响是最初被发现的卵巢黄体在正常月经周期中对身体所作用的现象，后来子宫内膜周期性的变化及相关激素的分泌陆续被发表。继而分离黄体酮，解明其化学构造并且完成其合成。这种种研究结果阐明了卵巢黄体在妇女生殖生理的功能。在 1949 年美国 Johns Hopkins 的著名教授 Georgiana Seeger Jones 发表一篇文章“Some Newer Aspects of the Management of Infertility”，提出不孕症妇女卵巢功能的缺陷，不只是有无排卵两种情况而可能有排卵后黄体功能不正常的现象。由此首创新观念而命名为“黄体期缺损”症（luteal phase defect），她也注意到黄体功能不全妇女的子宫内膜呈现不完全分泌型（inadequate secretory type）的现象。翌年（1950），Noyes，Hertig and Rock 详细逐日检查月经周期子宫内膜的变化而把结果发表在“Fertility and Sterility”杂志的首刊。这个研究奠定了以子宫内膜组织（形态）定量黄体功能的范例，也建立了以子宫内膜组织像诊断黄体功能不全的基础。

黄体功能不全的病态生理
(Pathophysiology of Luteal Phase Deficiency)

黄体功能不全被认为是因为卵巢黄体功能

障碍所致的黄体酮分泌异常（减少）。其发生率约占不孕妇女的3%~10%，但在反复流产妇女则可能高达35%有黄体功能不全的问题。黄体功能不全以子宫内膜异常而导致着床的不顺利为主要问题，然而会使卵巢功能障碍而导致黄体功能不全的原因还不少。例如：子宫内膜异位症（endometriosis）、高催乳素血症（hyperprolactinemia）、经常做剧烈的运动、雄激素的增高、稀发排卵者，及药物诱发排卵（drug induced ovulation）等都可能导致黄体功能不全。就是因为此症发生原因众多（multifactorial），其病态生理至今仍不很明了。

卵巢黄体的构成与维持有赖于垂体所分泌的促性腺激素（gonadotropins）的作用，尤其是黄体生成激素（LH，luteinizing hormone）。黄体的维持必须有LH的存在，但需要多少LH才能维持黄体的持续则至今仍不明了。再者，基本现象如为什么正常的黄体会维持两星期就自然消退，其机制到现在也仍然是个谜。

黄体（corpus luteum）既然是卵泡（follicle）延续而成，月经周期卵泡的成长必然是构成正常黄体的重要条件。卵泡的正常成长需依赖适当的垂体促性腺激素的分泌。因此卵泡刺激素（FSH，follicle stimulating hormone）的不正常（分泌不足）可能导致卵泡成长的迟怠及异常而使排卵后黄体功能发生障碍。Stouffer等曾经使用牛的卵泡液于猴子卵泡期注射，选择性地使其FSH降低，而首创以人工在动物造成黄体功能不全现象。由此可见卵泡期FSH的缺损是引起黄体功能不全的原因之一，吾人曾使用由美国国家卫生研究院（NIH）所提供的垂体制剂的FSH在黄体功能不全病人的卵泡期注射，成功地治疗黄体功能不全症而使不孕的妇女怀孕并生产。

高催乳素血症（hyperprolactinemia）也被认为是可能引起黄体功能不全的原因之一。吾人曾经测试151名黄体功能不全妇女的血中催乳素值，发现其中33名（21.9%）有一过性高催乳素（transient hyperprolactinemia）。催乳素过高可能使垂体促性腺激素分泌减少而发生卵巢功能低落，或直接对卵巢影响致其功能降低构成黄体功能的障碍。使用与多巴胺有关（dopaminergic）的药物治疗能得到良好效果。

黄体功能不全的诊断

(一) 子宫内膜切片检查 (Endometrial biopsy)

黄体功能不全的诊断一般认为以子宫内膜活检（endometrial biopsy）为最适当的方法。亦即根据Noyes等的分类，子宫内膜的分泌程度若比预期延迟2天或以上则为不正常。当子宫内膜活检发现有不正常现象时则需在另一月经周期再检查一次，而第二次检查再度不正常，则黄体功能不全的诊断成立。实际应用时妇女需于月经开始前数天（2~5天内）接受子宫内膜取样，通常以细小取样器械刮取一小片做病理组织检查，其结果的评判则以下次月经来潮时的第1天当作第28天倒数到子宫内膜取样日得到所谓“日历日”（chronologic date）或“计算日”（counted date），以此与所刮取的子宫内膜根据Noyes等的分类检查组织像（edometrial histological picture）所得到的“组织日”（histologic date）或“实际日”（actual date）相比较，假如“实际日”比“计算日”晚两天或以上则为不正常。举个例子，某妇女于5月27日做子宫内膜取样而于5月31日月经开始，则不管她月经周期的长短以5月31日为第28日计算，倒数到5月27日则为第24天（“计算日”），若子宫内膜的显微镜检查呈现第22日（“实际日”）或更早的组织像则为不正常。其所以需要两次跨越两月经周期检查，主要是因为黄体功能不全可能是偶发性的现象，为了避免治疗偶发问题，一般认为黄体功能不全的诊断需有两个周期不正常子宫内膜为基准。

(二) 血中黄体酮的测验 (Determination of serum progesterone levels)

黄体酮乃是卵巢排卵后所分泌的激素，黄体酮的测量经常被用作有无排卵的基准，血中黄体酮超过 5ng/ml 则被认为有黄体的形成亦即曾有排卵。正如前述，因为黄体功能不全妇女既然有排卵，其黄体期中期（mid luteal phase）的黄体酮值也就超过 5ng/ml。Radwancks 等认为黄体期中期的黄体酮值若低于 10ng/ml 则为不正常。又 Abraham 等曾发表黄体期中期 3 天的黄体酮值的总和超过 15ng/ml 则为正常黄体期，但吾人的研究结果在 18 个以子宫内膜检查诊断为黄体功能不全妇女排卵后第 4、第 7 及第 10 天所测 3 天黄体酮总和的平均值为 23.60±2.26ng/ml，显然高出 15ng/ml，与其所发表不合。

由排卵到月经全程黄体期逐日每天测量血中黄体酮时可见黄体功能不全妇女的黄体分泌量确实比正常曾生育妇女者为低，但两者之间有许多重叠，因此要利用任意一天或少数几天的黄体酮测量值去衡量卵巢黄体的功能就会有困难。又有一重要的观念是子宫内膜为胚胎着床之处，因此假如子宫内膜对黄体酮的反应迟钝，亦即假如子宫内膜中黄体酮的受体（receptor）缺乏或不正常，则虽然黄体酮的分泌量正常也难使子宫内膜正常，而会有黄体功能不全的现象而不适于胚胎着床。据此种种原因，黄体功能的评估以子宫内膜检查比黄体酮的测量较为理想。

(三) 基础体温 (Basal body temperature)

卵巢黄体酮的分泌可使体温上升约 1℉（0.4℃）以上，能使体温上升的黄体酮的起码血中浓度为 2.5ng/ml。因为逐日体温常有起伏又因为会影响体温的变数多，基础体温虽可作为排卵的参考但难用于黄体功能不全的诊断。然而因为基础体温能够表现黄体期的长短（由排卵上升到月经下降的日数），因此体温上升持续 10 天以下时则是黄体期过短（short luteal phase），是为显著的黄体功能不全。总之以基础体温衡量黄体酮的量虽不合适但高体温期短于 10 天时则可提示为黄体功能不全。

治疗 (Treatment)

黄体功能不全的诊断与治疗被认为不容易而有商榷讨论的余地。子宫内膜检查是普遍被接受为当前最合理的诊断方法，至于治疗，因为此症起初 Jones 发表以黄体酮的缺乏为特征，自然以黄体酮的补充为其首要治疗方法。黄体酮的补充（progesterone supplement）必须使用天然黄体酮而不可使用合成黄体酮为重要原则。一直到最近几年制药技术发达进步，天然黄体酮不适于口服而必须以针剂或阴道剂使用。虽然美国食品及药物管理局（Food and Drug Administration）未曾批准，但由粉末制成阴道剂的黄体酮被普遍使用于黄体功能不全的治疗，其剂量以每天早晚两次各 25mg 为适量。近年天然黄体酮制成微粒化的黄体酮（micronized progesterone）可以口服使用，治疗黄体功能不全。

枸橼酸氯米芬（clomiphene citrate）是另一种常被使用于黄体功能不全治疗的药物，其剂量及用法与使用于诱发排卵时相同，亦即每日一次 50mg 或 100mg 由月经第 5 天开始服用，5 天为宜。用此药治疗黄体功能不全的机制是以促进卵泡的成熟为主，但值得注意的是使用枸橼酸氯米芬诱发排卵时可能会有黄体功能不全的现象，本人认为这或许是因为氯米芬促进促性腺激素的分泌，以 LH 的增加比 FSH 的增加为显著所致，亦即 FSH/LH 的比率减少之故。然而因氯米芬可以促进促性腺激素的分泌，故亦可以治疗一部分黄体功能不全的妇女。

使用黄体酮与氯米芬治疗黄体功能不全妇女的效果，一直是不孕症专科医师们想知道的课题。本人花费约 6 年时间研究分析 119 例黄体功能不全不孕妇女的治疗结果，以任意选择方法把其分为57人使用黄体酮及62人使用氯米芬，依Cramer等所发表的方法计算累积可能妊娠率（cumulative probability of conception）及月受孕率（monthly fecundability），结果两种药物使用效果在统计上没有差别。12个月治疗的累积可能妊娠率为使用黄体酮者57%，使用氯米芬者31%；月受孕率则使用黄体酮者为5.2%而使用氯米芬者为3.0%。后来Murray等做类似的研究同意黄体酮与氯米芬对黄体功能不全妇女的治疗效果没有统计上的差异。

其他治疗黄体功能不全被常用的药物有hCG，因为黄体的维持被认为需依靠LH的刺激，而hCG的生物学性质与LH相似，故hCG亦能刺激黄体的功能。通常使用的剂量为3000IU到5000IU在黄体期中期注射一次或每隔2~5天注射一次，到排卵后第12天为止。使用hCG时若要做妊娠反应需要等停止给药后7日以上，以避免假阳性反应。有人认为以药物诱发排卵是黄体功能不全的良好治疗方法，如前述用氯米芬或使用hMG/hCG。其理由是根据卵巢卵泡的成长、选择、排卵至黄体的构成乃为连续而一贯性的程序，故诱发正常的卵泡以期望正常黄体的构成。但自从IVF（体外受精法）治疗不孕症开始，使用hMG/hCG诱发多数卵泡，常于取卵后补充黄体酮。理论上多数排卵时所产生的黄体酮量也增加，但取卵时会抽掉一些颗粒层细胞（granulosa cell），故有造成黄体不全的顾虑。然而是否必要补充黄体酮不无疑问，吾人也曾经发表论文讨论此事。其他催乳素过高的病人则以溴隐亭治疗为宜。

结论

黄体功能不全可说是卵巢功能障碍的一种形态，会致使排卵后黄体酮分泌缺少的现象。因为会引起黄体功能不全的原因很多，所以其病理生态变化无穷而复杂，到目前仍然没有绝对的诊断及治疗方法。子宫内膜检查是一般最被接受的诊断方法，若其组织变化比预期的延迟2天以上则为不正常而需于另一周期再检，两个月经周期的检查都不正常则黄体功能不全的诊断成立。治疗以黄体酮的补充及使用氯米芬刺激卵泡为主，两者使用的效果相差不多。其他有如使用hMG/hCG诱发排卵，单独使用FSH于卵泡期或hCG于黄体期及使用溴隐亭等治疗方法。为了要促进生殖医学的进步及提升不孕妇女的治疗效果，需要更加深入研究与探讨黄体功能不全的病态生理，以期获得更彻底的了解。

参考文献 (FURTHER READING)

1. Jacobi M: The question of rest for women during menstruation. New York: Putnam's Sons, 1877.
2. Meyer A: Zur lehre von eur ovulation und der mitihr in beziehung stehenden mormalen and pathologischen vorgege an uterus nebst bernerkung Zur hormon lehre. Z Geburtshile Gynaekol 83:838, 1920.
3. Allen E et al: An ovarian hormone. JAMA 81-819, 1923.
4. Butenandt A et al: Zur isolierung und charakterisierung des corpus-luteum. hormons. Berl Dtsch Chem Ges 67:1440, 1934.
5. Slotta KH et al: Reindarstellung der hormon aus dem corpus luteum (Ⅱ. Mitteil.). Berl Dtsch Chem Ges 67:1624, 1934.
6. Butenandt A: Progynon, a crystalline female sexual hormone. Naturwissenschaften 17:879, 1929.
7. Corner GW et al: Physiology of the corpus luteum: Production of a special uterine reaction (progestational proliferation) by extracts of the corpus luteum. Am J Physiol 88:326, 1929.
8. Jones GES: Some newer aspects of the management of infertility. JAMA 141:1123, 1949.
9. Noyes et al: Dating of the endometrial biopsy. Fertil Steril 1:3, 1950.
10. Ross GT et al: Pituitary and gonadal hormones in women during spontaneous and induced ovulatory cycles. Recent Prog Horm Res 26:1, 1970.
11. Israel R et al: Single luteal phase serum proges-

terone assay as an indicator of ovulation. Am J Obstet Gynecol 112:1043, 1972.

12. Wathen NC et al: Interpretation of simple progesterone measurement in diagnosis of anovulation and defective luteal phase: Observations on analysis of the normal range. Br Med J 288:7, 1984.
13. Radwancks E et al: Plasma progesterone estimation in infertile women and in women under treatment with clomiphene and chorionic gonadotropin. Obstet Gynecol Surv 30:205, 1978.
14. Abraham GE et al: Evaluation of ovulation and corpus luteum function using measurements of plasma progesterone. Obstet Gynecol 44:522, 1974.
15. Ogasawara M et al.: Are serum progesterone levels predictive of recurrent miscarriage in future pregnancies? Fertil Sterial 68:806, 1997.
16. Lessey BA et al.: Endometrial progesterone receptors and markers of uterine receptivity in the window of implantation. Fertil Steril 65:477, 1996.
17. Jordan J et al: Luteal phase defect:the sensitivity and specificity of diagnostic methods in common clinical use. Fertil Steril 62:54, 1994.
18. Downs KA et al: Basal body temperature graph and the luteal phase defect. Fertil Steril 40:466, 1983.
19. Hutchison JS et al: Effects of different gonadotropin pulse frequencies on corpus luteum function during the menstrual cycle of rhesus monkeys. Endocrinol 119:964, 1986.
20. Sharin G et al: Early follicular phase luteinizing hormone-releasing hormone agonist administration-effects on follicular maturation and corpus luteum function in women. Contraception 25:31.
21. Monroe SE et al: Ablation of folliculogenesis in women by a single dose of gonadotropin-releasing hormone agonist: Significance of time in cycle. Fertil Steril 43:361, 1985.
22. Stouffer RL et al: Follicular fluid treatment during the follicular versus luteal phase of the menstrual cycle: Effects on corpus luteum function. J Clin Endocrinol Metab 58:107, 1984.
23. Del Pozo E et al: Prolactin and deficient luteal function. Obstet Gynecol 54:283, 1979.
24. Seppala M et al: Hyperprolactinemia and luteal insufficiency. Lancet 1:229, 1976.
25. Huang KE et al: Transient hyperprolactinemia in infertile women with luteal phase deficiency. Obstet Gynecol 78:651, 1991.
26. De Souza et al: Lateal phase deficiency in recreational runners: evidence for a hypometabolic state. J Clin Endocrinol Metab 88:337, 2003.
27. Huang KE: Evaluation of serum FSH and LH in various infertile women treated with clamiphene citrate. Endocrinol Japon 19:501, 1972.
28. Huang KE: The primary treatment of luteal phase inadequacy: Pyogesterone versus clomiphene citrate. Am J Obstet Gynecal 155:824, 1986.
29. Cramer et al: Statistical methods in evaluating the outcome of infertility therapy. Fertil Steril 32:80, 1979.
30. Murray et al: Oral clomiphene citrate and vaginal progesterone suppositories in the treatment of luteal phase dysfunction: A comparative study. Fertil Steril 51:35, 1989.
31. Huang et al: Serum progesterone levels in women treated with human menopausal gonadotropin and human chorionic gonadotropin for in vitro fertilization. Fertil Steril 46:903, 1986.

12 Chapter 异常子宫出血

何师竹

前言

月经的改变常是女性最关心及最常见的求诊原因，异常的子宫出血在时间、形态、流量上都有很大的差异。如何区分出器官实质性的病变、原发性卵巢功能改变，或由于全身性因素、其他内分泌因素导致的卵巢功能异常，适当地做病因或症状性的治疗，是妇科医师最重要的课题。对正常月经的认识、对异常出血作目标导向性（aim directed）的诊断步骤及对症治疗（specific therapy）是本章的要点。

正常的月经

正常的月经周期相隔约为28天（±7天），平均出血天数为4天，如果超过7天则为异常。周期性的月经具有生殖的意义。其一为一个成熟的卵自卵巢排出，其二为子宫内膜在卵巢的性激素调整下准备由受精卵发育成的胚胎着床于此。如果没有成功的着床，才会有月经的发生。女性平均初经年龄为12~13岁，青春期的少女，最初12~18个月的周期是不规则的，且为不排卵性的。其后才渐渐规则成为排卵性的周期，一直到接近停经期的数年，又会出现有排卵缺陷的月经问题。

月经出血控制的机制

在排卵前的增生期（proliferative phase）中，子宫内膜的腺体和基质（stroma）在雌激素作用下再生。未分支的螺旋状血管（spiral vessels）也一直长到上皮之下，再形成网状的微血管。子宫内膜的高度在增生期可达3.5mm。在排卵后，子宫内膜同时接受雌激素（estrogen）及黄体酮（progesterone）的作用。据信由于黄体酮的抑制作用限制了子宫内膜高度的继续增加，但各种组织成分继续成长的结果使得子宫内膜的腺体和血管变得弯曲、盘绕。在未受孕的周期，由于黄体（corpus luteum）的寿命固定约为14天，雌激素及黄体酮的同时下降造成血管张力改变、组织的缺血与剥落和月经的出血。这种雌激素与黄体酮同时撤退性出血（estrogen-progesterone withdrawal bleeding）通常有其自律性（self-limited character）。这是因为①子宫内膜呈现一致性的变化；②结构稳定的子宫内膜在血管产生规律收缩时发生渐进性的缺血与脱落；③血管的收缩导致的血流滞慢使凝血因子能在崩塌的子宫内膜出血点发挥凝血的功能。

在大部分的组织中，止血的机制包括5个相互重叠的部分：①局部的血管收缩，②血小板黏着于伤口上，③血小板形成血栓，④纤维原（fibrinogen）使血小板栓加强，及⑤最后经由纤维的分解（fibrinolysis）除去沉积物。子宫内膜止血的机制略有不同，形成的血栓比较小，而且在月经出血开始后20小时子宫内就很少有凝血栓，显示其止血的机制与一般组织的止血不同。第一个止血的机制是子宫内膜的血栓形成，第二个机制是小血管收缩主要是在基底层（stratum basalis）。但两种机制都不能立即止血直到完全再生为止。在月经期间三分之二层的子宫内膜都会脱落，脱落及再生的时间愈短，则出血时间愈短，延长而不完全的脱落则会造成出血过多及过久。

近期学者以生化学及以电子显微镜做子宫止血的生化学及形态学上的研究，纵观各家之说，月经正常与过多者经血中的血小板、纤维原（fibrinogen）、纤维（fibrin）、凝血因子、纤维原分解产物（fibrinogen degradation product）等都没有差异。Haynes等人发现有相当多规律性的月经过多者，其排卵，血清中雌激素、黄体酮，及FSH、LH与月经量正常者无异。有些研究则从局部控制经血的机制去了解月经出血量的差异。在电子显微镜的观察下，发现月经过多者和一般月经量正常者比较，子宫肌层及子宫内膜的动脉血管及小动脉的数量没有差别，但扩张的静脉数量增加了。月经期间，子宫内膜血管内壁出现缺口及止血栓的时间也比正常者延长。生物化学的研究则发现在子宫内膜合成的、有促进血管扩张及抑制血小板凝集功能的前列腺素（prostaglandins，PG）在月经过多者大多增加。应用组织免疫染色法，则发现：在后分泌期，月经过多者的子宫内膜及子宫肌层的血管上的组织纤溶酶原激活物抗原（tissue plasminogen activator antigen），要比月经正常者为高。这些功能失调的变化均局部出现于子宫内，并不是由测定外周血液或流出的经血中的相关成分能获知的。

另外的研究显示PG的合成与代谢和月经有关。PG并未在月经周期中储存于细胞中，在月经开始前自溶酶体（lysosomes）中释放出的磷脂酶（phospholipase）使与磷脂（phospholipid）以酯（ester）键相结合的花生四烯酸（arachidonic acid）得以游离出来，开始PG的合成。不同的PG对血管收缩及血管扩张的交互作用与月经出血的停止有关。在月经量过多者的经血中发现PGF2α和PGE2的量均增加，另有些研究则发现PGE2的受体（receptor）在月经过多者的子宫肌层中浓度会增加。早在1976年，Anderson即证明PG合成的抑制剂（prostaglandin synthesis inhibitor）可以有效地减少月经量。他发现甲芬那酸（mefenamic acid）可使患者平均出血量自119ml减至60ml，其他的PG合成抑制剂，如希洛芬（ibuprofen）、芬那酸（fenamates）等也都能抑制PG的形成及抑制PGE2与受体的结合，可以用之于治疗月经过多。由此证实了PG与月经的关系。

在基础研究上有关月经出血控制的机制相当复杂，概括地了解，提供了药物治疗的理论根据。

月经出血量的评估

根据许多使用放射性同位素及正铁血红素（hematin）比色的研究，月经出血的个体差异是相当大的。根据Cole的研究，280位未使用子宫内避孕器亦未服用避孕药的妇女，月经量在20ml以下、20至44ml及超过45ml的各占三分之一。个体差异虽大，个人每个月间则差异不多，平均则为35ml。而90%在80ml以下，超过此量的出血临床上就会出现月经过多的症状，以及血液检查会呈现出缺铁性贫血。因此一般以超过80ml作为月经过多判定的标准。美国妇产科学院的定义是以月经的日数超过7天、出血量超过80ml作为月经过多的定义。妇女对月经出血量的主观认定常有很大的差距，据研究自觉月经过多的妇女只有38%的出血量是超过80ml的，又发现有40%出血量超过80ml的女性认为自己的月经量并不多。临床上，我们甚至看到有出血量已造成严重贫血者，却自认为正常。年轻的妇女比年长者不能接受出血量的增加，尤其当精神情绪性问题所导致的功能失调性出血，往往更容易造成自觉上的严重感。

要由客观而量化的方法来记录月经量是相当困难的。要了解一位患者实际月经状况，由前瞻性、主观的评估（prospective，subjective assessment）仍比追溯性的病史（retrospective history）更为准确。请病人做月经状况的逐日记录（menstrual calender）是相当实用的方法。可逐日记录出血量多少、使用的护垫及塞子（tampon）的数量、是否有溢流现象（flooding）等，及一共出血的天数。此种半量化（semi-quantitative）的记录，同时可以用来评估药物治疗的确实效果。使用护垫的数量往往与病患的性格、卫生习惯及生活环境有关。所以，除了了解护垫上经血浸润的程度，问诊应探询是否有污染衣物及床褥的情形发生，以及月经期间是否因出血过多而影响出外社交生活等，才能作比较正确的判断。月经出血量多的期间一般是在最初的3天，70%的出血量在头两天内，92%在3天之内。所以如果延长天数过多，失血量就会增加。

另外要注意的是月经流量亦不完全代表出血量，据Fraser的研究流量中血液所占成分出入很大，在1.6%至81%之间，平均约为36%，大部分系子宫内膜组织渗出液。故经血颜色浓淡的陈述也很重要。

月经期及月经后的症状对评估出血量也有参考的价值，例如是否有血排出及随同血块排出时的绞痛（clot colic）。有血块显示出血量已超过纤维分解的功能。月经期后会疲倦、嗜睡则需怀疑有贫血的现象，更严重的出血过多则会出现呼吸困难的症状。

经由良好的病史探询仍可自追溯性的资料中得知过去出血的情况。但前瞻性的记录除了比较可靠，对于因突发性（episodic）月经过多来就诊的患者，往往因为作了下一次的记录发觉相当正常而安心，不需再加药物治疗；如果记录仍不正常则可作为治疗前的依据，及作为治疗后比较之用。

正确的判断月经量是非常重要的，可以免除不必要的治疗。对于主观上不能接受自己月经量的妇女亦应予以处理，了解其精神方面的背景因素，例如婚姻状态等。详细的月经病史探询除了能了解究竟出血量是否过多、月经周期是否异常，最重要的是有助于除去器官疾病的可能性。Fraser曾发现在以功能失调性出血的诊断下，做药物治疗的病患中，有40%的是器官性疾病造成这些临床上的症状的。

异常出血的原因

(一) 功能失调性出血

功能失调性出血是指排卵功能的缺陷所导致的异于常态的子宫出血。自下丘脑-垂体-卵巢轴（hypothalamic-pituitary-ovarian axis），排卵的机制是一连串复杂、细腻而相互制约的过程，用最简化的说法是始于下丘脑的脉冲式促性腺激素释放激素（pulsatile gonadotropin releasing hormone，pulsatile GnRH）。青春期的女性由无月经、不排卵的情况进入正常排卵与月经，更年期的女性则反其道而行，但两者的过程是由微而渐、连续性的（图12-1）。所以女性在其生育期的两极会发生排卵功能有缺陷的月经是一种生理性的过程。当其他的内分泌系统或全身性疾病影响到排卵功能，或原发性的排卵缺陷，其严重度也是由微而渐的。在生

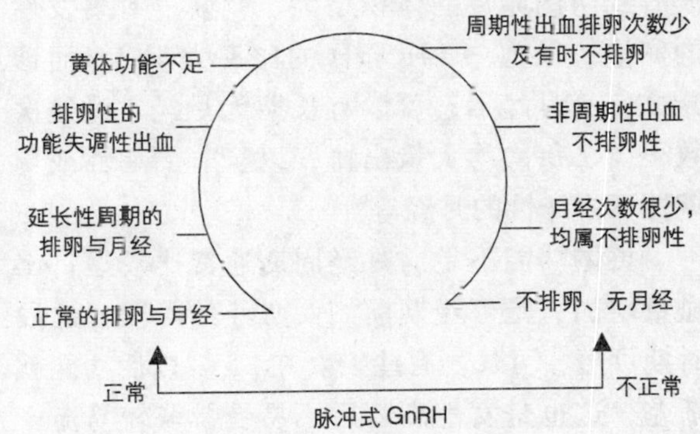

图12-1 连续性的排卵功能异常和异常月经

育期，一向排卵正常的女性也会有偶发性的功能失调性出血。

大致上，功能失调性出血可以分为不排卵性的，以及排卵性而黄体功能不足的（luteal insufficiency）。不排卵性的周期，是一种雌激素撤退性（estrogen withdrawal）或是雌激素突破性（estrogen breakthrough）状况下的出血。因为缺乏黄体酮的抑制作用，使血管和腺体过度生长，但缺乏充分的基质支持，组织脆弱而易出血。各处的脱落不完全且不能有一致性，是造成不正常出血量和天数的主要原因。同时过多过厚的子宫内膜，过度生长而不能形成盘绕状（coiling）的螺旋状血管在子宫内膜脱落时不能发生规律性收缩是第2个原因，因不能规则性地排卵，使子宫内膜的再生仅为暂时性的，很快又脱落则是第3个原因。另一种解释是发生雌激素撤退性出血时，子宫内膜的剥落不完全，所以无法自腺体的基底层再生。而子宫内膜刮除术可以使出血停止即因完全的刮除就如同雌激素、黄体酮的撤退性出血可以使基底层暴露出来，刺激其再生。

不排卵性月经可以是相隔周期很短（如仅两周）的突发性出血，或是延迟的周期而有过多、过久的出血，往往是病人挂妇科急诊的原因，由月经病史就很容易诊断。

多囊卵巢综合征（polycystic ovarian syndrome，PCOS）是一种合并肥胖、多毛症、长期不排卵及不孕的综合征，据信是由于卵巢局部有过多的雄激素生成所造成的，可以由超声波看到两侧卵巢的体积增大、鞘膜下有多发性的卵泡，及血中LH/FSH的比率大于3:1而诊断之。其月经形态可以有长期无月经、月经次数很少、每次均大量出血，以至非周期性或周期性不排卵性的月经等。

黄体功能不足的月经周期通常比较短，出血量增加，是停经期前妇女必经的阶段，这段时期可短、可长。有些妇女在35岁以后功能就渐差，这也是女性高龄后不易受孕及较易流产的原因。

功能失调性出血可以是女性必经的生理阶段，可以是①中枢性的，如情绪障碍影响下丘脑-垂体-卵巢轴；②卵巢本身缺陷；③或是其他内分泌腺异常或全身性疾病造成的激素代谢异常所导致的排卵功能缺陷。关于继发性的因素将在全身性疾病中再述。在诊断月经异常的过程时，须先除去生殖道器官实质的病变、血液科疾病等，才能诊断为功能失调性出血，但功能失调性出血继发于全身性或其他内分泌疾病者亦不可忽略。

(二) 全身性疾病

在全身性疾病中首应考虑的是血液凝固障碍，如缺乏第八因子的Von Willebrand疾病，和缺乏凝血酶原（prothrombin）；血小板过低如白血病（leukemia）、特发性血小板减少性紫癜（idiopathic thrombocytopenia purpura）等。自初潮开始就月经期过长、过多者及规则而为排卵性的月经却出血量大者应作凝血功能的筛检，如果发现体表有紫癜或瘀点、斑者，亦应作这方面的检查。Claessen等人曾报告因子宫异常出血而住院的青春期女性中20%有凝血障碍。其中血红蛋白低于10g/dl者中有四分之一，贫血的程度达需输血者中有三分之一，自初潮开始就有严重症状者中有三分之一是凝血障碍。血液恶病质（blood dyscrasis）与凝血障碍虽见于我们的患者，但远低于Claessen的数据，可能是种族及病患来源不同之故。但血液疾病仍需作为处理月经异常时，首先应排除的疾病。

经由影响排卵功能而造成月经失常的全身性疾病亦不可忽略。最普通的是肥胖造成过多的雄激素可以在脂肪、肌肉中转化为雌激素，抑制排卵功能，而发生不排卵性的月经。内分泌疾病中，甲状腺、肾上腺及垂体的疾病都必须考虑。甲状腺功能不足约占0.3%~2.5%。Greisman曾对67位严重月经过多、临床上无甲状腺异常症状，及T_3、T_4值正常者作促甲状腺激素释放激素（thyrotropin-releasing hormone，TRH）刺激试验，发现其中有15例在TRH刺激前及刺激30分钟后TSH呈现偏高值，显示有潜伏性的甲状腺功能不足。在以L-甲状腺素（L-thyroxine）治疗使TSH趋于正常后，其月经量都在3~6个月内恢复正常。至于临床上出现黏液水肿（myxedema）者，45%有月经过多。甲状腺功能亢进者则会在临床上出现月经量过少、月经次数过少及继发性无月经等各种情况。垂体发生腺瘤，分泌过多生长激素或催乳素（prolactin）时，也会造成神经传导物质（如多巴胺）的不平衡，而影响了排卵功能，可以发生黄体功能缺陷、无排卵性月经而月经过多，也可以造成无月经。

重大的实质性器官疾病也会有月经过多的临床表现，例如肝硬化病人月经过多的原因包括雌激素的代谢不良和凝血酶原、纤维原过低。肾功能不良会影响雌激素和黄体酮的排出体外，而影响其对排卵功能的各种正、负性反馈作用（feedback）。

医疗所导致的（iatrogenic）异常出血包括：①抗癌药物、抗凝血剂、类固醇对子宫局部凝血功能，亦可能是对排卵功能的抑制作用，②镇静剂会抑制神经传导物质，或刺激催乳素的升高，以及③口服避孕药、口服或长效注射型的黄体酮制剂以及更年期的雌激素补充等，都是在病史探询时不可忽略的鉴别诊断，所以一并放在"全身性疾病"中叙述，以便读者参考。

（三）生殖道疾病

在生育年龄的妇女主诉月经异常则首先要考虑与怀孕有关的各种合并症，如先兆性流产、过期流产、子宫外孕及葡萄胎等。感染（主要为子宫内膜炎）也可能导致月经期过长，同时会造成月经间的点状出血。阴道炎症中，以鞭毛滴虫感染造成的带血性、脓性渗出液，及年老性萎缩所致的老年性阴道炎（senile vaginitis）最易发生点状出血。这是因为这两种炎症会造成子宫颈脆弱的缘故。患者遇到这些情况都会当做月经异常而来就诊。

在恶性肿瘤方面，生殖道的各种癌症都会造成异常出血。特别是子宫颈癌及子宫内膜癌是任何形态的异常出血时都应考虑到的。此外一些少见的产生雌激素的卵巢肿瘤，如颗粒细胞及鞘膜细胞瘤（granulosa theca cell tumor），也会出现异常出血的症状。

子宫良性肿瘤如子宫内膜下肌瘤（submucous myoma），及腺肌症（adenomyosis）是造成生育年龄妇女月经过多、月经期过长最常见的器官实质性疾病。子宫颈息肉是造成接触性出血或不定期出血的常见原因，较常见于更年期妇女。装置子宫内避孕器时所发生的非月经期出血及月经过多，是最常见的异物所致异常出血，属于局部性医疗导致的因素。避孕器造成月经异常的原因是相当复杂的，包括局部凝血及纤维分解功能的改变、子宫内膜的炎性反应和异物影响子宫的收缩等。有关异常出血的器官性因素见表12-1、表12-2为Long对依序评估异常出血的建议，仅列作参考。

表12-1 异常阴道出血的器质性因素

1. 盆腔器官的恶性肿瘤
——卵巢：卵巢癌
——输卵管
——子宫体及子宫颈：子宫内膜癌或子宫颈癌
——阴道及外阴：阴道及外阴癌
2. 盆腔器官的良性肿瘤
——卵巢：实质性及囊肿性肿瘤
——输卵管
——子宫：肌瘤，息肉
——阴道及外阴
3. 怀孕并发症
——流产
——子宫外孕
——滋养层细胞性疾病
——产后子宫的次复旧
4. 子宫内膜异位症及腺肌症
5. 盆腔炎性疾病
6. 外伤
7. 异物：避孕器

表 12-2 异常阴道出血的评估（PHIMIC）

疾病的下列分类可适用于病史回顾、身体检查及实验室检查以确保一个完整且有次序的评估

怀孕（Pregnancy）

包含正常及异常的子宫内妊娠、子宫外孕及妊娠性滋养层细胞疾病

激素性（Hormonal）

包含不排卵、多囊卵巢综合征、催乳素疾病、甲状腺失调及多种全身性疾病造成的继发性激素失调

医疗行为性的（Iatrogenic）

包含口服避孕药，雌激素、雄激素或黄体酮的服用，以及任何药物可直接或间接干扰下丘脑-垂体-卵巢的功能

机械性的（Mechanical）

包含息肉、子宫内装置避孕器及肌瘤

感染性的（Infectious）

包含阴道炎、子宫颈炎及盆腔炎性疾病

癌症（Cancerous）

包含全部妇科恶性肿瘤

摘自：Long CA et al. Menorrhagia. Obstet Gynecol Clinics of North Am 1990；17：343-359

诊断方法

(一) 病史的探询

当病患主诉有异常出血、月经不规律等，首先要确定为自阴道的出血。对于月经的周期，包括相隔时间、出血天数、出血量以及是否与过去周期不同等，都应详细询问记录之。最好在门诊提供月历，以利沟通。应熟悉下列几个描述出血量、出血天数与相隔周期常用的名词以利病历记载、病因判断及治疗后的评估。

月经过多（menorrhagia，hypermenorrhea）——周期规律，出血量多。

子宫不定期出血（metrorrhagia）——出血量正常，间隔的周期极不规则。

月经不定期与过多（menometrorrhagia）——突发性、不规则，出血的量与天数都过多。

月经次数过多（polymenorrhea）——出血的周期规则，但相隔少于 21 天。

月经次数过少（oligomenorrhea）——出血的周期不规则，但相隔在 45 天以上。

月经之间出血（intermenstrual bleeding）——在规则的月经之间发生非月经期的出血。

关于出血量的评估已在本文前段陈述。一般而言，周期正常而出血量过多、过少，应多考虑器官疾病，特别是子宫本身的疾病。如果周期或出血量均改变，则应考虑为功能失调性出血。至于功能失调性出血可以是卵巢原发性的，也可以是其他内分泌、代谢疾病所导致的继发性的排卵功能障碍如前所述。由周期紊乱的情况，可以推测是排卵性或不排卵性的功能失调性出血。通常后者更为不规则，出血量亦较大。

患者的生育史、避孕方法等也不可忽略，因为在生育年龄异常的子宫内妊娠、子宫外孕甚至妊娠滋养层细胞疾病（gestational trophoblastic disease）等都应在患者的月经失常来诊时列入鉴别诊断中。医疗导致的出血，例如装置子宫内避孕器、口服避孕药或其他类固醇制剂等，均应于病史探询中了解之。

应探询患者是否有其他系统的疾病，包括其他内分泌器官、血液系统、肝等。较常见的如甲状腺功能低下造成的促甲状腺素释放激素（TSH-releasing hormone，TRH）及催乳素（prolactin）上升造成排卵障碍，通常会有过多及过长期的出血，甲状腺功能亢进会发生由功能失调性出血到无月经症。肾上腺功能不足或过高时常合并有月经次数过少或无月经，但却绝少会有月经过多的问题。肝硬化病人如已发生凝血酶原过低出血会更多，血液凝固障碍或其他血液恶病质特别在年轻女性应列入考虑，这些病人都应探询其有无倦怠、发热、齿龈出血等症状。

(二) 理学检查

一个详尽的病史探询，几乎足以诊断是否为功能失调性出血。但必须加上一个详细正确的腹部及妇科内诊，才能排除器质性病变的可能。理学检查时，应观察体表是否有瘀斑、紫癜等显示有凝血病变或出血倾向的征兆。是否有多毛、皮肤紫纹及过多的脂肪分布于颈部、肩部等肾上腺功能亢进的征兆。必须作甲状腺及腹部触诊以检查甲状腺、肝是否肿大等。在妇科内诊时除了由双手触诊检查子宫及子宫附件的异常外，应仔细观察出血的所在为阴道、子宫颈或子宫腔。

一般而言，年轻女性有器质性疾病的几率很少，超过40岁以上者首要除去生殖器官早期性恶性病变的可能，以及常见的子宫良性病变。这些大都可以在内诊时检查出来，或有疑似发现时可以安排进一步的影像检查。

一个完整的理学检查是永远不嫌被过分强调的，在以“月经不正常”来诊的患者中，作者的发现可说无奇不有。包括阴虱、咬啮所致的出血，患者已到处求诊多时；包括阴道各种异物，塞在子宫颈管内的酒瓶盖是一位六旬老妇持续多年出血的原因等等。青春期的月经异常也会是少见的先天性生殖道的异常。先作内诊再予治疗是作者一直坚持的态度。

(三) 特殊检查

1. 阴道子宫颈涂片检查

涂片检查是发现早期下生殖道恶性病变及上皮内肿瘤（intraepithelial neoplasia）最有效的筛检方法。因异常出血来就诊的妇女，应于内诊时视其前次涂片相隔之日期或局部发现，必要时为之，对于缺乏雌激素的老年性阴道炎，涂片所见亦有参考价值。

2. 超声波检查

尤其是以阴道探头（endovaginal probe）对侦测子宫内膜息肉、子宫内膜下的肌瘤相当可靠。几乎可以完全取代传统使用的子宫输卵管摄影术。高频率的探头（5MHz以上）可以清晰地描画出子宫内膜（depiction of endometrium），可测量子宫内膜的厚度。对于怀疑有子宫内膜病灶或子宫内膜较厚（大于5mm）的患者，若同时合并子宫腔内生理盐水灌注与阴道超声波扫描（saline inflrsion sonography，SIS）更能大幅提高诊断的准确度并取代一部分的子宫镜检查。如果加上彩色多普勒血流图，对侦测子宫内膜的敏感性甚佳。然判读者必须对子宫内膜的生理性周期变化有所认识，以免过度判读，增加患者不必要的心理惊扰与手术性治疗。阴道超声波对诊断PCOS和分泌激素的卵巢肿瘤，也是不可或缺的利器。

3. 子宫内镜（hysteroscopy）

对于靠症状无法除去子宫内膜病变，如息肉、内膜下肌瘤或其他恶性肿瘤的可能性，传统是以子宫扩刮术来检查、诊断。目前由于内镜的进步，软式内镜可以在门诊，以局部麻醉方式进行，王确地诊断子宫腔各种病变。且当患者仍在出血中亦可施行。对于未曾生育或无法合并的病患仍以区域或全身麻醉下施行为宜。

4. 子宫内膜的组织学检查

取得样本的方法包括①在子宫镜的直视下作组织切片，②用子宫内膜切片刮器（Rock-Gurcia式）在门诊无需麻醉直接刮取内膜样本，③在手术室中做诊断性子宫扩刮术（diagnostic dilatation and curettage）。

如果怀疑有解剖学上可见的病灶，应选择以子宫镜直视下采样，如果要诊断排卵功能异常是否已造成程度不良的组织病变，如单纯到复杂或甚至异型的腺性增加（atypical adenomatous hyperplasia）或是否有炎症如结核性子宫内膜炎（tuberculous endometritis）等用子宫内膜切片刮器，通常就可以有令人满意的采样。如果是年长妇女，有恶性病灶之虞者，可以考虑先看子宫镜再以分段扩刮术（fraction D&C）来作病理检验，较不易遗漏小的病灶。临床上的明智判断，加上图像分析良好的经阴道超声波，目前已减少不必要的组织学检查。

5. 实验室项目

出血量大的患者应作血液常规检查，以了解其贫血的程度，追踪其治疗的结果，并且可除去血液疾患如血小板过低等的可能性。在内分泌激素的定量（hormonal assay）方面应当针对临床上考虑到的内分泌疾病选择适当检验项目，方合经济效益。例如有溢乳现象（galactorrhea）的患者应测催乳素与促甲状腺素释放激素：怀疑为PCOD的应测FSH/LH和睾酮（testosterone），当怀疑过多的雄激素造成排卵障碍时才测肾上腺功能，不能除去异常出血的原因为早期怀孕的合并症可测胎盘促性腺激素。

其他肝功能及凝血因子、凝血功能的检查应视需要而为之。

治疗的方法

(一) 药物治疗

当器官实质性疾病或继发性的内分泌因素都被除去时，功能失调性出血首先要考虑的是药物治疗。药物的选择则要视患者的年龄、对生育的期望，及是否需要避孕而定。但药物治疗的作用往往仅能发挥于接受治疗的周期，有些患者在停止用药后，月经失常的情形会逐渐恢复。对于无法持续用药的患者，最后可能会走上手术一途。所以如何适当地选用副作用少、合乎病患需求的药物是很重要的。

药物治疗的目的，大略可以分为①遏止急性出血；②控制日后的周期，预防异常出血的复发；③恢复排卵和生育的功能。第3个目的则视病患的生育需求而定。在下列个别药物的介绍中，将说明不同的应用时机与原则。

1. 雌激素

在急性大量出血之后，唯有雌激素才能使子宫内膜迅速地再生、止血。临床上可使用混合雌激素premarin，每天10mg，分4次服用，或注射premarin 25mg均可在几小时内减少出血。当24小时内出血已明显减少或停止后，即可减少premarin至每天1.25mg或2.5mg，加上黄体酮如甲羟孕酮醋酸酯（medroxyprogesterone acetate，MPA）每天10mg，至少持续7~10天停药，让患者发生雌激素黄体酮撤退性出血。另外一种简便的方法是使用混合型口服避孕药（至少每剂含ethinyl estradiol 50μg）每日3次，共7日，再停药发生撤退性出血。

通常长期不排卵后，子宫内膜结构脆弱，但可能相当厚，虽然有效的激素治疗往往可以在24小时内奏效，但一定要嘱其连续1周的治疗。一方面使子宫内膜重新完成健全的结构后，才允许其发生撤退性的出血，另一方面患者可以有充分的时间补充铁剂先矫治贫血，撤退性出血的流量有时会相当大，但一定会自行停止。

2. 黄体酮

黄体酮的药理作用是促进子宫内膜的成熟（进入分泌期变化）及遏止其生长，有一部分机制是经由抑制雌激素的受体。黄体酮是功能失调性出血中最常用的药物。长期使用于无排卵性出血的患者，效果极为良好，已于前述。生育期后期的妇女，黄体功能不足导致月经周期短、出血量增加，每个周期第12（或14）天至第25天服用黄体酮可有效地减少出血量40%~50%。

由于黄体酮及其同类制剂的激素作用相当复杂，其疗效强度各异，如能充分了解个别制剂的特点，运用起来更为得心应手。例如Primolut-Nor（Schering）为19-nortestosterone的衍生物，其黄体酮的药理效价最强，同时有部分雌激素及雄激素的药理作用，对于急性出血也会有效，减少月经量的效果也最强。其他的黄体酮制剂就没有止血的效果。甲羟孕酮醋酸酯（MPA，Upjohn）对脂肪的代谢影响较少，其黄体酮的药理效价亦相当强，应用于PCOD或近停经期妇女都很合适。对于青春期的不排卵性月经，药效最温和的地屈孕酮（dydrogesterone，Duphaston，Duphar）5mg，每天2次，每个月10天，就可以有规律地撤退性出血。但排卵的功能不会受到抑制，当其下丘脑-垂体-卵巢轴渐趋成熟，即可以开始有排卵性的月经。

Andersson 曾报告使用含黄体酮的子宫内避孕器的实验，发现可以使月经出血量减少86%。由于药物局部作用于子宫内膜，被吸收的量少，全身性的药物副作用可完全避免，未来有可能成为控制月经过多的有效途径。

3. 达那唑（danazol）

达那唑（Wintrop）是17α-乙炔睾酮（17α-ethinyl-testosterone）的衍生物，其药理作用为抑制性激素的合成，并作用于黄体酮、雄激素的受体。在高剂量时会经由改变 GnRH 的波动而抑制排卵。达那唑在高达每天400mg的剂量时会造成无月经，每天200mg就能有效地减少月经量，但月经的相隔天数会略长。其减少月经量的效果可以维持至停药后4个月。使用每天200mg的剂量不会有体重增加、痤疮等副作用。

作者的经验发现腺肌症的妇女使用达那唑的效果最显著。先使用400mg至完全抑制月经后一两个月，再降低至200mg，可以同时解决月经过多和痛经的问题，维持相当长时期令人满意的效果。对暂时不考虑作子宫切除术者，达那唑不失为一种替代的方法。

多位学者的研究显示达那唑比炔诺酮（norethisterone）减少月经量的效果较好。达那唑和拮抗 PG 的甲芬那酸（mefenamic acid）相较，前者减少出血量60%，后者仅22%，然而达那唑在价格上偏高是其缺点。

4. 促性腺激素释放激素的类似剂（gonadotropin-releasing hormone analogues，GnRH-A）

借着对垂体分泌 FSH、LH 的抑制，GnRH-A 可以停止卵巢的激素生成。通常治疗后4~6周就会使月经完全停止，而使之达到一种停经后的内分泌情况，即雌激素偏低（hypoestrogenism），因此血钙流失、骨质密度减少也会发生，通常短期使用影响不大，长期使用就不可忽视其对健康负面的作用。近期 GnRH-A 和低剂量的雌激素合并使用，即所谓的“回加性雌激素补充”（addback hormonal replacement therapy），可以减少对骨质的不良作用，延长其使用的期间。与其他的激素治疗比较，GnRH-A 的价格过于昂贵，其副作用是因造成体内的低雌激素状态，多数病患都尚能接受这些副作用。所以不失为手术治疗前短期用药的选择之一，作为长期用药就应慎重，对无法接受其他治疗或其他治疗效果不佳的病患才考虑使用。

5. 非甾体类消炎药物（non-steroid anti-inflammatory drugs，NSAIDS）

由于 PG 合成的失衡被认为是月经过多的原因，NSAIDS 的服用可以抑制环氧合酶（cyclooxygenase），降低 PG 的浓度，同时干扰 PG 的受体，而达到减少月经量的目的。一般其减少出血量约为20%~50%，约有三分之一的患者会有效。

NSAIDS 仅使用于月经期间，通常每周期用药天数在5天以内。所以在排卵性月经，且量相当多的患者，基于经济方便的原则，不妨作为第一个选择的药物，也可以合并黄体酮及口服避孕药的使用，以收双重效果。可选择的 NSAIDS，如甲芬那酸（mefenamic acid）500mg 每天3次，布洛芬（ibuprofen）400mg 每天3次，萘普生钠盐（naproxen sodium）先用550mg（或500mg），以后每天6小时275mg（或250mg）等，都有相同的效果。

6. 抗纤维分解的药物（antifibrinolytic agents）

在某些研究中发现月经过多患者的经血有过高的纤维分解表现，显示纤维分解为月经过多的原因之一。抗纤维分解的药物如止血环酸（tranexamic acid）和 espilon-aminogen 有阻止纤溶酶原的活化的作用，可用于治疗月经过多。特别适用于排卵性月经过多的情况，并可合并黄体酮、口服避孕药的使用。有关其副作用的发生，曾有3例服用中妇女发生脑血管栓塞的病例报告。故对于有血管疾病的危险因素者，给药应谨慎。

(二) 手术治疗

1. 子宫扩刮术

主要是做诊断。大部分患者在急性大量出血时，子宫扩刮术可以立即减少或停止出血。对于自病史、内诊不能除去器官实质病变的可能性，长期不排卵以及年长妇女要考虑其子宫内膜会有增生性变化者，不妨先作扩刮术，以便作病理诊断。但其疗效是暂时性的，一定要有后续的药物治疗计划。

2. 经子宫内镜手术（hysteroscopic approach）

包括：①用切割镜（resectoscope）切除子宫内膜下肌瘤，用切割镜亦可切除子宫内膜层（endometrial resection）；②接触式 Nd-Yag 激光作子宫内膜的去除（endometrial ablation）均可取代传统的全子宫切除术，解除月经过多的问题。

设计精良的仪器及充分的人员训练，对手术的高成功率及安全性均不可缺。但最重要的仍是选择有必要及适于经子宫镜操作的个案。初学者可以用腹腔镜导引，以增加安全性，减少合并症的发生。利用 Nd-Yag 激光去除子宫内膜术之前先用达那唑或 GnRH-A，使子宫内膜变薄，除了有利手术的进行，一些报告也显示可以获得更高的长期成功率。

多位学者的研究都肯定子宫内膜去除术对治疗月经过多的效果及安全性。Garry 报告 859 位患者在不同医疗中心作此手术，只有 0.3%子宫穿孔、0.4%手术中水过多，但在 479 位追踪超过 6 个月的病人，有 60%发生无月经症、32%月经明显减少、8%没有改善而需再次手术，最后只有 3%需作子宫切除术，所以除非绝不考虑生育的妇女，否则不宜作此治疗。此外，在子宫内膜去除术前先排除子宫内膜病变的重要性固不待言，即使接受手术后的病人，也有术后 5 年才罹患子宫内膜癌的病例报告，因此，对术后再发生异常出血症状的患者，仍不可掉以轻心。

3. 不经子宫镜的子宫内膜去除手术

子宫内膜去除手术，除以传统的子宫镜方式外，可用一些不经子宫镜的内膜去除设备，包括子宫内膜激光热疗（endometrial laser intrauterine thermal therapy，ELITT）、热气球内膜烧灼（thermal balloon ablation），以及子宫腔热水灌流术（hydrothermal ablation）均有不错的疗效与安全性。但英国的一篇研究显示，子宫内膜烧灼术的普及，可能并未降低妇女子宫切除率，反而因手术的简易使得因子宫出血接受手术性治疗的病患数增加。因此在面对异常出血病患时，尤需先确立诊断，并避免无谓的手术。

4. 全子宫切除术

1975 年美国的全子宫切除术的数目达到最高峰，使女性在 60 岁以前被切除子宫的机会高达 30%，成为剖宫产以外施行最多的手术。根据 Goldfarb 的分析，有 30%~45%是因功能失调性出血而做的。

事实上，对于没有器质性疾病的患者，药物治疗往往可以达到很好的效果。可以依次选用的药物种类很多，如前所述。当药物无法控制持续过多的月经与痛经影响病患的生活、工作与造成社交的不便，或病患已有数次因急性出血必须作子宫扩刮术等，才需以子宫切除术作为治疗的方法。

据 Fraser 的报告，出血量超过 80ml 者所切除子宫仅 30%没有病理诊断，出血量在 60~70ml 间及少于 60ml 者则分别有 40%及 75%没有病理诊断。然作者个人经验中，合并有子宫器官实质病变，例如非位于子宫内膜下的肌瘤的功能失调性出血，有不少患者仍能以药物达到使月经规律而出血减少的良好效果。药物控制失败而需作手术治疗者，则无一例没有器官病变。由历年此类为月经过多切除子宫的病患的病理报告，来评估一个医院是否有良好的手术适应证是相当可行的。

处理的一般性原则

在初潮后的两三年间，大部分的月经都是无排卵性的而且不规则。主要是由于下丘脑、垂体间调节功能的不成熟，轻微甲状腺功能过低及精神性因素。年轻女性在求学期间、迁入新环境时的精神压力造成的继发性无月经与功能失调性出血是屡见不鲜的；这段时间处理的一般性原则是：

(1) 给予患者充分的保证，随着年龄增长、功能成熟，月经会渐趋正常。

(2) 指导记录月经于月历表中，以便了解周期本来就有变化性，不足为虑。

(3) 周期性的黄体酮，如每个月服用 10~14 天。

(4) 定期的再评估。

但对于出血量过多，且有全身性病史的年轻妇女，必须警觉的是要除去血液凝固及其他血液恶病质的可能性。

生育期的妇女，纯粹卵巢因素的异常出血机会较少，怀孕的合并症与继发性的排卵功能异常，包括医疗所致的都要列入考虑。对于不排卵性出血在急性期处理之后，要依病人需求作持续的治疗，以防再度出血，可以选择的方式包括：

(1) 诱导排卵药物。

(2) 每个月服用黄体酮 10~14 天。

(3) 依标准方式服用口服避孕药（可以选用炔雌醇 30μg 的剂型）。

需生育而同时诊断为黄体功能不足者，可以用诱导排卵药物及在排卵后的分泌期补充黄体酮剂。有腺肌症者，达那唑的效果会比黄体酮好。无排卵的异常者可以选用非激素的制剂，例如 NSAIDS 等。

临近停经的妇女，月经周期紊乱，是必经的过程而非例外，只是为期长短因人而异。但是器质性的病变仍应先加考虑，子宫内膜息肉最常见，其次是子宫内膜的增生，以及子宫内膜癌。腺瘤性增生（adenomatous hyperplasia）如不予治疗，8%~12%将进展为子宫内膜癌。如果发现异型腺瘤性增生（atypical adenomatous hyperplasia）要留意合并子宫内膜癌的几率约为 20%。近来阴道超声波的应用可以减少不必要的子宫扩刮术。但对于重复异常出血者，以及在长期药物控制前组织学的诊断还是相当重要的。药物治疗方面，周期性的黄体酮补充可以使用到月经完全停止为止。合并器质性因素的异常出血，往往对药物效果不佳，这时可以考虑最后的一招——子宫切除术。

结 论

处理发生异常子宫出血的患者，必须有完整的病史探询、全身理学及妇科检查，必要时选择最精简必要的检查（验）方法，才不至于耽搁可能存在的器质性或其他全身性疾病。针对确定为排卵障碍的功能失调性出血，应能有效地遏止急性出血。并依照生殖功能不同的时期，选择最符合生理、生殖需求，及花费最少的药物治疗，以预防再发生长期接受药物治疗的个案。对一个妇产科医师而言，熟悉各种妇产科内科疾病的诊治，才能得心应手地处理异常出血的病患。功能失调性出血患者的诊治不仅是对其学识、技术的挑战，也是对其伦理道德的考验。

参考文献 (FURTHER READING)

1. Artbur L Herbst et al: Abnormal Uterine Bleeding. Comprebensive Gynecolology St. Louis. Mosby-Year Book, 2nd edition, 1079, 1992.
2. Anderson AB et al: Reduction of menstrual blood loss by prostaglandin synthetase inhibitors. Lancet 1: 774, 1976.
3. Cole SK et al: Sources of variation in menstrual blood loss. J Obster Gynecol Br Cwlth 78:933, 1971.
4. Claessens EA and Cowell CL: Acute adolescent men-

orrhagia. Am J Obster Gynecol 139: 277, 1981.
5. Erian J et al: Endometrial ablation in the treatment of menorrhagia. Br J Obstet Gynecol 101 (Suppl 11): 19, 1994.
6. Fraser IS et al: A preliminary study of factors influencing perception of menstrual blood loss volume. Am J Obstet Gynecol 149:788, 1984.
7. Fraser IS et al: Blood and total fluid content of menstrual discharge. Obster Gynecol 65:194, 1985.
8. Fraser IS et al: Long-term treatment of monorrhagia with mefenamic acid. Obstet Gynecol 61:109, 1983.
9. Shaw RW et al: Assessment of medical treatments for monorrhagia. Br J Obstet Gynecol 101 (Suppl 11): 15, 1994.
10. Fraser IS et al: Menorrhagia——a pragmatic approach to the understanding of causes and the need for investigation. Br J Obstet Gynecol 101 (Suppl 11) :3, 1994.
11. Higham JM: Measured menstrual blood losses normal population and menorrhagic patients. In: Shaw RW, edg. Advances in Reproductive Endocrinology, vol 2, Park Ridge, Parthenon Publishing Group, 69-82, 1990.
12. Lalonde A et al: Evaluation of surgical options in menorrhagia. Br J Obster Gynecol 101 (Suppl 11): 8, 1994.
13. Long CA et al：Menorrhagia. Obstet Gynecol Clinics of North Am 17:343-359, 1990.
14. Speroff L et al: Dysfunctional Uterine Bleeding. Clinical Gynecologic Endocrinology and Infertility U. S. A., Williams & Wilkin, 5th edition, 265, 1993.
15. Shaw RW et al: Assessment of medical treatments for menorrhagia. Br J Obstet Gynecol 101 (Suppl 11) :15, 1994.
16. 何师竹：功能失调性子宫出血. 见：吴香达. 临床妇科学. 第三版. 台北，茂昌图书，253-266页，1992.

第3篇

不孕症

13
Chapter

不孕症概论

宋永魁

前言

人的生殖能力是不足的。男女若是正常，在婚后第1个月的怀孕率应是25%，6个月后为60%。1年过后，应有85%的夫妻怀孕。因此不孕是在1年内不避孕而不能怀孕者。依目前的估计有10%~15%的夫妇是不孕的。虽然不孕症的夫妇有增加的趋势，但这是真正的增加还是要求治疗者的增加，仍然有待调查。但是现代社会的晚婚，生育年龄延后，绝育方法普遍使用，尤其是人工流产的滥用，或养育小孩费用高等因素，使不孕症的发生率增加。其中，年龄的问题最值得注意，在台湾地区调查的结果，25岁的女性在6个月内怀孕的几率为75%，接近30岁时，就降为45%，到了40岁为25%。美国1995年2967万妇女中不孕发生率为7.1%，依年龄而言24岁以下4.4%，25~34岁6.6%，35岁以上为8.0%。没有生育过孩子的妇女（15岁至44岁）有17%，很明显的，年龄越大越不容易怀孕。目前夫妻领养小孩的情形，更加迫切，因为能被领养的孩子已非常少，加上各种垂直感染如艾滋病，毒品泛滥，使大部分夫妇无论如何要生个小孩。以上种种使不孕症的诊断、治疗与生殖生理的研究持续发展。

解剖学及生殖生理学

复杂的激素反应控制着男性及女性生殖系统的发展及功能。下丘脑-垂体-性腺轴刺激并调节激素的产生而控制正常的性发育及功能。女性的卵巢及男性的睾丸经由正反馈及负反馈的作用，控制下丘脑且亦为下丘脑所控制。下丘脑产生促性腺激素释放激素（GnRH），而刺激垂体产生并释放出两种促性腺激素：卵泡刺激素（FSH）及黄体生成激素（LH）。

（一）男性

FSH及LH亦作用于睾丸，两者都与精子的形成有关。LH会刺激Leycig细胞分泌睾酮（testosterone），这种激素对于男性精子的形成及第二性征的发育是必要的。睾酮调节LH的产生，当睾酮达到某一浓度时，就会对垂体及下丘脑产生负反馈作用，并经由睾丸Sertoli细胞及生殖细胞所分泌的抑制素来调节FSH。

睾丸位于阴囊内，作为内分泌（激素）及外分泌（精子产生）的器官，而经由提睾肌及蔓状静脉丛来调节温度，使得睾丸的温度比体温低。而这对于精子的制造是很重要的。

每一个睾丸包含数百个小叶，内含卷曲的生精小管（seminiferous tubule），汇聚而形成睾丸网（rete testis），然后排入睾丸输出小管（ductuli efferentes testis）。一个精原细胞（spermatogonia）形成成熟的精子（spermatozoon）约需72天。精子在生精小管中形成，但在附睾中成熟并获得活动力。

由附睾开始，精子进入输精管，经过阴囊而进入腹股沟管，再由盆腔进入前列腺的后部。精子及其他伴随的体液沉着于前列腺部尿道，精囊提供果糖（由精子用为能量的动力）及凝固剂到精液中。若精液无法凝结，则精囊及输精管可能有先天性缺失。前列腺提供酸性磷脂酶（acid phosphatase）及纤溶蛋白酶（fibrinolysin），来破坏精子的凝固性。

当精液到达前列腺部尿道，并经由球海绵体肌的推力后，可造成射精。这是经由交感神经所刺激的。这种刺激也会使尿道的内括约肌收缩，而避免精液回流到膀胱。副交感神经则刺激外括约肌使其松弛。被释放出来的液体中，最先是润滑液（由Cowper腺所分泌）然后是前列腺液、睾丸的产物（大部分精子是在这射出液体的起始部分），最后是精囊所分泌的液体。

(二) 女性

在女性，性激素的分泌是有周期性的。当雌激素值到达最低点时，月经开始；在此同时，FSH与LH的分泌渐增。这种增加，刺激无数的卵巢卵泡开始发育，进而雌激素的分泌增加。在这许多开始成熟的卵泡中，正常情况下只有一个发育为成熟的卵泡，其余则退化。这个成熟的卵泡产生更多的雌激素，而使卵泡对于性激素的刺激更为敏感。

当这个周期继续下来，雌激素产生增加，进而经由负反馈作用抑制了性激素（主要是FSH）的分泌。此时雌激素仍持续增高，进而在下丘脑-垂体上表现正反馈，造成LH急升（FSH亦然，但幅度较低）。卵子于是在24至48小时后，由成熟的卵泡排出。

排卵后，空的卵泡形成黄体，开始分泌黄体酮，雌激素产生亦增多。这两种激素的持续增高使子宫内膜转变为分泌期，以作为怀孕的准备。若没有怀孕，则黄体在14天开始退化，黄体酮与雌激素减少，下次月经于是产生。

若怀孕发生，则胎体会分泌人类绒毛膜促性腺激素（hCG），而维持黄体的功能。黄体则使黄体酮及雌激素的分泌持续增加到妊娠第10周，这些激素对于妊娠的维持都是必要的，若作用不当，则有流产的危险。

临床上的评估

在没有避孕的夫妇中，有90%在一年内会受孕（20%在1个月内，50%在3个月内，75%在9个月内）。除非本身有精子制造缺陷、明显的月经异常、盆腔炎症、过去盆腔手术病史，或性功能障碍。一般不孕症的检查都在至少一年尝试怀孕而不成功时，才加以施行。另外，妇女年龄大于35岁亦可先施行一些非侵入性及较不昂贵的检查。

(一) 初次诊查

第一次门诊，最好夫妇一同前来，因为不孕不仅是妇女的问题，男性因素亦占了将近一半的几率。

初次诊查，必须问明双方的年龄及尝试受孕的时间。大于35岁的女性必须要先声明一些与年纪有关的问题给她们明白，例如低受孕率、怀孕或生产时高死亡率，比例较高的多胞胎率、自然流产、绒毛滋养层疾病及胎儿的基因异常等。

在病史方面，则必须包括以前所曾使用的避孕方法，是否曾经历自然或人工流产，或有无与其他伴侣怀孕过等。月经周期的规则性、长短、频率或是否伴随腹痛等，都必须详查。性交频率及习惯亦很重要。一般每2~3天行房一次较为恰当，次数太频繁会减低精子数；禁欲太久虽可增加精子数，但却会减低其活动力。性交时使用的润滑剂（甚至是水）或性交后的阴道冲洗对于精子都有杀伤力。我们建议在性交后，可于臀下垫枕头并平躺休息20分钟，如此可使精液聚集于靠近子宫颈的阴部。

营养状态的改变，身体活动的大量增加，或体重的改变都可能造成排卵异常。过度的吸烟、喝酒，及不良药物的使用不但损害人体，亦危害胎儿与受孕率。过去手术的病史则可能因粘连而导致生殖道功能障碍，如输卵管阻塞；男性则可能使睾丸血液供应不足或输精管受损。

对于可能提高睾丸温度的因素（如过紧的长裤或内裤，暴露于高温的职业等），及可能的毒物与放射线伤害等，都要注意。

（二）检查

任何主要的全身性疾病（例如肾疾患）都可能造成生育问题，因此配偶双方都要仔细评估。

1. 男性：在身体检查方面，要注意的如精索静脉曲张、尿道下裂、睾丸的大小，及前列腺问题等。

2. 女性：包括乳房的检查（乳溢症等）、阴道构造、子宫颈有无炎症、子宫肿瘤或先天性构造畸形、卵巢囊肿及子宫内膜异位症的判定等。

（三）咨询

一般与不孕症有关或怀孕中应避免的问题有下列项目必须问清楚，酒精、阿司匹林、咖啡每日量应少于500克，药物、运动、叶酸、高温、铅与砷重金属、李斯特菌及食物中毒、有机溶剂、杀虫剂、风疹、抽烟、沙利多迈药物、弓形虫、疫苗与X光照射等，但最容易疏忽的是性交频率、性交疼痛，它往往有问题婚姻生活的存在。其次是年龄的问题也必须要重视，一般人的生殖能力，在35岁以后开始下降，必须掌握时机、时间，做积极、必要的治疗。不孕症夫妇常会有压力、忧郁、焦虑等，而需要心理咨询及支持。某些不孕医学中心设有心理治疗师或心理学家及社会工作者；许多夫妇则从同辈团体中得到信心及支持。要施行精子或卵的捐赠，或试管婴儿术的病人最好请教律师有关于当地法律对于亲子法律关系的规定。

诊断步骤

对于不孕症，标准而有系统的检查步骤是先施行简便而非侵入性的检查，然后才进入侵入性及昂贵花费的步骤。但若一开始就发现有明显的问题（如无月经症、乳溢症、生殖器构造异常等），则马上就可集中心力于这些项目上。但是有些基本的检验对每对夫妇都是必要的，因为不孕的问题常常牵涉的是2个以上的因素。一般不孕症专科医师应该在假日也能提供病人必要的服务项目如阴道超声波检查、洗精或人工授精，甚至人工协助生殖的治疗，也就是一个合格的、全天候的人工协助生殖的实验室。病人第一次看医生最好选择在月经来的第一周，可以检查基本的项目如月经第三天的FSH、LH。最好先有前3个月的基础体温表及个人的疾病记录。第二次看诊以排卵前LH高峰日的阴道超声波检查及同房试验，并看上次结果，如多囊卵巢综合征进一步检查游离睾酮、脱氢表雄酮（DHEA）并随时可补查甲状腺功能TSH、游离T_3、游离T_4或催乳素。以后医生可以再视情况做子宫输卵管摄影（HSG）、子宫镜、腹腔镜及子宫内膜去除等。

（一）筛检试验

1. 基础体温（BBT）

这对于早期筛检是很重要的，每天早晨在起床前以特别设计的温度计测量口温而记录下来。它可显示出排卵与否，但对于确实的排卵时间与性质却功用不大。正确的排卵会表现出双相性：在排卵后，BBT上升0.5℃且维持到下次月经来临。黄体期需维持大约14（±2）天；时间过短常表示黄体功能不足。若体温表是平的或不规则形状，则通常代表不排卵状态。

BBT图不可用来预测排卵日与规划性交时间，因为，一旦体温开始上升时都已经排卵了。

2. 女性激素状态的评估及卵巢功能测试

若病史清楚地显示月经不规则，或基础体温显示排卵异常，则必须做激素方面的评估。FSH、LH、催乳素，及TSH的值都要测试，甲状腺功能评估也要施行。若有多毛症，痤疮异常增多，或男性化的现象，则需抽验睾酮及脱氢表雄酮硫酸酯（DHEA-S）的浓度。月经第3天测试FSH、E2可知卵巢可产生品质好的卵子的能力。

现在亦有一种排卵测试剂，可测量尿中LH的量而精确地预测排卵时间，对于某些诊断及治疗步骤很有帮助并且简单而价格便宜。

3. 超声波

虽然超声波无法直接看到卵子，但卵泡大小与卵子的成熟度关系甚大。在一个自然周期中，一个成熟的卵泡约18 mm的大小。若卵泡较小，则因为卵子的成熟度可能不够而不易受孕。

此时的超声波亦可用来观察卵泡数目，而预测多胞胎妊娠的可能性。在出现成熟卵泡后的4~6天可再施行超声波检查；若没有发现卵泡，则表示已排卵。在某些妇女会发生卵泡已成熟，基础体温亦显示排卵，但却没有卵子释出（未破卵泡黄素化综合征）。在不孕症的评估中，大多要重复做超声波检查才容易发现问题的症结所在。

4. 黄体期的评估

排卵后，必须要有足够的黄体酮，以便子宫内膜能完成受精卵着床的准备。当基础体温表无法明显显示黄体酮的分泌时，可在月经之前7天抽测血中黄体酮浓度。有些人虽然黄体酮足够，子宫内膜却没有足够的黄体酮受体，则子宫内膜切片是必需的，一般要确切评估黄体期功能，可在LH突升后9~12天做子宫内膜切片；而在月经周期结束后，可检查基础体温表来决定正式的排卵日，再与病理切片的资料相对照。若两者差异超过4天以上，则表示黄体期异常。

5. 子宫输卵管摄影（HSG）

这通常于月经结束后排卵前的卵泡期施行，可用来观察子宫的轮廓与输卵管的通畅情形，亦可以显示是否有肌瘤、粘连，及先天性异常等会影响着床、造成流产及早产的因素。但其缺点是有很多本身的限制或人为因素会影响其准确性。

6. 精液分析

将新鲜精液置于显微镜下观察，可看出其数目、形态，及活动力等。理想的情况，最好是先禁欲2~5天后，在医院内特别设置的房间以手淫集取；之后尽快地作分析。正常之下，精液在射精后，很快地凝集。若不凝集的话，可能是缺乏由精囊所供应的凝结因子。凝集的精液通常在36分钟内液化，正常的精液量在2~5毫升。过多或过少都可能造成不孕。另外，我们亦要检查其黏稠度。过度黏稠的精液可能会使精子陷于其中而妨碍受精。精子数目是非常重要的，正常是介于每毫升大于2千万至6千万，每次射精，精子总数4千万左右，低于此数则不易受孕。

在活动力方面，我们要在射精后2小时内评估活动精子的百分比及其活动程度。至少50%的精子要快速地往前移动，正常形状比例依WHO标准大于30%以上依Kruger标准大于14%。但精液分析时的活动力并不能完全反映一般状况下的情形，因为此时精子往往暴露于精囊与前列腺分泌的液体内过久，而这些对于活动力都有伤害。

若精液内无法发现精子（无精子症），则要检验精液中是否含有果糖。若是有果糖，则可排除射精道狭窄或输精管先天缺损的情形。

若所有的精液分析都正常，就不需要再重复检验。但若结果不正常，则要考虑到是否有压力、感染，甚至于环境因素暂时或永远地影响到造精功能。若重复检查仍显示无精子或精子稀少，则激素检查是必需的。

7. 男性的激素评估

精液分析结果异常，必须要检查 LH、FSH、催乳素，及睾酮的量，而根据各个数值的大小及关系来判断问题所在。因为这些精子形成的问题多可由临床上及激素的评估来诊断，一般睾丸切片并不需要。偶尔睾丸切片可诊断出先天异常，但这些对于治疗上几乎没有帮助。若切片正常，则管道阻塞可能是无精子症的原因。甲状腺功能异常与代谢有关（包括精子数目减少），并且可以简单地予以矫正。催乳素过高在男性方面可能是由原发性甲状腺功能不足、下丘脑与垂体异常，或药物（安非他命、氟哌啶醇、利舍平）等所引致。

8. 同房试验

同房试验于排卵期左右施行。夫妇在所约定时间前 6~10 小时在家中行房后，取出少量女性子宫颈内管的黏液于显微镜下，观察黏液的量、性状（较稀而富于水分），及黏液拉丝现象（spinnbarkeit）。黏液干燥后羊齿状结晶（ferning）在此时期明显，可作为雌激素增加的辅证。这些，都有助于改善精子在排卵期的存活率。排卵之后 24~48 小时，黄体的增加会使子宫颈黏液的量减少，增加黏稠度与细胞数，进而影响精子的存活。此时，黏液拉丝现象与羊齿状结晶亦丧失。

一个正常的同房试验，可在高倍显微镜下见到 15~20 个活动精子。若数目小于 5 只，则受孕力便明显下降。偶尔可见精液分析正常，但同房试验结果却非常差的病人，这可能是因子宫颈发炎感染、抗精子抗体，或黏液量与质异常所致。虽然同房试验正常是个好现象，但若结果不好也不能排除受孕的可能。

(二) 特别试验

1. 腹腔镜及子宫镜

HSG 所提供的资讯，仅是一种间接的证据，而腹腔镜及子宫镜可清楚地看到生殖器官的外部构造及病变和子宫内部病变，如息肉、粘连，及构造异常等，其重要性与日俱增。

2. 精子抗体试验

精子抗体可抑制其活动力及存活率，且男性及女性都有可能产生。最常用来侦测抗体的是凝集试验及精子不动试验，其中尤以后者能提供临床上最有意义的资料。

3. 精子穿透力试验

可用来决定精子穿透卵子的能力。但现今此试验已被认为对于临床上的意义不大。

4. 影像研究

核磁共振（MRI）与电脑断层对于不孕症的评估都有帮助。若催乳素高，则 MRI 可用来侦测垂体及下丘脑肿瘤。在女性而言，肾上腺的电脑断层影像及卵巢超声波对于雄激素增高的病人是必需的检查。

原因及治疗

不孕症可能是由于女性、男性，或两性的异常。许多健康问题会影响生殖力，而其中许多全身性的疾病都是到它真正造成不孕后才被注意到。在某些夫妇，其不孕的原因可以很轻易而快速地被诊断出来而接受治疗。而在诊断及治疗过程中，要尽可能先施予非侵入性的步骤，如激素抽检。一些复杂的先进技术可带给许多不孕夫妇新的希望，但到目前为止其成功率并不高，应保留到真正有需要时才使用。

(一) 感染

3 个最容易影响生殖能力的菌种是衣原体、淋病奈瑟菌，及解脲脲原体。虽然使用口服强力霉素来治疗通常都可杀灭这些病菌，但却无法恢复由衣原体及淋病奈瑟菌感染所造成的伤害。如果这些感染对女性生殖器官造成很大的伤害时，往往需要特别手术来重建输卵管，或是应用试管婴儿的技术，才能够达到怀孕的目的。在男性感染者而言，输精管的手术重建是必需的。另外，解脲脲原体如何减低生殖能力的机制并不清楚，但若能有效地治疗的确可增进生育的能力。

(二) 排卵异常

1. 下丘脑排卵异常

这是最常见的排卵问题，临床上所见的包括无月经或月经稀少、不正常基础体温表，及正常或偏低的LH及FSH值。

口服的枸橼酸氯米芬（clomiphene citrate），可刺激垂体产生FSH及LH，在使用之前，一定要确定病人没有怀孕后才施予黄体酮肌内注射。若有撤退性出血即表示病人没有怀孕而氯米芬才可以用来刺激排卵。若撤退性出血在2周内没有出现，则必须要施行妊娠试验。若病患没有怀孕同时对于黄体酮没有产生撤退性出血反应，则不太可能以氯米芬来诱导排卵。一般对此药使用的方法是从月经第3至5天起，可连续5天服用。若没有其他生殖器官异常的话，50%的病人会在3个月内怀孕，所以在施予其他更积极的治疗方法之前，通常会先进行3个周期的氯米芬疗法。其多胞胎率约为10%（大多为双胞胎）。若氯米芬无法诱导排卵，则雌激素低的女性可直接施予人类绝经期促性腺激素（human menopausal gonadotropin，hMG），或FSH。由于此种治疗昂贵，且要抽血中E2值与超声波监测卵泡，常造成病人精神上的负担，故最好先做好完整的不孕评估。一般hMG在月经周期第3至5天开始每天给予肌内注射，并且经常要以血中E2值与超声波卵泡大小来监测并调整hMG的剂量。当足够的卵泡成熟且E2值恰当时，可施予人类绒毛膜促性腺激素（hCG），来刺激成熟卵子的释出。

病人在施予这种治疗时，必须要了解多胞胎产生的可能和早产的危险性，并要注意卵巢过度刺激综合征的产生。在极严重的卵巢过度刺激综合征的病人，由于脱水可能引起电解质不平衡及凝血异常，甚至导致死亡。在E2值超过2000pg/ml时，避免施用hCG常可避免过度刺激，除非发生自发性LH突升。

促性腺激素释放激素（GnRH）较少被人使用，但在严重下丘脑性无月经的病人，其诱导排卵的效果相当好。但其使用不方便（要使用间歇性泵），并且治疗费用与监测方式与hMG-hCG相同，所以hMG比GnRH更普遍地被使用来诱导排卵。

2. 多囊性卵巢疾病（PCOD）

这种排卵问题（Stein-Leventhal综合征），在超声波下可见到两侧增大的卵巢，各个卵巢在其周围可见到数个小卵泡。抽血可见FSH浓度的正常或略低，而LH:FSH是2:1至3:1，有时可见略微上升的催乳素值。治疗方面，低剂量的氯米芬大多可成功地治疗此病。然而，某些病人甚至对此低剂量反应强烈。因此，可先给予3天的剂量而非5天。在LH突升后，应以超声波监测卵泡发育情形以避免过度刺激。

在少数情况下，病人需用hMG-hCG治疗来刺激排卵，此时可运用FSH以减低过度刺激与多胞胎的可能性，且使用一般或略低的剂量而持续较久的疗程。

由于以上的治疗，使以往开腹做卵巢楔状切除的手术几乎已不用。但最近也有人使用腹腔镜激光手术治疗，可减少术后骨盆腔粘连且无需住院。若手术仍无法很快地恢复卵巢功能的话，亦可在术后给予低剂量的氯米芬，效果一般都不错。

3. 高催乳素血症（hyperprolactinemia）

血中催乳素过高可能造成溢乳亦可能干扰卵巢功能。因此，对于卵巢功能异常的女性不管是否排卵、少月经，或黄体期异常，都必须排除催乳素过高的可能性。另外，高催乳素血症亦可能与原发性甲状腺功能低下症或某些药物有关；因此，对于甲状腺功能的评估及其用药史都是很重要的。一旦确定诊断且其数值很高（100ng/ml），则必须以MRI来排除垂体腺瘤或下丘脑腺瘤。

口服溴隐亭（bromocriptine）可降低催乳素并缩小垂体腺瘤的大小，而降低手术的必要性，可慢慢增减其剂量以控制催乳素值及其副作用。常见的副作用包括肠胃不适及体位性低血压等。使用经阴道给予法可减低其副作用。在治疗期间内，每4~6周检验催乳素值并借以调节溴隐亭的剂量。有腺瘤者，在催乳素恢复正常后6个月要安排MRI作追踪；无腺瘤者，在怀孕时要停止溴隐亭的使用，以避免在妊娠第一期时对胎儿可能的伤害。生产完后，病人需重做检查以确定腺瘤再长大的可能性。

4. 雄激素过高症（hyperandrogenemia）

临床上有多毛症或男性化的女性，可检查其中睾酮的浓度。另外DHEA-S、LH、FSH、17-羟黄体酮等亦要考虑。若雄激素大幅提升，则要用电脑断层来检查肾上腺及卵巢，及用超声波侦测是否有卵巢肿瘤的存在。此类病人若没有伴随肾上腺或卵巢肿瘤的话，对于氯米芬的反应一般都很好。若DHEA-S值高，或17-羟黄体酮值太高，经过检查确定为肾上腺皮质增生的疾病的话，可考虑用药物来抑制肾上腺功能。

5. 早发性卵巢衰竭

临床上可见到FSH值提高，而E2值降低，这种病人要检查其染色体是否异常。治疗局限于以激素替代疗法来改善停经综合征；若要受孕，则需考虑以捐赠的卵子和人工生殖技术来达到怀孕的目的。

6. 黄体期功能异常

黄体期功能异常的妇女排卵正常，但黄体酮产生不够因而无法使受精卵着床，可以子宫内膜切片来诊断，此外一些相关的因素，如高催乳素血症、子宫内膜异位症等可能与黄体功能不全有关，但最常见的原因还是内因性激素调节异常，且这问题的发生率随着年龄增长而增加。

黄体期功能异常可以黄体酮来治疗，于LH突升后4天给予，直到妊娠12周。此时再停用并不会影响到妊娠的安全性。

7. 早发性卵泡破裂

在某些妇女LH突升太早发生，使得卵泡过早释出不成熟的卵子而无法受精发育，这可由超声波诊断。使用氯米芬可预防LH过早突升。

但是早发性卵泡破裂在行人工生殖技术时问题更大，此时可施予GnRH类似剂，使内源性的促性腺激素用罄，而完全以外加的促性腺激素刺激卵巢。此时可以避免自发性的LH早发性突升。

8. 未破卵泡黄素化综合征

甚至正常女性，偶尔也会有这种情形发生，当它变为慢性化时，才会影响生育。诊断时，必须一系列地以超声波观察卵泡才能确立。为使卵泡在正确时间释放卵子，可在LH突升时注射hCG。若不成功，则可使用hMG-hCG治疗。至于为何促性腺激素会使卵泡破裂的机制仍不清楚，故此症状产生的机制亦不明了。但是，FSH与LH显然可诱导排卵，除此之外，这种治疗亦可帮助产生更多的黄体化卵泡，进而使一个或多个卵泡自然破裂的机会大增。若卵泡仍未破裂，则卵子必须取出并以体外受精。

（三）子宫内膜异位症

这在不孕症患者中是很常见的。虽然腹痛是很常见的，但有些病患却没有症状，只是单纯的不孕。妇女若并有痛经、性交痛、内诊触痛或结节，即可以腹腔镜作检查来诊断。若真有病变存在，亦可顺便作腹腔镜手术治疗，尤其是激光（CO_2，KTP）已被证明了其优异的效用。另一方面，若病变过于广泛，则可先给予GnRH类似剂治疗6个月以缩小病变后，再接受手术，如此可使手术易于进行并减少术后的后遗症。

轻度子宫内膜异位症治疗对于不孕症的帮助则众说纷纭。许多权威人士相信轻微的子宫内膜异位症并不影响生育；另有许多人则主张所有的子宫内膜异位症都须治疗。但一般认为子宫内膜异位症在术后的最初几个月其怀孕率是最高的。

子宫内膜异位症的妇女成功怀孕后若仍想要再度受孕则要鼓励她们在产后尽速怀孕，以免子宫内膜异位症再度复发。因为一旦开始有月经，很可能又会像以前一样地疾病再复发。

在使用 GnRH 类似剂时最好不要超过 6 个月，因为长期使用可能产生骨质疏松症。另外还可能出现停经综合征，此时可采用症状疗法。一般在停药后，这些症状都会自然消失。

除了 GnRH 类似剂外，达那唑（danazol）亦常被使用。但它也有许多副作用，包括痤疮、声音的改变、多毛、体重增加，及情绪不稳定等。低剂量口服避孕药也有人使用，但效果较差。

(四) 子宫本身的异常

1. 先天性子宫构造异常

包括双角子宫、子宫中隔等，其鉴别诊断常需结合腹腔镜、子宫镜与 HSG。双角子宫对怀孕的影响较小，一般除非有流产或早产的病史才需以手术矫正。子宫中隔则常与流产或早产有关，故大多数的病患需以手术来矫正。一般子宫有先天性异常的病人也需要安排肾摄影，因为它也常伴随肾的异常。

2. 子宫肌瘤

黏膜下肌瘤会阻碍血流并造成子宫畸形而影响受孕。我们没有理由去预测哪些肌瘤会影响受孕或怀孕过程。但有些子宫肌瘤的手术并不容易施行而且容易造成危险，因此病人要在术前被充分告知。

(五) 输卵管异常

子宫内膜异位症与盆腔发炎经常因为粘连而影响到输卵管功能或造成阻塞。事实上，输卵管的功能是十分复杂的，不但构造上要完整，且要能接受到卵巢所排出的卵，使其受精并提供配子养分。在受精后，输卵管也必须蠕动以将囊胚推向完成准备的子宫内膜。

在临床上，若有子宫内膜异位症，或有慢性盆腔发炎的病史者，可先于卵泡期做 HSG 检查，但因其准确率不高，故只能作为筛检，要确定诊断还是得依据腹腔镜及子宫镜检查的结果。

输卵管手术能否成功取决于其病理变化，阻塞及破坏的位置与程度，及手术方式，与手术者的经验。输卵管结扎后又想再生育的病人亦常以传统的显微手术来治疗。要特别注意的是，这些手术都会增加子宫外孕的机会。所以一旦病人确定怀孕，要特别注意其 hCG 与超声波的变化，以排除子宫外孕的可能性。若能早期诊断，则可以腹腔镜或 MTX 安全地治疗、甚至仍保有输卵管的完整。反之，若延迟诊断，可能造成输卵管破裂、大量出血，甚至危及生命。

另外，一个正常的 HSG 结果并不能排除输卵管异常的可能性，因为粘连或子宫内膜异位可能位于输卵管、卵巢的外部而影响其功能，或者黏膜或伞部的伤害也无法由 HSG 得知。此时，腹腔镜检查亦可以早期诊断并加以治疗，且其治疗成果并不亚于一般开腹手术，甚至更好。对于输卵管有异常的病人，体外受精亦为另一个选择方式。在决定手术治疗（腹腔镜或开腹手术）或体外受精时，病人需考虑很多因素，包括年龄、经济因素等。但这两种方式怀孕率都不到 20%，有时需重复或一起施行。对结扎的病人而言，若输卵管只是一小部分阻塞，则显微手术明显地要优于体外受精。若在结扎过程中，有一部分输卵管被破坏掉，则再接通的成功率与体外受精的怀孕率大约相同。

(六) 男性及共同因素

不孕症并不只是女性的问题，至少占 40% 的案例是由于男性因素，或者共同因素，如感染、精子抗体，及子宫颈黏液不良所造成的。

1. 精索静脉曲张

造成不孕的机制并不清楚，可能是局部散热不良或代谢物的堆积所造成的。若睾丸组织本身没有受伤害。则大约 50%到 70%的病人可经由手术来改善精液品质。

2. 子宫颈黏液量过少

可能有几种因素造成，包括子宫颈锥状切除或电烧使子宫颈分泌黏液的腺体被破坏。有时，氯米芬治疗也会抑制黏液的分泌。此时，低剂量的雌激素治疗并不被建议使用，因它可能延迟排卵，且一旦怀孕，可能造成胎儿性器官异常或癌症。最简单而较不昂贵的方法是使用人工授精，如此可不受子宫颈黏液的影响。通常人工授精可在 LH 突升的隔天与再隔天做两次，其怀孕成功率不错。若这种方法在 6 个周期后仍不成功，则可以 hMG 治疗，此时通常会分泌大量黏液，只是可能会有多胞胎和早产的危险。

3. 逆行性射精

这在男性不孕症并不是常见的原因，可能与内括约肌功能受损有关，包括前列腺与膀胱手术、降血压药物、脊椎及自主神经系统伤害、糖尿病等。病人常抱怨达性高潮却没有射精，而可以从高潮后的尿液标本中发现大量精子来确立诊断。拟交感神经类药物对于此种疾病的预防有些功效。亦可尝试人工授精，其作法是在排卵当日令病人喝碳酸钠水，来使其尿液变为碱性，并在手淫前先导尿。待手淫后再度导出膀胱内液体，经处理后用来作为经子宫颈子宫内人工授精之用。

4. 男性的激素异常

若男性精子数少，而垂体分泌的促性腺激素低，则可给予氯米芬来增加 FSH 与 LH 的分泌；或者也可以直接给予促性腺激素。相反的，FSH 值增高常代表原发性睾丸衰竭，基本上并没有治疗方法。若男性的睾酮偏低，则睾酮的给予可帮助维持第二性征，但对于增进生殖力并没有作用。

垂体衰竭可能由于青春期延迟或 Kallmann 综合征，这些病人可给予 hMG-hCG 来增加精子形成，亦可施予 GnRH。在开始治疗前，要用 MRI 来排除大脑、下丘脑，或垂体肿瘤的可能。

垂体功能低下症的病人可每隔 2 天肌内注射 hCG 直到临床上见到男性化的证据。hMG-hCG 疗法（每隔 2 天）则持续使用到开始精子形成时。这种病人不适于使用 GnRH，因他们的垂体无法分泌促性腺激素。至于高催乳素血症的男性，其治疗与女性相同。

5. 慢性子宫颈炎

这种情形会改变子宫颈黏液，使其黏液黏滞性增加，而使精子的存活减少。另外因炎症引起免疫反应亦可能杀死精子。治疗上，可使用阴道塞剂、口服抗生素，或冷冻治疗等，但却对生育力很少奏效。因此，最有效的方法应该是人工授精。

6. 精子抗体

在不孕或有生育力的男性或女性都有可能发现，因此，精子抗体与不孕间的相关性并不太清楚。

治疗方式包括类固醇及阻隔疗法（使用 3~6 个月的保险套）。阻隔疗法虽可减少女性体内精子抗体的效价，但并没有明显提高怀孕率，类固醇其副作用则需考虑。另外，可考虑使用人工授精法，以期望能移除精子本身的抗体；若经 6 个周期仍不受孕，则可考虑接受人工生殖技术。

7. 无法解释的不孕症及抗拒型不孕症

经一系列检查后，大约可找出 90%到 95%的不孕原因，其余的有些病患无法找到不孕的因素（即所谓无法解释的不孕夫妇）；有些则问题被找出并解决后，仍无法受孕（抗拒型不孕症），这些则仍有待我们继续努力。

更积极或侵入性治疗，例如试管婴儿（体外受精），可在经过 3 个周期的简易治疗（如 IUI）仍无法怀孕，或竭尽心力仍无法找到不孕的因素之后开始。

协助性生殖技术

包括人工授精，及最近有日新月异发展的取卵——体外受精——胚胎人工植入等技术（图 13–1）。

(一) 人工授精 (Intrauterive insemination，IUI)

若不孕的原因是由于女性因素，如子宫颈

黏液不良，则可使用丈夫的精子；若不孕的原因是由于男性因素，如无精子或精子质量不良，使卵子受精困难，则可使用捐赠者的精子，但要考虑很多法律与道德的问题。人工授精的方法是先收集精子后，经过离心、分离筛检的程序，使精子的穿透力增加，再经由导管直接打入子宫腔中，如此到达输卵管的精子数目亦大量增加，因此可大幅增加怀孕率。接受捐赠精子者，另外更要考虑到是否有传染性疾病、遗传疾病、年龄、体型、人种、肤色、血型等，尽可能与自己丈夫相符合。人工授精可在每个周期施行两次（LH 突升后第 1 及第 2 天），若 3 个周期后仍未受孕，则不孕的因素必须再重新评估。

另外，为增加卵子数目，亦可使用 hMG 来诱导卵泡生成。当卵泡大小与雌激素显示卵泡成熟时，给予 hCG 之后 36 小时，再经由子宫颈作人工授精，若 3~6 个周期后仍不受孕，则可施行体外受精或输卵管内配子植入等生殖技术。

(二) 人工协助生殖

I. 体外授精（IVF）

这是对于输卵管阻塞病人的首选。可先使用 hMG/FSH-hCG 刺激多个卵泡成熟，再将卵子取出。卵子在实验室内受精后，再经由子宫颈将胚胎植入子宫腔内。若胚胎数目过多，亦可将多余者冷冻下来，以待下次使用。

然而，植入的胚胎大多无法成功着床，以往全世界使用此种方法的怀孕率约只在 12%到 15%之间，但近年来有提升的趋势。

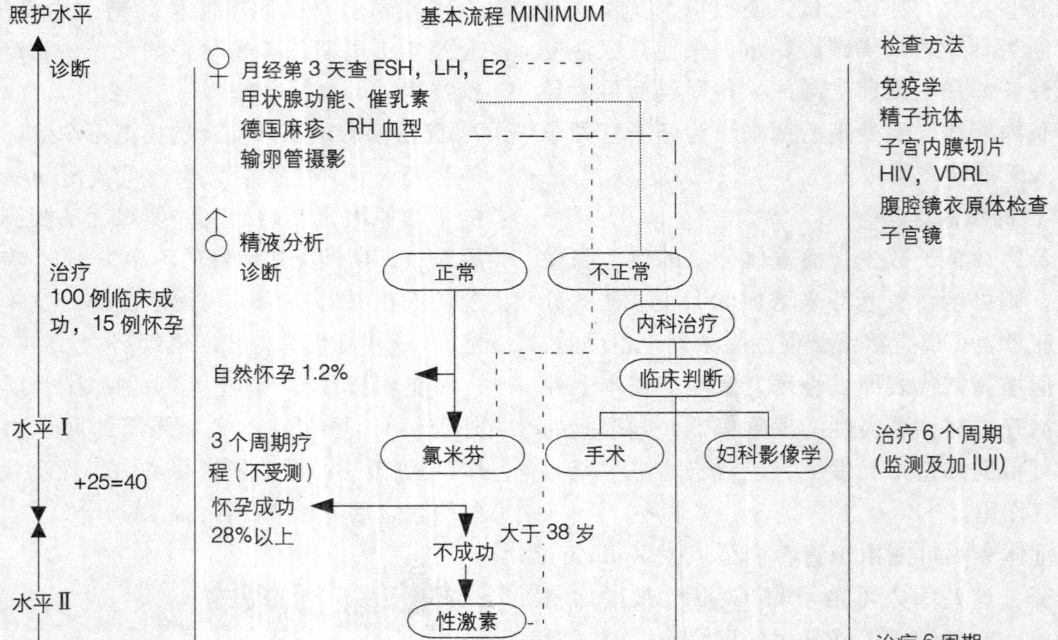

图 13-1 不明原因不孕症的诊治流程图及预估累计怀孕率

2. 经输卵管配子植入（GIFT）

这种方法适用于输卵管正常的妇女。刺激取卵的方式与体外受精相同，但取卵后，筛检过的精子与取出的卵子一同放在一支特别设计的导管中，再经由腹腔镜直接置入输卵管中。用这种方法的好处，是其怀孕率比 IVF-ET 还高，更由于不需于实验室内培养因而省却复杂的胚胎处理程序，因此费用亦便宜很多。因此，IVF-ET 常用于输卵管阻塞的病人；而若输卵管正常但无法受孕者，则较常使用 GIFT。

3. 经输卵管合子植入（ZIFT）

这种方法与 IVF 类似，但配子受精后经由腹腔镜直接置入输卵管中，而非经由子宫颈放入子宫腔中。ZIFT 的怀孕率要比 IVF-ET 高，但并不会比 GIFT 好，然而其费用却比较高。因此是否值得，颇值得商榷。这种方法尚有其他变异性，如经输卵管胚胎植入（TET），现在也被广泛使用中。

4. 卵细胞质内精子注入
(intracytoplasmic sperm injection，ICSI)

卵细胞质内精子注入及透明带精子注入(subzonal sperm injection，SUZI)，为克服精子功能的缺陷，例如穿透力不足或活动力不够，直接将精子注入卵细胞质内，以提高受精率后，再将胚胎植入子宫或输卵管使其着床。两者都显示出不错的效果，尤其是 ICSI，更给男性不孕症患者带来新的希望。

5. 着床前遗传分析
(preimplantation genetic analysis)

这种令人振奋的研究，是由于体外受精技术进步的结果。在受精后不久，当胚胎所有细胞具有完全发育的能力时，取出 1~2 个细胞作染色体及基因的分析，如此不致影响到胚胎未来的发育，并可早期诊断可能是遗传疾病，如唐氏症等。因此，可在胚胎着床前做正确的选择。

何时应该停止治疗

医师与病人必须共同决定何时该进行更积极而侵入性的治疗，与何时该停止治疗。因为不孕症的诊断与治疗常带给当事人经济及精神上的压力，有时候暂时停止治疗并休息几个月后常可给当事人充分的精神及体力的休息，而为日后病患接受医疗的意愿带来新的动力。

当所有治疗都尝试过仍无法受孕后，医师亦须告知病人真实情况，但不可直接告诉病人不可能有怀孕的机会。因为如此不但使病人沮丧，而且常有此种病人甚至于在没有接受医疗处置的休息时期却自然受孕的情形发生。

另外亦可与病患讨论收养子女的问题。当病人决定不再有小孩时，若需要心理咨询时亦可提供必要的援助。

结 论

虽然生殖科技的进步日新月异，但仍有很多问题尚未能完全了解而需要不断地研究与克服。着床前遗传分析虽优于羊水及羊膜穿刺，但却需考虑其社会、道德及法律问题，并防止被滥用。

不孕症的诊断与治疗时常是非常耗费金钱及时间的，虽然这些进步的生殖科技可使以前不可能怀孕的病人有机会生育子女，但我们要谨记的是，大多数不孕夫妇是可以较便宜简单的方法治疗成功的。

参考文献 (FURTHER READING)

1. Blackweel RE: Detection of ovulation. Fertil Steril 41: 680, 1984.
2. Siebel M et al: Workup of the infertile couple. In: Siebel M et al. Infertility, A comprehensive text. East Norwalk, Appleton and Lange, P10–12, 1990.
3. Hunt RB et al: Hysterosalpingography: Techniques and Interpretation. Chicago, Year Book, 1990.
4. Rogers BJ: The sperm penetration assay: its usefulness reevaluated. Fertil Steril 43: 821, 1985.
5. Bronson R et al: Sperm antibodies. Fertil Steril 42: 171, 1984.
6. Olive DL et al: Endometriosis-associated infertility: a critical review of therapeutic approaches. Obstet Gynecol Surv 41: 538, 1986.
7. Barnew R et al: The polycystic ovary syndrome: pathogenesis and treatment. Ann Intern Med 110: 389, 1989.
8. Wisot A et al: New Option for Fertility: A guide to in vitro fertilization and other assoiated reproduction methods. New York, Pharos Books, 1990.
9. Molitch ME: Management of prolactinomas. Annu Rev Med 40: 225, 1989.
10. Coulam CB et al: Investigating unexplaines infertility. Am J Obstet Gynecol 158: 1374, 1988.
11. Norbert Gleicher: Cost-effective infertility care. Human Reproduction update 16: 190, 2000.

14 Chapter 诱导排卵

刘志鸿

前言

这几年由于人工助孕科技及生殖内分泌学的进步，使得我们在诱导排卵方面，有更好的控制及成效。除了不能自然排卵的病人得以借排卵药物的帮忙而成功排卵之外；一些不明原因的不孕症病人或进行试管婴儿治疗的病人，也借由药物刻意排出许多卵，以增加每个周期的怀孕率。这类临床应用日渐普遍，使我们累积了不少宝贵的临床经验。

本章将着重于常用的排卵药如氯米芬，hMG、FSH、GnRH及其类似剂（analogs）的介绍，明了其作用原理、病人的选择及给药方式、临床成效及副作用等。当然，在使用排卵药物之前，医师有必要充分了解病人的情况，预先处理输卵管因素、肾上腺因素、甲状腺异常、催乳素异常、子宫腔异常、男性因素等引起不孕的相关情况，才能达到有效的临床治疗。让病人排卵远比最终达成怀孕来得容易，对寻求怀孕的病人而言，光是排卵并不够，能够掌握其他相关因素，才能让病人得到最大的好处。

口服排卵药

(一) 氯米芬

毫无疑问的，氯米芬是临床上最被广为应用的排卵药物，在台湾常用其商品名“Clomid”。这个药从1960年开始，至今已被用了30年，是一种口服排卵药，每颗50毫克。

1. 作用机制

氯米芬的化学结构与雌激素（E，estrogen）相似，但生物活性很低，因此可以占据E的受体，并且抑制受体的再生。本来E对下丘脑有负反馈作用，抑制GnRH的分泌；氯米芬在下丘脑抵消了这个负反馈作用，反而刺激了促性腺激素释放激素（gonadotropin-releasing hormone，GnRH）的分泌，如此得以刺激垂体分泌LH及FSH。FSH便可以发动并在LH协助下完成卵泡的发育。因此只有在下丘脑-垂体功能健全的情况下，反馈功能存在，才会对氯米芬有所反应。同时，病人必须要有制造一些E的能力，才会对氯米芬有所反应。一些心因性无月经症或厌食症患者，本来E就偏低，是以负反馈原本不强，通常对氯米芬反应不好。有自发性月经的病人，或虽然无月经，但使用黄体酮剂可以引发停药后出血（withdrawal bleeding），此即反映病人具有一些制造E的能力，对氯米芬较有反应。

氯米芬的作用时间很短，口服后有51%的药会在5天之内排出，但仍有很低的剂量会积存在体内一段时间，有人认为这种积存的量可能影响胚胎的发育及黄体功能；但因为滞留的量很少，是否真的有影响并无定论。由于使用氯米芬多在月经周期的头几天，因此到胚胎着床时，血中氯米芬的含量已经很低，临床资料也显示，使用氯米芬的怀孕例，畸胎率并未增加。

2. 用药方式

最常见的给药方式是由月经第5天开始给氯米芬，连续给5天。通常在给完药后第5至10天会排卵，因此要病人在这段时间隔天行房以增加怀孕率。如果使用超声波观测卵泡成长至2cm左右的大小，给予注射hCG以诱发排卵；或在卵泡长至14~16mm开始每天用尿液检验LH高峰，也可以更精确找到排卵时间。

由于在第5天至第9天给药，恰好是卵巢正在选出优势卵泡（dominant follicle）的时期，这时候氯米芬间接刺激了FSH及LH的分泌，正好派上用场。这长久以来被认为是合理的给药方式，但是并不一定非在第5天开始不可；事实上在早期作试管婴儿的诱导排卵，喜欢在第2或第3天开始给药，希望能刺激多一些卵泡的成长。但根据宾州吴重修医师的研究，无论从第2、3、4或5天开始用药，排卵情形、怀孕率及流产率并无轩轾。最近有些人尝试将一些反应不好的病人，延长用药时间，譬如第5天至第14天给药，发现可以克服一部分反应不好的情况，因此在考虑改用hMG治疗前，可以先酌量延长用药时间。

剂量方面，先从每天50mg（一颗）起给药较为妥当安全，大约有50%的病人在50mg的剂量会怀孕，另外有20%的病人需加至100mg才会怀孕。通常在给药后可以由超声波或基础体温表观测排卵情况，也可在黄体期定量黄体酮以证实排卵。若不排卵或黄体功能明显不足，可以酌加剂量，最高剂量可加到250mg，但大部分病人都在低剂量（50~150mg）排卵及怀孕；高剂量促成的排卵，怀孕率并不高，通常只有体重较重的病人才会用到高剂量。仍然有10%~20%的病人，使用高剂量无效，必须求助其他排卵药剂，譬如hMG或FSH。目前并无确定方法可以预知哪种病人需要用多大剂量，即使胖的病人也可能在低剂量就有很好的反应，一下子用高剂量有时会让病人冒着卵巢过度刺激的危险。有少数病人对氯米芬特别敏感，25mg反而是理想剂量。

3. 治疗效果

一般而言，氯米芬可以使80%~90%的病人达到排卵目的；持续治疗6个月后，可以有40%~45%的病人怀孕。由于排卵成功的很多，但其中怀孕成功的不够多，这个现象曾让有些人认为氯米芬所诱导的排卵并非健康的排卵。但截至目前的资料仍然显示氯米芬所诱导的排卵是相当不错的，若无其他干扰怀孕的因素（如输卵管因素或男性因素），谨慎选择病人，持之以恒治疗6个月，可以有60%~75%的怀孕率，与正常排卵妇女停用保险套或子宫隔膜后，尝试怀孕的头6个月成绩很接近。

使用氯米芬可能排许多卵，因此使用后双胞胎妊娠占5%~6%，三胞胎以上占不到1%。怀孕后流产的比率约10%~15%，与一般正常排卵情况相较，并未增加。早期认为流产率会高达30%~35%，已知是并不正确的。如前所述，畸胎率并未增加。

若无其他因素，连续使用6个月的氯米芬，病人成功排卵但未怀孕，若再继续使用氯米芬治疗怀孕率很低，此时应进一步评估病人，或加上hMG及进行人工授精等方式才易奏效。

4. 副作用

病人若有副作用，通常在使用50mg低剂量时即会出现。最常见的是热潮红（10%）、腹胀或腹痛（5%）、乳房痛（2%）、恶心及呕吐（2.2%）、头痛（1.3%）、脱发（0.3%）、视觉症状（1.5%）。有视觉症状的妇女，通常在暗处会有闪光或视野浮动的现象，颇为难受，这类妇女最好停用；其他副作用病人通常可以忍受，愿意继续用药的居多。

因氯米芬引起卵泡过度刺激综合征（OHSS）的现象并不多见，卵巢肿大的情况约5%，多发生于多囊卵巢综合征（PCOS）病人身上。

氯米芬会不会造成子宫颈黏液较差，从而影响怀孕，一直是长久以来常被争论的问题。使用氯米芬后的排卵期，子宫颈黏液不好的病例占15%~50%不等。有人认为使用雌激素可以改善子宫颈黏液。要改善黏液，使用的雌激素剂量必须大些，通常是用炔雌醇（EE2）50~150μg/d，这样的剂量有些报告说是可以改善子宫颈黏液，但还没有好的论文确实证明这种做法会增加怀孕率。有些病人子宫颈黏液变差可能是因为黄体化过早发生所致。

比起hMG治疗而言，氯米芬治疗周期的子宫内膜一般较薄。当然在试管婴儿的疗程中，子宫内膜的厚薄与怀孕率的高低有相当程度的关系，而且氯米芬理论上在子宫内膜有抗雌激素的作用，可能不利胚胎着床。但事实上，在胚胎着床时期所作的子宫内膜研究看来，氯米芬的使用并不会改变该时期雌激素及黄体酮与受体结合的情况。氯米芬若影响胚胎着床，应是经由其他机制。

(二) 他莫昔芬

以往他莫昔芬（tamoxifene）是大家所熟悉的一种治疗乳癌的药物，由于它本身是一种抗雌激素剂，因此也可以用来作为口服排卵药。若作为乳癌治疗剂，必须长期每天服用；但作为口服排卵药，就如同氯米芬一样，每个周期只在卵泡期早期（early follicular phase）使用5天，常用的剂量是20~40mg/d。临床上观察到使用他莫昔芬诱导排卵时，子宫内膜的变化和子宫颈黏液的不良变化较少，比较接近自然周期，临床怀孕率一般也和氯米芬相近。在乳癌病患需作诱导排卵时，他莫昔芬是一个好的选择。使用氯米芬诱导排卵反应不良时，尤其是子宫内膜明显变质变差的病人，也可改用他莫昔芬试试。

(三) 芳香酶抑制剂 (Aromatase inhibitor)

临床上目前常用的是Ⅱ型非甾类芳香酶抑制剂（有别于Ⅰ型甾类者），而且是较进步的，较见特异性的剂型，包括阿他美坦（atmestane）、来曲唑（letrozole）及vorozale等。其中首先被用于人类当作口服排卵药的是来曲唑（商品名为Femara）。在卵泡期早期给予来曲唑，可以抑制各器官（包括卵巢）将雄激素转换成雌激素的能力。在2.5mg/d的剂量下，卵巢产生的雌二醇（E2）有80%被抑制下来，下丘脑-垂体受E2负反馈的作用解除了，因此FSH及LH上升，造成诱导排卵的效果，此与氯米芬达成的效果类似。但是在子宫内膜的影响方面，来曲唑表现较优，一般认为来曲唑对子宫内膜的负面影响较小，来曲唑刺激的周期，子宫内膜比氯米芬的周期肥厚，初步怀孕结果也较优。有些病人对氯米芬反应不良，但使用来曲唑可完成较佳的诱导排卵。但来曲唑使用于排卵的诱导，还是最近不久的事情，其临床疗效，仍有待进一步观察。

注射型排卵药

(一) 人类绝经期促性腺激素 (Human menopausal gonadotropins，hMG)

hMG的临床使用，其实比氯米芬还早，自1958年已经开始用来治疗病人。有垂体或下丘脑疾病的病人（譬如在垂体坏死或Kallman's syndrome）hMG是诱导排卵的主要用药。这些情况下，氯米芬无法刺激下丘脑及垂体产生自体的FSH及LH，必须靠外加的hMG直接供应FSH及LH。另外在氯米芬治疗失败，或引起黄体功能不良、子宫颈黏液明显减少的病人，也可以改用hMG治疗。这几年很明显的，hMG被大量用在刻意诱导出许多卵泡（superovulation），以增加人工授精以及试管婴儿的成功率，远比以往习用的适应证来得普遍。

1. 作用机制

hMG在台湾有两种厂牌名，即Pergonal及Humegon，成分相似，都是每小瓶含有75IU的LH及75IU的FSH，其来源是提炼自停经妇女的尿液。使用方法是肌肉注射。hMG 中的 FSH 可以直接刺激卵巢中卵泡的发育，而卵泡发育中除了需要 FSH 之外，也需要很少量的 LH。其实并不需要用到那么多 LH，但 hMG 几十年前注册时就是 FSH:LH 为 1:1，因此沿用至今。由于价钱较口服排卵药昂贵，因此一般不用作排卵的第一线药物。

2. 用药方式

最常见的给药方式是自月经周期第 3 天开始，每天注射 2 安瓿，连续给 6 天后作阴道超声波观测卵泡的成长情形，若卵泡太小，则继续注射，至最大的卵泡有 16~18mm，则注射 hCG 3000~10 000 IU 诱发排卵，一般在 hCG 注射后 36 小时左右，要病人与丈夫同房，或作人工授精。黄体期第 7 天，有人主张再注射一剂 hCG 以加强黄体功能。hMG 也可以与氯米芬合用，如此约可减少一半 hMG 的用量，较为经济，如此用法可以先用 5 天的氯米芬再接着使用 hMG；也可以氯米芬与 hMG 交叠使用。hMG 临床使用的困扰在于同一病人在不同周期使用同样剂量不见得有相同反应，而且一些像 PCOS 的病人治疗上，剂量不容易拿捏，用少了反应不好，稍用多了又有严重的卵巢过度刺激综合征（OHSS）产生，安全范围有时很小。因此用超声波来监测卵泡大小及血中 E2 值的测定以调整剂量显得很重要。

一般在用药后第 6 或 7 天开始作阴道超声波监测卵泡发育。在排卵前的 5 天内，卵泡一般以每天 2~3mm 的速度成长。单纯使用 hMG 的周期，卵泡在长到 16~18mm 即接近成熟，可以打 hCG 以诱发排卵，打完 hCG 后卵泡会以更快的速度再长大一点才排卵。合并使用氯米芬及 hMG 的周期，则一般等卵泡再大一点，约 18~20mm 再打 hCG。单一使用 hMG 的周期，由于卵巢会多刺激分泌一些物质（如 GnSIF，即促性腺激素高峰抑制因子）抑制垂体产生高峰，因此必须用 hCG 来模拟高峰，以利排卵。除了 hCG 之外，也可以使用 GnRH 的类似剂（GnRH-A）（见后文），来刺激垂体产生 LH 及 FSH 的高峰。在进行人工授精周期，当超声波上看到太多卵泡大于 14~16mm，或者 E2 大于 2000~3000pg/ml，则产生 OHSS 的机会很大。此时也可以考虑不打 hCG，放弃此一周期以策安全，或停止 hMG 几天，让 E2 下降一些，再打 hCG [这种作法称为下滑调整（coasting)]，以减低 OHSS 的发生率。

3. 治疗效果

hMG 的疗效，因病人选择的不同而有别。在下丘脑性无月经症这类本身雌激素低的病人效果最好，在 6 个周期的疗程中平均可达 90% 的怀孕率，也有报告显示单一周期怀孕率可以高达 30%。在原本即有正常卵巢功能的病人，或 PCOS 病人身上，疗效反而稍为差一些，累积 6 个周期怀孕率大约是 40%~60%，而且流产率较高，约在 20%~30%左右。如果配合 hMG 治疗同时作人工授精，怀孕率可以再提高。

双胞胎妊娠的比例颇高，大约是 20%，三胞胎以上的妊娠则在 5%左右。如果严守分际，谨慎使用 hMG，在卵泡过多及 E2 过高时不打 hCG，则多胞胎妊娠可以降低至 10%；若放任一些，则有报告多达 40%的多胎胞妊娠率。三胞胎以上妊娠，若要减胎，通常在第 9 至 11 周作，但减胎时引起的流产率约为 5%~10%左右。

有不少氯米芬治疗失败的病人，在加上 hMG 或全改用 hMG 之后，明显进步。但仍有一些病人即使用 hMG，疗效仍差：卵巢衰竭的无月经症用 hMG 无法奏效，另外有些妇女即使月经仍规则，但卵巢功能已开始退化，也不容易有效。卵巢功能不好，初步评估以测量月经周期第 3 天的 FSH 值或使用氯米芬后测 FSH 增加的情形来观察，前者 FSH 超过 20mIU/ml，后者超过 26mIU/ml，表示卵巢功能差，这类病患对于 hMG 的反应大多数不好。这里所提的 FSH 值仅供参考，不同的检验室所作测试，标准值会有些误差，但 FSH 愈高，反应愈差的倾向是存在的。因为卵巢反应很差而屡次不易受孕的病例，可以考虑接受卵子捐赠进行体外受精及胚胎植入。

4. 副作用

除了比较偏高的流产率及多胞胎发生率之外，最引人关心的副作用应属“卵巢过度刺激综合征”(OHSS) 了。OHSS 从很轻的两侧卵巢肿大到严重的腹水、凝血功能异常都有。一般在 hCG 注射后 3~7 天开始表现，并逐渐加剧，若没有怀孕，在月经快来时症状会很快自然消失；但若怀孕，却可能一直拖到 6~8 周的妊娠期。

OHSS 的形成机制到目前仍然不很清楚，但 hCG 或 LH 的刺激无疑占着重要的地位。hCG 或 LH 可能刺激卵巢产生前肾素，再转化血管紧张素Ⅱ（AⅡ），AⅡ促进卵巢黄体的血管生成及微血管的通透性，使血液中液体大量流失，进入胸腹腔及淋巴循环。临床上 OHSS 的严重性以卵巢的大小、胸腹腔积水情形及肾功能变化作不同分级（表 14–1）。

如果抽血作 CBC 及肝肾功能评估，更可以进一步地分类（表 14–2）。血中溶液流失时会导致血细胞比容增加及白细胞增加，这时的白细胞增加与否和炎症感染无关。

有了初步分级之后，在病人处理上便有些参考原则：

轻中度：只要让病人安心就可以，解释症状可能的进展，要病人尽量卧床，鼓励多喝水，补足一些运动饮料以校正低血钠的情况。

严重度的患者最好住院。此时患者往往有严重腹水及尿量减少的现象。一般而言血细胞比容增加 2%，即反映血浆容量减少 8%。此时可补充白蛋白，每 2~12 小时静脉注射 50~100g，同时静脉输液补充每天 1.5~3.0L 的晶体溶液，如 NaCl 溶液等。也可酌情加上呋塞米以增加尿量（在静脉输液补充足够以后）。

危急度的 OHSS，或严重度患者内科治疗无效，则应考虑使用超声波作导引下抽取腹水。通常可以在很短时间内抽取 1~3L，许多病人症

表 14–1 OHSS 的临床分类

准则	轻中度	严重	危急
卵巢肿大	5~12cm	>12cm	各种程度的肿大
腹胀	中度	严重	紧绷
胸腔积水	无	有	量多
肾功能衰竭	无	无	可能有
血栓栓塞	无	无	可能有
ARDS（成人呼吸窘迫综合征）	无	无	可能有

表 14–2 根据实验室数据所作的 OHSS 分类

准则	轻中度	严重	危急
血浓状态			
血细胞比容（%）	<45	≥45	≥55
白细胞数	<15 000	≥15 000	≥25 000
肝酶变化	正常	上升	上升
肌酐（ng/ml）	<1.0	1.0~1.5	≥1.6
肌酐清除率（ml/min）	>100	50~100	<50

状往往很快改善，尿量也会增加，此时仍应补充白蛋白及静脉输液。若抽取腹水仍无法解决无尿情况可酌用多巴胺，当病人情况实在危急而各种方法无效时，不得已之下，也可以考虑作子宫搔刮术以中止妊娠。

OHSS 的预防也很重要。年轻、瘦削、PCOS 之类的病人容易发生，要特别注意。卵泡多、E2 高时，可以延缓打 hCG 的时间（即 coasting）或不打 hCG 中止治疗。有人用 GnRH-A 来诱发 LH 高峰，因 LH 比 hCG 半衰期短许多，可以稍微减少 OHSS 的发生。也有在打 hCG 36 小时之后，在 OHSS 危险性高的病人静脉注射 50~100g 的白蛋白先作预防，成效不错。减低排卵前 hCG 的剂量并且在黄体期不再追加 hCG，则是最重要的预防步骤。在试管婴儿治疗中，也可以将胚胎全部冷冻，以避免怀孕时引起 OHSS 的严重性增加和身体不适时间拉长的情形，冷冻的胚胎可在以后择期植入。

(二) u-FSH

一般由尿液制造，所谓“纯化”的 u-FSH（商品名为 Metrodin），含 75IU 的 FSH，及不到 1IU 的少量 LH，为肌肉注射剂。另外有一种高度纯化的 u-FSH（Metrodin-HP），其 LH 的含量少于 0.0006 IU，同时也去掉了许多原料中的尿液蛋白，高度纯化的结果使其可以作皮下注射。这两种 u-FSH 制品的原始目的，是针对 PCO 之类 LH 原已偏高的病人，只提供 u-FSH 就可以诱发排卵。但临床使用上，其疗效与 hMG 很近似。在人工合成的 h-FSH 上市后，这些由尿液纯化的 u-FSH 很快就销声匿迹了。

(三) 人工合成的人类促性腺激素：rh-FSH，rh-LH 及 rh-hCG

人类利用重组 DNA 科技合成的人类 FSH（rh-FSH）已于 1988 年开始作临床实验，而于 1995 年上市。rh-LH 及 rh-hCG 也于 2001 年在欧洲上市。这类由中国仓鼠卵巢（CHO）细胞所制造的制剂，具有高度纯化的特色，不像尿液有萃取物含大量非特异性蛋白杂质及感染原是否有效去除的疑虑。人工合成药物的品管容易，不同批的产品间差异性可望降至最低，在产量及价格合理之余，将全数或大量取代旧有的尿液萃取产品。目前市面上 rh-FSH 有 Serono 公司的“Gonal-F”及 Organon 公司的“Puregon”。这些产品一般采用皮下注射，相当方便，将来也可能发展出口服或更长效的剂型，临床上将更方便。

(四) 促性腺激素释放激素 (Gonadotropin-releasing hormone，GnRH)

对于下丘脑功能低下，而垂体功能正常的病人而言，GnRH 是一项很好的治疗药物。

1. 作用机制

GnRH 刺激垂体产生 LH 及 FSH，再作用到卵巢而刺激卵泡生长。卵泡生长所分泌的激素及类固醇，也会反馈垂体，可以激发卵泡后期的 LH 及 FSH 高峰；反馈的另一项好处是可以减少卵巢过度刺激综合征，原因乃在卵泡接近成熟时，其负反馈作用会使 LH 及 FSH 的分泌减少，一如正常自然周期的反馈作用，因此在一般剂量下，卵泡通常只有一两个成熟。

2. 用药方式

最稳定的给药方式是以静脉注射，仿下丘脑的脉冲生理，每 90~120 分钟给予 5~10 μg。使用可携带式自动注射泵，通常是挂在腰间，由导管连往静脉注射处。药剂的稳定性在室温下有 4 周左右。要注意注射处的局部护理，若有静脉炎的症状，应即更换血管再注射，或每 3~4 天更换一次注射部位。也可以在小腹用皮下注射给药，但剂量需增至 10~20 μg，也是每 90~120 分钟给药一次。由超声波或尿中 LH 测试得知排卵后，在黄体期通常停药改打 hCG，每 3 天给予 hCG 1500 IU，比较方便。当然理论上也可以继续给予 GnRH，但由于麻烦，较少人这样用。当然，另一种方法是直接补足黄体酮。

3. 治疗效果

在下丘脑性无月经症患者的疗效很显著，9成的病人可以成功排卵而每周期的怀孕率在3成左右。PCOS病人使用GnRH排卵率及怀孕率则不理想，约各是上述病人的一半左右。此外，静脉注射的疗效比皮下注射稍好。GnRH的治疗，因为相当麻烦，目前很少人使用。

排卵辅助药剂

(一) 促性腺激素释放激素激动剂 (Gonadotropin-releasing hormone agonist,GnRH-a)

在试管婴儿的科技中，为了追求更好的排卵控制及较多高品质的卵子，即使原本排卵正常的妇女身上，也常利用GnRH-a等辅助药剂配合hMG及FSH等刺激卵巢药物，进行诱导排卵。作者在1987年先行将这个药物引进台湾做这类用途，那时候，即使在美国，试管婴儿病人使用的比例也不到十分之一，目前则用在大部分试管婴儿的诱导排卵，全球的使用变得相当广泛普遍。

1. 作用机制

GnRH本为一种半衰期极短（3~5分钟）的多肽，若改变其10个氨基酸组成中的第6及第10个氨基酸，可以造成半衰期更长且药效更强的类构物。在使用的初期（约7~10天），垂体先有LH及FSH的刺激，随后即形成所谓“下调”(down-regulation）的抑制作用，持续使用时，垂体分泌LH及FSH的功能会持续被抑制。这类药物，最大的目的在于抑制卵泡后期的LH高峰。在不使用GnRH-a而只使用hMG或FSH的情况下有2至3成的机会，病人会有提前排卵或过早产生黄体化的情况，使得取卵手术常被迫在半夜进行甚或被取消。有了GnRH-a的使用之后，这种情形大幅改善。另一项治疗功能则在压制卵泡期的血中LH浓度；有些多囊性卵巢体质的病人，卵泡期血中的LH偏高，这个情形被认为会影响卵子的品质、降低着床率及增加流产的机会。在事先使用GnRH-a降低LH的分泌之后，再使用定量的LH及FSH来刺激卵泡生长，临床效果较好，也可能稍会改善容易流产的情况，但最后这一点疗效目前尚无定论。

2. 给药方式

合并使用GnRH-a及hMG/FSH的做法有许多种，目前最常用的有两类（图14-1)。其中长程用法是由前一个周期的黄体期（一般采排卵后7~8天）开始注射。在历经7~10天的注射后，达到下调，黄体功能萎缩，月经出现后，要测血中E2值确定其已降低，此时如果继续使用GnRH-a，即可以在任何特定时间开始给予hMG或FSH作诱导排卵，若用心选择，可以避免排卵日发生在周末，这是另一项优点。通常在达成下调而月经出现后，可减GnRH-a剂量至半量，仍能有效抑制LH的分泌。长程用法中GnRH-a使用期间全程约需3个星期左右，如此可得到相当不错的卵，因此被很普遍地使用。短程用法则自月经周期第3天左右开始注射GnRH-a，同时（或晚两三天）开始hMG及FSH，其优点是可以稍微利用GnRH-a使用头几天会刺激垂体产生LH及FSH的特点，以减少hMG/FSH的使用量，但缺点是如此用法会造成卵泡早期的LH偏高，其后虽仍能有效抑制LH高峰，但有些报告显示卵子品质及胚胎品质可能会稍差。目前许多研究资料显示，长程用法平均的怀孕率比短程用法佳。使用的剂型当中，台湾目前最普遍的是皮下注射（Lupron及Buserelin等)，每天注射一次；其次是喷鼻方式（Buserelin）每天3~4次。另外有长效肌注（Decapeptyl）或长效皮下注射（如Leuplin及Zoladex)，每次注射可维持一个月，适合在长程用法中使用。使用GnRH-a之后，大部分病人无论是加上hMG或FSH作诱导排卵，两者的效果并无明显差别，但一般而言，FSH疗效稍佳。但有少数LH被压制过低的病人，在FSH之外必须要再添加r-LH。使用GnRH-a的周期，在停用GnRH-a后，垂体仍会

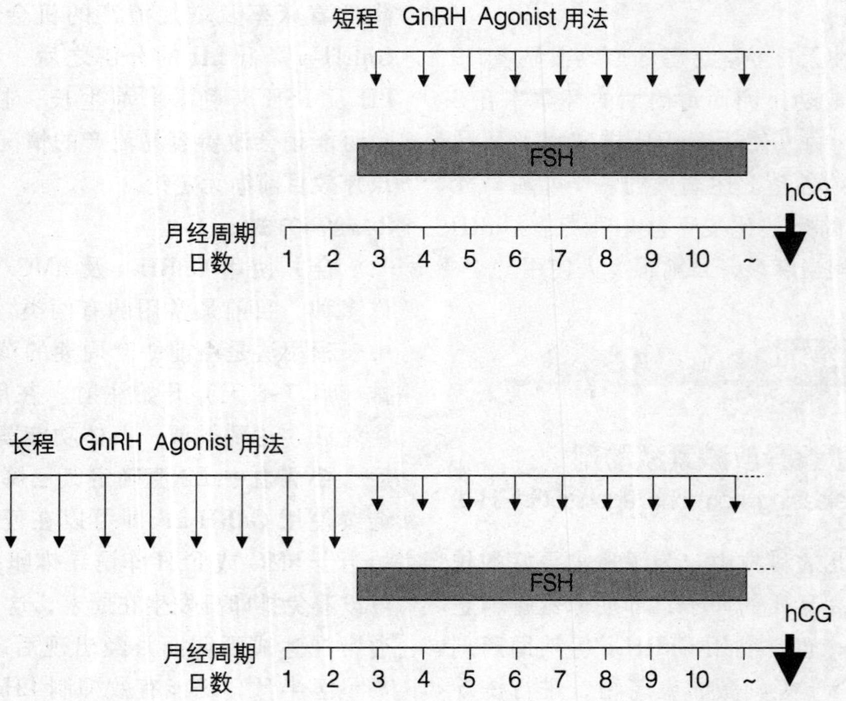

图 14–1 最常见的 GnRH-a 及 FSH 合并使用来刺激排卵的两种方式：短程用法及长程用法

被压制相当长一段时间，因此有必要在黄体期加上 hCG 的使用，以维持黄体的功能；另外也可直接只给予黄体酮补充。

(二) 促性腺激素释放激素的拮抗剂 (GnRH antagonist)

在我们引进 GnRH-a 作排卵辅助剂时，欧美已有 GnRH 拮抗剂的发展，抑制垂体的效果更快且更明显，但由于初期仍有组胺，造成轻重不等的副作用，直到最近才有第三代产品如 Cetrorelix (Cetrotide) 及 Ganirelix (Antagon) 适合作临床使用，这方面的经验台湾和美国都晚了欧洲法德等国好几年。

1. 作用机制

GnRH 拮抗剂最主要的特色是可以在几个小时之内，就将垂体释放促性腺激素的功能压制下来（不同于 GnRH-a 需 7~8 天才压制下来，也没有像 GnRH-a 使用头几天的 flare-up 刺激作用）。停药后垂体的恢复也比较快，依剂量不同，约需 2~4 天不等。GnRH 突然发起对垂体的作用是一种对 GnRH 受体直接且特异的竞争性阻断（competitive blockage)，不同于 GnRH-a 的下调，因此垂体的 GnRH 受体并未减少，若使用大剂量 GnRH-a（或 GnRH）同时加以刺激，即可抵消 GnRH 拮抗剂的抑制作用。一般而言 GnRH 拮抗剂对 LH 及 FSH 的分泌抑制较完全。第三代的 GnRH 拮抗剂是将 GnRH 分子中的第 1，2，3，6 及第 10 个氨基酸作改变，以增加稳定性及减少副作用。

2. 给药方式

由于 GnRH 拮抗剂可以很快抑制垂体，这种特性使得它在诱导排卵方面的使用上，相当简便，只要在 E2 升高到可能引发 LH 高峰时开始使用即可。

目前常用的给药方式有两种，即单一剂量和多重剂量两种方式（图 14–2)。单一剂量一般是给予 Cetrorelix 3mg，由月经第 8 天开始给予，大概可以压制垂体 3~4 天，若届时卵泡尚未成熟，可以每天再酌加 0.25mg 继续压制。多重剂量一般每天给予 0.25mg，也是由月经第 7

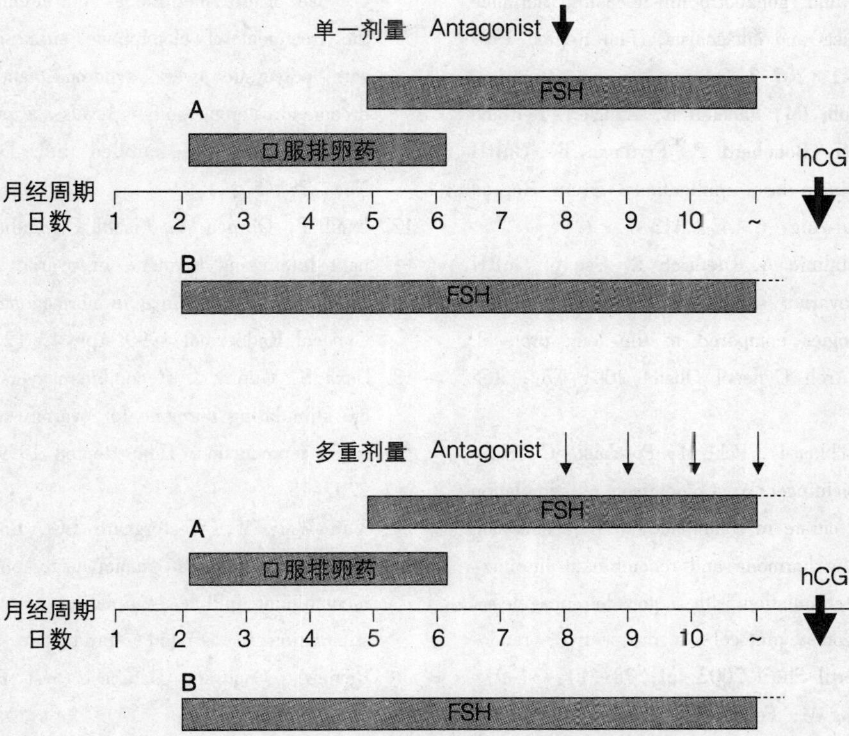

图 14–2 使用 GnRH 拮抗剂辅助诱导排卵，目前常用的两种方式：单一剂量及多重剂量
GnRH 拮抗剂可与氯米芬/FSH 合用（A）；或与 FSH 合用（B）

或 8 天开始，注射到打 hCG 之前一天。由于每个人卵泡发育的速度不一，并不一定要拘泥在第 7~8 天开始给药，在超声波方便且便宜的地方，譬如台湾，可以监视卵泡长大至 14mm（在此之前很少出现 LH 高峰）再开始给予拮抗剂，以减少用量。在氯米芬与 FSH/hMG 合用以刺激排卵的周期，也可以使用 GnRH 拮抗剂，但这时候要注意的是，氯米芬会刺激下丘脑-垂体的 GnRH 大量分泌，因此若使用单一剂量 3.0mg 还好，使用多重剂量可能要加至每天 0.5mg 才够，使用 GnRH 拮抗剂时，血中 E2 会暂时下降，主要是 GnRH 拮抗剂对垂体自身分泌的 LH/FSH 有效压制的结果，这样是否会影响排卵成果，尚无定论，初步的结果显示，影响不大。但若同时增加 FSH/LH 的剂量以避免 E2 下降，可能会有更好结果，这一点需要更多临床结果支持。

参考文献 (FURTHER READING)

1. Boostanfar R, Jain JK, Mishell DR Jr, Paulson RJ. A prospective randomized trial comparing clomiphene citrate with tamoxifen citrate for ovulation induction. Fertil Steril 2001 May; 75 (5): 1024–6
2. Gerli S, Gholami H, Manna C, Di Frega AS, Vitiello C, Unfer V, Manna A. Use of ethinyl estradiol to reverse the antiestrogenic effects of clomiphene citrate in patients undergoing intrauterine insemination: a comparative, randomized study. Fertil Steril 2000 Aug; 74 (2): 424.
3. Plouffe L Jr. Selective estrogen receptor modulators (SERMs) in clinical practice. Soc Gynecol Investig 2000 Jan-Feb; 7 (Suppl 1): S38–46
4. Felberbaum R, Diedrich K. Ovarian stimulation for in-vitro fertilization/intracytoplasmic sperm injection with

gonadotrophins and gonadotrophin-releasing hormone analogues: agonists and antagonists. Hum Reprod 1999 Sep; 14 Suppl 1: 207-21

5. Olivenne F, Ayoubi JM, Fanchin R, Rongieres-Bertrand C, Hamamah S, Bouchard P, Frydman R. GnRH antagonist in single-dose applications. Hum Reprod Update 2000 Jul-Aug; 6 (4): 313-7
6. Ludwig M, Katalinic A, Diedrich K. Use of GnRH antagonists in ovarian stimulation for assisted reproductive technologies compared to the long protocol. Meta-analysis. Arch Gynecol Obstet 2001 Nov; 265 (4): 175-82
7. Weigert M, Krischker U, Pohl M, Poschalko G, Kindermann C, Feichtinger W. Comparison of stimulation with clomiphene citrate in combination with recombinant follicle-stimulating hormone and recombinant luteinizing hormone to stimulation with a gonadotropin-releasing hormone agonist protocol: a prospective, randomized study. Fertil Steril 2002 Jul; 78 (1): 34-9
8. Engel JB, Ludwig M, Felberbaum R, Albano C, Devroey P, Diedrich K. Use of cetrorelix in combination with clomiphene citrate and gonadotrophins: a suitable approach to 'friendly IVF'? Hum Reprod 2002 Aug; 17 (8): 2022-6
9. Lisi F, Rinaldi L, Fishel S, Lisi R, Pepe GP, Picconeri MG, Campbell A. Use of recombinant LH in a group of unselected IVF patients. Reprod Biomed Online 2002 Sep-Oct; 5 (2): 104-8
10. Costello MF, Eden JA. A systematic review of the reproductive system effects of metformin in patients with polycystic ovary syndrome. Fertil Steril 2003 Jan; 79 (1): 1-13
11. Parsanezhad ME, Alborzi S, Motazedian S, Omrani G. Use of dexamethasone and clomiphene citrate in the treatment of clomiphene citrate-resistant patients with polycystic ovary syndrome and normal dehydroepiandrosterone sulfate levels: a prospective, double-blind, placebo-controlled trial. Fertil Steril 2002 Nov; 78 (5): 1001-4
12. Laml T, Obruca A, Fischl F, Huber JC. Recombinant luteinizing hormone in ovarian hyperstimulation after stimulation failure in normogonadotropic women. Gynecol Endocrinol 1999 Apr; 13 (2): 98-103
13. Daya S, Gunby J. Recombinant versus urinary follicle stimulating hormone for ovarian stimulation in assisted reproduction. Hum Reprod 1999 Sep; 14 (9): 2207-15
14. Van Wely M, Westergaard LG, Bossuyt PM, Van Der Veen F. Human menopausal gonadotropin versus recombinant follicle stimulation hormone for ovarian stimulation in assisted reproductive cycles (Cochrane Review). Cochrane Database Syst Rev 2003; (1): CD003973
15. Hughes E, Collins J, Vandekerckhove P. Clomiphene citrate for unexplained subfertility in women. Cochrane Database Syst Rev 2000; (3):CD000057
16. Tavmergen E, Goker EN, Sendag F, Sendag H, Levi R. Comparison of short and long ovulation induction protocols used in ART applications according to the ovarian response and outcome of pregnancy. Arch Gynecol Obstet 2002 Jan; 266(1):5-11
17. Laven JS, Imani B, Eijkemans MJ, Fauser BC. New approach to polycystic ovary syndrome and other forms of anovulatory infertility. Obstet Gynecol Surv 2002 Nov; 57(11):755-67

15
Chapter

不孕症的子宫颈因素

张荣洲

前言

由于子宫颈在生殖系统上占有很重要的位置，很多问题可能会发生在子宫颈内，因为某些子宫颈的病变而导致不孕，其比率约占女性不孕症的5%~10%，故需小心谨慎地检查，且不可忽略其他因男性因素而导致的不孕。

子宫颈是精子在阴道中第一个需通过的障碍，它就像生物学中的一个活门。在生殖循环期间的特定周期中容许精子进入子宫腔内，而在其他时间则会形成屏障，想要正确诊断女性不孕病患中，子宫颈异常的程度，是很困难的，在不孕症夫妇中，研究调查发现异常的子宫颈和分泌约占5%~10%的案例。

子宫颈在生殖上的功能

性交射精后，大量的精子进入阴道与子宫颈的黏液接触，如阴道呈酸性pH值3~5，则不适合精子生存。然而，子宫颈黏液在排卵周期的时间一般是呈现碱性的，覆盖在阴道及穹隆的表层，且会增加阴道的pH值，因此可保护精子。碱性精液在阴道环境同样有缓冲作用，且可增加阴道的pH值，而使精子很顺利地通过子宫颈进入子宫腔内。

子宫颈具有下列的功能：

(1) 在排卵周期，精子穿透的接受性。

(2) 贮存精子。

(3) 保护精子在阴道不利的环境避免被吞噬掉。

(4) 供给精子的能量。

(5) 可过滤不正常和不适合的精子。

正常性交射精之后，精子快速进入阴道而接触子宫颈黏液，而精子游动且试着通过子宫颈，理论上是根据天生的活动力，但是有可能牵涉其他的因素，包括有两种不一样的状态：第一种是能通过子宫颈的前导精子，很快即找到位置受精。另一种较缓慢的状态，是精子堆积于子宫颈处慢慢地延伸通过子宫腔和输卵管，于输卵管末端与卵子结合受孕。

子宫颈黏液是精子存活良好的培养基，且可提供精子细胞能量来增加活动力。它的功能不仅可贮存精子，也可以过滤死亡、异常及不适合的精子，阻止它们进入子宫腔。异常的分泌使子宫颈黏液有很多流体的性质改变，例如黏度、流动的弹性，变得可凝固和黏稠。

子宫颈黏液最主要的成分是黏液型的糖蛋白所组成的高碳水化合胶体，这些黏蛋白负责大部分黏液的物理性质，卵巢激素影响子宫颈黏液的分泌包括：雌激素刺激产生很多水样状黏液和黄体酮抑制子宫颈上皮细胞分泌。子宫颈黏液自然性质和特定化学成分显示周期性的变化，可能影响精子穿透能力、营养和生命力。在排卵之前子宫颈黏液性质的改变，如量的增加、羊齿反应和pH值上升，在排卵之后又恢复原状，正常排卵期黏液大部分会接受精子进入。精子对人类子宫颈黏液的穿透能力，大约开始于正常周期的第9天，在排卵时达到最高峰。

评估的标准

精子——评估子宫颈黏液与精子的相互作用是不孕症研究的主要部分。子宫颈黏液的检查和精液分析必须在同房试验之前，被正确评估，在排卵之前的黏液量较多，薄状样，清澈无细胞且呈碱性，可接受精子穿透进入。它显示羊齿反应（结晶作用）和高的黏液拉丝现象(spinnbarkeit)，WHO（世界卫生组织）制定一种评分的标准以评估子宫颈黏液的性质（表15-1），这种评估系统考虑子宫颈黏液的5种性质，包括总量、黏滞性、拉丝性、羊齿反应和细胞结构，会影响精子的穿透力、存活率、活动力。每一项是0~3分，最高是15分表示在排卵前子宫颈黏液可接受精子的穿透，低于10分表示子宫颈黏液的分泌不良，少于5分表示子宫颈黏液受抑制，通常精子无法穿透。子宫颈黏液可以用一种特殊的空针来抽取收集，尽量在接近排卵期时收集，来作评分。

测试的种类

在vivo（体内）和（体外）两者的实验来评估精子通过子宫颈屏障的能力，在体内有性交后试验（postcoital test）和人工授精后试验(postartificial insemination test)，在体外常被使用的有玻片法及毛细管法试验。

(一) 体内 (vivo) 测试精子活动力

1. 性交后试验（postcoital test，PCT）：(Sims-Huhner test)

程序：在接近排卵期，黏液变得较稀、量多、黏性减低、透明无色，精子则可自由穿透顺利进入子宫内，因此在排卵期间作同房实验较正确。同房实验是检验子宫颈黏液的方法。教导夫妇在测试前禁欲2~3天，性交后大约6~10小时做标准实验，假使先前测试后结果是满意而仍不受孕时，则需于性交后18~24小时再做一次延期测试。测试期间，从阴道和内、外子宫颈收集到的3种黏液取样，放在不同的玻片上，用显微镜200和400倍来检查，当从子宫颈内收集到的黏液显示至少有10个活动的精子/HP（400倍）时表示内子宫颈具有好的黏液且适合精子在子宫颈生存。当先前的测试结果不好时，则第二次测试的时间改在性交后1~3小时做早期实验。

说明：在几秒之内射出的精子，进入子宫

表15-1 子宫颈黏液计分

A. 总量
0：0ml
1：0.1ml
2：0.2ml
3：0.3ml以上
B. 黏滞性
0：高度黏性且厚的黏液，月经前黏液。
1：中度黏性黏液
2：微黏滞性黏液
3：水样状，黏滞性小，中期黏液（排卵前期）
C. 羊齿反应
0：无结晶作用
1：非典型羊齿构造
2：出现一级和二级羊齿分枝状
3：出现三级和四级羊齿分枝状
D. 延展性（拉丝性）
0：小于1cm
1：1~4cm
2：5~8cm
3：9cm以上
E. 细胞结构
0：大于20个细胞/(high-power field)
1：11~20个细胞/(high-power field)
2：1~10个细胞/(high-power field)
3：无细胞

颈的黏液，接着移动完成通过子宫颈管，是精子活动的本能而子宫颈的功能是堆积贮存精子，对受孕非常重要。

性交后测试的目的是评估①精子在子宫颈黏液的活动力和数目，②精子穿越子宫颈黏液的情形，③了解排卵期子宫颈黏液的品质，④判定子宫颈黏液和精子两者的适合性和敌对性。有时子宫颈黏液中或精液内有不利精子存活的抗体存在，而使精子凝集起来无法活动。此时可做免疫学的检查来化验这类的抗体。

性交后测试可以解释如下（图 15-1）：

（1）阴道后穹隆的取样：通常精子在阴道内 2~4 小时被灭活，而且几个小时内就丧失受孕的能力，因此，检查阴道后穹隆取样的目的是在确定精液确实已经进入阴道中。

（2）子宫颈外的取样：对一个正常男性和一个能受孕的女性在性交后，通常在子宫颈外取样，标本中可观察到有超过 25 个活动的精子/HP（400 倍）（2^+~3^+活动的），而且有≥10 个活动的精子/HP 达到 3^+活动时是合乎要求的；若<5 个活动的精子/HP 且一部分精子活动迟缓或原地旋转，即表示有精子过少症或不正常子宫颈黏液反应。

在子宫颈黏液精子的活动力评分，从 0~3，如下：0 表示无活动力，1^+表示原地活动，2^+表示缓慢移动，3^+表示精力旺盛能往前游动。

（3）子宫颈内的取样：超过 10 个活动的精子/HP，其活动力为 3^+，表示性交后试验的结果合乎标准。精子的浓度、活动力、形态学的替换会影响性交后测试的结果；甚至在健康男性的精液取样因时间、季节和压力不同也会改变。

表 15-2 表示不正常的性交后测试有一些临床的评估价值，阴性结果表示有不正常的子宫颈黏液或精子数过少症，子宫颈主要原因是

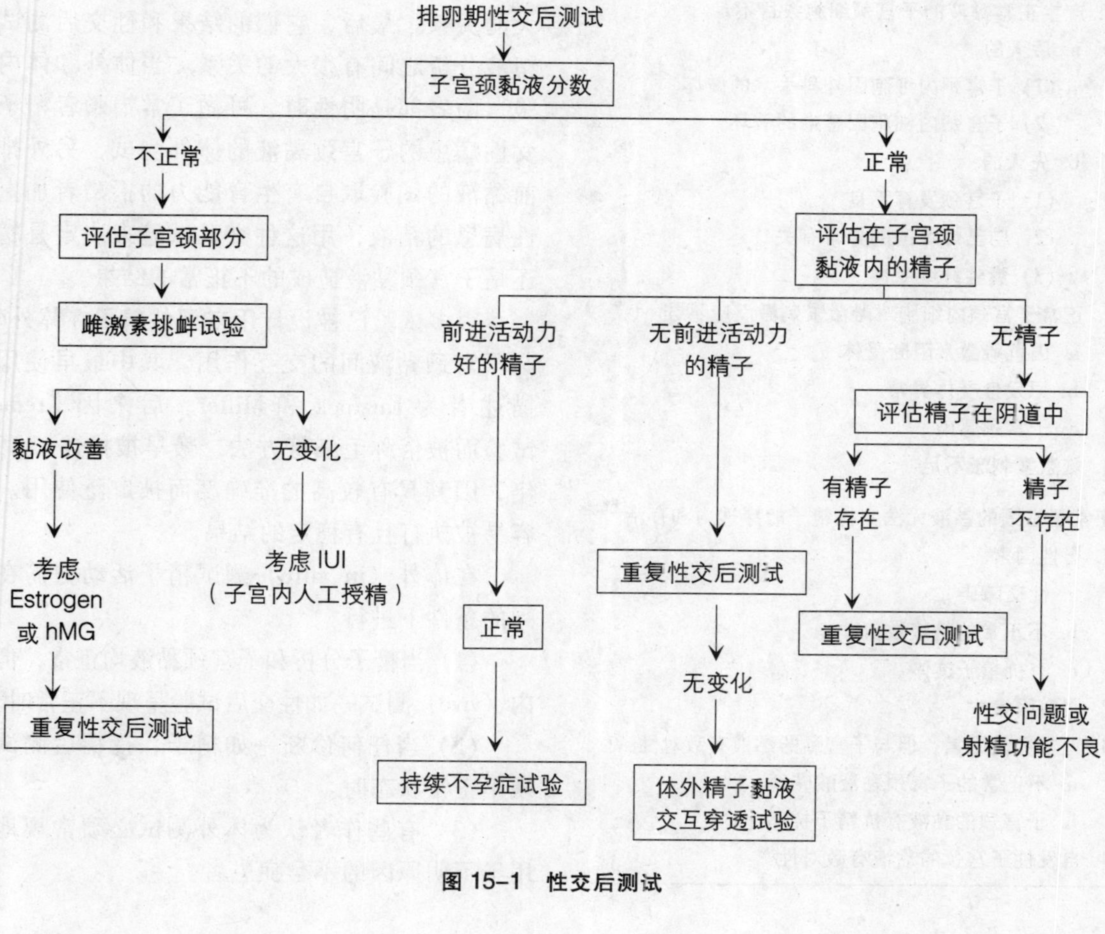

图 15-1 性交后测试

在女性的排卵期太早或太晚中做测试，因为时间不恰当则可能导致阴性的结果；另外一些女性有可能在整个月经周期中，仅 1~2 天的测试结果是阳性，在无排卵周期女性的性交后测试，结果经常是呈现阴性或不正常。不正常的排卵过程，例如卵泡成熟度不够，排卵前雌激素过低，都可能影响子宫颈黏液分泌和性交后测试的结果。这性交后测试与怀孕的发生有关，在测试期中发现如果子宫颈黏液中的品质是好的而且活动力的精子数目很多，其怀孕率是非常高的；假如精子在好的子宫颈黏液中移动力差，则怀孕率相对较差。也有人研究发表性交后测试与怀孕发生的关系很小。其差异，包括在不适当的时间测试、方法的错误，以及其他不孕因素的存在。

表 15-2 性交后测试值不正常可能原因的分类

A. 对在排卵期时，子宫颈黏液分泌一再失败的原因
- 1. 产生正常黏液的子宫颈细胞数目不足
  - a. 后天的
    - (1) 子宫颈内细胞因外科手术的破坏
    - (2) 子宫颈内细胞因感染的破坏
  - b. 先天的
    - (1) 子宫颈发育不良
    - (2) 与己烯雌酚的异常有关
    - (3) 囊性纤维变性
- 2. 正常子宫颈内细胞对雌激素刺激反应不佳
  - a. 因抗雌激素阻断受体
  - b. 原发性受体异常
  - c. 子宫颈感染
- 3. 雌激素刺激不足

B. 正常子宫颈的黏液无法支持精子的穿透力和存活
- 1. 男性因素
  - a. 性交障碍
  - b. 不正常的精液数值
  - c. 有抗精子抗体
- 2. 阴道因素
- 3. 正常男性因素，但与子宫颈的黏液有敌对性
  - a. 不正常的子宫颈黏液酸碱度
  - b. 子宫颈的黏液有抗精子抗体
- 4. 自发性子宫颈的黏液有敌对性

2. 人工授精后测试法
(postartificial insemination test)

当性交后测试一直都是阴性，而且在体外测试呈现有足够精子穿透子宫颈黏液的时候，就考虑做授精后测试。教导这对夫妇在排卵发生前禁欲两天，取得精液且使之液化，再以人工授精方式植入女性子宫颈内，大约 1~2 小时之后，从子宫颈外和子宫颈内获得黏液的样本而且观察和记录精子的品质与浓度。

(二) 体外 (vitro) 测试精子活动力

经由体外子宫颈黏液与精子交互穿透试验（图 15-2）使用玻片或毛细管方法而测知子宫颈黏液的品质，玻片法由 Miller and Kuzrock 所提出，已经反复地被使用，产生很多结果。毛细管法是测量精子在平的毛细管中穿透子宫颈黏液的能力，这两种结果与精液中的精子浓度、活动力和形态学上正常精子的百分比有很大的关系。最后，它们的结果和性交后测试及精液分析之间有很大的关系。当体外和体内试验，两者都是阴性时，可做正常捐赠者精子对女性病患的子宫颈黏液的体外测试，另外排卵前黏液的试验取自有生育能力的捐赠者加上男性病患的精液，用这种交叉试验来决定是精子还是子宫颈黏液造成的不正常的结果。

很多试验已被设计用来评估精子在体外时，与子宫颈黏液间的交互作用。其中最早使用且描述者为 Kuzrock 和 Miller。后来因 Kremer's 试验而被俗称毛细管方法，最早被描述于 1965 年，因其具有较高的准确度而被广泛使用。它容易被执行且有稳定的结果。

在体外（in vitro）测试精子活动力需在下列的条件下进行：

（1）当精子分析和子宫颈黏液均正常，但体内（vivo）测试一如性交后试验呈现不正常时。

（2）当任何诊断一如精子、授精后测试呈现不正常状态时。

（3）有些作者认为体外测试必须常规地使用于不明原因的不孕症患者。

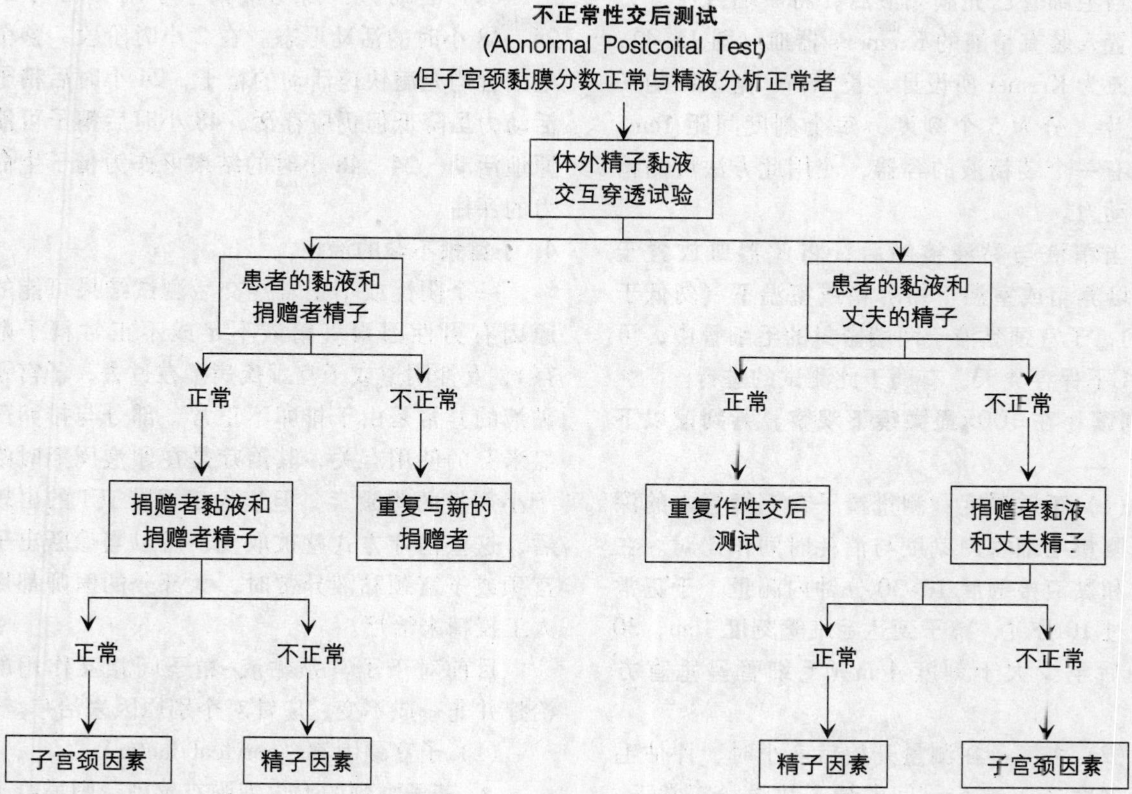

图 15-2　体外子宫颈黏液与精子交互穿透试验

1. Kuzrock–Miller 试验

此测试亦称为精子和子宫颈黏液接触的测试。

首先取得排卵期间内的子宫颈黏液涂于玻片上，再加上一滴精液于其旁，然后使精液和子宫颈黏液接触，但精液与子宫颈黏液不可混合，若混合将得到错误的结果。接下来将玻片放置于培养箱内 15 分钟后再做观察。此为定性而非定量检查。

2. Kremer's 毛细管方法

在排卵期，经过至少 2 天的禁欲，于取得先天精液后 1~1.5 小时内进行此测试。

使用棉球将子宫颈口清洗干净，再将毛细管微量血细胞比容试管（microhematocrit tube）吸满子宫颈黏液（图 15–3），使用空针筒和塑胶吸管附着毛细管来吸取黏液，应避免形成气泡而造成错误的判读。

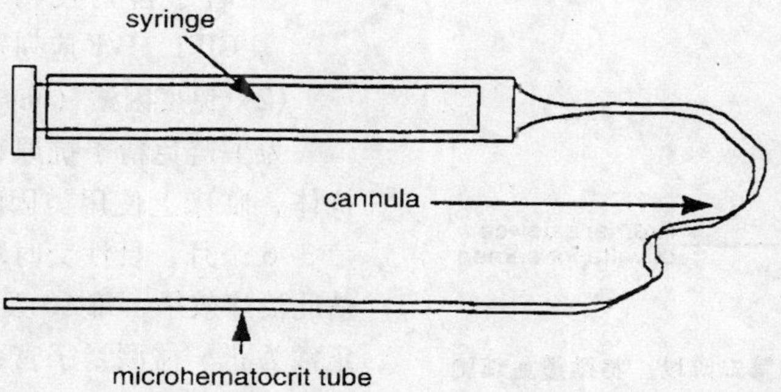

图 15–3　Kremer's 试验的第一阶段：将微量血细胞比容试管吸满子宫颈黏液

当毛细管已充满黏液后，将一端封住，另一端置入装有精液的 Kremer's 器皿（图 15-4），此器皿为 Kremer 所设计，长 6cm、宽 2cm 的平面玻片，分为 5 个刻度，每个刻度间距 1cm，下端有一个装精液的容器，使用此方法可测精子活动力。

当精液与黏液接触后，将此器皿放置于 37℃培养箱或室温下培养箱或室温下（勿低于 25℃），子宫颈黏液于两端密封的毛细管中，可于 4℃下保存 4 天，有助于此测试的进行。

3. 判读：在 100×显微镜下观察，需判读以下数据

（1）穿透深度：测量精子在毛细管内的深度，测量毛细管内刻度与消耗时间作比对。在精子和黏液接触后 10~30 分钟内测量，于正常下经过 10 分钟，精子到达毛细管刻度 1cm，30 分钟后至少大于刻度 4cm（毛细管呈垂直方向）。

（2）密度：在测量开始后 2 小时，评估毛细管刻度 2cm 与 5cm 间的精子数量。正常下，2cm 处应有 50 个以上的精子，且 5cm 处应有 5 个以上的精子。

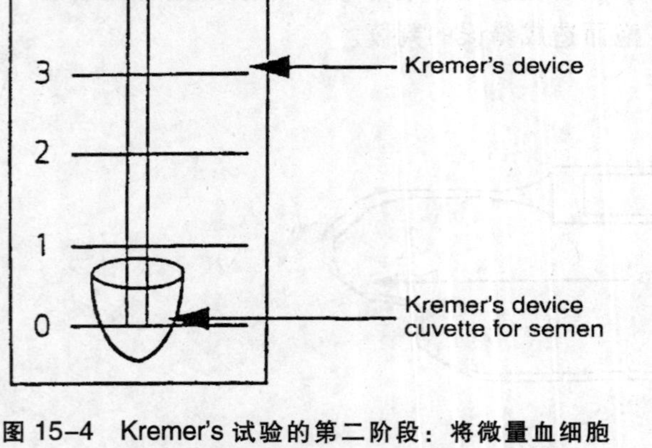

图 15-4 Kremer's 试验的第二阶段：将微量血细胞比容试管置入 Kremer's 器皿

（3）活动力：需测量精子于培养箱内 2、24、48 小时的活动形态。在 2 小时阶段，整个毛细管均充满快速活动的精子，24 小时后精子活动力虽降低但仍应存活，48 小时后精子可能原地活动。24、48 小时的结果可作为精子生命力的评估。

4. 子宫颈不孕的治疗

一个阴性或不正常性交后测试结果可能的原因有男性因素（精液不足或不正常精子贮存）、女性阴道或子宫颈疾病。在过去，子宫颈黏液的异常是由于排卵不正常，部分与排卵药氯米芬的使用有关，其治疗是在卵泡周期时给予小剂量的雌激素，但当人工授精 IUI 的出现后，这些治疗方式就被取代，所以当诊断出子宫颈或子宫颈黏液异常时，大部分的医师都用人工授精来治疗。

目前对于子宫颈黏液-精子间相互作用的治疗并非一成不变，应针对个别原因来治疗。

（1）子宫颈因素（cervical factor）

- 若子宫颈的上皮细胞有感染，则需给予抗生素治疗。若子宫颈内口已遭破坏，则考虑行子宫内授精（intrauterine insemination）或输卵管精卵植入术（GIFT）、体外受精（IVF）或输卵管胚胎植入术（TET）。
- 若 E2 值太低，则可于卵泡期给予女性激素补充。若经治疗子宫颈黏液仍未改善，则考虑子宫内授精（IUI），但最好不超过 4 个周期，因 4 个周期过后的胚胎怀孕率并不会增加。
- 若子宫内授精（IUI）仍失败时，则 GIFT、IVF 应列入考虑，作为治疗方针。

（2）免疫因素（immuological factor）

为了避免精子抗原和子宫颈黏液接触产生抗体，临床上使用类固醇（泼尼松 8mg/d）治疗 3~6 个月，且性交时均需使用保险套。要评估此治疗效果，每 60 天均可行毛细管测试直到正常为止。需测量子宫颈液及血清内的抗体浓度，直到正常值才可。若数据改善了，则可考虑子宫内授精（IUI），但结果并非很令人满意。所以，当上述治疗失败时，应进行体外受精（IVF），此方法更可评估受精过程且能于短时效内达到怀孕目的。

参考文献（FURTHER READING）

1. Nulsen J, Wheeler C, Ausmanas M, Blasco L. Cervical mucus changes in relationship tourinary luteinizing hormone. Fertil Steril 1987; 48: 783–786.
2. Matilsky M, Battino S, Ben-Ami M, et al. The effect of ejaculatory frequecncy on semen characteristics of normozoospermic and oligozoospermic men from an infertil population. Hum Reprod 1993; 8: 71–73.
3. Davis RO, Katz DF. Operational standards for CASA instruments. J Androl 1993; 14: 385–394.
4. Beck WW Jr. The cervical factor. In: Garcia C-R, Mastroianni L, Amelar RD, Dubin L, editors. Current Therapy of Infertility. 3rd edition. Toronto: BC Decker, 1988; 118–120.
5. Doody MC, Good MC. The postcoital test: a quantitative method. J Androl 1993; 14: 149–154.
6. Eggert-Kruse W, Hofsass A, Haury E, et al. Relationship between local antisperm antibodies and sperm-mucus interaction in virto and in vivo. Hum Reprod 1991; 6: 267–276.
7. Salat-Baroux J, Antoine JM, Hamou J, Mergui JL. Cervical surgery in infertility. Hum Reprod 1988; 3: 193–196.
8. Gilbert L, Saunders NJ, Stringer R, Sharp F. Hemostasis and cold-knife cone biopsy: a prospective randomized trial comparing a suture versus non-suture technique. Obstet Gynecol 1989; 74: 640–643.
9. Eggert-Kruse W, Pohl S, Naher H, et al. Microbial colonization and sperm-mucus interaction: results in 1000 infertile couples. Hum Reprod 1992; 7: 612–720.
10. Tredway DR, Wortham JWE, Condon-Mahony M, et al. Correlation of postcoital evaluation with in vitro sperm-cervical mucus determinations and ureaplasma cultures. Fertil Steril 1985; 43: 286–289.
11. Paavonen J, Wolner-Hanssen P. Chlamydia trachomatis: a major threat to reproduction. Hum Reprod 1989; 4: 111–124.
12. Ruijs GJ, Kauer FM, Jager SS, et al. Further details on sequelae at the cervical and tubal level of chlamydia trachomatis infection in infertile women. Fertil Steril 1991; 56: 20–26.
13. Bronson RA. Immunologic abnormalities of the female reproductive tract. In: Gondos B, Riddick DH, editors. Pathology of Infertility. New York: Thieme Medical, 1987; 13–28.
14. Schumacher GFB. Immunology of spermatozoa and cervical mucus. Hum Reprod 1988; 3: 289–300.
15. American College of Obstetricans and Gynecologists, ACOG Technical Bulletin No. 180: Smoking and Reproductive Health. Washington, DC: ACOG, May 1993.
16. Sasson IM, Haley NJ, Hoffman D, et al. Cigarette smoking and neoplasia of the uterine cervix: smoke constituents in cervical mucus. N Engl J Med 1985; 312: 315–316.
17. Phipps WR, Cramer DW Schiff I, et al. The association between smoking and female infertility as influenced by cause of infertility. Fertil Steril 1987; 48: 377–382.
18. Check JH, Nowroozi K, Adelson HG, et al. An in vivo technique for screening immunologic factors in the etiology of the unexplained poor postocital test. Int J Fertil 1990; 35: 2150–2221.
19. Yovich JL, Matson PL. The treatment of infertility by the high intrauterine innsemination of husband's washed spermatozoa. Hum Reprod 1988; 3: 939–943.
20. Check JH, Dietterich C, Lauer C, Liss J. Ovulation-inducing drugs versus specific mucus therapy for cervical factor. Int J Fertil 1991; 36: 108–112.
21. Amy M, Quagliarello J. Semen quality before and after processing by a swim-up method: relation to outcome of intrauterine insemination. Fertil Steril 1987; 48: 643–648.
22. Pardo M, Barri PN, Banncells N, et al. Spermatozoa selection in discontinuous Percoll gradients for use in artificial insemination. Fertil Steril 1988; 49: 505–509.

23. Corson SL, Batzer FR, Gocial B, Maislin G. Intrauterine insemination and ovulation stimulation as treatment of infertility. J Reprod Med 1989; 34: 397-4066.
24. Francavilla F, Romano R, Santucci R, Poccia G. Effect of sperm morphology and motile sperm count on outcome of intrauterine insemination in oligozoospermia and/or asthenozoospermia. Fertil Steril 1990; 53: 892-897.
25. Kuzrock R, Miller E. Biochemical studies of human semen and its reactions to mucus of the cervixuteri. Am J Obstet Gynecol 1928; 15: 56.
26. Kremer J. A simple sperm penetration test. Int Fertil 1965; 10: 209-215.
27. Eggert-Kruse W. Effects of antimicrobial therapy on sperm-mucus interaction. Hum Reprod 1988; 3: 861-869.
28. Eggert-Kruse W. Antisperm antibodies in cervical mucus in an unselected subfertile population. Reprod 1993; 8: 1025-1031.
29. Boyers A. Semen and cervical mucus parameters and success in artificial insemination. Hum Reprod 1991; 6: 1108-1114.
30. Eggert-Kruse W. Clinical relevance of sperm morphology assessment using strict criteria and relationship with sperm-mucus interaction in vivo and in vitro. Fertil Steril 1995; 63: 612-624.
31. World Health Organization. Laboratory Manual for the Examination of Human Semen-Cervical Mucus Interaction. Cambridge: Cambridge University Press, 1987.

16 Chapter 不孕症的子宫因素

许朝钦、郭鸿璋

子宫腔在生殖功能占有数项重要的角色，如精子的通过、胚胎的着床，及维持怀孕的进行等。因此子宫的异常可能会造成不孕和流产等后果。

在评估妇女受孕的功能时，必须做子宫的检查，临床上根据病人月经及生育的病史，加上骨盆腔检查，常可发现有子宫或输卵管的问题，此时需进一步做超声波检查、子宫输卵管摄影、子宫腔镜检查或是腹腔镜检查，以作为诊断的依据。

因子宫因素而导致不孕症的情形，较常见的原因如急、慢性子宫内膜炎，Asherman 综合征，子宫内膜息肉、肿瘤，子宫肌瘤，子宫先天畸形，甚至子宫动脉血流灌注不良等等因素，都是值得评估或检查的重点，以下将详细介绍。

子宫内膜炎 (Endometritis)

临床上子宫内膜炎常可分为急性、慢性子宫内膜炎。急性内膜炎常因淋病双球菌感染，子宫腔内的异物（如避孕器），或者是因医疗行为所致，如子宫内膜切片或是子宫内膜刮除术。大致上急性子宫内膜发炎会造成暂时性的不孕困扰，随着下一次月经时内膜的剥离，发炎的情况可能会改善。但是慢性子宫内膜炎则更易引起不孕。有数种较常见的慢性子宫内膜炎，如结核菌或是非特异性细菌性感染，分述如下。

(一) 结核性子宫内膜炎 (Tuberculotic endometritis)

在许多国家中已广泛地证实出此种内膜炎的确是造成不孕症的原因之一。这种疾病的诊断主要是在子宫内膜的组织中发现有结核性的肉芽病灶。一般在黄体期末期（约第 25±2 天左右），做子宫内膜刮除术可取得最适于做诊断的组织样本。而利用子宫内膜取样或月经的经血做细菌培养对于此病的诊断亦稍有帮助。病人应同时做胸部 X 光检查，以了解结核病的情况。此疾病的治疗和全身性结核病的治疗方法相同，应使用两种或三种以上抗结核菌药物并维持 9 个月至 18 个月的治疗。治疗同时应施以多次的子宫内膜刮除术及做结核菌培养，以观察治疗的结果。由于结核性子宫内膜炎常合并有输卵管的感染及阻塞，因此这类病人即使接受治疗，怀孕率仍然偏低。

(二) 非特异性或细菌性子宫内膜炎 (Non-specific or bacterial endometritis)

这一类的内膜炎，如支原体、衣原体和链球菌等病原体引起的病变，虽和不孕症无明显的关联，但是鉴于胚胎着床时，内膜需提供良好的条件，因此仍需适当的治疗。在诊断上以子宫内膜组织培养为主，不过此种组织细菌培养易受到子宫颈黏液的污染，而判别困难。治疗上以子宫内膜刮除术再加广谱性抗生素（持续两星期左右）为主。

子宫腔内粘连 (Asherman's Syndrome)

此综合征意指子宫颈或子宫腔内粘连，往往因生产后或子宫内膜刮除术后所造成；另外如子宫肌瘤切除、剖腹生产、化学物质刺激、结核性子宫内膜炎等亦是常见的原因。临床上的表现有痛经、闭经、不孕症、反复性流产、嵌入性胎盘等。诊断上是依据子宫输卵管摄影或子宫腔镜检查发现子宫腔内有一处或多处粘连。在治疗上可以子宫内膜刮除术或以子宫腔镜去除粘连，并于术后置入子宫内避孕器例如乐普，或连续施予雌激素 1~3 个月。治疗的效果可以子宫输卵管摄影做追踪。

子宫内膜息肉、内膜增生或子宫内膜癌 (Endometrial Polypi，Endometrial Hyperplasia or Cancer)

在年纪较轻且月经规则的妇女发生这类子宫内膜病变的情形，比起年纪较大并且无排卵的妇女来得少。临床上表现以不规则的子宫出血为主。诊断上以子宫内膜取样或子宫内膜刮除术为主，或者可在子宫输卵管摄影或子宫腔镜发现异样。在治疗上可以内膜刮除术或子宫腔镜切除子宫内膜息肉。子宫内膜增生的治疗除了施以内膜刮除术外，尚可使用黄体酮连续治疗 3 个星期。至于子宫内膜癌的治疗，则应根据组织分化程度、临床分期以决定治疗的方式。

子宫内膜厚度及发育亦对胚胎存活有明显影响，依据 Fanchin R 研究指出在 IVF 疗程中，打 hCG 时，利用超声波测量子宫内膜厚度及形态，与胚胎着床率及怀孕率亦有关。如果患者在胚胎植入时，内膜不佳则着床率及怀孕率会下跌，反之则会增加。

子宫肌瘤 (Myoma)

子宫肌瘤和不孕症的成因并不是很确定。有可能因黏膜下肌瘤或过大的肌瘤造成子宫腔或子宫颈的阻塞，或肌瘤位于子宫角阻碍精子或卵子的传送，肌瘤甚至可能影响子宫内膜的血液循环而干扰胚胎的着床。临床表现可能没有任何症状，有时发生子宫异常出血、尿频或便意感。藉由超声波的诊断常可正确地判断肌瘤的存在及其位置，子宫腔内黏膜下的小肌瘤则需要以子宫输卵管摄影术或子宫腔镜诊断。在治疗上，子宫肌瘤的切除对于不孕症的妇女而言并非是绝对必要的。只有在很大的肌瘤或不明原因的不孕或习惯性流产时，才会考虑做子宫肌瘤的切除。在手术中应尽量切除肌瘤，并予以适当的止血；在有侵犯到子宫腔时需予以雌激素，以减少子宫腔内粘连的机会。体积庞大而可能导致手术困难的肌瘤，在手术前使用 GnRH 激动剂治疗 3 个月以上，可有效地减少子宫肌瘤的体积及开刀中的出血量。预后的追踪指出，子宫肌瘤切除可增加受孕的机会。

子宫畸形 (Uterine Anomaly)

先天性苗勒管（Müllerian ducts）等畸形比率约占不孕症妇女的 0.1%左右，若对无任何症状的妇女以超声波、子宫输卵管摄影或子宫腔镜进行筛检；可发现子宫有 2%~6%的畸形率，而在习惯性流产的妇女，可能发现子宫畸形的比例更高。

在诊断上，有两次以上怀孕早期流产的病史，或无法解释的不孕，应做超声波检查或进一步做子宫输卵管摄影，以确知有无苗勒管畸形。在做子宫输卵管摄影时应仔细牵引子宫，以便将子宫腔完全显影出来。必要时仍应做腹腔镜检查，以鉴别出子宫纵隔或双角子宫。另外可使用超声波并配合将生理盐水灌入子宫腔内，可以有效地做出诊断及减少放射线的暴露。

当发现有单角子宫或双角子宫畸形时，应再接受 IVP 检查，以了解是否有泌尿系统的异常。常见的子宫畸形介绍如下（图 16–1，2，3，4）。

(一) 双角子宫 (Bicornuate uterus)

在无临床症状的子宫畸形病患中，双角子宫占最多数。在评估此子宫畸形时，除了超声波、子宫输卵管摄影或腹腔镜外仍需考虑做 IVP，以了解是否有泌尿系统的问题，依文献报告指出双角子宫合并有肾异常的几率约有 9%。若病人无其他明显原因而导致流产时，应考虑做 Strassman 手术方法治疗。

(二) 单角子宫 (Unicornuate uterus)

约占子宫畸形的 1%~2%，临床上表现以流产、早产居多。单角子宫合并有单侧肾异常的几率颇高（约 70%），治疗上有文献报告指出使用子宫颈环扎术以防止流产或早产的发生，但效果不一。

(三) 双子宫 (Uterus didelphus)

此乃肇因于胚胎时期，苗勒管结合失败而造成，75%的双子宫合并有阴道间隔，易导致流产及早产。单纯的双子宫可以超声波及子宫输卵管摄影来诊断若有反复流产的病史，可考虑施行子宫颈环扎手术或者用 Strassman 方法矫治。

(四) 纵隔子宫 (Septate uterus)

纵隔子宫是起因于苗勒管的间隔在结合时无法完全被吸收所致。临床上是造成习惯性流产最常见的子宫畸形。其所以会造成习惯性流产的原因可能是子宫腔空间变小，或纵隔处血液循环不足。纵隔子宫合并有泌尿系统的机会很少，所以不一定需要 IVP。传统剖腹治疗纵隔子宫的手术方式，常见有下列两种：

- Jones 子宫成形术（metroplasty）
- Tompkin procedure

另可在腹腔镜的监视下，进行子宫腔镜手术切除纵隔，可减少穿破子宫的危险。手术后可使用雌激素 1~2 个月，以减少子宫腔粘连的机会。

(五) 己烯雌酚 (diethylstilbestrol,DES) 导致的子宫畸形

在 20 世纪 80 年代 Kaufman 提出传统型苗勒管上端畸形的发生，和在母体子宫内胎儿受到 DES 作用有关，这类型的子宫畸形的特色是 T 型子宫，子宫本积小且易有子宫腔狭窄。在临床上易造成自然流产、子宫外孕及子宫颈闭锁不全。治疗上述临床症状可考虑于怀孕后使用子宫颈环扎术，或可减少流产或早产的机会。

子宫动脉血流灌注 (Uterine Blood Perfusion)

由于超声波诊断工具的进步，使得妇产科医师能够清晰地观察子宫内膜的成长及卵泡的发育，彩色多普勒超声波的发展，使我们能迅速且准确地评估组织或器官的血流变化情形。目前已知子宫动脉血流变化和月经周期性的女性激素及子宫内膜厚度的增减有关，所以子宫动脉血流灌注良否，反映着微妙的母体调适系统影响胚胎的着床。在动物实验中发现年纪较老的动物，其生殖能力因子宫动脉血流灌注减少而明显降低，在人体的研究中发现，曾接受过子宫切除手术的妇女，其更年期较之于正常妇女提早来临，而切除子宫后，卵巢动脉的血流灌注很快地减少一半以上。于是 Goswamy 等人提出子宫动脉血液灌注不佳是造成不孕症的一个重要原因。他们研究 153 位曾连续接受 3 次试管婴儿植入术均失败的不孕妇女，发现在月经排卵期时有一半左右的病人其子宫动脉血流阻力偏高。在月经周期中的排卵期，胚胎植入前给予这些病人雌激素以增进子宫动脉血流灌注，结果在子宫动脉血流灌注有改善的病人，其怀孕率有上升的趋势。稍后 Steer 等人提出，在胚胎植入前的子宫动脉血流灌注指数

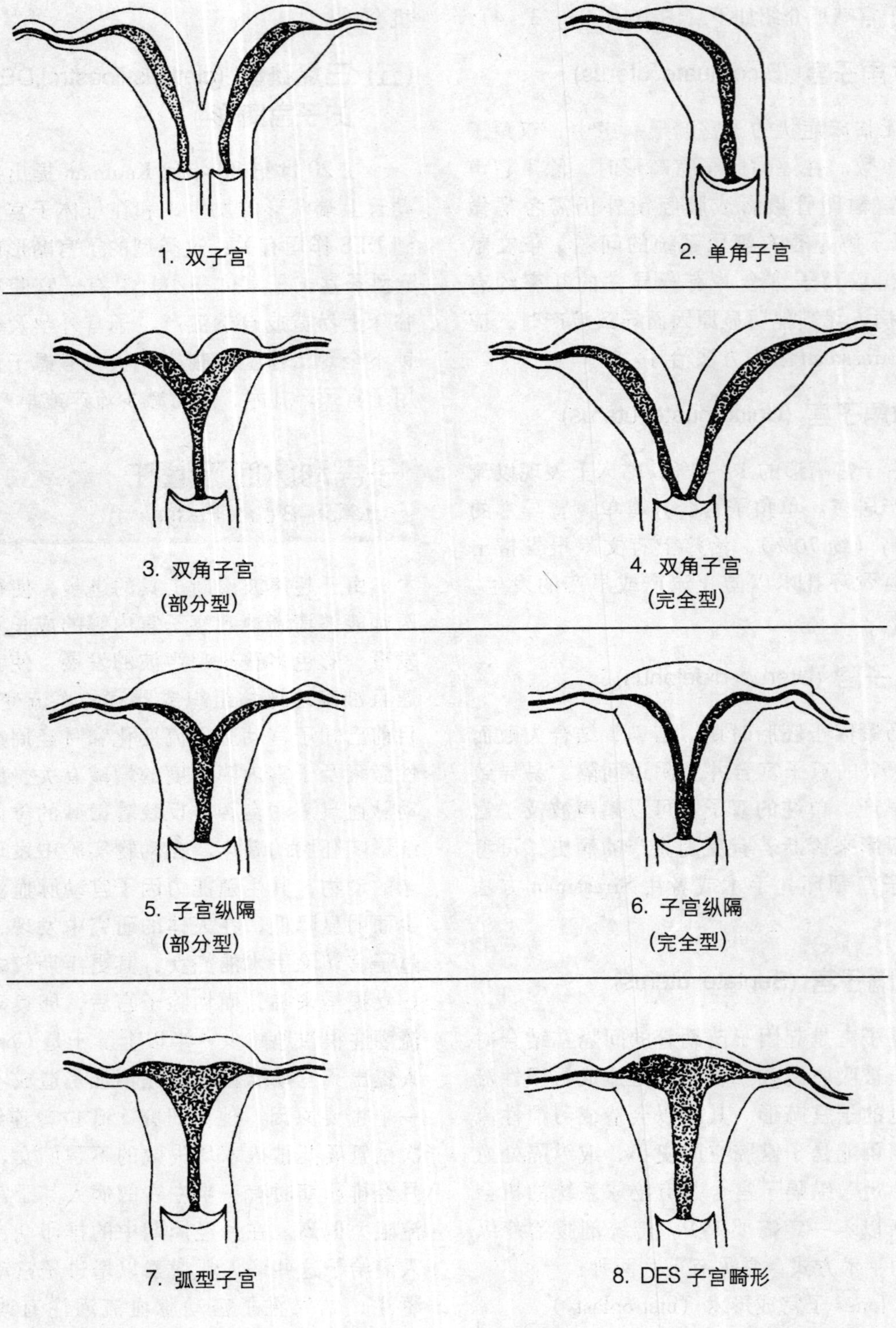

图 16-1 子宫畸形的分类

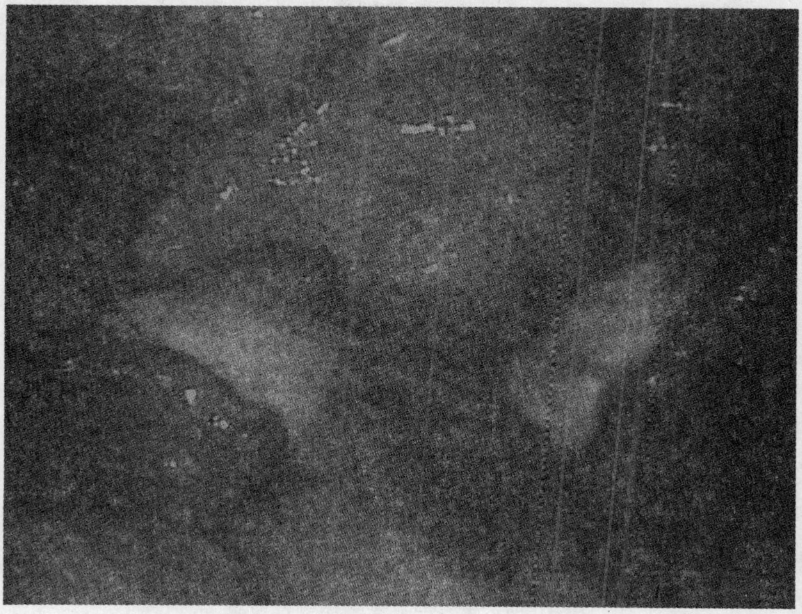

图 16-2　双角子宫无子宫体及阴道畸形

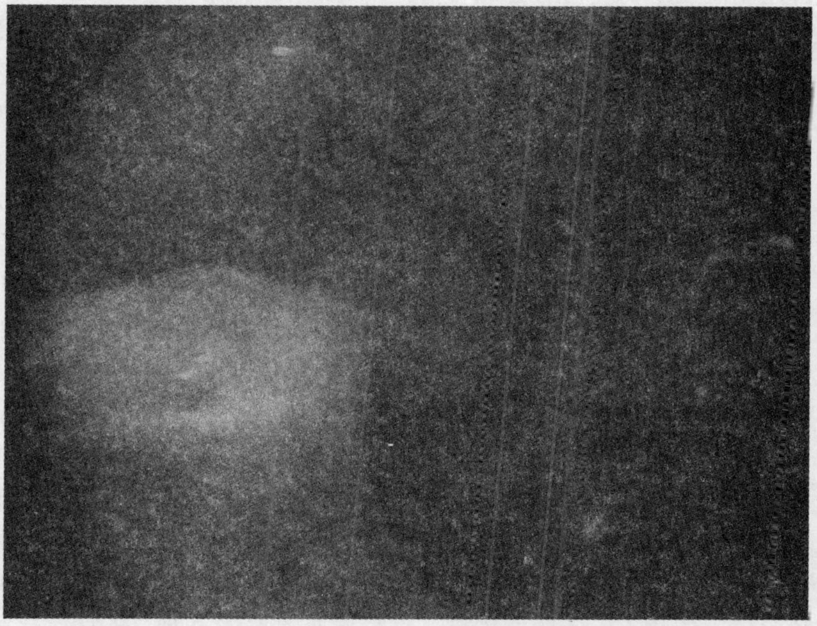

图 16-3　单角子宫无子宫体及单侧卵巢输卵管不发育

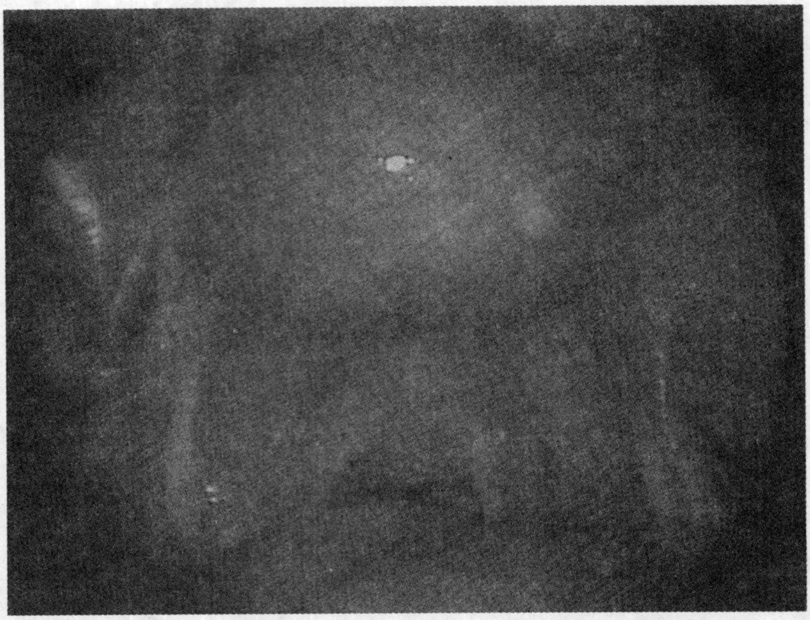

图 16-4　正常中双侧输卵管及卵巢

以 pulsatility index，简称 PI 值表示）（低度：1.00~1.99，中度：2.00~3.00，高度：大于 3 以上），和怀孕率及胚胎着床率有关。其中血流阻力高（>3）的病人的怀孕率是零。这意味着在胚胎植入前若子宫血流灌注不良，可考虑先将胚胎冷冻。于使用药物以增进子宫动脉血流后，再予以植入，或许可增加胚胎着床的成功率。

在关于子宫动脉血流灌注的研究中有几项已知的发现：①子宫动脉血流灌注和周边血液的女性激素变化有关；②动物实验证实：雌激素可增加子宫动脉血流，此机制乃透过血管活性因子如前列腺素、组胺和缓激肽等；③在人类的子宫肌层及内膜制造出丰富的前列腺素，尤其是在 LH 峰及月经黄体末期，这和血管阻力及子宫内膜中的血小板交互作用有关；④人类临床研究报告证实在胚胎植入前施予雌激素以增加子宫动脉血流灌注，可提高胚胎着床率；⑤阿司匹林经由抑制环加氧酶作用，以改变 PGI_2/TXA_2 的生物合成，可增加局部血液循环。临床上接受冷冻胚胎植入的病人，于子宫动脉 PI>3 的病人施予低剂量阿司匹林，可以大幅提高胚胎着床率以及病人的怀孕率。综合上述的研究，我们假设对子宫动脉血流灌注不佳的病人给予持续性阿司匹林治疗，是否可改善子宫动脉血流情形？成大医院妇产部，内分泌暨不孕症科从不孕症特别门诊搜集 65 位月经周期规则的病人，年龄由 22 岁至 41 岁。这些病人有的曾有过 3 次以上人工生殖方式失败或不明原因的不孕。在没有使用任何药物的自发性排卵月经周期分别于月经的卵泡中期（D5–D7）、卵泡末期（D9–D13）、LH 峰、黄体初期（LH+5D）、黄体中期（LH+10D），接受经阴道彩色多普勒超声波测量左右两侧子宫动脉主升支血流阻力（以 PI 表示）、内膜最大厚度，并同时测量周边血液的 E2、P4。我们以子宫动脉 PI 值在 LH 峰、黄体初期、黄体中期（或 LH+5D，LH+10D）大于 3，为灌注不良的依据，发现有 1/3 病人其子宫动脉血流灌注不佳。其中 13 位病人在第 2 个月经周期开始第 3 天接受阿司匹林 100mg/tid 治疗，并接受和前自然周期相同的超声波及抽血检查。我们发现在阿司匹林治疗周期的黄体中期，子宫动脉血流阻力呈有意义的下降，而子宫内膜厚度，血中 E2、P4 的浓度则无明显变化（图 16–5）。其中一个不孕

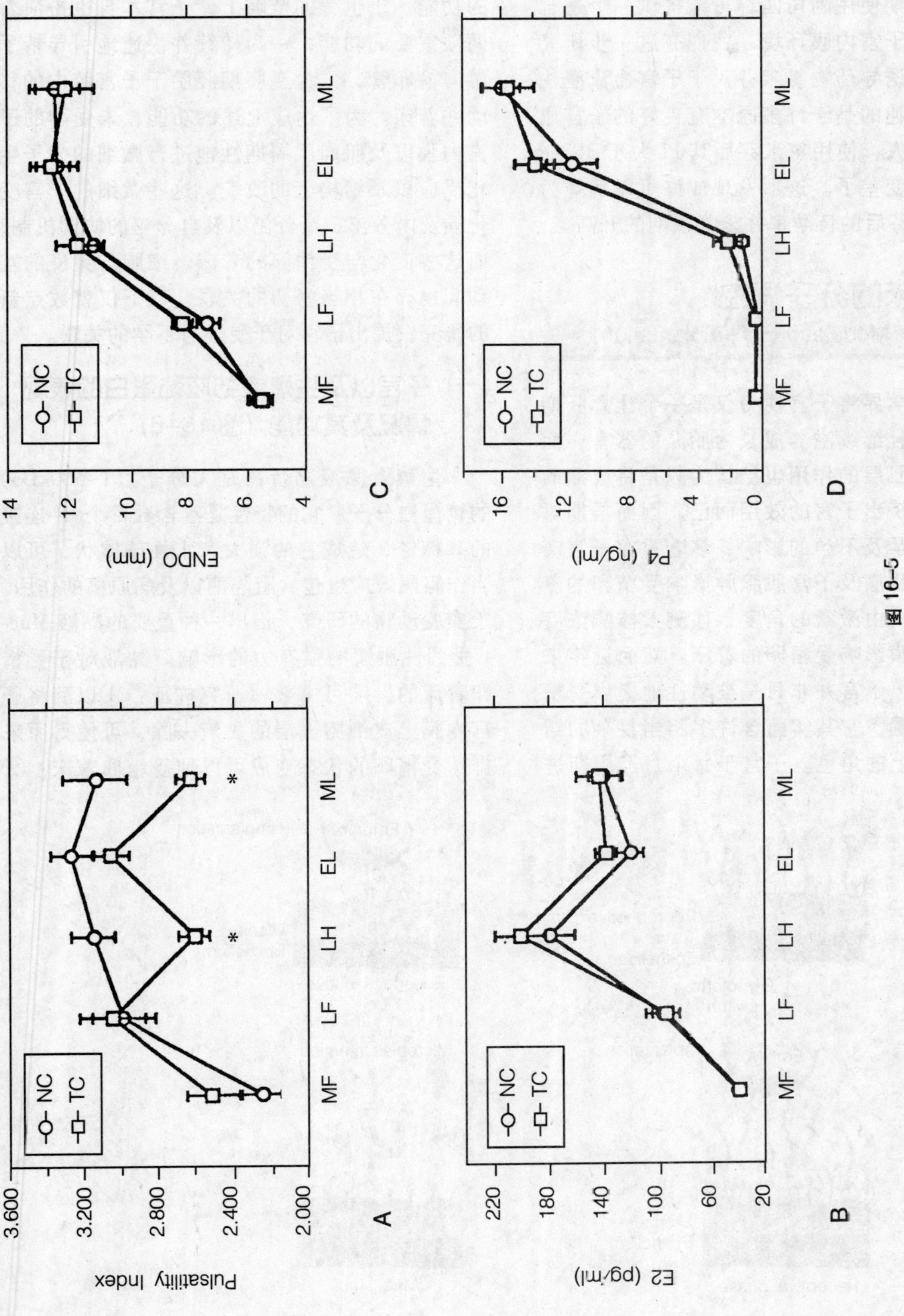

MF：middle follicular phase
LF：late follicular phase
LH：LH surge
EL：early luteal phase
ML：middle luteal phase
*：$P<0.05$
NC：natural cycle
TC：treatment cycle

图 10-5

期有7年之久的妇女在阿司匹林治疗周期顺利怀孕并已产下健康的新生儿。这初步的研究结果意味着长期使用阿司匹林可能提供一个适合胚胎着床的子宫内膜环境，我们亦进一步研究常用的排卵诱导药物氯米芬对于子宫血流灌注的影响，有趣的是于许多原本有良好的子宫血流灌注的病人，使用氯米芬后其PI大于3，亦即子宫血流变差了。这项发现或许可以解释为何使用氯米芬后的怀孕率并未如预期的升高。

胚胎着床的分子调控 (Molecular Modulation of Implantation)

以往医学界将子宫视为仅是一个让囊胚期胚胎着床并且继续滋养成长为胎儿的器官，而子宫的平滑肌层的作用也被认为只是将成熟的足月胎儿推挤出子宫的效用而已。因而早期对于子宫与受孕及不孕的影响，多着重在子宫畸形或是子宫肌瘤及子宫肌腺肿影响受精卵的着床，最多也仅由激素的角度，侦测黄体酮浓度对于子宫内膜影响受精卵的着床。然而近年来的研究指出，子宫并非只是被动性地提供受精卵着床的位置，它其实蕴含许多相当复杂的结构以及功能上的角色。子宫于每个月经周期进行着协助性排经血的功能（蠕动泵，peristatic pump），并且执行着相当强的防御病原菌入侵的功能。于生育的范畴上，子宫本身也扮演着两项重要的功能，一为持续并快速地引导精子游向输卵管，二为囊胚期胚胎于子宫腔中的移动并着床。为了达成上述的功能，未受孕的子宫内膜以及肌肉层周期性地进行微细的分子生化反应以及结构上的改变。这些微细的子宫变化涉及内分泌、旁分泌以及自分泌的协调机制，而这些变化与受精卵的着床、细胞与免疫的互动间也存在相当密切的关联。以下仅就数点新的研究，提出子宫对于受孕与不孕的关联。

(一) 子宫以及生殖道黏液黏蛋白的表现情况及其功能（图16-6）

生殖道黏液黏蛋白是大分子（1~500kDa）的糖蛋白分子，它的特性是富含数百个O-连接的寡糖链，造成它的强大亲水性球体状，可以当作阻隔效应也包含阻隔酶以及病原菌的作用。于实验动物的研究，指出一种重要的黏液Muc-1受到性激素的强有力的影响。黏液对于受精卵着床的影响可由数项研究佐证：①以酶将子宫内膜上皮细胞表层的黏液去除，可使得原来排斥受精卵的状态变成可以使受精卵着床；②

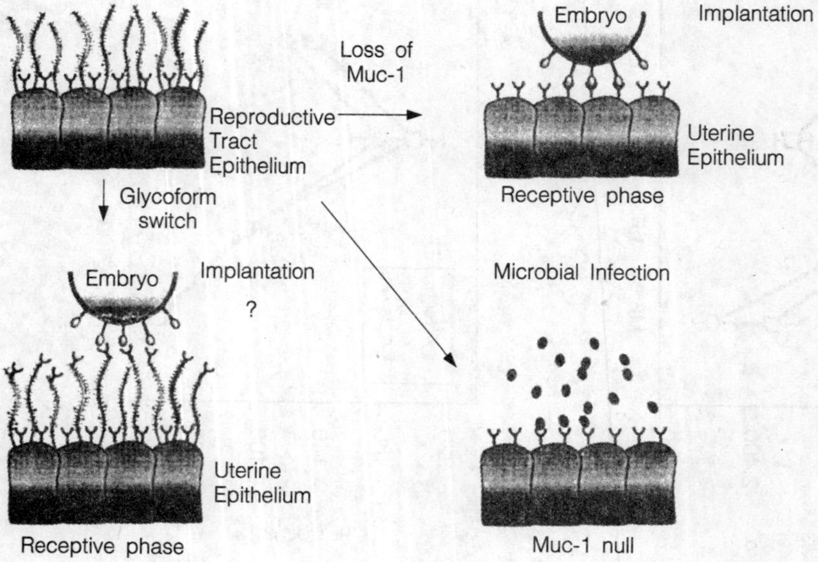

图16-6 Muc-1 functions in reproductive tract epithelium（Ref.36-39）

不具 Muc-1 基因的小鼠的子宫内膜内上皮细胞持续地呈现接受受精卵着床的状态；③Muc-1 表现过多的小鼠较非 Muc-1 表现者，其囊胚期胚胎的着床表现较为低下。人类的内膜上皮细胞表层亦有类似的周期性黏液 Muc-1 的表现及功能。

(二) 子宫内膜接受着床的分子暨细胞学角色

子宫内膜由上皮细胞（epithelial）以及基质细胞（stroma cell）构成，上皮细胞含有腺体结构成为最表层的构造，基质细胞层含有丰富的淋巴细胞以及颗粒细胞于其网状的结缔组织中。网状结缔组织由一群特殊的成纤维细胞（fibroblast）组成，当受精卵开始接触子宫内膜进行着床的动作时，这些成纤维细胞很快地进行蜕膜化（decidualization）的反应，同时大量的血管增生以提供内膜肥厚之需。以电子显微镜观察到子宫内膜表面圆形突出物“pinopodes”，可能代表着囊胚期胚胎着床于子宫内膜表面引发的最初变化。以分子生物学的工具研究，证实子宫内膜着床期间的变化，除了与女性雌激素及黄体酮有关外，与细胞间的介质细胞因子的强烈的旁分泌及自分泌亦有关。这些介质包括 IGF-1、-2，EGF，TGF-α，PDGF，CSF-1 及 LIF 等，扮演着囊胚期胚胎与子宫内膜细胞间的分子媒合，构成完整的胚胎与母体的对话（dialogue）。

与此同时，许多特殊的分泌液体被制造分泌而充满于子宫腔及腺体中（表 16–1），这些分泌液包括内膜腺体的分泌，基质细胞的渗出液、血管的渗出液以及许多脱落及凋亡的细胞。分泌液中含的蛋白质例如组蛋白（histones）、

表 16–1 Proteins of human uterine secretion:identification by isolation，sequencing，Western Blot and enzyme-linked immunosorbent assay（ELISA）

Protein	Molecular weight (Da)	No. of amino acid residues	SDS-PAGE localization	Origin and function of the protein
Uteroglobin（monomer）	7 913	70	6.5kDa	Secretory protein（identical with Clara-cell protein CC 16)(Beier,1982;Akci et al,1996)
α-Globin	15 000	141	12.0kDa	Haemoglobin α-chain，serum protein
Histone H4	11 236	102	12.0kDa	Cellular protein，basic nuclear protein
β-Globin	16 000	146	12.5kDa	Haemoglobin β-chain，serum protein
Histone H2A	13 960	129	13.0kDa	Cellular protein，basic nuclear protein
Histone H2B	13 775	125	15.0kDa	Cellular protein，basic nuclear protein
Transthyretin（one subunit of homotetrmamer）	13 745	147	15.0kDa	Serum protein，hormone binding protein (synonymous with prealbumin)
Histone H3	15 273	135	16.0kDa	Cellular protein，basic nuclear protein
Haptoglobin 1 (α-chain dimer)	17 686	166	17.0kDa	Serum protein，haemoglobin binding protein
Cyclophilin A	17 881	164	17.0kDa	Cellular protein，protein folding enzyme (peptidyl-prolyl-cis/trans-isomerase)
Glycodelin A	20 624	180	26.0kDa	Secretory protein of endometrial glands (synonymous with PP14)(Huhtala et al,1987)
IGFBP-1	27 903	259	28.0/56.0kDa	Protein of fibroblasts（predecidual and decidual cells）(synonymous with PP12) (Koistenen et al，1986)
Albumin	66 290	585	66.0kDa	Serum protein，hormone binding protein

亲环蛋白（cyclophilin）、运甲状腺素蛋白（transthyretin）、结合珠蛋白（haptoglobin）及子宫珠蛋白（uteroglobin）等，曾被当作子宫内膜接受受精卵着床接受度的指标，这些蛋白质亦受女性雌激素及黄体酮浓度改变而呈不同周期性的变化。

(三) 植入窗口期 (implantation window) 的分子调控

为使受精卵着床，人类子宫内膜受到相当精密的调控，进行特殊的生长分化成为分泌期的内膜组织。

类似于小鼠研究显示子宫内膜的静止中性期、接受期，以及不接受期，人类子宫内膜于排卵期后，呈现数天的接受期——所谓的植入窗口期（图 16-7），继之以不接受期（refractory period）。人类的植入窗口期的长度有不同的说法，例如 Formigli（1987）认为可能有 7 天的长时段，而 Psychoyos（1993）则认为重要是排卵后的第 5 到 7 日是植入窗口期。

由动物的研究显示，受精卵与母体子宫间存在“分子对话”（dialogue）的机制，同时启动一系列的特殊基因的表现使得子宫内膜呈现脉冲性的状态达成植入窗口期，以便受精卵顺利着床。举例来说，小鼠内膜腺体于囊胚胚胎着床前呈现 LIF 升高的现象。若是 LIF 缺乏的小鼠则均为不孕的，LIF 缺损的小鼠可以正常排卵、受精，但是受精卵无法着床因而不孕，若将它们的受精卵植回 LIF 正常存在的母鼠则胚胎可以着床成长。在人类子宫内膜似乎也存在类似的内膜基因调控的现象。

除了上述的激素作用于子宫血流灌注而引起的对受孕的影响外，仍有许多重要的子宫因素，目前仍待进一步的研究。较引人注意的是母体免疫系统、激素系统与受精卵（早期胚胎）间的对话（dialogue）。早期胚胎的发育受到许多自分泌因子如（多胺、转化生长因子-α、转化生长因子-β1、血小板活化因子）影响。着床之际的早期胚胎会释出干扰素-α-Ⅱ，及血小板活化因子等讯息，通知母体其存在，PAF 可促使着床部位的子宫有较好的血流，母体局部组织会因此分泌上述自分泌因子促进胚胎的生长。同时母体的免疫系统会有所改变，以保护未着床的胚胎免于被免疫系统破坏。于胚胎着床之际，局部的母体免疫系统的主要细胞如巨噬细胞、颗粒细胞等，以及淋巴组织变得相当稀少，以利胚胎着床。

此外许多子宫内的自分泌及旁分泌的变化，例如上皮细胞生长因子、转化生长因子-α、胰岛素样生长因子-1、胰岛素样生长因子结合蛋白、白细胞介素对内膜增生；FGF 对血管新生；EDRF、内皮素对内膜的出血及止血；前列腺素对蜕膜化；干扰素、肿瘤坏死因子、白细胞介素对免疫抑制作用；以及 CSF-1、EGF 促进胚

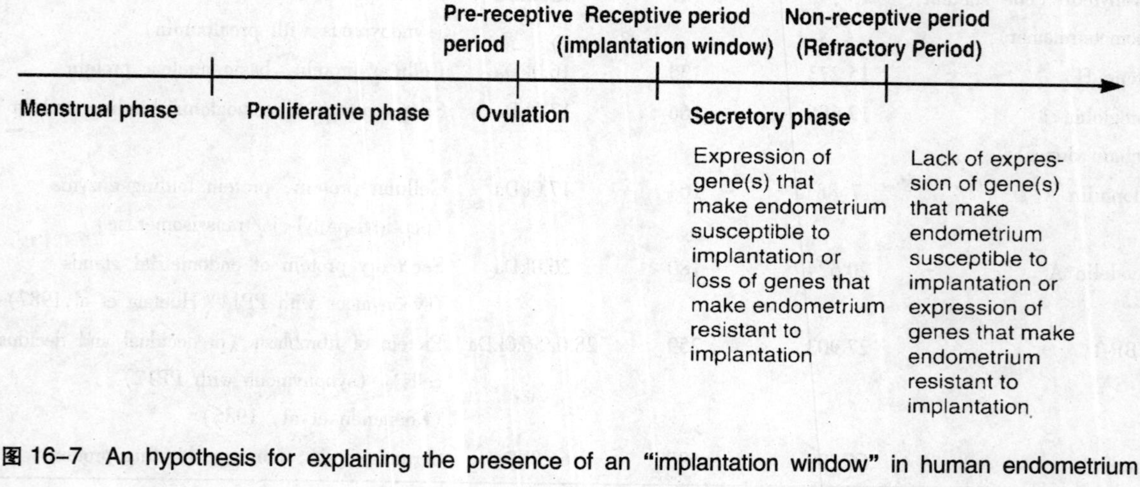

图 16-7 An hypothesis for explaining the presence of an "implantation window" in human endometrium

胎的胎盘成长等，仍待更进一步的研究。

TGF-α：转化生长因子
(transforming growth factor)

PAF：血小板活化因子
(platelet activating factor)

IFN-α-Ⅱ：干扰素
(interferon-α-Ⅱ)

EGF：上皮细胞生长因子
(epidermal growth factor)

IGF-1：胰岛素样生长因子
(insulin-like growth factor-1)

IGFBP：胰岛素样生长因子结合蛋白
(insulin-like growth factor binding protein)

IL-1：白（细胞）介素
(interleukin-1)

FGF：成纤维细胞生长因子
(fibroblast growth factor)

INF：肿瘤坏死因子
(tumor necrosis factor)

参考文献 (FURTHER READING)

1. Czernobilsky B. Eddometritis and infertility. Fertil Steril 1978；30：119.
2. Rozin S. Genital tuberculosis. In：Behrman SJ，Kistner RW (eds). Progress in infertility，2nd. ed. Little Brown and Co.，Boston，1975.
3. Friberg J. Genetal mycoplasma infections. Am J Obstet Gynecol 1978；132：573.
4. Westrom L，Mardh PA. Genital Clamydial infections. In：Mardh PA，Holmes KK，or iel JD (eds). Chlamydial infections. Elsvier Medical，New York，1982；121.
5. Toaff R，Ballas S. Traumatic hypomenorrhesamenorrhea (Asherman's Syndrome). Fertil Steril 1978；40：379.
6. Fanchin R，Righini C，Ayoubi J-M，Olivennes F，Ziegler D，Frydman R. New look at endometrial echogenicity：objective computer-assisted measurements predict nedometrial receptivity in vitro fertilization-embryo transfer. Fertil Steril 2000; 74：274-280.
7. Friendman AJ，Rein MS，Harrison-Atlas D，Garfield JM，Doubilet PM. A randomized，placebo-controlled，double-blind atucy evaluating leuprolide acetate depot treatment before myomectomy，Fetil Steril 1989；52：728.
8. Letterie GS，Coddington CC，Winkel CA，Shawer TH，Loriauz DL，Collins RL. Efficacy of a gonadotropin-releasing hormone agonist in the treatment of uterine leiomyomata：long-term follow-up. Fertil Steril 1989；51：951.
9. Wallach EE. Evaluation and management of uterine causes of infertility. Clin Obster Gynecol 1979；22：43.
10. Cooper JM，Houch RM，Rigberg HS. The incidence of intrauterine adnormalities found at hysteroscopy in patients undergoing elective hysteroscopic sterilization. J Reprod Med 1983；28：659.
11. Buttram VC，Gibbons WE. Müllerian anomalies：A proposed classification (an analysis of 144 cases). Fertil Steril 1979；32：40.
12. Rock JA，Schlaff WD. The obstetrical consequences of uterovaginal anomalies. Fertil Steril 1985；43：681.
13. Abramovid H，Faktor JH，Pascal B. Congenital uterine malformations as indications for cervical suture (cerclage) in habitual abortion and premature premature delivery. Int J Fertil 1983；28：161.
14. Musich JR，Behrman SJ. Obstetric outcome before and after metroplasty iin women with uterine anomalies. Obstet Gynecol 1978；52：63.
15. Perino A，Mencaglia C，Hamou J，Citradini E. Hysteroscopy for metroplasty of uterine septa：report of 24 cases. Fertil Steril 1987；48：321.
16. Kaufman RH，Adam E，Binder GL，Gerthoffer E. Upper genital tract changes and pregnancy outcome in offsporing exposed in utero to dietylstibestetrol. Am J Obstet Gynecol 1980；137：299.
17. Bonney RC，Franks S. The endocrinology of implantation and early pregnancy. Baillieres Clinical Endocrinology and Metabolism 1980；4：207-231.
18. Finch CE，Gosden RG. Animal modeles for the human menopause. In Mastroiani LJ and Faulsen CA，eds. Aging Reproduction and the Climacrateric Plenum，New York，1986；3-34.

19. Siddle N, Sarrel P, and Whitehead ML. The effect 6 of hysterectomy on the age of ovarian failure: ldentification of a subgroup of woman with premature loss of ovarian function and literure review. Fertil Sterill 1987; 47: 94.
20. Janson PO, and Lanson L. The acute effect of hysterectomy on ovarian blood flow. Am J Obstet Gynecol 1977; 127: 349.
21. Goswamy RK, Williams G, Steptoe P. Decreased uterine perfusion-a cause of intertility. Hum Reprod 1988; 3: 955.
22. Steer C, Campbell S, Tan SL, Crayford T, Mills C, Mason B, Collins W. The use of transvaginal color flow imaging after in vitro fertilization to identify optimum uterine conditions before embryo transfer. Fertil Steril 1992; 57: 372.
23. Steer C, Campbell S, Pampiglione J, Kinsland C, Mason B, Collins W. Transvaginal color folw imaging of the uterine arteries during the ovarian and menstrual cycles. Hum Reprod 1990; 5: 391.
24. Wiener Z, Thaler L, Levron J, Lewit N, Ltskovitz-Elder J. Assessment of ovarian and uterie blood flow by transvaginal color Doppler in ovarianstimulated women: correlation with the numbe of follicles and Steroid hormome levels. Fertil Steril 1993; 59: 743.
25. Phaily S, Senior J. Modification of estrogeninduced uterine hyperaemia by drugs in the ovariectomized rat. J Reprod Fert 1978; 53: 91.
26. Spaziiani E, Szego CM. Further evidence for medication by histamine of estrogenic stimulation of the rat uterus. Endocrinology 1959; 64: 713.
27. Ryzn MJ, Clark KE, Van Orden DE, Farley D, Edvinsson L, Sjoberg NO, Van Orden LS, Brody MJ. Role of Protaglandins in estrogen induced hyperemia. Protaglandins 1974; 5: 257.
28. Liggins GC, Campos GA, Roberts CM, Skinner SJ, Production rates of prostaglandin F; 6-keto-PGF1 alpha and thromboxane B2 by perfused human endometrium. Prostaglandins 1980; 19: 461.
29. Levin JH, Stanczyk FZ, Lobo RA. Estradiol stimulates the secretion of prostaglandin and thromboxane from the enddomtrial stromal cells in culture. Fetil Steril 1992; 58: 530.
30. FitzGerld GA, Oates JA, Hawiger J, Maas RC, Robertsll LJ, Lawson JA, Brash AR. Endogenesis biosynthesis of prostaglandin and thromboxane and platelet function during chronic administration of aspirin in man. J Clin Invert 1983; 71: 676.
31. Wada, I, Hsu CC, Williams G, Macnamee MC, Brinsden PR. The benefits of low-dose aspixin therapy in women with impaired Uterine pertasion during assisted conception. Hum Reprod 1994; 9: 1954.
32. Kuo HC, Hsu CC, Wang ST, Huang KE. Improvement of uterine blood flow in the periimplantation period using aspirin. J Formoson Med Assoc 1997; 96: 253.
33. Hsu CC, Kuo HC, Wang ST, Huang KE. Interference with uterine blood flow by clomiphene citrate in women with unexplained infertility. Obstet Gynecol 1995; 86: 917.
34. Seppala M. Clinical obstetrics and gynecology international practice and research: Factors of importance for implantation. London, Bailliere Tindall 1991; 51.
35. Seppala M. Clinical obstetrics and gynecology international practice and research: Factors of importance for implantation. London, Bailliere Tindall 1991; 119.
36. Jentoft N. Why are proteins O-glycosylated? Trends Biochem Sci 1990; 15: 291–294.
37. Hoffman LS, Olson GE, Carson DD, Chilton BS. Progestrone and implantation blastocysts regulate Mucl expression in rabbit uterine epithelium. Endocrinology, 1998; 139: 266–271.
38. Desonza MM. Muc-1 Episialin, A Critical barrier in the female reproduction tract. J Reprol Immunol 1999.
39. DeLoia JA. Regional specialization of Muc-1 in human uterine epithelia. Hum Reprod 1998; 13: 2902–2909.
40. Beier-Hellwing K, Sterzik K, Bonn B et al. Hormone regulation and hormone antagonist effects on protein paterns of human endometrial secretion during receptivity. Ann NY Acad Sci. 1999; 734, 143–156.
41. Classen-Linke I, Alfer J, Hegele-Hartung C et al. Hormonal regulation of β-integrin expression and its relation to immunocompetent cells in human endometrium throughout the menstrual cycle. Exp Clin Endocrinol 1995; 103(suppl. 1): 113.

42. Nikas G, Drakakis P, Loutradis D et al. Uterine pinopodes as markers of the "nidation window" in cycling women receiving exogenous oestradiol and progesterone. Hum Reprod 1995; 10: 1208–1213.

43. Tabibzadeh S, and Sun XZ. Cytokine expression in human endometrium throughout the menstrual cycle. Hum Reprod 1992; 7: 1214–1221.

44. Formigli L, Formigli G and Roccio C. Donation of fertilized uterine ova to infertile women. Fertil. Steril 1987; 47, 162–165.

45. Fukuda MN, Sato T, Nakayama J et al. Trophinin and tastin, a novel cell adhesion molecule complex with potential involvement in embryo implantation. Genes Dev 1995; 9: 1199–1210.

46. Psychoyos A. The implantation window: basic and clinical aspects. In: Mori T, Aono T, Tominaga T, and Hiroi M (eds). Perspectives on Assisted Reproduction. Ares Serono Symposia 1993; 4, 57–62.

47. Kothapalli R. Buyuksal I, Shi-Qi Wu et al. Detection of ebaf, a novel human gene of the TGF-β superfamily; association of gene expression with endometrial bleeding. J Clin Invest 1997; 99: 2342–2350.

48. Lessey BA, Castelbaum AJ, Buck CA et al. Further characterization of endometrial integrins during the menstrual cycle and in pregnancy. Fertil Steril 1994; 62, 497–506.

49. Tabibzadeh S, Kong QF, Kapur S et al. TNF-alpha induces dyscohesion of epithelial cells. Association with disassembly of actin filaments. Endocrine 1995c; 3: 549–556.

50. Tabibzadeh S, Babaknia A, Kong QF et al. Menstruation is associated with disordered expression of desmoplakin I/II. cadherin/catenins and conversion of F to G actin in endometrial epithelium. Hum Reprod 1995e; 10: 776–784.

51. Tabibzadeh S, Kong QF, Satyaswarocp PG and Babaknia A. Heat shock proteins in human endometrium throughout the menstrual cycle. Hum Reprod 1996; 11: 633–640.

52. Stewart CL, Kaspar P, Brunet LJ et al. Blastocyst implantation depends on maternal expression of leukemia inhibitory factor. Nature 1992; 359 76–79.

17 Chapter 输卵管手术

陈明哲、何师竹

前言

输卵管功能障碍所致的不孕，为女性不孕症中仅次于排卵障碍的重要因素。在尚未有试管婴儿技术的时代，精良的输卵管手术成为这些妇女能够怀孕的唯一希望。在人工协助生殖技术日益精进发达的现代，如何选择适当的患者接受手术或接受人工生殖成为今日重要的研究课题。而传统输卵管手术的优点及其技术层面，更不宜因此而受忽视。以下将对输卵管手术的术前评估及准备、手术方法及结果作一个介绍。

术前评估、准备及手术的原则

输卵管手术最好是施行于无其他不孕因素的患者身上。所以术前完整的受孕能力评估是很重要的。基本上至少应有以下的条件：

(1) 无男性不孕的可能。

(2) 有正常排卵的能力。

(3) 黄体功能正常。

(4) 无生殖道的感染。

如果评估发现有其他致不孕的因素时，应先行治疗后，给病人有一段时间的怀孕机会，再考虑手术治疗。

正确评估输卵管的异常对治疗的方针才有正确的把握。极轻度的异常意味有其他不孕因素的可能，太重度的异常亦不适合手术。子宫输卵管摄影检查及腹腔镜、子宫镜检查乃相辅相成，各有其重要性。当摄影显现子宫腔内异常时子宫镜检即为必要。当摄影呈现输卵管异常或于不孕症手术后的评估、输卵管手术前的评估、未明原因的不孕症评估或要进行人工协助生殖治疗之前均有必要施行腹腔镜检查。进一步的输卵管镜检（salpingoscopy）配合腹腔镜或子宫镜施行，对输卵管内膜状况的衡量及输卵管腔内粘连程度的评估更加清楚。由以上检查可得到以下输卵管异常情况的诊断：

伞部互粘（fimbria agglutination，fimibria conglutination）。

伞部包狭（fimbria phimosis）。

伞部包封（fimbria encapsulation）。

薄壁输卵管水肿（thin-wall hydrosalpinx）。

厚壁输卵管水肿（thick-wall hydrosalpinx）。

输卵管腔内粘连（intraluminal adhesions）。

肿块性峡部输卵管炎（salpingitis isthmica nodosa）。

输卵管内膜皱襞萎缩、互粘或丧失（atrophy，agglutination，loss of endosalpingeal folds）。

输卵管旁粘连（peritubal adhesion）。

输卵管显微修复手术的结果，大约可令一半左右的受术患者达到怀孕的目的，此成绩的进步大致上已呈停滞。然而试管婴儿技术不但其怀孕成效已大有进步且已更见普及，所以手术医师应有责任避免对手术结果将比不上施行试管婴儿治疗的结果的患者进行勉强的输卵管手术。以目前的试管技术，施行 3 次后的预期累积活产率大约在 30%左右，所以对输卵管整形手术的基本要求也就是该手术的怀孕成功率应超过 30%。所以，以下的各种状况应列入输卵管手术的禁忌证：

(1) 厚壁输卵管水肿。

(2) 输卵管腔内粘连。

(3) 输卵管内膜萎缩或丧失。

(4) 浆膜融合的重度粘连。

(5) 卵巢表面超过一半的广泛性粘连。

(6) 输卵管极端水肿扩张。

(7) 伞部完全丧失。

(8) 盆腔结核病。

(9) 急性盆腔炎症。

(10) 输卵管长度小于 4cm 或少于一半的壶腹部存留。

(11) 前次输卵管手术失败。

(12) 双极性输卵管阻塞。

(13) 不适合怀孕的患者。

虽说试管婴儿治疗应用于输卵管因素的不孕患者，在成绩稳定的施术机构可达到每次取卵约 20%的活产率，但因其成功率与妻龄有显著相关，例如 35~39 岁群经 4 个周期的治疗可达约 40%的活产率，但在超过 39 岁群经 2 个周期以上的治疗只可达约 17%的高原曲线。任何输卵管手术后又约需等候 1~2 年的候孕期，因此对于超过 35 岁的妇女宜优先考虑试管婴儿治疗，当试管婴儿失败时再考虑手术治疗。

为得到最佳的手术结果，输卵管手术必须谨守显微手术的原则并且执行防止手术后粘连 (adhesion) 的措施。使用手术显微镜或放大镜 (loupes) 可以协助认清细微结构使组织伤害减至最低并将解剖位置还原至正常。谨守“骨盆腔礼仪”亦即对骨盆腔的所有组织应有极高的敬意，应包括以持续性的湿润保持，不引入任何外来物质（手套上的粉或纱布上的棉絮等）及轻柔的组织操作来将手术中可能的组织伤害减少至最低，完全且精细的点式止血，完全正确的组织对合，以及使用精细的手术器械及最细小且不引起组织反应的缝线等。预防手术后粘连的方法包括在手术技巧上遵守显微手术的原则并避免造成缺血 (ischemia) 的组织，施行子宫或附属器的悬吊手术，或以腹腔镜施行手术以及术后的二度腹腔镜检 (second-look laparoscopy) 以便施行早期粘连的剥离手术；在使用药物辅助方面可以使用预防性抗生素以避免感染，用糖皮质激素 (glucocorticoid)、抗组胺药 (anti-histamine)、前列腺素合成酶抑制剂 (prostaglandin synthetase inhibitors, NSAID) 等来减少炎症反应，使用肝素来减少纤维沉积或使用 Dextran-70 的高分子量物质造成暂时性腹水，达到隔离受创组织的效果。另有阻隔组织的化合物质如 Interceed 及 Gore-Tex 等，唯后者无法吸收需行二次手术将其取出。手术后的通水术 (hydrotubation) 并无法增加术后怀孕率。

依文献报告，施行腹腔镜手术可以减少新生成的 (de novo) 手术后粘连，所以在手术医师技术容许范围内，应以之取代易导致粘连的剖腹手术。手术后的二度腹腔镜粘连剥离术可以减少术后粘连的比率约为 34%至 52%。在后倾的子宫合并直肠子宫陷凹的严重粘连的手术后，施行暂时性简单的子宫悬吊术或将子宫骶骨韧带行折叠或对合手术均可减少术后子宫或附属器的粘连。

输卵管手术的分类

根据国际生育及不孕联盟 (IFFS: International Federation of Fertility and Sterility) 所订的手术分类法区分如下：

(一) 粘连剥离手术 (Adhesiolysis)

1. 卵巢粘连剥离术 (ovariolysis)。

2. 输卵管粘连剥离术 (salpingolysis)。

3. 附属器外粘连剥离术 (lysis of extra adnexal adhesions)。

(二) 输卵管本身的整形手术

4. 输卵管子宫植入术(tubouterine implantation):峡部、壶腹部。

5. 输卵管再接通手术(tubotubal anastomosis):

间质部对峡部	interstitial-isthmic;
间质部对壶腹部	interstitial-ampullary;
峡部对峡部	isthmic-isthmic;
峡部对壶腹部	isthmic-ampullary;
壶腹部对壶腹部	ampullary-ampullary;
合并	combined。

6. 输卵管重新造口术(salpingoneostomies):尾端、壶腹部、峡部。

7. 伞部整形术(fimbrioplasty):对粘剥离及扩张术(deagglutination and dilatation)合并浆膜层切开(serosal incision)。

8. 其他整形手术。

9. 不同形态手术的合并:双极性(近端及远端)或双侧性。

手术方法及结果

(一) 近端输卵管阻塞 (Proximal tubal occlusion)

近端输卵管阻塞约占输卵管阻塞的15%,其原因为感染、肿块性峡部输卵管炎(salpingitis isthmica nodosa)、输卵管憩室、输卵管腔内子宫内膜异位症、输卵管内息肉、结扎或手术后的阻塞、非感染性阻塞纤维化或硬化、子宫角肌瘤或腺肌症、前未诊断的子宫外孕、不成形的残渣阻塞、寄生虫及假性阻塞(输卵管痉挛)等。

手术处理方法分以下5种:

(1)封闭型子宫角输卵管植入术(cornual implantation, closed technique)

(2)开放型子宫角输卵管植入术(cornual implantation, open technique)

(3)开放型非子宫角输卵管植入术(non-cornual implantation, open technique)

(4)封闭型非子宫角输卵管植入术(non-cornual implantation, closed technique)

(5)输卵管子宫角显微吻合手术(microsurgical cornual anastomosis)

封闭型手术是指用钻孔器(Holden and Sovak, 1932, 图17-1)或是刀片切割(Bonney, 1937, 图17-2)切除阻塞的子宫角再将输卵管缝入此一子宫角切孔内,其缺点为黏膜层的对合并不容易。开放型手术系在子宫壁上加上一切开的伤口,如在子宫底部后方的横向切口(Halban, 1932, 图17-3),或子宫底纵剖切口(Johnston, 1955, 图17-4),或子宫底横向切开(Shirodkar and Stallworthy, 1960, 图17-5)等。其优点为内膜对合精确,但缺点为将来生产时有子宫壁裂开的顾虑。非子宫角植入术如开放型(Behrman and Peterson, 1977, 图17-6)或封闭型(Lavinson, 1980, 图17-7)其优点为可以保存较佳的输卵管与卵巢的解剖关系位置,同时亦较适合于过短的残留输卵管。后者更有减少子宫壁破裂几率的优点。

子宫角的显微吻合手术在20世纪70年代由Winston、Gomel、Diamond等人提出(图17-8)。其优点为保存了最多的子宫角正常组织及功能、减少了对血流供应的影响、极高的术后畅通率及没有子宫壁肌肉裂开的顾虑等。但在整段的子宫壁内输卵管均阻塞的患者并不适用为其缺点。

手术后的子宫内怀孕率根据文献报告在输卵管子宫角显微吻合手术组为54%[37%~70%]为最高,其次为非子宫角的植入手术为51%,而子宫角的植入手术若以钻孔者为39%,以刀片切开者为30%为最低。由于显微吻合手术的成功率较高故其成为子宫输卵管交界阻塞的首选手术。输卵管植入手术后由于有6%发生生产时子宫裂开的危险,故术后的生产方式宜建议剖腹生产。手术后的子宫外孕率约2%~4%。

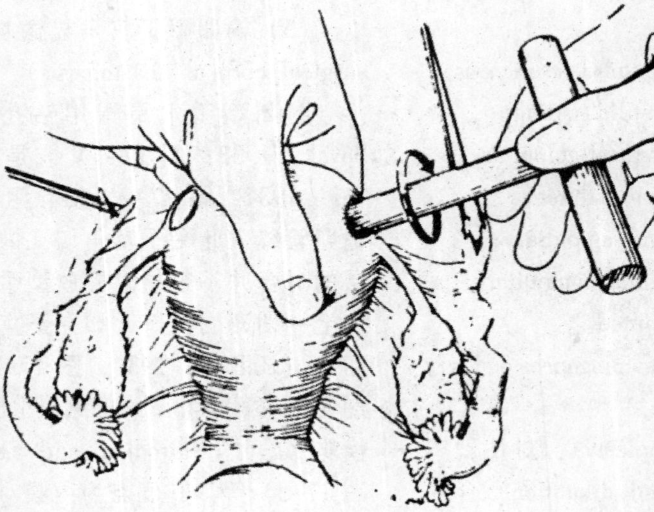

图 17-1 封闭型子宫角输卵管植入术（Holden and Sovak，1932）。AJDG 24：654，1932

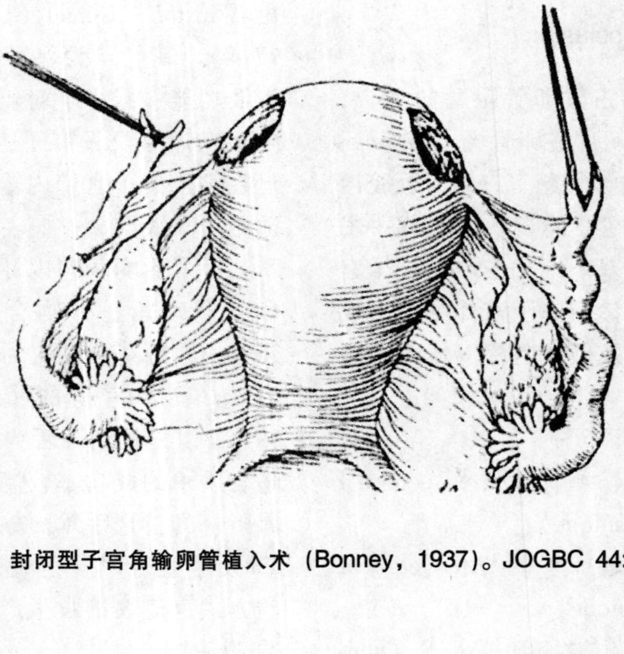

图 17-2 封闭型子宫角输卵管植入术（Bonney，1937）。JOGBC 44:1，1937

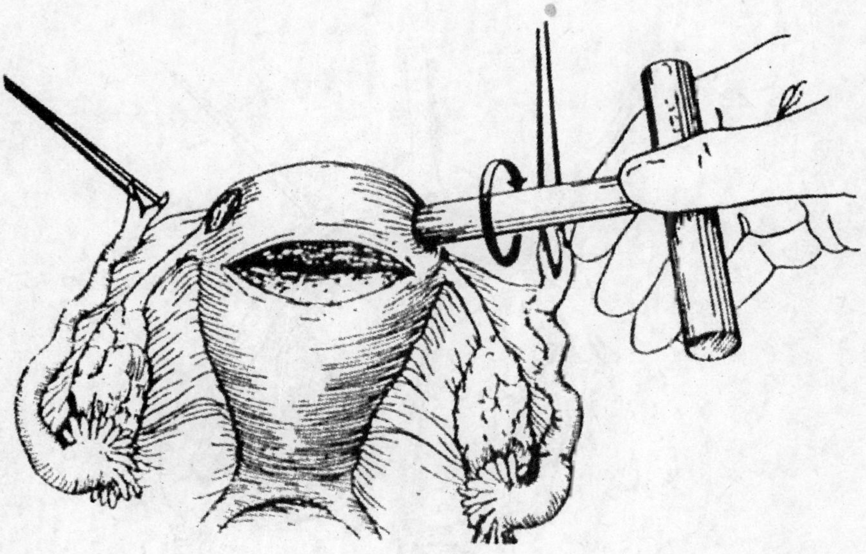

图 17-3　开放型子宫角输卵管植入术（Halban，1932）。Gynakologische Operationslehre Berlin，Urban and Schwarzenberg，1932

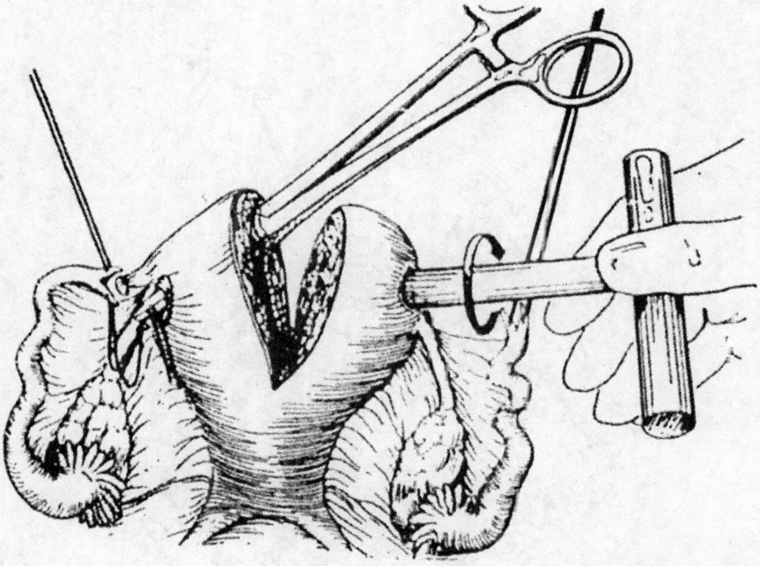

图 17-4　开放型子宫角输卵管植入术（Johnston，1955）。JOGBC 62:410，1955

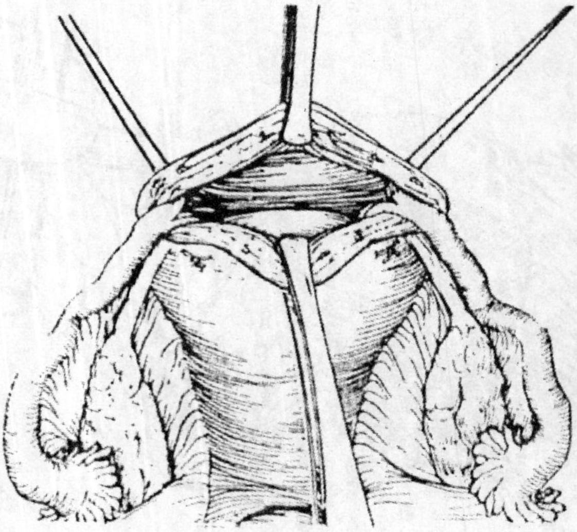

图 17-5 开放型子宫角输卵管植入术（Shirodkar and Stallworthy，1960）。Contributions to Obstetrics and Gynecology，London，Livingstone，1960

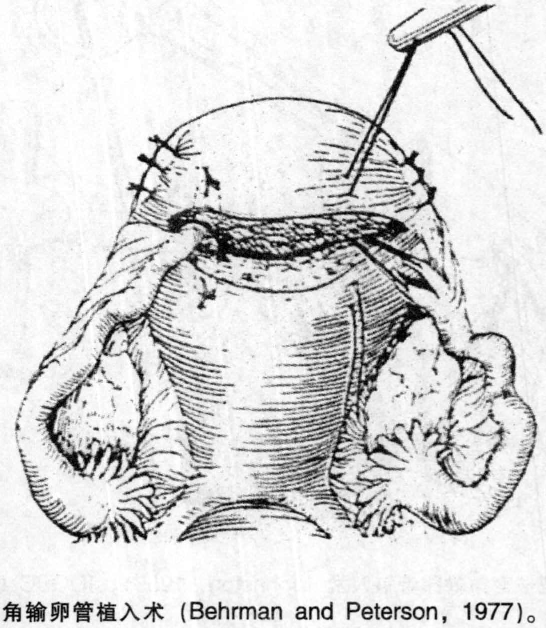

图 17-6 开放型非子宫角输卵管植入术（Behrman and Peterson，1977）。AJOG 128：662，1977

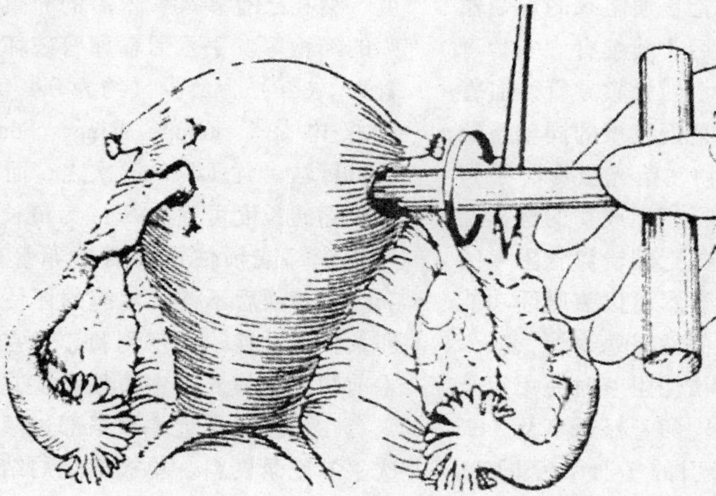

图 17–7 封闭型非子宫角输卵管植入术（Lavinson，1980)。JRM 26:347，1981

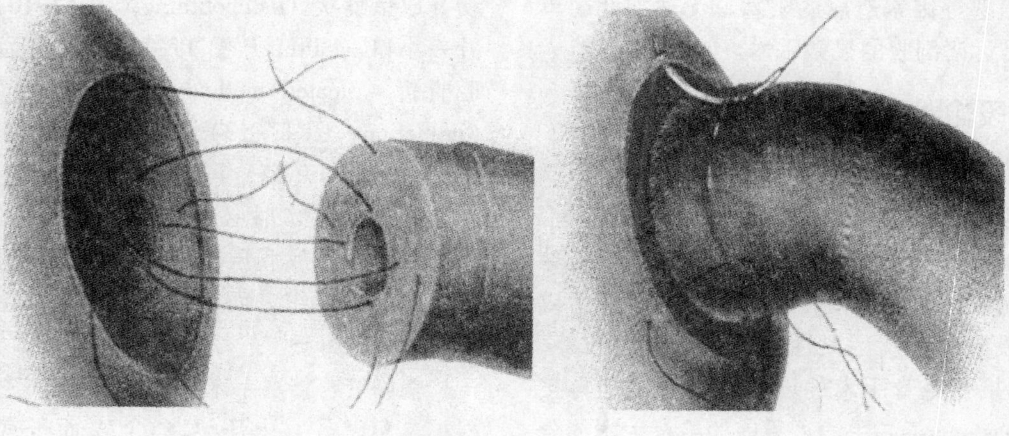

图 17–8 子宫角吻合手术（cornual anastomosis）

说明：在显微放大条件下，先以细针于子宫角注射加压素（patressin)，再于子宫内显色剂加压下逐步切开子宫角直至显色剂溢出及正常的内膜层显现，凹槽区约 0.5~2cm，注意保留输卵管下方的血液循环。以 6–0 线先缝合输卵管系膜后，再以 8–0 线 4 针等距缝合浆膜层（Tubal Reconstructive Surgery，London，Lea and Febiger，1990，以下图 17–9~17–18 均出自该书）

经子宫颈输卵管贯通术（transcervical tubal cannulation）自1985年Platia and Krudy报告在荧光摄影下使用导管贯通阻塞的近端输卵管而使病人成功怀孕之后，陆续有许多学者提出使用诸如输尿管导管、硬脊膜导管、血管造影导管、导引铁丝，及最近发展的同轴系统（coaxial systems）等细管物在荧光摄影、子宫镜，或超声波的导引下进行相当成功的选择性输卵管造影术，或治疗性的近端输卵管阻塞的贯通术。选择性输卵管造影术可以克服因功能性痉挛或杂质阻塞所致的假性阻塞病灶，减少假阳性的发生；而在有实质性阻塞时使用荧光摄影导引可有74%的术后输卵管畅通率及34%的怀孕率。使用子宫镜导引的畅通率为83%，怀孕率为39%。使用超声波导引的畅通率为91%，怀孕率为35%。并发的输卵管穿孔率为5%~11%，子宫外孕率为5%~13%。此等贯通手术的优点为微侵犯性、效价高而且可以避免部分的经腹大手术及不得不做的试管婴儿治疗，但其缺点为怀孕率尚偏低，无法同时处理远端的输卵管问题而且尚有相当多由于纤维化、输卵管内膜异位症、电烧灼后及子宫壁外压迫的子宫角阻塞等因素造成的阻塞，无法如此简单解决而需诉诸剖腹的显微手术。

(二) 中段输卵管阻塞
(Midsegment tubal occlusion)

中段输卵管阻塞的原因主要为绝育手术（sterilization），其他尚包括区段性输卵管切除手术，先天性区段缺损，输卵管息肉、憩室或子宫内膜异位症及区段性输卵管内膜粘连等。约有1%接受绝育手术的妇女将来会接受再接通（reanastomosis）手术。目前的绝育手术约分为区段性输卵管切除术（如Madlener，1919；Pomeroy，1929；Irving，1924；Kroener，1935；Uchida，1975等），区段性电烧灼破坏（单极、双极、热凝固等），输卵管夹（如Tantalum Hemoclips，Hulka-Clemens clips，Filshie clips，Bleier clips，Tupla clips等），及经子宫颈输卵管阻塞法等。绝育手术后影响其再接通成功率的因素包括结扎手术的种类、残留输卵管的长度、结扎已有多久、术后的卵巢功能及手术医师的经验等。手术后输卵管破坏的长度以输卵管夹（clip）为最少（约为0.4~0.7cm）其次以双极电烧、Falope Ring、Pomeroy、Irving、Uchida法者约1.5~3cm次之，而以单极电烧灼法破坏的长度可达4~5cm为最长。若已切除输卵管伞部或预估再接后输卵管残留长度不足4cm则其预后不佳。术前的评估项目应包括排卵及黄体功能、同房测验、子宫输卵管摄影及术前腹腔镜检。其中腹腔镜检并非常规，通常只有在摄影显示近端残根部过短或过长、无前次手术纪录资料、单极电烧灼结扎及同时合并其他骨盆腔疾病时施行之。

施行再接通手术时放大设备乃必需，通常使用7-0至10-0的细线并需注意切除残根部组织时不可伤及输卵管下方的血管。在峡部对峡部的手术时通常缝肌肉层（避开黏膜层）及浆膜/肌肉层两层各约4针；在峡部对壶腹部的手术时由于管径差距大故需使用一些对合的技巧如将近端的管腔斜切（obliquecut，图17-9），切开成鱼嘴状（fishmouthing，图17-10），或切开一小口（slitting，图17-11），或将远端的管腔打折（pleated method，图17-12），或缩小（reduction，图17-13），或仅将远端切开一个小开口（图17-14）再行接合手术。在壶腹部对壶腹部的手术时必须在管腔中放一个导管，再将肌肉层并黏膜层整层对缝。不需切除脱垂而出的黏膜组织，而且常需要多缝数针才有办法将两边接好。

输卵管再接通手术的怀孕率约为三分之二，根据文献其子宫内怀孕率63.7%而子宫外孕率为4%~5%。若以结扎法区分之，使用输卵管夹后的手术其子宫内怀孕可达87%为最高，其次为Falope Ring 79%，Pomeroy/Uchida/Irving等为63%，电烧法为54%而伞部切除手术者为31%为最低。以接合手术的解剖位置区分之，以峡部对峡部手术子宫内怀孕率77%为最高，其次为间质部对峡部 67%，壶腹部对壶腹部 62%，峡部对壶腹部 58%，而以间质部对壶腹部的 46%为最低。再接后长度有 4cm 以上者其子宫内怀孕率可达 67%，但是不足 4cm 者只有 37%。手术后 4~8 周后可考虑二度腹腔镜粘连剥离手术，子宫输卵管摄影可安排在 3~6 个月后施行，如果一年后没有怀孕可以考虑接受再次的腹腔镜检查及治疗。输卵管再接通手术传统上均以剖腹的方式为之，自 1989 年 Sedbon 采用生物胶在腹腔镜下黏合输卵管后，陆续有许多内镜下缝合输卵管的报告。目前最大系列的报告为韩国 Yoon，术后 18 个月的怀孕率高达 83%，子宫外孕率为 3.2%，分析术后怀孕率与年龄及是否双侧接通有关，但与结扎方式、结扎位置及术后输卵管长度无关，迥异于传统的观念。

(三) 远端输卵管阻塞
(Distal tubal occlusion)

远端输卵管阻塞的原因为骨盆腔炎症，子宫内膜异位症，输卵管内膜异位症，骨盆腔、腹腔或输卵管手术后，大的卵巢或卵巢旁囊肿，以及腹膜腔内出血等。充分的证据显示衣原体 (chlamydia) 感染为造成输卵管炎的主因，尤其是重复性的衣原体感染乃为造成重度输卵管损害，以至于造成输卵管水肿的原因。由于衣原体感染时症状常不明显而且携带的情况亦不少见，故可能在不知不觉中已发生渐严重的输卵管损害。感染性输卵管损伤包括伞部互粘，伞部包狭、伞部包封、输卵管腔内粘连、输卵管水肿、管壁纤维硬化、输卵管卵巢周围粘连及形成输卵管卵巢复合体等。而输卵管水肿的发生一般也都是肇因于感染性输卵管炎，所以通常会合并输卵管本身的内在伤害，诸如纤毛细胞比率的减少可以造成卵子捕获及传输的功能障碍，壶腹部皱褶互相粘结后会形成管腔内粘连 (intraluminal adhesion) 而造成迷路状态，虽然显影剂或染色剂可畅通，但仍会造成卵子及卵丘颗粒细胞复合体的传送困难，故而虽将输卵管尾端进口使之畅通仍无法达到理想的怀孕结果。

术前诊断应结合子宫输卵管摄影及腹腔镜二者，目的在于避免对预后差的患者施行手术。如已发生慢性卵泡性输卵管炎 (chronic follicular salpingitis) (壶腹部管腔内已因粘结而分隔成多室状) 或慢性间质性输卵管炎 (chronic interstitial salpingitis) (输卵管壁已变厚且硬化) 则手术并无助益，但如果是因以前的骨盆腔手术、子宫内膜异位症、阑尾炎破裂等所致的伞部粘连，包狭或包封而其输卵管壁及内膜并无损伤时则输卵管伞部整形就是值得做的手术。

远端输卵管阻塞的手术方法分为伞部整形术 (外观上尚有伞部存在者) (图 17-15)，输卵管重新造口术 (无伞部组织者) (图 17-16 及 17-17) 及粘连剥离术三类。由于输卵管若丧失超过 50%的壶腹部即丧失其捕获卵子的能力，所以峡部的输卵管重新造口术并无意义，另结核菌性输卵管炎由于破坏广泛，手术成功率极低，故此二类手术均被摒弃。

手术后的子宫内怀孕率，以单纯的粘连剥离术的 52%为最高，其次为伞部整形术 47%，而以输卵管造口术为最低 (显微手术造口术为 26%高于传统手术造口术的 18%) 使用激光手术进行造口术的结果与电烧显微手术结果相当。使用腹腔镜手术的结果与剖腹手术的结果亦是相当。而再次造口术的子宫内怀孕率只有 11%，只相当于施行一次试管婴儿的成功率，故并不适合施行。该类手术后的子宫外孕率偏高，大约在 3.5%~8.3%之间。

关于手术的预后，自 1966 年 Shirodkar 提出 5 项原则 (输卵管旁粘连、肌肉壁状况、伞部状况、纤毛上皮状况及输卵管扩张程度) 以来，陆续已有 Rock (1978，表 17-1)、Donnez (1986)、Mage (1986)、Boer-Meisel (1986) 等学者，提出类似的看法。目前一般的共识是决定手术成功与否最重要的预后因素为手术时输卵管的病情 (extent of disease)。故于下列状况时应考虑试管婴儿治疗而视之为远端输卵管手

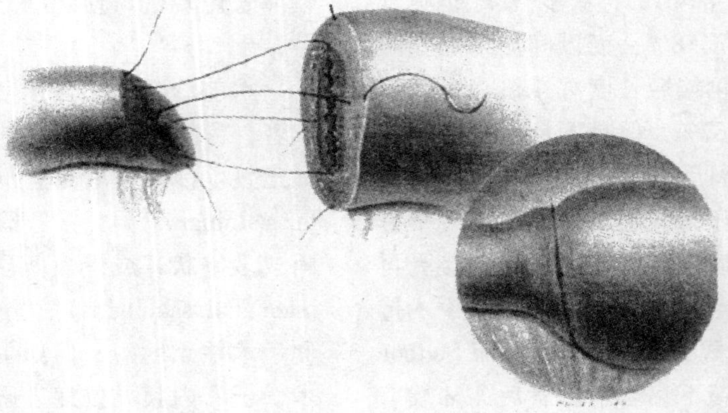

图 17-9　输卵管再接通手术：近端的管腔斜切（oblique cut）

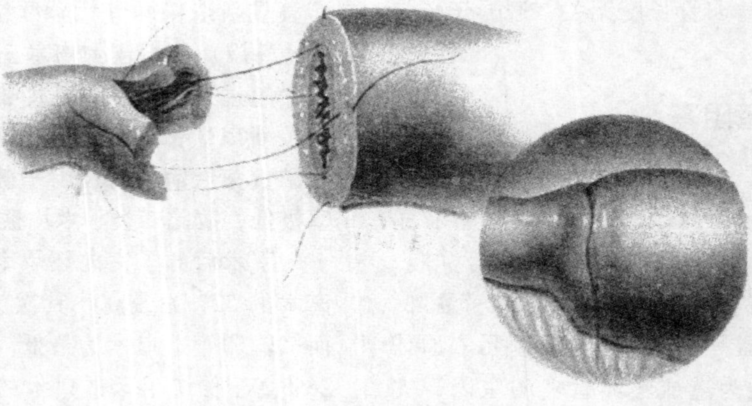

图 17-10　输卵管再接通手术：近端的管腔切开成鱼嘴状（fishmouthing）

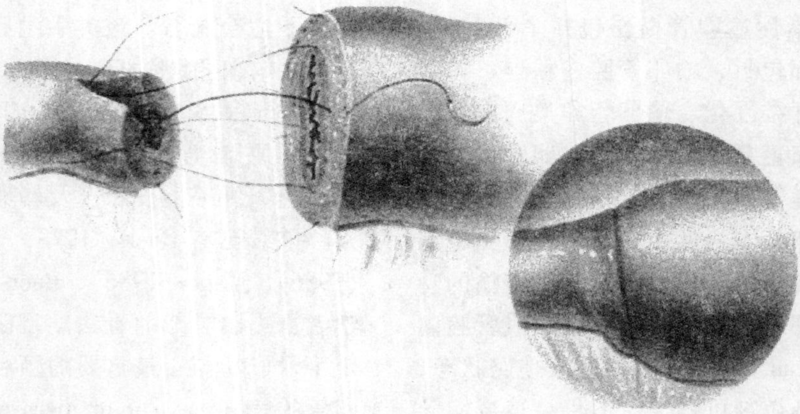

图 17-11　输卵管再接通手术：近端的管腔切开一个小口（slitting）

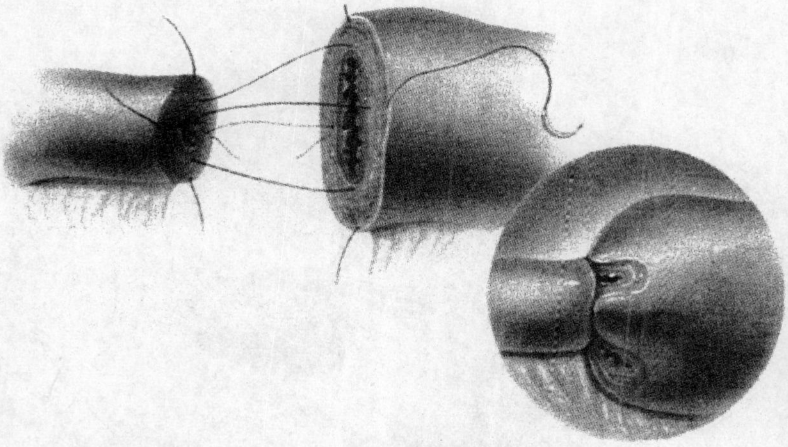

图 17-12　输卵管再接通手术：远端的管腔打折（pleated method）

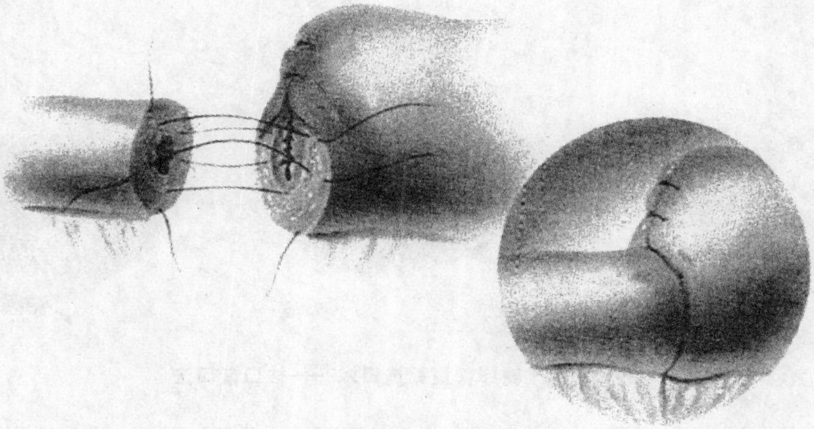

图 17-13　输卵管再接通手术：远端的管腔缩小（reduction）

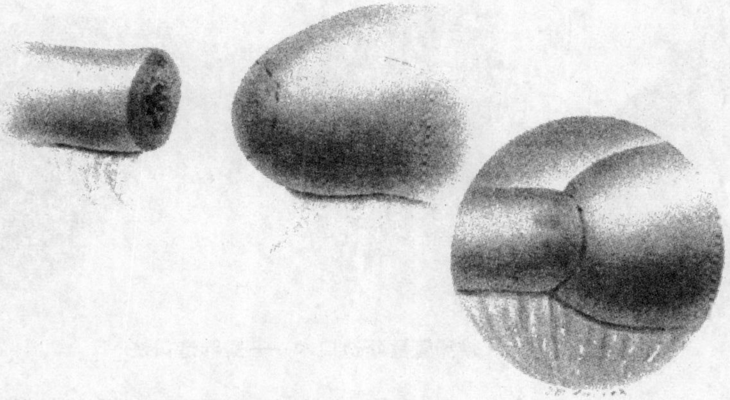

图 17-14　输卵管再接通手术：远端的管腔切一个很小的开口

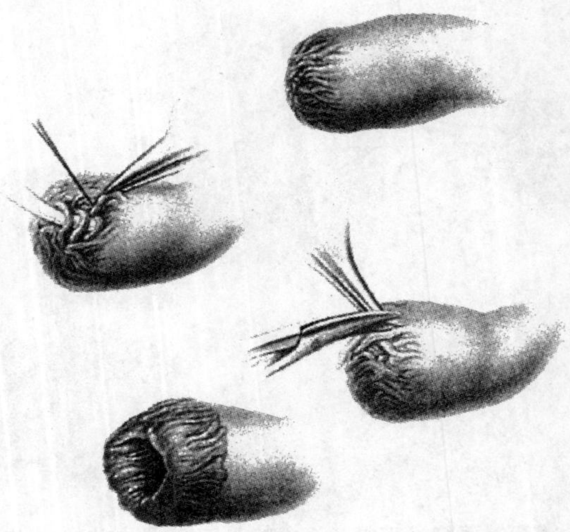

图 17-15 输卵管伞部整形术

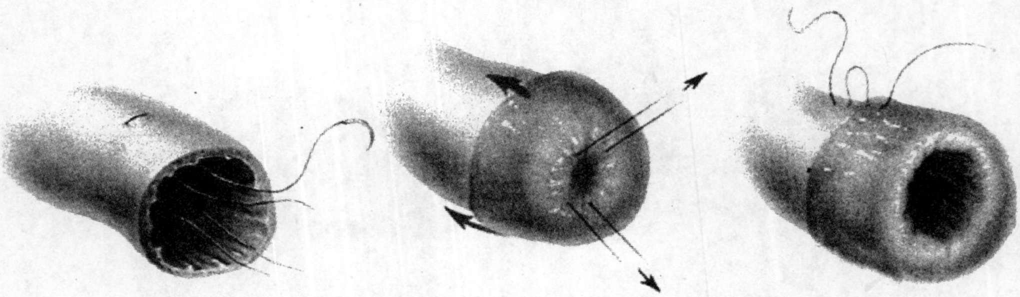

图 17-16 输卵管重新造口术——袖口造口法

说明：切开包封的输卵管尾端之后，2~3 针 6-0 Vicryl 在离切缘 1~2cm 处行 U 形缝合，将缝线外拉后使切缘外翻，再将外翻袖口的输卵管内膜以 7-0 至 9-0 的缝线缝合至相邻的输卵管浆膜层

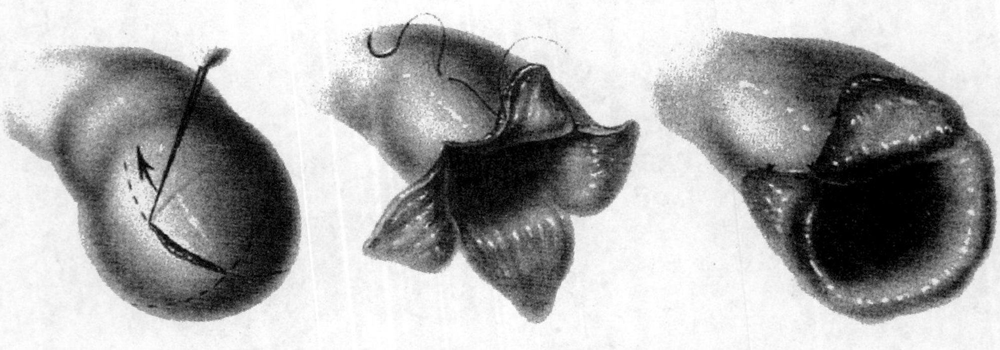

图 17-17 输卵管重新造口术——瓣叶造口法

说明：将输卵管水肿的尾端沿无血管区切开，成四片三角形的瓣叶，之后可在瓣叶后的浆膜层施以低能量的激光使之外翻，或以 7-0 至 7-9 的缝线将瓣叶缝合至相邻的输卵管浆膜层

术的禁忌证：

(1) 缺乏输卵管伞部时。

(2) 输卵管壁增厚变硬。

(3) 输卵管内膜萎缩消失或管腔内粘连。

(4) 广泛性的盆腔粘连（覆盖面积超过卵巢表面积的一半）。

(5) 致骨盆器官融合的紧密性纤维化粘连。

表 17-1 远端输卵管阻塞的病情分类及手术预后 (Rock，1978，1990)

轻度疾病：
输卵管水肿小于 1.5cm
伞部组织明显可见
无重大的输卵管旁或卵巢旁粘连
输卵管内膜皱褶仍存在
预后：子宫内怀孕率：70%~87%；
子宫外孕率：7%~10%
中度疾病：
输卵管水肿介于 1.5~3cm
伞部组织破碎
有输卵管旁或卵巢旁粘连但非固着性粘连
输卵管内膜皱褶已消失
预后：子宫内怀孕率：30%~31%；
子宫外孕率：13%~14%
重度疾病：
输卵管水肿大于 3cm
已无伞部组织
厚实且固着性的输卵管旁或卵巢旁粘连
直肠子宫陷凹闭塞
冻结型骨盆
预后：子宫内怀孕率：2%~9%；
子宫外孕率：0~4%

(四) 输卵管子宫外孕 (Tubal ectopic pregnancy)

由于盆腔炎症的发生、子宫内避孕器的使用、人工流产手术及输卵管手术的运用、人工协助生殖技术的普及等等因素的增加，近年来子宫外孕已明显增加。其发生率约为怀孕者的2%。借近来诊断技术的进步，如系列高敏感度血液β-hCG 的测定，高解析度阴道超声波的检测，及必要时微侵入性迷你诊断腹腔镜的应用，子宫外孕的诊断多已可提早。必须施行传统的紧急剖腹手术切除输卵管的几率已大为减少，保守性手术治疗如区段性输卵管切除术（segmental salpingectomy，图 17-18）、输卵管造口术（salpingostomy，图 17-19C）、输卵管切开缝合术（salpingotomy，图 17-19D）及伞部挤出术（fimbrial expression，该术只适用于漏斗

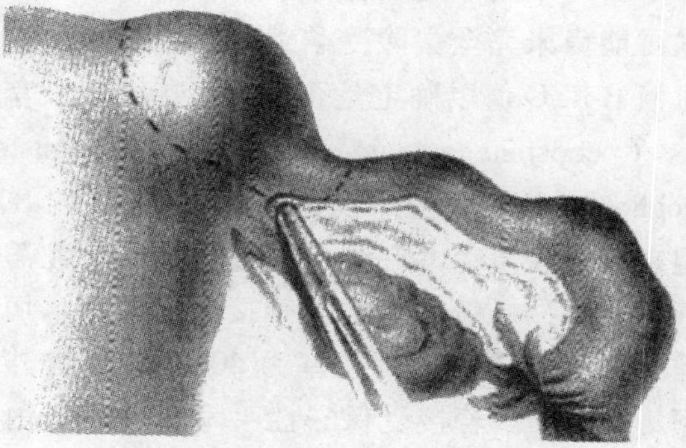

图 17-18 区段性输卵管切除术。Tubal Reconstructive Surgery，London，Lea and Febiger，1990

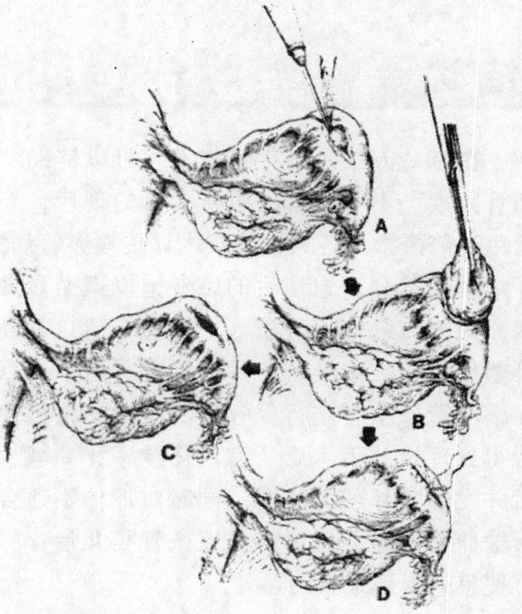

图 17-19 输卵管造口术及输卵管切开缝合术。JRM 34：324，1989

部的子宫外孕且松散粘连于输卵管壁者）等已成为可施行于大部分患者的手术。术前血流动力稳定的患者更可以手术性腹腔镜执行上述的各项手术。

长期来的统计显示保留外孕的输卵管并不会增加子宫外孕的几率，而且比切除输卵管的患者有较高的子宫内怀孕率。因此只要患者仍有再怀孕的意愿，应尽可能为其施行保守性手术以保留甚或增进再怀孕的几率。但对复发性的子宫外孕则不建议保守手术。由于保守性手术可能尚未完全去除受孕组织，后续必须追踪血液 β-hCG 值以确定是否痊愈。持续性子宫外孕（persistent ectopic pregnancy or persistent trophoblast）的发生率在以剖腹手术者约 1.8%，但在以腹腔镜手术者约 6%（3%~20%）尤需谨慎。文献回顾统计子宫外孕接受剖腹手术切除输卵管后其子宫内怀孕率为 40.9%，子宫外孕率为 14.2%。若接受保守性手术后其子宫内怀孕率为 66.0%（49%~92%），子宫外孕率为 10.0%（0~12%）。若接受腹腔镜的保守性手术后其子宫内怀孕率为 63%，子宫外孕率为 20%。

结 论

在有“人工协助生殖技术”可以辅助“输卵管因素”不孕患者的生育大计的现代，充分运用当前摄影及各式镜检技术评估输卵管病情，仔细挑选符合理想预后的患者施以遵循显微手术原则的传统输卵管植入。接通、造口、剥离等整形手术，或经子宫颈输卵管贯通术，以及在输卵管外孕时施行保守性的手术，将可使患者得到理想的手术后子宫内怀孕率，并减少术后并发子宫外孕的机会。同时对评估不适合施行输卵管手术的患者转介以试管婴儿治疗，可可使患者得到最大的益处。

参考文献 (FURTHER READING)

1. Bateman BG et al：Surgical management of distal tubal occlusion——are we making progress? Feril Steril 48：523，1987.
2. Boer-Meisel ME et al：Predicting the pregnancy outcome in patients treated for hydrosalpinx：a prospective study. Fertil Steril 45：23，1986.
3. Boyers SP et al：Reductions of postoperative pelvic adhesions in the rabbit with Gore-Tex surgical membrane. Fertil Steril 49：1066，1988.
4. Carson SA et al：Ectopic Pregnancy. New Engl J Med 329：1174，1993.
5. Canis M et al：Laparoscopic distal tuboplasty：report of 87 cases and a 4-year experience. Fertil Steril 56：616，1991.
6. Cognat MA et al：Classification of operations for tuboperitoneal infertility. Acta Europ Fertil 13：47，1982.
7. Donnez J et al：Prognostic factors of fimbrial microsurgery. Fertil Steril 46：200，1986.
8. Dubuisson JB et al：Proximal tubal occluslon：is there an alternative to microsurgery? Hum Reprod 12：692，1997.
9. Schlaff WD et al：Neosalpingostomy for distal tubal obstruction：prognostic factors and impact of surgical technique. Fertil Steril 54：984，1990.
10. Flood JT et al：Transcervical tubal cannulation：a review. Obstet Gynecol Survey 48：768，1993.
11. Gleicher N et al：The multicenter transcervical balloon tuboplasty study：conclusions and comparisons to alternative technologies. Hum Reprod 8：1264，1993.
12. Groff TR et al：Hysterosalpingography in the preoperative evaluation of tubal anastomosis candidates. Fertil Steril 53：417，1990.
13. Interceed Adhesion Barrier Study Group：Prevention of postsurgical adhesion by interceed (TC7)，an absorbable adhesion barrier：a prospective，randomized multicenter clincal study. Fertil Steril 51：933，1989.
14. Johnson NP et al：Cochrane review：post-operative

procedures for improving fertility following pelvic reproductive surgery. Hum Reprod Update 6：259，2000.

15. Letterie GS et al：Histology of proximal tubal obstruction in cases of unsuccessful tubal canalization. Fertil Steril 56：831，1991.
16. Mage G et al：A preoperative classification to predict the intrauterine and ectopic rates after distal-tubal microsurgery. Fertil Steril 46：807，1986.
17. Musich JR et al：Surgical management of tubal obstruction at the uterotubal junction. Fertil Steril 40：423，1983.
18. Opsahl MS et al：The role of laparoscopy in the evaluation of candidates for sterilization reversal. Fertil Steril 48：546，1987.
19. Posaci C et al：Tubal surgery in the era of assisted reproductive technology：clinical options. Hum Reprod 14 (Suppl. 1)：120，1999.
20. Reich H et al：Laparoscopic tubal anastomosis. J Am Assoc Gynecol Laparosc 1：16，1993.
21. Rock JA et al：Factors influencing the success of salpingostomy techniques for distal fimbrial obstruction. Am J Obstet Gynecol 52：591，1978.
22. Rock JA et al：The efficacy of postoperative hydrotubation：a randomized prospective multicenter clinical trial. Fertil Steril 42：373，1984.
23. Rosenberg SM et al：High molecular weight dextran in human infertility surgery. Am J Obstet Gynecol 148：380，1984.
24. Schill T et al：Transcervical falloscopic dilatation of proximal tubal occlusion. Is there an indication? Hum Reprod 14 (Suppl. 1)：137，1999.
25. Stern JJ et al：Color doppler ultrasound guidance for transcervical wire tuboplasty. Hum Reprod 8：1715，1993.
26. Sulak PJ et al：Histology of proximal tubal occlusion. Fertil Steril 48：437，1987.
27. Vide ER et al：Factors influencing success or failure after reversal of sterilization：a multivariate approach. Fertil Steril 54：270，1990.
28. Xue P et al：Microsurgical reversal of female sterilization. Long-term follow-up of 117 cases. J Reprod Med 34：451，1989.
29. Yoon TK et al：Laparoscopic tubal anastomosis：fertility outcome in 202 cases. Fertil Steril 72：1121，1999.

18
Chapter

子宫内膜异位症

李国光

前 言

子宫内膜异位症在生育年龄的妇女是很常见的疾病，因为子宫内膜异位症所引起的症状与不孕症，常常造成年轻妇女很大的困扰；然而子宫内膜异位症的发病原理（pathogenesis）与造成不孕症的机制（mechanism）并不完全明了，也导致治疗上的困难。随着新药的问世，腹腔镜手术的进步与协助性生殖技术（assisted reproductive technology）的发展，对于子宫内膜异位症的治疗也造成某种程度的改变。

发病原理

(一) 直接植入学说 (Direct implantation theory)

大约 90%的妇女有经血倒流入骨盆腔的现象，但是只有 10%的妇女被诊断有子宫内膜异位症，因为子宫内膜异位症的妇女免疫系统有缺陷，其腹腔液里的自然杀伤细胞（nature killer cell）的活性和正常妇女比较，呈现偏低的现象，因此自然杀伤细胞无法清除倒流经血中的子宫内膜细胞。此外，子宫内膜异位症的基质细胞（stromal cell）分泌大量的可溶性 ICAM-1（intercellular adhesion molecule）可附着在免疫细胞的表面（如白细胞、自然杀伤细胞），阻止免疫细胞对子宫内膜细胞的辨认与清除的功能。腹腔液内的 IL-8（interleukin）可帮助子宫内膜基质细胞粘在腹膜上皮细胞间的间质蛋白（matrix protein，fibronectin）而着床。腹膜液中的巨噬细胞和淋巴细胞分泌 VEGF（vascular endothelial growth factor）、IL-6、IL-8 和 TNF（tumor necrosis factor）刺激子宫内膜异位组织继续生长。

(二) 机械式植入学说 (Mechanical transplantation theory)

剖腹手术与会阴切开术的伤口偶尔会发现子宫内膜异位组织，抽取羊水的针孔也曾发现子宫内膜异位组织。

(三) 淋巴管和血管转移学说 (Lymphatic and vascular metastasis theory)

子宫内膜组织经由淋巴液或血流转移至远处的器官，例如：肾、胰、肺和肝。

(四) 胚腔化生学说 (Coelomic metaplasia theory)

腹膜的胚腔上皮细胞经由内分泌或炎症反应的刺激，转变成子宫内膜细胞。最近的研究显示，生长在腹膜、卵巢和直肠阴道中隔的三种不同位置的子宫内膜异位症，其发病原理各不相同。逆流经血的子宫内膜细胞的直接植入腹膜，能够解释腹膜上子宫内膜异位症的形成；卵巢表层上皮细胞的套入和化生（invagination and metaplasia）造成子宫内膜异位瘤。直肠阴道中隔的胚胎期苗勒遗留物（Müllerian remnants）经过化生反应（metaplasia）产生如子宫腺肌症的组织，造成直肠阴道中隔的子宫内膜异位症的小结节。

病理学

在肉眼所见的病灶里，腹膜上有紫黑色的点状变色小结，周围已成瘢痕的结缔组织是旧的病灶；新的病灶在卵巢和腹膜的表层具有鲜红或棕色的变色；另外白色的斑点瘢痕，突起透明或白色的小水泡和腹膜上的小缺损也是病灶；更有甚者，肉眼看不到而需以电子显微镜才能察觉到腹膜下的病灶，称为显微镜下的病灶（microscopic lesion）。

在显微镜下，子宫内膜异位症有4种主要的表征：①子宫内膜的腺体或上皮细胞层，②子宫内膜基质（stroma），③纤维变性（fibrosis），④出血与铁质沉积。一般认为这4种表征中最少要出现两种以上，才能被诊断为子宫内膜异位症。因为子宫内膜异位症的组织随着女性月经周期而产生变化，经血流不出体外而积存成含血的囊肿，这种囊肿经常在卵巢可以发现，经血日积月累以后浓度变稠有如液状的巧克力浆即俗称的巧克力囊肿；这种囊肿的内面理论上应该有一层子宫内膜组织，但是大型的子宫内膜异位瘤里面积存太多的经血，其内层的子宫内膜组织可能因为压力的关系而完全消失，只能发现一些结缔组织、白细胞和含有铁质的巨噬细胞。

子宫内膜异位症最常见的位置在两侧卵巢和前后陷凹（cul-de-sac）（表18–1）。除了盆腔与腹腔内的器官外，肺、胸膜、横膈膜与腹部的表皮也可发现子宫内膜异位症的踪迹。

表18–1 子宫内膜异位症的病灶在解剖学上的分布位置

位置	病人数目	%
前陷凹	63	34.6
后陷凹	62	34.0
右侧卵巢	57	31.3
左侧卵巢	81	44.0
右前阔韧带	2	1.1
左前阔韧带	0	0.0
右圆韧带	1	0.5
左圆韧带	1	0.5
右输卵管	3	1.6
左输卵管	8	4.3
右后阔韧带	39	21.4
左后阔韧带	46	25.2
右侧子宫骶骨韧带	28	15.3
左侧子宫骶骨韧带	38	20.8
子宫	21	11.5
乙状结肠	7	3.8
右侧输尿管	3	1.6
左侧输尿管	2	1.1
前侧膀胱壁	1	0.5
小肠	1	0.5
前侧腹壁	0	0.0
网膜	0	0.0

（Jenkins S，Olive DL，Haney AF: Endometriosis: pathogenetic implications of the anatomic distribution，Obstet Gynecol 67: 335，1986，Reprinted with permission from the American College of Obstetricians and Gynecologists）

流行病学

根据不同的统计报告，子宫内膜异位症在妇女的发生率变异性很大，在生育年龄的妇女的发生率约为1%，若因为不孕症而行腹腔镜手术来诊断，则子宫内膜异位症的发生率约为14%（4.5%~33%），在慢性盆腔疼痛的族群里发生率为18.8%。子宫内膜异位症有家族遗传性，尤其对于严重程度者的遗传性更为明显。对于子宫内膜异位症病患的一级亲属，和一般人比较有3~10倍的患病率。张明扬医师以问卷的方式对台湾的子宫内膜异位症病患家族、其丈夫的家族和其他疾病患者的家族做调查，发现子宫内膜异位症病患家族的得病率（11.1%）为非病患家族的得病率（5.7%）的两倍。

临床症状

子宫内膜异位症最常见的症状是痛经(dysmenorrhea)，若女性的痛经是20岁以后才发生的，并且在月经来潮前1~2天就有一侧或两侧的下腹疼痛，此种疼痛持续数日直到月经结束，有别于原发性的痛经，应该考虑是子宫内膜异位症所引发的痛经。有些病人的肛门有里急后重（tenesmus）的压迫感，腰部的后下方疼痛并会转移至大腿。

若子宫内膜异位症的病灶长在直肠子宫陷凹（posterior cul-de-sac）和子宫骶骨韧带(uterosacral ligament）上，并且合并卵巢粘连，会引发病人的性交疼痛（dyspareunia）。有些病人的子宫内膜异位症很轻微，但是痛经和性交疼痛却非常明显；反之有些重度子宫内膜异位症的病人合并子宫内膜异位瘤，可是病人的疼痛症状并不明显，甚至有些病患完全没有疼痛的感觉。

疾病若长在肺部，月经来潮时会咯血，长在输尿管会有血尿，长在大肠会有血便，甚至会引起肠阻塞。卵巢上的子宫内膜异位瘤体积太大会产生骨盆腔的压迫感，若破裂时会引起急性腹痛犹如急性腹膜炎的症状，需要紧急手术治疗。

子宫内膜异位症常见于不孕症的病人，在不孕症的病人以腹腔镜诊断，高达33%的病人患子宫内膜异位症，不孕症与子宫内膜异位症的相互关系并不十分明了，将于其他章节再讨论。

诊 断

除了以上所提到的临床症状之外，在阴道内诊和肛诊时可以在直肠子宫陷凹、两侧子宫骶骨韧带和直肠阴道中隔（rectovaginal septum）摸到压痛的小结（tender nodule）；若粘连的程度较为严重，可检查到子宫后屈并且与两侧卵巢和直肠粘成一团，不易推动子宫和卵巢。肛诊比阴道内诊更重要，对于轻度的子宫内膜异位症的病灶，和位于直肠骶骨韧带上或位置更高的阔韧带（broad ligament）上的小结节，肛诊比阴道内诊更容易检查出来；有时两侧卵巢可检查到子宫内膜异位瘤。以上的表征与慢性骨盆腔炎合并粘连和输卵管卵巢脓肿(tubo-ovarian abscess）不易区别，需要借助病史与腹腔镜检查才能鉴别诊断。

子宫内膜异位症的确实诊断需要靠亲眼看到病灶的存在或病理组织切片检查来证实。腹腔镜是很有用的诊断工具，必须将直肠子宫陷凹内的腹水吸干才能检查清楚，同时需将卵巢挑起检查两侧的阔韧带。腹腔镜检查除了可以诊断子宫内膜异位症之外，尚可评估骨盆腔内生殖器官粘连的程度，以便依疾病的严重程度来分类（classification），作为选择治疗方式的依据。少数病患的子宫内膜异位瘤小于2cm藏于卵巢内，同时骨盆腔内无子宫内膜异位症的病灶，若用腹腔镜检查则很难正确诊断，这个时候需要借助高解像力的阴道超声波的追踪检查2~3个月，假如这种小肿瘤持续存在，应怀疑为子宫内膜异位瘤。

在较严重的子宫内膜异位症的病患血清检查，CA-125会明显上升，可能是盆腔内的腹膜受到子宫内膜异位症病灶的慢性周期性的刺激，导致局部的炎症反应，诱发CA-125的产生；但是CA-125并无特异性，而且轻度的子宫内膜异位症并不会使CA-125的数值上升，所以不能用CA-125的血清检查来筛检子宫内膜异位症；然而CA-125可以用来追踪检查子宫内膜异位症的治疗效果和复发的可能性。马偕纪念医院洪秉坤医师分析91位子宫内膜异位瘤的病患在手术治疗前血清内CA-125的数值，其中CA-125大于35 IU/ml的病患有50位，占54.9%。

分 类

子宫内膜异位症的分类方法相当多，早期较为常用的分类方法为 Acosta 于 1973 年所提出的，他将子宫内膜异位症依病灶的位置、分布范围、结痂和粘连的程度分为轻度、中度和重度共 3 种程度的子宫内膜异位症；因为这种分类简单和方便记忆，所以广为大多数的医师所使用，但是 Acosta 的分类方法对于两侧的病灶没有加重记分，而且过于简单，于是美国生育及不孕症医学会在 1979 年提出一种以记分的方式来分类，期望能为大多数的医师所接受。在 Roc 和 Guzick 的研究中指出，以这种记分方式所分类为 4 种程度的子宫内膜异位症，无法预测手术后的怀孕率。

1985 年美国生育及不孕症医学会将记分的分类方法再修订，对于输卵管和卵巢的粘连程度分得更细，对于直肠子宫陷凹完全粘连闭合的病例加重记分，直接归类为重度子宫内膜异位症。这种再版的分类方式依然有缺点，新的计分对于腹膜上最严重的子宫内膜异位症只有 6 分，而 2cm 的子宫内膜异位瘤却计为 16 分，分配分数不够均衡。

有几份研究报告指出，这种再版的计分方式仍然无法预测治疗后的怀孕率。目前知道表层的子宫内膜异位症的病灶与不孕症较有关系，而深部的子宫内膜异位症的病灶和疼痛的症状较有关系；因此有人建议假如计分方法再修订时，应该将不孕症的计分与盆腔疼痛的计分分别计算，才能精确预测手术后的怀孕率与疼痛症状的改善程度。最近又有学者提出没有黑颜色的子宫内膜异位症的病灶和显微镜下的病灶，对于传统的计分方式又形成一种挑战。虽然有以上的缺点，1985 年美国生育和不孕症医学会发表的再版计分式分类法，仍然为目前大多数的医师所采用。

美国不孕症医学会（改名为 ASRM）在 1996 年将分类再版，计分的方式与 1985 年的版本完全相同，因为 1985 年版的计分方式已经被广泛应用，目前又找不出更好的分类方式，所以美国不孕症医学会不希望贸然更改原来大家所熟悉的计分方式；但是 1996 年的新版本将子宫内膜异位症的病灶外观分为红色、白色和黑色 3 种，并分别记录所占的百分比，期望以后能够由这些记录的资料发展出新的计分方式，以便更精确地预测手术后的怀孕率。（图 18–1）

不孕症的机制

现在所知的领域里，子宫内膜异位症在不孕症的族群所占的比率比一般非不孕症的族群来得高，重度子宫内膜异位症的病患怀孕率很低，Garcia 报告只有 7%的怀孕率（1/15），Olive 报告 32 个重度子宫内膜异位症的病患，没有一位病患怀孕。这只能间接证明子宫内膜异位症与不孕症有关系。子宫内膜异位症引起不孕症的机制被提出的学说很多，但是真正的机制仍然不明，可能不是单一的原因所造成的，以下列出各种可能的原因，目前认为是多种原因共同造成不孕症。

(一) 盆腔内生殖器官因粘连而相关位置变形和输卵管阻塞

纵使卵巢排卵功能正常，卵巢因粘连而被包住或输卵管因为粘连而取卵和输送卵的功能不良，甚或输卵管阻塞，都会造成不孕症。

(二) 黄体期缺损

有些报告指出子宫内膜异位症的病患，黄体期缺损率高达 67%，但是对于黄体期缺损的定义各家不同，所以所得的结果并不一致；若以切片两次来诊断，黄体期缺损在子宫内膜异位症的病患约为 18.5%，黄体期缺损可能只造成少数的子宫内膜异位症病患的不孕。

AMERICAN SOCIETY FOR REPRODUCTIVE MEDICINE
REVISED CLASSIFICATION OF ENDOMETRIOSIS

Patient's Name ______________ Date ______________

Stage I (Minimal) - 1-5
Stage II (Mild) - 6-15
Stage III (Moderate) - 16-40
Stage IV (Severe) - >40
Total ______________

Laparoscopy ________ Laparotomy ________ Photography ________
Recommended Treatment ______________
Prognosis ______________

PERITONEUM	ENDOMETRIOSIS	<1cm	1-3cm	>3cm
	Superficial	1	2	4
	Deep	2	4	6
OVARY	R Superficial	1	2	4
	Deep	4	16	20
	L Superficial	1	2	4
	Deep	4	16	20
	POSTERIOR CULDESAC OBLITERATION	Partial		Complete
		4		40
OVARY	ADHESIONS	<1/3 Enclosure	1/3-2/3 Enclosure	>2/3 Enclosure
	R Filmy	1	2	4
	Dense	4	8	16
	L Filmy	1	2	4
	Dense	4	8	16
TUBE	R Filmy	1	2	4
	Dense	4*	8*	16
	L Filmy	1	2	4
	Dense	4*	8*	16

*If the fimbriated end of the fallopian tube is completely enclosed, change the point assignment to 16.

Denote appearance of superficial implant types as red [(R), red, red-pink, flamelike, vesicular blobs, clear vesicles], white [(W), opacifications, peritoneal defects, yellow-brown], or black [(B) black, hemosiderin deposits, blue]. Denote percent of total described as R___%, W___% and B___%. Total should equal 100%.

Additional Endometriosis: ______________

Associated Pathology ______________

To Be Used with Normal Tubes and Ovaries

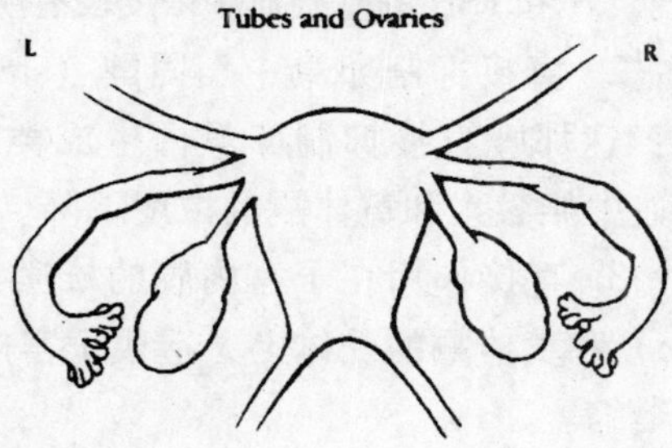

To Be Used with Abnormal Tubes and/or Ovaries

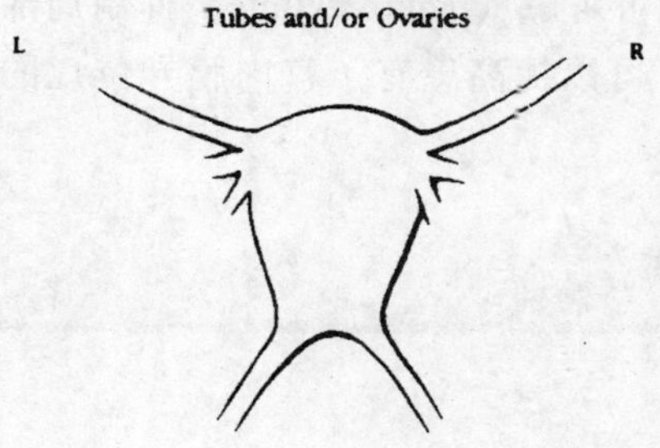

For additional supply write to: American Society for Reproductive Medicine
Revised ASRM classification: 1996

图 18-1 Form for classification of endometriosis, approved and circulated by the AFS

(三) 高催乳素血症（Hyperprolactinemia）

子宫内膜异位症的病患中11%~36%具有高催乳素血症。

(四) 无排卵的黄体化卵泡综合征 (Luteinized unruptured follicle syndrome)

各家报告子宫内膜异位症产生的无排卵的黄体化卵泡综合征的差异很大，约为13%~79%，但是诊断的方式为腹腔镜手术和超声波检查，诊断的正确性不高，所以所得到的结论仍有争议。

(五) 免疫系统异常

子宫内膜异位症的病灶引发局部的炎症反应，使腹水量比正常人多，腹水内的巨噬细胞（macrophage）数目增加，活性也增强，巨噬细胞也会吞噬精子；腹水中的白介素和前列腺素的浓度增加，也影响到精子的活动、输卵管的蠕动和卵子的受精力、胚胎的品质与存活率。血清中辅助（CD4）T细胞的增加，自然杀伤细胞（nature killer cell）活性的下降，显示全身性的免疫系统也受到影响。子宫内膜异位症病患的自体免疫的形成，也会造成不孕症，例如抗子宫内膜抗体的形成会损害胚胎的着床能力。未来治疗子宫内膜异位症的方向是趋向全身性的治疗，例如达那唑（danazol）可以降低子宫内膜异位症病患的自体免疫抗体；在动物实验上，己酮可可碱（pentoxifylline）抑制局部的炎症反应，可以提高患有子宫内膜异位症的老鼠的怀孕率。

药物治疗

(一) 黄体酮

高剂量的人工合成黄体酮，例如甲羟孕酮（medroxyprogesterone，provera）治疗6个月以后，造成子宫内膜异位症组织的蜕膜变化（decidualization）而萎缩，50%病患的病灶完全消失，13%病患的病灶部分改善；甲羟孕酮的剂量为10mg，每天服用2~3次，共治疗6个月。黄体酮治疗对盆腔疼痛的治疗效果很好，80%的病患疼痛会消失，怀孕率为46%~52%。黄体酮的副作用因人而差异性很大，间歇性地出血占38%~47%，乳房肿痛占5%，水肿占50%，抑郁症占6%。用黄体酮治疗子宫内膜异位症的资料并不充分，对其优劣点并不能做正确的评估。

(二) 雌激素和黄体酮的混合剂

常用的药物是口服避孕药，长期服用后会造成假性妊娠，导致子宫内膜蜕膜变化而萎缩，主要是黄体酮的作用所造成的；口服避孕药是每日1~2粒，共治疗9个月。口服避孕药治疗以后，26%~93%的病患疼痛的症状获得改善，怀孕率为14%~54%。其副作用除了具有前段所叙述的黄体酮的副作用以外，还有雌激素所引发的呕吐、黄疸症等，有30%的病患因无法忍受副作用而中断治疗。口服避孕药长期治疗的副作用强，治疗效果并不比其他药物好，所以只有选择在少数无法以GnRH-A治疗的病患使用。

(三) 达那唑造成假性停经而导致子宫内膜异位症的病灶萎缩，有下列几种机制

1. 抑制下丘脑和垂体的功能：达那唑抑制GnRH的释放频率，抑制LH和FSH高峰，但是对于LH和FSH的基础血中浓度没有明显的改变。

2. 直接抑制卵巢中类固醇（steroid）的生成：达那唑直接抑制卵巢内生成类固醇的酶，使血中雌激素和黄体酮的浓度下降。

3. 直接作用在子宫内膜的雄激素（androgen）和黄体酮的受体上，造成子宫内膜异位症的萎缩。

4. 减少性激素结合球蛋白（sex hormone binding gobins）的生成，并且达那唑占据性激素结合球蛋白中睾酮（testosterone）的位置，使血中游离的睾酮（free testosterone）增加，

其直接作用在子宫内膜的雄激素的受体上，使子宫内膜异位症的病灶萎缩。

治疗剂量：对于体重70公斤以下，轻度和中度的子宫内膜异位症，每天口服600mg治疗6个月，治疗中E2值至少需小于40pg/ml。若治疗中有阴道出血的症状或E2值大于40pg/ml，则需要增加剂量至每天800mg。若体重大于70公斤或重度子宫内膜异位症，则治疗剂量为每天800mg。达那唑的治疗应该在月经的第1~3天开始服用，连续治疗6个月。

治疗效果：以达那唑治疗6个月后经腹腔镜检查，有70%~90%的病患其子宫内膜异位症的病灶获得改善，但是对于子宫内膜异位症所造成的盆腔粘连没有改善，对于子宫内膜异位瘤没有治疗效果，只能减少子宫内膜异位瘤40%的体积而已。达那唑对病患的治疗效果因人而异，病患个体的变异性很大。达那唑对于子宫内膜异位症的病灶组织并不能根除，只是抑制其细胞的分裂与增生，使组织停留在不活动的状态而萎缩；若停止服用药物则卵巢的功能便逐渐恢复，月经也开始来潮，同时子宫内膜异位症的病灶组织又开始增生，时间一久又会复发，所以不孕症的病患在治疗后，应尽量在1~2年内努力尝试怀孕。

对于痛经有92%的病患获得改善，85%的病患性交痛获得改善，84%的病患骨盆腔痛获得改善。疼痛的症状在治疗后第一年有15%的病患复发，每年增加5%的复发率，2~4年内有33%~39%的病患疼痛的症状会复发。

因为达那唑的治疗并不能改善盆腔内的粘连，对于子宫内膜异位瘤也没有治疗效果，所以对于中度和重度的子宫内膜异位症的不孕症病患，不建议使用达那唑治疗不孕症。对于微度和轻度的病患，达那唑治疗后的怀孕率约为38%，但是不治疗而用期待疗法（expectant therapy）的病患有31%~72%的怀孕率，所以达那唑治疗不孕症的效果值得怀疑；基隆长庚医院的陈芳萍医师的报告，也证实达那唑并不能提高子宫内膜异位症患者的怀孕率（表18-2）。

表18-2 对于轻度的子宫内膜异位症以3种不同方式治疗的怀孕率怀孕

治疗方式	个案数目	怀孕	
		数目	%
a. 电灼术	64	36	52.9
b. 达那唑	32	12	37.5
c. 期待疗法	42	22	52.4

a v.s b P=0.08
b v.s c P=0.2　　追踪24个月
a v.s c P=N.S.　　陈芳萍　基隆长庚医院

副作用：主要的副作用是达那唑的雄激素的效果所引发的，85%的病患体重会增加，此外还有痤疮（10%）、肌肉酸痛（18%~52%）、多毛症（21%）、呕吐（17%~22%）、头痛（12%~17%）、声音变粗（7%）、潮红（42%）；有30%的病患因为无法忍受副作用而停药。马偕纪念医院翁顺隆医师报告18位使用达那唑治疗6个月的病患，5位（28%）在治疗的第一个月血中的GOT和GPT值明显上升，治疗中GOT和GPT值逐月下降至第6个月恢复至正常值，并没有黄疸症发生；治疗结束后6个月，GOT和GPT值仍然维持正常（表18-3）。所以

表18-3 以达那唑治疗6个月的病人中，肝功能显示不正常的5位病人在治疗前、治疗中和治疗后血GPT和GOT值的变化

时间	治疗前	1个月	2个月	3个月	4个月	5个月	6个月	7个月	1年
GPT	16.0±5.2*	185.4±107.1*	162.8±62.1	108.7±38.2	73.2±23.0	57.0±12.4	30.0±15.0	27.3±9.3	20.7±8.2
GOT	19.2±2.8**	82.2±31.4**	75.0±37.4	54.0±18.8	42.2±9.5	36.0±7.3	2.8±6.5	25.8±7.4	20.5±7.8

* P<0.01
**P<0.01　　Weng SL. J Reprod Infertil Vol，1993，2 (2)：29

治疗中虽然会有肝功能的异常现象，如果仔细地追踪检查而无肝功能恶化的现象，达那唑仍然可以继续服用。长期服用达那唑治疗，仍有肝炎、暴发性肝衰竭和肝癌的病例报告，不可不慎。

(四) 孕三烯酮

孕三烯酮（gestrinone）具有抗黄体酮（antiprogesteronic）、抗雌激素（antiestrogenic）和雄激素（androgenic）的作用；其直接抑制卵巢的类固醇的形成，使血中的E2值减半，血中的黄体酮值也下降；降低血中性激素结合球蛋白的浓度，使血中游离睾酮值轻微上升；此外孕三烯酮也可以减少子宫内膜的雌激素和黄体酮的受体，有直接作用于子宫内膜异位症病灶的作用。

在治疗效果上，孕三烯酮25mg每周口服2次与达那唑每日口服600mg作比较，轻度的子宫内膜异位症病灶的改善程度两种药物效果相似，对于痛经、性交痛和盆腔痛的改善程度也相近；孕三烯酮治疗后的怀孕率是33%，达那唑的怀孕率是40%；但是治疗后18个月内的复发率，孕三烯酮为57%，达那唑为53%。孕三烯酮治疗中的副作用主要是体重增加和长痤疮等男性化症状，但是整体而言副作用比达那唑轻微。孕三烯酮的治疗并无法完全抑制排卵，所以仍然应该使用保险套避孕。

(五) 促性腺激素释放激素类似剂 (GnRH analog)

GnRH是一种10个氨基酸所组成的肽类（peptide），因为血中的半衰期很短，在第6个氨基酸以各种化学物质取代而有各种不同的GnRH类似剂的产品，可以加强GnRH的效价，同时可增长其半衰期。目前在市面上有长效型的GnRH-A，如Leuplin Depot（Takeda），曲普瑞林（Triptorelin，Decapeptyl），Zoladex（Zeneca，I.C.I.）等，每一剂的作用期可以长达1个月，在使用上非常方便。另有一种喷鼻的剂型Buserelin（Hoechst），每天喷鼻3次，也很方便使用，但是有慢性鼻炎的病患不适合使用。

GnRH类似剂开始的作用类似GnRH，药物与垂体的受体结合，刺激垂体分泌FSH和LH，经过2~3天后垂体的受体减少。GnRH-A虽然继续作用，但是垂体已经无法对GnRH-A发生反应，所以无法再分泌FSH和LH，血中的FSH和LH值便会下降，4周以后FSH和LH的血中浓度降低至10mIU/ml以下（图18-2及图18-3）；血中E2的浓度也是先上升2天然后下降，4周以后E2的浓度降至停经后的水平（图18-4），称为受体的下调。在治疗6个月当中，FSH、LH和E2都维持在这种低水平，停药后2个月才会恢复正常。

无论使用哪一种GnRH-A，治疗的时间是连续6个月，GnRH-A治疗子宫内膜异位症的原理是降低血中E2的浓度，使得子宫内膜异位症的病灶受到抑制无法生长而萎缩，同时产生暂时停经的现象；治疗结束以后，卵巢又渐渐地恢复排卵的功能，月经也会在35~49天内来潮，因此子宫内膜异位症的病灶也会渐渐地再生长，疼痛的症状也会次第出现。对于不孕

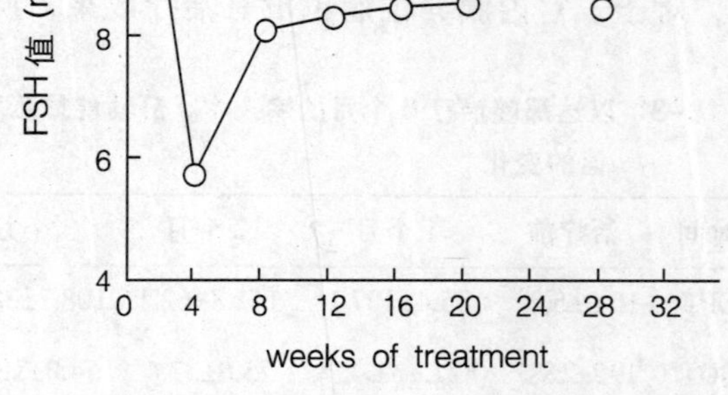

图 18-2 Leuplin Depot 治疗6个月，在治疗前、治疗中和治疗后血中FSH值的变化

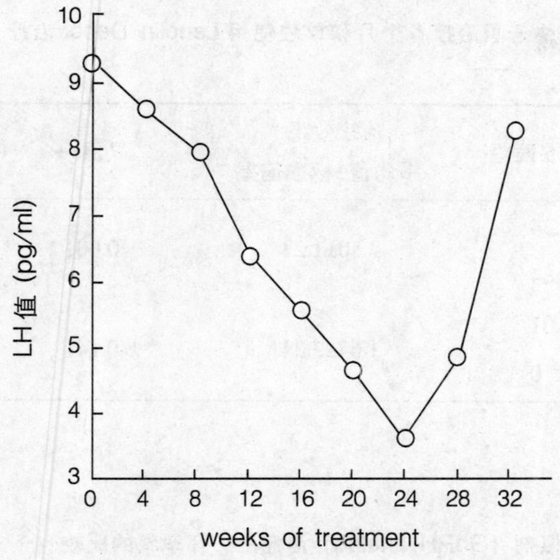

图 18-3 Leuplin Depot 治疗 6 个月，在治疗前、治疗中和治疗后血中 LH 值的变化

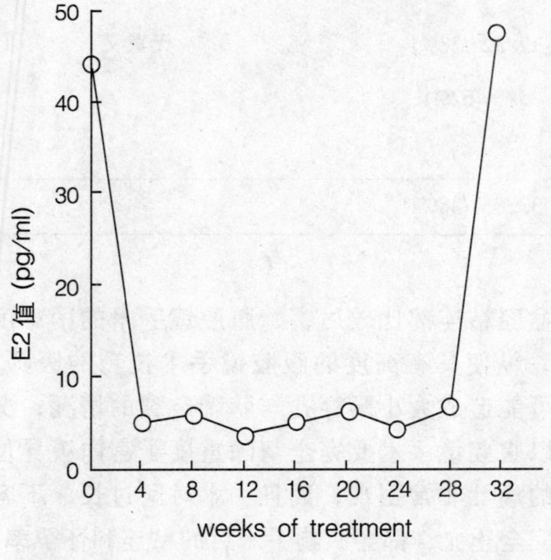

图 18-4 Leuplin Depot 治疗 6 个月，在治疗前、治疗中和治疗后血中 E2 值的变化

症的病患，应该建议在治疗后 1~2 年内尽速尝试怀孕。

GnRH-A 对于浅部鲜红的病灶治疗效果较为明显，对于深部的病灶与子宫内膜异位瘤的治疗效果不好，对于子宫内膜异位症所引发的粘连则完全没有治疗效果，所以 GnRH-A 不适合使用在中度和重度的子宫内膜异位症的不孕症病患。马偕纪念医院李国光医师对于轻度的子宫内膜异位症的病患，6 位以 Leuplin Depot 治疗 6 个月（group A），6 位以 Leuplin Depot 再加炔诺酮（norethindrone）每天口服 10mg 共治疗 6 个月（group B），以期减少 Leuplin Depot 所引发的类似停经的副作用，结果发现单独使用 Leuplin Depot 的效果较好，对于子宫内膜异位症的病灶有明显的治疗效果（表 18-4）。

GnRH-A 与达那唑改善子宫内膜异位症的效果相近．以再版的 A.F.S.的计分方式评估，两种药物大约都可以降低一半的分数；对于疼痛的治疗效果，两种药物的效果也相近。GnRH-A 治疗后的怀孕率为 39%（26%~44%），达那唑治疗后的怀孕率为 38%，两种药物治疗后的怀孕率在统计学上没有差异性（表 18-5）。两种药物停药 1 年后疼痛症状的重现率也相近。

GnRH-A 使用 6 个月的主要症状是脸部潮红、头痛、失眠、阴道干涩等类似停经后的症状；因为 E2 的下降，导致骨骼内的钙质轻度（2%~6%）流失，停药后 12 个月，流失的钙质大致都能回补至接近治疗前的标准，少数的病患钙质的回补并不理想，所以 GnRH-A 的治疗以不超过 6 个月为原则。

手术治疗

手术治疗分为保守性手术（conservative operation）和根除性手术（raidical operation），对于不想生育而且重度子宫内膜异位症或再发性的重度子宫内膜异位症的病患，可以考虑采取根除性手术治疗，除此之外大多数想怀孕的病患应该采取保守性手术治疗。保守性手术又分为腹腔镜手术和开腹手术（laparotomy）两种：

(一) 腹腔镜手术

近年来腹腔镜手术的器械进步神速，又有电视摄影系统连线，纵使长时间的腹腔镜手术，医师也不必忍受过去弯着腰手术的辛苦，因此

表 18-4 轻度子宫内膜异位症的病人，以 Leuplin Depot 加上炔诺酮治疗 6 个月和单独使用 Leuplin Depot 治疗 6 个月，在治疗效果上的比较

总 分		平均值±标准偏差	治疗效果 * 平均值±标准偏差	*P* 值++
GROUP A（n=6）	治疗前	8.67±2.34	3.50±1.23	0.001
（Leuplin Depot）	治疗后	5.17±2.64		
GROUP B（n=6）	治疗前	10.67±3.01	1.67±2.34	0.141
（Leuplin Depot 和 Norethindrone）	治疗后	9.00±2.10		

* 治疗效果=治疗前的计分-治疗后的计分

++ 统计分析：pair t-test

表 18-5 子宫内膜异位症以达那唑和促性腺激素释放激素类似剂（GnRH analog）治疗后，怀孕率的比较

促性腺激素释放激素类似物（GnRH-A）			达那唑	统 计
Heanzl	1988	Nafarelin 42/104 (40%)	16/45 (38%)	无意义
Franssen	1989	Buserelin 7/22 (32%)		
Fedele	1989	Buserelin 13/30 (43%)	12/32 (38%)	无意义
Dmowski	1989	Buserelin 8/18 (44%)	5/8 (62%)	
Chen	1991	Buserelin 4/15 (26.6%)		
统计		74/189 (39%)	33/85 (38%)	

手术的技巧日益精进，手术的项目日益增加。

不孕症病患在施行腹腔镜检查时，对于微度和轻度的子宫内膜异位症的病灶，可以同时以电灼或激光蒸发术（vaporization）清除，所增加的手术时间不长，大约 5~10 分钟，病人手术后恢复迅速，手术后第一次排卵即可以尝试怀孕，手术后的怀孕率为 44%~74%（表 18-2）。加拿大 Marcoux 的联合研究报告指出微度和轻度的子宫内膜异位症，以腹腔镜电灼术或切除手术后追踪 20 周，172 位病患有 30.7%怀孕，期待疗法的 169 位病患的怀孕率为 17.7%（P=0.006）；若以药物治疗需要延后怀孕 6 个月以上，又有药物的副作用和 4 万~6 万元的花费。对于重度子宫内膜异位症或合并巨大的子宫内膜异位瘤的病患，虽然仍有些医师施以腹腔镜手术治疗，但是此种病患合并的骨盆腔粘连都比较厉害，腹腔镜手术的困难度高，纵使具有高度的腹腔镜手术技巧的医师，也可能造成大小肠穿孔与膀胱破裂的情况；况且以腹腔镜手术要完全清除重度子宫内膜异位症的病灶非常困难，而且手术时间过长，不容易完全止血，都会影响手术后的粘连和怀孕率，所以对于重度子宫内膜异位症施以腹腔镜手术时，应该审慎地选择病患。至于腹腔镜手术中借助激光或电灼，对于不孕症的治疗效果相同，反而手术的技巧与熟练度比器械更重要。

(二) 保守性开腹手术

此种手术的适应证包含：

(1) 不孕症。

(2) 对于药物治疗无效的疼痛症状。

(3) 合并盆腔内严重粘连的中度和重度子

宫内膜异位症。

(4) 子宫内膜异位瘤。

(5) 合并子宫肌瘤和子宫畸形。

(6) 年龄因素：年龄大于35岁的不孕症病患，不宜以药物治疗，以免抑制排卵，延迟怀孕的时机。

手术的方法也必须遵守显微手术的原则：

(1) 手术前以水清洗手套。

(2) 温和地牵开（retraction）生殖器官：手指是最无伤害和最敏感的牵开器（retractor）或以 Telfon 做表层处理的牵开器操作。

(3) 保持生殖器官和腹膜的湿润：以每升含 5000 IU 肝素的乳酸盐林格溶液注洗，可以防止血流的凝固，并且可以减少手术后的粘连。

(4) 完全止血。

(5) 正确地剥离粘连，避免过度伤害腹膜。

(6) 完全清除病灶；要有细胞减数的观念，手术中除了将粘连剥离外，还要将粘连下硬结（induration）的病灶清除，深部的硬结组织可以用切除的方式清除，速度较快，浅部的病灶可以电灼或激光清除。确定是否将病灶清除干净的方式是以手指触摸来确定是否有硬结残存，务必要清除至柔软的正常组织出现为止。虽然子宫内膜异位症引起的不孕症的原因不明，但显然病灶的总体积愈多，所分泌的物质愈多及对不孕症的影响力也愈大，造成疼痛的症状也愈明显，所以将病灶的总体积减少至最小量，也减少了子宫内膜异位症对于不孕症的影响力。子宫内膜异位症手术的最大困难是要将不正常的病灶尽量地清除干净，又要留下愈多的正常组织例如卵巢组织，还要重建骨盆腔内生殖器官的正常位置，同时减少重要生殖器官粘连的程度，最后还期望能怀孕并产下正常的婴儿。这是重建手术的最高境界，有赖于医师的经验、手术的耐心和轻巧的手术技术。

(7) 手术的器械在早期是使用手术刀和剪刀来剥离粘连和清除病灶，接着电灼术、CO_2 激光和氩、KTP 激光也应运而生，虽然激光刀可以更精确地切割和气化，但是手术后的怀孕率与疼痛症状的改善，各种器械的效果是相近的。不管以何种器械施行手术，医师对器械的熟练与开刀的经验比使用器械的种类还要重要。

(8) 子宫内膜异位瘤的手术：原则上以囊肿切除术（cystectomy）和摘除术（enucleation）为主，手术中尽量留下正常的卵巢组织，在摘除子宫内膜异位瘤时，必须避免伤及门部的血管（hilar vasculature），以免影响术后的卵巢功能。摘除术后的卵巢伤口假如范围很大，可以 6-0 的 Dexon 或 Vicryl 的可吸收线分一至两层缝合伤口；若伤口小，可以止血后不必缝合。缝合的缺点是伤害卵巢的血液循环，影响术后卵巢的功能，而且暴露在卵巢表面外的缝线也较容易引起粘连。

当摘除术会伤及门部血管或摘除术后所剩的正常卵巢组织不多时，可以考虑将单侧卵巢完全切除。

(9) 骶骨前神经切除术（presacral neurectomy）：可以减缓深部的盆腔疼痛。

(10) 子宫骶骨韧带切除术（resection of uterosacral ligament）：势必造成盆腔内的伤口，增加粘连的机会，可以骶骨前神经切除术取代。

(11) 圆韧带与子宫骶骨韧带折叠术（plication）：可以矫正子宫的后倾，减少卵巢和输卵管术后粘连在子宫直肠陷凹内，但是缝线也可能引起粘连。

(12) 盲肠切除术：只有少于3%的盲肠有子宫内膜异位症，除非肉眼可以察觉盲肠上有子宫内膜异位症的病灶，否则对于不孕症病患的例行切除盲肠，将会影响手术的无菌操作原则，不必为了显微镜下的病灶而例行切除盲肠。

(13) 大肠上的子宫内膜异位症：大部分的病灶只位于肠壁的表层，应该予以清除；少数的病灶深入大肠的黏膜或造成肠狭窄和阻塞，需要切除病灶后再行大肠吻合术，但是事先必须做术前大肠清洁准备（colon preparation）。

(14) 手术后预防粘连：对于手术造成的腹膜缺损，若有足够的腹膜，可以用可吸收的细线缝合，并且应避免造成伤口上的张力。此外以乳酸盐林格溶液或70%Hyscon灌满盆腔，或以Interceed或Gore-Tex包覆缺损的腹膜，在研究报告上认为可以减少粘连的强度与范围，但是Gore-Tex为不可吸收的物质，事后还需要以腹腔镜手术取出。

保守性的开腹手术后的怀孕率，轻度的子宫内膜异位症为70%~80%，中度为55%~60%，重度只有40%；80%的怀孕病患在手术后18个月内怀孕；手术后怀孕的病患虽然可以延后复发的时间，但是并不能完全避免复发的可能性。

(三) 根除性手术 (Radical operation)

对于不想再生育的妇女，若有原发或再发的重度子宫内膜异位症，或药物治疗无法解决疼痛症状的重度病患，可以考虑切除子宫和两侧卵巢。手术后给予低剂量的雌激素和黄体酮作为激素替代疗法 (hormone replacement therapy)，会有1%~3%的病患诱发子宫内膜异位症。

手术与药物合并疗法

(一) 手术前的药物治疗

Buttram报告手术前以达那唑治疗，手术后的怀孕率比单独手术治疗的怀孕率高 (表18-6)，但是统计学上没有差异性。手术前以达那唑或GnRH-A治疗3~6个月的好处是减少盆腔因局部炎症反应引起的血管充血，减少病灶的范围，缩小子宫内膜异位瘤的体积达40%，使得手术中出血较少，手术更容易进行，缩短手术的时间。缺点是年纪大于35岁的不孕症病患延迟怀孕的时间，对于浅层的小病灶在药物治疗后萎缩以致肉眼无法察觉，丧失以手术的方式完全清除的机会，日后容易再复发；此外药物治疗仍然有其副作用，还需要额外药费支出。

(二) 手术后的药物治疗

Wheeler在1981年报告重度子宫内膜异位症的病患，手术后以达那唑治疗的怀孕率为79%，单独手术的怀孕率为30%。Buttram的报告认为重度的子宫内膜异位症的病患，手术后以达那唑治疗的怀孕率并没有比单独手术治疗更好 (表18-6)。

手术后以达那唑或GnRH-A治疗的好处是抑制手术后残留的病灶 (包含显微镜下才能发觉的病灶)，减少卵巢伤口愈合过程中的排卵活动。然而手术后80%的怀孕发生在术后12~18个月内，对于这部分手术后能怀孕的病患遭受药物治疗的副作用与花费是没有必要的；若以药物治疗6个月，将对年纪大的病患延迟怀孕的契机；而且手术后的药物治疗只能抑制残存的病灶的活性，并不能清除残存的病灶；何况

表18-6 子宫内膜异位症在手术前后使用达那唑，单独手术治疗和单独达那唑治疗的怀孕率比较表

疾病的程度	单独Danazol治疗	怀孕数/病患数 (%) 手术前Danazol	手术后Danazol	单独手术治疗
轻度	15/37 (41%)	11/13 (85%)	1/1	41/56 (73%)
中度	9/18 (50%)	18/26 (69%)	0/1	19/34 (56%)
重度	3/3	19/36 (53%)	7/22 (32%)	19/47 (40%)

*Acosta's classification

(Adapted from Buttram VC, Reiter RC, Ward S: Treatment of endometriosis with danazol: Report of a 6-year prospective study. Fertil Steril, 1985, 43: 353. Reproduced with permission of the publisher, the American Fertility Society)

目前的研究报告并无法完全证实手术后的药物治疗可以提高怀孕率或减少复发率，只能使手术后合并药物治疗的病患延迟疼痛复发的时间；此外手术后的药物治疗，病患必须承受二次的治疗和花费，双重的副作用，但是不一定能提高怀孕率。手术治疗还是以完全清除子宫内膜异位症的病灶，重建盆腔内生殖器官的位置与功能为原则，对于少数重度子宫内膜异位症的病患假如手术无法完全切除病灶，或是年轻未婚少女，短时间内并未准备怀孕，可以考虑手术后的药物治疗，解除其疼痛的症状。

协助性生殖技术对子宫内膜异位症的治疗

协助性生殖技术（assisted reproductive technology, ART）近几年来突飞猛进，例如 GIFT（gamete intrafallopian transfer），TET（transtubal embryo transfer）和 ZIFT（zygote intrafallopian transfer）应用在输卵管畅通的轻度和中度的子宫内膜异位症病患；IVF 和 ET（in vitro fertilization and embryotransfer）应用在手术后严重输卵管粘连的重度子宫内膜异位症病患，都有成功怀孕的实例。什么时机才施行协助性生殖技术，例如在传统性治疗前还是治疗后施行 ART，一直是近年来争论的焦点。

Matson 在 1986 年报告中度和重度子宫内膜异位症的病患，对于促排卵药物反应较差，IVF&ET 的怀孕率分别为 6%和 2%；但是微度和轻度的怀孕率分别为 13%和 14%。Yovich 在 1988 年报告重度的子宫内膜异位症（Ⅳ期）的病患施行 IVF&ET，取得的卵子受精率与输卵管阻塞的病患相似，但是重度子宫内膜异位症的怀孕率为 1.9%（1/52），输卵管阻塞的病患其怀孕率为 17.5%（7/40）；若以植入品质良好的胚胎来比较着床率（implantation rate），则重度子宫内膜异位症每个品质良好的胚胎着床率为 1%（1/96），而输卵管阻塞的病患其着床率为 9.7%（9/93）；因此他认为重度的子宫内膜异位症有抑制胚胎着床的因子（implantation inhibitory factor）。最近的研究显示子宫内膜异位症会影响卵泡的生长，会使卵泡液中的 IL-6 增加而 VEGF 减少；当施打排卵针剂刺激卵巢后，卵泡生长的数目较少，卵子的品质较差，因此使得受精率、胚胎品质和着床率也下降。胚胎着床率的下降与子宫内膜异位症病患的子宫内膜的品质无关；因为将捐赠卵子发育成的胚胎植入子宫后；子宫内膜异位症与非子宫内膜异位症病患着床率相似，由此可证明。

Dicker 在 1990 年发表 31 位中度和重度的子宫内膜异位症的病患施行 IVF&ET 治疗失败后，再以 GnRH-A 治疗 6 个月后再一次施行 IVF&ET，他发现以 GnRH-A 治疗以后，卵巢对促排卵针剂的反应较好，所取得的卵子也较多，可植入的胚胎数目也相对地增加，而且怀孕率也有 35.3%；他认为 GnRH-A 治疗以后，将重度和中度的子宫内膜异位症的病灶减轻至轻度的病灶，从而减少了子宫内膜异位症对怀孕率的影响。Dicker 在 1992 年又发表了 67 位重度子宫内膜异位症的病患以 IVF&ET 来治疗不孕症，他将病患分成两组，其中以 GnRH-A 治疗 6 个月的一组临床怀孕率为 33.3%（12/36），而未以 GnRH-A 治疗 6 个月的一组临床怀孕率为 5.3%（2/38）；而且以 GnRH-A 治疗以后的化学性怀孕率（chemical pregnancy）较低为 7.6%（1/13），未事先治疗的另一组化学性怀孕率较高 80%（8/10）。他认为 GnRH-A 对重度子宫内膜异位症的治疗，除了提高临床怀孕率外，尚可减少胚胎着床以后的流产。

Dlugi 在 1989 年发表的论文指出，子宫内膜异位瘤的病患施行 IVF&ET 治疗不孕症时，所得到的卵子与胚胎的数目比输卵管水肿的病患少，8 个子宫内膜异位瘤的病患中没有怀孕的个案。Dicker 在 1991 年发表 41 位子宫内膜异位瘤施行第一次 IVF&ET 没有怀孕的病患，在施行第二次 IVF&ET 前在阴道超声波的导引下，以长针吸出子宫内膜异位瘤，然后再施打促排卵针剂，结果第二次的 IVF&ET 得到较多的卵子和胚胎，同时有 27.9%（12/43）的怀孕率。

Tummon 在 1991 年发表回顾性的研究报告里，发现重度的子宫内膜异位症并不会影响 IVF&ET 的怀孕率和活产率，只有不孕症的时间长短会影响活产率。Rosenwak's 在 1992 年新奥尔良的美国生育和不孕症医学会的年会上发表论文，也认为子宫内膜异位症的严重程度不会影响 IVF&ET 的怀孕率。这两位学者的论文都是回顾性的研究，所选的病例都是经过药物或手术治疗失败的病患，而子宫内膜异位症的分类都在药物或是手术治疗前，这种分类并不能正确地反映在施行 IVF&ET 时子宫内膜异位症的严重程度，对其所得的研究结果，应持审慎的保留。目前所见的回顾性研究报告，关于子宫内膜异位症的严重程度对于 IVF&ET 的怀孕率的影响，意见分歧相当大，正反意见都有；但是前瞻性的研究意见较为一致，在施行 IVF&ET 之前都对当时的子宫内膜异位症的严重程度做了正确的分类，前瞻性的研究都认为重度的子宫内膜异位症和子宫内膜异位瘤的病患，所得到的卵子和胚胎数目较少，受精率较差，而且胚胎着床率与临床怀孕率偏低，而流产率又偏高，所以建议对于重度子宫内膜异位症的病患，应该先施以药物治疗 6 个月，子宫内膜异位瘤应先切除或吸取以后再施行 IVF&ET。马偕纪念医院对于 33 例单侧卵巢子宫内膜瘤手术切除的病患，以排卵针剂刺激卵泡生长，发现手术过的卵巢比对侧未手术的卵巢所生长的成熟卵泡数目较少（1.95 对 3.33），所取得的卵泡数较少（2.90 对 6.13）。Williams 在 1998 年报告两侧卵巢子宫内膜异位瘤的病患在手术后，施打排卵针剂刺激卵巢，发现卵泡生长数目比对照组少（2.6 对 4.7），因卵巢反应不良而取消取卵的比率较高（40%对 9%）。对于两侧卵巢子宫内膜异位瘤的不孕症病患，可以提供病患除了手术切除以外的另一项选择，即是在超声波下以长针抽取子宫内膜异位瘤的内容物后，再进行 IVF&ET 的治疗，让病患怀孕和生产以后，再考虑手术切除两侧卵巢的子宫内膜异位瘤，因此将可避免部分病患在卵巢手术后进行 IVF&ET 治疗时，因为卵巢对排卵针剂无反应，而遭遇无卵可取的窘境。

关于轻度的子宫内膜异位症可以考虑施行 GIFT 治疗病患的不孕，Asch 在 1989 年发表 GIFT 在子宫内膜异位症的怀孕率是 38%（35/91）；马偕纪念医院 1991 年 GIFT 在子宫内膜异位症的怀孕率为 35.7%（10/28）。在 1991 年 Remorgida 以 GnRH-a 治疗微度和轻度的子宫内膜异位症的病患 6 个月，再施行 GIFT 治疗不孕而有 50%（10/20）的怀孕率，未用 GnRH-A 事先治疗的病患，GIFT 的怀孕率为 30%（6/20）。他认为施行 GIFT 之前，先以 GnRH-A 治疗子宫内膜异位症似乎可以提高怀孕率，其结果尚待更多的资料来证实，但是事先以 GnRH-A 治疗 6 个月，相对的 GIFT 的花费也增加 1 倍以上，又要承担药物的副作用，况且单独使用 GnRH-A 治疗轻度的子宫内膜异位症也有 39%的怀孕率，是否需要在 GnRH-A 治疗以后马上施行 GIFT 治疗不孕，实在值得再研究。

结 论

子宫内膜异位症的发病原理与造成不孕症的机制，虽然有多种理论，但是至今仍无定论：目前比较倾向于认为病人自体免疫功能异常，造成对于盆腔内经血倒流中的子宫内膜细胞的清除能力不足，这些具有活性的子宫内膜细胞的着床与增生，形成子宫内膜异位症的病灶，随着月经的周期不断地产生局部炎症反应，并分泌前列腺素、白介素等因子，并且产生局部粘连，降低生育能力。

对于微度和轻度的子宫内膜异位症并不一定造成不孕症，虽然期待疗法（expectant therapy）的怀孕率与腹腔镜手术中以电灼或激光清除子宫内膜异位症病灶的怀孕率相近，但是腹腔镜手术治疗所用的时间很短，可以在诊断性的腹腔镜手术检查中同时施行，术后恢复迅速并且马上可以尝试怀孕，这是腹腔镜手术的优点；若以期待疗法治疗，经过1~2年病患仍未怀孕，医师势必回头再以药物或手术治疗原来的子宫内膜异位症，徒增病患与医师的困扰。何况最近的研究报告显示，以腹腔镜手术清除子宫内膜异位症病灶的病患，比期待疗法的病患有较高的怀孕率。对于年龄大于35岁的不孕症病患，仍以腹腔镜手术治疗为佳，因为35岁以上的妇女生育力下降得非常明显，若以药物治疗6个月，再等2个月以后才能正常排卵，势必延迟怀孕的契机，况且达那唑或GnRH-A并不能提高不孕症病患的怀孕率，药物对于疼痛症状的改善较有帮助。

对于中、重度的子宫内膜异位症，以腹腔镜手术为宜，若合并广泛性的盆腔粘连与子宫内膜异位瘤者，以保守性开腹手术治疗不孕症较为理想；与腹腔镜手术比较，病灶的清除结果较为满意，最重要的是减少肠穿孔和切断输尿管的合并症。至于手术前后是否需要使用药物治疗，目前尚无足够的资料来证实手术前后的药物治疗可提高怀孕率。

协助性生殖技术应用在子宫内膜异位症的时机争论仍多，对于微度与轻度的子宫内膜异位症，不管以期待疗法、药物治疗或腹腔镜手术治疗，大多数的报告怀孕率都在40%以上，然而以GIFT或TET治疗的怀孕率，也只能维持40%左右，所以应该先以传统性的疗法来治疗微度与轻度的子宫内膜异位症，若传统性的治疗失败，才考虑以GIFT和TET来治疗。对于重度的子宫内膜异位症以传统的保守性手术治疗，仍有30%~40%的怀孕率，一旦怀孕以后下次仍有自然怀孕生第二胎的机会。若未经治疗的重度子宫内膜异位症以IVF&ET治疗不孕症，其怀孕率相对偏低，重度的子宫内膜异位症应该先以药物治疗或手术治疗，或事先抽取子宫内膜异位瘤以后，再施以IVF&ET，怀孕率才会提高。因此建议重度的子宫内膜异位症仍以传统的治疗为优先考虑，若传统疗法失败，再以协助性生殖技术治疗不孕症。

参考文献 (FURTHER READING)

1. Lebovic DL et al: Immunology of endometriosis. Fertil Steril 75:1, 2001.
2. Harada T et al: Role of cytokines in endometriosis. Fertil Steril 76:1, 2001.
3. Jansen RPS et al: Nonpigmented endometriosis: Clinical laparoscopic and pathologic definition. Am J Obstet Gynecol 155: 1154, 1996.
4. Pittaway DE: Diagnosis of endometriosis, Infertility and Reproductive Medicine, Clinics of North America. 623, July, 1992.
5. Murphy AA et al: Unsuspected endometriosis documented by scanning electron microscopy in visually normal peritoneum. Fertil Steril 46:522, 1986.
6. Shenker RS: Endometriosis: Contemporary concepts in clinical management. Philadelphia: JB Lippincott Company, 54, 1989.
7. Lamb K et al: Family trait analysis: A case-control study of 43 women with endometriosis and their best friends. Am J Obstet Gynecol 154:596, 1986.
8. Malinak LR et al: Heritable aspects of endometriosis? Clinical characteristics of familial endometriosis. Am J Obstet Gynecol 137:32, 1980.
9. Peterson EP et al: Laparoscopy of the infertile patient. Obstet Gynecol 36: 363, 1970.
10. 洪秉坤等：Sonographic findings and CA-125 level in ovarian endometrioma. JUMROC 9 (3): 202, 1992.
11. American Fertility Society: Revised American Fertility Society Classification of endometriosis. Fertil Steril 43:351, 1985.
12. Chatman DL et al: Pelvic peritoneal defects and endometriosis: further observation. Fertil Steril 46:711, 1986
13. Garcia CR et al: Pelvic endometriosis: infertility and pelvic pain. Am J Obstet Gynecol 129:740, 1977.
14. Olive DL et al: Analysis of segmential treatment protocols for endometriosis associated infertility. Am J Obstet Gynecol 154:613, 1986.
15. Schenken RS: Endometriosis: Contemporary concepts

in clinical management. Philadolphia: JB Lippincott Company, 93, 1989.

16. Andreus WC et al: Proceedings of an official satellite symposium to the 14th World Congress on Fertility and Sterility. International J of Gynecol & Obstet. 40 (Suppl) : 521, 1993.
17. Steinleitner A et al: Immunodulation in the treatment of endometriosis-associated subfertility: use of pentoxifylline to reverse the inhibition of fertility by surgically induced endometrosis in a rodent model. Fertil Steril 56:975, 1991.
18. Fedele L et al: Gestrinone versus danazol in the treatment of endometriosis. Fertil Steril 51:781, 1989.
19. The nafarelin European endometriosis trial group (NEET) : Nafarelin for endometriosis: a large-sale, danazol-controlled trial of efficacy and safety with 1-year follow-up. Fertil Steril 57:514, 1992.
20. Kennedy SH et al: A comparison of nafarelin acetate and danazol in the treatment of endometriosis. Fertil Steril 53:998. 1990.
21. Marcoux S et al: Laparoscopic surgery in infertile women with minimal or mild endometriosis. Canadian collaborative group on endometriosis. New England J of Medicine 337 (4) : 217, 1997.
22. Malinak LR: Surgical treatment and adjunct therapy of endometriosis, Int J of Gynecol and Obstet S43, Supple, 1993.
23. Buttram. VC et al: Treatment of endometriosis with danazol: Report of a 6-year prospective study. Fertil Steril 43:353, 1985.
24. Weeler JM et al: Postoperative danazol therapy in infertility patients with severe endometriosis. Fertil Steril 36:460, 1981.
25. Bianchi S et al: Effects of 3 month therapy with danazol after laparoscopic surgery for stage Ⅲ/Ⅳ endometriosis: a randomized study. Hum Reprod 14 (5) : 1335, 1999.
26. Vercellini P et al: A gonadotropin-releasing hormone agonist compared with expectant management after conservative surgery for symptomatic endometriosis. Brit J of Obs and Gynecol 106:672, 1999.
27. Matson PL et al: The treatment of infertility associated with endometriosis by in vitro fertilization. Fertil Steril 46:432, 1986.
28. Yovich JL et al: Hormone profiles and embryo quality in women with severe endometriosis treated by in vitro fertilization and embryo transfer. Fertil Steril 50:308, 1988.
29. Cahill DJ et al: Pituitary-ovarian dysfunction and endometriosis. Human Reproduction Update 6 (1) : 56, 2000.
30. Garrido N et al: Follicular hormonal environment and embryo quality in women with endometriosis. Human Reproduction Update 6 (1) : 67, 2000.
31. Dicker D et al: The value of pre-treatment with gonadotropin releasing hormone (GnRH) analogue in IVF-ET therapy of severe endometriosis. Hum Reprod 5 (4) : 418, 1990.
32. Dicker D et al: The impact of long-term gonadotropin-releasing hormone analogue treatment on preclinical abortions in patients with severe endometriosis undergoing in vitro fertilization embryo transfer. Fertil Steril 57:597, 1992.
33. Dlugi AM et al: The effect of endometriosis on in vitro fertilization outcome. J of IVF and ET 6 (6) : 338, 1989.
34. Dicker D et al: Transvaginal ultrasonic needle guided aspiration of endometriotic cysts before ovulation induction for in vitro fertilization. J of IVF and ET 8 (5) : 286, 1991.
35. Tummon IS et al: Abbreviated endometriosis associated infertility correlated with in vitro fertilization success. J of IVF and ET 8 (3) : 149, 1991.
36. Ho HY et al: Poor response of ovaries with endometrioma treatment with surgery during controlled ovarian hyperstimulation compared with normal ovaries of contralateral sites. J Assist Reprod Genet 19:505, 2002.
37. Williams CM et al: Ovarian endometriomas during IVF treatment: Do they affect outcome? Fertil Steril 70:S19, O–49, 1998.
38. Remorgida V et al: Comparison of different ovarian stimulation protocols for gamete intrafallopian transfer in patients with minimal and mild endometriosis. Fertil Steril 53 (6) : 1060, 1990.

19

Chapter

如何做好保守性腹腔手术

江其鑫

保守性腹腔手术的历史

保守性腹腔手术起源于19世纪，开始是运用于输卵管的保留手术。1959年，德国学者Walz将阴道镜当成手术显微镜应用于腹腔手术。1967年，Swolin发表了一系列显微腹腔手术用于输卵管卵巢粘连分离术及输卵管缝合术，奠定了显微腹腔手术的基础，其中最著名的就是使用细尖型电烧作显微切割的方法。目前，许多新科技如激光、防粘连贴布让保守性腹腔手术，变得更多样化及有更高的成功率。然而，自Palmer于1943年将腹腔镜应用于妇科以来，腹腔镜的使用于治疗不孕妇女的手术上有逐渐增加的趋势！然而，保守性腹腔手术仍有其价值及其不可取代的地位，尤其是于腹腔镜手术无法处理的情况时。所以学习保守性腹腔手术的技术及知识对不孕症病患的处理是非常重要的！

保守性腹腔手术在做些什么

保守性腹腔手术最主要的就是利用显微腹腔手术尽量保存女性骨盆腔内的生殖器官及恢复骨盆腔的解剖位置，并且发挥此保存器官或组织的最大功能，以期恢复病人的生育能力。

目前已经有许多的妇科手术，一开始就用腹腔镜手术进行。使用保守性腹腔手术的时机显得越来越少！何时要用保守性腹腔手术？其中最大的原因就是腹腔镜手术无法进行，或进行下去对病人有危险时；或是已经做过腹腔镜手术，预计病人盆腔可能严重粘连时；或是肌瘤太多、太大又想生育时。

何时不能做保守性腹腔手术？若病人有恶性卵巢、输卵管、子宫肿瘤，及病人需其他治疗较有效果时不宜做保守性腹腔手术！例如：病人做人工生殖科技，生育率可能较高时！所以，医师对病人疾病的手术前咨询，应该就腹腔镜手术、保守性腹腔手术，与人工生殖科技的利弊得失，做一个全盘考量！

显微腹腔手术的原则

(一) 保持组织的湿润

在保守性腹腔手术中，组织表面常要用乳酸盐林格溶液或加上肝素（5000 IU/L）冲洗及润湿组织表面或称“洒水”，以避免干燥可减少组织表面浆膜细胞的伤害，避免凝血以减少微小血块于手术处的形成及避免纤维蛋白复合体（fibrincomplexes）堆积，减少日后手术粘连。

(二) 无伤害性的组织操作

操作组织时宜温柔，多利用手或无伤害性器械来抓握组织进行手术，当需固定组织时也要多使用无伤害性器械，以免组织表皮挫伤引起粗糙及出血，增加粘连的机会。

(三) 放大视野以利显微操作

保守性显微腹腔手术的用意即是利用显微镜或是放大镜放大视野，看清组织的层次，以利手术进行精细的操作，例如使用很精细的器械及很细的线缝合组织减少组织的瘢痕。

(四) 尽量切除病灶

当在做输卵管接合时，结扎处的输卵管纤维化组织要尽量切除，以免影响接合或是输卵管日后的功能。当在做子宫内膜异位症手术时，病灶也要完全切除以免复发。

(五) 切割面宜平整及准确地缝合

当分离组织时尽量用利器如尖刀、剪刀、激光或电刀来切割，使切割面保持平整，以利两端的组织缝合，止血后缝合时两端的组织横切面，例如输卵管及腹膜一定要对准缝合，不要留下凹凸不平的接合线，徒增粘连，当接合愈准时输卵管的接通率也愈高周边粘连也愈少。

(六) 完全地止血

止血的工作要利用电烧或激光完全地止血，基本上单纯的出血可能不会形成粘连，但是当腹膜有受伤合并出血时，可能会造成粘连。手术后，腹部可用大量的温盐水溶液冲洗，以免组织血肿，造成炎症及脓肿从而引起以后的粘连或是必须要移除组织。

(七) 使用防粘连技术

除了手术时，需不断地“洒水”以防止手术处粘连。另外，抗生素及类固醇及大分子糖分子溶液于手术即将结束、腹膜即将关闭时，可以用一条导尿管置放于腹膜缝合最后两针之间将以上溶液由空针筒抽取，渐次打入腹腔，然后抽出导尿管缝合腹膜。这些溶液几天内都会被身体吸收，只是希望在此溶液存在时，能因此溶液的缓冲及浮力减少组织与组织的接触，缓和粘连的程度，减少组织炎症与粘连的发生。

以下是常见的保守性腹腔手术，兹简单介绍如下：

手术是一种艺术，遵循手术的原则，然而表现的方法并无一定的标准，但以病人治疗后的效果为最重要。

粘连分离术 (Adhesiolysis)

粘连分离是许多保守性腹腔手术常需合并要做的手术，例如盆腔粘连、子宫内膜异位症手术、输卵管水肿、结扎后输卵管再接通手术及因炎症或手术后形成的手术。

粘连也常是造成不孕症的主因，因为粘连会改变生殖器官的解剖位置，限制输卵管的活动及阻止卵子于卵巢表面排出。

粘连有程度上的区别（表 19-1）。粘连分离时，可用激光但是传统上单极高电流的非常

表 19-1 Adhesion study group 修正后的计分（1983）

粘连的程度（卵巢及输卵管分开计算，粘连分数为各器官粘连程度的总和）

1. 没有粘连
2. 超过 50%的器官依然可见
3. 小于 50%的器官可见
4. 器官完全粘连

总分 16 为双侧附件完全粘连，总分 4 为双侧附件没有粘连（美国生育协会所提出的常用的粘连程度分类为 1984 年由 Rosenberg 与 Board 所报告）

腹腔内粘连的分类（Hulka 1978）

Hulka Score	粘连程度的分类：
Stage Ⅰ	轻微粘连，卵巢表面大部分可见
Stage Ⅱ	大于 50%的卵巢表面可见到
Stage Ⅲ	50%的卵巢表面可见到
Stage Ⅳ	卵巢全被粘连盖住

粘连特征的分类

A. 薄，无血管性的粘连，器官外形仍可辨认

B. 大片，有血管的粘连，器官的界限已经无法辨认，形成聚集物（conglomerate）。

细尖的电烧仍是无可取代的，附件常粘连到真骨盆腔的侧壁或是道格拉斯陷凹，当尝试分离这些部分的粘连时固定式的手术显微镜常捉襟见肘，此时可用3.5倍放大视野的放大镜(loupes)。

分离粘连时，可用无伤害性的棒状钝器如（特氟隆杆、抽吸器套头）或是用手指来牵引或固定粘连的组织。粘连的器官与组织宜小心地以细尖型电烧或激光分离以免伤到器官表面的浆膜！当要分离粘连时，可用棒状钝器来垫于欲分离的粘连组织下方，以免伤及邻近的无辜组织。当子宫附件已经完全分离时，则可以用纱布垫将肠子包好，然后将两侧卵巢及输卵管放置于湿的、卷的纱布垫上，或是硅胶片(silastic sheet)上，然后再好好地于显微镜下，处理卵巢及输卵管上的粘连或是病灶。若有腹膜损伤可用6-0的可吸收线缝合（例如：Vicryl或是Dexon）。若是输卵管腹膜的缝合则可用8-0的可吸收线缝合（如：Vicryl或是Dexan）。

输卵管伞部整形术 (Fimbrioplasty)

当输卵管伞部虽然存在，却因闭合（phimosis）造成通畅不良或是部分阻塞（partially obstructed）时，就需做输卵管伞部整形术，若遇到输卵管粘连，则依粘连分离的原则做。然后用细尖型电烧将闭合的输卵管伞部重建或扩张，将整形后的输卵管伞部保持外翻的状态，可用8-0 Vicryl缝合固定。有时输卵管伞部闭合太严重，就需做输卵管造口术（salpingostomy)。

输卵管造口术 (Salpingostomy)

当输卵管形成闭合（phimosis)，造成输卵管水肿（hydrosalpinx)，需重建输卵管开口时，就需做输卵管造口术！若是输卵管有粘连，则依粘连处理的原则做。但要尽量保存输卵管系膜（mesosalpinx）的血管与神经组织，当输卵管外侧端已经游离时，则于输卵管伞侧端的无血管区选一中心点，然后用细尖型电烧打开一个孔，若其内仍有输卵管伞部组织，则保留及将其外翻。若无输卵管伞部组织，则用细尖型电烧或激光由中心点开始经内部，将闭合的输卵管切成两至三个瓣片，并将其外翻（eversion)，然后用2~3针的8-0 Vicryl缝合固定。

输卵管接合手术 (Tubal Reanastomosis)

输卵管结扎后，需要再生育时，就需考虑进行输卵管再接合手术，输卵管再接合手术的原则就是将输卵管两断端的黏膜层以外(extramucosal)的组织紧密接合。在显微镜下，手术部位的输卵管的外层或是浆膜先用细的针尖注射入盐水，让手术部位的输卵管浆膜因为水肿而有利细尖电烧将浆膜层打开，露出输卵管肌肉层，然后用锋利的刀片切除原来结扎的瘢痕组织，直至两端正常的输卵管肌肉层组织出现为止。先由子宫内小Foley导管灌注美蓝确定输卵管近端是通畅的，然后再确定远端也是通畅的（可以使用短的铬缝线探测或是用染料通管（chromotubation）由远断端向伞部注射）。若是壁内段（intramural segment）或是间质部分（interstitial portion）阻塞，则必须切开入子宫腔，将输卵管植入子宫。当接合两端的输卵管时，可使用8-0或9-0 Vicryl缝合输卵管系膜。然后，应该先缝合6点钟方向并先绑紧，之后一个接一个结依序缝合绑紧。当输卵管直径相差太大时，可以于近断端远肠系膜区(antimesenteric)剪开一条直线，然后与远断端输卵管接合，就可减少输卵管直径相差太大的尴尬！浆膜可以用8-0 Vicryl缝合。然后再用染料通过一次，看接合后两侧输卵管有无通畅！若不通，应拆开重做。

保守性子宫外孕手术

当病人有输卵管子宫外孕并想保留输卵管时，可以用保守性输卵管保留手术。其原则为有人主张于输卵管的肠系膜注射加压素（pitressin）的稀释液以收缩血管，然后于远肠系膜输卵管最膨出的地方以细尖电烧或是激光做一切口，然后以手轻轻由切口挤出子宫外孕的组织，或是以器械夹出外孕组织。出血点用电烧或是激光止血完全，然后伤口用6-0或8-0的可吸收线缝合（Vicryl或是Dexan）。然后用大量的温盐水或乳酸盐林格溶液清洗腹腔血块及积血，降低病人的腹膜刺激。

子宫内膜异位症手术

子宫内膜异位症依照其侵犯组织的形态，可能有3种形态。第1种形态为腹膜侵犯形态，病灶可依颜色（红、白、黑等）及外观（水泡状、纤维化、腹膜缺损等），呈现腹膜型病灶侵犯的时间长短与侵犯的程度。有时腹膜型病灶侵犯可深达0.5cm以上。其分布有时除腹膜外，也可侵犯至子宫骶骨韧带、子宫膀胱陷凹、肠管，甚至其他内脏表面等。手术治疗原则为尽量以电烧或是激光烧灼病灶。肠管上的病灶如果可以，可沿病灶周围切至肠的黏膜层以上，将肠管上的病灶整个移除，然后以6-0的可吸收线缝合切口。

第2种形态就是卵巢侵犯，基本上会形成子宫内膜异位瘤，或称巧克力囊肿。有时常伴随卵巢或是输卵管粘连，甚至与肠管的粘连，形成cul-de-sac的完全粘连。手术原则基本上与粘连分离相同，先将子宫附件的粘连分开，等到子宫附件粘连完全分开后，再将肠管包裹固定好，卵巢肿瘤则以电烧或激光切开，一般子宫内膜异位瘤容易破掉而流出咖啡色的内容物，以抽吸器吸取干净之后，小心将子宫内膜异位瘤的内层剥离，卵巢肿瘤移除后的缺口以电烧小心止血，避免烧灼太过，造成卵巢过度伤害，违背保守性腹腔手术的宗旨。然后用3-0铬线缝合卵巢肿瘤移除后的缺口，降低卵巢内的空隙以免形成血肿，然后以6-0的可吸收线缝合卵巢表皮切口。

第3种形态为深层侵犯（deep infiltrating endometriosis），子宫内膜异位组织沿着阴道与直肠之间的空间广泛的生长，其组织常类似子宫腺肌症的组织，常造成性交疼痛，将深层侵犯子宫内膜异位组织切除后，腹膜的缝合尤其是cul-de-sac的腹膜可以6-0的可吸收线缝合。

子宫肌瘤切除术

有人直接就切开子宫，做肌瘤切除术。也有人会先做预防止血的动作，先将卵巢韧带（ovarian ligament）下缘的两侧阔韧带（broad ligament）打开一个小孔，再用一个导尿管穿过两侧阔韧带的小孔以Kelly夹住导尿小管渐次旋转将子宫下段圈住并借着紧缩的导尿小管压迫两侧子宫动脉上升支，每隔至多5~15分钟放松一次，也有人同时再加上无创性Kelly夹住两侧漏斗骨盆韧带（IP ligament），阻断来自IP韧带的血管，也是每隔至多5~15分钟放松一次，以免造成组织坏死，以上的两种方法都是降低肌瘤切除术（myomectomy）时的出血量，这对贫血却又不想输血的病人有帮助。待子宫肌瘤切除手术结束后，再将此两侧阔韧带小切口缝合。

肌瘤切除术对有粟米状肌瘤（miliary myoma），也就是子宫内有许多数不清的大小肌瘤的案例特别有帮忙，可以彻底清除所有的肌瘤，主要是经由手的触感而能发现甚至像米粒大的小肌瘤，另外对于特别大的肌瘤，肌瘤切除也很有用，巨大的肌瘤有时并非是做腹腔镜手术的适应证。

肌瘤切除术的缝法基本上是很自由的，一般可分为内层及外层，内层的缝法可以是连续的或是间断的缝合子宫肌肉层，主要的重点就是减少组织间隙，以免伤口内积血造成脓肿。

在做子宫肌瘤切除术时，以一只手固定住肌瘤，再以一只手持电烧切出适当的椭圆形切口，然后穿透假膜直达肌瘤，再以手术巾钳、挂钩（tenaculum）或是有人惯用粗丝线缝住肌瘤做牵拉（traction），以利剥离肌瘤，一般切除肌瘤即可，假膜部分也可留下来，理论上并不会增加肌瘤以后的复发率，因为假膜组织仅止于结缔组织及血管并无肌瘤的部分，子宫外层切口的处理与以后粘连的形成有很大的关联，子宫肌瘤除术最大的困难，就是粘连的预防，也是所有保守性腹腔手术最大的难题。

子宫肌层外层伤口的处理一般是于内层紧密的止血后，伤口用 6-0 Vicryl 或 Dexon 加以缝合伤口的浆膜层。也有人主张以不可吸收线 6-0 聚丙烯线做连续锁缝合子宫切口的浆膜层，因为是不吸收线把伤口做更紧密的结合，减少伤口暴露的机会。子宫肌瘤的切口最怕的就是肠与子宫紧密粘连，造成肠功能失调、腹泻甚至阻塞，另外，也怕其他的粘连，例如：子宫与输卵管及卵巢的紧密粘连，造成日后的不孕。有时有人主张用防粘连贴布盖住止血完全即缝合后的子宫伤口，或是也有人使用三合一溶液（如抗生素、大分子葡聚糖溶液、类固醇 3 种成分混合成 200~300ml）留置于手术完成后止血完全的腹腔，希望减少粘连。

卵巢囊肿摘除手术

卵巢囊肿以电烧或激光切开，小心剥离卵巢囊肿，最好完整取出，若破裂后，小心地将卵巢囊肿的囊肿壁（cystic wall）剥离，卵巢囊肿移除后的缺口以电烧小心止血，避免烧灼太过，造成卵巢伤害。然后用 3-0 铬线缝合卵巢肿瘤移除后的缺口，降低卵巢内的空隙以免形成血肿，然后以 6-0 的可吸收线缝合卵巢表皮切口，降低粘连。

结 论

随着时代的进步，许多手术已经慢慢地由腹腔镜手术来执行，保守性显微腹腔手术的角色也有了转变。但随着防止粘连科技的进步，增加了显微腹腔手术的成功率。另外，对腹腔镜手术治疗极限的了解，显示腹腔镜手术并非是万灵丹，尤其是对肠管与生殖器官的粘连的病患，需要好好地分离粘连才有自然怀孕的机会。另外，对需要精密缝合组织或腹膜，以避免粘连产生的手术，也只有显微腹腔手术才能做得更好。保守性显微腹腔手术可以利用医师精巧的双手，借由高超的技术、更精细的仪器、更进步的止血或切割技术，做更好的缝合，达到减少粘连，治疗不孕症，使病人最终达到怀孕目的。

参考文献 (FURTHER READING)

1. Gauwerky JFH: Reconstructive tubal surgery in Reproductive Medicine edited by Runnebaum B, and Rabe T, 2nd Edition. 1997.
2. 蔡明贤：第十九章保守性腹腔手术的方法和原则. 不孕症及生殖内分泌学，1997.
3. Gomel V: Principles of microsurgery for infertility in Microsurgery in Gynecology. Edited by Philliss, JM, Downey CA. American Association of Gyndcologic Laparoscopists.
4. Diamoid E: Lysis of postoperative pelvic adhesions. Fertil Steril 31:287, 1979.
5. Diamond MP et al: Adhesion reformation and de novo adhesion formation following reproductive pelvic surgery. Fertil Steril 47:864, 1987.
6. Gomel V: Tubal reanastomosis by microsurgery. Fertil Steril 28:59, 1977.
7. De Cherney AH et al: Modern management of tubal pregnancy. Curr Probl Obstet Gynecol 9:15, 1983.
8. Wheeler JM et al: The surgical management of endometriosis. Obstet Gynecol Clin North Am 16:147, 1989.
9. Scenken R et al: Conservative surgery versus expectant management for infertile patient with mild endometriosis. 37:184, 1983.

10. Kell RW: Laser surgery of the fallopian tube in Laser Surgery in Gynecology and Obstetrics, ed. Keye WR Jr Boston, 111—133, 1985.

11. Olive DL et al: Endometriosis-Associated Infertility; A critical review of therapeutic approaches. Obstet Gynecol Surv 41:538, 1987.

第 4 篇

男性不孕

20
Chapter

男性不孕的病因与诊断

陈芳萍

男性不孕的病因

在所有不孕症的原因中，依据 Oehninger 等学者在 1991 年的统计资料中，发现在受检的不孕夫妻中男性不孕症约占 30%，其异常可大致分为“精液的异常”与“性功能的障碍”。

依据 WHO 1999 年所定的标准正常的精液（normozoospermia）的量至少有 2 毫升（2ml 或多些）；精子的浓度至少每毫升 2000 万（20×10^6 精子或多些）；在射精后 1 小时内，至少有 50%的精子呈直线前进的活动力（精子活动力分类属于 a 及 b 者），或至少有 25%呈快速前进的精子（精子活动力分类属 a 者）；且至少有多于 14%的精子形态为正常；另至少 75%以上为活的精子；精液中白细胞少于每毫升 100 万个（表 20-1）。根据上述的几个要素，常见的异常精液有以下几种情形：

1. 精子减少（oligozoospermia）

乃指精子的浓度少于每毫升 2000 万（20×10^6/ml）。

2. 精子活动力异常（asthenozoospermia）

乃指直线进行的精子（精子活动力分类属

表 20-1　正常精液的指标

容量（volume）	大于或等于 2ml
酸碱度（pH）	7.2~8.0
浓度（concentration）	每毫升至少 2000 万只精子（20×10^6）
全部精子数（total sperm count）	每次射精至少 4000 万只精子（40×10^6）
活动力（motility）	射精后 1 小时内，至少有 50%的精子呈直线前进的活动力（精子活动分类属于 a 及 b* 者，或至少有 25%呈快速前进的精子活动力分类属于 a* 者）
形态（morphology）	至少有 30%的精子形态为正常 **，至少有多于 14%为正常 ***
生命力（vitality）	至少有 75%为活的精子
白细胞（white blood cell）	每毫升精液中少于 100 万个白细胞（1×10^6）
免疫念珠试验（immunobead test）	附有颗粒的精子少于 20%
混合抗球蛋白反应（MAR test）	附有颗粒的精子少于 10%

* 精子活动分类：a 代表快速前进；b 代表缓慢前进；c 代表原地活动不前进；d 代表不活动

** WHO，1992

***WHO，Kruger（Tygerberg）Strict Criteria，1999

于 a 及 b 者）少于 50%，或属于 a 活动力的精子少于 25%。

3. 畸形精子症（teratozoospermia）

乃指正常形态的精子少于 14%。

4. 精子减少、活动力差并畸形综合征（oligoasthenoteratozoospermia，OTA syndrome）

乃指精液中精子的数量、活动力及形态皆异常（若仅其中两个要素异常亦称之）。

5. 无精子症（azoospermia）

乃指精液中完全没有精子。

6. 无精液症（aspermia）

乃指没有射精或完全没有精液。

造成精液异常应考虑睾丸本身精子生成（spermatogenesis）的障碍，或精子运送系统（transport system）的问题。

精子生成异常的原因

引起睾丸制造精子障碍的原因有以下几点：

1. 先天性异常

无睾畸形（anorchism）、隐睾症（cryptorchidism）、睾丸未降（undescended testis）、先天性生精小管不足（congenital inadequacy of the seminiferous tubules）等。

2. 染色体异常（chromosomal anomality）

Klinefelter's syndrome（47,XXY）、Y 染色体缺损等。

3. 激素异常

垂体功能减退症（hypopituitarism），高催乳素血症（hyperprolactinemia）等。

4. 感染性疾病（infectious diseases）

有些感染会引发睾丸炎（orchitis），造成睾丸萎缩，而影响精子的生成。如化脓细菌（pyogenic bacteria）感染睾丸，其多由男性生殖运送系统（输精管 vas deferens，附睾 epididymis）先感染，再感染至睾丸；慢性泌尿道感染造成前列腺炎（prostatitis）及精囊炎（seminal vesculitis）再播散到输精管及附睾，最后再感染到睾丸；另病毒感染（virus infection）亦常引起睾丸炎，例如腮腺炎（mumps）、水痘（varicella）、麻疹（measles），及某些流行性感冒病毒（influenza）；又结核病睾丸炎（tuberculous orchitis）、梅毒肿（syphilitic gumma）、淋病（gonorrhea）等，亦都是常见引发睾丸炎的感染疾患；霉菌感染（fungus infection），如放线菌病（actinomycosis）及芽生霉菌（blastomycosis）造成睾丸炎较少见。

5. 精索静脉曲张（varicocele）

乃指在睾丸或附睾上方，一个蚓状静脉丛（pampiniform plexus），发生了不正常的扩张或扭曲。精索静脉曲张会造成睾丸体积变小，质地变软，甚而萎缩，故常引起精液品质的异常，根据 WHO 对 9038 位男性的研究报告，发现在不正常精液的男性中，其精索静脉曲张发生率（25.4%）较具正常精液者（11.7%）多 2 倍多，但精索静脉曲张引起精液异常的机制，目前尚无定论。

6. 慢性疾病

如糖尿病、肺结核、高血压及甲状腺疾病等，都会影响精子的生成。

7. 外伤（trauma）

造成睾丸萎缩。

8. 环境中的毒素

如辐射线（radiation）、重金属的污染（heavy metal exposure）、DDT 杀虫剂等。

9. 睾丸肿瘤

10. 药物影响

如长期服用类固醇激素（corticosteroid）、外用睾酮（testosterone）、大麻等。

11. 自体免疫疾病

因对自已的精子形成免疫反应，致使睾丸无法形成精子。

精子运送系统障碍

常见的精子运输系统异常的疾病如下：

1. 先天性无输精管症（congenital bilateral absence of vas deferens，CBAVD）

造成无精子症（azoospermia）。

2. 射精逆行（retrograde ejaculation）

系指射精时，精液不由阴茎尿道而出，却进入膀胱。故患者多有射精时，精液量非常少或甚至没有精液，且呈现无精子症（azoospermia）或重度精子减少症（oligozoospermia）；性交后的尿液呈现混浊状。此乃导因于不恰当化学信息、药物（如：α-blockers）、外伤或手术、慢性疾病（如：糖尿病）、神经系统障碍，或不明原因等。

3. 输精管炎

附睾、前列腺炎，或精囊炎皆会造成精子运输系统阻塞，而导致精液异常。

性功能障碍

造成男性不孕的病因尚需考虑到性功能障碍的问题，常见的异常如下：

1. 阳痿（impotence）

系指在正常性交下不能呈现或维持适当的勃起，其原因有心理（psychologic）或生理因素；生理因素包括全身性疾病，如：糖尿病（最常见的致病因素）、梅毒、酒精中毒、毒瘾者、垂体功能低下，及甲状腺功能低下；局部异常，如：先天性性器短小或畸形、生殖器发炎等；血管异常，如主动脉瘤（aortic aneurysm）、特发性主动脉末端血栓(Leriche's syndrome）等；神经系统功能障碍，如：脊髓伤害、垂体肿瘤（pituitary microadenoma）、多发性硬化症（multiple sclerosis）；手术，如交感神经切除术（sympathectomy），尤其易发生于会阴或前列腺切除术（perineal prostatectomy）；药物的作用，如：抗高血压药、镇静剂、安眠药、安非他命等。

2. 早泄（premature ejaculation）

即阴茎在插入阴道前即射精，或在阴道口附近射精，致使精子不易到达子宫口。多为心因性造成，但亦有少数导因于前列腺炎或神经传导的障碍。

3. 迟泄（retarded ejaculation）

乃不论性交多久，也未能达到射精的状态。通常是精神（psychologic）有问题所引起，但糖尿病、脊髓疾患（如：多发性硬化症 multiple sclerosis）及一些抗高血压药物亦会引起迟泄的情形。

4. 尿道下裂（hypospadias）

会造成性功能异常。

男性不孕症的诊断

1. 病史

对一般不孕的夫妻应先了解其基本资料，如：夫妻年龄，结婚多久，未避孕时间多久，过去所用的避孕方法，是否曾做过有关不孕的检查，其结果如何，是否曾接受有关不孕的治疗，其情形如何等。另对任何曾罹患或现在的疾病，或曾接受过手术或其他治疗，或曾有过何种意外伤害都需详细评估与记录是否与不孕症有关，例如：有些似乎无害的感染，如：麻疹、轻微肺炎或较严重的伤寒（typhoid）却可对精子的生成造成严重的伤害；因两侧隐睾（cryptorchidism）或疝气接受手术治疗时，输精管最易在此时受伤，故是最常见造成精子传送系统阻塞的原因；另外有些性病，如梅毒、淋病、衣原体（chlamydia）感染，及慢性泌尿道症状及感染，都可能与不孕有关。有些在做精液分析前6个月所罹患的发热疾病，可能造成暂时性的精液异常；另过量的饮酒（每日超过60克酒精）、抽烟、麻醉药的服用，或定期使用“三温暖”，亦可能导致暂时性的不孕症。所以详实及完备的过去史对男性不孕的诊断是相当重要的。

另有些家族史的疾病亦会影响受孕能力，如：糖尿病、甲状腺疾病、肺结核、高血压、血管疾病，及服用DES等。故亦不能忽略家族史的重要性。

2. 男性生殖器的检查

对男性不孕症患者，除了一般的身体检查

(physical examination)外，更应详细检查其生殖器官，首先先视诊其阴茎及尿道开口，需注意到包皮有否异常；再触诊阴囊内容物，即睾丸的位置、硬度及有否压痛等，一般触诊时，睾丸应可在阴囊中自由移动，随着睾丸的移动，阴囊也会伸缩，用手指压睾丸，会有疼痛感，如不觉得疼痛，即可能有异常；再将阴囊于睾丸处拉平，以测量睾丸的体积大小，正常的睾丸大小至少15ml，少于15ml者多伴随着不正常的精子状态；另睾丸没有一般应有的硬度多代表生精小管表皮细胞丧失，如：单纯石托利细胞综合征（Sertoli cell only syndrome）及Klinefelter综合征。往睾丸上部触诊附睾及输精管，注意有无囊肿、肥厚或压痛，可辨别现在或过去有否感染疾病发生。因疝气或阴囊积水造成阴囊肿大极易辨视；让病人站立并做Valsalva手法时，精索静脉曲张的情形便可观察到。最后要检查前列腺和精囊，除非是很肥胖的患者，否则肛诊（把手指插入肛门），在离入口3~4cm处，可摸到一小栗状、有弹性的前列腺，若有肥大及压痛等症状时，须特别留意，可轻轻按摩前列腺，以产生分泌物，若有炎症，在显微镜下可见脓细胞；精囊在正常时触摸不到，只有炎症或水肿时才能触摸到。

3. 激素检查

激素检查一般和精液分析同时进行，主要包括卵泡刺激素（follicular stimulating hormone，FSH）、黄体生成激素（luteinizing hormone，LH）及睾酮（testosterone），而雌二醇（estradiol，E2）及催乳素（prolactin，PRL）只在特别的病例中方检验。有时以经济考量，只先检查FSH。一般而言FSH值反映生精小管（seminiferous tubules）的活力；而LH间接表示睾丸间质细胞（Leydig cell）的功能，睾酮亦是反应Leydig细胞的功能；在有女样男乳（gynecomastia），对睾酮有拮抗，或有雌激素过多（hyperestrogenism）的症候出现时，则需检查雌激素；而在有泌乳、阳痿、视野有变化，或肢端肥大病（acromegaly）及肾衰竭存在时，则需测定催乳素的值。

FSH值上升表示胚芽细胞（germinal cell）不足，在无精子症者，FSH值上升代表原发性胚芽细胞衰竭（primary germinal cell failure）、单纯Sertoli细胞综合征，或基因异常的疾患如：Klinefelter综合征；若FSH值上升并伴随LH上升及不太正常的睾酮，则表示为原发性睾丸衰竭（primary testicular failure, or andropause）；只有LH上升并有相当低的睾酮，则是Leydig细胞不足的表征；若施予促性腺激素释放激素（gonadotropin releasing hormone GnRH），可协助诊断促性腺激素不足是导因于垂体不足或下丘脑功能的不足；抑制素（inhibin）是由Sertoli细胞分泌的，可抑制GnRH刺激垂体分泌FSH，所以在给予GnRH刺激后，若FSH过度上升，则表示缺少抑制素，而此即反应乃Sertoli细胞不足，这项检查亦可协助诊断单独的原发性胚芽细胞衰竭；在第二性征发育不全或性无能的男性，必须检查睾酮，有时雄激素不足的唯一征兆只有出现精子活动力不良及形态不正常，乃因附睾精子成熟的过程因雄激素不足而受影响 ；欲测试Leydig细胞的功能，可行人类绒毛膜促性腺激素（human chorionic gonadotropin，hCG）刺激试验，即注射5000IU的hCG，检查48~96小时后的睾酮值，在生殖腺功能不足（hypogonadism）的男性患者，睾酮不会上升，若怀疑是Leydig细胞中酶缺陷者，可同时检查雄烯二酮及17-羟孕酮，以诊断是17α酮还原酶（17-α ketoreductase）或17-20碳链酶（17-20-desmolase）的异常；在hCG刺激后所产生的睾酮会刺激精囊、附睾及前列腺，则精液的浓度会增加，所以若睾酮增加，而射精液的浓度未增加，则表示精液传送系统有阻塞，或功能不良，或者第二性腺发育不全，因此在做hCG刺激试验时，同时检验睾酮及精液中的某生理物质浓度，可协助诊断异常之所在。

4. 精液分析（semen analysis）

是男性不孕症最重要的检查。若操作与判

读适当，由精液分析的结果可反映出睾丸的精子生成和类固醇生成（steroidogenesis）的功能，以及第二性腺的功能。其方法分述于下：

（1）精液的收集

使用收集精液的器皿，必须是广口无橡胶且干燥无污染的容器，因橡胶和水会杀死精子，且此容器须经生物、化学试验不会影响精子；检验单上须注明患者姓名、禁欲时间、精液收集的日期及时间、做分析检查的时间等。一般适当的禁欲时间是至少48小时，但不超过7天；且以手淫方式取得；精液在送至实验室检验途中，应避免暴露于过低或过高的温度中（少于20℃及超过40℃），且最好在1小时内送至实验室，若欲做精子功能测定，更须在射精后1小时内将精子由精液中分离出。

（2）精液的肉眼检查

① 液化：正常的精液在室温下，60分钟内即液化，但有些存在有如胶状的颗粒，这种胶状物不会液化，而其是否有意义尚不清楚；若60分钟后仍有黏液状线丝，则表示液化不完全，会影响精子的活动，故需记录液化的时间；有些精液不会自然液化，需以机械式混匀，或加入菠萝蛋白酶（bromelin）1g/L或纤溶酶（plasmin）0.35~0.5 casein units/ml或糜蛋白酶150usp/ml来帮助液化，以利做精液分析，但这些治疗对精子功能或精液成分有否影响，尚不清楚。② 外观：在液化后或射精后1小时内，应在室温下检视精液，正常者呈均匀灰乳色，若精子浓度太低，则呈较清澈状；若存有红细胞，则呈棕色。③ 容积：精液容积一般是2~5ml，少于1.5ml或多于5.5ml，表示精液过少（hypospermia）或过多（hyperspermia）；精液量来自前列腺及附睾不超过1ml，主要来自精囊，所以当精囊发炎，或少部分因前列腺发炎，会导致精液过多，而稀释了精子数；而精液量过少常是前列腺或精囊慢性发炎的结果，亦可能是雄激素不足，或射精管道前端阻塞引起。

④ 酸碱度（pH值）：在射精后1小时内，以酸碱试纸测试其pH值，正常在7.2至8.0范围内。如果pH值超过8.0，可能是精囊的急性病症，或是取出的精液太久才检查之故（因精液会不断释放二氧化碳，所以pH值随时间而上升）；若pH值少于7，则可能是射精管阻塞，或精液有尿液的污染，或精囊慢性发炎的原因，而在无精子的精液，其pH值小于7，则应考虑输精管、精囊或附睾发育不良。

（3）精液的一般显微检查

精液液化后，需混合均匀，显微镜下检查，除了计算精子数、形态和活动力，应注意有无杂质、细菌、表皮细胞或血细胞存在，若有应加做细菌培养检查；除了检查有无不成熟的精子细胞外，亦需留意有无凝集现象，即精子间有头与头、尾部与尾部，或头与尾部凝集，若超过10%的精子有凝集，应考虑感染或免疫的问题，也需进行特殊检查。

① 精子浓度：精子浓度的计算要用特殊的计算池（counting chamber），如：血细胞计数器（hemocytometer），或Marler chamber，或Coulter counter等，其中以血细胞计数器较为准确，但精液须稀释，亦较繁复。正常的精子浓度是每毫升至少有2000万的精子（2×10^6/ml）。

② 精子活动力：在显微镜下观察精子，其活动力分为4级：ⓐ快速前进；ⓑ缓慢前进；ⓒ原地摆动；ⓓ不活动。精子的活动力和受精（fertilization）有密切的关系，故应记录活动精子所占的比例、活动力等级，及其持久性；正常的精子活动力为至少50%属于a及b级，或至少25%的精子属于a级。

③ 精子的形态：至少有60种不同形态的精子被提出，一般将精子形态的异常区分如下：ⓐ头部形状或大小异常，包括：太大、太小、细长型、梨状、不规则状、空泡状，或双头等；ⓑ颈部及中段异常，如斜颈、颈部或中段膨大、不规则，或没有尾巴等；ⓒ尾部异常，包括：尾部太短、不只一条、卷曲、断裂，或不规则等；ⓓ细胞质颗粒大于正常精子头部的1/3以上，一般细胞质颗粒位于颈部或精子中段的位

置。正常的精液至少30%的精子形态为正常。

④ 精子活力（vitality）：不活动的精子不是死亡，即是呈休眠状态，若不活动的精子超过50%，活的精子比例尤应计算，可以染色来辨别之，如：四溴荧光素（eosin）为水溶性溶剂，不能通过活细胞膜，故被染色者即为死亡细胞；至少需有75%为活的精子，方为正常的精液。

现在亦有人用电脑精子分析器来计算精子浓度及活动力，亦可分析精子头部运动的速率，但除了速率的分析外，其评估精子浓度及活动力不若显微镜下观察准确。

⑤ 精液中白细胞定量：精液中白细胞增加和精子的功能及活动力不足有关。在显微镜下，白细胞和不成熟的精子都呈现圆形细胞，所以有时会将不成熟的精子视为白细胞，故可以传统的过氧化物酶染色法（peroxidase 染色）及免疫细胞化学方法（immunocytochemistry）（即利用白细胞表现——特别的抗原 CD45）侦测白细胞。当确定精液中每毫升有超过100万白细胞时，必须评估生殖系统的感染。

（4）精子抗体检查

精子上存有抗精子抗体（anti-sperm antibody），被认为可能引起免疫性不孕症；精子的抗体主要有两种，即免疫球蛋白A（IgA）和免疫球蛋白G（lgG），而IgA比lgG更具有临床重要性。这种抗体的筛检，可用新鲜的精液做免疫念珠试验（immunobead test），或混合抗球蛋白反应试验（mixed antiglobulin reaction test，MAR test）；如果这些筛检为阳性，则应加做其他试验，以确定诊断，如：精子-子宫颈黏液接触试验，精子-子宫颈黏液毛细管试验，或侦测血清中的精子抗体等。

5. 睾丸活组织检查（testicular biopsy）

在精液分析检查发现异常的人，必须进行睾丸切片检查，以确认睾丸是否具有正常功能，因精液分析易受当时的身体状况，及输精管、尿道的影响，有时无法确认造成不孕的真正原因，如：无精子症者，无法判断是输精管阻塞引起的，还是睾丸制造精子的问题，故需取出一点点睾丸组织检查，方可了解精子制造的情形。正常的睾丸组织切片中应可观察到精原细胞（spermatogonium）、精母细胞（spermatocyte）、精子细胞（spermatid）、精子（spermatozoa）等，但缺乏造精能力的睾丸，则看不到精子。睾丸组织的异常，大致有以下几种情形：

（1）完全没有形成精子的细胞。

（2）虽有精子细胞，但未分化。

（3）精子细胞的发育成长停留在初级精母细胞（primary spermatocyte）的阶段。

（4）精子细胞的成长停留在次级精母细胞（secondary spermatocyte）的阶段。

（5）只有精子细胞的状态。

（6）虽有精子，但数量稀少。

其中（4）及（5）可经由治疗恢复功能，但其余状况则比较困难。

6. 其他评估男性不孕症的检查

（1）射精后尿液分析

精液过少或无者必须考虑射精逆行、无射精、射精管阻塞、性腺功能不足或先天性无输精管症（CBAVD）。可以射精后尿液分析来诊断射精逆行，在无精子或无精液患者，如果在其射精后尿液中发现精子，即可诊断射精逆行；而在精液过少者，则需在射精后尿液中发现相当数量的精子，方可诊断射精逆行。

（2）超声波检查

① 经直肠超声波（transrectal ultrasonography）检查：正常的精囊前后径少于1.5cm，在经直肠超声波检查中，若发现扩大的精囊或射精管，或前列腺囊肿，则需考虑部分或完全性射精管阻塞。所以经直肠超声波应使用于无精子但可触诊到输精管，或射精量过少者，以确定射精管是否阻塞。② 阴囊超声波（scrotal ultrasonography）检查：大部分阴囊的病变可以触诊发现，包括：精索静脉曲张、精液囊肿（spermatocele）、无输精管症，及附睾或睾丸肿瘤。阴囊超声波可发现无法触诊到的精索静脉曲张，及辨别理学检查时的异常发现，如：睾

丸在阴囊上部、小的阴囊囊肿，或其他无法行物理检查的构造异常的阴囊。③ 基因筛检（genetic screening）：基因不正常会影响精子的制造或输送，而引起不孕症，最常见与男性不孕症有关的基因异常有：

- 囊肿性纤维化（cystic fibrosis）基因突变，与先天性无输精管症有关。
- 染色体异常造成睾丸功能异常。
- Y 染色体缺损（Y-chromsome microdeletion）与精子生成障碍有关。

故对于非阻塞性无精子或严重精子过少的病患，在进行生殖科技治疗（如：ICSI）前，应建议行染色体检查及 Y 染色体分析。

参考文献 (FURTHER READING)

1. WHO Laboratory Manual for the Examination of Human Semen and Sperm-Cervical Mucus Interaction. 4th edition, Cambridge University Press. 1999.
2. Lunenfeld B, Insler V, Marek Glezerman: Diagnosis and Treatment of Functional Infertility, 3rd revised edition, Berlin: Blackwell-Wiss-Verl, 1993.
3. Forest MG, Roulier R: Kinetics of steroidogenics responds to HCG in relation to age or previous gonadotropin environment: induction of steroidogenic desensitization by pretreatment with HCG in hypogonadotrophic hypogonadic (HH) adult men. Advance mimiposters of the Sewnd European Workshop on the Testis, Potterdan, The Netherlands, 9, 1982.
4. Lunenfeld B, Eshkol A, Glezerman M: Male Climateric In: K Brandhauer, J Frick (eds.) , Handbook of Urology, Disturbances of Male Fertility, X VIth ed., Springer Verlag, Berlin, Heidelberg, New York, 421, 1982.
5. Makler A: A new chamber for rapid sperm count and motility estimation. Fertil Steril 30:313, 1978.
6. Brotherton J: Estimation of number, mean size and size contribution of human spermatozoa using a coulter counter. J Reprod Fertil 35:626, 1979.
7. Brooks A, Keel BS: The semen analysis: An important diagnostic evaluation. Lab Med 10:686, 1979.
8. Keiserman WM, Dubin L, Amelar RD: A new type of retrograde ejaculation. Report of three cases. Fertil Steril 25:1071, 1974.
9. World Health Organization: The influence of varicocele on parameters of fertility in a large group of men presenting to infertility clinics. Fertil Steril 57: 1289-1293, 1992.
10. Clinical Laboratory Improvement Amendments (CLIA) web site:www.hcfa.gov/medicaid/clia/cliahome.htm
11. Kruger TF, Acosta AA, Simmons KF et al: Predictive value of abnormal sperm morphology in in vitro fertilization. Fertil Steril 49:112-117, 1988.
12. Carter SS, Shinobara K, Lipshultz LI: Transrectal ultrasonography in disorders of the seminal vesicles and ejaculatory ducts. Urol Clin North Am 16:773-790, 1989.
13. Jarow JP: Transrectal ultrasonography of infertile men. Fertil Steril 60:1035-1039, 1993.
14. De Braekeleer M, Dao TN: Cytogenetic studies in male infertility: a review. Hum Reprod 6:245-250, 1991.
15. Krausz C, Quintana-Murci L, McElreavey K: Prognostic value of Y deletion analysis. What is the clinical prognostic value of Y chromosome microdeletion analysis? Hum Reprod 15:1431-1434, 2000.

21

Chapter

男性不孕的治疗

张宏江

前 言

生育问题在已婚男女中逐渐受到重视和讨论。由于社会环境的变迁，男女晚婚及性关系变得较复杂，使不孕问题增加。最近10年生殖科技在女性方面有大幅进步，人工生殖成功率增高，相对的就使男性生殖问题扮演的角色显得更重要。虽然有关男性生殖功能的研究已有相当多的报告，但很可惜的是至今仍无法以人为方式改变造精过程。因此如何给予造精功能异常的病人，适当的检查、诊断及治疗，就成了泌尿科医师的重要课题。

男性不孕的治疗，非常需要有正确的诊断。这包括了完整的病史询问、身体检查、精液检查、内分泌检查、经直肠超声波检查、输精管摄影和睾丸切片。只有正确的诊断，才能做正确的治疗。但很可惜往往最后只能得到不太肯定的推测原因。这是因为男性不孕往往有多重病因，将各个可能的病因，逐一治疗或祛除，才有可能得到改善，这是所谓的经验疗法（empiric therapy）。因此男性不孕的处理需要复杂的诊断及长的疗程，要以合理且最经济的花费来治疗。（表21–1）

表21–1 男性不孕鉴别诊断及治疗

可治疗的病因：
精索静脉曲张
精路阻塞（先天性或后天性）
感染
性功能异常或射精困难
促性腺激素不足的性腺功能低下
抗精子抗体
可能治疗的病因：
不明原因男性不孕
隐睾症
输精管缺损
性腺毒性物质（药物，放射线）
不可能治疗病因：
两侧无睾丸症
原发性睾丸生殖细胞未发育
染色体异常

精索静脉曲张（Varicocele）

精索内的静脉如有不正常的膨大扭曲称为精索静脉曲张。这种现象在所有男性中大约占

15%，而在原发性不孕病人约有35%可以发现精索静脉曲张。这是最普遍可以手术矫正的男性不孕病因。根据国内外的统计，手术后精液品质改善的比例约有60%~80%，而怀孕率大约是20%至60%。精液品质的改善，在活动力方面约有70%的改善率，其次是精子数目约50%的改善率，最无改善的是精子形态，大约只有44%。并不是所有的精索静脉曲张皆和不孕有关。临床上有明显可见的精索静脉曲张，且同时有不良的精液品质的男性不孕，需要接受手术矫治。一般来说愈明显的精索静脉曲张，其造精能力受损愈明显，这类患者手术后的精液品质改善程度愈大。精索静脉曲张对睾丸功能的破坏是持续性的，随存在的时间而逐渐加重，因此矫正精索静脉曲张，才能停止睾丸功能继续受到破坏。

(一) 手术方式

1. 后腹腔高位结扎手术

这种手术方式是在腹股沟内环（internal inguinal ring）处，切开皮肤，逐层分开腹外斜肌（external oblique muscle）及腹内斜肌（internal oblique muscle），在接近输尿管处分离精索内静脉（internal spermatic vein），此处接近精索内静脉汇流入左肾静脉处，因此只有1至2条分支需结扎。所以由后腹腔探索精索静脉较容易手术，时间也较短。

后腹腔手术的缺点是再发率较高，据统计大约是15%。失败的原因第一是在腹股沟区或后腹腔有和精索内静脉平行的侧支循环，这些侧支循环会绕过结扎处，于近端处又流入精索内静脉。第二是可能存在一些膨大的提睾肌静脉（cremasteric vein），这无法在后腹腔探查时发现。第三是后腹腔手术时，手术的伤口较深且较小，不易清楚分辨淋巴管及动脉。国外报道的术后并发阴囊水肿的比率有7%至33%，但在台湾及本人的经验中，阴囊水肿较少发生。青春期儿童接受后腹腔精索静脉曲张手术的再发率，国外报告大约在15%至45%之间。

2. 腹股沟区精索静脉手术

由腹股沟手术有许多好处。手术中精索可以清楚地整个分离出。睾丸动脉及淋巴管也可轻易分辨。由腹股沟手术可以处理精索外静脉和睾丸引带静脉（gubernacular vein），如此结扎精索静脉和侧支循环才能完全。

手术方式是在腹股沟管（inguinal canal）部位做5~10cm切口，打开腹外斜肌筋膜，分离出精索，打开精索构造，将所有可辨认的精索内静脉均结扎，要保留输精管、睾丸动脉及淋巴管。精索外的精索外静脉，平行于精索走向者，皆尽量结扎。

腹股沟精索静脉手术比后腹腔手术的复发率为低。但其他的并发症，例如阴囊水肿和睾丸动脉受损则相同。

3. 显微精索静脉手术

将显微技术引入精索静脉曲张的手术，已大幅降低阴囊水肿及睾丸萎缩的并发症。Marmar等（1985）将手术位置下降至腹股沟下方，于腹股沟外环下方做切开，免除打开腹股沟管的步骤，以手术显微镜辨认及保留动脉和淋巴管，也可以结扎到提睾肌静脉和其他侧支静脉。这种手术方式较快，伤口较小，也可以局部麻醉的方式完成。

另外也有人以较高位腹股沟切口，同时移出睾丸，以显微手术方式，完全结扎睾丸的精索内、外静脉和其他侧支循环。值得一提的是，利用罂粟碱（papaverine）浸润精索，可以辨认出较明显跳动的睾丸动脉。这种手术的并发症相当低，再发率只有0.6%。

4. 腹腔镜精索静脉曲张手术

腹腔镜手术一样可以应用在精索静脉手术。基本上其结扎的部位和后腹腔手术方式相同，因此腹腔镜手术的再发率和后腹腔手术方式相同。腹腔镜手术占的优势是它有放大作用，因而不易误伤动脉和淋巴管。虽然有报告认为以腹腔镜结扎精索内静脉在临床上应是一个有效的方法，可以减少术后疼痛，尤其适于两侧病灶或腹股沟已有瘢痕者。但它的缺点，则包括了手术的危险性较高，并发症多，手术时间长。其伤口也和传统手术相差不多。

(二) 结论

精索静脉手术对于停止造精能力的继续受损，确实有效而且术后也能使造精功能改善。手术的并发症包括阴囊水肿、睾丸萎缩和复发。避免这些并发症的方法是采用显微手术，由腹股沟结扎，结扎的血管要包括精索内、外静脉和其他阴囊静脉，避免伤及睾丸动脉、淋巴管和输精管及其伴随的动静脉。

生殖管路阻塞 (Genital Duct Obstruction)

在不孕病人中其病因有7%是属于这类生殖管路阻塞。这种病因可以手术治疗。生殖管路包括由睾丸出来的输出细管（efferent ductule）、附睾小管（epididymal tubule）、输精管至射精管（ejaculatory duct），这整条通路都有可能因先天或后天因素而狭窄或缺损。例如淋球菌或结核菌性附睾炎引起的附睾阻塞、先天性输精管缺损（congenital abscence of vas deferens）、射精管阻塞，当然最多的一类是因男性结扎手术后希望再接通的病例。

这些生殖管路阻塞的病例需进行显微重建管路手术。依阻塞部位的不同，手术方式可分成输精管吻合术（vasovasostomy）、输精管附睾吻合术（vasoepididymostomy）及经尿道射精管切开术（transurethral resection of ejaculatory duct）。

(一) 输精管吻合术

一般施行于男性结扎后想再生育的病例。麻醉一般采用腰椎或硬脊膜外麻醉。由于不希望病人在手术中移动影响显微手术进行，因此不建议使用局部麻醉。手术切口直接施行于阴囊。输精管吻合术和一般手术的管道吻合原则相同。以下提出6点，以供参考。

1. 要有正确的内膜吻合：在睾丸侧的输精管断面往往比腹腔侧的断面大。要吻合不同管径的输精管易造成失败，因此可先以鼻泪管通条扩张，使两侧管径相同。

2. 完全不漏的吻合：由于精液具有抗原性会引起局部炎症反应，而使吻合处结疤，通路可能再度受阻。

3. 完全无张力的吻合：吻合时应足够地分离输精管断端，并且要在输精管的外膜周围增加几针加强缝线，减低吻合处的张力。

4. 良好血流供应：吻合处若发现血流很少，则应切除断端，直到有良好的血流处为止。

5. 完好的内膜及肌肉层：假如发现输精管内膜或肌肉层脆弱，伸展性不佳，则应往上寻找直到有健康的内膜和肌肉层为止。

6. 良好无伤害性的吻合技术：假如手术中发现因缝合技术或处理吻合端不良而伤害到内膜，则应废弃已吻合者，切除重做。

详细的手术步骤，请参考泌尿外科手术相关书籍，此处不予详述。

(二) 输精管附睾吻合术

附睾内是200μm直径的弯曲紧密缠绕的单一小管，长2.7米至3.7米。精子在管内逐步成熟。这小管可能因感染而阻塞，因此以显微手术，将输精管和阻塞部位近睾丸端的附睾小管吻合，可以达到治疗附睾阻塞的目的。由于附睾小管的管径相当小，要将较大管径的输精管与极小管径的附睾小管吻合，需要手术者熟练精细的显微手术技巧。因此必须要很有经验的手术者才可施行这种手术。手术方式分成两种分述如下。

(三) 端对端吻合术 (End-to-end anastomosis)

这种吻合方式适合于附睾小管没有膨大，必须横切小管才能有清楚的横断面，且阻塞部位接近附睾尾端。此处的附睾较窄，与输精管外径相近，较易做端对端吻合。

(四) 端对侧吻合术 (End-to-side anastomosis)

这种方法对附睾较无伤害，手术时间短及技术较容易。只要附睾小管有膨大，小管切面边缘可清楚分辨，则以端对侧吻合较容易正确地缝合输精管外膜及肌肉层和附睾的外膜。

显微输精管附睾吻合术的成功率和施行手术者的个人技术关系很大。国外的报告，在50%至70%的术后精液可以找到精子，但25%又会转变成无精子状态。国内则没有较大系列的报告。但有趣的是国内外均有人报告，术后往往不会立即有精子排出，追踪精液的时间往往要长达1年以上，可能还有机会出现精子。

(五) 射精管阻塞的手术治疗

这种状况的精液会表现无精子或极度稀少。精液量很少，精液的乳糖很低或完全没有。输精管至少1条正常，睾丸大小及FSH正常。这种情况可能就是射精管阻塞。确定的诊断要靠输精管摄影及膀胱尿道镜检查。假如射精管膨大或形成囊肿，也可以高分辨经直肠超声波作诊断。手术治疗一般利用经尿道切除术，配合甲基蓝染料由输精管注入，来标示阻塞点。切开阻塞的射精管出口，但手术中避免伤及膀胱颈。

生殖道感染 (Genital Tract Infection)

一般认为精路感染可能会造成精液品质不良。明显感染造成不孕的因果关系较为确定。例如淋球菌或衣原体（chlamydia trachomatis）引起的严重附睾炎会使附睾小管阻塞。前列腺炎也可能引起射精管阻塞。但对于临床上没有症状的精路感染是否会引起不孕呢，则各人看法较不一致。精液中的白细胞和不成熟的精子形态不易区分，因此必须先加以染色才能分别。正确的诊断，往往可剔除一些误认不成熟精子为脓细胞的错误病例。

一些研究发现不孕者和正常男性其感染衣原体、大肠杆菌、支原体（mycoplasma）的比例没有差别。但也有报告认为假如在精液中每毫升有超过1万个白细胞，其精液品质会明显变差。尽管有如此相背的研究报告，但一般传统治疗男性不孕，常会考虑给予抗生素治疗。

由于精液中的致病菌不易分离，所以一般多给予广效抗生素，如四环素，以去除包括衣原体及脲原体（ureaplasma）感染。也建议夫妻两方要同时治疗，以避免交互再感染的可能。

对于不孕给予抗生素治疗，持反对意见的人认为抗生素本身就是一种伤害造精能力的药物。所以对于不孕男性，若怀疑有感染存在，应该要有完整的病史询问、理学检查、尿液检查。而大多数没有感染症状的不孕病人，则要注意以正确的染色，分辨精液的白细胞，确定有感染存在才需要接受抗生素治疗。

男性不孕的预防

男性不孕的治疗和其他的疾病有所不同。由于生活周遭的物理或化学因素有可能会伤害睾丸造精功能。生殖上皮细胞是快速分裂的细胞，因此易于受到伤害。造精功能和雄激素（androgen）有关，影响雄激素的制造和作用的因素，也间接伤害睾丸造精功能。已知许多药物和化学物质，会影响造精功能。还有其他环境因素也可能会对造精功能产生不良影响，仍尚待更多证据支持。

治疗男性不孕，对于病人的病史要详尽地询问可能遭受这些不良因素的可能性。对于发现的可能不良因素，要给病人适当教育，避免更进一步持续的伤害。以下介绍几种可能的不良因素。

1. 抗癌药物

已知大多数的化学治疗均会伤害造精功能，睾丸内分裂旺盛的精原母细胞（spermatogonia）和精母细胞（spermatocyte）是最易受伤害的一群。已知有害的抗癌药物有氮芥（nitrogen mustard）、阿霉素（adriamycin）、白消安

(busulfan)、丙卡巴肼（procarbazine）和长春花生物碱（vinca alkaloids）。化学治疗后若有残存的精原干细胞（spermatogonial stem cell）则有机会恢复造精能力，这种恢复期需要长达1年。

对于要接受化学治疗的病人也可以考虑给予保护性的降低其造精功能的治疗，一些具有抗雄激素（antiandrogen）作用的药物，例如氟他胺（flutamide），GnRH拮抗剂和枸橼酸氯米芬可以使睾丸的生殖上皮细胞分裂暂停，避免受到抗癌药物的伤害。这种预防方式，在动物实验上已获得成功。

2. 酒精（alcohol）

慢性酒精中毒的睾丸会萎缩，且精子数下降，游离态的睾酮下降。因此这些人会有阳痿、男性女乳症及男性性征消退的现象。

3. 香烟

抽烟会使精液量下降，不正常的精子数增加。虽然也有报告认为抽烟不会影响精液品质，但大多数的研究认为戒烟可以改善精液品质。

4. 其他

已知的不良因素很多。大麻（marijuana）会降低血中睾酮浓度，减少精子数目。孕妇若使用己烯雌酚（diethylstilbestrol），易产下隐睾或附睾囊肿的婴儿。呋喃妥因（nitrofurantoin）会使睾丸造精过程出现早期成熟阻滞。西咪替丁（cimetidine）、磺胺药、四环素、庆大霉素（gentamycin）、红霉素、秋水仙碱（colchicine）及别嘌醇（allopurinol）会伤害造精功能。环境污染物，如铅、镉、砷和双溴氯丙烷（dibromochloropropane）、高温及放射线均会引起不孕问题。

原因不明男性不孕 (idiopathic male infertility) 的治疗

虽然诊断技术的进步，但大约仍有25%的异常精液品质，仍无法寻找出其病因。这种情况称为原因不明男性不孕。这类男性的精液品质，在各种指标皆可能有异常，而非只有单一精子浓度发现异常。在病史、身体检查及内分泌检查方面大多是正常的。

对于这种原因不明男性不孕的治疗方法很多，但没有一种治疗方法能对大多数这类病人有效；相反的，也很少有完全无效的方法。这么众多的治疗方式，至今很难证明其功效，也不能否定其功效。这是由于精液分析的多变性，以及客观、双盲交叉试验困难施行。所以男性不孕的经验疗法在过去30年没有明显的进展，只有等到对这类不孕的病因有充分的了解，才能有充分有效的方法治疗这类病人。

若考虑以经验疗法治疗这类不明原因男性不孕的病人。应该至少进行3~6个月，即一个完全的造精过程。假如还是不能成功，才开始接受人工协助生殖技术。

以下针对各种可能有效的经验疗法介绍。

(一) 枸橼酸氯米芬 (clomiphene citrate)

这种药物有抗雌激素的作用，它可以阻止雌激素作用于下丘脑的雌激素受体，因而增加GnRH分泌，GnRH又刺激垂体分泌促性腺激素（gonadotropin），促性腺激素可刺激睾丸分泌睾酮，FSH也可增加对Sertoli cell的刺激。这种内分泌的改变可以改善精子的制造。枸橼酸氯米芬是最常使用的抗雌激素药物。它同时有雌激素功效。因此使用剂量高于每天100mg可能会对精子制造有不良效果。一般建议量是每天25~50mg，持续3~6个月。

枸橼酸氯米芬的效果，报告差异很大。由效果很好至完全无效皆有。对于精子浓度的改善较多。对于活动力改善较少。另外一种口服抗雌激素的药物是他莫昔芬（tamoxifen）。这种药物没有雌激素的作用。最常采用的剂量是每天10~20mg。它也对精子浓度有改善作用。

(二) 雄激素 (Androgens)

睾丸的造精功能需要高浓度的睾丸内睾酮。因此单靠外来的雄激素（androgen）是无法达成的。事实上若给正常男性12周以上的睾酮，会引起无精子症，停止使用睾酮后，精子浓度可以回到正常值。也有一些报告指出在精子稀少的病人，治疗后可以使精子数目改善。这些报告的精子数目改善比例在20%至70%，而怀孕率在0至43%。睾酮的治疗方式，可以使用睾酮丙酸盐（testosterone propionate）50mg肌肉注射，一周3次，或庚酸睾酮（testosterone enanthate）200mg肌肉注射，一周1次，疗程要持续12~20周。结束注射后，要追踪精液状况6个月以上。由于睾酮本身对人体有不良的副作用，因此一般不建议长期使用这类药品。

(三) 促性腺激素 (Gonadotropins)

可使用人类绒毛膜促性腺激素（hCG）和人类停经促性腺激素（hMG）。hCG具有LH的功能，可以刺激睾丸内制造睾酮。hMG除了具有LH的功能，也具有相等的FSH功能。因此可结合hCG和hMG，增加FSH的作用。增强FSH的作用可以使促性腺激素的治疗效果更显著。hCG给药的途径是肌肉注射，剂量为2500~5000 IU，每周注射1~3次，持续12~15周。治疗的效果则报告差异很大，精子数目改善率17%至35%，精子活动力改善率22%至94%，怀孕率为6%至47%。hCG和hMG一起使用，效果是否会更好呢？至今没有直接的临床证据可以证明这点。

(四) 己酮可可碱（Pentoxifylline）

此药物可以抑制cAMP（cyclic adenosine monophosphate）被磷酸二酯酶（phospho diesterase）分解，因而增加细胞内的cAMP浓度。口服己酮可可碱对于精子品质没有持续改善的功能，但若在体外使用于IVF时，可以增加精子的授精力。

(五) 中药 (Herbal drug)

虽然中国传统中药有不少据称有强精作用的中药处方，而且也广泛流传于民间，但科学性的研究报告不多。根据国内报告中药复方在体外实验能促进精子活动力的只有3种，有些甚至有抑制作用。但口服后是否有增强精子活动力的效果，则仍待进一步评估。国外则有动物实验报告认为补中益气汤及六味地黄丸，可能有助于大鼠在附睾的精子成熟及增加睾酮的制造。

(六) 结论

以药物治疗不明原因的男性不孕，至今仍未有确切有效的证据。只有少部分的不孕病人，可以由这些经验疗法获得改善。因此为病人找出可治疗的病因，以及等待确实寻找到这类不孕病人的致病机制，才能根本治疗这些不明原因的不孕。

吾人兹建议如下的治疗方针。对于不孕男性，若其精液品质不良，不足以施行人工协助生殖，可考虑使用氯米芬和hCG。血中的FSH若正常，而精子数目不足，可以使用氯米芬，起始剂量为每日25mg，逐渐调整剂量使血中FSH上升，而血中睾酮在正常值上限。hCG则可考虑使用在精子活动不足、需作人工协助生殖的病人。这些治疗的期间，需继续维持6个月以上，才足以评估其效果。

收集精子的手术技术

不孕的无精子患者，假如以手术重建精子运送通路有困难，必须借助人为手术方式收取精子。这些手术的共同目的有三，第一是要收集最佳品质的精子，第二是要收集足够数目的精子以供立即进行的试管内受精及冷冻保存以便再次进行人工生殖操作。第三则要尽量减少对输精管路的损伤，以避免增加下一次取精手术的困难度。以下介绍3种阻塞性无精子症的手术取精的方式。

(一) 显微附睾取精术（Microsurgical epididymal sperm aspiration，MESA）

这是打开阴囊直接由附睾收取精子的方式。

一般在显微镜操作下施行，附睾小管的选取原则是以饱满但又不是已被黄色凝固乳酪状物阻塞的附睾小管为较佳。由附睾小管收集精子使用显微穿刺小管，后接三向（3-way）接头，分别与1ml及10ml针筒相接，针筒内预先填满培养液。切开附睾小管一侧，抽取由管内流出的精子，或以显微穿刺小管插入小管内，吸取精子。

以此方式，可直接获取多量的附睾精子，足以作为冷冻保存之用。由附睾小管抽到的附睾精子，可直接与培养液混合，直接置入培养皿，以显微镜观察精子的状况。附睾液体中的精子浓度很高，每1毫升就能达100万的精子，因此只要很少量的附睾液体就足以使用于试管受精，若配合ICSI的技术，则成功率更高，可以得到75%以上的怀孕率。

(二) 经皮附睾精子抽取术 (Percutaneous epididymal sperm aspiration，PESA)

手术时不需要打开阴囊，直接以21号针抽取附睾内的液体，配合超声波的导引可以增加抽取的成功率。好处是只需要局部麻醉，而且可以反复多次抽取，但其缺点是其抽取的精子量较少，而且易受血液污染。而且抽取的成功率低于MESA。

(三) 睾丸细针抽取法或经皮睾丸切片法

阻塞性无精子的患者，若以经皮附睾取精术抽取不到精子，可以改换方式直接由睾丸抽取精子。一般可以21号或23号针抽取睾丸组织，或以自动切片针切取睾丸组织。当然这方法的坏处是容易引起术后的血肿。但好处则是不需显微手术的技术及设备，而且只要局部麻醉即可实施。

非阻塞性无精子症的手术取精法

非阻塞性无精子症者的睾丸，多是萎缩或是只有Sertoli细胞存在。由于试管受精技术的进步，最近发现尽管在这种几乎不可能的情况下还是有可能由睾丸收集到不成熟的精子，可以成功授精发育成胚胎，因此对于非阻塞性的无精子患者，可以试着由睾丸获取精子细胞。手术方式应该要具有低侵袭性且在尽量不伤害睾丸功能的情况下，要能获得足够的精子细胞。

手术方式与睾丸切片相似，无论采用经皮切片或切开切片法，往往均需在多处切取组织以获取大量的睾丸组织，才能找到足够的精子。为了避免大量睾丸组织的损失，切片时以20~25倍显微镜观察，避开睾丸的血管，并选取外观有正常生精小管的区域，可以更精确地以少量组织获得足够精子细胞。这种方法称为显微解剖睾丸切片（microdissection testicular sperm extraction）。

逆行性射精的治疗

射精量若少于1.3ml以下，就有可能是逆行性射精。致病原因包括因腰椎交感神经受损或手术后引起的膀胱颈闭锁不良。

射精后解出的尿液若有多量的精子出现，可以作为诊断的依据。治疗可先尝试以药物治疗。以α交感神经兴奋剂治疗可加强精液的排出及膀胱颈的闭合。一般可给予盐酸伪麻黄碱（pseudoephedrine HCl）60mg，1天1次；phenylpropanalamine HCl 75mg，1天2次。若药物治疗失败，就要由射精后解出的尿液中收集精子。效果最好的收集精子方法是，先请病人排空尿液，再将细胞培养液例如Ham's F-10或DMEM直接灌入膀胱，立即让病人以自慰方式尽快射精，再解出膀胱内的培养液。经离心、清洗及浓缩的步骤，所获得的精子，其数目及活动力应足以施行人工受孕。

参考文献 (FURTHER READING)

1. Satoshi U et al: Hachimijiogan produces testosterone in adult rat testes. Am J Chinese Med 16 (3-4):

93, 1988.

2. Takahiro N et al: Effects of Hochu-ekki-to, a Japanese Kampo medicine, on cultured hamster epididymal cells. Am J Chinese Med 22 (3-4) : 301, 1994.
3. Berger R et al: The relationship of pyospermia and seminal fluid bacteriology to sperm function as refleted in sperm penetration assay. Fertil Steril 37: 557, 1982.
4. Fowler J et al: Difficulties in quantitating the contribution of urethral bacteria to prostatic fluid and seminal fluid cultures. J Urol 132: 471, 1984.
5. Marko K et al: Rapid protection of rat spermatogenic stem cells against procarbazine by treatment with a gonadotropin-releasing hormone antagonist (Nal-Glu) and an antiandrogen (Flutamide). Endocrinology 136 (7) : 2881, 1995.
6. 江汉声等：中药对人类精子活动力的影响——体外实验的效果评估，中华泌尿医志 1 (1): 24, 1989.
7. Chin AW et al: Clinical experience in laparoscopic ligation of internal spermatic varix. J Urol ROC 3 (2): 752, 1992.
8. Lu CC et al: The surgical repair of varicocele in the subfertile male. J Urol ROC 4 (1) : 1002, 1993.
9. Mark S et al: Male infertility. In: Walsh PC et al, Campbell's Urology Voll, 6th ed. Philadelphia, W. B. Saunders, 659-705. 1992.
10. Marc Goldstein: Surgery of male infertility and other scrotal disorders. In: Walsh PC et al, Campbell's Urology Voll, 6th ed. Philadelphia, W.B.Saunders, 3114-3150, 1992.
11. Marmar JL et al: The management of varicoceles by microdissection of the spermatic cord at the external inguinal ring. Fertil Steril 43: 583, 1985
12. Kahraman S, Ozgur S, Alatas C, Aksoy S: Tasdemir M, Nuhoglu A, et al: Fertility with testicular sperm extraction and intracytoplasmic sperm injection in non-obstructive azoospermic men. Hum Reprod 11: 756-760, 1996.
13. Devroey P, Liu J, Nagy Z, Goossens A, Tournaye H, Camus H, Van Steirteghem A, Silber S: Pregnancies after testicular sperm extraction and intracytoplasmic sperm injection in non-obstructive azoospermia. Hum Reprod 10: 1457-1460, 1995.
14. Schlegel PN, Berkeley AS, Goldstein M, Cohen J, et al: Epididymal micropuncture with in vitro fertilization and oocyte micromanipulation for the treatment of unreconstructable obstructive azoospermia. Fertil Steril 61 (5): 895-901, 1994.
15. Girardi SK, Schlegel PN: Microsurgical epididymal sperm aspiration: Review of techniques, Preoperative considerations, and results. J Androl 1996; 1: 5-9.

22

Chapter

抗精子抗体与不孕

刘忠俊、张淑如、郑幼妃、曾启瑞

前 言

许多文献指出，在男性或女性身上均可以发现一些特殊的蛋白质，会与精子相互作用而影响精子的功能，造成受孕的障碍。这些特殊蛋白质即是所谓的精子抗体，这种现象早在1899年，Zentrabl及Methnikoff即曾发表论文，证实有精子抗体的存在。而在1959年Rumkl及Hellinga，更指出精子抗体的存在会与男性不孕症产生密切的关联。然而由于以往对这方面的研究不易，所以，虽然知道抗精子抗体有其一定的影响，但也许由于病患不多或检测这些抗体的试验繁琐，不易精确测出，一般实验室就不太重视这项问题，而忽略这些检查。然而，由于生物科技的进步以及对不孕症的了解，使得我们越来越体认这种免疫反应的影响。目前所知精子本身的变化及其功能，例如：获能（capacitation）、顶体反应（acrosome reaction）、精子与卵结合的过程，甚至胚胎的发育，均会受此种免疫反应的影响。所以目前各大实验室均将精子抗体侦测视为一个常规检查。但是由于我们对于女性或男性产生精子抗体的原因并不能完全了解，为达到根本消除抗体的目的，在精子抗体为阳性的不孕症夫妇中，大多数的实验室是以生殖助孕技术，例如：精子冲洗、试管婴儿等来避开抗体的影响，以达怀孕的目的。

发生率

在一般人口中，男性产生精子抗体的比例约为0~2%。当然不同的检测方法其结果亦会有些不同，有些报告在女性体内有抗精子抗体的比例高达7%~17%。而在男性不孕症的病患中，则约有5%~10%的发生率。若将接受男性结扎的病患一起计算的话，则高达18%。在国内依据台北医学大学曾启瑞医师以直接MAR试验（direct MAR test）做筛检不孕症的男性，发现约有7%的阳性率（表22-1及表22-2）。

表22-1 ANTISPERM ANTIBODY

	Motile Sperm Density (MSD) $<12\times10^6$/ml	$>12\times10^6$/ml	Total
SpermMar (+)	10 (11%)	8 (5%)	18 (7%)
SpermMar (–)	84 (89%)	153 (95%)	237 (93%)
Total	94	161	255

X^2=2.91，$0.05<P<0.1$

致病机制

虽然产生抗体的确实机制并不完全清楚，但一般认为与免疫系统的被破坏有密切的关联，在解释可以原因之前有些观念得先说明。

1. 精子上许多特定的“物质”即所谓的“抗原”：例如：FA-1（fertilization antigen），CS-1（cleavage signal）等不同的抗原有其特定的功能。若因故被破坏时，则无法与其受体作用，整个受精过程因而受阻。

2. 女性生殖系统并非人体免疫系统无法到达之处：在阴道、子宫、输卵管，甚至在卵巢卵泡液中皆可分离出免疫抗体。而这些抗体有部分反而会降低局部免疫反应，以使受孕过程能顺利完成。

3. 抗原抗体抗“抗体”抗体……链反应：有些研究发现，某些抗体可以中和免疫反应，降低抗原抗体相互作用以减低组织的伤害。而且有些免疫球蛋白就具有抑制功能（eg.抑制细胞T）可调节免疫反应。

对于男性产生抗精子抗体（autoimmunity）的可能机制，DR. Wilim 归纳出几种原因：①T 抑制细胞（T-suppressor cell）的活性降低或数目减少所致。②在精液内，某些能诱发 T 抑制细胞增生的物质减少或缺乏。③部分精子抗原性改变，无法激发正常的免疫反应。④血睾屏障（blood testis barrier）及血液输出管道屏障（blood excurrent ductal barrier）的完整性被破坏造成精子或精原细胞进入循环系统

表 22–2 ANTISPERM ANTIBODY

	Direct (Husband's sperm)	Indirect (Wife's serum)
SpermMar（+）	0（0%）	4（8%）
SpermMar（-）	52（100%）	48（92%）
Total	52	52

（52 couples）

而诱发免疫反应所致。也就是指人体的免疫系统在胎儿时期即已发育完成，开始抵抗外来抗原，而男性精子的制造，则是在青春期才开始。所以精子对免疫系统而言，是一套全新的抗原，应该会诱发免疫反应。但由于精子在制造及运送过程中，睾丸、附睾、输精管等，皆被致密的内膜细胞及 Sertoli 细胞等，被包覆着，不与外界接触，即产生所谓的血睾屏障系统（即使接触亦是极微量的，会被这些 T 抑制细胞所消灭）。但是若这“阻绝设施”被破坏时，则免疫系统立即会在局部及全身产生对抗精子的抗体，影响精子的功能造成不孕。然而有部分研究却发现，虽然血睾屏障是非常致密的，但是在部分精子输送系统中，例如睾丸网（rete testis），输精管（vas deferens），可以发现一些小“缺口”，而在这附近淋巴细胞会有选择性地抑制免疫机制，使得免疫抗体不会产生，亦产生所谓的免疫耐受性（immunologic tolerance）。如此可以解释部分接受结扎的病患，却没有产生抗体的原因。若此免疫耐受功能出了问题，也许就会产生免疫抗体。当然，这些机制皆有可能是产生精子抗体的原因。

对于女性产生抗精子（isoimmunity）的原因则有几项可能：

1. 免疫抑制因素：在女性生殖系统中，大部分的黏膜免疫系统（mucosal immunocomponent）对外来的刺激会以抑制型（suppressor type）（eg. $CD8^+$）反应。当然若是刺激或炎症反应较强时，免疫反应则会活化体液免疫反应（humoral immune response）及 T 辅助细胞（T-helper cell），产生强烈的对抗反应，而且在男性精液及精子中，亦可分析出一些具有抑制免疫反应的物质，以减低女性对精子的反应。所以若是免疫功能发生了问题，或精液中缺乏某些物质，无法有效降低女性体内免疫反应，就会有精子抗体的产生。

2. 免疫链反应的调节（anti-idiotypic immunity）：依据 1974 年 Dr. Jerne 指出的所谓独特型（idiotype），抗独特型（anti-idiotype），抗抗独特型（anti-anti-idiotype）的观念，当免疫

系统受到抗原刺激时，会产生对抗这种“抗体”的抗体。如此类似链反应原理循环下去相互平衡，而表现出免疫的反应。在抗精子抗体的反应中已发现有这种现象，Dr. Naz分离出精子上的一种抗原称为FA-1，此种抗原在受精过程中扮演颇重要的角色。而在一般的妇女身上，可以分析出对抗此种抗原的抗体（简称ab1）。但是，在一些能怀孕的妇女更会分离出一种能对抗此种抗体（ab1）的“抗体”（简称ab2）。此种抗体可以中和抗FA-1的抗体（ab1），使FA-1的信息能传递下去，完成受精过程，而在一些不孕的妇女，则ab2缺乏或含量较低，无法中和抗FA-1抗体（ab1）。使得FA-1的功能无法完成，所以当这种免疫的链反应出现异常时，抑或（ab2）产生的量不够，抑或（ab1）产生过多，均会产生抗原抗体反应，使得精子受到破坏。

3. 感染问题：感染确实可以活化淋巴细胞及诱发免疫反应，其在产生抗精子抗体所扮演的角色，可能并不是直接刺激免疫系统产生抗体，而是会放大精子本身的抗原性，间接地使免疫系统产生过量的抗体而破坏了精子。所以，有人认为“感染”为“无辜旁观者”（innocent bystanders）。

好发因素

对男性而言，任何足以破坏或影响血睾屏障（blood-testis-barrier）的情形，均有可能使精子被免疫系统侦测出来，而引发免疫反应，产生抗体。这些被认为可能的因素包括有：①曾经接受男性结扎，②性病，③泌尿道感染，④睾丸外伤，⑤精索静脉曲张，⑥隐睾症，⑦曾接受精索附近的手术疝气甚而阑尾切除术，⑧先天无输精管（CAVD），⑨阻塞性无精子症（obstructive azoospermia）等。虽然依据Jonathan P指出，只有曾经接受过结扎手术的病患才会造成抗体有意义的上升。但依据Pradgnac 1991年的报告，指出在其14.1%抗精子抗体为阳性的病患中，有83.9%的人，曾经或目前有泌尿道感染的情形。而且感染除了破坏内皮细胞外，亦会造成睾丸内细胞的伤害。所以不但会有精子抗体的产生，亦会使精液量、精子数量减少。而且发生感染的次数越多越严重，其影响的程度越厉害。另外在1993年，Tabdshi Matsuda报告，指出曾接受疝气手术的病患，亦有抗体阳性发生率的提高。当然由于各家统计有些差异，故有些因素，也许会造成抗体的产生，但未达到有意义的影响。例如泌尿道感染的病患，有时可以发现精子量较少，活动力较差，甚而有凝集的现象。虽然有凝集现象可以预估抗体会有意义的上升，但是并非一旦感染就会有精液凝集的现象。所以，有时感染并不会造成抗体有意义的上升。这就是有时并不会有影响的原因。至于输精管缺损或阻塞的情形，大部分均会有抗体的产生，依据台北医学大学曾启瑞医师的报告，24位CAVD病患中，有高达71%的抗体阳性率。这些精子较不易使卵受精分裂，而造成不孕。

反之，对女性而言则并无特别明显的情形会与抗精子抗体有关。

临床症状及诊断

事实上，临床病患并不会有什么症状，只是在治疗不孕症夫妇发现有下列异常时，应考虑是否会有抗精子抗体的可能：

- 精液中精子活动力差。
- 精液中精子有凝集的现象。
- 异常的性交后试验。
- 无法解释的不孕症夫妇。
- 男性结扎再接通后而没怀孕者。
- 曾经有过睾丸外伤、扭转、反复泌尿道感染及精液中有持续的脓细胞等。
- 正常的精液检查，品质不错的卵，但是就是无法受精分裂。

如何测知是否有抗精子抗体的存在，首先得了解，这类抗体的一些特性。抗精子抗体主要有两种，一为IgA，一为IgG，而有时会有一些微量的IgM（但通常没什么影响）。一般认为IgG来自全身性免疫反应所产生的（IgG4 为主，而 IgG3 含量较少，但后者会活化补体反应），而 IgA 则是来自局部生殖系统的免疫反应（IgA1 占了 70%以上）。而这两者的关系，有些类似乙型肝炎中 anti-HBs 及 anti-HBe 的关系。意即当抗精子抗体 IgG 是阳性时，IgA 几乎均为阳性的，而当 IgG 是阴性时，IgA 几乎不可能是阳性的反应，故若直接测定精液中的抗精子抗体 IgG 即可筛检出体内精子抗体的状况，若结果是阳性的话，再细分是何种抗体。而这些抗体在组织液（精液）中，可以以“与精子相结合”或者以“自由地游离在精液中”等两种方式存在，所以要用不同的方法，再去检测这些抗精子抗体存在的状况，才能了解各种不同的情形。当然这些游离的抗体，如果有足够的时间仍然会附着在精子上，影响精子的功能。目前已有一些简易而快速的测试剂，可以了解精液中附着在精子上抗体 IgG 的浓度如直接 MAR 试验（混合抗球蛋白反应 mixed antiglobulin reaction）。其就是利用附着有人类 IgG 的乳液（latex）与精液混合，再加入抗人类 IgG 单一专一的抗血清，即可了解精子上抗体存在的位置及浓度，而若为阳性的结果（超过 40%的话）时，再做进一步的检查如间接 MAR 试验（indirect MAR test），免疫念珠试验（immunbead test），浅盘凝集试验（tray agglutination test，TAT），以了解抗体的种类及抗体存在的状态，以作为治疗的参考。

致病机制

一般而言，这两种抗体皆会影响受孕的机会。但以抗体 IgA 的影响较大，而且游离在精液中的抗体同样具有影响受孕的机会，那抗精子抗体是如何影响受孕呢？其可能的原因如下：

1. 在精子制造时，免疫抗体的直接间接破坏，使得精子本身的功能不良，无法受孕，有时可以发现精子的活动力较差，而且死的精子似乎亦较多。

2. 影响精子的获能化和顶体化：这些抗体附着在精子的表面，使得其受体受到干扰无法进行获能及顶体反应。在施行 IVF 时，若病患的抗精子抗体较高，则在卵的周围会有异常多的精子附着在卵的外围，但却无法使卵受精。

3. 影响精子在女性生殖系统的运送：有抗体附着的精子会与子宫颈黏液中的补体作用，即所谓的摆动现象（shaking phenomena），使得精子在原地打转无法前进，所以常会见到不正常的性交后试验。

4. 占据部分精子上的受体，使得其无法与卵外的透明层作用进而干扰 sperm-vitellus fusion。

5. 部分抗体会干扰精子上的一些“抗原”，使受精卵的早期分裂无法进行，在精子上某些特定抗原，会传出信息让受精卵进行早期分裂。但当其功能被破坏时，则早期分裂无法进行。

由以上的说明可以了解抗精子抗体不论在受精前或受精后甚至对受精卵的分裂都有其一定的影响，故在施行人工生殖技术之前一定得对夫妇双方免疫系统做一个完整的评估以免事倍功半。

治疗

在进行治疗时，得了解抗精子抗体的存在并不一定会产生不孕，而目前并无理想的方法可以将抗精子抗体由身体内完全除去，所以其治疗是以两方面一起施行，先将体内抗精子抗体的浓度降低再配合生殖助孕技术的使用，可以增加受孕率达到怀孕的目的。

对于男性而言，降低抗体的浓度可由两方面着手：

1. 利用大量的培养液：例如 50%人血清白蛋白（human serum albumin）或者 10ml 培养液（medium）+0.5%牛血清白蛋白（BSA），以降低精液中游离抗体的浓度，减少自发性凝集反应。

2. 免疫抑制法：利用药物降低免疫反应，以减少抗体浓度，尤其在排卵时，以增加受孕

表 22-3

作者/年份	治疗方法	结 果	备注
Jaoobus/1990	GIFT	怀孕率：24.1%	(14)
Hendry WF/1990	prednisolone	总计怀孕率：37%	(10)
		对照怀孕率：9.5%	
Herman J/1992	IVF	每次受孕率：53.7%	(2C)
		每次怀孕率：16.1%	

率。其中以皮质类固醇（corticosteriod）最常使用，此种用药为避免副作用，应特别注意使用剂量及时间。例如 Hendry1990 年，利用泼尼松龙（prednisolone）20mg 每天两次，由月经的第 1 天吃到第 10 天，然后在第 11 及 12 天吃 5mg，3 个月后，再检查一次。若有改善，则继续使用 6 个月。否则调整剂量为两倍，再用 6 个月。其结果有 31%的怀孕率（安慰剂的结果为 9.5%）。

若能有效地降低抗体浓度，再配上助孕的技术例如 AIH、GIFT、IVF（表 22-3）等应可提高怀孕的机会。

对女性有抗精子抗体者而言，除了不用病患血清为培养液外，也只有靠生殖科技才能提高怀孕的机会。而目前有些研究也许将来能有突破，以造福人群。例如：利用免疫血清先行注射以中和抗体，另外使用口服减敏疫苗以降低精子的抗原性以及竞争抑制的方法，先注射类似抗原占据抗体上的受体，使抗体无法影响受孕过程等。

参考文献 (FURTHER READING)

1. Metchnikoff E. Etudes sur la vesorption des cellules. Ann Inst Pasteur 13：737，1899.
2. Rumke PH，Hellinga G. Autoantibodies against spermatozoa in sterile men. Am J Clin Path 31（4）：357，1959.
3. Edmond Confino，MD，Jan Friberg，MD，PhD et al. Intrauterine inseminations with washed human spermatozoa……Fertil Steril 46（1）：55，July 1986.
4. William Byrd，PhD，David S，Guzick MD，PhD. Treatment of refractory infertility by transocervical intrauterine insemination of washed spermatozoa. Fertil Steril 48（6）：921，Dec 1987.
5. Gianpiero Palermo，MD，Lqbal Khan，PhD et al. Assisted procreation in the presence of a positive direct mixed antiglobulin reaction test. Fertil Steril 52（4）：645，Oct 1989.
6. Lqbal. PK Adeghe AJH et al. Clinic characteristics of subfertile men with antisperm antibodies. British J of Obs & Gyn 96：107，Jan 11989.
7. Alan C，Menge，PhD，Orit Beitner MD. Interrelationships among semen characteristics，antisperm antibodies，and cervical mucus penetration assays in inferile human couples. Fertil Steril 51（3）：486，Mar 1989.
8. Sava micic MD，Spomenka petrovic PhD et al. Seminal antisperm antibodies and genitourinary infection. Urology 35（1）：54，Jan 1990.
9. Helle Meinerta，MD，Lars linnet，MD. Antisperm antibodies and fertility after vasovasostomy：a follow-up study of 216 men. Fertil Steril 54（2）：314，Aug 1990.
10. Hendry WF，Hughes L et al. Comparison of predisolone and placebo in subfertile men with antibodies to spermatozoa. The Lancet 335：85，1990.
11. Phillip C Galle，MD，Mary Ann MdRae，MD et al. Sperm washing and intrauterine insemination for cervical factor，oligospermia，immunologic infertility and unexplained infertility. The J of Reproductive Medicine 35（2）：116，Feb 1990.

12. Ines Moretti-Rojas, PhD, Sergio C, Stone MD et al. Intrauterine inseminations with washed human spermatozoas does not induce formation of antisperm antibodies. Fertil Steril 53 (1): 180, Jan 1990.

13. Alan C Menge, Dana A Ohl, et al. Absence of antisperm antiantibodies in an ejaculatory men. J of Andrology 11 (4): 396, Aug 1990.

14. Jacobus P, van der Merwe M, Med Victor A, Hulme M Med. Treatment of male sperm autoimmunity by using the gamente intrafallopian transfer procedure with washed spermatozoa. Fertil Steril 53 (4): 682 , Apr 1990.

15. Helle Meinertz. Antisperm antibodies in split ejaculates. American J of Reproductive Immunology 26: 110, 1991.

16. A Pradignac RM, Demand C et al. Antispermatozoal autoantibodies and genital infection. Urol Int 46: 18, 1991.

17. Jonathan P Jqrow, John J Sanzone. Risk factors for male partner antisperm antibodies. The J of Urology. 148: 1805, Dec 1992.

18. Hendry WF. The significance of antisperm antibodies: measurement and management. Clin Endocrinology 36: 219, 1992.

19. Rajesh K. Naz Effects of antisperm antibodies on early clevage of fertilized ova. Biology of Reproduction. 46: 130, 1992.

20. Herman JG Janssen Bart A, Bastiaans et al. Antisperm antibodies and in vitro fertilization. J of Assisted Reproduction and Qenetics 9 (4): 345, 1992.

21. Marina A, Nikolaeva PhD, Karisa N, Terekhina MD et al. Detection of antisperm antibodies on the surface of living spermatozoa using flow cytometry: preliminary study. Fertil Steril 59 (3): 639, Mar 1993.

22. Tadashi Matsuda, MD, Keiji Ogura, MD et al. Serum antispem antibodies in men with vas deferens obstruction caused by childhood inguinal herniorrhaphy. Fertil Steril 59 (5): 1095, May 1993.

23. Marshburn P, Kutteh W. The role of antibodies in infertiliy. Fertil Steril 61: 799, 1994.

24. Witkin S. Medchanism of active suppression of the immune response to spermatozoa. Am J Reprod Immunolo Micro 17: 61, 1988.

25. Jerne NK. Towards a network theory of the immune response. Ann Immunol (Paris) 125C: 373, 1974.

26. Naz RK, Ahmad K, Menge AC. Antiidiotypic antibodies to sperm in sera of fertile women that neutralize antisperm antibodies. J Clin Invest 92: 2331, 1993.

27. Paul BM, William HK. The role of antibodies in infertility. Fertil Steril 61 (5): 799, May 1994.

28. Rajesh K Naz, Alan C Menge. Antisperm antibodies: origin, and sperm reactivity in human infertility. Fertil Steril 61 (6): 1001, June 1994.

23 Chapter

人工授精与精液处理

简立维、张淑如、曾启瑞

人工授精（Artificial Insemination）

人工授精用于不孕症的治疗已行之多年，而随着我们对生殖生理方面的了解，以及近年来促进排卵药物和侦测技术的发展，已较先前有更高的怀孕成功率，再加上精液处理技术的进步降低了腹腔感染等的副作用，使得人工授精的技术普遍起来。另一方面，相对于GIFT和IVF/ET等的方法，人工授精的程序较为简单，花费也较少，因此可作为自然同房失败，考虑更进一步生殖科技（ART）治疗前的一项选择。

当然，人工授精本身也有一些负面的影响。有些人可能无法接受这只是一项医疗行为，而当作是因为本身“无能” 而必要的矫正措施，因此有些人会将生殖能力与性能力混为一谈，造成自责或责怪对方，使要“负责” 的一方自尊受创。常可发现有些排卵本来正常的人，在开始做人工授精后反而不排卵，而男性被要求在特定时间内射精，对心理的影响更常造成“力不从心”。这些都是在施行人工授精前必须衡量的因素。

配偶的人工授精（Artificial Homozygous Insemination，AIH）

适应证（Indication）

如果只是将自然的精子输送过程，以机械的方法（如：阴道内人工授精）取代，并不能改善精子的授精能力，因此只有当人工授精可提供其他保护、促进或矫正的功能时，才能比自然性交更有效地达到受孕的目的。近年来由于人工生殖科技进步非常迅速，各种新的技术不断被发展，对于要选择使用人工授精或需要其他更进一步的治疗方式，其界限事实上并不十分明显。不过仔细地评估男女双方可能造成不孕的因素，与其充分地沟通并讨论各种治疗方法的优劣点，是决定治疗成效的关键所在。

1. 男性因素

（1）精液不足（hypospermia）

精液不足的定义为连续的精液检查都少于1.5ml。当有严重的精液不足（精液量少于1ml）时，则可能因无法与子宫颈和其分泌液接触而发生不孕。对于这些病人，人工授精将可提高精子与卵子结合的机会，因而增加受孕能力。

（2）精子过少（oligozoospermia）

单纯的精子数目过少时，合理的解决方法应是将可利用的精子尽量浓缩集中于子宫颈口，同时避免直接接触到阴道分泌物及从阴道流出。可惜的是对于精子数目过少的病例，人工授精的怀孕成功率并不高，特别是精子数目少于每毫升1000万（10×10^6/ml）时。适当地使用精子银行，以“零存整付”的方式可以浓缩及增加精子的数目，也不失为一个好方法（Aboul-ghar et al，1991）。

（3）精子无力（asthenospermia）

持续前进的活动是精子授精所必需的，活动力不足比起精子浓度不够或精子外形不正常更容易引起不孕。精子无力的情形通常是指少于50%的精子能够正常地游动前进。在精子无力的病例做人工授精，并不比自然方法来得有效，但是如果精子经过药物（如：pentoxyphylline）或物理方法处理提高其活动力后，再做人工授精可能会有所帮助。

(4) 精液过于黏稠和延迟液化（increased seminal viscosity and delayed liquefaction）

精液过于黏稠特别是伴有精子活动力低下时，可能会引起不孕。在这些病人使用初射精液（first ejaculatory spurt）来授精可能较有效。将这些精液经过18号或19号针头多次挤压或是加入黏液溶剂（mucolytic agent）可降低其黏性。不易液化的精液则可加入含4% α-淀粉酶（α-amylase）的Locke溶液或蛋白溶解酶α-糜蛋白酶（α-chymotrypsin）(5 mg/ejaculate）来处理（Schill，1973)。

(5) 阳痿（impotence）

阳痿病人要做人工授精应先确定其他矫正方法已无效，同时充分的咨商也是必需的。器质性阳痿（下肢麻痹、糖尿病性神经病变）的病人，在其他治疗无效时应考虑人工授精。无法射精可能有许多原因（内分泌、解剖构造、心理等)，在评估及治疗后，许多病人可能还需以人工方法协助取得精液，阴茎振动（penile vibration）或经直肠电刺激（rectal electrostimulation）的方式可用来达到这样的目的。

(6) 逆行性射精（retrograde ejaculation）

逆行性射精，常被误认为无法射精，也是人工授精的适应证。在这样的病人，精液会倒射进入膀胱而非往前进入尿道，可经由检查性交后的尿液发现精子而诊断出。治疗上则可给予α-类交感神经刺激剂来导正射精，或在性交和自慰后设法从膀胱中收集到存活且可授精的精子。为避免尿液的酸性可能对精子的伤害，可在性交前先给予碱性药剂来中和。当收集到尿液时，先以营养溶液（Ringer's solution或Eagle's solution等）冲洗后离心，将沉淀部分用来做人工授精；另外有人将得到的精液先加入人的血清白蛋白（human serum albumin）后，经萃取再做人工授精，也可得到满意的结果（Scammel，et al，1982)。

2. 女性因素

(1) 阴道痉挛（vaginismus）

人工授精对这样的不孕病人很有效，但有些病人仍会因无法放松阴道周围的肌肉而无法进行，这时可能必须配合给予镇静剂或麻醉剂后才能施行。

(2) 子宫颈因素（cervical factor）

一般认为子宫颈功能不好时会影响精子的输送而造成不孕，因此避开子宫颈做子宫腔内授精（intrauterine insemination，IUI）将可解决问题。在所谓的免疫性不孕症病人在精子或子宫颈黏液中可发现抗精子抗体者，使用初射精部分（first split fraction）可能较有效。但有些会在子宫颈黏液中发现有抗精子抗体的妇女，在其他地方如输卵管的分泌物也会出现抗精子抗体，而这些病人并不容易被检查出来。利用分离或洗涤过的精液来做子宫腔内授精，已有许多令人满意结果的报告出来（Dodson，et al，1993)。

(3) 子宫内膜异位症（endometriosis）

对于轻度到中度的子宫内膜异位症病人，在接受外科或药物治疗后仍无法怀孕者，诱导排卵加上人工授精，可以矫正这些病人潜在的排卵、子宫内膜等方面的问题而提高受孕率（Tummon，et al，1997)。但如果是中度到重度内膜异位症患者，骨盆腔粘连太厉害时，则效果将大受影响。这些病人常会接受几个月促性腺激素释放激素激动剂（gonadotropin releasing hormone agonists，GnRH-a）的治疗，此时合并IVF应是较佳的选择。

(4) 不明原因的不孕（unexplained inferility）

近年来的一些报告（Guzick，et al，1998；Trout & Kemmann，1999）显示，诱导排卵加上人工授精对于提高这类病人的怀孕率应有所帮助，原因可能是刺激较多的卵子排出，增加到达卵子周围精子的浓度，因而能使更多的胚胎有着床的机会所致。

人工授精的技术

(一) 授精的方式 (Insemination method)

人工授精可经由将精液置于阴道内（intravaginal）、子宫颈周围（pericervical）、子宫颈内（intracervical）或是子宫腔内（intrauterine）而完成（图 23-1）。有些特殊的授精器具，如子宫帽，也可利用。子宫腔内人工授精（IUI）是目前最被广泛使用的方法。最近也有人报告直接注入输卵管（intratubal insemination）、腹腔内（direct intraperitoneal insemination，DIPI）以及卵泡内（direct intrafollicular insemination，DIFI）等的方法。但这些方法可能需借助超声波或子宫镜（hysteroscope），甚至要配合麻醉下才能实施。根据 Ajossa 等人（1997）的研究，DIPI 的怀孕成功率并未优于 IUI，其他的方法则缺乏较大规模的研究来证实其较高的成功率。

(二) 子宫腔内授精 (Intrauterine insemination，IUI)

使用 IUI 来治疗受孕力低下（subfertility），是着眼于子宫颈黏液对精子的过滤效果。根据 Settlage 等人在正常妇女所做的研究显示，将精液置于阴道上端 1 小时后，只有 0.1%的精子可到达子宫颈管。在同样的研究中也发现，每 1400 万的精子中只有 100 万估计可到达输卵管，而输卵管内可发现的精子数目直接和精液中活动精子的数目有关。因此如果不孕的原因和每次射精中活动精子数目过少、子宫颈黏液不良或骨盆腔内有毒物质有关时，则增加到达子宫腔精子的数目将可增加怀孕机会。受精的机会和精子浓度成正比，经由精子洗涤分离的步骤可得到较高比例的活动精子，应可增加精子到达输卵管末端的数目。

(三) 诱导排卵 (Ovulation induction)

为克服潜在的排卵问题及增加预测排卵的正确性，在施行人工授精时通常会合并诱导排卵。在一个大规模的研究中也显示以诱导排卵加上 IUI 比自然周期加上 IUI，有增加近一倍的怀孕成功率（Guzick，et al，1999）。枸橼酸氯米芬（clomiphene citrate，CC），人类绝经期促性腺激素（human menopausal gonadotropin，hMG），卵泡刺激素（follicle stimulating gonadotropin，FSH）单独或合并使用，都有人用来作为刺激排卵之用。

CC 因为较便宜且使用方便，最被广泛运

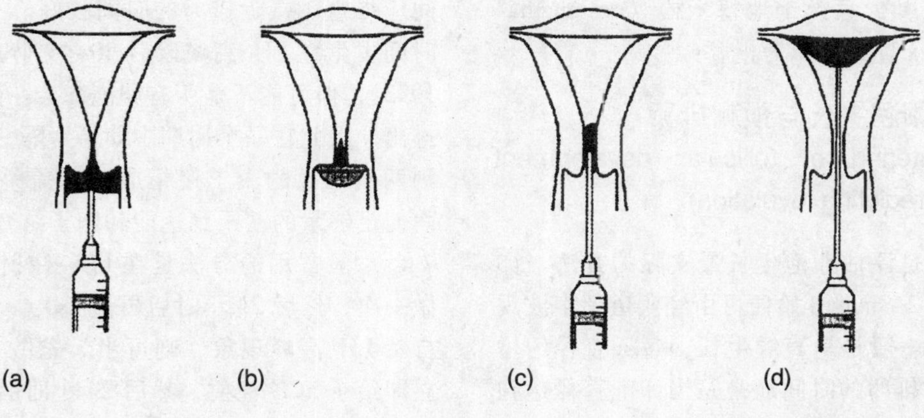

图 23-1 各种人工授精的方式：（a）阴道内（intravaginal）（b）子宫颈周围（percervical）（c）子宫颈内（intracervical）（d）子宫腔内（intrauterine）

用。使用时应注意剂量愈少愈好，太高的剂量虽会排卵但却反而不易受孕，且尽量不要连续两个月使用，因为经常需6周之久才能从体内完全排除干净。一般常用的方法是从月经的第3~7天起，每天给予口服50~100mg，连续5天。由于CC有抗雌激素的副作用，会造成子宫颈黏液分泌量变少变稠，并且会持续占据子宫内膜及子宫颈腺体的雌激素受体（estrogen receptor)，因而减低胚胎着床的成功率。在一些临床报告中也显示单独使用CC怀孕的成功率较低，因此目前多合并hMG或FSH一起使用，可以增加排卵的数目。

有些病人对CC没有反应或不适合使用CC时，则从月经的第2天开始。每天或每隔一天给予促性腺激素（gonadotropin）注射75~150IU连续5~6天。投予的剂量和期间需视病人的年龄、体重、月经周期长短等因素来决定。有些人也合并使用GnRH-a来避免LH提早上升的现象。而优势卵泡究竟要刺激多少才算理想并无定论，但从实际上怀孕的比率来观察，大的优势卵泡（dominant follicle）应有3~4个以上，血清中E2达到 1000~1500pg/ml间的效果最佳。当然多胎怀孕的比率也高达20%~25%，幸好近来超声波导引下的减胎手术已相当普遍，必要时可用来解决多胎的难题。

另外对于多发性卵巢囊肿（PCO）合并多毛症且有雄激素（testosterone，DHEAS）上升的病人，每天可少量投予地塞米松（dexamethasone） 0.5mg直到排卵为止。

(四) 评估卵泡生长与预测排卵 (Monitoring of follicular development and predicting ovulation)

超声波是评估卵泡生长最实际的方法，卵胞从直径约2~3mm开始便可由经阴道超声波观察到。卵泡一般是呈直线生长，每天直径约增加2~3mm。排卵的时间通常是当卵泡直径达到18~24mm时。超声波同时也可观察到子宫内膜增厚的现象，理想的子宫内膜厚度是前后径达9mm以上。是否需要同时使用血清雌二醇（estradiol，E2）浓度来追踪，则是见仁见智。一般情形下单独使用超声波来评估卵泡的大小，对于人工授精的施行应已足够；但是若有反应不好卵泡过小不易判断，或卵泡过多怕有过度刺激的情形时，可能就需要血清E2值来辅助临床上的处理。

预测排卵的时间对于没有并用GnRH-a的治疗周期是很重要的，因当卵泡直径大于16mm时，随时都有排卵的可能性。通常使用LH验尿的方法从卵泡直径达15~16mm时开始追踪，另外也可参照病人之前的月经周期长短，从可能排卵时间的4天前开始检测。若有检测到LH上升的情形时，应立即给予 hCG注射5000~10 000 IU，通常有20%的病人会发生此种情形。其余的人则在最大卵泡（leading follicle）直径大于18 mm时给予hCG注射。在人工授精中使用hCG有下列优点：①可让所有卵子的第二次减数分裂完成到成熟的metaphase Ⅱ，因为自然分泌的LH量及时间可能不足够让所有刺激的卵子成熟；②可控制在我们预定的时间内施行。

(五) 授精的时间 (Timing of insemination)

人类卵子的寿命，一般认为平均在6~24小时，但在性交后205小时，仍有在子宫颈黏液中观察到有活动精子的记录。人工授精的时间应尽量越接近排卵的时间较好。一般排卵的时间发生在LH 高峰以后40~45小时（Lenton, 1993)，但可能不是所有卵泡都会在同一时间内排出，因此在一个周期中如果每隔一天做一次，则两到三次的人工授精应可涵盖整个排卵期，而使足够量的精子到达能和卵子结合的地方。

一般常用的方法是在hCG注射后24小时做一次，然后24小时后再做一次。若是有发生自然LH 高峰现象，则可当天先做一次，同时立即给予hCG注射，然后24小时后再做一次。当然也可以配合同房的方式实施。如果能够，则应连续测量LH以及使用超声波评估卵巢，将有助于正确地决定出排卵日。另外连续观察子宫颈黏液的变化量，黏液线长度(spinnbarkeit)、羊齿状结晶（ferning）等和子宫颈口的情形，也可提供为做人工授精时间上的重要参考。

当能够确知排卵时间时，在一个治疗周期中，只要一次的人工授精应该就足够受孕。我们的做法是没有发生 LH 高峰时，当卵泡达到足够大小时，给予 hCG 注射后 36~38 小时，施行一次人工授精。若有发生 LH 高峰时，则建议当晚立即同房，然后在约 24 小时后施行人工授精一次，或是当天立即施行人工授精，然后在约 24 小时后再同房。

(六) 授精的一般程序 (General procedure of insemination)

男性在禁欲约 48 小时后，以自慰方式取出精液，精液处理方式详述于后。处理后的精子溶液通常尽量少于 1ml，以避免打入子宫腔内后倒流出来。通常是以 1~2ml 的注射器吸取，至于用来打入精液的导管，现市面上有各式可抛弃的特制软管可用，但成本较高。我们则习惯使用一种特制的银针（图 23-2），有硬度且可调整弯度，也可重复消毒使用。

根据 Mitchell 等人的研究，在打入后 12 小时，只有少于 10%的精子可在生殖道上端发现，超过 50%的精子会从阴道流出。因此注入时应避免速度过快，注入后尽量让病人静卧约 1~2 小时。

黄体期的补充，可使用追加两次肌肉注射 hCG 或黄体酮，或口服、阴道内使用黄体酮药剂 50~100mg/d。施行后约两星期便可做怀孕试验。

(七) 并发症 (Complications)

若在刺激排卵时合并使用 hMG 或 FSH，会有产生严重的卵巢过度刺激反应（OHSS）之可能，小心地衡量血中 E2 值及观察卵泡的数目及大小，应可减少其发生的比率。子宫腔内授精有导致盆腔发炎的可能，其来源绝大部分均来自于精液中的微生物，现有的各种精子洗涤方法可减少这些微生物的含量，但都不足以完全去除。所幸实际发生感染的比例非常低，约在 0.01%~0.02%。虽然预防性的抗生素并不能证明有效，但是有些人还是会给予 2~4 天的四环素（tetracycline）或多西环素（doxycycline）。另外只有非常少数的人会对用来洗涤精子的溶液中成分产生过敏反应。至于是否会造成抗精子抗体（antisperm antibody）的产生，根据 Moretti-Rojas 等人的研究只有少于 5%的人会产生。Overstreet 等人发现少数治疗前只有低浓度抗体的人，治疗后会有增加的现象，但在长期追踪下似乎不严重。

怀孕后的自然流产率，根据几篇报告约在 20%~30%之间。多胎怀孕率则从 10%~30%不等，子宫外孕的几率则约在 4%~8%之间。这些比例和经由 IVF 或其他 ART 方法怀孕的结果应该是相近的（Ombelet，et al，1995）。

(八) 禁忌证（Contraindications）

不适合做配偶人工授精的情形有：

- 女性方面有医学或心理上的原因而不适合怀孕者。
- 男女一方有遗传性疾病时。
- 男女一方有严重的全身性疾病（如：系统性红斑狼疮、严重的糖尿病）时。

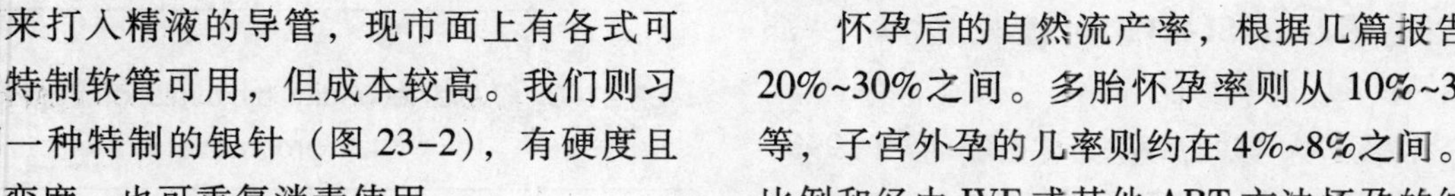

图 23-2 施行人工授精使用的银针

- 最近 1 年有接受化学或免疫抑制治疗者。
- 最近 4 个月内有接受放射线治疗者。
- 男女一方有急性生殖道感染者。
- 女性方面有输卵管阻塞或其他输卵管病变者。

(九) 配偶人工授精的结果 (Pregnancy outcome of AIH)

配偶人工授精后的怀孕成功率随适应证的不同而有很大差异，成功怀孕的病例也常不完全可归诸于人工授精本身。由于接受治疗的病人通常有多种不同原因，许多还有定义不明的适应证或资料不完全的情形，因此要比较不同报告间的结果是很困难的。对于严重的精子过少（每毫升少于 1000 万）、精子无力（正常活动的比例少于 50%）或精子畸形（外形正常的比例少于 14%）的病例，一般来说人工授精怀孕成功的机会较小。近年来由于卵细胞质精子注射（intracytoplasmic sperm injection，ICSI）技术的发展，使这些病人的怀孕成功率已有显著的提高，因此一般建议对于严重的男性不孕患者，应该以 ICSI+IVF 为优先选择（Van Voorhis，et al，2001）。

台北医学大学妇产科统计近 3 年（1999~2001）约 1048 例施行子宫腔内人工授精（IUI）的成绩，结果显示平均一个周期（次）的怀孕成功率约在 17.1%。其中以因男性因素和子宫内膜异位症接受治疗病人的怀孕率较低。精子的品质特别是经过处理后注入的活动精子总数，是影响成功率最关键的因素，当总数少于 1000 万时，成功率明显降低，其余可能影响的因素有诱导排卵的品质等（表 23-1 至 23-4）。

另外根据 Dodson 等人（1991）在一个大规模的研究统计显示，平均 1 个周期（次）的怀孕率为 14%，6 个周期后累积怀孕率为 56%。而能够怀孕的例子，60%~80%都在前两次就成功（Talyor，et al，1989）。如果尝试 3 到 4 次都不能成功，则夫妻都应重新再评估，并且考虑采取进一步的 ART 治疗。

表 23-1 Cycle fecundity by indications in IUI program

Indication	Pregnancies/cycle	Fecundity
Male	18/158	0.11
Unexplained	31/167	0.18
Endometriosis	28/205	0.14
Anovulation	33/150	0.22
Tubal	15/95	0.16
Others	22/110	0.18
Y separation	32/160	0.20
Total	179/1048	0.17

表 23-2 Cycle fecundity by serum E2 on the day of hCG injection in IUI program

Serum E2 (pg/ml)	Pregnancies/cycle	Fecundity
<500	16/135	0.12
500~1000	25/142	0.17
1001~1500	58/324	0.18
1501~2000	43/267	0.16
>2000	37/180	0.20

表 23-3 Cycle fecundity by ovulation regimen in IUI program

Ovulation induction protocol	pregnancies/cycle	Fecundity
CC+FSH	144/847	0.17
CC+hMG	16/102	0.16
hMG	2/11	0.18
FSH	9/43	0.21
CC	3/26	0.12
Others	5/19	0.26

表 23-4 Cycle fecundity by semen quality in IUI program

Sperm count per ml	Pregnancies/cycle	Fecundity
$<10\times10^{6a}$	8/81	0.09
$10\sim20\times10^{6b}$	26/193	0.13
$>20\times10^{6c}$	145/774	0.19

a versus c，$P>0.05$；b versus c，$P>0.025$

捐赠者人工授精
(Artificial Donor Insemination，AID)

(一) 适应证 (Indication)

对于丈夫无法提供精子的不孕夫妇，捐赠者人工授精无疑是生育小孩最有效的方法。近年来由于ICSI与经附睾或睾丸取精等技术的突破，使得不少的男性不孕症已经可以经由这些新的科技获得子嗣。当然并不是所有的这些患者都能够接受这些治疗且怀孕，当有Klinefelter综合征，高促性腺激素的性腺功能不足（hypergonadotropic hypogonadism）以及无精子症（azoospermia）、精子过少（oligozoospermia）、精子无力（asthenospermia）或精子畸形（teratospermia）等，经各种治疗仍无效时，捐赠者人工授精（artificial donor insemination，AID）可能是最后的选择。另外如男性有遗传性疾病如Ⅰ型糖尿病、Huntington舞蹈症，女性方面则在长期不孕的治疗中已接近停经期时，也应该予以考虑。

(二) 精子银行 (Sperm bank)

虽然精子银行已行之多年，有些临床医生还是喜欢用新鲜的精子，因为一般来说这样的成功率还是较高的。近年来则由于艾滋病的盛行，有许多地方已立法规定必须使用冷冻的精子来做。除了可预防艾滋病、乙型肝炎等的传染病外，精子银行还有下列的优点：

- 有组织的捐赠者系统，执行上较为容易且较经济。
- 有较多的精液标本可供选择配对。
- 冷冻的精液可在一个广大的范围内交换或运送，避免同一捐赠者的后代通婚的可能性。
- 接受捐赠的夫妇，有从同一捐赠者获得多次怀孕的机会。
- 冷冻精液通常可较便宜，因一次射精的精液可分多次使用。

国内由于观念的不同，捐赠者并不多。另外缺乏有组织及系统性的规划与管理，精子银行虽然在几个医疗中心有，可提供的精液标本数目非常有限，但实际上需要的人却很多。现已有民间经营，由卫生单位管理的精子银行出现，应可加以利用。

(三) 捐赠者人工授精的结果 (Pregnancy outcome of AID)

一般来说，只要尝试的时间足够，绝大部分病人都可以怀孕。统计了最近在台北医学大学妇产科所做的AID结果，如果能尝试到3次，则接近80%的病人都可以怀孕。另外病人的年龄、诱导排卵的反应及精子的品质等，仍是影响成功率的因素。Mackenna等人在1992年发表的研究显示，在3个月后，病人怀孕率为50%，平均一个周期的怀孕率为28.6%，与对照组生育力正常的夫妇自然同房的结果没有差别。这也间接证明了人工授精本身和自然性交达到怀孕的成功率是相当的，但并不会比较好。

(四) 精液处理 (Sperm preparation)

男性在禁欲48~72小时后，以自慰方式取出精液。盛装精液的塑胶容器，需经过特别的处置，无菌及无毒性。精液于取出后2~3小时内送至研究室处理。

根据每毫升精子数目及活动情形的不同，以不同的方式去处理精液。一般而言，目前根据世界卫生组织（WHO）的定义，每毫升精子数目在2千万以上，活动情形好的精子数目占40%以上即属正常；每毫升精子数目在2千万以下，活动情形好的精子数目占40%以上属精子稀少症；每毫升精子数目在2千万以上，活动情形好的精子数目占40%以下属精子无力症；每毫升精子数目在2千万以下，活动情形好的精子数目占40%以下属精子稀少无力症。

精子处理法分为下列几种：

1. Swim-up

将取出的精液先置室温 20~30 分钟待液化，取 10μl 的量加在精子计数盘上计算精子数目、活动量、活动情形及黏稠度，之后放在 15ml 尖底无菌离心管中量取精液的量，加入精液量 2 倍的培养基 HTF（human tubal fluid）(可在 HTF 中加入 10% plasmanate 或 0.5%HSA 以保护精子头部)，将其均匀混合，置于离心管中，以 300×g 速度离心 10 分钟；收取离心后 0.5ml 的精子沉淀物。将其分成 4 部分置入放有 0.4ml HTF 培养基的 5ml 透明试管的底部，于 37℃、5%CO_2 的培养箱中直立静置 40 分钟。之后从每管顶端收取 0.1~0.15ml，共有 4 支试管，总数约 0.6ml 的量，注入女性的子宫腔内。一般精液检查正常的男性，可用 swim-up 方式处理。

2. Percoll 及 mini-Percoll

Percoll 是将 100% Percollus 和 HTF 配成 55%及 80%的浓度，将 1ml 80% Percoll 置于 15ml 尖底离心管的最下层，1ml 55% Percoll 轻轻置于 80%Percoll 上面，经 20~31 分钟液化后的精液置于 55% Percoll 上层，每管以不超过 2ml 为准。放在离心机中，以 300×g 速度离心 10 分钟，待离心机静止后，取出试管，去除精液及 55%Percoll 那一层，只留取 80%Percoll 中的沉淀，以 HTF+10%plasmanate 3ml 与其混合，置于离心机内，以 300×g 速度离心 10 分钟，之后去除上清液，留下 0.5ml 及沉淀物，混合均匀后注入女性子宫腔内。

Mini-Percoll 是将 Percoll 分成 50%、70%及 95% 3 层各 0.3ml，可将精液的内容物分离得更好。属于精子稀少或精子无力者用 Percoll 或者 mini-Percoll 的方法处理，可以增加其活动力及回收的数目，提高怀孕率。

结论

相对于 IVF 等其他的方法人工授精的花费较少，病人需忍受不舒服的地方也不多，因此人工授精现今已成为人工生殖科技（ART）的第一线治疗方法。怀孕的成功率主要取决于不孕症患者的筛选和适当的诱导排卵，而病人尝试 3~4 次的人工授精而无法受孕时，则应考虑进一步的治疗方式。

参考文献 (FURTHER READING)

1. Aboulghar MA, Mansour RT, Serour GI, et al. Cryoperservation of the occasionally improved semen samples for intrauterine insemination: a new approach in the treatment of idiopathic male infertility. Fertil Steril 56: 1151-1155, 1991.
2. Ajossa S, Melis GB, Ciani A, et al. An open multicenter study to compare the efficacy of intraperitoneal insemination and intrauterine insemination following multiple follicular development as treatment for unexplained infertility. J Assist Reprod Genet 14: 15-20, 1997.
3. Dodson WC, Haney A. Controlled ovarian hyperstimulation and intrauterine insemination for treatment of infertility. Fertil Steril 55: 457-467, 1991.
4. Guzick DS, Sullivan MW, Adamson GD, et al. Efficacy of treatment for unexplained infertility. Fertil Steril 70: 207-213, 1998.
5. Guzick DS, Carson SA, Coutifaris C, et al. Efficacy of superovulation and intrauterine insemination in the treatment of infertility. N Engl J Med 340: 177-183, 1999.
6. Lenton EA. Ovulation timing. In: Donor Insemination, ed. Barratt CLR & Cooke LD. Cambridge: Cambridge University Press. 97-110, 1993.
7. Mackenna Al, Zegers-Hochschild F, Fernaadez EO, et al. Intrauterine insemination: critical analysis of a therapeutic procedure. Hum Reprod 7: 351-354, 1992.
8. Mitchell JR, Senger PL, Rosenberger JL. Distribution and retention of spermatozoa with acrosomal and unclear abnormalities in the cow genital tract. J Anim Sci 61: 956, 1985.
9. Moretti-Rojas I, Rojas FJ, Lelsure M, et al. Intrauterine inseminations with washed human spermatozoa

does not induce formation of antisperm antibodies. Fertil Steril 53：180，1990.

10. Ombelet W，Puttenmans P, Bosmans E. Intrauterine inseminations：a first-step procedure in the algorithm of male subfertility treatment. Hum Reprod 10:(Suppl.1) 40–45，1995.

11. Overstreet JW，Hanson FW，Brazil C，et al. Antisperm antibodies in women receiving intrauterine insemination. (Abstact.138) Presented at the 35th Annual Meeting of the Society for Gynecologic Investigation, Baltimore，Maryland，128, March 17 to 20，1990.

12. Scammel GE，Stendronska J，Dempsey A. Successful pregnancies using human serum albumin following retrograde ejaculation. Fertil Steril 37：277，1982.

13. Schill WB. Problems der homologen und heterologen insemination aus andrologischer siche. In Fortschritte der praktischen Dermatologie und Venerologie. ed. Braun-Falco O & Petzoldt D. Heidelberg：Springer Verlag, 1187，1973.

14. Settlage DSF, Motoshima M，Tredway DR. Spermtransport from the external cervical as to the fallopian tubes in women：a time and quantitation study. Fertil Steril 24：655，1972.

15. Taylor PJ，Kredentser JV. Washed intrauterine insemination：indications and success. Int J Fertil 34：378–384，1989.

16. Trout SW & Kemmann E. Fallopian sperm perfusion versus intrauterine insemination：a randomized controlled trial and meta-analysis of the literature. Fertil Steril 71：881–885，1999.

17. Tummon IS，Asher JL，Marten JSB，et al. Randomized controlled trial of superovulation and insemination for infertility associated with minimal or mild endometriosis. Fertil Steril 68：8–12，1997.

18. Van Voorhis BJ，Barnett M., Sparks AE，et al. Effect of the total motile sperm count on the efficacy and cost-effectiveness of intrauterine insemination and in vitro fertilization. Fertil Steril 75：661–668, 2001.

24
Chapter

精子银行、精液捐赠的注意事项

黄俊嘉

精子银行简介

Lazzaro Spallanzani 于 1776 年首先报告人类精子的冷冻效应，Paolo Mantegazza 于 90 年后建议成立精子银行（sperm bank），以保存优良品种的家畜类以及为了即将上战场的丈夫保存其精液。在 1946 年由法国 Rostrant，首先提出应用甘油（glycerol），作为青蛙精子的冷冻保护剂，奠定了日后人类冷冻精子的基础。于 1949 年 Polge，终于成功地应用甘油，作为人类精子的冷冻保护剂，展开了哺乳类动物精子银行的新里程碑。在 1953 年 Bunge，首次提出使用干冰的方法，冷冻人类精子，完成受孕成功的个案，让不孕症病人点燃起一线希望。于 1962 年 Sherman，采用了液态氮蒸气的方法，来冷冻保证精子，这项世纪创举，开拓了国际精子银行的业务蓬勃发展。当今不孕症医学的领域，应用液态氮蒸气，作为精子冷冻保护的设备，因此而受孕成功的例子，可谓不计其数。在 1984 年 Jeyendran，提出应用甘油（glycerol）和蛋黄（egg-yolk）（Zwitter ion buffer system）作为人类精子冷冻保护剂的比较，目前国内已有多家医院使用，同时也采用液态氮，作为冷冻保护。

精液冷冻的目的为：男性即将接受生殖系统的手术治疗前，先将精液冷冻；例如癌症的治疗，包括放射线治疗和化学治疗；另外做试管婴儿的男性有下列情形者也应先将精液冷冻：于有心理压力下无法自行取精者，或曾经检查为精液异常者，及取卵当天丈夫时间上无法配合者。人工授孕时如果丈夫外出或太忙时间上无法配合，也可使用丈夫的冷冻精液。精子银行亦可提供冷冻的捐赠精液供人工授孕及试管婴儿使用。捐赠精液使用冷冻精液的主要目的是，可供充分的时间做疾病的重复筛检，例如艾滋病（AIDS）、乙型肝炎（hepatitis B）、梅毒（syphilis）及其他的性病，以避免疾病的空窗期。

(一) 冷冻的机制

当液态水要冷冻时必须持续降温至 0℃，此时冰晶形成，且温度维持在 0℃，直到所有的液体全部变成固态为止，才会继续降温。

超冷现象，为在冷冻的过程中已低过液态的临界温度（冰点）而仍然保持液态的一种现象，此现象是由于液态水分子要形成固态的分子晶格时所释放出的能量所导致。溶液的临界温度（冰点）比纯水为低，一般而言 1kg 纯水溶解 1mol 溶质，将会使冰点下降 1.86℃。

影响细胞冷冻存活的因素包括：冰点上及冰点下的冷冻速率，及冷冻溶液组成的成分。冷休克（cold shock）：为细胞在冰点上温度变化所导致的伤害，此为个别差异及种的差异。人类精子并不会有冷休克的现象，这跟精子的活动性与耗氧量有关；一般冷休克出现在慢速冷冻的过程（每分钟降温 1~2℃），从室温降至冰点的阶段时发生。

当细胞到达冰点时，细胞外的水首先结冰使细胞外的渗透压上升，致使细胞内的水分逐渐释出；如果有超冷现象发生则不然，因为细胞内的水分来不及脱水，因而产生细胞内的结晶，导致细胞受损。如果降温的速率太慢，细胞外的冰晶继续形成而细胞脱水的孔径变小，也将会损伤细胞膜。精子在冷冻过程中常见的损伤为细胞膜的膨胀及顶体的受损，因此为了避免精子在冷冻过程中受到损伤，必须考虑①冷冻速率、②冷冻保护剂的使用，及③冷冻溶液中的添加物。

1. 冷冻保护剂

如果在精子的冷冻的过程中，不添加任何保护剂时其存活率<15%。目前最常用于精液冷冻的冷冻保护剂为甘油（glycerol），其浓度为5%~10%，不管添加的方法为一滴一滴加或一次加满总量，不管添加的温度是室温或 5℃，其保护的效果是一样的。

甘油的保护作用在于降低冰点，及降低电解质在冷冻过程中的浓度，同时也可维持电解质的稳定，亦可结合细胞膜上敏感位置使细胞膜稳定。相反的，也有事实证明：以洗涤的方法去除甘油时，会导致精子活动率迅速降低，而且甘油在冷冻的过程中对精子会造成渗透压的失调，因此需要有一个缓冲液来减缓甘油的作用。

另外一种冷冻保护剂二甲亚砜（dimethyl sulfoxide，DMSO）也曾被用来做各种细胞的冷冻保护，但经过电子显微镜的观察，发现甘油对精子的保护作用似乎要比 DMSO 好。

2. 添加物

虽然甘油是冷冻精子应用很广的冷冻保护剂，但仍有数种复合式冷冻保护剂曾被报告，比单独使用甘油的存活率为好。此类添加物真正的作用仍不十分明了，但其帮助甘油的冷冻效果可能是①调整最适合的渗透压及 pH 值，②供给能量以避免其他物质使用精子细胞内的磷酸脂质，③添加抗生素避免细菌污染，④稀释精液以抵消有害物质对精子的毒害作用。添加物的选择主要针对其在冷冻过程中，对细胞完整性及功能性的保护能力而定。

两性离子（双极性）缓冲液，包含 TRISL [(hydroxymethyl) aminomethane] 及 TES [N-TRIS (hydroxymethyl) methylaminoethane sulfonic acid]，其组合曾被建议使用于冷冻保护剂中。这些物质会结合可降低精子活动性的重金属（如：铜、锌、金等），而增加精子活动性的复苏；其机制可能是两价的离子会结合脱氢过程所产生的游离氢基及氢氧基。柠檬酸钠（sodium citrate）也常被添加至缓冲液中，其效果类似。除了两性离子（双极性）缓冲液外，尚有其他的添加物被使用过，例如：含蔗糖及人类白蛋白的 Tyrode's 溶液。将卵黄添加至精液中可以提高精子的受孕力，已经被广泛地应用在牛的精液冷冻。早期的研究发现卵黄可防止精子细胞的低温休克，后来的研究又发现卵黄加了复合培养液，比单独使用卵黄的效果为佳。卵黄中的脂蛋白可防止精子在冷冻过程中脂质的流失，避免引起精子的低温休克。而且卵黄中的胆固醇，可对精子的细胞膜产生稳定作用。表 24-1 的 Zwitter ion-citrate-egg yolk extender，它含有 TES、TRIS，渗透压为 325 mOsm，pH 值为 7.9；柠檬酸钠（sodium citrate）含量为 12.5%，新鲜卵黄含量为 20%。在液态氮或-20℃可保存 6 个月，使用前将其解冻至室温再加入 12%的甘油。另外 Irvine Scientific 的冷冻保护剂 TEST yolk buffer（Santa Ana.CA；Cat.No.9971）是将 12%的甘油事先加入，其结果一样好。其使用量与精液的比率为 1:1，其甘油的最后浓度为 6%。其添加的比率，是根据精液原始的条件及解冻后所剩活动精子的总量而设计的，一般每一解冻瓶应含有 25×10^6/ml 活动精子。（表 24-1，表 24-2）

3. 冷冻及解冻速率

不同的细胞具有不同的冷冻特异性，因为每个细胞内的含水量及细胞膜的通透性各有差异。哺乳类的精子因其体积小、表面积大、细胞内含水量低，故其最佳的冷冻速率为每分钟下降 10℃至 100℃。Sherman 所提出使用液态氮蒸气冷冻的方法：是将样本置于液态氮液面上 15cm 静置 50 分钟。亦有使用电脑程式控温冷冻仪冷冻精液。冷冻瓶一般使用玻璃冷冻瓶（glass ampules）、塑胶冷冻瓶（cryovials）或塑胶小麦管（plastic straws）。解冻的方法有很多

表 24-1　制备 100ml TESTCY（TES-TRIS-Citrate-Yolk）Buffered Egg Yolk Medium

药物

1. TES：N-TRIS（hydroxymethyl）methylaminoethane sulfonic acid（Sigma T6022）
2. TRIS:（hxdroxymethyl）aminomethane（Ultra Pure AMRESCO. Solon. Ohio）
3. Sodium citrate（crystals）$Na_3C_6H_5O_7 \cdot 2H_2O$（Fisher Scientific Spring Field N.J.）
4. Penicillin（10 000 units）/streptomycin（10mg）solution（Sigma P0781:Sigma St. Louis，MO.）
5. 3 个新鲜鸡蛋
6. 配制培养液及清洗玻璃器皿的超纯水

配制方法

1. 以超纯水清洗两支 150ml 烧瓶
2. 以一支烧瓶装 100ml 超纯水溶入 4.83g 的 TES 及 1.16g 的 TRIS
3. 另一支烧瓶装 50ml 超纯水溶入 1.78g 的柠檬酸钠
4. 分别以过滤灭菌之，必要时可冷藏过夜
5. 以 70%乙醇（ethyl alcohol；EtOH）清洗 3 个鸡蛋，干燥后置于无菌无滑石粉的手术手套上，小心地以无菌的搅拌棒将蛋黄与蛋白分开，将蛋黄置于一个无菌容器中
6. 以无菌的搅拌棒将蛋黄搅拌均匀
7. 混合 70ml TES-TRIS 溶液、12.5ml 柠檬酸钠溶液及 17.5ml 蛋黄
8. 将此混合物分装于两支 50ml 离心管
9. 以 10 000×g 离心 60 分钟。
10. 取出上清液，加入 1ml 青霉素-链霉素溶液（penicillin-streptomycin solution）不需过滤，将沉淀物丢弃
11. 分装之，并保存于-20℃以下，可以保存 6 个月
12. 其品管可用 blood agar，eosin methylene blue（EMB）及 MacConkey media 培养之

表 24-2　冷冻及解冻方法

冷冻方法

1. 精液液化后以 Percoll 或 pure sperm 洗涤之
2. 调整至所需的精子浓度，并加入等量的 freezing medium-TEST Yolk Buffer（Irvine Scientific，#9971）（1:1）
3. 分别将其以 1ml 分装至冷冻瓶中，并以冷冻笔标上病人资料与日期
4. 静置 5~10 分钟，让精子与 freezing medium 中的甘油充分作用
5. 将冷冻瓶以铝架置于液态氮液面上约 12cm，预冷 10 分钟
6. 然后直接放入零下 196℃的液态氮中保存，并纪录存放的位置

解冻方法

1. 将欲解冻的样本直接由液态氮储存桶中取出，旋松瓶盖将多余的液态氮排除，并再次旋紧瓶盖
2. 在 37℃水浴中摇晃解冻之，待其完全溶解完成
3. 以滴管将冷冻瓶中解冻的精液移入 15ml 离心管中，加入适量的培养液，并离心之，以去除 freezing medium
4. 以培养液调整精子浓度即可

种，但一般以在20℃至35℃的空气中缓慢解冻的结果为佳，在5℃或75℃的水浴中解冻者较差。精液加入冷冻保护剂后，将其装入2ml的冷冻瓶中，并静置20分钟，使其作用达到平衡，再开始冷冻。一般精液取出后至冷冻最好不要超过4小时，最好在1小时内完成。

(二) 结论

精液冷冻不仅可使用于丈夫的精液储存，另外更重要的是使用于捐赠精液的精子银行，以避免使用新鲜捐赠精液易引起AIDS感染等问题。

精液捐赠简介

今日使用捐赠精液做人工授孕来治疗男性不孕症，逐渐变得频繁，在美国每年有6000~10 000个使用捐赠精液受孕而出生的婴儿。因此捐赠者的选择及筛检变得更重要，尤其是借由精液捐赠会传染获得性免疫缺陷综合征病毒(HIV)，因此精子银行的相关事项被广泛讨论。

(一) 捐赠精液的适应证

1. 无法治愈的无精症，不愿或无法以外科手术治愈的阻塞性无精症。

2. 严重型精子稀少症、精子无力症，或精子异常者，药物无法治疗或治疗无效者。

3. 性功能障碍无法射精者。

4. 曾经做过放射治疗、化学疗法，或曾暴露于毒物化学中，以致会影响基因遗传者。

5. Rh血型不合者，如：女性为Rh阴性，且有严重的免疫性抗体而丈夫为Rh阳性者。

6. 男性有已知的遗传疾病，如：血友病、染色体异常。

(二) 捐赠者与受赠者的评估

1. 捐赠者的选择

(1) 捐赠者必须是健康的且没有遗传性疾病。

(2) 捐赠者必须达法定年龄，但不得超过40岁，以降低因为高龄所引起的各种危机。

(3) 选择有受孕能力的捐赠者但非绝对必要。

(4) 捐赠者的姓名通常加以保密，如此可鼓舞捐赠行为。

(5) 捐赠的精液必须冷冻至少180天的检疫期。

(6) 与捐赠作业相关的从业人员，不得充任捐精者。

(7) 捐赠精液必须使用人工授孕的技术施行。

2. 基因筛检

完整的个人及家庭病史，以排除捐赠者是否具有遗传性疾病，如：血友病及严重的畸形。而且捐赠者的一级亲属，包括父母及子女必须没有严重畸形、性联遗传及染色体异常。有些甚至要求做全套的染色体检查。只要捐赠者有任何可能的遗传性，或家族性疾病者，一律拒绝。如果捐赠者有与受赠者不同的家族性疾病，如：高血压、糖尿病、癌症，也应拒绝。而特定的民族也应做特定的检验，如黑人应做镰刀型贫血症（sickle cell disease）的检查，东欧的犹太人应做黑矇性家族性智力低下（Tay-Sachs disease）的检查、东南亚（如菲律宾）的民族应做α地中海贫血（α-thalassemia）的检查，地中海附近的民族应做β地中海贫血（β-thalassemia）的检查。捐赠者必须是年轻的，因为50岁以上的男性，其基因突变的几率大大提高。

3. 性病的筛检

获得性免疫缺陷综合征（AIDS）的高危险群，包括同性恋者、双性恋者，及多重性伴侣者、注射毒品者，及其他性病感染者一律拒绝。实验室的检查包括艾滋病病毒（HIV）、梅毒(syphilis)、淋病（gonorrhea）、衣原体（chlamydia）、乙型肝炎（hepatitis B）、巨细胞病毒(cytomegalovirus，CMV)，都必须是阴性。如果捐精者或其性伴侣有生殖器疱疹的病史，通常都应拒绝其捐精。这些实验室的检查必须每 6 个月复检一次，捐赠的精液必须冷冻至少 180 天的检疫期，以避免在疾病的检验空窗期引起感染，艾滋病病毒通常有 3~6 个月的检验空窗期。

4. 精液的筛检

建议在正式使用前取数次的检体以供广泛的检查（禁欲 2~3 天），精液必须在射精后 1~2 小时内检查其正常值如下：>2ml，活动性>50%，浓度为 50×10^6/ml 活动精子，形态正常，解冻存活率≥50%。一般而言，只有在解冻后仍有（30~50）$\times10^6$/ml 活动精子的精液才算合格。

5. 捐赠者与受赠者的选择与配对

捐赠者需选择与受赠者之夫的生理特征相似者，如身高、体重、体格、眼球颜色、发色、肤色、外观等，同时应选人文背景相似者，配对时虽无法完全相同，但应尽可能接近；同时血型应与受赠者之夫相同；最后必须征得受赠夫妇的同意并签署同意书。

(三) 受赠者夫妇的评估

1. 确认其适用捐赠精液的适应证。

2. 对受赠者做医学及生殖功能的评估：检查会影响怀孕的一些问题，如子宫、输卵管是否正常？卵巢排卵的功能是否正常？分析其家庭病史有哪些家族性疾病，以选择适当的捐赠者。

3. 筛检受赠者是否感染性病：有些精子银行筛检捐赠者与受赠者相同的性病筛检，包括艾滋病病毒（HIV）、梅毒（syphilis）、淋病（gonorrhea）、衣原体（chlamydia）、乙型肝炎（hepatitis B）、巨细胞病毒（cytomegalovirus，CMV）。

4. 心理评估：有些精子银行在一开始进行捐赠精液治疗时，要求心理评估，并与其夫妇讨论相关事宜，受赠夫妇在寻求捐赠精液时，应避免其有情感或心理上的影响，应审慎评估后才可施行。受赠夫妇在确认后，应签署同意书。

结　论

精子银行虽可帮助很多不孕症的夫妇，但其影响的深远却不得不审慎行之，台湾卫生行政主管部门订有相关的生殖法规加以规范，可以依此为依据。

参考文献 (FURTHER READING)

1. Guidelines for gamete donation: 1993. The American Fertility Society. Fertil Steril. 1993 Feb; 59 (2 Suppl 1): 1S-9S.
2. British Andrology Society guidelines for the screening of semen donors for donor insemination (1999). Hum Reprod. 1999 Jul; 14 (7): 1823-1826.
3. WHO laboratory manual for the examination of huamn semen and sperm-cervical mucus interaction. 1999, World Health Organization.

第 5 篇

内镜手术

25 Chapter 子宫内镜手术

林保良

近年子宫内镜的进步不只是在子宫内疾病的诊断应用上，特别是在治疗应用上也有着很大的进步。以下介绍子宫镜的各种临床应用。

必要的器具

(一) 硬性子宫镜

子宫镜的外观构造是硬性的，由子宫镜体、内套管、外套管来构成。子宫镜体内则包含着镜片系统及无数的导光纤维。功能上可分以下！几种。

1. 诊断用硬性子宫镜

利用于诊断目的的子宫镜口径都很细，外套管的直径在 3.5~5mm 左右，镜体的直径在 1.8~3mm 左右，麻醉、子宫颈管的扩张同单钩钳子的使用都不需要，在门诊就可以操作。缺点是在强度弯曲的子宫腔时因硬性镜身的关系很难插入。

2. 手术用硬性子宫镜

主要是利用手术用钳子来作子宫内的手术。外套管较粗在 7~9mm 左右。

3. 切除镜（resectoscope）

切除镜是泌尿科为了切除肥大的前列腺同膀胱内肿瘤而开发的硬性内镜。在妇产科方面是用来治疗黏膜下肌瘤（submucosal myoma）、子宫内膜息肉、纵隔子宫（septal uterus）、子宫腔粘连、巨大的颈管息肉、月经过多（子宫内膜破坏术 endometrial ablation）等等。

（1）单极切除镜

一般切除镜依外套管直径可分 7mm、7.3mm、8mm 及 9mm 4 种切除镜（图 25-1）。

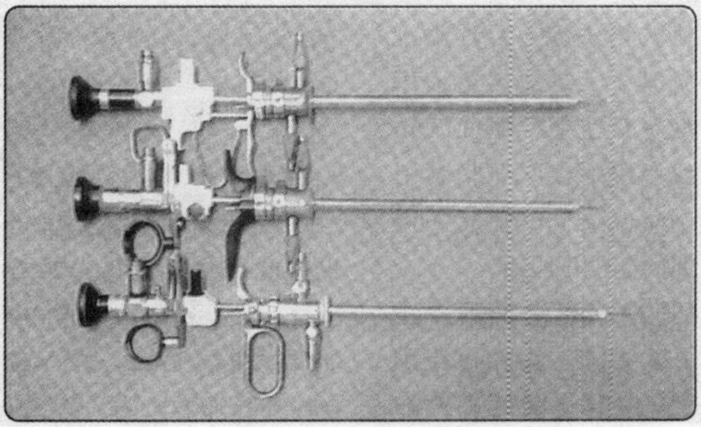

图 25-1　3 种切除镜。从上往下是 9mm、8mm 及 7.3mm 的切除镜

笔者最常使用的是 7.3mm 同 8mm 的切除镜。因 4 种切除镜都是持续灌流系统所以可经常保持清晰的视野来开刀。一般用的是单极高周波，因只能使用不含电解质的液体所以有低钠血症或电流烧伤等合并症。

（2）双极切除镜

最近开发了可利用生理盐水的双极切除镜而减少了低钠血症的合并症。且理论上电流烧伤的可能性也应减少。缺点是电流过强时会产生很多气泡，有空气栓塞症（air embolism）的可能。且液体过度吸收时会引起液体超负荷（fluid overloading）的症状。目前只有 9mm 的双极切除镜可供利用。

单极高周波的凝固电流通常是用来止血的，强度约在 40~60W 中间，切开电流用的强度约在 70~100W 中间。双极高周波的止血（干燥 desiccation）电流强度约在 60~80W 中间，切开（蒸发 vaporization）电流用的强度约在 110W 左右。

（二）子宫纤维镜 (Fibrohysteroscopy)

影像的传导并非经由镜片系统而是经由无数的玻璃纤维所构成的纤维束的集合体来传导光线。纤维镜的镜身是软性的，前端埋置有钢索可以用来调节镜头的插入方向。镜子可在直视下顺着宫腔的弯曲方向简单地插入子宫内作观察。

1. 诊断用子宫纤维镜

（1）富士诊断用子宫纤维镜：笔者于 1985 年与日本富士写真光机会社共同开发直径 3.7mm 的软硬式诊断用子宫纤维镜，几乎所有的使用例都不需麻醉及颈管扩张和单钩的使用。

（2）奥林巴斯诊断用子宫纤维镜：笔者于 1998 年与日本奥林巴斯光学工业会社共同开发直径 3.1mm 的诊断用子宫纤维镜。这个镜子的前端加装林氏软性外套管就可变成持续灌流系统，在出血的子宫腔内可保持清晰视野。另外加装林氏硬性外套管时可把软性纤维镜变成硬性镜，一方面有持续灌流系统的功能，另一方面又可做像硬性镜一样的强制动作。

2. 手术用子宫纤维镜

（1）富士手术用子宫纤维镜：笔者于 1987 年与日本富士写真光机会社共同开发的手术用软硬性子宫纤维镜。这个镜子于 1995 年再度改造，其前端的直径为 4.9mm，视野角 120 度，可上弯 100 度下弯 100 度，镜的中央部采用硬性构造，可做左右 180 度以内的轴旋转，这样子宫镜可容易到达子宫内的目标。镜子的尾端采用半硬性，可做 45 度各方向的弯曲与自动固定。

（2）奥林巴斯手术用子宫纤维镜：是全软性子宫纤维镜，可装用巨大的林氏活检钳子、林氏把持钳子或林氏剪刀钳子而大大增加纤维镜的手术工作能力。

（三）电子子宫镜 (Video-hysteroscope)

整个镜体与纤维镜一样是全软性的，导头用纤维束，影像则由装设在镜子前端的超小型 CCD 转变成 rGB 电气信号后以电线传到处理器（processor）来处理的子宫镜。优点是影像画面非常精细漂亮，并且因不用纤维传导影像的关系画面不会有因纤维断裂时形成的黑点。

现有前端直径 3.8mm 的奥林巴斯诊断用电子子宫镜同前端直径 5.3mm 的 Pentax 手术用电子子宫镜两种。

（四）扩张媒质 (Distention media)

子宫腔是非常狭窄的空间，注入媒质使这个空间扩大以后才能作子宫镜的检查。扩张媒质有两种，一种是气体的二氧化碳（CO_2），另一种是液体。欧美的医师惯用二氧化碳作为媒质。但二氧化碳只有扩张子宫腔的作用，而液体不只是用来扩张子宫腔，还能把子宫内的血液、血块或浮游物冲洗出来，保持鲜明的视野并吸收开刀时高周波电流所产生的热量。笔者参考血液扩散实验的结果、价钱及医院内是否容易拿到等几个问题，选定 10%葡萄糖溶液最适合于容易出血的子宫镜检查用。10%葡萄糖溶液的缺点是因为高渗透压的关系对细胞染色质可能发生影响。因此检查完后避免马上作细胞学检查，病理组织则不受影响。开刀时则利用泌尿科最常用的3%山梨醇（sorbitol）溶液，这是一种五碳糖，使用时把3升塑胶袋包装的3%山梨醇溶液吊高离病人子宫80~100cm的地方，利用重力关系来扩张子宫腔作子宫内的持续灌流。生理盐水会导电的关系不适用于利用单极高周波电流（切除镜）的开刀。因血液在生理盐水中易溶解和扩散的关系，双极切除镜的视野比起用3%山梨醇溶液的单极切除镜易变得模糊。

检查或手术时期

子宫镜检查或开刀最适合的时期，是月经刚完、子宫内膜增殖期的初期，因这时期子宫内膜很薄不会干扰子宫镜的视野。事实上手术要刚好排在这期间内有时非常困难，纵隔子宫或子宫腔粘连的患者可投用激素剂，在撤退性出血后开刀，黏膜下肌瘤或子宫内膜息肉，则不择时期，在月经中也进行开刀。另外也常使用GnRH类似剂10~12星期后才开刀。

手术用硬性子宫镜的内镜手术

主要是利用硬性、半硬性或软性的活检、把持或剪刀钳子来做子宫内的手术。手术的内容有以下几种：①直视下活检（利用活检钳子）。②除去子宫内膜息肉（利用活检钳子）。③拔去子宫内避孕器或异物（利用把持钳子）。④切除黏膜下肌瘤（利用激光）。⑤切断子宫纵隔（利用剪刀钳子或激光）。剪刀钳子是子宫内手术时最重要的工具。但用来切硬的东西时很快会变钝而不利，比起切除镜的切断环来无止血作用且价钱又很贵不合经济原则。激光也因为价钱太贵及开刀慢的关系不合实际应用。笔者最常应用的是以半硬性剪刀钳子来切断子宫腔粘连，以下介绍笔者自己的开刀方法。

(一) 子宫腔粘连

常见于流产手术后的患者，是不孕症的原因之一，当粘连形成如子宫纵隔时也可成为习惯流产的原因。1988年美国不孕症学会（American Society of Reproductive Medicine，ASRM）发表用子宫输卵管造影（HSG）及子宫镜的所见来算出点数作预后的分类。以下是手术前必要的准备检查。

1. 手术前准备

（1）子宫输卵管造影：可以知道粘连的部位、范围及输卵管的开通情况。子宫颈管内粘连时会遇到HSG无法造影。

（2）子宫镜检查：通过子宫镜检查可将子宫粘连分为子宫内膜性粘连、肌纤维性粘连及结缔组织性粘连三种。粘连有时会阻碍子宫镜的插入，而不易判断全体的状况。可参考HSG做手术前的准备。

（3）阴道超声波检查：子宫镜无法观察子宫内全部状况时可用阴道超声波来判断子宫内膜的存在或发育的情形。在子宫颈管内完全粘连时可发现子宫积血。

2. 手术的程序

患者于开刀前一天入院，就寝前子宫内插入一支昆布条，颈管闭锁无法插入昆布条除外，即使只能插入2~3cm也要尽量使用昆布条来扩张子宫颈。昆布条于手术1~2小时前拔去。手术时才拔去会引起子宫收缩而影响子宫内的观察。腹腔镜一起施行时用全身麻醉，其他的例子不论全身麻醉、腰椎麻醉或硬膜外麻醉都可以。短时间内可完成的例子也可采用静脉麻醉。患者于麻醉完后采用截石术体位，外阴部消毒后盖上手术用布巾。膀胱内插入留置导尿管并灌满生理盐水后以腹式超声波来监视子宫内的所有操作。因为子宫粘连的关系，子宫镜的子宫内方位判断时常会很困难而要借助于超声波的帮忙。接下来的是用诊断用子宫镜来观察子宫内的状态后再用手术用子宫镜的剪刀钳子来剪断粘连。手术方法可分以下的情形。

3. 手术方法

（1）子宫颈管内粘连（endocervix adhesion）：轻微的粘连在插入子宫镜时自然会断裂。子宫颈管完全粘连闭锁时可在超声波的严密观察下强力插子宫探针入子宫腔内。如探针插不进去时可以前端锐利的手术用钳子在手术用子宫镜的观察下对准子宫腔内插入。插入以后再换探针及颈管扩张器来扩张颈管直到诊断用硬性子宫镜可以插入为止。

（2）子宫腔内粘连（uterine synechiae）：子宫腔内插入较细小的诊断用子宫镜（外套管直径 4mm 或 5mm）来观察粘连的部位。较小且松的粘连可移动子宫镜的前端来压断粘连。广泛的粘连时一定要先以诊断用子宫镜做可能的剥离，尽量地剥离出两端的输卵管口。因为如可看到输卵管口时对于子宫镜在子宫内的位置判断比较容易。但这时候不必勉强剥离太硬的粘连组织。接着再作子宫颈扩张来插入手术用子宫镜（外套管 8mm），以剪刀钳子来剪断硬的粘连。剪的时候不要一次剪很多的组织，要做小而多次的剪断。并一定要随时知道子宫镜及剪刀钳子在子宫内的位置，难判断时可经由超声波来识别。不可勉强以子宫颈管扩张器来盲目地剥离坚硬的粘连组织，因为经常会造成子宫穿孔。另外的注意事项就是不以较小的诊断用子宫镜先作某种程度的剥离，而一开始就插入粗大的手术用子宫镜时，常会因为无法看清或判断粘连的所在而造成切除不全的后果。粘连切断完后在超声波的观察下插入子宫内避孕器（IUD）来预防再粘连。有子宫颈管粘连时要用有线的 IUD。广泛性粘连病例于手术后给予混合雌激素 premarin，每天 2.5mg，用 28 日，最后的 7 天加上黄体酮如醋酸甲羟孕酮（medroxyprogesterone acetate，MPA）每天 10mg。患者于 3~4 星期内作早期子宫镜检查来剥离再粘连，2 个月后拔除 IUD 再作子宫镜检查，如无异常时就可怀孕。

切除镜的内镜手术（TCR）

笔者称这种利用切除镜的切断环所作的手术为经颈管切除术（transcervical resection，TCR）。内容有以下几种：①切除黏膜下肌瘤，②切断子宫纵隔，③切除子宫内膜息肉，④切断子宫腔粘连，⑤切除巨大的子宫颈管息肉。其中在子宫腔粘连时用切断环操作时因高周波电流的关系不只会损伤到正常的子宫内膜且会使周围组织变白，因此很难判断切除是否足够而常造成切除不全。因此笔者已很少用切除镜来治疗子宫腔粘连。以下针对笔者的黏膜下肌瘤同子宫纵隔的手术方法加以叙述。

（一）黏膜下肌瘤

1. 适应病例的选择

并非所有的黏膜下肌瘤都是内镜手术的对象。必须具有以下的条件。①有月经过多或不正常子宫出血的症状，②子宫的大小要小于或等于怀孕 12 星期的子宫大小（子宫腔长度≤12cm），③黏膜下肌瘤的最长径≤60mm，④黏膜下肌瘤的子宫壁附着部（茎部）的直径≤40mm，⑤浆膜肌瘤间距离（serosa myoma distance，SMD）≥5mm，⑥子宫内没有癌或癌前病变。至于由子宫口下垂到阴道内的有茎性黏膜下肌瘤（肌瘤分娩），笔者并不考虑肌瘤本身的大小或茎部的粗细而由子宫体的大小程度来作手术方法的决定。

2. 手术前的准备

（1）子宫镜检查：黏膜下肌瘤不可缺少的诊断方法。用前端直径 3.1mm 诊断用子宫纤维镜发现的黏膜下肌瘤，如不能清楚地观察茎部的情形时，子宫纤维镜的前端加装林氏硬性外套管，这样可以把软性纤维镜变成硬性镜，作强制观察肌瘤的茎部来判断肌瘤的子宫腔内突出度及开刀的难易。笔者以子宫腔内突出度≤50%为无茎性肌瘤，较难开刀，>50%以上为有茎性肌瘤，较易手术。

(2) 超声波检查：子宫镜检查的一个缺点就是较难推测肌瘤的大小。笔者于作完子宫镜检查后，在子宫腔内仍留有液体时马上作阴道超声波检查（sonohysterography），可以很清楚地测定肌瘤的大小及手术时最重要的浆膜肌瘤间距离（serosa myoma distance，SMD）有没有≥5mm。另外也一定作腹部超声波检查来了解子宫全体的状态。

(3) 子宫输卵管造影（HSG）：主要是对不孕患者于手术前检查清楚是否有输卵管阻塞。决定患者是不是需要作腹腔镜检查或者是于开刀前就需要先作经颈管再疏通术来打通输卵管间质部的阻塞。肌瘤如较大时常会阻碍正常输卵管的造影。

(4) GnRH类似剂的使用：患者于开刀前给予GnRH类似剂10~12星期。其目的为①改善贫血。因月经停止或月经量的减少而改善贫血。许多患者每天有小量的出血但仍会获得贫血的改善。②容易手术。子宫内膜及肌瘤会萎缩并减少出血，使内镜的视野良好便利于手术。③无茎性黏膜下肌瘤的变化。笔者曾经碰到无茎性的肌瘤在GnRH类似剂的使用下使肌瘤由子宫壁更向子宫腔内突出变成有茎性，进而脱出子宫外形成肌瘤分娩而容易以切除镜切除的病例。

3. 手术的程序

患者在贫血改善好时是手术的时期，出血或甚至是月经中也不影响手术。除了肌瘤分娩的例子以外手术前一晚要插一支昆布条，主要的目的不只是使颈管扩张，更重要的是使子宫颈管软化。子宫颈管软化后在以后叙述的以钳子除去肌瘤时才不会遭遇到颈管裂伤。另一方面几乎所有的例子只要插一支昆布条就足够了，颈管扩张太大会使灌流液流失而无法扩张子宫腔。

4. 手术方法

(1) 肌瘤分娩（myoma delivery）的切除：肌瘤的子宫附着部可能在子宫腔内也可能是在子宫颈管内。手术时先以双钩钳子牵引肌瘤后，插入切除镜来观察附着部的情形，如相互关系不清楚时可拉动牵引中的肌瘤来区分颈管壁同肌瘤，等确定位置后才把茎部切断。茎部如仍有残留时可继续切除。图25-2是TCR开刀时的外景。

(2) 肌瘤剥离切除法（两只切除镜法，two resectoscopes method）：以7.3mm切除镜

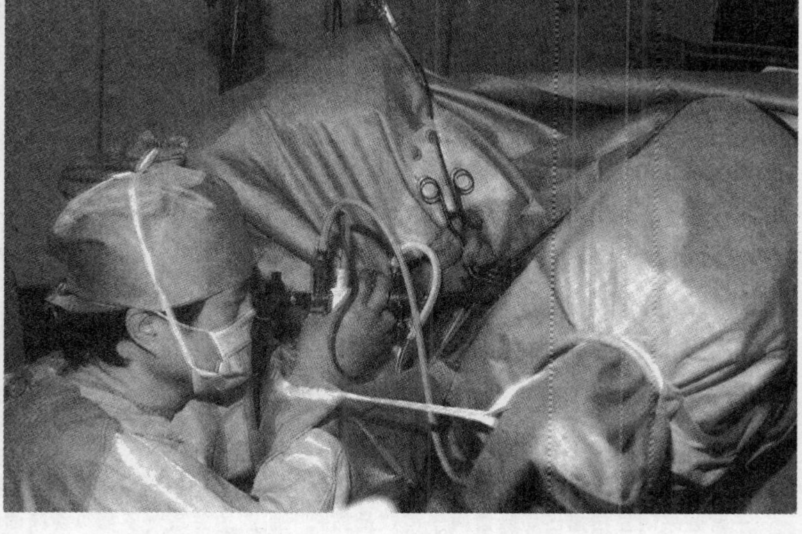

图25-2 TCR手术时的外景。手术医生的右手拿着切除镜，左手握着林氏弯曲钳子正在切除子宫内黏膜下肌瘤

从肌瘤的基底部两侧开始切起。首先切入肌瘤同子宫肌肉中间的层内，然后以切除镜的前端来剥离出肌瘤。这个动作与开腹式肌瘤切除时用剪刀的前端来把肌瘤从肌肉层剥离出来的步骤完全一样。无茎性黏膜下肌瘤时需要剥离的范围较广泛，肌瘤同子宫肌肉间的纤维组织则用切断环来切断。接下来是用较粗的 9mm 切除镜以十字形切开法来切断肌瘤的体部（图 25-3）。然后再以林氏肌瘤钳子来夹持及捻转肌瘤，当夹持的肌瘤可以捻转 360 度以上时可用钳子或切除镜来除去肌瘤。这种手术方法的好处是不但可以完全除去肌瘤且可保存很多正常的子宫内膜，另外是较不易发生子宫穿孔。

（3）下沉性黏膜下肌瘤的切除：无茎性黏膜下肌瘤在灌流液的压力下被压迫回子宫肌肉层内变成壁间肌瘤，手术变得很困难。常发生在使用 GnRH 类似剂后的患者。开始手术时尽量使用低的灌流压力以避免肌瘤的下沉，后以上述的方法开刀。

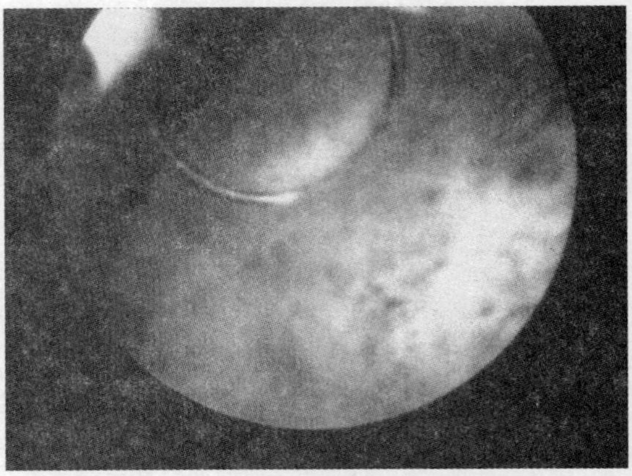

图 25-3 9mm 切除镜的切断环正要开始切除黏膜下肌瘤的体部

5. 手术中的超声波监视法（图 25-4）

超声波监视法的优点是对患者的侵袭性少，手术中切断环同切除镜的操作情形，子宫壁同黏膜下肌瘤的位置关系及 TCR 终了时肌瘤是否有残留的问题都可很明显地在超声波断层图像上看出来。在欧美许多医师采用腹腔镜监视法，但经由腹腔镜除了切除镜的一点光线外子宫腔内的情形完全不知道，因此比起超声波方法来

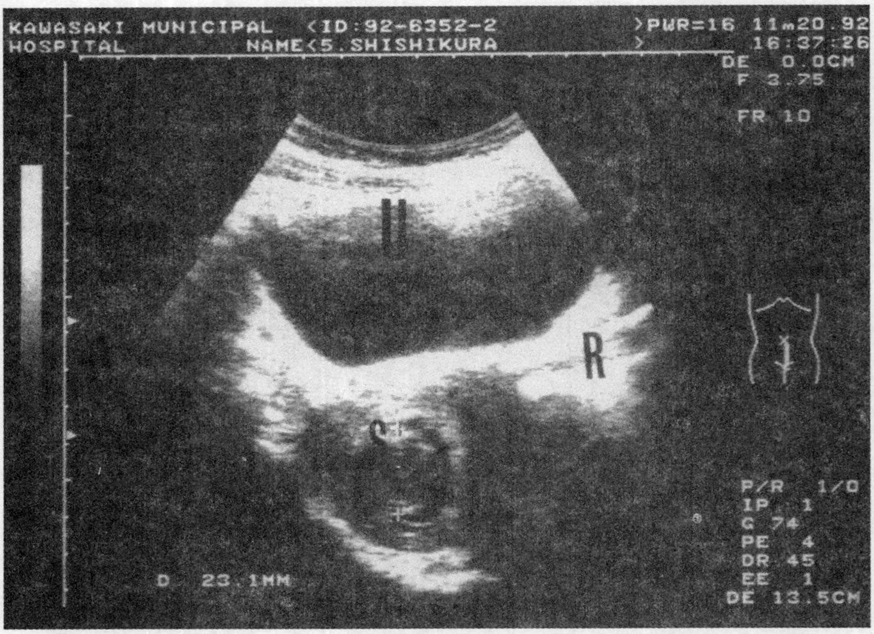

图 25-4 手术中的超声波监视法（二对比法）利用充满生理盐水的膀胱及充满灌流液的子宫腔来明显扫描出切除镜同子宫壁及黏膜下肌瘤的关系（子宫纵切断面）

U：膀胱，S：黏膜下肌瘤，R：切除镜

效果不好。笔者即使因不孕症或其他原因要一起施行腹腔镜时也一定先用超声波监视TCR开刀完后才接着做腹腔镜手术，超声波监视法可分以下两种方法。

(1) 二对比法（two contrasts method）：利用充满生理盐水的膀胱同充满灌流液的子宫腔或黏膜下肌瘤的两个对比来明显地扫描出切除镜同子宫壁及黏膜下肌瘤的关系。缺点是子宫后壁与肠密接在一起时附着于子宫后壁的肌瘤有时不易监视。

(2) 三对比法（three contrasts method）：为了弥补上述的缺点笔者从脐部插留置导管到腹腔内，然后以点滴灌300ml生理盐水到腹腔，患者采取头高脚低的体位使液体集中在直肠子宫陷凹。作超声波断层法时由上述的二对比加上贮留在直肠子宫陷凹的另一对比时，可使子宫后壁也扫描得很清楚。直肠子宫陷凹因加入液体的关系子宫后壁同肠分开，即使是不慎发生子宫后壁穿孔时也不会伤到肠管。笔者常不由脐部插针而改在开刀前作诊断性子宫镜时一起从输卵管灌液体到腹腔内。近年来因为超声波机器的不断开发、图像解析度很好的关系，笔者已很少采用三对比法。

6. 出血的处理法

遇到出血时可用凝固电流来止血，肌瘤切除完后降低子宫内压找寻出血点来止血。遇到广泛的出血时，可插气囊式导管到子宫腔内，然后灌5~30ml的水到气囊内来压迫止血。为了避免气囊可能引起子宫内膜压迫性坏死，气囊内灌入的水量不能多于拿出来肌瘤标本的重量。另外超声波上所看到的气囊大小不能大于TCR前肌瘤的大小，这样一来就不会发生压迫性坏死。气囊导管于6~7小时后拔去。

7. 低钠血症（hyponatremia）或液体的超负荷

手术中因为灌流液由切断的血管倒流入血中而可能引起低钠血症或液体的超负荷，重者会变成植物人或导致死亡，因此开刀中不要用太高的压力，避免使用液体膨宫机（pump），每10分钟测量灌流液的进出量。进出量差超过1000ml以上要马上检查血中电解质，如血浆钠浓度小于125mEq/L或有液体超负荷症状时要马上中止手术，投予利尿剂或生理盐水。另外开刀时间以不超过1.5个小时来防止这种合并症。双极切除镜使用生理盐水，美国AAGL（American Association of Gynecologic Laparoscopist）学会的警告是进出量差以不超过2500ml为准。

8. 手术后的管理

想怀孕且TCR伤口较大的患者于手术完后插入IUD来避免子宫腔粘连。插入气囊的患者则于拔除气囊后插入IUD。患者手术后的疼痛很少，麻醉的影响消失后就可以走路，通常患者于隔天出院。为了预防感染，手术后口服抗生素4天，使用过GnRH类似剂且想怀孕的患者则投予混合雌激素premarin每天2.5mg，7~14天左右。患者于4星期内作早期子宫镜检查，如没问题时当场拔掉IUD，于手术完2个月以后准许怀孕。不想怀孕的患者则于术后4个月在门诊作子宫镜检查，检查有无肌瘤的再发。

9. 成绩

笔者于1985年1月到2003年2月共做了1626例的黏膜下肌瘤切除。大多数的患者都有症状的改善，切除肌瘤的重量在0.3~800克，平均26.7±38.4克（1592例），手术时间为2~150分，平均30.7±20.4分（1597例）。子宫穿孔2例，1例腹腔镜下修复，另1例没作任何特别处理，顺利出院并于4个月后怀孕，于怀孕36星期作剖宫产生下2340克的健康女孩。800克的肌瘤分娩患者于切除肌瘤后引起子宫外翻，因无法修复的关系当场做子宫切除手术，2例并发低钠血症，治疗后完全恢复。长期追踪的结果为34例子宫切除，16例开腹肌瘤切除，43例再TCR，8例流产，1例早产，5例怀孕中，125例足月分娩，其中98例经阴道分娩，27例剖宫产。TCR手术不是剖宫产的理由，只有手术中穿孔的例子才推荐剖宫产。

(二) 纵隔子宫

纵隔子宫是习惯性流产的原因之一。内镜手术因为侵袭性小的关系，笔者不论患者是否有流产的经验，原发性不孕症患者也列入手术的对象。

1. 手术前的准备

(1) 子宫输卵管造影 (HSG)：除了检查输卵管的疏通情形外，更主要的是测定纵隔的长度及纵隔底的宽度。2 个子宫内腔的纵隔方面的侧壁所形成的角度，笔者称它为离开角度，角度愈大底部也愈宽，开刀也愈困难，相反的角度小时即使是长的纵隔也可简单切除。

(2) 子宫镜：子宫镜的纵隔分类：从两侧输卵管口的连接线上向子宫腔内突出的纵隔长度 1.5cm 以内是弓状子宫，1.5cm 以上是不完全子宫纵隔，到达外子宫口的纵隔称为完全子宫纵隔。

(3) 核磁共振影像 (MRI)：双角子宫并非 TCR 的对象，但从 HSG 及子宫镜上无法与纵隔子宫作鉴别诊断必须作腹腔镜来鉴别诊断。MRI 可以很清楚地区分出纵隔子宫、双角子宫或重复子宫。

2. 手术的程序

大致与子宫腔粘连一样，因先施行腹腔镜的关系，麻醉采用全身麻醉。

3. 手术方法

(1) 不完全子宫纵隔的切除法

以 7mm 或 7.3mm 的切除镜插入子宫内，先观察两侧的输卵管口后以直角切断环来切除纵隔 (图 25-5)。两侧输卵管口的连接线不一定与水平线平行，因此切断环切的方向一定要与两侧输卵管口的连接线平行，要不然会损伤到子宫上壁或下壁。纵隔如果过度切除的话会造成子宫穿孔，因此先参考 HSG 及子宫探针测量的两个子宫腔长度来决定切除的范围及切除的长度。离开角度大、底部较宽的纵隔的切除时，需要把两侧输卵管口连接线间的组织均等地切除，不可偏重切在一个地方。因为这是造成子宫穿孔及子宫腔变形的原因。另外手术中最重要的位置判别识点是两侧的输卵管口，但纵隔切除中因手术的刺激，输卵管角收缩而造成输卵管口很难用肉眼来识别。这是造成纵隔切除不全的一大原因。笔者为了克服这个问题创立了切断环触摸法，也就是不只靠视觉来决定输卵管口的位置同切除中的纵隔情形而是更实际地伸出切除镜的切断环去触摸输卵管角同纵隔。若切断环可以很深地插入输卵管角内时表示切除不足，需要再追加切除。纵隔的 2/3 以直角切断环来切除，剩下的 1/3 纵隔是因为要避免子宫穿孔的关系，以斜角切断环作 1mm、1mm 地切断。另外为了避免损伤输卵管口，切除部位必须离开输卵管口 0.5cm 以上。手术中如切到接近正常的子宫肌层时出血会增多可作为是否应该停止切除的参考。切除完了可降低灌流液压力寻找出血点以凝固电流来止血，几乎所有的病例都不需要用气囊导管来压迫止血。

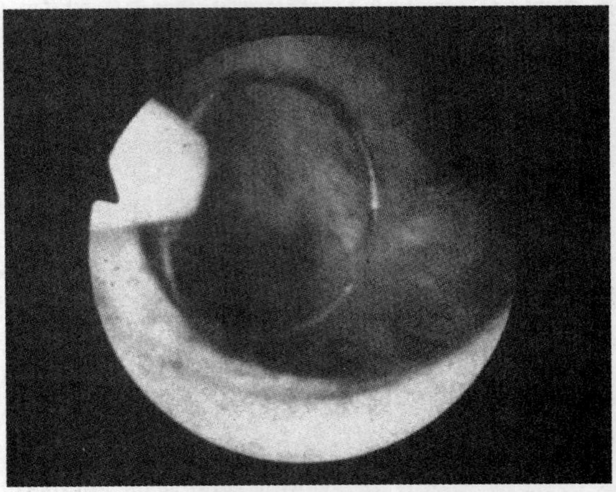

图 25-5　7mm 切除镜的切断环正要开始切除不完全子宫纵隔

(2) 完全子宫纵隔的切除法

比起不完全子宫纵隔来发生率少得多，切除技术更加困难。患者于手术前夜插一支昆布条到容易插入的子宫腔内。时常因为子宫颈部萎小的关系，左右两个子宫腔要各插一支昆布条时会很困难，只有增加患者的疼痛。虽然只插一边的子宫腔，但整个子宫颈管会受影响而变软。切除方法是首先在左右子宫腔间挖个相通的口然后以上述的切除法来开刀。这个相通口的造法是从患者的左侧子宫腔内插入切除镜(用右手开刀的人)，后从反方向的腔内插入一支较细的子宫颈管扩张器。把扩张器压在较薄的纵隔上使从反方向可以认清扩张器前端后用直角切断环来切出相通口。以后改用斜角切断环来切除纵隔。这时候要注意的事项是因为插入切除镜时，子宫轴会旋转而使两个子宫腔的位置并非左右关系而可能是上下关系。上下位置关系的子宫腔依照手术者的水平感做左右的切通时会造成子宫穿孔。要解决这个问题就需经由腹腔镜观看子宫轴是否有旋转。为了预防子宫颈管闭锁不全需要保存颈管内厚的中隔，但是薄的颈管中隔可完全切除。对纵隔底部较宽的患者于手术后可装 IUD 以预防子宫腔粘连。

4. 腹腔镜检查

TCR 开刀前先作腹腔镜检查以作纵隔子宫的最后诊断，以后腹腔镜有以下两种功用。

(1) TCR 手术中的监视：因为纵隔的手术中很容易发生子宫穿孔，另外完全纵隔子宫手术时需要观察子宫轴的关系，笔者认为利用腹腔镜监视法比用超声波监视法来得好用并妥当。但有子宫同肠或大网膜的粘连而无法在腹腔镜上看到子宫时可以采用超声波监视法。腹腔镜监视法可分下面两种：

①传统监视法：插入腹腔镜后先用钳子把肠推远离子宫，以防万一穿孔时伤到肠管。接着是关掉或减弱腹腔镜的光源来观察切除镜所发出来的光线，如果光线很亮时是危险的信号，因为切除镜的前端已接近子宫表面。

②林氏监视法：传统的方法只是用来防止子宫穿孔，腹腔镜手术者如经验不够时仍会发生穿孔。另一方面因惧怕子宫穿孔的关系很容易造成纵隔的切除不全。因此笔者发明林氏腹腔镜监视法，那就是用传统方式监视开刀到差不多时改用以传统方法同以下叙述的方法交换使用来监视开刀。方法是反而把腹腔镜的光亮增强接近子宫表面，然后关掉切除镜的光源，TCR 开刀者自己从切除镜来观察腹腔镜的光亮。子宫壁薄的地方光很亮，厚的地方光线较暗，可以发现切除不足的部位。这种方法不只可以防止子宫穿孔又可帮忙平均地切除纵隔的底部。

(2) 骨盆腔内不孕症原因的治疗：TCR 终了时把子宫前屈，观察是否有造成不孕的原因而加以治疗。

5. 子宫穿孔（uterine perforation）的处理法

TCR 中发生穿孔时因灌流液大量流入腹腔内的关系原本看得很清晰的视野会因急速水流的关系而突然看不见东西，这是穿孔时 TCR 手术者可发觉到的很大特征。因为 7mm 切除镜的切断环是较小的，切穿的孔应不大，尽量提早结束手术大概都没有什么问题。如果从子宫表面有出血的话可以用凝固电流从腹腔镜来止血。

6. 手术后的管理

患者于麻醉消失后可以下床步行，通常不怎样疼痛，隔天或数天内可出院。手术后只给患者口服抗生素预防感染，不积极作激素疗法。IUD 于手术后的第 2 次月经中拔去，后作 HSG 及子宫镜检查，如无异常时可准许怀孕。笔者纵隔的切除目标是要求切成弓状子宫或更平坦一点。如切除不足时因侵袭性少的关系可再度施行切除。过度切除时会使子宫壁变薄，是怀孕中子宫破裂的原因。通常患者到分娩时如无其他特殊的理由时可经阴道分娩。有子宫穿孔的病例在分娩时有些专家推荐作剖宫产。

7. 成绩

从 1985 年 6 月到 2003 年 2 月笔者共做了 129 例的纵隔子宫手术（不完全纵隔子宫 114 例，完全纵隔子宫 15 例），术后 6 例流产，55 例足月分娩（28 例经阴道分娩，27 例剖腹产）。

手术用纤维镜的内镜手术

(一) 直视下活检

一般的活检钳子只能采取很小的标本，利

用巨大的林氏活检钳子时则一次可采取很大的标本。

(二) 除去子宫内膜息肉

一般的活检钳子要完全除去子宫内膜息肉是非常困难，但是利用巨大的林氏活检钳子，在多次采取后可除去息肉。另外用圈套钳子也可除去息肉。

(三) 拔去子宫内避孕器或异物

用巨大的林氏把持钳子可以容易地除去这类东西。上述（一）、（二）、（三）的操作可在门诊无麻醉及无颈管扩张下操作。

(四) 经颈管输卵管再疏通术

对象是输卵管间质部闭锁的患者，麻醉采用全身麻醉。患者在腹腔镜的监视下，经手术用子宫纤维镜插口径 1.2mm 的导管到输卵管内约 5mm。用 2ml 的注射器把生理盐水在高压下注入输卵管内来打通间质部闭塞。打通后在多次冲洗输卵管后注入色素经由腹腔镜来确认疏通性。患者于 1~2 个月后施行 HSG 再度确认输卵管的疏通性。

参考文献 (FURTHER READING)

1. Lin BL et al：The Fujinon diagnostic fiber optic hysteroscope. Experience with 1503 patients. J Reprod Med 35：685，1990.
2. Lin BL et al：Clinical applications of a new Fujinon operating fiberoptic hysteroscope. J Gynecol Surg 6：81，1990.
3. 林仁卿等：可弯曲式子宫镜临床治疗之初步结果. 中华妇产志. 29：97，1990.
4. Lin BL et al：Clinical applications of Lin's forceps in flexible hysteroscopy. J Am Assoc Gynecol Laparosc 1：383，1994.
5. The American fertility society：The American fertility society classification of adnexal adhesions，distal tubal occlusion secondary to tubal ligation，tubal pregnancies. Mullerian anomalies and intrauterine adhesions. Fertil Steril 40：944，11988.
6. Sugimoto O：Traumatic intrauterine adhesions（Asherman's syndrome），A color atlas of hysteroscopy，Tokyo，Springer-Verlag，154，1999.
7. Valle RF：Therapeutic hysteroscopy. In：A Manual of Clinical Hysteroscopy，New York，London，Parthenon Publishing，p54，1997.
8. 林保良，夏恩兰：子宫粘膜下肌瘤切除术、妇科内视镜。夏恩兰，李自新编。北京，人民卫生出版，142，2001.
9. Loffer FD：Removing intrauterine lesions：Myomectomy and polypectomy. In：Gynecologic Resectoscopy，ed. E.J. Bieber and F.L. Loffer，Cambridge，Victoria，Oxford，Blackwell Science，168，1995.
10. Lin BL et al：Three-contrasts method：An ultrasound technique for monitoring transcervical operations. Am J Obstet Gynecol 156：469，1987.
11. Lin BL et al：Removing a large submucous fibroid hysteroscopically with the two resectoscope method. J Am Assoc Gynecol Laparosc 1：259，1994.
12. Lin BL et al：One step hysteroscopic removal of sinking submucous myoma in two infertile patients. Fertil Steril 74：1035，2000.
13. Lin BL et al：Modified laparoscopy for monitoring transcervical surgery. Am J Obstet Gyneco 163：243，1990.
14. Lin BL et al：Trial study on endometrial polypectomy by newly developed snare under flexible hysteroscopy. Acta Obst Gynaec Jpn 43：1728，1991.
15. Loffer，FD：Compliacation of hysteroscopy——Their cause，prevention，and correction. J Am Assoc Gynecol Laparosc 3：167.1995.
16. Carter JE：Hysteroscopic surgery——avoid the complication of hyponatremic encephalopathy. Min Invas Ther & Allied Technol 6:241，1997.
17. Loffer FD et al：Hysteroscopic Fulid monitoring guidelines. J Am Assoc Gynecol Laparosc 7：167，2000.
18. Brooks PG：Venous air embolism during operative hysteroscopy，J Am Assoc Gynecol Laparosc 4：399，1997.

26

Chapter

腹腔镜生殖手术

李奇龙

前言

腹腔镜检查早已列入妇女不孕的常规检查之一，因此妇产科医师对腹腔镜的使用大都早已有所涉猎。腹腔镜的使用，可追溯自1901年，Dr. Georg Kelling使用膀胱镜并利用过滤的空气形成气腹（pneumoperitoneum），观察狗的内脏及人体的食管及胃部开始；随后由于受到光源系统的限制，直到1947年，光纤系统发明后，才有进一步的发展；1948年Dr. Palmer发表利用单极电烧（monopolar electricity）行结扎手术，不过却发生了许多术后的合并症，也由于如此，美国妇产科界，在20世纪40年代至60年代，几乎放弃了腹腔镜的使用。幸好，1972年，德国Dr.Kurt Semm发明利用热源来当作止血系统而避免电流的使用，增加了手术的安全性，也取代了70年代妇女结扎使用的输卵管夹及输卵管环。同时，利用腹腔镜腹内缝合的方法进行腹腔镜输卵管造口术、子宫肌瘤切除术、卵巢切除术、阑尾切除术，成了手术性腹腔镜的觞滥。1989年Dr.Herry Reich腹腔镜子宫全切除术的发表，更将腹腔镜手术带进新的里程，1992年，法国Dr.Daniel Querleu，亦发表了腹腔镜主动脉旁淋巴结切除术，及腹腔镜协助下阴道子宫颈癌根除手术，使腹腔镜的使用更为广泛，逐渐取代传统开腹手术而成为妇科手术的主流。而生殖手术更因作为不孕症检查时的“顺便”手术，加上腹腔手术的精确性，使腹腔镜生殖手术对于不孕症的患者愈加重要。

目前腹腔镜生殖手术的种类已包括绝大部分传统的生殖手术。不过，有些手术仍较具争议性，在本书中将暂不予讨论。目前常见的腹腔镜生殖手术包括如下：

1. 输卵管造口术（salpingoneostomy）
2. 输卵管伞部整形术（fimbrioplasty）
3. 输卵管卵巢粘连去除术（salpingo-ovariolysis）
4. 输卵管再接手术（tubal anastomosis）
5. 子宫肌瘤手术（myomectomy）

输卵管造口术（Salpingoneostomy）

对于输卵管远端的阻塞，输卵管造口术是解决不孕的方法之一，然而，由于阻塞的输卵管常伴随着输卵管腔中纤毛组织的严重破坏，甚至输卵管肌层蠕动能力的损伤，因此，不论传统手术或利用显微手术，怀孕率仍维持在20%~50%左右。

腹腔镜生殖手术的技术与显微手术的原则颇为相似，类如腹腔镜生殖手术使用伤害性小的器械，轻柔地抓住输卵管、完全地止血、大量地灌洗手术范围、避免使用易发生反应的缝合方式、准确地组织切除，都是与显微手术相接近之处；不过，由于腹腔镜手术伤口小且疼痛较轻，因此较传统的显微手术，减少住院天数、住院支出及体力的耗损，更重要的是，此种手术可以“顺便”在诊断性腹腔镜时一并实施，因此，对手术技术纯熟的腹腔镜医师而言，腹腔镜手术或人工生殖科技足以取代传统的开腹外科手术（macrosurgery）或显微外科手术（micosurgery）。

除了手术技术的良莠之外，输卵管造口术的成功及往后的怀孕率往往决定于手术时输卵管的破坏程度。例如阑尾炎造成输卵管阻塞时，输卵管本身的纤毛细胞及黏膜皱褶都未受破坏，术后的怀孕率也较好，相反的，衣原体或淋球菌感染所造成的输卵管阻塞，往往造成输卵管内膜的严重破坏，输卵管造口术的效果也就最差。

(一) 术前准备

除了麻醉前的例行准备工作外，输卵管子宫X光摄影是需要的，除了可以事前检查出腹腔镜不容易直接诊断的子宫腔内异常外，亦可判断输卵管受损的情况，以决定输卵管造口术的必要性。

(二) 手术技术

1. 病人取头低脚高截石位。

2. 使用3个或4个套管置入腹腔镜及其器械。

3. 先去除输卵管、卵巢周围的粘连。

4. 经由子宫托打入染剂，让输卵管形成紧张的状态，以便帮忙区别输卵管入口。

5. 利用无伤害性镊子（atraumatic forceps）固定输卵管。

6. 利用激光、剪刀、电烧针沿假设出口做一字形、T字形或十字形切开1至2cm的切口。

7. 对于流血点可用单极电烧或显微双极电烧进行止血，止血时以尽量不伤及输卵管内侧黏膜细胞，小范围精确止血为原则。

8. 对于血管相当丰富的输卵管，可利用腹腔镜针打入1~2ml的血管收缩剂血管加压素（5IU稀释于20ml生理盐水中）于输卵管系膜（mesosalpinx）处，减少流血的发生。

9. 将输卵管浆膜层外翻：可利用CO_2激光，功率定在3~5W，直接打在切开的浆膜层上造成外翻，或利用双极电烧对切开处背面的浆膜烧灼亦可形成外翻，也可以利用4针6个0的prolene缝合。以避免切开的切缘再度愈合。

10. 完全止血、清除视野：避免术后粘连及不适，大量的林格溶液冲洗是很有帮助的。

11. 抗生素的给予：通常给予3个剂量的抗生素，以减少术后的感染。

(三) 结果

目前有关腹腔镜输卵管造口术后的怀孕率仍相当低，但却有很大的差异，可见输卵管本身受伤的程度，对术后的怀孕率有很大的影响，以1989年美国Dr.Nezhat的报告显示，对输卵管受损不大的患者进行输卵管造口手术可获得48%的怀孕率，相对的，对已严重受损的患者，则仅有6%的怀孕率，对于输卵管阻塞合并严重粘连的患者，其效果更差。尽管如此，腹腔镜的探查对不孕症的治疗仍属必备，检查时若发现输卵管皱褶尚存一处输卵管壁尚薄，就可考虑同时进行输卵管造口手术，但若发现输卵管已严重受损，是否进行输卵管手术就得再衡量了。

输卵管伞部整形术（Fimbrioplasty）

盆腔感染后，很容易造成输卵管伞部的闭合或输卵管近伞部的狭窄，腹腔镜手术对此种病变的处理相当有效。

(一) 手术技术

1. 病人采用头低脚高截石位。

2. 使用3或4个套管置入腹腔镜及器械。

3. 子宫置入可打染剂的子宫支撑器（uterine manipulator）。

4. 先去除输卵管、卵巢周围的粘连。

5. 由子宫托打入染剂，让输卵管形成紧张的膨胀状态。

6. 利用无伤害性镊子（atraumatic forceps），夹住输卵管管部的浆膜层。

7. 经由输卵管尾端的开口置入小号的腹腔镜镊子，在输卵管腔中打开，撑开输卵管伞部，此步骤需重复多次，让输卵管伞部能尽量扩张。

8. 倘若伞部的粘连太严重，无法利用此种物理方法复原，就需利用激光或针形单极电烧予以切开（point unipolar electrode）。

9. 撑开时黏膜层的出血，往往不容易经由单极电烧止血，此时必须使用细小双极电烧（microbipolar electrode）才能止血，止血时需避免广泛的烧灼，以免黏膜层严重破坏，造成术后粘连再度形成。

10. 若撑开后仍觉得伞部出口不够宽大，则可利用激光或针状单极电烧，沿无血管的伞状部分切开，为了让切开的伞部维持张开状态，可以利用激光的去焦点（defocused）作用于背部的浆膜层，或利用低能量的双极电烧烧灼背侧面，都可达到此种效果。

(二) 结果

根据文献报告，使用传统显微手术，可以达到子宫内怀孕率在49%至68%之间。相对的，利用腹腔镜与输卵管伞部整形手术，则可达到21.5%至50%的子宫内怀孕率，而子宫外孕的几率，传统开腹的显微手术与腹腔镜手术是相同的，约5%。

输卵管、卵巢粘连去除手术
(Salpingo-ovariolysis)

输卵管、卵巢的粘连常因子宫内膜异位或盆腔感染引起，这些粘连会造成输卵管伞部接收卵巢排出卵子的困难，也会阻碍了正常的输卵管蠕动，腹腔镜手术中常进行的手术包括：

1. 卵巢贴附于骨盆腔侧壁。

2. 输卵管、卵巢形成复合体（tuboovarian complex）。

3. 卵巢表面为粘连膜所包围。

4. 输卵管伞部形成包囊状。

5. 子宫后凹陷（cul de sac）阻塞。

由于腹腔镜具有放大、近目标的操作能力，因此不论是严重浓密的粘连，或轻微膜状的粘连，都可以用腹腔镜予以清除，由于术后受孕的机会与粘连的程度有相当的关系，因此，手术的进行需十分注意采用显微操作的技巧。对于超出腹腔镜医师本身能力的手术，宜术前先作出适当的评估，并向病家作适当的解释，必要时得以改变手术的方式，进行较安全的手术方法。对于怀疑有肠粘连的患者，应于术前做大肠准备，以免需做截肠手术时措手不及。

(一) 手术技术

1. 病人取头低脚高截石位。

2. 使用3~4个套管置入腹腔镜及器械。

3. 置入子宫托。

4. 对于有过多次开腹或怀疑有肚脐附近粘连的患者，宜采用肚脐外套管插入法，例：右上腹肋骨下方的Palmer's point，或肚脐与胸骨剑突中央的插入孔李黄点（Lee-Huang point），如此有助于避免伤害，也有助于肚脐附近粘连的去除。

5. 先去除大网膜与任何器官的粘连，由于大网膜包含的血管相当丰富，因而利用电烧切开是比较理想的方法，对于较大血管则应先使用双极电烧止血后切开。

6. 输卵管、卵巢周围的粘连，首先要认出各器官的边缘，再利用无伤害性镊子反方向分开两界面，再利用电烧、剪刀或激光予以切开。

7. 对于多层的粘连要一层一层地由外往内剥离，以避免夹杂其中的血管或肠管受伤。

8. 大部分的浓密粘连去除后，再开始清除卵巢表面或较轻微的输卵管粘连，对这些表面的轻微粘连，我们可以利用带齿的汤匙镊子（teeth spoon forceps）予以去除。

9. 手术中轻微的出血可以使用单极电烧止血，较严重的出血，则要使用显微双极电烧止血。

10. 手术中避免过量的拉扯，以免粘连处发生撕裂伤，直接切开比利用激光或电烧较不易引起术后炎症反应及粘连的再度形成。

11. 术后宜使用温的生理盐水，大量地冲洗腹内，并清除血块及残渣，以避免粘连的再度发生。

(二) 结果

传统开腹手术行输卵管卵巢粘连去除手术，术后其成功的怀孕率大都在32%至66%之间，而腹腔镜生殖手术则为30%至80%之间，而这些顺利怀孕的妇女，有49%大都在6个月内受孕成功。因此，我们建议腹腔镜生殖手术术后，宜尽快做怀孕的准备。

腹腔镜输卵管再接通手术

利用腹腔镜行输卵管再接通手术在目前仍颇受争议，由于使用腹腔镜下缝合时，接合处无法像传统显微手术一样的密合，再者，我们利用显微手术时，习惯使用9个0 prolene做内缘的缝合，再以7个0做外缘的缝合。但使用腹腔镜缝合时，由于器械的发展未臻完全，所以大都采用6个0的缝线缝合，因此缝合的准确性较不易达到应有的水准。近来各生殖手术专家，顺应时代的潮流，也改变传统大的伤口手术方式，改采用迷你开腹方式（minilaparotomy），以4cm至5cm的伤口，完成输卵管再接通手术，且术后的成绩亦相当不错，因此，我们认为，利用腹腔镜先行评估输卵管再接通手术，同时去除卵巢、输卵管周围的粘连，再利用迷你开腹的方法行输卵管显微手术，是不失一利各取所长的方法。近日，我们对于输卵管接通失败的患者，利用腹腔镜再行评估，若情况许可时，再行接通手术，目前已有多位因而顺利怀孕产下一子，可见腹腔镜输卵管再接通手术并非不可行，而是要衡量手术医师的能力及是否可以让病人得到最有效的治疗。

腹腔镜子宫肌瘤切除术

至少20%的生育中妇女在临床上可以被检查到有子宫肌瘤，包括临床上没有被侦测到的小肌瘤，可能有将近70%~75%的妇女都长有子宫肌瘤，所以子宫肌瘤是骨盆腔中最常见的肿瘤，当子宫肌瘤有下列症状时就有进行治疗的必要：

1. 不正常的子宫出血（abnormal uterine bleeding）
2. 骨盆腔疼痛（pelvic pain）
3. 骨盆腔有压力（pelvic pressure）
4. 快速生长的肌瘤（rapid growth）
5. 输尿管有压迫症状（ureteral compression）
6. 更年期后持续成长的肌瘤（growth following menopause）
7. 怀疑是造成不孕的原因（infertility）

(一) 子宫肌瘤的处理方式

审慎地观察（watchful waiting）是最常使用的方式，其次是给予内科治疗，但是目前为止并没有一个有效而持久的内科治疗可以治愈肌瘤，促性腺激素释放激素是最常被使用来治疗子宫肌瘤的内科药物，虽然可以得到40%~50%体积的减少，但是长期使用6个月后会造成骨头3%~6%的骨质丧失，目前对于症状明显的肌瘤的治疗方式最好还是外科的治疗方式。外科治疗的方式最普通是子宫全切除手术；其次是子宫肌瘤切除手术。子宫肌瘤的刨除术可以经由开腹手术、阴道手术或是经由腹腔镜的手术方式来完成。腹腔镜子宫肌瘤切除的好处包括伤口小、术后疼痛少、住院天数少、恢复时间快。

(二) 腹腔镜子宫肌瘤刨除术肌瘤的移除

子宫肌瘤切除手术的困难点在于设备、接近的角度（angles of approaching）常常会受到子宫肌瘤大小、位置的影响，对于一个大的子宫肌瘤使用传统腹腔镜套管插入方式可能会相当难执行此手术，所以套管进入的位置是一个很大的学问；腹腔镜放置左上腹，李黄点（Lee-Huang point）是一个好的选择。第二个要考虑如何去移除那么硬的子宫肌瘤。第三个是如何对于子宫肌瘤切除之后的子宫基层做很好的缝合，器械的顶部与医师手的距离相当大，所以很多时候在不是技术纯熟的医师执行之下，缝合与传统手术上仍有相当大的差距。再者，如何控制流血减少粘连，对于手术时间的冗长是不是病人也可以接受，这些也要考虑。对于子宫肌瘤切除我们可以利用下列方式：

1. 使用腹腔镜刨除机（morcellation with morcellator）；

2. 将伤口多开一点（wound extension at trocar site）；

3. 利用阴道的方式将后穹隆打开（from vaginal route，with posterior colpotomy）；

4. 迷你开腹手术（minilaparotomy）。

(三) 腹腔镜子宫肌瘤切除法

子宫肌瘤切除的方式包括：

LAAM（laparoscopic assisted abdominal myomectomy）

LAVM（laparoscopic assisted vaginal myomectomy）

LM（laparoscopic myomectomy）

Nezhat 在 1994 年曾经提过 LAAM 这种方式，提出这种方式的主因是因为腹腔镜的缝合可能没有办法像开腹手术似的完整，在没有很好的止血的时候，会有血肿发生，造成伤口愈合的不良；再者就是单纯使用腹腔镜时需要广泛使用电烧，会造成子宫基层的破坏，因此利用腹腔镜做迷你开腹手术的子宫肌瘤切除可以有多层型的缝合，也可以减少手术技术上的困难，节省时间，因此也是较有效果的治疗。长庚医院的治疗效果可以发现利用 LAAM 的手术方式对于较大的子宫肌瘤可较有效地控制出血，重要的是我们得到的结果是 24 位病人想要怀孕，有 14 位病人能正常怀孕 17 次，另一位病人仍在怀孕中，因此 LAAM 的好处在于困难点较低，容易执行。

1. 腹腔镜帮助下阴道子宫肌瘤切除（LAVM）

腹腔镜帮助下阴道子宫肌瘤切除（LAVM）是 Magos 在 1994 年所提出的，最主要是由阴道做子宫肌瘤切除术转变而成，不过 Magos 报告的失败率达到 8.6%，当然利用腹腔镜帮助之下从阴道子宫肌瘤切除手术困难度较低。长庚医院 LAVM 的病例中，在 1996~1998 年有 32 位病人有子宫后壁及子宫底的子宫肌瘤。LAVM 共 32 名患者，手术时间约为 79 分钟，移除肿瘤约 102 克，出血约在 150ml 左右，住院天数是 3.1 天，其中 15 名想生育，在这 15 名病人中 7 名病人有成功受孕，一共有 9 次的生产，3 个是阴道的自然分娩，6 个做剖腹生产，没有一个有子宫破裂的情况，而且没有 1 例失败需改变手术的方法。

2. 腹腔镜肌瘤切除（LM）

长庚医院的经验在 1995 年 7 月到 2000 年 6 月一共有 96 个病人，做腹腔镜子宫肌瘤切除手术还想怀孕，小于 35 岁有 31 个病人，这 31 个病人有 37 次怀孕，在子宫肌瘤切除之后 3 个阴道分娩；33 个剖腹生产；1 个继续怀孕中，没有子宫破裂的报告。

在所有 208 个子宫肌瘤切除的患者中，最后有 5 例做子宫全切除手术，其中 4 个是因为反复性的子宫腺肌症，1 个是因为子宫平滑肌肉瘤，可见腹腔镜的子宫肌瘤切除，能知道手术的限制以及好处则是相当可行的。但是此种手术对妇产科医师非常具有挑战性，在选择病人时必须考虑位置及大小、数目，假如有浆膜下子宫肌瘤 pedunculated，可以做 LM；若是大的、后壁、底部的子宫肌瘤的话，LAVM 是最好的；对于大的前壁子宫肌瘤用 LAAM 或 LM 的方式处理，很大的肌瘤或位于子宫肌层内的肌瘤也可使用。

以下乃腹腔镜子宫肌瘤切除的相对禁忌：

- 多发性子宫肌瘤（diffuse leiomyoma）
- 3 颗大于 5cm 的子宫肌瘤（more than three myomas≥5cm）

- 子宫肌瘤大于 16 周怀孕周数（uterine size greater than 16 weeks' gestation）
- 子宫肌瘤大于 15cm（a myoma≥15cm）
- 病人已经完成生育且希望做子宫全切除手术（patients who have completed childbearing and who desire hysterectomy）
- 病人不适合长时间的腹腔镜手术（any medical condition that is not suitable for prolonged laparoscopic surgery）

生殖手术的粘连问题

粘连是很多人盆腔手术后不孕的最大的原因，也是有许多想怀孕的妇女虽完成成功的生殖手术后，还是无法成功怀孕的最常见原因。

(一) 粘连形成的原因

粘连是身体受伤后愈合的结果，愈合是帮助组织维持它的完整性，因此它常发生在组织炎症或创伤之后，组织有创伤或炎症之后，有血清的液体渗出，大部分的渗出液在 72 小时之内就被吸收，但是仍然会有一些持续存在，让成纤维细胞形成长久性的胶质，造成粘连的形成。为何这些渗出液有些会消失有些会造成粘连？最主要是我们人体内源性纤维溶解的系统无法完全发挥作用，使这些纤维无法被溶解而造成粘连，纤维溶解系统主要的机制在人体血管内具有纤溶酶原（plasminogen）的活化剂，这些活化剂可以将纤溶酶原变成一个纤溶酶（plasmin），纤溶酶会造成纤维的分解，因此若能让纤维溶解的纤溶酶原活化，就可以有效地避免粘连，但是在腹膜伤害与缺血的情形下，会减低纤溶酶的活化作用，造成粘连的形成。

(二) 形成粘连的因素

1. 创伤（trauma）：尤其是腹膜的创伤很容易造成纤溶酶原活化功能的不良，容易有纤维的囤积形成粘连，所以若能减少腹膜的伤害，就可以减少粘连的形成，在显微镜下手术利用微小的夹子及精细的电烧系统，较好的放大作用都可以降低粘连的机会。另外在干燥的环境也容易造成腹膜的受伤，所以在手术当中适当使用生理盐水润滑表面，都可以有效地降低腹膜的受伤。

2. 感染（infection）：是第二个最常见造成粘连的原因，因为细菌会造成组织更严重缺氧状态，因而细菌产生的凝结的酶也会造成血液灌流的减低，还会有相当多的白细胞侵入，形成炎症反应，所以会有严重的粘连产生。所以避免感染的发生，可以降低这些粘连的反应，当然适当地使用抗生素与手术时特别注重于无菌的观念都可有效改善感染的可能。

3. 缺血的状态（ischemia）：缺血是造成粘连常见的原因之一，因此手术时一定要注意止血，不过，过分的电烧会造成深部组织的坏死，也会造成缺血的状态。此外，手术缝合的时候，注意不要有太大的张力，并且尽量减少闭锁性的缝合法（lock suture），也可以降低组织缺血的现象。

4. 外物的影响（foreign bodies）：因为外物会造成组织的排斥作用，而造成炎症反应，导致粘连的形成。目前妇产科所使用的羊肠线常都会造成严重的异物反应，若使用 prolene 类非吸收性的缝线，比较不会因吸收产生反应，所以缝合时应使用不反应的缝线，以减少粘连的形成。

5. 出血（hemorrhage）：少量的出血会经由腹膜吸收，但是若出血地方在缺血或粗糙面上，就会让溶血的系统无法发挥作用，因此会有大量的成纤维细胞的进入，而形成粘连。所以完整的止血是很重要的。使用电烧时，使用双极电烧（bipolar electrocauterizer）也会比使用单极电烧（unipolar electrocauterizer）更能够发挥止血的功用，并减少深部组织与粘连的形成。所以尽量使用双极电烧。

6. 粗糙面的形成（raw surfaces）：腹膜的再生，主要是经由腹膜下的细胞再生而形成的，但是这些粗糙失去腹膜掩盖的组织，若在 3 天至5天新的腹膜组织尚未形成之前，与其他组织接触，这样就容易造成粘连。所以手术时，减少粗糙组织，有助于避免粘连的形成。

腹腔镜减少术后腹内粘连之因

1. 腹腔镜伤口小：传统手术腹膜的创伤往往比腹部皮肤的创伤较大，相反，腹腔镜创伤往往比传统手术的皮肤伤口还小，因此开腹手术一个20cm多的伤口与腹腔镜2cm的创伤相比，当然腹腔镜所造成腹膜的创伤较少，所造成的对纤维溶解系统的影响较小。

2. 腹腔镜显微手术：腹腔镜手术在电视影像下可以放大做精细的手术，可以减少组织的创伤。

3. 在密闭的腹腔内手术：因为腹膜若暴露在空气中容易造成腹膜的脱水或擦伤而形成粘连。所以腹腔镜在密闭腹腔中进行手术，减少腹膜的受伤。

4. 感染机会少：腹腔镜手术时伤口小，又有相当大量的冲水及吸水的设备，可以减少感染的发生。

5. 减少异物反应：减少缝合的机会，缝合线造成组织异物的反应也减少，而腹腔镜手术必须缝合时，所使用的缝合线，也都以非吸收性的prolene为主，因此异物反应也可降至最低。

6. 止血彻底：由于腹腔镜手术有极好的影像系统，解析度相当清楚，因此出血点也相当容易在镜中观测得到，并有完整的止血，腹腔镜手术的止血常采用双极电烧止血，比起开腹手术中的单极电烧止血，热伤害可以减到最小，减少粘连的形成。

7. 相当的粗糙面形成：器官切除后粗糙面的形成，腹腔镜与开腹手术它的范围是一样的，这一点可能是利用腹腔镜手术仍会有粘连形成的最大原因。

结论

术后腹内及盆腔粘连是医师最不愿见到的，然而妇科手术及生殖手术或多或少有组织的受伤，因此粘连形成似乎不可避免，只能利用各种方法减少发生的机会。腹腔镜手术本身具有微侵袭性效果，因此可以将容易造成粘连的受伤、感染、缺血、异物反应、流血或粗糙面的问题有效地改善。因此腹腔镜手术可改善传统手术的术后粘连，它对术后疼痛的改善也具有相当大的功用。但有些腹腔镜手术，术后仍有严重的粘连，最主要的原因是由医师在手术时的经验不足与患者本身的体质不良造成的。不过比起传统手术而言，腹腔镜手术的确减少术后粘连及术后疼痛，因此在传统手术与腹腔镜手术选择时，为了避免术后的合并症与后遗症，我们建议在医师的能力许可下使用微侵袭性的腹腔镜手术应是较好的选择。不过，生殖手术所需考量的不只是伤口的疼痛或伤口的大小，而是哪种手术能让患者得到最好的生殖效果，否则生殖手术就显得毫无意义。因此生殖手术医师应先考虑本身执行腹腔镜手术的能力，及患者病灶的严重程度，才能达到最好的结果。

参考文献 (FURTHER READING)

1. Canis M, Mage G, Pouly JL, Manhes H, Wattiez A, Bruhat MA. Laparoscopic distal tuboplasty: report of 87 cases and a 4-year experience. Fertil Steril 1991; 56: 616-621.
2. Gomel V, Taylor PJ. In vitro fertilization versus reconstrucive tubal surgery. J Assist Reprod Genet 1992; 9: 306-309.
3. Reich H, McGlynn F, Parente C, Sekel L, Levie M. Laparoscopic tubal anastomosis.
4. Gomel V, Taylor PJ. Reconstructive tubal surgery in

the female. In: Insler V, Lunenfeld B, editors. Infertility, male and female. Edinburge: Churchill Livingstone, 1993; 481-503.

5. Zouves C, Urman B, Gomel V. Laparoscopic surgical treatment of tubal pregnancy. J Reprod Med 1992; 37: 205-209.
6. Urman B, Zouves C, Gomel V. Fertility out come following tubal pregnancy. Acta Eur Fertil 1991; 22: 205-208.
7. Murphy AA, Nager CW, Wujek JJ, Kettel LM, Torp VA, Chin HG. Operative laparoscopy versus laparotomy for the management of ectopic pregnancy: a propsective trial. Fertil Steril 1992; 47: 1180-1185.
8. Vercellini P, Bocciolone L, Rognoni MT, Bolis G. Fibroids and infertility. In: Shaw RW, editor. Advances in reproductive endocrinology. Uterine fibroids: time for review. Park Ridge, New Jersey: The Parthenon Publishing Group, 1992; 47-56.
9. Goldfarb HA. Nd: Yag laser laparoscopic coagulation of symptomatic myomas. J Reprod Med 1992; 37: 636-638.
10. Summitt RL Jr, Stovall TG, Lipscomb GH, Ling FW. Randomized comparison of laparoscopy-assisted vaginal hysterectomy with standard vaginal hysterectomy in an outpatient setting. Obstet Gynecol 1992; 80: 895-901.
11. Kovac SR, Cruikshank SH, Retto HF. Laparoscopy-assisted vaginal hysterectomy. J Gynecolsurg 1990; 6: 185-193.
12. Kovac SR, Cruikshank SH, Retto HF. Laparoscopy-assisted vaginal hysterectomy. J Gynecol Surg 1990; 6: 185-193.
13. Lee CL, Lai YM, Soong YK, Chang MY, Chang SY. Simplify instrument for Laparoscopic Ovarian Cystectomy. Chang Gung Med J˙1992; 15: 28-32.
14. Lee CL, Sonng YK. Laparoscopic Hysterectomy: Preliminary Report of 24 Cases. J Fomosan Med Assoc 1992; 91: 712-715.
15. Lee CL, Soong YK. Laparoscopic Management of Benign Ovarian Tumor. J Formosan Med Assoc 1993; 92: 245-248.
16. Lee CL, Soong YK. Treatment of Ectopic Pregnancy by Operative Laparoscopy. Gyn Endoscopy 1992; 1: 181-184.
17. Lee CL, Soong YK. Laparoscopic Hysterectomy with the Endo GIA 30. J Reprod Med, 1993; 38: 582-586.
18. Lee C1, Soong YK. Laparoscopic Hysterectomy: Is dissecting the ureter necessary? International Surgery (in Press).
19. Soong YK, Chang FH, Lee CL, Lai YM. Vaginal Agenesis Treated by Laparoscopically Assisted Neovaginoplasty. Gyn Endoscopy 1994; 3: 217-220.
20. Lee CL, Lai YM, Soong YK, Lin TK, Simon G Tang. Laparoscopic ovariopexy before irradiation for medulloblastoma. Human Reprod 1995; 10: 372-474.
21. Lee CL, Lai YM, Soong YK, Huang HY. Laparoscopic rescue post tubal anastomosis failure. Human Reprod 1995; 10: 1806-1809.
22. Lee CL, Jain Smita, Wang CJ, Yen CF, Soong YK. A new portal for gynecologic laparoscopy. The Journal of the American Association of Gynecologic Laparoscopists 2001; 18 (1) : 147-150.

27 Chapter

腹腔镜手术的合并症

丘林和

法国的 R.Palmer 曾经说过："腹腔镜手术对一个受过良好训练的专科医师而言是一种无害的、极好且又绝妙的手术，但对于一个未受过适当训练的医师而言，此种手术则容易发生错误及意外。"

随着医疗器械及技术的进步，以盆腔镜手术替代大部分传统剖腹手术，其所施行的手术困难度越高、越复杂，则相对的手术合并症也一定更多及更严重。但是只要熟知盆腔的解剖学及对众多腹腔镜器械的熟悉，并经过合格的手术训练，提升手术技术，再加上手术时的加倍细心，则大多数的合并症是可避免的，只有少部分会发生。所以我们应该很严肃地去面对合并症，好好地研究及了解合并症发生时的原因。知道如何处理合并症固然重要，但要知道如何去避免合并症的发生则更为重要。所以我们更要多研读文献上有关合并症的报告，所谓"他山之石，可以攻玉"，别人犯过的错误，或者是自己碰到的合并症，绝不可一错再错，否则便不可原谅。诚如 Jordan M. Phillips 所说："从事腹腔镜手术者，必须要注意潜在的危害，避免已知的危险，随时监视手术的每个步骤及应注意的事项，同时在术后要密切观察病患的情况。"我想如果时时警惕，必可将手术合并症减至最低。

所有的合并症多多少少和手术医师的经验、助手的配合度、器械使用的适当与否、手术的方式、病人的状况及麻醉等有关。当然医师的经验仍是最重要的。

腹腔镜手术除了一般外科手术所遇到的合并症如出血、感染、麻醉问题外；尚有导气针（Veress needle）及穿刺针（trocar）所造成的穿刺损伤及手术时电烧所造成的损伤等等。

盆腔镜手术最严重的合并症当然是死亡，但随着器械的改良及手术技术的提升与经验的积累，死亡率也由 1990 年所统计的 0.005%左右降至 1998 年的 0.0033%，即每 100 000 个手术病例有 3.3 例死亡。根据 AAGL（American Association of Gynecologic Laparoscopists）每 3 年一次的问卷调查结果，诊断性腹腔镜手术所造成的死亡率平均为每 10 万例中有 4.8 例，手术性腹腔镜的死亡率平均为每 10 万例中有 5.4 例。所以在做腹腔镜手术时，一定要告诉患者及其家属可能发生的合并症，诸如气体栓塞（gas embolism）、血管损伤、肠穿孔、膀胱穿孔、输尿管损伤等，也有可能随时需要转为传统剖腹式手术，以免发生医疗纠纷。

现将腹腔镜手术可能的合并症及大概的处理方式，分段叙述如下。

气腹（pneumoperitoneum）的合并症

在做腹腔镜手术时，由于要使视野清楚，往往需要由 Veress needle 注入二氧化碳或二氧化氮，这时便会有一些血流动力学（hemodynamics）及心肺功能的生理变化。当腹压增加至 20mmHg 或 30cm H_2O 时会使中心静脉压、心率、平均动脉压及心输出量增加，但若腹压高于 30mmHg 或 40cm H_2O 时则将导致中心静脉压降低、心输出量减少及血压下降。如腹压大于 40mmHg 则可能造成血压下降，甚至心脏停止跳动及死亡。所以当血压下降很厉害时要马上减低腹压。一般在做腹腔镜手术时，我们通常把腹压控制在 12~15mmHg 左右。通常气腹所造成的合并症较少，但最严重且会致死的合并症却是将 CO_2 或 NO_2 直接注入静脉所造成的气体栓塞。为了避免气腹所造成的合并症，最近有所谓的无气式腹腔镜手术（gasless laparoscopy），以器械式的牵开器（retractor）如 Laparofan/Laparolift 将腹壁提高以取代气腹。但笔者认为做简单的手术还可以，如果要做很复杂且难度较高的手术，则还是以 CO_2 造成的气腹比较方便。

(一) 大血管损伤

在做腹腔镜手术时，腹内大血管的穿破是非常严重且会致命的损伤。这些血管包括主动脉（aorta）、下腔静脉（vena cava）、髂总动静脉（common iliac vessels）等等。很幸运的是大血管的穿破发生率很低；英国的报告指出大血管的受伤率约为 0.09%，法国在 1977 年的调查报告为 0.03%，芬兰在 1996 年的调查报告则为 0.01%。虽然发生率看起来都很低，但任何从事腹腔镜手术者均有可能会造成此不幸事件的发生。目前随着复杂手术的增加，大血管损伤的危险性也可能增加。一般而言，年轻未生过小孩且又瘦并腹肌发达的病人，造成血管损伤的几率较高。造成大血管意外的原因除了手术者经验不够外，另有穿刺针不锐利、气腹压力不够、穿刺针或导气针的插入方向不对等等。Bhoyruls 曾分析 629 例的穿刺针伤害，其中就有 408 例伤及大血管。在这 629 例中有 32 例造成死亡，其中 26 例（81%）是由于血管损伤所致。更需要注意的是这些血管损伤致死的案例中，87%是使用所谓的丢弃式及附有安全保护套（safety shields）的穿刺针所造成的，其中又以主动脉（23%）及下腔静脉（15%）所占比率最高。

我们在插导气针或穿刺针时，一定要先触摸确认主动脉的分叉点，80% 的主动脉杈（aortic bifurcation）是在髂嵴（iliac crests）以上或以下 1.25cm 处。如果导气针（Veress needle）插入后有鲜血由针口涌出，则马上要怀疑是否造成血管损伤，此时导气针要留在原位不要拔出来，马上通知心脏血管外科医师以剖腹探查找出血管损伤处加以缝合。一般大血管损伤多半是由穿刺针所引起的，所以在插穿刺针时要非常小心，如果利用 Semm 的 Z 字型手法（“Z” technique），则大血管损伤的机会很小。如果病人的血压在插入导气针或穿刺针后突然恶化，则应马上先考虑大血管损伤，直到找出原因为止，而不是一味地责怪麻醉有问题。Peterson 曾报告过一个主动脉撕裂伤的死亡病例，病人的血压在插入穿刺针 4 分钟后量不到，详细地检查腹内各处，却找不到出血处，以为是患者对麻醉药物过敏所引起，最后病人死亡。但如果发现得早且处理得当则病人将可挽回生命。总而言之，在做腹腔镜手术时，只要手术者小心地摸患者的腹部，检查病灶位置及仪器，注意导气针及穿刺针的插入方向，同时在直接视线下插入穿刺针，则大血管的损伤应是可避免的。

(二) 腹壁血管（epigastric vessels）损伤

由于腹腔镜手术已相当普遍，所以手术合并症也相对增加，其中最常碰到的便是腹壁浅、下动脉（inferior 及 superficial epigastric artery）的受伤。每个手术者势必要面对其中的一条血管，所以要小心，以免引起大量出血。一般在插入辅助穿刺针时，一定要用腹腔镜照在要插入穿刺针的腹壁下，透过光亮可由腹壁看到腹壁动脉（epigastric artery）而避开它。一些太过肥胖者，光不容易透过肚皮，所以有时会刺到该血管。另外需要多放几支穿刺针的手术，或者操作者经验不够，尝试几次的插入，或者用10及11mm的穿刺针做辅助穿刺针，这些均会使腹壁血管受伤的危险性增加。所以无论穿刺针大小，手术者一定要非常小心，多了解下及表浅动脉（inferior，superficial arteries）的解剖位置，以便有助于防范该血管的损伤。作者所亲手操作的上千例大小妇科手术，幸好尚未碰过腹壁浅、下动脉的损伤。如果一旦损伤而大出血，则可用Semm的紧急针（emergency needle）来止血或由穿刺套管（trocar sleeve）放入一个12号的Foley管到腹内，然后将气囊（balloon）注入5~8ml的水，再将Foley管往外拉并将之固定以作为压迫止血；此气囊最好压迫4小时以上，必要时可留置更久。

(三) 大肠损伤

在做腹腔镜手术时，肠管的受伤较少见，约0.07%；但一旦发生而又无法马上发现及做适当处置，将会产生很严重的合并症。肠管任何部位均可能受到伤害，本节先就大肠受伤加以讨论。

一般而言，在插穿刺针而伤到大肠的发生率约为0.1%，而又以横结肠（transverse colon）最常见。大肠会受伤往往是因为气腹不够、穿刺针太钝、胃太涨而使横结肠往下移或腹内有严重的粘连等因素。如果发现穿刺针的尖端或腹内有粪便即可诊断出大肠破洞而需要详细检查，同时请外科医师一起处理；小的伤口可由腹腔镜缝合修补及用大量的水来冲洗，大的伤口则要做结肠造口术及大肠重接手术，但也有不需做外科修补，一切端视损伤程度而定。

(四) 小肠损伤

由穿刺针造成的小肠损伤约占0.16%。这些损伤往往是由于手术时太大意或患者本身因素，如腹内粘连所造成。在选择病人时要小心，如患者有过多次的剖腹手术、阑尾破裂、腹胀或接受过卵巢癌手术等病史，大都会造成肠管粘到前腹壁，而在插入穿刺针时便容易造成肠穿孔。如果知道小肠已破则需马上做剖腹修补。若手术者的缝合技术很好，而且很确定肠管穿孔处，则也可由腹腔镜来做修补。如果肠管被单极电烧所烧伤，则需要做一个前后约5cm的小肠切除术。一般在伤到小肠，而浑然不知时是最危险的。往往在术后几天病人出现严重的合并症症状，如发热、腹痛剧增、白细胞上升、腹膜炎等，此时便需要马上做剖腹探查。

(五) 胃穿孔

在做腹腔镜手术时胃被导气针（Veress needle）或穿刺针穿破是非常少见的。根据Loffer F 1975年的调查报告，3万多个病例中只有9例胃穿孔，所占比例约0.03%。一般会造成胃穿孔，主要是由于麻醉时没放胃管，使胃充满空气而把胃向下腹推挤所致。在处理时，视穿孔大小及何种器械造成而定。如果是导气针所伤，则大概留置胃管两、三天即可。如果是穿刺针所伤，则还是以剖腹修补为宜。

(六) 膀胱损伤

尿路损伤约占合并症0.25%，其中包括膀胱及输尿管损伤。膀胱受伤，往往是由于膀胱太涨所致。在做子宫切除术或尿失禁矫正手术时也较易使膀胱受损。如果在手术中发现膀胱穿孔，则可直接在内镜下做两层缝合修补，或者进行剖腹修补也可，然后留置导尿至少一星期以上。在拔除导尿管时最好先做一次膀胱摄影（cystogram），以便确定膀胱损伤处已愈合。如果在手术中无法发现膀胱破损，在术后则将可能出现尿量减少、无尿、血尿或腹膜炎等等；此时最好等3至6个月以后才修补破口，这样较不会失败。

(七) 输尿管损伤

输尿管的损伤在腹腔镜手术也是一个严重的合并症，尤其是在做子宫切除时，约占1%。子宫内膜异位症、卵巢瘤切除等手术均有可能造成伤害。我们都知道，子宫内膜异位症在泌尿系统方面，侵犯最多的地方是膀胱，约占84%。而根据 Williams 及 Pratt 的报告，侵犯输尿管约 1.5%，Kerr 报告 47 例子宫内膜异位症侵犯输尿管，其中 11%有两侧的输尿管受侵犯。

如果怀疑输尿管有损伤，可由静脉注射一支靛卡红（indigo carmine），10 分钟内在破孔处颜料（dye）会渗出。假如破洞很小，则泌尿科医师会用膀胱镜放一条 ureteral stent，几星期后再拿掉。如果输尿管的损伤很大或被切断，则要剖腹来修补。有时输尿管受伤，但在手术中没发现，在术后几天病人便会感到一侧下腹部甚至腰部疼痛；此时应再进一步做超声波检查，静注肾盂造影（IVP），或静脉注入靛卡红，等 1 小时后再抽腹水检视有无颜色便可证明。

结 论

当我们利用腹腔镜手术来进行复杂的手术时，则上述的合并症可能会增加。尤其在尝试一个新手术时，因在学习阶段，此时更应小心，万万不可大意，以减少合并症的发生。作者于每次手术时都非常小心、谨慎，所以这 10 年来所发生的合并症只有 2.1%的轻微合并症，如发热、出血等，而无重大合并症，如死亡或肠管、大血管、膀胱、输尿管的损伤等。无论如何，从事腹腔镜手术者千万要记得“预防胜过治疗”，“防止合并症的发生胜过给予合并症最好的处置”。

参考文献 (FURTHER READING)

1. Leonard F et al: Perioperative morbidity of gynecological laparoscopy. A prospective monocenter observational study. Acta Obstet Gynecol Scan 2000; 79 (2) :129–34.
2. Lin P：Complication of laparoscopy. Obstet Gynecol Clin North Am 1999；26 (1)：23–38
3. Phillips JM：Complications in laparoscopy. Int J Gynaecol Obstet 1977；15：157–162.
4. Hulka JP, Peterson HB, Philips JM：American Association of Gynecologic Laparoscopists 1988 membership survey on laparoscopic sterilization. J Reprod Med 1990；35：584–586.
5. Peterson HB et al：American Association of Gynecologic Laparoscopists 1988 membership survey on operative laparoscopy. J Reprod Med 1990；35：587–589.
6. Chapfon C et al：Surgical complications of diagnostic and operative gynecological laparoscopy：a series of 29 966 cases. Hum Reprod 1998；13 (4)：867–72.
7. Marshall RL et al：Circulatory effects of carbon dioxide insufflation of the peritoneal cavity for laparoscopy. Br J Anaesth 1972；44: 680–4.
8. Kelman GR et al：Cardiac output and arterial blood gas tension during laparoscopy. Br Med J 1972; 44：1155–62.
9. Smith I et al：Cardiovascular effect of peritoneal insufflation of carbon dioxide for laparoscopy. Br Med J 1971；3：410–11.
10. Arthure H: Laparoscopy hazard. Br Med J 1970；4：492–3.
11. Lee CM：Acute hypotension during laparoscopy：a-case report. Anesth Analg 1975；54：142–3.
12. Yacoub OF et al：Carbon dioxide embolism during laparoscopy. Anesthesiology 1982；57：533–5.
13. Ostman PL et al：Circulatory collapse during laparoscopy. J Clin Anesth 1990；2：129–32.
14. D. Hill DJ：Gasless laparoscopy-useless or useful. J of AAGL 1994；1 (3)：265–268.
15. Chamberlain G, Brown JC, ed. Gynaecological laparoscopy：the Report of the Confidential Inquiry into Gynaecological Laparoscopy. London：Royal College of Obstet and Gynecol, 1978；114.
16. Mintz M. Risks and prophylaxis in laparoscopy：A survey of 100 000 cases. J Reprod Med 1977；18：269.
17. Harkki-Siren P et al：Major complications of laparoscopy：a follow-up Finnish study. Obstet Gynecol 1999；94 (1)：94–8.

18. Hulka JF: Major vessel injury during laparoscopy. Am J Obstet Gynecol 1980; 138: 590.

19. Bhoyrual S et al: Trocar injuries in laparoscopic surgery. J Am College of Surgeons 2001; 192 (6): 677-83.

20. Gray H. In: Goss GM, eds. Anatomy of the Human Body, 28th edtion. Philadelphia: Lea and Febiger, 1966; 646-7.

21. K. Semm: Course of Endoscopic Abdominal Surgery. In: Operative Manual for Endoscopic Abdominal Surgery. ed. Ernst R. Friedrich Chicago, Year Book Medical Publishers, 1987; 142-143.

22. Peterson HB et al: Death following puncture of the aorta during laparoscopic sterilization. Obstet Gynecol 1982; 59: 133-4.

23. Ozakn. O'Donnell N. Aortic laceration: A rare complication of laparoscopy. Journal of Laparoendoscopic Surgery 1992; 2 (5): 235-7.

24. K. Semm: Instruments and Equipment for Endoscopic Abdominal Surgery. In: Operative Manual for Endoscopic Abdominal Surgery. ed. Ernst R. Friedrich Chicago, Year Book Medical Publishers, 1987, 114-115.

25. D. Alan Johns: Perforation of the inferior epigastric vessels. In: Complication of Laparoscopy and Hysteroscopy. ed. Randle S, Corfman et al. Boston Blackwell Scientific Publications, 1993, P.40

26. Baggish MS et al: Complications of laparoscopic sterilization. Obstet Gynecol 1979; 54: 54-9.

27. Krebs HB. Intestinal injury in gynecologic surgery: a ten-year experience. Am J Obstet Gynecol 1986; 155: 509-14.

28. Birns MT: Inadvertent instrumental perforation of the colon during larparoscopy: nonsurgical repair. Gastrointestinal Endoscopy. 1989, 35 (1): 54-6.

29. Peterson HB et al: American Association of Gynecologic Laparoscopists 1988 membership survey on operative laparoscopy. J Reprod Med 1990; 35: 587-9.

30. Deborah A Metzger: Trocar injuries to the small intestine. In: Complications of Laparoscopy and Hysteroscopy. ed. Randle S Corfman et al. Boston Blackwell Scientific Publication, 1993; 50.

31. Richard M Soderstrom et al: Complication of Operative Laparoscopy. In: Operative Laparoscopy. ed. Richard M Soderstrom, New York, Raven Press, 1993; 195.

32. Loffer F: Indications, contraindications and complications of laparoscopy. Obstet Gynecol Surv 1975; 30: 407-27.

33. Reich H et al: Laparoscopic repair of bladder injury. Obstet Gynecol 1990; 75909-10.

34. Dan C Martin: Trocar injuries to the bladder. In: Complications of Laparoscopy and Hysteroscopy. ed. Randle S Corfman et al. Boston, Blackwell Scientific Publication, 1993; 58.

35. Neto WA et al: Vesical endometriosis. Urology 1984; 24: 271-4.

36. Williams TJ et al: Endometriosis in 1000 consecutive celiotomies: Incidence and management. Am J Obstet Gynecol 1977; 129: 245-50.

37. Kerr WS. Endometriosis involving the urinary trace. Clin Obstet Gynecol 1966; 9: 331-50.

28
Chapter

腹腔镜治疗子宫外孕

李奇龙

前言

子宫外孕发生在生殖年龄的妇女，有逐渐增加的趋势，主要的原因虽是目前性的开放造成骨盆腔的感染，更重要的原因是与目前的医疗设备、侦测系统及超声波的快速发展有关，利用比较先进的超声波，在妊娠超过 5 到 6 周，就可以发现是子宫内怀孕或子宫外怀孕，甚至可以在子宫外孕所在的地方看见胚囊，有利于诊断。再则利用比较准确的人类绒毛膜促性腺激素 β-hCG，容易侦测微量的人类绒毛膜促性腺激素的上升，也让医师容易诊断出子宫外孕，减少以往诊断的准确性不足，造成诊断的延误。

目前，子宫外孕的治疗方式已逐渐从传统性的开腹手术转变成近代的腹腔镜手术，近来对先进的医院做统计，发现统计超过 95%的子宫外孕都可以使用腹腔镜来做诊断和治疗。因此腹腔镜手术在治疗子宫外孕占有重要的地位；但也诚如阑尾炎手术在外科是属于最简单、但也可以是最复杂的手术，子宫外孕的腹腔镜手术也是这样，即使是最简单的输卵管全切除手术，或是输卵管保留的输卵管造口手术都与手术医师的经验能力息息相关，而且，这些治疗后与开腹手术相似，仍有持续性子宫外孕的机会，因此治疗子宫外孕需十分小心。

诊断子宫外孕

子宫外孕的诊断须凭借临床症状的怀疑，而做进一步的求证；临床上的怀疑就是患者有所谓 3P 的临床症状。

(1) 第一个 P 是 Pain：这是因为子宫外孕处肿胀及腹内出血造成，因有明显的腹部疼痛的现象而怀疑；不过近代的超声波及人类绒毛膜促性腺激素的侦测，使很多的病例在尚未发生腹痛之前，就已被诊断出来。

(2) 第二个 P 是 missed Period：即月经过期。经期的计算最重要是不能以患者所讲述的最后一次月经为准，因为子宫外孕的患者常有不正常的阴道出血的现象，被患者误以为是正常的月经而把子宫外孕诊断去除，造成误诊。

(3) 第三个 P 是 Pale：脸色苍白，因有子宫外孕造成输卵管破裂发生腹内出血的情形，造成明显的血管内血液丧失，因此会有脸色苍白、脉搏增快、血压下降的现象，所以子宫外孕的早期诊断是凭借妇产科医师的警觉而来的。

（一）子宫外孕的高危人群

以下的妇女是子宫外孕的高危人群：

(1) 以前曾有骨盆腔感染的人。

(2) 曾做过输卵管手术的人。

(3) 曾有过腹膜炎的人。

(4) 曾发生过子宫外孕的人。

这些都是属于高危人群的子宫外孕的患者，一旦上述妇女怀孕时医师要特别提高警觉，最好能在妊娠早期先行超声波检查以确定安全怀孕。

(二) 如何确定诊断

对于怀疑有子宫外孕的患者，又有腹痛且血压不稳定、有内出血怀疑的现象，应做尿液怀孕试验，若是怀孕试验是阳性再做后穹隆的抽取，以确定在腹部是否有内出血，若有腹腔出血的现象就应马上紧急手术。若并无血压不稳的现象，则应做超声波检查看是否有胚囊在输卵管内。正常怀孕时，使用阴道超声波，6周以上的胚囊应可在子宫腔内被发现，一旦发现有卵巢或输卵管的囊肿，就须再做进一步的腹腔镜检查，以确定子宫外孕的位置所在。

对于一些无症状而怀疑有子宫外孕的妇女，我们选择诊断及治疗的方式就比较困难。对早期妊娠（小于5周的妊娠）、月经不规则的女性，在怀孕后即使利用阴道超声波也常常看不到胚囊，此时做腹腔镜检查，若是子宫内怀孕难免造成遗憾，何况极早期的子宫外孕，腹腔镜检查仍有遗漏的可能，可见子宫外孕的早期诊断十分困难；为了加强子宫外孕的早期诊断，对于没有症状又很难做诊断的疑似子宫外孕患者，我们建议抽取血液的β-hCG值来做检查。

若β-hCG 1000到2000mIU/ml在阴道超声波应该可以看到3mm的胚囊在里面，若看不见则宫外孕的几率较高。

假如刚开始的β-hCG>2000mIU/ml，但看不到胚囊在子宫腔内就应在48小时后抽取β-hCG，若β-hCG的浓度有2/3的上升就可判定是正常的怀孕，若是降低下来就代表不正常的着床、子宫外孕、流产或是不完全性的流产。

手术性的搔刮术以确定诊断是必需的，查看子宫腔内是否有绒毛组织；若无这些组织，则腹腔镜要接着做；若搔刮的组织可以看见绒毛组织，就大致可以确定是子宫内怀孕而不是子宫外孕。诊断子宫外孕最困难的时候为4到6周，有时因月经的延后、萎缩性卵泡而造成超声波无法诊断子宫内怀孕，此时一系列的血液检查、一系列的超声波追踪是最合理的处置，否则子宫内搔刮术可能将早期一个正常怀孕的胚胎搔刮出，对于不孕症的患者，损失就很大了。

(三) 腹腔镜治疗子宫外孕的禁忌

1. 绝对性的禁忌

(1) 患者无法接受麻醉。

(2) 休克的患者。

2. 相对性的禁忌

(1) 腹腔内出血超过2000ml。

(2) 有急性且明显的出血。

(3) 严重肥胖的患者。

(4) 严重的骨盆腔粘连患者。

(5) 输卵管血肿块大于4cm。

(6) 子宫间质性的子宫外孕。

(7) β-hCG>20 000 IU/L。

(四) 非手术性的治疗——甲氨蝶呤 (methotrexate，MTX)

Methotrexate是一种抑制细胞代谢的药物，它藉由抑制二氢叶酸还原酶（dihydrofolate reductase)，而阻断二氢叶酸（dihydrofolic acid）转换为四氢叶酸（tetrafolic acid）的过程，进而干扰DNA的合成。它同时也阻碍purine nucleotide thymidilate与丝氨酸（serine）和蛋氨酸（methionine）的制造。使用甲氨蝶呤的安全性颇佳，且不会对下一胎怀孕造成影响。在使用上，甲氨蝶呤可利用静脉注射、肌肉注射及局部注射方式给予，剂量可采用多剂量或单一剂量的方式。最近研究显示单一剂量的成功率(83%至96%）与多剂量方式并无明显差异，因此使用单一剂量给予是理想的。Slaughter与Grimes在400例的统计中发现甲氨蝶呤治疗的成功率可达92%。

局部治疗的方式可藉由阴道超声波协助下给予，或利用腹腔镜手术给予。成功率约70%至95%，下一次正常子宫内受孕的机会约48%，而再次子宫外孕的几率为6%。β-hCG降低至正常值的时间约26.5天至35天，使用输卵管摄影检查该侧输卵管通畅的几率为81%至90%，这些结果与腹腔镜手术治疗的差异不大。所以MTX的注射是治疗选择的一种。

(五) 腹腔镜手术与Methotrexate治疗的比较

Oshea等人报告使用腹腔镜做输卵管造口术的成功率达87.5%，而使用腹腔镜做局部methotrexate注射的成功率达89.7%。另外一个较大规模的前瞻性研究显示腹腔镜做输卵管造口术的成功率达92.7%，使用腹腔镜做局部MTX注射的成功率为61.4%。此外，Femandez等人比较腹腔镜做输卵管造口术与使用阴道超声波注射MTX时，发现在腹腔镜手术后β-hCG的下降较快达到正常值，而两组的治愈率均可达95%（19/20）。对于使用腹腔镜手术或用MXT治疗，何者可作为第一线方式目前尚无定论。但是一般而言，倘若选择MTX治疗时，最好还是利用肌肉注射的方式给予较佳，利用腹腔镜做局部注射的方式并不是理想的选择。

(六) MTX治疗的预后指标

Kooi和Kock统计24项研究后发现，当β-hCG大于10 000mIU/ml时，有32%的输卵管会破裂，而β-hCG小于10 000mIU/ml时，输卵管破裂的机会只有3%。Shalev等人建议MTX应使用于β-hCG小于2000mIU/ml且子宫外孕大小在2cm以下时较为理想。在他们的研究显示β-hCG小于2000mIU/ml时，MTX治疗的失败率为23%，但当β-hCG大于2000mIU/ml时，治疗的失败率可达71%。而输卵管的直径在小于2cm时，有24%会治疗失败；在大于2cm时，失败的机会可达48%。Fernadez等人提出6项因素可作为预后指标：妊娠周数、β-hCG、血液中黄体酮浓度、腹痛程度、输卵管直径及腹腔出血量，可作为MTX治疗是否成功的预后指标。另外Stovall与Ling将胎心活动列入时，发现有胎心活动时，失败率为14.3%，没有胎心活动时，失败率为4.7%。

高雄长庚医院在Am J Obs Gynecol所发表的论文中指出，使用MTX治疗仍有其副作用，包括胃肠道不适、咽喉炎、胃炎、肝功能指标异常、白细胞减少、血小板减少、结膜炎及发热等症状，而其中最常见的是胃肠道不适、胃炎，及肝功能指标异常，绝大部分的副作用可自行缓解，只有一例发生白细胞减少、血小板减少及发热，需积极治疗。

观察性的治疗

对子宫外孕只做单纯的观察并不是新的观念，在1995年Lund比较分析观察治疗与手术治疗，发现在114个病患只做观察时，成功率可达57%，而观察失败的病患多以腹腔出血或输卵管破裂为表现症状。观察期间定期测量β-hCG，并以超声波追踪。另外有10个研究统计显示，在347个病人做观察性治疗的成功率为46.7%至100%之间，总体成功率为69.2%。所有成功病例的血液循环稳定，且β-hCG逐步降低。目前并无绝对可信赖的预测是否会成功的指标，然而观察7天左右，如果子宫外孕体积明显缩小，此时的敏感性为84%，特异性为100%。Shalev等人发现当β-hCG高于2000mIU/ml时，失败率为93.3%，而β-hCG低于2000mIU/ml时，失败率为40%。Triot等人发现在β-hCG低于1000mIU/ml时，成功率为88%。Korhonen等人则报告β-hCG在分别低于200mIU/ml、低于500mIU/ml，及高于2000mIU/ml时，观察成功率分别为98%、73%，及25%。

腹腔镜手术治疗

患者全身麻醉下做一个卧躺截石位的姿势，最好有弹性绷带缠绕小腿对小腿做一个保护，正常的腹部消毒之后，消毒单、消毒面巾先铺好后将子宫托放入子宫腔内以方便子宫位置的移动，刚开始的时候先在肚脐插入导气针，等腹部气压提升到 15mmHg 再做 1cm 长的垂直切开，然后把套管插入腹部中，再置入腹腔镜做一个完整的检查。套入腹腔镜后就可在两侧下腹的地方放入 2 根 5mm 的套管，以便置入镊子、剪刀系统；对于有出血的患者先进行止血，没有出血的患者先将腹腔的血块予以移除。

手术方式如下：

(一) 完全性输卵管切除手术 (salpingectomy)

置入腹腔镜后，对输卵管做详细检查，若是输卵管已被严重破坏，就利用腹腔镜的镊子由伞部下方的地方将伞部夹住，利用双极电烧在卵巢与输卵管之间电烧并切开，如此重复 3 到 4 次的步骤，就可以从输卵管伞部一直沿着输卵管的下缘部位，直接接近输卵管峡部，利用双极电烧将输卵管以电烧方式整个切开。输卵管的移除应该没有问题，若有较大的血块或胚胎组织，可将 5mm 的套管换成 10mm 的套管再移除；一般只需利用 5mm 的套管就可移除。这种手术方法比较不会发生绒毛组织残留。术后，我们习惯上就不再检验 β-hCG 量是否逐渐降低，当然在输卵管切除手术，我们尚可利用 endo-GIA，做一般的止血及切除，还可利用腹腔镜用套环（endo-loop），将已经受到严重破坏的输卵管予以套住两次之后再剪开，这是根除性的输卵管手术。

(二) 保守性治疗 (Conservative treatment)

对于想要保留输卵管功能的妇女，我们就须采取较保守的方式：

包括输卵管造口手术、输卵管切开术或输卵管挤压术。

输卵管的挤压手术：早期的子宫外孕或是在比较接近伞部的子宫外孕，对于输卵管侵入并不紧密，我们只要用腹腔镜的夹子在输卵管上挤压，就可将胚胎的组织从输卵管挤压出来，既不伤害输卵管腔也不会伤害正常输卵管的通畅性，这种方法对于一个已将要输卵管流产的胚胎，或在伞部的子宫外孕较为适合，但是术后要做患者血液中的 β-hCG 的系列测定，以避免残存性的子宫外孕。

输卵管造口术（salpingostomy）：对于想要保有生殖能力的妇女，在输卵管的子宫外孕未破裂或肿大的血肿块小于 4cm 时，最好的治疗方式就是利用无伤害性的镊子夹住输尿管，并暴露子宫外孕的地方，可以使用加压素（pitressin）5IU 加入 20ml 的生理盐水里，用脊椎穿刺针打入输卵管要切开处或输卵管系膜（mesosalpinx），以减少手术中的出血，再用单极电烧做线状切开，最好能用单极的针状电烧在输卵管系膜（mesosalpinx）对侧方作一个切开，切开的大小尽可能超过 2cm；这样不会清除不彻底，也不会在愈合后造成输卵管的阻塞现象，当然用单极电烧将有子宫外孕的地方予以切开后，用镊子进入管腔内把胚胎的组织一一移除，移除后应用大量的格林溶液或生理盐水冲洗管腔，并利用染料打入子宫腔中，确定输卵管通畅性的完整，以避免残余的胚胎组织留在输卵管，造成持续性的子宫外孕。

胚囊的组织移除之后，利用大量的清水清洗腹部，对于较严重的内出血患者可能整个腹腔都已被血迹浸润，因此，可能要用超过 5000ml 的水来灌洗，才能将腹膜积血予以清除；对于较大的血块在腹腔镜中时，会较难移除，此时利用管径较大的引流管，可以避免因为血块或胚囊组织塞住吸管而造成手术进行的困难。对于这种保守性手术后的追踪检查很重要，我们会在术后的 24 及 48 小时检查患者血液中的 β-hCG，来对照 β-hCG 是否逐渐下降回归到正常。若不降反升，我们就要怀疑是否有残存的胎盘组织在输卵管中。

残存性的子宫外孕

根据文献上的报道，利用开腹或腹腔镜的手术治疗子宫外孕，残存性子宫外孕的几率有4%~15%，所以在做保守性治疗时，医师应侦测β-hCG值是否已降至正常值，对降低很缓慢的患者，我们应每隔两天做一次β-hCG的测定，若确定β-hCG的上升，我们应做进一步的处理。例如：第二次的腹腔镜检查，此时可再仔细检查输卵管，将残余的胚胎组织洗除或做输卵管全切除手术。也可以利用内科疗法，使用MTX肌肉注射，治疗持续性的子宫外孕。持续性的子宫外孕比较容易发生在输卵管血肿块大于6cm、输血量大于2000ml、β-hCG>20 000mIU/ml的患者，另外用挤压方式挤出胚囊的方式，都有较高发生残存性子宫外孕的危险。因此我们要特别小心输卵管手术后生育能力的评估。

根据最近研究显示开腹手术或腹腔镜手术中，使用根除手术或行保守性手术有以下的差异：

（1）输卵管全切除的患者再度罹患子宫外孕的几率并不会比保守性的减少。

（2）诊断性腹腔镜的手术在子宫外孕已经不再使用，因为95%以上的子宫外孕患者可用腹腔镜治疗而不是诊断。

（3）不论开腹手术或腹腔镜手术用保守性手术治疗的患者怀孕的几率比输卵管全切除的要高。

（4）往后的怀孕率和子宫外孕的位置，与输卵管是否破裂无关。

（5）开腹手术或腹腔镜手术，两者术后的怀孕率相似（表28-1）。

表28-1 Fertility after treatment of ectopic pregenancy

Operative procedure	N	IUP		EP	
Radical treatment by laparotomy		NO	%	NO	%
Sherman et al. (1982)	104	75	72	6	6
Tuomivaara & Kaupila (1988)	237	164	69	31	13
Conservative treatment by laparotomy					
Tuomivra & Kaupila (1988)	86	57	66	12	14
Makinen et al. (1989)	42	29	69	12	29
Langer et al. (1990)	118	83	70	13	11
Microsurgical treatment by laparotomy					
Decherney et al. (1980)	9	5	55	0	0
Oelsner et al. (1987)	51	26	51	13	25
Conservative treatment by laparoscopy					
DeCherney et al. (1987)	69	36	52	7	16
Donnez & Nisolle (1990)	138	70	51	14	10
Pouly et al. (1991a)	223	149	67	27	12
Radical treatment by laparoscopy					
Dubbuisson et al. (1990)	125	30	24	16	13

结论

腹腔镜治疗子宫外孕，可以做根除性的输卵管全切除，也可以做保守性的治疗。持续性的子宫外孕的发生率在腹腔镜、开腹手术都是在4%~16%之间。更重要的是，腹腔镜治疗子宫外孕，往后的生育力与传统开腹手术相比并无显著差异，手术失败率也不会较高；相对的腹腔镜手术本身有患者的复原快、伤口小、可以完全止血等好处。因此，患者住院时间较短，并可快速恢复工作能力。除了相当明显失血的子宫外孕、间质性子宫外孕外，我们认为利用腹腔镜治疗子宫外孕是最好的选择。对于想要再怀孕的妇女就尽可能地采取保守性手术的方式，如此一来，仍然可以维持较高的怀孕率。

参考文献 (FURTHER READING)

1. Lee CL, Soong YK. Treatment of ectopic pregnancy by operative laparoscopy. Gynecological Endoscopy 1992; 1:181–184.
2. Lee CL, Lai YM, Soong YK, Huang HY. Laparoscopic rescue post tubal anastomosis failure. Human Reprod 1995; 10:1806–1809.
3. Lai YM, Lee JD, Lee Cl, Chen TC, Soong YK. An Ectopic Pregnancy Embedded in the Myometrium of a Previous Cesarean Section Scar. Acta Obstet Gynecol Scand 1995; 74:573–576.
4. Vermesh M, Silva PD, Sauer MV, Vargyas JM, Lobo RA. Persistent tubal ectopic gestation: patterns of circulating β-HCG and progesterone, and management options. Pertil Steril 1988; 50:584–588.
5. Slaughter JL, Grimes DA. Methotrexate therapy: nonsurgical management of ectopic pregnancy. West J Med 1995; 162:225–228.
6. Fernandez H, Pauthier S, Doumerc S, Lelaidier C, Olivennes F, Ville Y. Ultrasound-guided injection of methotrexate versus laparoscopic salpingotomy in ectopic pregnancy. Fertil Steril 1995; 63:25–29.
7. Tulandi T, Atri M, Bret P, Falcone T, Khalife S. Transvaginal intratubal methotrexate treatment of ectopic pregnancy. Fertil Steril 1992; 58:98–100.
8. Shalev E, Peleg D, Bustan M, Romano S, Tsabari A. Limited role for intratubal methotrexate treatment of ectopic pregnancy. Fertil Steril 1995; 63:20–24.
9. O'Shea RT, Thompson GR, Harding A. Intraamniotic methotrexate versus CO_2 laser laparoscopic salpingotomy in the management of tubal ectopic pregnancy——a prospective randomized trial. Fertil Steril 1994; 62:876–878.
10. Kooi S, Kock HCLV. Treatment of tubal pregnancy by local injection of methotrexate after adrenaline injection into the mesosalpinx: a report of 25 patients. Fertil Steril 1990; 54:580–584.
11. Glock JL, Johnson JV, Brumsted JR. Efficacy and safety of single-dose systemic methotrexate in the treatment of ectopic pregnancy. Fertil Steril 1994; 62:716–721.
12. Fernandez H, Bourget P, Ville Y, Lelaidier C, Frydman R. Treatment of unruptured tubal pregnancy with methotrexate: pharmacokinetic analysis of local versus intramuscular administration. Fertil Steril 1994; 62:943–947.
13. Shalev E, Romano S, Peleg D, Bustan M, Tsabari A. Spontaneous resolution of ectopic tubal pregnancy: natural history. Fertil Steril 1995; 63:15–19.
14. Trio D, Strobelt N, Picciolo C, Lapinski RH, Ghidini A. Prognostic factors for successful expectant management of ectopic pregnancy. Fertil Steril 1995; 63:469–472.
15. Korhonen J, Stenman U-H, Ylostalo P. Serum human chorionic gonadotropin dynamics during spontaneous resolution of ectopic pregnancy. Fertil Steril 1994; 61: 632–636.
16. FT Kung, SY Chang. Efficacy of methotrexate treatment in viable and nonviable cervical pregnancies. Am J Obs Gynecol 1999; 181 (6) :1438–1444.

第6篇

人工生殖技术

29

Chapter

不孕症的检查及诊断

蔡鸿德

事前周详的准备，谨慎筛选患者，找出造成其不孕的各项因子，以便对症治疗，才可缩短疗程。然而未经适当的评估，即滥用试管婴儿科技，将使人工生殖科技失去其意义。故适当的评估应包括：基本的身体理学检查，骨盆腔检查，夫妻双方的家族史、既往史，是否有内科方面的疾病如：糖尿病、内分泌或自体免疫疾病。如果先前接受过人工辅助生殖科技的相关检查及治疗，应询问清楚以免重复无谓的检查。各患者自然受孕率的个体差异性亦需事先明了；如女性患者随着年龄层的提高，将使其自然受孕率随之下降，尤其到达45岁时，其自然流产率将达50%。一般对于不孕症患者的各项必要性评估列举详述于表29-1。

一般常规性检查

过胖或过瘦都会影响正常的排卵或受孕。身体质量指数（body mass index，BMI）应在20~30的正常范围，如果有过胖或过瘦应转介给营养师。艾滋病、乙型肝炎、丙型肝炎、德国麻疹的抗体筛检以及子宫颈涂片筛检，一般常规血液检查都应列入考量。

表29-1 不孕症病因的评估

一般检查	体重
	HIV抗体
	乙型肝炎、丙型肝炎抗体
	血红蛋白
排卵因素	基础体温
	D2-6：黄体生成激素，卵泡刺激素，雌激素，催乳素
	D21：黄体酮，超声波侦测卵巢卵泡大小
卵巢功能	D2-6：卵泡刺激素，雌激素，超音波侦测卵巢体积大小
男性因素	精液检查
输卵管因素	子宫输卵管摄影，腹腔镜手术
子宫因素	子宫输卵管摄影，子宫内镜，超声波，人工流产：组织学检查，多普勒子宫动脉血流测试

引自 A textbook of In Vitro Fertilization and Assisted Reproduction. ——The Bourn Hall guide to clinical and laboratory practice. ——Second Edition

排卵监测

常用来评估排卵现象的方法有基础体温表、子宫颈黏液变化、黄体生成激素（LH）波动测试，及超声波侦测追踪；偶尔在腹腔镜内镜手术中可直视排卵现象（actual ovulation）或排卵后卵巢瘢痕（ovarian stigma）。过去使用氯米芬及 hMG 为试管婴儿排卵药物时，必须先侦测 3 个月基础体温表变化，以评估药物剂量。近来由于广泛使用 GnRH-a 于刺激排卵上，故基础体温表已没有过去的重要性，但依然是大部分妇科医师与病患间咨商的重要依据，以判定是否有排卵现象及黄体期是否正常。具有双相性（biphasic）的基础体温表一般表示有排卵现象，至于排卵后持续高温期代表黄体酮浓度正常，而波动性黄体期则表示黄体功能不足（luteal phase deficiency）。

黄体生成激素急升（LH surge）试验可以更精确预知排卵时间，但有时此试验结果却无法与子宫颈黏液变化及基础体温表相配合；而于黄体生成激素急升后 1 周，检验血清中黄体酮浓度高低可更明确得知是否有排卵现象发生（serum progesterone>10ng/ml），但唯有严密的超声波追踪或腹腔镜直视，方可确知卵泡是否破裂，但尽管如此，卵子仍有可能滞留于卵泡中而无法顺利排出。

黄体期子宫内膜组织学评断（dating）有时亦可作为排卵验证，但一般却不以此为常规检验排卵现象的工具，而仅以此子宫内膜刮除术（endometrial biopsy）作为屡次着床失败的评断工具，或去除子宫内膜息肉（endometrial polyp）及黏膜下肌瘤（submucosal myoma）的方法。

不孕症的妇女常因排卵异常造成月经周期不规则，甚至没有月经。排卵功能评估，惯例上需先检测月经第 2 至 6 天卵泡刺激素（FSH）、黄体生成激素（LH）与催乳素（PRL）；若催乳素（PRL）升高，则需要再次检测甲状腺激素（TSH）。若甲状腺功能不足时，则需检测甲状腺功能及甲状腺自体抗体；虽然精神压力常常是造成催乳素过高的主因，但多囊性卵巢、服用精神科治疗药物、早发性停经或催乳腺瘤亦须加以考虑，有时亦会出现溢乳症。

LH、FSH（<5mIU/ml）及雌二醇（<40pg/ml）的血中浓度太低，孕激素刺激试验（progesterone challenge test）也没有撤退性出血，可能由于下丘脑及垂体的病变；但是精神压力也会干扰正常的生殖功能；过重或过轻的体重也会影响正常 GnRH 周期脉冲性分泌。

卵巢分泌雌激素的能力衰退，FSH 的浓度反而升高（>20mIU/ml）时必须考虑卵巢的衰竭。这可能会发生在年纪较大的病人身上，或是有遗传基因异常的病人身上，例如：特纳综合征（Turner's syndrome）。如果病人年纪小于 40 岁，早发性卵巢衰竭就要考虑了；引起早发性卵巢衰竭的原因有：染色体异常、自体免疫疾病对生殖细胞的破坏。

月经第 2 天血清中 LH:FSH>3:1，即使月经规则，亦须考虑多囊性卵巢囊肿，而超声波提供了诊断上的最佳利器，临床上若有多毛症或

表 29-2　引起高促性腺激素性腺功能低下的原因

不明原因
合并自体免疫疾病：甲状腺炎，重症肌无力，特发性血小板减少性紫癜，风湿性关节炎，肾上腺功能不全，白斑病，自体免疫性溶血性贫血
卵巢衰竭
手术
化学治疗，放射线治疗
感染
高催乳素血症
17-羟化酶（17-hydroxylase）功能不全
肿瘤引起，如：肺癌，垂体肿瘤

引自 A textbook of In Vitro Fertilization and Assisted Reproduction. ——The Bourn Hall guide clinical and laboratory practice. ——Second Edition

其他雄激素过高症候，应进一步检测睾酮（testosterone）、雄烯二酮（androstenedione）、性激素结合球蛋白（sex hormone binding globulin）。

卵巢功能的评估

由于现代人晚婚，高龄的不孕症患者也有越来越多的趋势。高龄的女性不孕症患者，卵子的品质较差，受孕率也较低。治疗不孕症并没有年龄的上限，只要还没停经就有受孕的机会。评估卵巢的功能好坏与否，不能只凭年龄来做判断，临床上有一些激素浓度可用来做评估。

月经第 2 天血清中的 FSH、E2 浓度是用来评估卵巢功能好坏最好的指标。若月经第 2~3 天的 FSH 水平大于 12IU/L or 12mIU/ml，E2 大于 80pg/ml，抑制素（inhibin-B）小于 45pg/ml，这类病人对于诱导排卵的反应也会较差。利用阴道超声波测量卵巢的体积大小，也不失为一个经济实惠的方法。也有人用氯米芬刺激试验（clomiphene challenge test，CCT）及 GnRH-a 刺激试验（GnRH-a challenge test）来评估卵巢的功能。以卵巢切片来计算卵泡的密度，也可以评估卵巢的功能，为一些不明原因的不孕症找出病因。

精液分析

根据 WHO 所定的标准，正常的精液应该符合以下标准：

（1）精液量大于 2ml 以上。

（2）精子数量每毫升大于 20×10^6。

（3）精子总量大于 40×10^6。

（4）精子活动性在 60 分钟内，向前进大于 50%，而快速直线前进大于 25%。

（5）形态正常的精子数量大于 30%。

（6）白细胞少于 1×10^6/ml。

（7）免疫念珠试验（immuno-bead test），附有颗粒的精子少于 20%；MAR 试验，附有颗粒的精子少于 10%。

精液的取得是以手淫的方式射精收集在干燥无污染的塑胶容器。有研究团体指出：分成两段收集的精液，前段收集到的精液，有较高的精子浓度，不但有助于预估其授精能力，也有助于实验处理精液。大部分检验报告仅提及精子活动性百分比而未就其前进的特质作分级归类，故报告上看似正常者，可能还有潜在的问题仍待解决。目前已发展出全自动精子分析仪，除了能定量精子的数量、活动性、前进速率、直线性和活动摆幅等，还可利用电脑结合影像录影分析系统。如果精液自手淫取出后至检验的时间过于长久，精子的前进性及活动性将不尽理想；另外检验前禁欲时间长短亦须列入考虑，还有是否抽烟及喝酒，其量如何；以及近 2~3 个月是否染有疾患，如感冒等。往往妇产科医师对于男性不孕症患者的接触仅只限于间接性，如精液分析，故精液分析有问题时，必须直接问及男性不孕症患者的过去病史，并作一个完整理学检查，如有必要需作一系列激素检查（FSH，LH，PRL，睾酮）、尿液培养、免疫学检查及睾丸切片检查，以明了造成男性不孕症的病因及其预后如何。

输卵管的通畅性

目前一般对于输卵管的通畅性，仍主要以子宫输卵管摄影（HSG，hysterosalpingography）为评估的工具，但是容易造成输卵管的痉挛而无法区别阻塞的位置以及诊断输卵管周围的粘连，这是广为人诟病的地方。可能因为显影剂把原本造成输卵管阻塞的物质移走了，所以 HSG 也有治疗价值，尤其是在做完检查后几个月。虽然有些报告指出脂溶性的显影剂有较佳的治疗效果；而子宫输卵管摄影术的显影剂宜采用水溶性的，因脂溶性的显影剂容易造成无菌性炎症反应而阻塞原先通畅的输卵管；而显影剂中的气泡亦容易被误判为子宫内膜息肉或子宫黏膜下肌瘤而施行不必要的子宫刮除术。另外，子宫输卵管超声波摄影（hysterosalpingoconstrast-sonography）是以空气或生理盐水或显影剂打入子宫内，再用超声波检查；目前使用不如 HSG 普遍。

腹腔镜最近被广泛运用在不孕症的诊断及治疗工作上，其价值不可忽视。要注意的是输卵管的通畅并不意味着输卵管功能正常，故过去若有盆腔炎症或手术病史，必须再行腹腔内镜去证明输卵管与卵巢的相关性正常，即输卵管活动性正常无周边粘连现象，因输卵管的周边发生粘连时容易妨碍其正常功能，以致无法吸取由卵巢释放出的卵子；腹腔镜同时也可以对子宫内膜异位症做分级的诊断。盆腔炎症反应不仅容易影响输卵管功能，亦可能引起卵巢炎症反应而使其表皮纤维化，以致影响卵巢对于排卵药物刺激效果，甚至使得采卵针不容易穿破卵巢表皮。近年来发展出输卵管内镜不仅可以直视管腔内的异常亦可作简易采样工作，但其临床意义仍须谨慎评估。

子宫因素

对于子宫腔环境评估可藉由子宫输卵管摄影术（HSG，hysterosalpingography）、子宫内镜（diagnostic hysteroscopy），或子宫内膜刮除术（endometrial biopsy），甚至核磁共振摄影（MRI）等得知；但最重要的是子宫内镜，可说是评估子宫腔环境的“金标准（gold standard)”。对于所有要进行 IVF 治疗的病人，至少要做过子宫输卵管摄影术或子宫镜评估子宫腔环境。对于屡次着床失败者，也应安排子宫镜检查；也可于月经第 21 天藉由多普勒超声（Doppler ultrasound）判定子宫动脉血流状况，若血流不良时可服用阿司匹林或黄体酮改善之。子宫肌瘤或子宫内膜息肉是否会造成不孕，目前仍有争论；但是会引起习惯性流产或早产是可以肯定的。子宫肌瘤的位置，若会阻塞输卵管或影响子宫内膜接受性，不论黏膜下或肌层内肌瘤（submucosal or intramural myoma），皆应手术除之；排除其他会造成不孕的因素后，若只剩子宫肌瘤一个可能因素，切除肌瘤会有助于怀孕。输卵管结扎后，若剩余功能还保留完整，应考虑先接通输卵管尤其是峡部对峡部（isthmus to isthmus）；过去因感染而造成双侧输卵管阻塞时，则不考虑手术复原，因唯恐输卵管内功能不良，而造成子宫外孕；另外有子宫内膜炎者，则先考虑以四环素（tetracycline）类治疗，如多西环素。

免疫因素

同房试验（postcoital test）已经由于特殊抗精子抗体测试的研发而渐渐势微；然而于接近排卵前测试同房后 4~10 个小时的子宫颈黏液的确提供了一些直接证据，例如：子宫颈黏液的质评与量评，精子存在于子宫颈黏液环境下其活动如何？是否有凝集现象发生等；故同房试验若能进一步配合精子黏液接触测试（sperm-mucus contact test）及直接或间接性抗精子抗体检测将可明了患者病因。

抗磷脂抗体（antiphospholipid antibodies，APA）：抗心脂抗体和狼疮性抗凝血因子抗体这些抗体已被证实与习惯性流产有关，是否也与不孕症有关还不清楚，治疗方式也没有定论；曾经有人提出可以低剂量的阿司匹林、肝素、类固醇或免疫球蛋白治疗。

怀孕率的探讨

成功的怀孕率在各个实验室有不同的数据（9%~26%），差异性很大。影响怀孕率除了实验室的差异之外，病人的个体性也是因素之一。随着显微操作技术的进步，男性不孕症已藉由 ICSI 而大大获得改善。对于医界来说，目前最难突破的要算是高龄对于女性卵子的影响了！对于排卵刺激的反应不良，通常怀孕率也会降低。

所有准备接受 IVF 治疗的病人应该要有这样的认知：因为并不是做一次就会成功，IVF

的成功率会随着次数累积，至少要有接受 3 个疗程的心理准备。

治疗方式的拟定

经过上述各种检查后，仍有 10%~15%的病人查不出病因，虽然这些病人有 40%~89%可能在随后 3 年自然怀孕，但他们却也是最焦虑的一群，在各个医疗机构求诊，而无法详细地深入检查，以致错过治疗时机。对于年龄大于 30 岁、长期不孕或是原发性不孕症者应积极治疗。

运用人工生殖科技来治疗不孕症前，首先应获得病人详细既往史与不孕症诊断及治疗经验，有所不足或不清楚时，则加上有效诊断利器，以便能得知造成其不孕症的各项病因。

治疗方式包括：等待、观察、诱导排卵、人工授精（IUI）、体外受精（IVF）、卵细胞质内精子注射（ICSI，intracytoplasmic sperm injection）、使用捐赠者的精子或卵子或胚胎、代理孕母。故了解不孕症患者的个别病因后，需适时适症治疗方可达到事半功倍的效果。总而言之，不孕症的个体差异性颇大，需作最佳评估后，再与患者充分协商，找出最适合于患者的治疗方式，才可使人工生殖科技发挥其最有效功能。

参考文献 (FURTHER READING)

1. Hull MGR（1979). Practial value of the progestogen challenge test, serum oestrodiol estimation or clinical examination in assessment of the oestrogen state and responses to clomiphene in amenorrhoea. Br J Obstet Gynaecol，86，799–805.
2. Li TC，Rogers AW，Dockery P，Lenon EA and Cooke ID（1988). A new method of histologic dating of human endometrium in the luteal phase. Fertil Steril，50，52–60.
3. Conway GS，Honour JW and Jacobs HS（1989). Heterogeneity of the polycystic ovary syndrome: clinical, endocrine and ultrasound features in 556 patients. Clinical Endocrinol，30，459–470.
4. Loumaye E（1990). The control of endogenous secretion of LH by gonadotrophin releasing hormone agonists during ovarian hyperstimulation for in vitro fertilization and embryo transfer. Hum Reprod，5，357–376.
5. Hsieh YY，Tsai HD，Chang CC，Lo HY，Chen CL（2000）. Low-dose aspirin for infertile women with thin endometrium receiving intrauterine insemination: a prospective，randomized study. J Assist Reprod Genet，17，174–177.

30

Chapter

实验室配合事项

黄俊嘉

纯水系统

纯水系统是一个试管婴儿实验室所必备的基本设备，因为纯净的水质不仅对清洗器械十分重要，尤其在配制培养液时更是重要。因为胚胎培养比其他的细胞或组织培养要求的条件更高。因此应将水质的有机毒素、金属离子、可溶性挥发性气体加以去除。一般用来作细胞培养的纯水系统，可应用于试管婴儿实验室。

水的纯化一般使用逆渗透去离子（RO/Milli-Q，Millipore）系统，自来水进入RO前必须先经50μm粗过滤、软水机、活性炭及5μm粗过滤，经逆渗透纯化的水可用于一般器械的清洗，但不适用于胚胎培养。胚胎培养所使用的水必须进一步纯化，必须先经双逆渗透（Double RO）系统后，维持出水的电阻在4μΩ。再经Milli-Q系统，其中有两管离子交换树脂用来去除水中的离子，一管去除有机质、一管超过滤管去除热原（pyrogen），最后再经0.22μm过滤器，去除细菌。此系统在待机时，每3小时会自动清洗一次，以维持纯水的电阻在18mΩ，接水的水管应使用硅胶管以便定期高压灭菌。

纯水系统的清洗与保养：

（1）软水机设定为至少每周再生一次，每周检查一次盐的量。

（2）活性炭每3天自动冲洗一次。

（3）50μm粗滤滤心每周更换2~3次。

（4）5μm粗滤滤心于逆渗透消毒前一晚更换。

（5）逆渗透的消毒，以2%福尔马林（2% formalin）浸泡过夜→将750ml 2% 福尔马林加入管中，打开开关冲洗1分钟让其充满整个逆渗透系统，然后关机浸泡过夜，隔天更换新的5μm粗滤滤心，然后打开开关冲洗直到将福尔马林完全冲洗干净。

（6）去离子交换树脂→当电阻低于18mΩ时，约4~6周更换一次。

（7）超滤心→应每周以氯碇（free chloride）浸泡5~10分钟后，冲洗干净。

（8）0.22μm过滤器应经常更换，至少每周更换一次。

（9）热原测定→每周清洗后，应以chronogenic limulus amoebocyte lysate（LAL）（内毒素检测）测定一次。

培养液的选择及配制

在选择人类体外受孕及胚胎植入（IVFET，in vitro fertilization and embryo transfer）所需的培养液时，有很多生理学上及生化学上的因素必须加以考虑。未受精卵子的培养和精子培养时活动性、受孕力的维持及促进精子顶体反应（acrosome reaction），都是精卵受孕成功的基础。一旦受孕完成，适当的培养液环境将供应早期胚胎的发育。在人类体外受孕中有关卵子、精子、胚胎最适当的培养条件，有很多仍有待研究。

很多种培养液曾成功地被用来培养精卵，并使之受孕发育成胚胎。其中包括简单的盐类缓冲液，如 modified Earle's，modified Whitten's，Whittingham's T6，human tubal fluid（HTF）等，及混合氨基酸、维生素的混合培养液，如 modified Ham's F-10、Menezo's B2、G2.2（Vitrolife）等。在澳大利亚及大英国协的国家大多使用简单盐类培养液，而在美国则普遍使用 Ham's F-10，近年来大家逐渐改为简单的盐类缓冲液。这些培养液中都加入去活化的母体血清或胎儿脐带血清，作为蛋白质来源，也有使用简单的蛋白质来源，如人类血清白蛋白（human serum albumin）或 SSS（serum substitute supplement，Irvine Scientific）、合成血清替代品 SSR2。

蛋白质的重要性在其他种类的细胞培养中曾被提及，而且对于精子的受孕力相当重要（Royers，1978；Wolf and Quiyley，1984；Lee et al，1987）。外来的血清蛋白质可能影响卵子、胚胎的品质及发育，藉着螯合离子及一些未知的生长因子（Leung et al，1984；Saito et al，1984；Ball et al，1985）。有很多能量来源也很重要，如一些氧化物质（如丙酮酸盐，乳酸盐）对精子能量的供应很重要（Mann and Lutwak-Mann，1981），而其他（如丙酮酸盐，葡萄糖）则对早期胚胎提供能量来源（Edwards，1980）。由动物实验中得知这些物质亦可活化精子受孕力、精子顶体反应（Rogers，1978；Mann and Lutwak-Mann，1981）。虽然人类体外受孕的胚胎培养中，最适当的渗透压尚未被提出，但 280~300 mOsml/kg 渗透压的培养液被一般成功的体外受孕所使用。同样的 pH 值 7.2~7.9 被广泛的体外受孕所使用，而最适当的酸碱值却仍未被研究出。所有这些培养液都是重碳酸盐的缓冲液（bicarbonate buffer），因为它在二氧化碳的环境中可维持最小的酸碱值变化。此二氧化碳环境使用含 5%CO_2，或含 5%CO_2:5%O_2:90%N_2 混合气体的潮湿培养箱。培养液在使用前将其盖子旋松置于二氧化碳培养箱（CO_2 incubator）中 12~16 小时。

在此必须再次强调的是，体外受孕培养液的最适条件尚未十分清楚，因为不论是含 100%去活化血清（Kemeter and Feichtinger，1984）或不含血清的培养液（Menezo，et al，1984），都有成功怀孕的例子。

(一) 培养液的配制法

1. 化学药物

（1）粉状 Ham's F-10（Gibco#430-1200）。

（2）Penicillin G-streptomycin 溶液（Gibco#600-5140）。

（3）Calcium lactate（Calbiochem #4272）。

（4）$NaHCO_3$。

（5）Heparin（5000 USP unit/ml saline，sterile）。

（6）Dulbecco's phosphate buffered saline（Gibco#450-1300）。

2. 器械（全部使用玻璃器皿）

（1）无菌的 1 升定量量瓶（Pyrex）。

（2）2 个 50ml 无菌玻璃烧杯（Pyrex）。

（3）无菌药匙、试纸、标签。

（4）10ml 一次性无菌定量滴管。

（5）500ml 过滤器（Nalge #450-0020）。

（6）115ml S 型过滤器（Nalge #120-0020）——过滤培养液用。

（7）过滤血清用（Falcon #7103）。

（8）50ml 组织培养瓶（Falcon #3031）。

（9）100ml 一次性无菌塑胶刻度量筒。

（10）一次性塑胶手套。

3. 设备

（1）酸碱值测定仪（pH meter）。

（2）电动分析天平。

（3）磁性搅拌机（Stirrer）。

（4）渗透压测定仪（Osmometer）。

（5）电动式手控滴管控制器（Pipet-Aid）。

（6）无菌操作箱（Laminal flow hood）。

（7）桌上型离心机。

(8) 56℃水浴槽。

4. 一般组织培养的技术被使用于下列各步骤

(1) 所有操作必须在无菌操作箱中进行。

(2) 不可以嘴操作滴管。

(3) 注意：在处理体液如精液、血液时，必须尽可能不要接触到皮肤，因为这些体液有可能感染乙型肝炎或 AIDS 病毒。所以必须让所有工作人员事先知道如何去预防，并且必须做成实验室手册，说明如何消毒并清理可能污染的区域。针对施行体外受孕的所有病人及工作人员，进行疾病筛检，并交由流行病学专家，加以执行并追踪评估。

(4) 所有玻璃及塑胶器皿和过滤器在使用前必须先以培养液润湿。

(二) Ham's F-10 培养液

1. 配制（冷藏于 4℃可存放 2 周）。

(1) 加约 600ml 纯水于 1 升的量瓶中。

(2) 以漏斗将 1 包粉状的 Ham's F-10 倒入，尽可能倒干净，但不要用水将附着于袋内的 Ham's F-10 洗出。然后以石蜡（parafilm）封口，上下摇晃至完全溶解。

(3) 加入 10ml 青霉素-链霉素（penicillin-streptomycin）溶液（浓度：10 000 units penicillin/ml，10 000 mg streptomycin/ml）。亦可分别秤 0.075g penicillin G 及 streptomycin sulfate 溶于纯水中。

(4) 溶解 0.2452g Ca-lactate 于 50ml 纯水中，然后一边搅拌一边慢慢地加入 Ham's F-10 中。

(5) 溶解 2.1g $NaHCO_3$ 于 50ml 纯水中，然后一边搅拌一边慢慢地加入 F-10 中（注意：Ca-lactate 溶液及 $NaHCO_3$ 溶液必须分开来加，否则会形成白色不溶于水的 $CaCO_3$，则整个培养液会成白色混浊状，如此则必须重新配制培养液）。

(6) 加入纯水至 1 升。

(7) 测量渗透压，并调整渗透压至 275~285 mOsm/kg。调整的公式如下：以纯水置换 Ham's F-10 的量（ml）=最后 Ham's F-10 的量（ml）×[（最初渗透压-285）/最初渗透压]（注意：请仔细操作渗透压测量仪，及注意渗透压测量仪的维修，以确保渗透压的准确）。

(8) 重新测量调整后的渗透压。

(9) 以 2 个滤膜孔径为 0.22μm 的 500ml 过滤器过滤，标上日期及配制者姓名，锁紧盖子存放于 4℃。

(10) 取一部分培养液置于二氧化碳培养箱（CO_2 incubator）中放隔夜，测量其酸碱值是否为 7.3~7.5，如果没有请查看二氧化碳培养箱的温度及二氧化碳的含量是否准确，并测定所配制培养液的酸碱值，如果都没有问题，则重新测定渗透压并调整之。经过所有处理后必须再过滤灭菌一次。

(11) 最后用此培养液来做小白鼠胚胎培养评估，通过此评估的培养液就可用来做人类体外受孕。

2. 准备病人血清用来加入 Ham's F-10 培养液中（处理血液及血清时请戴手套）

(1) 收集病人治疗周期前的黄体期（luteal phase）中 3 天的血液（例如病人月经周期为 28 天，则于第 15~17 天抽血，约 100ml）。如此这血清可用来做小白鼠胚胎培养评估。在此必须声明没有特定的研究支持一定要用黄体期的血清，亦有用卵泡期（follicular phase）的血清而成功的例子。

(2) 血液静置于室温中 2 小时让其凝固。

(3) 将血液在室温中离心 900×g，10 分钟。

(4) 将血清以滴管吸出放入组织培养瓶中，置于 56℃的水浴中 1 小时，去活化。

(5) 血清再经过滤灭菌，然后取一部分做小白鼠胚胎培养评估，一部分配制成体外受孕用的培养液，其余分装后存放于-70℃。注意：胎儿脐带血清（必须在收集后 4 小时内处理）的处理方法也一样。

3. 配制操作培养液（working media）：整个治疗周期所需的培养液通常于采卵前一天配制，而且所有的操作都必须在无菌操作箱中进行，以确保无菌。

（1）卵泡冲洗液：196ml Ham's F-10 加 2ml 1mol/L HEPES Buffer，再加 2ml 肝素（5000 IU/ml），分装于 1 个 200ml 组织培养瓶。

（2）IVF 培养液：45ml Ham's F-10 加 5ml 去活化的血清或 SSS（serum substitute supplement，Irvine Scientific）（最后浓度含 10%血清），及 0.5ml 1mol/L HEPES Buffer（Gibco#15630-080），装于组织培养瓶，此培养液可供精子洗涤、受精、胚胎培养及胚胎植入之用。

（3）所有培养液配制后，置于 37℃二氧化碳培养箱（CO_2 incubator）中。

(三) Human tubal fluid (HTF) medium

1. 配制（冷藏于 4℃可存放 2 周）。

（1）加约 600ml 纯水于 1 升的量瓶中，将表 30-1 各试剂一一秤出溶于水中。

（2）溶解 0.301g 的 $CaCl_2 \cdot 2H_2O$ 于 50ml 纯水中，然后一边搅拌一边慢慢地加入 HTF 中。

（3）加入纯水至 1 升。

（4）测量渗透压，并调整渗透压至 275~285 mOsmol/kg。调整的公式如下：以纯水置换 HTF 的量（ml）=最后 HTF 的量（ml）×[(最初渗透压-285）/最初渗透压]（注意：请仔细操作渗透压测量仪，及注意渗透压测量仪的维修，以确保渗透压的准确）。

（5）重新测量调整后的渗透压。

（6）以 1 个滤膜孔径为 0.22μm 的 1000ml 过滤器过滤之，标上日期及配制者姓名，锁紧盖子存放于 4℃。

（7）最后用此培养液来做小白鼠胚胎培养评估，经过此评估的培养液就可用来做人类体外受孕。

(四) IVF medium (Medi-Cult)

商品化的 IVF 培养液，以 Earle's 培养液（Earle's balanced salt solution，EBSS）为主，再添加丙酮酸钠（0.8 mmol/L），合成血清替代品 SSR2（1mg/L），人类血清白蛋白（1%HSA）

表 30-1 HTF 的成分

成　分	品牌与编号	Basal medium	Glucose free medium
$CaCl_2 \cdot 2H_2O$	Sigma；C7902	0.301g/L	0.301g/L
D-Glucose	Sigma；G7021	0.506g/L	--
KCl	Sigma；P5405	0.350g/L	0.350g/L
KH_2PO_4	Sigma；P5655	0.050g/L	0.050g/L
$MgSO_4 \cdot 7H_2O$	Sigma；M2643	0.024g/L	0.024g/L
NaCl	Sigma；S9888	5.704g/L	5.704g/L
$NaHCO_3$	Sigma；S4019	2.100g/L	2.100g/L
Na Pyruvate	Sigma；P5280	0.036g/L	0.036g/L
Phenol Red	Merck 7421.0025	0.002g/L	0.002g/L
Na Lactate 98% Syrup	Sigma；L4263	3.05ml/L	3.05ml/L
EDTA	Gibco；60-00-4	0.042g/L	0.042g/L
Glutamine	Sigma；G1517	0.150g/L	0.150g/L
Penicilline-Streptomycin	Gibco；15140-148	5ml/L	5ml/L

(Quinn P, J of Assic Reprod. of Geen. 1995；12:97-105)

Medi-Cult 所有的 Milli-Q 纯水及培养液都经 Hybritest 生物分析法、内毒素测定（LAL test，0.5Eu/ml）以及微生物测定等品管。其好处为可减少纯水系统的购置及维护。对于小型的实验室不失为一种变通的方式。

(五) G1.2 & G2.2 medium（Vitrolife）

商品化的 IVF 培养液，此为两阶段式培养液，G1.2 medium 为简单式培养液（simple medium），适合培养自受精卵到 6~8 细胞期的胚胎，G2.2 medium 为复合式培养液（complex medium），则适合培养自 6~8 细胞期的胚胎到囊胚期胚胎；每批出厂前都必须经过内毒素测定（LAL test，0.25Eu/ml）及鼠胚等品管测定。

(六) 障碍排除摘要

表 30-2 列出一些在配制及使用培养液时出现的一些问题及处理方法。

鼠胚培养生物分析法

鼠胚生物培养分析法，是针对人类体外受孕（IVF in vitro fertilization）培养状况的一种品管评估，此基于一推论：能够供应鼠胚发育的条件，也能提供人类胚胎的发育。更正确的说法应该是：会阻碍鼠胚发育的条件，同样也会有害于人类胚胎的发育。此项分析仅提供粗略的资料，防止对胚胎具有毒性作用的物质，而且提供有助于胚胎发育的条件。在体外发育

表 30-2 体外受孕培养液配制的问题及处理

现 象	原 因	处 理
受孕失败或胚胎无发育	培养液的问题	一检查以下的因素： 水的品质 酸碱值 渗透压 小白鼠胚胎评估结果 培养箱气体浓度
	培养液中蛋白质来源的问题	一检查上述的原因
精子无法存活	培养液中蛋白质来源的问题	一检查上述的原因
精子凝集	出现精子抗体	检查血清来源是否存有精子抗体 使用不同来源的血清
培养液中形成白色沉淀物	形成 $CaCO_3$ 的沉淀物	加 Ca-lactate 及 $NaHCO_3$ 时，先分别溶解，再分开加入，边加边搅拌
细菌在培养液中滋生	无菌操作箱使用不当	一正确使用无菌操作技术
	无菌操作箱脏	一清洗无菌操作箱并检查其过滤网
	培养箱被污染	一清洗培养箱
	培养瓶盖子旋得太松	一确认盖子没有太松或掉落
	过滤器破损	一使用手控的抽气机：检查过滤器是否破损

1985. Edited by Don P.Wolf. In vitro fertilization and embryo transfer chart 4. choice, preparaticn and use of culture medium p.54 Table 1

良好的鼠胚植入代理母鼠体内亦能育出正常的幼鼠，所以可确认的是鼠胚培养是目前用来评估人类试管婴儿培养环境的最佳方法。在尚未发展出更佳的方法前，鼠胚培养分析法，为目前人类试管婴儿品管评估中最基本的方法。

(一) 材料与方法

1. 药物及培养液

(1) Pregnant mare serum gonadotropin (PMSG)。

(2) Human chorionic gonadotropin (hCG)。

(3) Dulbecco's phosphate buffered saline (Gibco，#450-1300)。

(4) Ham's F-10 culture media (Gibco，#430-1200)。

(5) BWW media。

(6) Human serum albumin (Fraction V，Sigma)。

(7) 欲测试的血清，培养液，塑胶品。

2. 耗材

(1) 35mm 培养皿（组织培养专用，Falcon 3001）。

(2) 1ml TB 空注射器，25G 针头。

(3) 解剖器械，包括剪子、镊子。

(4) 30G 皮下针头，1ml 空注射器，用来将鼠胚从输卵管冲洗出。

(5) 毛细管拉制的小吸管，并准备一头皮针的管子，用以吸取鼠卵。

(6) 24 孔板（Falcon 3047）。

(7) 95%乙醇喷注瓶。

3. 设备

(1) 解剖显微镜。

(2) 玻片加热器。

(3) 标准二氧化碳培养箱。

4. 实验动物

实验老鼠：F1 of C3B6（Charles River，Wilmington，MA）或 ICR，每只老鼠胚胎数约 30~40 个，尽量避免选用有二细胞停滞（2-cell block）现象的品系，品系的选择应以好饲养、好繁殖者为考虑。老鼠应以 4~5 只养于一个鼠笼为宜，而且光照时间为 12 小时，从上午 6:00 开始，鼠舍应将室温控制于 25℃。交配时应将母鼠放入公鼠笼中，效果较佳，反之则较差。选用 6~8 周大的老鼠，避免使用过老的母鼠，公鼠则应每 4~5 个月更换一批。

(二) 促性腺激素 (PMSG+hCG)

(1) 将促性腺激素（PMSG，hCG）以生理盐水或蒸馏水稀释至 100 IU/ml。

(2) 将每次的使用量分装于小瓶中冷冻于-70℃，解冻后不可再冷冻。

(3) 促性腺激素不可以过滤器过滤灭菌，因其会与过滤膜紧密接合而失去生物活性。

(三) 排卵控制

(1) 于下午 3~6 点以腹腔注射 7IU PMSG。

(2) 48 小时后注射 7IU hCG。

(3) 注射 hCG 后立刻将一母鼠与一公鼠置入一笼内 (1:1)。

(4) 取胚时间：hCG 注射后 24 小时取 1-cell 胚胎，hCG 注射后 36 小时取 2-cell 胚胎。(此时间与老鼠的品系有关。)

注射 PMSG 3~6PM	注射 hCG 3~6PM	取胚 1-cell 3~6PM	取胚 2-cell 8~10AM
周一	周三	周四	周五
周二	周四	周五	周六
周三	周五	周六	周日
周四	周六	周日	周一
周五	周日	周一	周二
周六	周一	周二	周三
周日	周二	周三	周四

Edited by Don P. Wolf. In vitro fertilization and embryo transfer chart 5. mouse embryo culture bioassay p.61 Table 1

(四) 设置及准备

(1) 将欲测试的培养液或血清先置于 37℃，5%CO_2 中过夜，以调整酸碱值。

（2）于35mm培养皿中加入1ml预热的Dulbecco's PBS，（每一只老鼠一个培养皿）置于玻片加热器上，将温度控制在37℃。

（3）测试培养液及血清的注意事项：

① 对照组的培养液必须已测试过，或以鼠胚的标准培养液如BWW、Tyrode's为之。

② 测试血清必须加在通过测试的培养液中测定。

③ 不论对照组或测试组的培养液均需添加蛋白质，如测试过的血清或人血清蛋白（human serum albumin；Fraction V），浓度为：3mg/ml。

④ 每只老鼠的卵子数及受孕力有颇大差异，因此同一只老鼠的鼠胚，应平均于每一测试检体。

⑤ 不可将所有老鼠的鼠胚混合，以免影响测试结果，并将不好的鼠胚剔除，包括：未受孕的卵子、1-cell胚胎、超过25%碎片的胚胎（fragment）、超过2-cell的胚胎。

（4）每一项测试检体必须至少有5个鼠胚，平均每只老鼠可取得20~40个鼠胚，视品系的不同而有所差异。

（5）测试塑胶制品是否含毒性时，应以同一个老鼠的鼠胚，同一培养液，并以通过测试的塑胶品作对照组。

（6）测试试管婴儿所用的培养液和血清，应置于试管婴儿所使用的二氧化碳培养箱中，以真实测试胚胎培养状况。

（五）输卵管的摘除

（1）先将老鼠施以颈椎脱臼。

（2）以75%酒精消毒腹部。

（3）以消毒过的小剪刀及镊子，打开老鼠的腹腔，将其腹部的毛皮往上掀。

（4）在下腹腔的部位找出子宫，老鼠为双子宫，延着子宫往上可发现卵巢，输卵管则介于卵巢与子宫之间，为一螺旋管状。

（5）取下输卵管时应先以镊子镊住子宫，在其下方剪断，往上拉，再沿着子宫、输卵管、卵巢，在卵巢的下方剪断，置于培养皿中。

（6）如步骤5，取下另一侧输卵管。

（7）不可将不同只老鼠的输卵管置于同一培养皿中。

（六）输卵管的洗胚

（1）取一30G针头的1ml空注射器，充满预热的PBS，可先将针头磨钝，避免洗胚时插入输卵管壁中。

（2）将培养皿置于解剖显微镜下，区别输卵管的两端，何者为近子宫端、何者为近卵巢端（伞部）（fimbria）。

（3）将30G针头伸入输卵管的伞部，用镊子夹住输卵管及针头。

（4）缓缓地冲洗并一边观察由另一端冲洗出的鼠胚，如果针头的位置正确，则输卵管会扩张很容易将鼠胚洗出，冲洗的量不要超过0.1ml，冲洗的量愈少找胚愈容易。

（5）如果针头穿破输卵管壁，则抽出重新伸入，穿过破洞处，再冲洗一次。

（6）亦可由子宫端冲洗，由于子宫端有较厚的肌肉层，较好夹住。

（7）检视培养皿确认鼠胚已被洗出。

（8）如果还是没有发现鼠胚，亦可用针头及镊子将输卵管逐段剥开，此方法需花费较多时间，同时也会遗漏一些鼠胚。

（9）将另一侧输卵管内的鼠胚也洗出，再将两边输卵管洗出的鼠胚混合，挑出2-cell胚胎平均分配于各检测项目。

（10）如果洗出的鼠胚有超过25%不是2-cell胚胎，其中包括未受精的卵、1-cell胚胎，或超过2-cell的胚胎，则此只老鼠的鼠胚不可用来做品管评估，应全部丢弃。

（七）结果的分析及监控

（1）鼠胚应每24小时观察一次，且所有的鼠胚都应观察并记录。

（2）观察的时间应尽可能缩短，以免改变培养液的pH值及温度，影响鼠胚的发育。

（3）F1C3B6此品系的鼠胚，从2-cell发育至孵化（hatching）需要 72 小时，所以也可在 72 小时仅做一次观察。

（4）如果低于 75%的鼠胚发育至孵化，则此受测试的培养液或血清不合格应丢弃。

（5）鼠胚发育时间（表 30–3）。

表 30–3 鼠胚发育时间

鼠胚发育时期	时间（小时）
1-cell	–12
2-cell	0（培养开始）
4~8-cell	24
Morula	36
Early blastocyst	48
Hatched blastocyst	72

（6）应比较不同只老鼠间鼠胚发育的差异，如果发育率低于 50%则不列入分析。如果对照组有此现象则必须重作此分析。

（7）亦可使用 1-cell 鼠胚作分析，因为 1-cell 比 2-cell 更敏感而不易培养，如果 1-cell 的发育都达到标准，则此受测试的培养液或血清有更高的品质。

(八) 生物分析法的使用

每次配制的培养液均应使用鼠胚培养做品管评估，根据以往的经验，F-10 于配制后一个月仍能让鼠胚正常发育，但此时并不能推论在人类胚胎上也是如此，而且占培养液中最大部分的水，其纯度也会随时间的延长而降低，因此一般培养液都仅使用 14 天。体外受孕中所使

表 30–4 鼠胚生物培养分析法遭遇的困难及其处理

现 象	原 因	处 理
鼠胚不足	排卵控制药物失去活性	——检查卵巢 1. 卵巢平滑——PMSG 失效 2. 卵巢有许多卵泡——hCG 失效 ——检查药物配制的过程及储存的状况 1. 配制的日期 2. 是否过滤灭菌 3. 药物是否冷冻保存 4. 检查药物的制造批号 ——检查老鼠的光照周期是否为 12 小时
老鼠卵子未受精	公鼠的因素	——公鼠笼内应仅有一只公鼠 ——公鼠应该 8~20 周大
鼠胚不正常发育（细胞质碎片）	卵子老化	hCG 应于 PMSG 注射 48 小时后注射
鼠胚于 2-cell 时停止发育	此品系老鼠有 2–cell 停滞现象	培养 2-cell 与 4-cell 鼠胚，直到囊胚期，如果 4-cell 的发育比 2-cell 好，则有 2-cell 停滞现象 ——选换另一品系老鼠
包括对照组，鼠胚皆停滞发育于 2-cell 之后	整个分析过程有误	——检查二氧化碳培养箱的状况及操作 ——检查培养液的 pH 值、渗透压，及制备 ——检查塑胶制品 ——重新配制培养液
测试组鼠胚皆停滞发育于 2-cell 之后	培养液或培养环境不良	——如果对照组正常则表示测试的项目不良，此为该分析的主要目的

1985，Edited by Don P. Wolf. In vitro fetilization and embryo transfer. chart 5.mouse embryo culture bioassay p.74 Table 3

用的血清都必须经去活化及过滤灭菌后，再经鼠胚品管评估后方可使用。根据以往的经验，大约有5%的培养液在经鼠胚品管评估后，无法使用，但却有25%~30%的血清无法使用。如果血清不经鼠胚品管评估，则会让人类胚胎暴露在具有胚胎毒性的血清中，以致降低成功率。鼠胚品管评估不是一个“全或无”的检查，也许可让鼠胚发育至4-cell、8-cell，甚至囊胚期(blastocyst)，但在人类胚胎上也许在体外发育正常，一旦植入体内后便停止发育。所以除非经由鼠胚品管评估证明血清的安全性，否则不应使用。使用IVF该周期的血清做鼠胚品管评估，再用于该周期的IVF，在时间上太紧迫而不适用。而且如果使用氯米芬做排卵控制，其会对胚胎造成直接的毒害。所以要使用病人本身的血清则应在做排卵控制之前的周期抽血，再经鼠胚品管评估，方可使用。另外病人应筛检 HTLV-Ⅲ、HBsAg、HBcAb，同时如果病人为免疫性或不明原因不孕者，应避免使用。可用健康的胎儿脐带血清或捐赠者血清。在人类IVF中，不一定要使用血清。报告指出：在体外培养中，不添加任何蛋白质物质，鼠胚的发育正常，而且植入母鼠体内后，其怀孕率比有添加蛋白质者为高（Caroand Trounson，1984）。同一作者事后应用于人类IVF中，使用T6培养基添加或不添加10%病人血清作比较，结果怀孕率一样。同样的报告在欧洲也被证实(Menezo et al，1984；Feichtinger et al，1986)。但所有的报告中却没有使用被应用最广的F-10培养基。所有的塑胶制品、试管、培养皿，以及所有可能接触精子、卵子、胚胎的器械，包括采卵器械、胚胎植入器械，都应事先经鼠胚品管评估。根据以往的经验，大约有1/15的塑胶制品无法使用。

总之，不论检测任何物质，如果在72小时内不能让鼠胚由2-cell发育至孵化，则该物质应丢弃勿使用，或重新检测。此品管评估的极限不容被忽视，它仅能消极地侦测对胚胎具有毒性者，而无法测定何者对胚胎的发育有帮助。也许人类IVF的怀孕正因为血清中某些生长因素所促成，但鼠胚品管评估却无法检测出。

参考文献 (FURTHER READING)

1. Ball GD, Coulam CB, Field CS, Harms RW, Thie JT, and Byers AP (1985). Effects of serum source on human fertilzation and embryonic growth parameters in vitro. Fertil Steril, 44: 75–79.
2. Edwards RG (1980). Conception in the Human Female. Academic Press, New York, 1087
3. Feichtinger W, Remeter P, and Menezo Y (1986). The use of synthetic culture medium and patient serum for human in vitro fertilization and embryo replacement. J In Vitro Fert Embryo Transfer. 3: 87–92
4. Kemeter P, and Feichtinger W (1984). Pregnancy following in vitro fertilization and embryo transfer using pure human serum as culture and transfer medium. Fertil Steril. 41: 936–937.
5. Lee MA, Trucco GS, Bechtol KB, Wummer N, Kopf GS, Blasco L, and Storey BT (1987). Capacitation and acrosome reactions in human spermatozoa monitored by a chlortetracycline fluorescence assay. Fertil Speirs 48: 649–658.
6. Leung PCS, Gronow MJ, Kellow GN, Lopata A, Speirs AL, McBain JC, du Plessis YP, and Johnston I (1984). Serum supplement in human in vitro fertilization and embryo development. Fertil Steril. 41: 36–39.
7. Mann T, and Lutwak-Mann C (eds.) (1981). Male Reproductive Function and Semen. Springer-Verlag, New York, 495
8. Mastroianni L, Jr, and Biggers JD (eds.) (1981). Fertilization and Embryonic Development In Vitro. Plenum Press, New York, 371
9. Menezo Y, Testart J, and Perrone D (1984). Serum is not necessary in human in vitro fertilization, early embryo culture, and transfer. Fertil Steril. 42: 750–755.
10. Rogers BJ (1978). Mammalian sperm capacitation and fretilization in vitro: a critique of methodology. Gamett Res. 1: 165–223.

11. Saito H, Berger T, Mlshell DR Jr, and Marrs RP (1984). The effect of serum fractions on embryo growth. Fertil Steril. 41: 761-765.
12. Wolf DP, and Qutgley MM (eds.) (1984). Human In Vitro Fertilization and Embryo Transter. Plenum Press, New York, 440
13. George MA, Braude PR, Johnson MH (1989). Quality control in the IVF laboratory: in-vitro and in-vivo development of mouse embyros is unaffected by the quality of water used in culture media. Human Reprod, 4: 826.
14. Gianardi L, Seracchioli R, Ferraretti AP et al (1986). The successful use of human culture and transfer. Fertil Steril, 46: 907.
15. Kemeter P, Feichtinger W (1984). Pregnancy following in vitro fertilization and embryo transfer using pure human serum as culture and transfer medium. Fertil Steril, 41: 936.
16. Leung PCS, Gronow MJ, Keltow GN et al (1984). Serum supplement in human in vitro fertilization procedures. Fertil Steril, 41: 36.
17. Marrs RR, Saito H, Yee B et al (1984). Effect of variation of in vitro culture techniques upon oocyte fertilization and embryo development in human in vitro fertilization procedures. Fertil Steril, 40: 519.
18. Quinn P, Kerin JF, Warnes GM (1985). Improved pregnancy rate in human in vitro fertilization with the use of a medium based on the composition of human tubal fluid. Fertil Steril, 44: 493.
19. Ranoux C, Poirot C, Foulot H et al (1990). New techniques in fertilization: intra-vaginal culture and microvolume straw. J In-Vitro Fert Embryo Transfer, 7: 6.
20. Vanderven J, Hoebeel K, Al-Hasani S et al (1989). Fertilization of human oocytes in capillary tubes with very small numbers of spermatozoa. Human Reprod, 4: 72.
21. Whittingham DG (1971). Culture of mouse ova. J Reprod Fert 14, (suppl.): 7.
22. Yovich JL, Stranger JD, Kay D et al (1984). In-vitro fertilization of oocytes from women with antisperm antibodies. Lancet, ii: 369.
23. Yovich JL, Yovich JM, Tuvik AI et al (1986). In vitro fertilization applied for tubal and nontubal causes of infertility. Asia-Oceania J Obstet Gynecol, 12: 483.
24. Yovich JL, Edirisinghe WR, Yovich JM et al (1988). Methods of water purification for the preparation of culture media in an IVF-ET programme. Human Reprod, 3: 245.

31

Chapter

取卵、取精、体外授精与胚胎植入

李茂盛

简 介

1978年，人类第一个试管婴儿宝宝路易斯·布朗的诞生，是人类以试管婴儿技术治疗不孕症的一个非常重要的里程碑。自此以后，人类的试管婴儿技术以很快的速度在进展与进步。所谓的试管婴儿技术，实际上是包括了下列几个部分：

(1) 诱发排卵（ovulation induction）

(2) 卵泡成长的追踪监测（folliculometry）

(3) 取卵手术（oocyte recovery）

(4) 配子（卵子与精子）的体外处理（gamate handling）

(5) 体外授精（insemination）与体外受孕（in vitro fertilization）

(6) 体外胚胎的培养发育（culture of embryo）

(7) 胚胎植入（embryo transfer）

本文将详细讨论关于取卵、取精、配子的处理、体外授精与体外受孕和胚胎植入等几个主题，其余的部分请详细参阅本书其他的专门章节。

(一) 取卵手术

在1980年以前的取卵手术，均是经由腹腔镜手术来完成的。一直到1981年，Lenz首次报告以腹部超声波指引卵泡穿刺而成功取得卵子以供体外受孕之用以后，随着超声波仪器技术的快速提升与解像力的增强，在1985年首次有经阴道超声波（vaginal sonagraphy）指引，而经阴道采卵成功的报告以后，目前的采卵手术大都由阴道超声波指引下，经阴道手术来完成，而腹腔镜采卵手术目前仅在行礼物婴儿（GIFT；gamete intra-fallopian transfer：配子输卵管内植入术）时才有使用。

经阴道采卵手术所需要的基本配备如下所列：

(1) 阴道超声波（vaginal sonagraphy）。

(2) 真空吸引器（vaccum）。

(3) 排卵针（aspiration needle）。

(4) 连接采卵针与真空吸引器所需要的管线、活塞与试管系统等。

经阴道采卵手术所使用的阴道超声波，最好能具备有5MHz与7.5MHz两种频率的探头，当卵泡所在位置与探头距离远近不同时，可以适当调整，以维持清晰的解像能力。探头本身属于所谓的扇形探测（sector probe）并应附有采卵针导引器的装置。超声波监视器亦必须显示出排卵针所会行经的路线指标，以便瞄准卵泡。

真空吸引器所使用的吸引压力的大小并没有绝对的标准。压力越大，吸引的效果越好，但相对的也越有导致卵子破裂的可能性。

采卵针的种类基本上可分为两个系统；一是双管针（double lumen needle），另一个是单管针（single lumen needle）。单管针在做冲洗与抽取（flush & withdrawn）的步骤时，液体的进出排卵均经由同一路径；双管针则提供另一道路途径以隔开进出卵泡的液体。在本院例行性的采卵手术均使用单管针，只有在采卵率偏低或因为卵泡数目太少，而需要不断地重复冲洗（flush & withdrawn）的步骤时，才改采用双管针。采卵针在针尖附近有特殊的螺纹设计，以使其在超声波监视器上形成一个高回音（hyperechogenic）的区域，以辅助采卵手术的操作。

经阴道采卵手术的步骤：

（1）先以优碘棉球对外阴部与阴道做大范围的消毒。

（2）再以大量的水冲洗阴道。

（3）将阴道超声波的探头与探卵针导引器一并置入阴道后穹窿处（post vaginal fornix）。

（4）启动超声波对盆腔内器官如子宫、双侧的卵巢有卵泡处等作扫描与定位。

（5）将采卵针置入导引器内，便可开始采卵。

经阴道采卵手术，其无菌技术仅能以优碘棉球来作消毒的功能，在我们自己多年的临床经验中，仅曾发生过一起术后感染的病例。在经优碘擦拭过后的阴道，会有优碘药水的残留，此时为了避免发生污染的情形，最好以大量干净的水冲洗阴道。

除非有非常严重的盆腔粘连（plevic adhesion），通常卵巢都是可动的。因此当我们以采卵针穿刺卵泡时就好像以撞球杆撞击撞球似的，此时整个卵巢有可能像撞球般地弹跳开来。想要避免此一现象的发生，在采卵时有几个手法可以使用：

（1）不要重复使用采卵针，亦即一个病人最少使用一只新的采卵针，如此可以确保采卵针针尖的尖锐程度。

（2）穿刺阴道壁时，宜采用“刺枪术” 般的手法，快速穿刺出阴道而穿刺入卵泡内。

（3）藉由束腹带或助手的帮忙，造成一个耻骨上压力（supra pubic pressure）如此可减低卵巢的可动范围。

（4）超声波探头应紧紧顶住阴道的后穹隆。

成功的卵泡穿刺并不保证成功的卵子吸出，较大卵泡的卵子吸出率未必比较小的卵泡来得高。为了提高卵子的采出率，同一个卵泡可以经过重复的“flush & withdrawn”的步骤，直到卵子采出为止。另外还可以利用采卵针针尖在卵泡内轻轻地转动振荡，以促使整个卵块脱落、掉入卵泡液中被吸取而出。必要时还可以对积聚在道格拉斯凹陷中的液体抽取，看看是否有不慎掉入其中的卵子。

经阴道采卵手术的并发症：

（1）出血。

（2）感染。

（3）膀胱穿孔。

（4）肠穿孔。

在经阴道采卵时应该特别注意，有时乍看之下为一个大而圆的卵泡，将探头转一个切面后，该伪卵泡已经变成长条状的输卵管水肿或骨盆腔血管。倘若贸然予以穿刺，如果是刺到输卵管水肿的话，大概不会有什么问题，但是穿刺到的是盆腔血管，尤其是动脉时，就有可能导致大量内出血的可能。因此在穿刺过于偏向盆腔外侧壁的卵泡时，应该要特别小心。在采卵手术完成之后，应该以阴道扩张器仔细检查阴道壁，看看有无活动性出血点。一般来说，此种出血需要以纱布压迫便可止血，倘若不能止血，则予以缝合止血。

在经阴道采卵手术以后，发生严重的感染，如局部盆腔脓肿、菌血症与败血症等等，在本院的多年采卵经验中，尚无如此病案发生，仅有一例卵巢过度刺激综合征（OHSS；ovarian hyperstimulating syndrome）合并局部感染的病例。而术后的并发症以不具特异性的下腹疼痛最为常见。虽然未经实验证明有效，但本院例行性地给予患者口服抗生素与止痛剂。

有时候因为盆腔粘连或手术的关系，病人的卵巢可能悬吊于骨盆腔中较高的部位，此时应尽量以内诊的手法，迫使整个因长满卵泡而肿大的卵巢能够掉落在道格拉斯凹陷（Douglas' pouch）中，再予以卵泡穿刺。如此可以使误刺膀胱或肠管的几率降到最低。但若在无法避开膀胱的情况下必须穿刺卵泡的话，仍可经膀胱而采卵，如此虽然会对膀胱造成伤害，但是因为伤口小，几乎可以完全自行愈合。

（二）腹腔镜采卵手术

在过去以腹腔镜手术来完成取卵的工作时，因为视野的狭小、光源亮度的不足以及手术器械的不尽理想等等因素，对手术的操作者而言，是一项很耗费体力与精神的手术。但随着最近几年电视腹腔镜技术的进步与发展，已经使得腹腔镜采卵手术的困难度大大地降低。虽然如此，它的方便性还是比不上阴道超声波指引的经阴道采卵手术。

取精：

根据世界卫生组织的建议，想要达到体内受孕成功的精液品质，在数量应达到2000万/ml的浓度，在活动力方面则达到50%的水平，在正常形态的精子比例上也应达到50%。换句话说，当精液的品质达不到前述的水准时，想要体内受孕也就是自然怀孕是有困难的。而体外受孕所需要的精子品质远低于体内受孕，因此对这一类归因于男性精液品质不佳的不孕症夫妇施以试管婴儿体外受孕的治疗，通常可以达到不错的治疗效果。但若精液的品质实在太差或根本就无自己的精子可供使用，此时就必须进一步借助于精子显微操作手术（ICSI）（请参阅第35章）或精子捐赠（sperm donation）（请参阅第24章）的帮忙才能够怀孕。

接受试管婴儿治疗计划的男性，应于事先接受精液的分析检查，并储存一份冷冻备用的精子，以应付在采卵当日取不出精液的意外状况。

一般来说，除了脊椎受伤而无法自行射精的病人或虽然可以自行射精，但精液中精子过于稀少的病人必须借助于特殊的取精方式之外（请参阅第20、21章），大部分的病人均可以自慰的方式取出精液。在考量此一精液的活动精子数目的多寡、精液量的多少与黏稠程度和抗精子抗体、炎性细胞与杂质的多寡有无等等因素之后，应选择一个可能获得最佳品质精子的处理方式（请参阅第23章）处理过后的精液用来体外授精。

例行性的配子处理

（一）卵子的处理

当一个病人的采卵日期决定之后，所有的准备工作包括病人病史的回顾、本周期卵泡诱发的状况、精液分析的结果、培养液的制备和培养皿的准备等等，应于采卵日前一天完成。

在采卵日当天，我们是以一部解剖显微镜（phase microscope）附有照明设备与控温装置来检查卵泡吸出液而找出卵子。每一个卵泡的吸出液均被倒在60ml的细胞培养皿上，如此这些吸出液可在显微镜下被仔细地搜寻。所有的试管、培养皿与吸出液均应处在37℃的恒温状态中，倘若吸出液中包含有血块，此时可利用两支23号注射针来分离血管以搜寻卵母细胞、卵丘细胞混合物（oocyte-cumulus complex）。

当卵母细胞、卵丘细胞混合物在显微镜下被找到时，应对于它的成熟度予以分级：

（1）胚芽囊胞期（germinal vesicle stage）：这时最不成熟的等级。卵子周遭的细胞一点都没有松散的迹象，反而是紧紧地贴住卵子；卵子本身仍具有一个巨大的细胞核。这一类的卵子很难寄望它会在体外成熟。

（2）未成熟期（immature stage）：卵子周遭贴有一层放射冠细胞（corona cells）并且被大于卵子5倍直径的卵丘细胞（cumulus cells）所紧紧围住，但卵子的巨大细胞核已经不见了。

（3）排卵前期（preovulatory stage）：这是最常见到也是受孕率最高的卵子等级。此时放射冠细胞仍然贴住卵子，但放射冠细胞松散成一个绒毛样的细胞聚合块，卵子本身的一个极体（polar body）已经被推挤而出。

（4）成熟期（very mature stage）：放射冠细胞几乎已经全部离开卵子，而且卵丘细胞已经散成一个个独立的细胞。卵子本身则形成一个淡色的球体。

（5）黄体期（luteinized stage）：此时的卵丘细胞已经变成凝胶状的块状物，围绕着卵子，而卵子本身颜色也已经变得非常浅淡，而不容易观察。

（6）萎缩期（atreptic stage）：此时颗粒细胞（granulosa cell）已经分裂成片状。而外观似蕾丝样。卵子本身变暗色，非常不容易被看见。

卵子分级的目的在于评估受孕率的高低，理论上在不同时间对成熟度不同的卵子加上精子可以获得最好的受孕率。但是一般说来在卵子第一极体（first polar body）出现后，也就是在排卵前期的卵子，加入精子（insemination），可以得到最好的受孕率，而在此一时期之前加入精子，此时卵子通常也能受孕，但在往后的胚胎发育上常常会有问题；而在排卵前期之后的时期加入精子往往无法受孕成功。

在临床实际的操作上要对不同成熟程度的卵子群选择不同的加入精子的时间，在病人数多或卵子数目多时是非常耗费人力与时间的，而且在我们自己的临床经验上，对成熟度不同的卵子，统一在取卵后 5~6 小时加入精子，于取卵后 18 小时观察卵子的受孕情形。

(二) 体外授精 (insemination)

如前所述，本院体外授精的时间，定在取卵后 5~6 小时，所使用的授精精液浓度为每毫升 100 000 个活动精子。在将卵子移入该浓度的一滴精液中之前，应该对该卵子再度检查，倘若仍有颗粒细胞或血块困住该卵子的话，则再次利用 23 号注射针将卵子尽可能地游离解放出来，然后才将该卵子移入精液中。在加入精子后 12~14 小时，亦即采卵后 18~20 小时时，观察该卵子的受孕情形。正常受孕而成的合子，现在应已发育到所谓的双原核时期（2PN stage）。

倘若在观察卵子受孕情形时，发现有大于两个以上的原核（pronuclei）的合子存在，这表示一个卵子被两只以上的精子受孕；而如果发现只有一个原核的合子存在，这也是表示异常受孕；这两种异常受孕所发育而形成的胚胎，都不能也不应该被植入。

(三) 胚胎分级

一般说来正常受孕所形成的合子，在采卵后 48~50 小时应该已经发育到双细胞至八细胞的胚胎。在将这些正常发育的胚胎植入患者体内之前，必须根据细胞内杂质（fragment）的多寡以及细胞分裂的对称性，将胚胎予以分级。所谓的杂质，它的来源是成长失败的裂殖细胞（blastomere）。换句话，杂质越多的胚胎，它的分裂对称性也就越差，胚胎的等级也就越下等。

Grade A：杂质所占比例接近于 0%，而且裂殖细胞的成长都很均匀，亦即整个胚胎的分裂对称性很好。

Grade B：杂质所占的百分比小于 10%，而胚胎的分裂对称性稍差的胚胎。

Grade C：杂质所占百分比介于 10%~50% 之间，胚胎的分裂对称性也不是很理想。

Grade D：杂质所占百分比已经超过 50%，而裂殖细胞仍然保有正常的外观但有分裂能力。

Grade E：2PN 时期的合子，但为再加入精子（reinsemination）后才受孕成功而发育而成的胚胎。

Grade F：已经不具存活能力的胚胎。

(四) 植入胚胎的选择

植入的胚胎数目越多则临床怀孕率也就越高。但多胞胎妊娠发生的机会也就越大。

因此如何在两者之间取得平衡，也就是到底应该一次植入几个胚胎才算恰当，是一个很重要的课题。在试管婴儿技术发源地所在国：英国，法定的可植入胚胎上限数目为 3 个；在美国，此一上限胚胎数为 4 个。

因此当我们有超过3个或4个以上的胚胎数可供植入时，我们就必须为病人挑选最有可能着床的3至4个胚胎来植入患者体内，多余而无法同时一并植入的胚胎，就应该以冷冻胚胎的方式保存起来（请参阅第34章），以供在未来的周期解冻后再植入。

（五）囊胚期胚胎的分级

正常受孕所形成的合子，在采卵后约96小时，如果胚胎培养的条件和培养基都相当稳定时，品质较好的胚胎便有机会进入囊胚时期，品质较差的胚胎通常无法顺利生长到此阶段，利用这种方式可以对胚胎作筛选，只需植入较好的1或2个胚胎，大大地降低多胞胎妊娠的几率，此外，囊胚期的胚胎可以直接植入子宫并且与子宫的蜕膜组织为同期化的状态，因此着床率相对提高。

根据囊胚形成的空腔的大小，一般把囊胚期胚胎分为4个等级，囊胚的空腔越明显，所占的体积越大表示胚胎等级越佳：

Grade A：空腔刚开始形成。

Grade B：可以明显地区分出空腔，且空腔占整个胚胎体积的四分之一到二分之一。

Grade C：空腔扩大至大于二分之一的胚胎体积。

Grade D：空腔几乎完全占据胚胎的体积。

在评估胚胎品质的优劣时通常是主观的，而比较客观的指标便是胚胎的等级（grade）与时期（stage）。胚胎等级的好坏已如前文所描述；至于胚胎时期的早晚，一般是以裂殖细胞（blastomere）数的多寡来作为评判的依据；裂殖细胞数越多的胚胎为较后期的胚胎，裂殖细胞数较少的胚胎为较早期的胚胎。

在挑选胚胎时，一般是以等级较高、时期较晚的胚胎为佳。当然这只是一般性的原则，也不可能以此方法完全地将胚胎的好坏划分得清楚。

（六）胚胎植入

所谓胚胎植入是指藉由导管系统与手术方式，将在实验室中培养发育成功后，经过挑选的胚胎，送入患者的子宫腔内（embryo transfer）或输卵管中（tubal embryo transfer）。

关于输卵管内胚胎植入术（TET），请参阅第32章。至于子宫腔内胚胎植入术（ET）的部分，整个操作过程最重要的就是尽量避免对子宫蜕膜（decidua）的伤害而避免出血，因为一旦造成外伤（trauma）而出血时，胚胎能够顺利着床的机会便大大地降低。因此除了在操作过程中，操作者个人尽可能地轻巧精细地动作之外，在胚胎植入前，我们可以事先利用阴道超声波定出该患者子宫的走向为前倾或后倾（anteversion or retroversion），子宫体与子宫颈的关系为前屈抑或后屈（anteflexion or retroflexion），如此再约略按图操作，也可以尽量帮忙避免出血。

（七）胚胎植入后的黄体功能补充

胚胎植入后，为了免于因为黄体功能不良而导致流产，一般均会给予黄体功能补充（luteal support）。在本院补充的方式随着促性腺激素释放激素类似剂（GnRH-A）使用的有无、种类、长短与不同的诱发排卵处方而有所不同。但一般均是给予黄体酮肌肉注射或绒毛膜促性腺激素两种，只是剂量多寡与注射时期的不同而有所不同而已。

32 Chapter 输卵管内植入术

杨友仕、陈信孚

前 言

自从 1978 年 Steptoe 与 Edwards 两位学者首度发表经由“体外受精与胚胎植入”，也就是试管婴儿（in vitro fertilization-embryo transfer，IVF-ET）技术而成功怀孕的病例之后，人类的生殖医学于是迈向一个新纪元。近年来生殖科技在许多专家学者的努力之下，试管婴儿的成功率已经提升不少，每周期 ET 受孕率已可达到 35%至 40%以上。然而即使如此，还是有部分患者经过多次 ET 而无法成功受孕，对于这种情形试着改变植入胚胎的方式是一种可行的解决方式。在多年前为了改善 ET 的受孕率，而有不同的胚胎植入法的发明，例如早期有 Asch 等学者发表的“配子输卵管内植入术”（gamete intrafallopian transfer，GIFT）。GIFT 的基本方法是把取得的配子（包括精子与卵子）经过短暂处理之后，一起用腹腔镜植入输卵管内，因此可以免除复杂的受精（fertilization）及胚胎培养过程，对实验室的品质依赖性较低。此外由于正常生理状态下，精卵受精过程与胚胎早期发育本来就是在输卵管内进行的，因此 GIFT 的过程一方面可以促进胚胎在合乎生理的环境下正常成长，也可以使胚胎与子宫内膜的接受性更为同步，因而有助于胚胎着床。但是 GIFT 毕竟有些缺点，主要是无法确知精卵是否有受精，也无法避免多重受精（polyspermia），而怀孕率仍然未达理想，约 25%~35%，因此近年来 GIFT 已较少被使用。到了 1986 年 Devroey 等学者则发表首例以腹腔镜进行“受精卵输卵管内植入术”（zygoteintrafallcpian transfer；ZIFT），成功地治疗一位抗精子抗体引起不孕的病例，之后 Yovich 等人于 1987 年开始有较大规模关于 ZIFT 的报告。ZIFT 是把确定受精的受精卵植入输卵管内，因此受孕率得以进一步提高。到了 1988 年 Balmaceda 尝试把 2 至 8 个细胞期的动物胚胎植入输卵管内，也使其成功受孕。同年起，Yovich、Balmaceda 等学者陆续有这类“胚胎输卵管内植入术”（tubal embryo transfer，TET）（图 32-1）应用在人类的论文发表。TET 的应用使每个植入周期

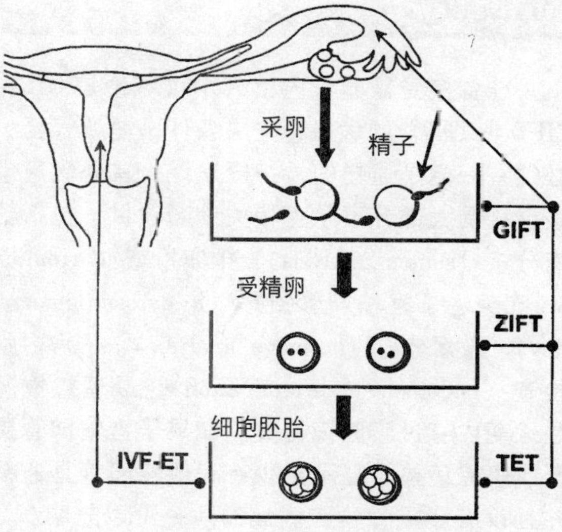

图 32-1 各种输卵管植入术的比较
（引自 Yang YS&Chen HF）

(transfer cycle) 的怀孕率大幅提升到40%以上，因此对于输卵管至少有一侧是畅通的病患来说，在当时 TET 或 ZIFT 是比 ET 更为有效的植入方式。由于 ZIFT 的过程中，受精是在体外进行的，所以精卵是否受精可以得到确定，因此必要时得以配合单一精子卵质内注射术 (intracytoplasmic sperm injection，ICSI) 来促进受精。而 TET 则除了上述优点之外，还可以进一步观察受精卵分裂 (cleavage) 的情形，以选择最好的胚胎来植入，提高胚胎着床率 (implantation rate)，因此对于未明原因不孕症 (unexplained infertility) 或男性不孕因素的不孕症 (male factor infertility)，ZIFT 与 TET 都是很好的选择。不过由于 ZIFT 或 TET 的过程中，取卵与胚胎植入的时间不一样，需经过两次麻醉与手术，因此花费比 ET 较高，理论上也多了一次手术风险，这是需要考虑的。不过，近年来由于体外胚胎培养技术不断更新进步，整体而言 ET 的着床率与受孕率皆与 TET 相当接近，因此，TET 的重要性有逐渐减低的趋势，但是在某些特殊状况下，尤其在屡次 ET 失败的患者身上，TET 仍不失为可资应用的一项技术。

适应证

准备接受输卵管内植入术（不论是 GIFT，ZIFT 或 TET）的病患，先决条件是输卵管至少必须有一侧是通畅的。一般来说，首先病患应该已接受大部分不孕症相关诊断项目，包括精液分析 (semen analysis)、排卵检查 (ovulation workup)、子宫输卵管摄影 (hysterosalpingography)、激素分析 (hormone analysis)、子宫内膜检查 (endometrium examination)，最理想情况是近期内有过腹腔镜检查。如果子宫输卵管摄影或腹腔镜检查显示至少有一侧输卵管是通畅并且没有严重骨盆腔病灶的话，可以先尝试3到6个周期人工授精 (IUI 或 AIH) 治疗，如果仍然无法受孕则可进一步执行 ET，而如果 ET 无法怀孕则可进一步使用 TET 的技术。当然在某些特殊情况下，例如年纪较大（大于40岁）且胚胎较少的病例也可以不经 ET 而直接付诸 TET。因此输卵管内植入术的适应证与 ET 相差不大，包括大部分不孕症原因如：

(1) 未明原因不孕症 (unexplained infertility)。

(2) 男性因素不孕症 (male factor infertility)。

(3) 子宫内膜异位症 (endometriosis)。

(4) 输卵管因素不孕症，但至少还有一侧通畅 (tubal factor infertility)。

(5) 免疫因素不孕症，譬如抗精子抗体等 (immune factor infertility)。

(6) 卵子或精子捐赠 (oocyte or sperm donation)。

(7) ET 失败的病例等等。

至于要选择 GIFT、ZIFT 或 TET，则应该根据以下因素，包括医师的经验与偏好、实验室的品质，以及费用及手术和麻醉的相关危险性。目前 GIFT 已很少用，ZIFT 也有其缺点，在输卵管内植入术中，TET 是最佳选择。但是在一个胚胎实验室品质不稳定的机构里，GIFT 是比较保险的做法。

步骤

病人接受输卵管内植入术之前也与 ET 一样需要经过诱导排卵 (ovulation induction)，常用的刺激排卵药物有氯米芬 (clomiphene)，FSH，hMG 与 GnRH 激动剂 (agonist) 或 GnRH 拮抗剂 (antagonist)。诱导排卵期间，卵泡成长的追踪在各生殖机构有些微小的差异存在，不过在台大医院我们是系列检查血清中黄体生成激素 (LH)、雌二醇 (E2) 与黄体酮 (progesterone)，以及阴道超声波卵泡检查 (folliculometry) 来评估。当至少有两个卵泡大于17或18mm以上，并且血清中 E2 值适当时，则给予10 000单位 hCG，然后大约于34到36小时后取卵。到这个阶段为止，GIFT、ZIFT 与 TET 是类似的，接下去则开始有差异。

(一) 配子输卵管内植入术 (GIFT) 的步骤

GIFT 的取卵与植入都是使用腹腔镜一次完成。方法是在预定取卵之前 1~2 个小时先取得男性的精液。精液以浮游法（swim-up）的方法收集到活动良好的精子，稀释成每毫升培养液中有 200 万个具良好活动力的精子，然后进行腹腔镜取卵。取出的卵子予以检视其成熟度与分类（分 Grade A，B，C 或 D）后，选择数个品质较好的卵子，以及 50 000 至 100 000 个活动良好的精子一起放在 30~50μl 的培养液中，小心吸入到 50cm 长的细导管末端（cook transfer catheter；WA Cook，Melbourne，Australia），然后藉由腹腔镜把导管伸入输卵管内至少 2~3cm 深，之后就可以把内含精子与卵子的培养液轻轻注入输卵管内即告完成。多余的卵子可以与精子进行体外受精（IVF），如果有胚胎形成可以再进行 ET（也就是 GIFT 加上 ET），或予以冷冻保存，留待必要时下次使用。

(二) 受精卵输卵管内植入术 (ZIFT) 与胚胎输卵管内植入术 (TET) 的步骤

ZIFT 与 TET 的取卵步骤原则上是在阴道超声波协助下经由阴道取卵（transvaginal oocyte retrieval, TVOR），除非是卵巢位置不佳，则由腹部或用腹腔镜取卵。取出的卵子先予以检视分类之后，就置于培养液中培养；培养环境是 37℃、含 5%CO_2 的湿润空气的培养箱中。一般而言，依其成熟度可以先把卵子培养 3~8 个小时，如果卵子相当不成熟的话，必要时得培养到 24 小时后才进行体外受精的步骤。精液的取得大约在预备开始精卵体外受精之前 2~3 个小时以自慰的方式收集。取得的精液依其品质好坏（活动力、数量、形态等）来决定处理的方式，譬如浮游法、percoll 离心收集，或是直接用 ICSI 的方法来受精。一般情况下是把 100 000 个精子加入到含一个卵子的培养液中，然后继续在 37℃、5%CO_2 湿润空气中培养。培养液可以自行制备，如 HTF medium（human tubal fluid medium）加上母血清，也可以直接使用市售的培养液。就这样培养 12~20 小时之后，把卵子旁的卵丘细胞（cumulus cell）剔除，就可以观察是否有两个原核（two-pronuclei）形成以确定是否受精；正常受精情况下就称为“受精卵”或“合子”（zygote），由于有两个原核（pronucleus）所以称 2PN 期。在这个时期（大约是取卵后 24 小时）把受精卵藉由腹腔镜植入输卵管内就称为 ZIFT，也称为 pronuclear stage tubal transfer（PROST）。如果这时期没有植入，则可以把部分胚胎冷冻，其他则继续培养 24 小时，这时候正常情况下胚胎会发育到 2~4 个细胞期，把这时期的胚胎藉由腹腔镜植入输卵管内就称为 TET，或是 tubal embryo stage transfer（TEST）。

ZIFT 或 TET 的手术步骤如下：

(1) 病人平躺于手术台上，气管插管全身麻醉，留置导尿管，固定手脚。

(2) 进行腹腔镜步骤。一般而言需要 3 个开口。第 1 个开口在肚脐下方，是腹腔镜放入的位置；第 2 个开口在耻骨上方，可以放入一支无伤害性的抓钳（atraumatic grasper）用来夹住输卵

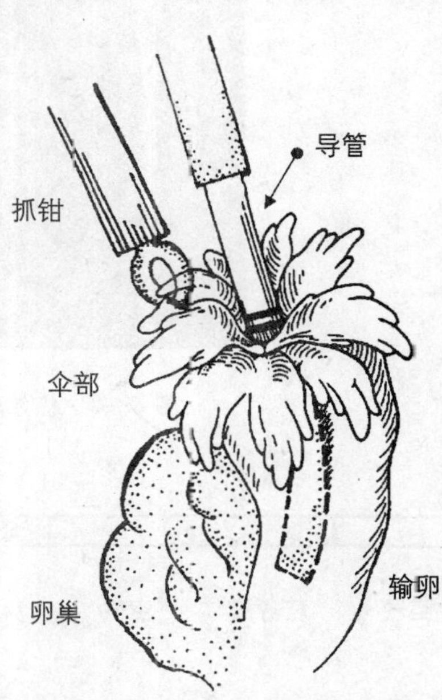

图 32-2 TET 的植入方法（引自 Yang YS&Chen HF）

管的伞部（fimbria）（图 32–2）。伞部的固定是植入的关键步骤之一，抓取伞部的面积不应过大而妨碍导管进入输卵管内，但也不应过小而致植入过程中脱落或造成撕裂而出血。第 3 个开口是在前两个开口之间大约中点位置可插入一个金属外管，以便用来通过植入导管。我们用的植入导管称为 transfer catheter（GIFT*1010；William A. Cook，Melbourne，Australia），导管上有两个刻度，分别为 2cm 与 4cm，有助于判断导管深入输卵管的深度（图 32–3）。

（3）一旦导管置入腹腔后，先小心把导管导入输卵管内以确定输卵管开口位置及可以伸入的深度。如果深度足够（最好有 3cm 以上），就可以准备用另一条新的导管吸取胚胎来植入。如果准备要植入两侧输卵管，则可以先放下已探测好的输卵管，同样的步骤再探测另一侧输卵管后，才进行植入步骤。原则上如果准备植入两侧输卵管，那么植入胚胎的次序应该是比较困难的一侧先进行，然后再进行较简单的一侧。如果是只准备植入一侧，则应选择外观较佳，比较好操作的一侧来进行。有学者报道，单侧植入时最好植入有较多大卵泡的那一侧输卵管，如此可获得较佳怀孕率（Ransom et al. 1994）。

（4）输卵管探测完成后，就可以拿一支新的导管，接上 1ml 的空针筒，然后把胚胎置入导管内。步骤是先把整条管线用培养液冲洗一次，然后排空。接着再吸取干净培养液至 0.6ml 的位置，然后依空气、培养液、空气、胚胎（在培养液中）、空气、培养液、空气的次序把胚胎吸入导管末端（图 32–4），每一段空气或培养液的体积应尽量减少。这 7 段培养液与气

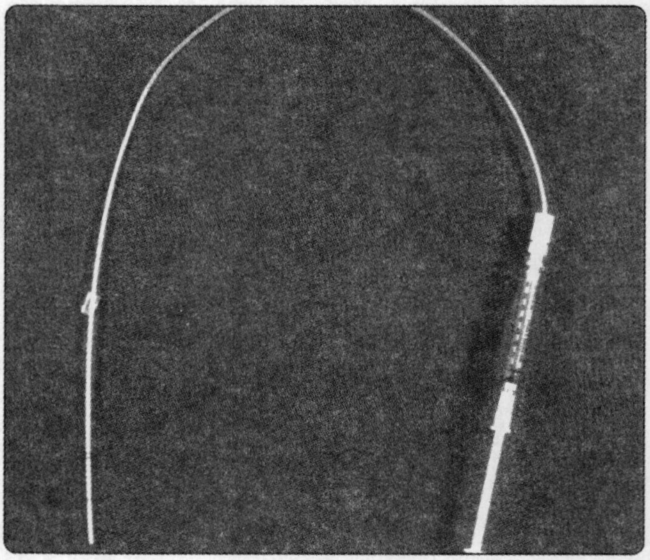

图 32–3 植入用的导管（引自 IVF lab at NTUH）

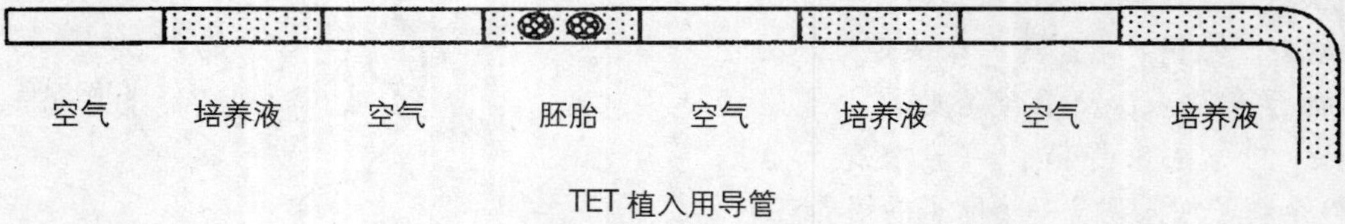

图 32–4 把胚胎置入 TET 植入导管的情形（引自 Yang YS & Chen HF）

体的总体积大都在50μl以内，而其中培养液的体积大约是20~30μl。然后把含胚胎的导管深入输卵管末端，就可以把胚胎轻轻注入而完成植入步骤。之后把导管抽出腹腔，在显微镜下检视胚胎是否已完全排出。而这同时抓钳仍然固定着输卵管伞部，直到2~3分钟之后才轻轻地把输卵管放下来。有时候之前的取卵手术会在腹腔内留下一些血液，那么最好在植入胚胎前把这些腹腔液抽吸掉，尽量不要让含有胚胎的输卵管浸泡在这些液体内。

（5）完成植入后把腹腔内的CO_2排出，缝合伤口，即告完成。患者当天即可出院。

胚胎植入的数目

进行TET或ZIFT时，植入的胚胎数太少当然会影响怀孕率，但是植入过多又会增加多胞胎的比率。由于多胞胎，特别是三胞胎以上的围生期致病率（morbidity）很高，因此植入的胚胎数应有限制，原则与ET没有两样，如果胚胎品质不错，则最好4个以内为适当。杨医师（Yang et al. 1992）报告过台大医院的经验发现TET植入2、3或4个胚胎的怀孕率并没有差异，分别为43.8%，38.7%与43.1%（表32-1）。较早也统计过（Hwang et al. 1991）植入胚胎数在2、3、4或5个的怀孕率分别是40%，61.5%，50%与28.5%（表32-2）；而多胞胎比率在植入3或4个胚胎时分别为37.5%与54.5%。而在另一篇研究，杨医师等人（Yang et al. 1991）发现植入了3、4或5个胚胎时，每个植入周期的怀孕率分别是47.6%，57.9%与50%，因此没什么差异，但是多胞胎比率，特别是三胞胎，从植入4个胚胎开始就增加了许多。由以上种种报告，我们认为除非特殊情况，否则植入的数目应以4个为限，唯应配合患者年龄、过去治疗史与个别因素予以通盘考量。

胚胎植入的深度以及单侧或双侧植入的差异

Yee等学者（Yee et al. 1989）曾报告过，在进行GIFT时，单侧或双侧输卵管植入配子的怀孕率相差不大，但是植入的深度愈深则愈好。不过根据杨医师等人（Yang et al. 1992）的研究，在TET的手术中，只要植入的深度可以到达3cm以上成功率就没有明显的差别。而虽然当植入胚胎数是4个时，两侧输卵管植入似乎比单侧略好，不过统计上没有差别。造成GIFT与TET的这些差异，主要是植入的时间不同；GIFT是在排卵期进行，这时候高浓度的雌激素会导致输卵管内膜大量的黏液分泌出来，这些黏液的流动方向是往伞部，而且很强，因此虽然纤毛的摆动是向着子宫的方向，植入的

表32-1 Pregnancy rates in relation to the number of embryos transferred and the depth of tubal transfer

	No.of embryos transferred				
	4	3	2	1	Total
Depth of tubal transfer (cm)					
>4	11/18 (61.1%)	0/4 (0%)	2/5 (40.0%)	0/2 (0%)	13/29 (44.8%)
3~4	14/39 (35.9%)	12/24 (50.0%)	5/10 (50.0%)	0/1 (0%)	31/74 (41.9%)
<3	0/1 (0%)	0/3 (0%)	0/1 (0%)	–	0/5 (0%)
Pregnancy rate	25/58 (43.1%)	12/31 (38.7%)	7/16 (43.8%)	0/3 (0%)	44/108 (40.7%)

（文献来源：Yang YS et al. J Assist Reprod Genet 9：534，1992）

表 32-2 Pregnancy rate, implantation rate, and multiple pregnancy rate per transfer according to the number of embryos transferred

	No.of embryos transferred					Total
	1	2	3	4	5	
Pregnancy rate*	0/1	2/5	8/13	11/22	2/7	23/48
(%)	(0%)	(40%)	(61.5%)	(50%)	(28.5%)	(47.9%)
Implantation rate**	0/1	2/10	12/39	21/88	2/35	37/173
(%)	(0%)	(20.0%)	(30.8%)	(23.9%)	(5.7%)	(21.4%)
Multiple pregnancy rate	0	0/2	3/8	6/11	0/2	9/23
(%)	(0%)	(0%)	(37.5%)	(54.5%)	(0%)	(39.1%)
No.twins	0	0	2	2		
No.triplets	0	0	1	4		

* Clinical pregnancy only, two preclinical pregnancies were excluded

** No. of gestational sacs/No. of embryos transferred

（文献来源：Hwang JL et al. J Obstet Gynecol ROC 30：198，1991）

配子仍然可能被逐出输卵管外，所以理论上植入愈深愈安全。而 TET 是在排卵后两天才进行，这时候由于黄体酮的作用使输卵管黏液减少而纤毛的摆动增强，因此只要植入胚胎到达足够深度（大约 3cm），就不致影响受孕，植入太深则失去 TET 的目的。

黄体期的支持

不论是 GIFT、ZIFT 或 TET 常常不可避免地要使用许多诱导排卵的药物，同时由于常常有不止 1 个卵泡，所以血中 E2 值比生理状况下增高许多。这种种因素使得这类病人常常会出现黄体功能不良（luteal phase defect）的情形，因此黄体期的支持就显得有其必要性。虽然学者对于黄体期支持的必要性，以及使用的药物与剂量各有不同意见，不过许多学者会认为于黄体期补充黄体酮或 hCG，或再加上雌激素应该是有帮助的，特别是如果诱导排卵药物中包括 GnRH 激动剂（GnRH-a）的话，尤其应该以 hCG 来维持黄体功能。在台大医院，如果使用的排卵药物是 CC/hMG 或 hMG/FSH 的话，我们习惯从植入胚胎当天起每天给予肌肉注射 25mg 的 progesterone in oil，连续 14 天；如果用的是 GnRH-a/FSH/hMG，则在植入后第 2、5 与 8 天肌肉注射 hCG 1500 单位，以及同样从植入当天起每天肌注 25mg progesterone in oil。植入后第 8 天可以测量血清中 P4 与 E2 的数值来确定是否需要增加剂量，于植入第 15 天则检查是否怀孕。如果患者有出现卵巢过度刺激综合征（ovarian hyperstimulation syndrome, OHSS）之虞时，则尽量避免使用 hCG，而改以补充雌激素加上黄体酮为主。

输卵管内植入术的怀孕率，多胞胎比率，以及流产率

台大医院在 GIFT 方面的经验早期曾由连医师（Lien et al. 1989）报告过，平均而言每次 GIFT 植入的怀孕率是 36%，多胞胎比率则高达 33.3%。如果以卵子植入的数目来细分可发现，植入 3、4、5 或 6 个卵子的怀孕率分别为 75%、20%、40%与 29%，差异不大（表 32-3），而其中最重要的因素是植入的卵子成

熟度是否足够，以及品质好坏。另就不孕原因来比较，GIFT对于未明原因不孕症与子宫内膜异位症都是不错的方法，对于轻度的男性因素不孕症也可尝试使用，但是精子品质太差的时候，就应该考虑使用IVF或ICSI，这些报告与国外的研究结果相去不远。

近年来台大医院在ZIFT与TET方面积累了相当多经验。杨医师（1991）曾分析45次TET周期，得到的平均着床率是23.8%，而怀孕率是53.5%（表32-4）。这些怀孕周期的流产率是26.1%，而多胞胎怀孕率是39.1%。由此显示TET是一种相当有效的治疗方式。再仔细分析各种不孕原因可发现，在过去没有ICSI时，在最难治疗的男性因素不孕症（定义为精子数少于每毫升 20×10^6 并且活动力少于50%）的病患，TET仍可达到32.9%的怀孕率。另一个报告（Yang，1992），在总共108个植入周期中，TET可以达到平均怀孕率40.7%（表32-5），这其中男性因素不孕症可达20%的怀孕率（表32-6）。国外关于TET或（ZIFT）的报道相对比较少，Devroey（1989）、Pool（1990）、Scholtes（1990）等学者统计TET或

表32-3 Comparison of total number of oocytes transferred and outcome of pregnancies in GIFT group

No. of case of oocytes transferred	No.of transfers	Total No.of pregnancy		Multiple pregnancy		
		No.	%Transfer	No.	%Transfer	%Total pregnancy
1	1		0			
2	1		0			
3	4	3	75	2	50.0	66.6
4	7	2	29	1*	14.3	50.0
5	5	2	40			
6	7	2	29			
Total	25	9	36	3	12.0	33.3

* Another one had vanishing twin

（文献来源：Lien YR et al. J Obstet Gynecol ROC 28：34，1989）

表32-4 The implantation rate and pregnancy rate per transfer of the patients

Groups	Implantation rate（%）	Pregnancy rate（%）
Unexplained infertility	30/107（28.0）	18/29（62.1）
Male factor	3/23（13.0）	2/7（28.6）
Endometriosis	0/3（0）	0/1（0）
Tubal factor	1/9（11.1）	1/3（33.3）
Immunological factor	0/3（0）	0/1（0）
POF	2/6（33.3）	2/2（100）
Total	36/151（23.8）	23/43（53.5）

（文献来源：Yang YS et al. Asia-Oceania J Obstet Gynecol 17:255，1991）

表 32-5 Summary of the overall TET results

No.of patients	114
No.of stimulation cycles	135
No.of retrieval cycles	119
No.of transfer cycles	108
No.of clinical pregnancies	44
Pregnancy rate（%）	
Per stimulation	32.6%（44/135）
Per retrieval	37.0%（44/119）
Per transfer	40.7%（44/108）

（文献来源：Yang YS et al. J Assist Reprod Genet 9：534，1992）

表 32-6 Characteristics of the 108 TET cycles

Etiology	No. of cycles	Mean age (y) [a]	No.of embryos transferred[a]	Clinical pregnancies（%）
Peritubal adhesions	8	33.1±3.0	3.5±1.0	3（37.5）
Endometriosis	14	33.4±4.0	3.5±1.3	5（35.7）
Male factor	20	31.4±4.5	3.0±1.1	4（20.0）
POF[b]	3	33.0±2.2	2.7±1.0	3（100.0）
Unexplained infertility	62	33.6±4.4	3.4±1.0	29（46.8）
Immunological factor	1	33.0	3.0	0

[a] Values are means±SD

[b] Premature ovarian failure using donated oocytes

（文献来源：Yang YS et al.）

ZIFT 每个植入周期的怀孕率是 29%~40%，还是比 IVF-ET 的 21%~28%高。但不同的意见也有，Ron-E1（1992）在一个前瞻性的研究里并没有发现 ZIFT 或 TET 比 IVF-ET 有更好的受孕率。近年来关于 TET 的报告则较少。

结 论

生殖科技发展这么多年来，体外受精与胚胎植入（IVF-ET）的技术仍然是最为常用而有效的植入技术。尤其是对两侧输卵管都阻塞的病患来说，手术之外无疑 ET 是唯一的选择。然而在过去 ET 的怀孕率并非相当理想，因此对于输卵管至少有一侧畅通的病患来说，ZIFT 或 TET 也是另一种有效的治疗法。尤其是当植入胚胎是在囊胚期（blastocyst stage）之前时，由于这时候胚胎理应还在输卵管内，因此输卵管的环境应该对于配子和早期胚胎而言是一种比子宫腔更合乎生理的选择，而且也有许多学者证实经过诱导排卵后的子宫腔对早期胚胎可能含有“敌意”（hostile），不利其发育，以及也有可能只是单纯因为重力因素使植入子宫腔的胚胎无法像在输卵管内一样稳固。这些因素的组合使得 TET 或 ZIFT 一直具有相当重要的作用。不过近年来由于体外培养技术大幅改善，ET的怀孕率与着床率已经与TET（或ZIFT）相差无几，例如最近有学者针对ET与TET的着床率与受孕率做了一个比较发现，此二者并没有明显差别，但是宫外孕的比率在ZIFT有略为增加的趋势（Habana et al. 2001）。因此在考量安全性、费用等因素之后，TET相对于ET在角色上已经退居次要。然而对于部分困难的病例（这样的病例可能占试管婴儿患者的5%~30%），TET始终还是一项值得尝试的技术。

参考文献 (FURTHER READING)

1. Asch et al：Pregnancy after translaparoscopic gamete intrafallopian transfer. Lancet 2: 1035，1984.
2. Abramovici et al: Gamete intrafallopian transfer. An overview. J Reprod Med 38: 698，1993.
3. In vitro fertilization-embryo transfer（IVF-ET）in the United States：1990 results from the IVF-ET registry. Fertil Steril 57: 15，1992.
4. Balmaceda et al：Tubal embryo transfer as a treatment of infertility due to male fartor. Fertil Steril 50：476，1988.
5. Balmaceda et al：Tubal embryo transfer in cynomolgus monkeys：effects of hyperstimulation and synchrony. Hum Reprod 3: 441，1988.
6. Devroey P et al：Pregnancy after translaparoscopic zygote intrafallopian transfer in a patient with sperm antibody. Lancet 1: 1329，1986.
7. Guastella G et al：Gamete intrafallopian transfer in the treatment of infertility；the first series at the University of Palermo. Fertil Steril 46，417，1986.
8. Leeton J et al：A controlled study between the use of gamete intrafallopian transfer（GIFT）and in vitro fertilization and embryo transfer in the management of idiopathic and male infertility. Fertil Steril 48: 605，1987.
9. Hwang JL et al：Translaparoscopic tubal embryo transfer as a treatment of unexplained infertility. J Obstet Gynecol ROC 30：198，1991.
10. Jansen RPS et al：Catheterization of the fallopian tubes from the vagina. Lancet ii: 309，1987.
11. Lien YR et al：Gamete intrafallopian transfer in the treatment of infertility：the preliminary experiences on NTUH. J Obstet Gynecol ROC 28：34，1989.
12. Pool TB et al：Zygote intrafallopian transfer as a treatment for nontubal infertility：A 2-year study. Fertil Steril 54：482，1990.
13. Ransom RX et al：Tubal selection for gamete intrafallopian transfer. Fertil Steril 61：386，1994.
14. Strowitzki T et al：'Blind' transvaginal gamete intrafallopian transfer in distal tubal and peritubal pathology. Hum Reprod 8：1703，1993
15. Steptoe PC et al：Birth after reimplantation of a human embryo. Lancet 2：366，1978.
16. Yang YS et al：Effect of the number and depth of embryos transferred and unilateral or bilateral transfer in tubal embryo transfer（TET）. J Assist Reprod Genet 9: 534，1992.
17. Yang YS et al：Translaparoscopic tubal embryo transfer：preliminary experience at Taiwan University Hospital. Asia-Oceania J Obstet Gynecol 17：255，1991
18. Yee B et al：Gamete intrafallopian transfer：the effect of the number of eggs used and the depth of gamete placement on pregnancy initiation Fertil Steril 52：639，1989.
19. Yovich JL et al：Pregnancies following pronuclear stage tubal transfer. Fertil Steril 48：851，1987.
20. Yovich JL et al：The relative chance of pregnancy following tubal or uterine transfer procedure. Fertil Steril 49：858，1988.
21. Habana AE et al：Is tubal embryo transfer of any value? A meta-analysis and comparison with the Society for Assisted Reproductive Technology database. Fertil Steril 76；286，2001.
22. Ron-EIR et al：Pregnancy rate following tubal and intra-uterine embryo transfer. Hum Reproduction. Abstracts from the 8th Meeting of the European Society of Human Reproduction and Embryology，abstract 270，1992.

33

Chapter

胚胎共同培养系统与配子显微操作术

赖英明、王家玮

共同培养与显微操作

所谓共同培养（coculture）就是在培养皿的底部铺上一层细胞之后再用来培养胚胎。胚胎共同培养系统在囊胚培养基问世以前，曾经蓬勃发展，当时因为：自从第一个试管婴儿诞生以后，虽然在胚胎培养基上已经作了很多改良，但是所使用的胚胎培养基仍存在着许多问题。由于人类胚胎在培养基中无法突破 8~16 细胞期的瓶颈（stage-specific block），而且在培养基中无法存活很久。因此，当人类胚胎发育为 4~8 个细胞期时，就必须植入子宫内。这时候因为子宫仍未完成接受胚胎着床的准备，因此胚胎与子宫内膜发生不同步（asynchrony）现象，而造成胚胎着床率降低。由于，正常生理状态下，受精卵先在输卵管内停留约 5 天之后，才进入子宫内而顺利着床。因此，为了弥补传统试管婴儿培养基的先天不足，我们必须在培养皿中模拟输卵管的环境，预先铺好一层细胞层来帮助胚胎的发育。研究发现有许多种细胞层被用来与人类胚胎共同培养后，这些胚胎会比在一般培养基中发育得更快、品质也更好。这些细胞层包括：①生殖道细胞如人类输卵管细胞（oviductal cell）、子宫内膜细胞（endometrial cell），牛的子宫内膜细胞（endometrial cell）及输卵管细胞（oviductal cell），人的卵泡颗粒细胞（granulosa cell）；②非生殖道细胞：绿猴肾细胞（Vero cell）。

Vero cell 虽然不是生殖道细胞，但是它和生殖道细胞在胚胎时期同样是源自于中胚层（mesoderm），因此，有相同的效果。共同培养系统除了被用来作一般的试管婴儿胚胎培养之外，许多研究报告显示它的用途十分广泛。例如：配合胚胎的冰冻解冻或胚胎的显微操作，利用细胞层来帮助那些在冰冻解冻或显微操作过程中受到轻微伤害的胚胎能够恢复过来，而且加速发育。此外，细胞层共同培养也可以用来帮助胚胎孵化（hatching）。除了临床运用之外，从共同培养系统中找出确定的促进胚胎发育的生长物质更是大家努力的目标。

（一）共同培养系统的建立

最常用于共同培养系统的细胞层是人或牛的输卵管上皮细胞、子宫内膜细胞和绿猴肾上皮细胞（Vero cells）。用于共同培养的细胞层必须长得很好，但是又不能太密。因为细胞层长得太密，很容易使培养基因为旺盛的代谢而酸性化；此外，太多层的细胞也会因为在培养系统中产生太多老死的细胞反而不利于胚胎的发育。因此，共同培养系统的建立，最重要的是挑选合适的培养基使细胞层及胚胎都能长得很好，而且细胞层在共同培养期间不会无限制地快速增殖。如图 33-1 所示，Vero cell 在 DMEM 培养基中细胞数目会增加太快，而使培养基迅速变为酸性对胚胎不利。Vero cell 在 HTF 培养基中则无此现象。同时 HTF 也是 IVF

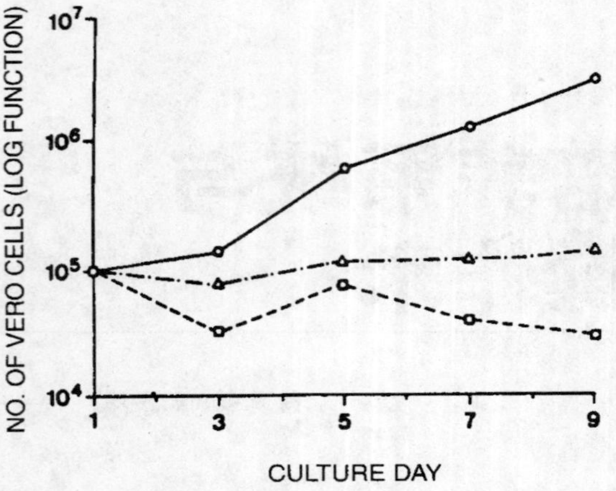

图 33-1 Vero cell 在 DMEM（○-○）中细胞数目增加太快，会造成培养基迅速酸性化不利于胚胎发育。○-○为 DMEM+F12 培养基；△-△为 DMEM+F12 与 HTF 两种培养基 1:1 混合；□-□为 HTF 培养基

（引自 Lai et al. Hum Reprod 992；7:278）

的理想培养基之一，因此可以被用于 Vero cell 与人类胚胎的共同培养系统。

（二）共同培养的作用及其机制

共同培养所使用的细胞层虽然以输卵管细胞较合乎正常生理，但是输卵管细胞取得不易，不但费事费时，而且好不容易建立的细胞株又很容易变形失效。

Vero cell 自从被用来制造疫苗后，30 年来记录良好，不但容易培养、品质稳定而且安全性高。至于 Vero cell 的效果和输卵管细胞、子宫内膜细胞并无差别。由表 33-1 可以发现老鼠双细胞期胚胎经过细胞层共同培养后孵化率分别为 73%、74%和 76%，都比未共同培养组 43%高。而且，3 种细胞层之间的孵化率并无明显差别。事实上，有许多报告显示共同培养的作用并无种属特异性（species-specific），无器官特异性（organ-specific），亦无细胞特异性（cell-specific）。因此，虽然 Vero cell 只是取自绿猴肾的上皮细胞；既非生殖道细胞，更不是输卵管细胞；但是仍具有促进胚胎发育的功能。

共同培养细胞层促进胚胎发育的功能，主要透过两种机制来完成：

（1）移除培养系统中对胚胎有害的物质。例如：可能存在于培养基中的不纯物质、重金属以及某些对胚胎发育晚期有用，但是在早期

表 33-1 比较老鼠胚胎在不同细胞层的共同培养系统中胚胎的发育情形

Coculture in HTF	Number of embryo	Blastocyst(%)(day 4)	Complete hatching blastocyst(%)(day 7)
Control	*263	222 (84%)	113 (43%)
Cell monolayer			
Vero cell	230	199 (87%)	168 (73%)
Endometrial cell	267	222 (85%)	202 (76%)
Oviductal cell	214	199 (93%)	59 (74%)
* Conditioned medium			
Vero cell	131	113 (86%)	92 (70%)
Endometrial cell	65	61 (94%)	51 (79%)
**Vero cell coculture without cell-embryo contact	94	82 (87%)	77 (82%)

（1）老鼠胚胎在 HTF 培养基中经过共同培养后于第 4 天仍无明显效果，第 7 天时才有明显帮助孵化效果

* （2）培养过细胞层的培养液也有同样效果

** （3）即使 Vero cell 在不接触胚胎的情况下共同培养，也能够促进胚胎发育

（引自 Lai et al. Perspectives on Assisted Reproduction 1994，p.562）

反而有害的氨基酸或葡萄糖。这些不好的物质都可以利用细胞层来清除掉。如表 33-2 所示，由于 DMEM/F12 培养基中含有抑制老鼠胚胎发育的氨基酸，而 Vero cell 可以把它代谢掉，因此共同培养可以帮助胚胎发育，而且其效果从第 3 天就可以看出明显差别。比较表 33-1 与表 33-2 可以发现：在理想的 IVF 培养基(HTF) 中，胚胎本来就很容易生长，细胞层解毒的功能无法发挥，因此共同培养的效果到孵化时期才表现出来。反之，在不良的培养基(DMEM/F12) 中，则因为毒性物质不祛除，胚胎就根本无法存活，因此共同培养的效果很早就显现出来。

（2）分泌促进胚胎发育的生长因子。由表 33-1 可见，把细胞层与胚胎隔离之后，仍然可以透过培养基，促进胚胎发育，其孵化率仍高达 82%；如果根本不用细胞层，只用未经稀释或冰冻过的细胞层培养液来培养胚胎仍然有 70%和 79%的孵化率。由此可见，细胞层不必直接接触胚胎就可以产生促进胚胎发育的效果。此一现象也表示共同培养的细胞层会分泌某种促进胚胎发育的生长因子到培养基里，从而达成促进胚胎发育的效果。关于生长因子的找寻，有许多人在人及动物的输卵管分泌液中找到许多特殊糖蛋白，例如 Gandolfi，他不但从羊体外培养的输卵管细胞层培养液中分离出与输卵管分泌液相同的特殊糖蛋白，更进一步证明这些蛋白会跟透明带（zona pellucida）及胚细胞结合。台大陈信孚也发现 Vero cell 会分泌 polypeptide（6.5~35.9kDa）促进胚胎发育与孵化。Kanmma 也报告 Vero cell 会分泌生长因子 LIF（leukemia inhibitory factor）促进胚胎发育。

我们的研究则显示胰岛素样生长因子结合蛋白（insulin-like growth factor binding protein，IGFBP）可能是其中成分之一。因为根据

表 33-2 老鼠胚胎在“劣质培养基 DMEM/F12”中所受到的抑制可以经由共同培养而得到改善，并且促进胚胎发育，孵化

Mouse strain	Group	No.	Morula（D3）	Blastocyst（D4）	Hatching or hatched blastocyst（D5）
ICR	Vero cell	44	0*	–	–
	Control	54	0#	–	–
CB_6F	Vero cell	119	104（91%）	76（64%）	81（68%）
	Control	97	24（23%）	5（5%）	0

*：embryos blocked at 6-cell stage

#：embryos did not cleave

（引自 Lai et al. Hum Reprod 1992；7:278）

表 33-3 老鼠胚胎在冰冻解冻或透明带打洞之后，经由共同培养可以帮助其恢复并且促进发育

Coculture	Complete hatching blastocyst（%）	
	Cryopreserved embryos	Zona-punctured embryos
Vero cell	42/89（47%）	74/115（64%）
Control	10/58（17%）	42/106（40%）

（引自 Lai et al. J Reprod Infertil 1993；2：107）

研究显示，共同培养的细胞层，不但会分泌IGF结合蛋白，而且细胞层与胚胎共同培养时，会受到胚胎的刺激而分泌更多的IGF结合蛋白。虽然真正促进细胞生长及分化的是IGF；但是IGF结合蛋白具有帮助IGF与细胞表面受体结合的效果。因此，共同培养的细胞层可能经由IGF结合蛋白的产生，来强化IGF对胚胎发育的效果。

(三) 共同培养系统的临床运用

根据长庚医院的经验，在人类IVF胚胎的运用上，Vero cell共同培养可以使胚胎发育得较快。（平均胚细胞数为4.33；对照组为3.83）。胚胎品质也比较好（共同培养组的劣质胚胎比率只有7%，对照组为15%）。怀孕率也比较高（共同培养组38%，对照组22%）（表33-4，表33-5）。

共同培养不但可以用来帮助一般IVF胚胎成长，也可以用来培养冰冻解冻胚胎，帮助这些胚胎，从细微的创伤中恢复过来，促进其发育。Tucker以牛的输卵管上皮细胞与人类冰冻解冻胚胎共同培养后，再植入子宫。结果怀孕率及着床率都增加（怀孕率：31.0%对15.9%；着床率：15.5%对6.7%）。

由于共同培养系统所用的细胞层通常来自于他人或是动物的组织，虽然到目前为止，并没有任何因共同培养而造成疾病传染的报告，但是大家仍不免会担心。因此美国Cornell生殖中心发展出自体子宫内膜细胞共同培养系统（autologus endometrial coculture），总共有484个病人用自己的子宫内膜细胞做成共同培养系统，结果证实经过共同培养的胚胎的确长得比较快（平均胚细胞数共同培养组为6.8，对照组为5.5）；胚胎品质也比较好［劣质胚胎（poor quality）比率，共同培养组为15%，对照组为24%］；怀孕率也大幅提高（小于35岁者，怀孕率高达68.1%）。

共同培养系统也可以用来增进精子的功能。根据长庚医院的报告(Lai，1996)，人类精子与人类输卵管细胞层共同培养，可以增进精子

表33-4 人类IVF胚胎经过共同培养后胚细胞分裂较快（平均细胞数目较多）胚胎品质较佳（劣质胚胎比例较少）

	IVF		SUZI+	
	Coculture	Control	Coculture	Control
Blastomere number per embryo	4.33±1.46	3.83±1.37	3.43±1.37	3.35±1.62
Grade 4 and 5 embryos*	7%	15%	13%	37%

*Veeck' s grading system was used

+SUZI：subzonal insertion of sperm

（引自 Lai et al.Perspectives on Assisted Reproduction 1994，p.564）

表33-5 比较人类IVF胚胎在Vero cell共同培养系统与传统培养系统的发育情形及怀孕的效果

IVF	Blastomere number per embryo	Poor quality* embryos (%)	pregnancy rate (%)
Coculture	4.33±1.46	7%	38%
Control	3.83±1.37	15%	22%

* Poor quality embryo；Veeck's gradihg system grade 4+5

（引自 Lai et al. Perspectives on Assisted Reproduction 1994，p.564）

活动力（curvilinear velocity 和 lateral head displacement），人类精子与人类子宫内膜细胞层共同培养，则可以促进其顶体反应(acrosome reaction)。

(四) 结论

早期胚胎发育时所需的养分是随着发育周期而变动的。因此,以前成分单纯、固定不变的培养基，当然无法帮助 IVF 胚胎顺利成长到囊胚期。而细胞层共同培养系统是一种“活”的培养系统，它不但可以移除培养环境中对胚胎不利的物质，还能够适时分泌促进胚胎发育的因子,因此,在使用旧式单一的培养基时代,确实必须依靠共同培养系统,IVF 胚胎才能长到囊胚期。

共同培养主要使用于 IVF 治疗一再失败、预后不良的病人,例如:40 岁以上,以前 IVF 胚胎品质一直很差,或是卵巢功能不佳,经期第 3 天的 FSH 值上升等。针对这些病人,Cornell 医学中心最近发表利用病人自体子宫内膜细胞层共同培养系统来帮助其 IVF 胚胎发育，结果证明共同培养系统的确能够促进胚胎发育，改善怀孕率。

近来虽然因为阶段式培养基(sequential media)的问世,不必靠共同培养系统,也可以把 IVF 胚胎养到囊胚期,似乎共同培养系统不再有其重要性。其实,今天阶段式培养基(sequential culture medium) 的发明成功也是从共同培养系统研究而来的。同样的,我们还可以继续从共同培养系统进一步研究细胞层所分泌促进胚胎发育的生长因子和细胞因子;研究子宫内膜与胚胎之间的讯息传导与互动;甚至利用立体子宫内膜细胞层共同培养系统来研究胚胎着床的机制。事实上,目前干细胞(stem cell)的培养与分化,就是一定要借助于共同培养系统,干细胞才能培养成功。由此可见,共同培养系统的研究在未来仍然有其必要性。

显微操作授精术

(一) 引言

对于无精子或精子活动力太差的严重男性不孕患者,即使辅以微滴盖油培养法,其卵子受精的希望仍然渺小。当精液的品质及浓度降低,卵子受精的比例也会降低，尤其是当精子的浓度、活动力、形态上有多重缺陷时,体外授精的成功率更是大大受影响。这样的问题可以使用显微注射的技术使精子直接进入卵子而不会受阻于细胞外围的一层糖蛋白(glucoprotein)障碍(即透明带)。

精子显微授精术可分为三类：

(1)透明带切割术(partial zonal dissection, PZD)与透明带打洞术(zona drilling),在透明带上开口,让精子可以游进去。

(2) 透明带下精子注射 (subzonal insertion of sperm,SUZI),将精子注射入卵细胞膜与透明带之间的空隙。

(3) 卵细胞质内精子注射(intracytoplasmic sperm injection,ICSI)，精子直接注入卵细胞质内。这些技术可以帮助较低品质的精子使卵细胞受精,或甚至以极少的精子以显微注射的方式使卵细胞受精。尤其以 ICSI 直接注入卵细胞,只需一个精子即可受精,更是治疗严重男性不孕患者最重要的进展。

(二) 透明带打洞术(zona drilling)与透明带切割术(PZD)

这两种方法都是在透明带上开孔,好让精子可以更容易地穿越透明带与卵子结合而授精。透明带打洞术是用酸性溶液 (acid Tyrode’s solution) 去溶解透明带的糖蛋白，产生一个开口之后,马上用新鲜培养基把卵子周围残留的酸性液洗净,以免伤害卵子。这种方法虽然用在老鼠卵上效果很好，但是用在人卵上却令人十分失望。因为人类的卵子透明带最里层不易被酸性溶液(acid Tyrode's solution)溶解，整个过程往往耗时甚久，以至于卵子暴露于酸性环境下而受损。虽然受精率有 25%，但是多重受精率也高达 50%，而且胚胎品质很差，没有一个病人成功怀孕。

相较之下，Malter 和 Cohen 发明的透明带切割术（PZD）对卵子的伤害就很小。因为 PZD 不用酸性溶液。只是先用蔗糖（sucrose）暂时把卵细胞质体积缩小；使卵细胞质和透明带之间的空隙变大，然后再用细针从卵子 1 点钟方向进，11 点钟方向出，浅浅地刺穿透明带，接着以此为轴，在固定吸管（holding pipette）下磨出一道裂缝，供精子游进卵子内。虽然此法比透明带穿孔术（zona drilling）好；有正常怀孕的报告，但是因为打的洞太大，透明带失去保护胚胎的效果，而且洞太大，胚胎植入时也容易漏失胚细胞，这些原因都造成 PZD 怀孕率不高的结果。

(三) 透明带下精子注射 (SUZI)

这种方法，透明带不打洞，而是把精子直接打到透明带和卵细胞质之间的空隙（perivitelline space)，但是打之前必须先用蔗糖使卵细胞体积缩小，空隙加大。而所打进去的精子必须是已经完成顶体反应的精子，才能成功授精。但是在光学显微镜下实在无法分辨精子是否已经完成顶体反应。因此在刚开始，每个卵只打入一个精子时，结果令人十分失望。以至于后来增加到一个卵打进 2 至 10 个精子，结果受精率虽然提高，多重受精率（polyspermia）也就不可避免地增加。有趣的是，即使打进 10 个甚至超过 10 个的精子，多重受精的几率仍比预期的要低，而且即使发生多重受精，也很少有 3 个以上的原核产生，而在卵周的间隙（perivitelline space）仍可见到许多已经顶体化，却无法进入卵细胞质内授精的精子；这些现象都显示或许在卵细胞膜处也有像透明带那样防止太多精子进入的作用存在。虽然 SUZI 比起透明带打洞或切割术改善很多，对于精子品质很差的病人的确有帮助，但是根据报告：Fishel 的小组在 225 个病人中，卵子受精率只有 16%，怀孕而且看到心跳的只有 12 人，成功率只有 0.5%，效果仍然很不理想。

(四) 卵细胞质内精子注射 (ICSI)

在 ICSI 被广泛地运用于临床之前，人们只发现哺乳类精子直接注入卵细胞质（ooplasma）可导致精子头部的溶解和原核的产生以及着床前正常的胚胎发育。此外顶体缺陷的人类精子直接注入仓鼠裸卵（hamster zona-free egg）也有很高比例可产生原核。但是比利时 Free university 却成功地把此一原本用在动物实验上的技术用在临床上。而且光是 1992 到 1994 两年内已经有 120 个以上的婴儿诞生，成功怀孕的例子超过了 300 个。

方法

卵细胞质内精子注射是用一支很细的玻璃针管（内径 5μm，外径 7μm)，将精子从尾部倒着吸进针管内，然后再刺入卵细胞质内，将精子注入卵细胞质内。执行 ICSI 之前必须注意的事项包括：①必须是成熟的卵子（metaphase Ⅱ）才能做。②精子必须先用 polyvinyl pyrrolidone（PVP）处理，使精子不动，以免注入卵子后，因为精子到处乱窜，会破坏卵细胞结构。③精子尾部必须先用针管做切割处理。如此不但可以保证精子离开 PVP 溶液之后，不会又开始活动，而且经由此破坏精子细胞膜的完整性之后，可以促使卵子细胞质与精子细胞质提早接触而反应。④执行 ICSI 时，卵子的第一极体必须放在 12 点钟或 6 点钟方向，以免针刺伤极体附近构造影响后来的染色体排列与形成。⑤由于健康卵子的细胞膜韧性强，不易刺破，因此针刺入之后还必须借助吸力，把卵细胞膜轻轻吸破之后，才把精子注入卵细胞质内，而随着精子被打进去的培养基必须少之又少。

ICSI 最大的突破是卵子受精的机会不受精子品质好坏的影响，其他的方法只能对精子数量少，但是活动力仍然不错的病人有帮助，而ICSI 则对于精子品质极差的病人也有效。根据 Van Steirteghem 报告，比较 SUZI 和 ICSI 的成果发现；SUZI 受精率只有 4%，而 ICSI 的受精率高达 73%。

卵细胞质内精子注射省略了正常生理状况下受精的 3 个步骤：①精子与透明带结合（sperm-zona pellucida binding），②顶体反应（acrosome reaction），③精子与卵膜融合（spermoolemma fusion）。因此 ICSI 不但可以用来治疗无精子（azoospermia）患者，更可以用来治疗缺乏顶体的圆头精子症（globozoospermia）患者。以往对于无精子症患者总是束手无策，但是现在已经可以从附睾取精（microsurgical epididymal sperm aspiration，MESA）或睾丸切片取精（testicular sperm extraction，TESE）取到精子，这些精子虽然量少，功能很差，但是借助 ICSI，其正常受精率仍然很高，一样有很好的怀孕率。ICSI 也可以用来治疗精子完全不动的患者。在以前区分不动精子的死活只能用染色法，但是精子一旦被染色就被破坏了无法用来作 ICSI，因此长庚医院改用低渗透压肿胀试验法（hypoosmotic swelling test）来筛选不动但是存活的精子。只要是尾部肿胀的就是存活的精子，我们挑选这种精子作 ICSI 之后，不但有很高的受精率，而且已经有正常的胎儿诞生。

对于无精子症患者，如果属于阻塞性，一般都是先作附睾抽吸精子（MESA），如果找不到精子，才作睾丸切片取精（TESE）；从睾丸取出的精子，尚未完全成熟，因此活动力很差甚至不动，必须培养一段时间后，活动力才会增强，不过，我们比较睾丸精子（testicular sperm）、附睾精子（epididymal sperm）和射精的精子（ejaculate sperm），三者用来作 ICSI 之后的受精率和怀孕率并无有意义的差别。

由于卵子受精时所需要的只是精子头部内的基因物质，精子的尾部只是为了游动前进，头部的顶体只是为了穿透卵丘（cumulus）和透明带（zona pellucida），因此有些病人虽然无精子而只有精原细胞（spermatid），这些精原细胞既无顶体也没有尾部，但是精原细胞已经完成减数分裂，具备了与正常精子相同的基因物质，因此借助于 ICSI 依旧可以正常受精及怀孕。目前法国的 Tesarik 等也已经有精原细胞注射后正常胎儿诞生的报告。

林口生殖中心 1995 年 ICSI 成果

术　名	人数	受精率	怀孕率
睾丸取精	3	37%	33%
附睾取精	12	56%	42%
一般取精	23	58%	30%
合计	38	56%	34%

（引自 Lai et al. unpublished data）

卵细胞质内精子注射虽然每个卵子只注入单一的精子，但是仍有约 5%左右的 3 个原核的合子发生，在这些胚胎中可以观察到受精后仍然只有一个极体（polar body），由此可以说明了原核合子所多出来的一个原核是来自于未排出的第二极体（second polar body）。

卵细胞质转殖与细胞核转殖 (Ooplasmic transfer and nuclear transfer)

谈到卵细胞显微操作应用于人类的生殖医学，自从 1992 年 ICSI 被发现后，大大地改善了男性不孕症以及屡次受精失败的患者的怀孕率。在这一方面最近几年来一直被热烈讨论的首推细胞质转殖（ooplasmic transfer）与细胞核转殖（nuclear transfer），兹详述如下：

1. 卵细胞质转殖

有些病人在屡次施行试管婴儿治疗后，虽然用尽各种方法来改善其胚胎品质仍难以奏效。对于这些病人而言，美国的 Cohen 在 1997 年首先于 Lancet 发表了一种突破性的方法，也就是用卵细胞质转殖术来治疗这些病人。其做法并不困难，与 ICSI 类似，就是将部分被视为健康的卵细胞质经显微注射到不孕病患的卵细胞内，藉由外来细胞质与其内各种因子的挹注，来改善卵细胞质的品质，以增进卵细胞受精及分裂的状况。

事实上，细胞质于人类卵细胞成熟及活化的角色并不被完全了解，但一般认为它对于卵细胞的受精、活化，以及早期胚胎发育影响很大，因为此时，母体对胚胎的影响尚未完全建立，大部分这些活动都要仰赖细胞质内的因子及物质。这些细胞质内的物质包括 mRNA、蛋白质、能量储存或传递物质，以及许多并未被定义的物质。大部分这些有用的物质，仅短暂地出现于减数分裂完成之后，而在早期胚胎形成时期就消失。细胞质因素更被证明会在卵子最后成熟过程中启动并且组成纺锤体（spindle)，而且与受精后胚胎的发育能力有关。

早期关于这方面大多是动物方面的研究。最有名的是 Muggleton-Harris 以及 Brown 于 1988 年证明了线粒体与有丝分裂的关系，细胞在注射从胚叶细胞（blastomere）取得的细胞质后，恢复了正常的有丝分裂必出现的正常线粒体；Pratt 以及 Muggleton-Harris 于同年亦发现，注入适当的细胞质可改善小鼠胚胎发育的二细胞障碍（2-cell block)；Cohen 这个实验室亦证明了将卵细胞质融入细胞中，可增进小鼠合子的发育能力。这些观察都暗示我们，以新鲜正常的细胞质来补足卵细胞质可能的不足，可大大改善胚胎的发育状况。

虽然卵细胞质转殖已有成功的案例发表，但其每次所能转移的细胞质的量有限以及所注入的细胞质中所含的线粒体 DNA 的遗传问题却广受质疑，尤其是线粒体 DNA 的遗传问题至今尚无定论，亦无解决方法，因此在现今生殖医学的临床应用上仍有争议，而无法广泛使用。

2. 细胞核转殖

细胞核转殖的历史起源于 1938 年的 Spermann，作为研究细胞分化的工具，但由于技术上的困难，直到 1952 年才由 Briggs 及 King 成功完成，并证明了细胞核可主导细胞发育至性成熟的成体。而在哺乳动物方面，直到 1983 年才由 McGrath 与 Solter 于小鼠合子上成功地作了原核的移转。1986 年 Willadsen 则将取自 8~16 细胞期羊胚胎的细胞核，移转至去核的卵子内，成功地活产下小羊。1996 年多丽羊“Dolly”的活产报告，是首度复制自活体体细胞的报告，更开启了研究细胞核转殖的热潮。

基本上，细胞核的移转，其基本原理是将细胞核转移至去核的卵细胞内，而此提供细胞核之来源，可以是体细胞（somatic cell)、囊胚细胞（blastocyst cell）或不成熟卵细胞核（germinal vesicle)。基于道德上的考量，前两者由于牵涉到复制（cloning）的过程，故一般仅应用于动物或其相关的生物科技研究上；后者由于细胞核转殖后，尚需经过减数分裂，或原核融合的过程，后代遗传物质与母代并不相同，故不属于复制，而可接受作为人类生殖医学的研究范畴。

细胞核转殖的研究范畴，可分为下列几方面来说明：

(1) 在畜牧业上，可经由培养、复制体细胞来保存濒临绝种的动物。

(2) 经由转基因动物的产生，在人类医学上，可应用到如：

① 药剂制造：如凝血因子及人类血清白蛋白的大量制造。

② 营养成分的改变：如增强营养价值或移除过敏原的牛奶。

③ 异种器官或组织的移植：如经由基因敲除（knock out）去除主要抗原的猪心已尝试用于人类心脏移植。

④ 疾病模式的建立：经由转基因模式在动物体内造成与人类相似的疾病，因而可作各种药物、生理、病理等实验，并观察疾病疗程。

(3) 干细胞株的建立：由于干细胞研究的蓬勃发展，亦有许多研究应用将体细胞核转殖到去核的卵细胞内的技术，再经过一连串的细胞分裂后可建立多向性的干细胞株，予以引导分化后，可形成特定的细胞或组织，并进而应用于器官或组织的再造。

(4) 对于人类生殖医学而言，最重要的是如何将细胞核转移的技术应用到不孕症的病人。

①原核转殖重建术（pronuclear transfer reconstruction）：在早期，有人尝试将不正常受精的受精卵，例如3个原核（3PN）或1个原核的合子，移出或移入1个原核，以期使重建后的受精卵成为2个原核的正常合子，而能使胚胎正常发育。但实际操作时，一方面，这种异常受精的受精卵，大多数其染色体原本就有异常，再加上人类的原核（pronucleus）在光学显微镜下，很难区分是父源性或母源性的，而无法做进一步的重建，其临床实用性仍有限制。因此，现在几乎已不再有更新的文献报告。

②卵殖胞期细胞核转殖（germinal vesicle nucleus transfer）：虽然于动物实验早有发表，但在人类的生殖细胞上，是由美国纽约大学于1997年首先发表的。作卵殖胞期细胞核转殖的目的，着眼于去除因细胞质因素所导致的减数分裂不正常，因而造成的染色体异常，以进而提高卵子受孕、发育的能力。因为以人类而言，生育率与母亲年龄的大小有极密切的关系，若病人年纪大于38岁，则临床上不管采用什么改进措施，其怀孕率与着床率都大幅下降。其主要原因可能与年纪大的妇女其卵子染色体变异率增加有关。而这种异常起源于第一次及第二次减数分裂功能失常，与卵子成熟过程中的细胞质因素异常有关。

为了要改善某些年纪大病人的染色体变异情形，以及因而造成的低着床与怀孕率，改善细胞质的环境可说是一种方法。如前所述，经细胞质转殖后成功产子的报告已于1997年发表，但其所转移的细胞质的量及线粒体DNA的问题被质疑。卵殖胞期细胞核转殖则是在卵子进入第一次减数分裂前的殖胞期，即将其胞核转移到去核的细胞质内。如此，相对而言是转移了最大量的细胞质，来减低细胞遗传变异。已有报告指出，如此的卵子重建后，仍可在体外发育成熟。但之后的安全性、胚胎发育，或可能的染色体变化仍无定论，因此限制了临床上的使用。

虽然卵殖胞期细胞核转殖在这二三年来引起了极大的反响，但至今仍未有成功经此方式而怀孕者。最近的研究显示，其原因可能是体外成熟培养的环境不良，以及体外成熟的培养过程中缺少卵丘细胞（cumulus cell）（因为做显微操作时一定要先移除卵丘细胞，以利操作），以至于细胞质微丝形成（micro-filament expression）的表现不完整，因而虽然受孕能力正常，但发育能力降低。比利时的Ghent大学亦认为核移植后，胚胎对于体外培养溶液的敏感度更为增加，这些都使得核移植后胚胎体外的培养更为困难。有鉴于此，各医学中心亦努力于改善此一状况，而出现所谓的阶段性转殖（sequential transfer）。也就是说，当卵殖胞期细胞核转殖后，受精卵发育为双原核的合子时，再将其中1个原核取出，移植到另一个有男性原核的合子内，而此合子源自于体内成熟的卵子，因此其成熟过程是正常的，如此就可以改善以往卵子重建后体外成熟培养环境不良的问题。简单地说，即连续施行两次的核移植之后，再继续胚胎发育的过程。如此作法，在小鼠已可成功产下后代。但在人类而言，过为繁复的操作步骤，再加上需要用到大量的捐赠卵（二次），故其应用到临床上的效用如何，仍有待进一步验证。

因此，我们由以上可知，核转殖的发展在畜牧界及生物科技上的突破与应用，可说是一日千里，但在人类生殖医学上，则仍有待我们进一步的努力。

参考文献 (FURTHER READING)

1. Allen R and Wright R. In vitro development of procine embryos in coculture with endothelial cell monolayers coculture supermants. J Anim Sci 1984; 59: 1657–1661.
2. Boland MP. Use of the rabbit oviduct as a screening tool for the viability of mammalian eggs. Theriogenology 1984; 21: 126–137.
3. Bongso A, Gajra B, Pob Lian N, Wong PC, Ng SC and Ratnam SS. Establishment of human endometrial cell cultures. Hum Reprod 1988; 3: 705–713.
4. Bongso A, Ng SC, Sathananthan H, Poh Lian N, Rauff M and Ratnamm SS. Establishment of human ampullary cell cultures. Hum Reprod 1989a; 4: 486–494.
5. Bongso A, Ng SC, Sathananthan H, Ng PL, Rauff M, Ratnam SS. Improved quality of human embryos when cocultured with human ampullary cells. Hum Reprod 1989b; 4: 706–713.
6. Bongso A, Ng SC, Fong CY, Ratnam SS. Improved fertilization rates of human oocytes in coculture. J In Vitro Fert Embryo Transf 1991a; 8: 216–221.
7. Bongso A, Ng SC, Fong CY and Ratnamm SS. Co-cultures: a new lead in embryos in embryo quality improvement for assisted reproduction. Fertil Steril 1991b; 56: 179–191.
8. Boyer P, Guichard A, Risquez F, Perez J, Mathieson J, Zorn JR and Cedard L. Reducing the risk of multiple pregnancies by coculture of human embryos.
9. Cross NL, Morales P, Overstreet JW, Hanson FW. Two simple methods for detecting acrosome reacted human sperm. Gamete Res 1986; 15: 213.
10. Eyestone WH, Jones JM, First NL. The use of oviduct-conditioned medium for culture of bovine oocytes to blastocyst stage. Theriogenology 1990; 33: 226.
11. Gandolfi F, Brezini J, Richardson L, Brown C and Moor R. Characterization of proteins secreted by sheep-oviduct epithelial cells and their function in embryonic development. Development 1987; 106: 303–312.
12. Khalifa EAM, Tucker MJ, Hunt PP and Hamidi J. Improved hatching in mouse embryos brought about by combined partial zona dissection and coculture. Hum Reprod 1993; 8: 599–603.
13. Lai YM, Stein DE, Soong YK, Tang YX, GrifoJ, Malter HE, Talansky BE, Cohne J, Liu HC and Rosenwaks Z. Evaluaion of Vero cell coculture system for mouse embryos in various media. Hum Reprod 1992; 7: 276–280.
14. Lai YM, Chand SY, Chang MY and Soong YK. Coculture human zygotes on Vero cell monolayers.The proceeding of the fourteenth world congress in fertility and sterility, Nov, 22–27, Caracas.
15. Loutraid D, John D and Kiessling AA. Hypoxanthine causes a 2-cell block in random bred mouse embryos. Biol Reprod 1987; 37: 311–316.
16. Menezo Y, Avinal F, Humean C, Ducret L and Nicollet B. Increased viscosity in embryo transfer medium does not improve the pregnancy rates in IVF and ET. Fertil Steril 1989; 52: 680–682.
17. Menezo Y, Guerin J and Czyba J. Improvement of human embryo development in vitro by coculture on monolayers of Vero cells. BioI Reprod 1990; 42: 301–306.
18. Ouhibi N, Hamidi J, Guerin J and Menezo Y. Coculture of 1-cell mouse embryos on different cell supports. Hum Reprod 1990; 5: 737–743.
19. Papaioannou VE and Ebert KM. Development of fertilized embryos transferred to oviducts of immature mice. J Reprod Fertil 1986; 76: 603–608.
20. Quinn P, Kerin JF and Warner GM. Improved pregnancy rate in human in vitro fertilization with the use of a medium based on the composition of human tubal fluid. Fertil Steril 1985; 44: 494–498.
21. Sakkas D, Trounson AO and Kola I. In-vitro cleavage rates and viability obtained for early cleavage mouse embryos in coculture with oviduct cell. Reprod Fertil Dev 1989; 1: 127–136.
22. Soong YK, Lai YM, Chang SY, Wang ML, Chang MY, Lee CL. A successful pregnancy after subzonal insertion of epididymal sperm and coculture on Vero cell monolayer. Fertil Steril 1993; 59: 1308–1310.
23. Tucker MJ. Elsner C, Kort H, Massey J, Mitchell L, Toledo A, Wiemer K, Wiker S, Wright G. Coculture of thawed human embryos with bovine oviduc-

tal cells. The 48th annual meeting of American fertility society, Nov 2-5, New Orleans, P-22. Veeck LL. Oocyte assessment and biological performance. Acad Scil 1989; 541: 259.

24. Wiemer K, Cohen J, Wiker S, Malter H, Wright G and Godke R. Coculture of human zygotes on fetal bovine uterine fibroblast: morphology and implantation. Fertil Steril 1989; 52: 503–508.

25. Wetze AM, Bastiaan B, Goverde HM, Janssen H, Rolland R.Vero cells stimulate human sperm motility in vitro. Fertil Steril 1991; 56: 535–539.

26. Trounson A, Yates C, Temple-Smith P, Southwick G, and Lacham O, The value of IVF for male in fertility management, in Perspectives in Andrology, Vol. 53, Serio M, Ed., Serono Symposia Publications, Raven Press, New York, 1989; 421–429.

27. Sathananthan AH, and Trounson AO. Ultrastructure of cortical granule release and zona interaction in monospermic and polyspermic human ova fertilized in vitro. Gamete Res 1982; 6: 225–234.

28. Gordon J W, Talansky BE, Grunfeld L, Richards C, Garrisl GF, and Laufer N. Fertilization of human oocytes by sperm from infertile males after zona pellucida drilling. Fertil Steril 1988; 50: 68–73.

29. Malter HE and Cohen J. Partial zona dissection of the human oocyte: a nontraumatic method using micromanipulation to assist zona pellucida penetration. Fertil Steril, 1989; 51: 139–148.

30. Cohen J, Malter H, Wright G, Kort H, Massey J, and Mitchell D. Partial zona dissection of human oocytes when failure of zona pellucida penetration is anticipated. Hum Reprod 1989; 4: 435–442.

31. Talansky BE and Gordon JW. Cleavage characteristics of mouse embryos inseminated and cultured after zona pellucida drilling. Gamete Res 1988; 21: 277–287.

32. Depypere HT, McLaughlin KJ, Seanark RF, Warnes GM, and Matthews CD. Comparison of zona cutting and zona drilling as techniques for assisted fertilization in the mouse, J Reprod Fertil 1988; 84: 204–211.

33. Garrisi GJ, Sapira V, Talansky BE, Navot D, Grunfeld L, and Gordo JW. Clinical evaluation of three approaches to micromanipulation assisted fertilization. Fertil Steril 1990; 54: 671–677.

34. Payne D, McLangulin KJ, Depypere HT, Kirby CA, Warnes GM, and Matthews CD. Experience with zona drilling and zona cutting to improve fertilization rates of human oocytes in vitro. Hum Reprod 1991; 6: 523–431.

35. Cohen J, Kort H, Massey J, Elsenr C, and Mayer RN. Immunosuppression supports implantation of zona pellucida dissected human embryos. Fertil Steril 1990; 53: 622–665.

36. Metaka M, Haromy T, Huber J, and Schurz B. Artificial insemination using a micromanipulator. Fertiltat 1985; 1: 41–44.

37. Laws-King A, Trounson A, Sathananthan H, and Kola I, Fertilization of human oocytes by microinjection ot a single spermatozoon under the zona pellucida. Fertil Steril 1987; 48: 637–642.

38. Mann JR. Full term development of mouse eggs fertlized by a spematozoon microinjected under the zona pellucide. Biol Reprod 1988; 38: 1077–1083.

39. Trounson A, Peura A, and Lacham O, Fertilization of mouse eggs fertilized by a spematozoon microinjected under the zona pellucida. Biol Reprod 1988; 38: 1077–1083.

40. Ng SC, Bongso A, Sathananthan AH, Chan CLK, Wong PC, Hagglund L, Anandakumar C, Wong YC, and Goh VHH. Pregnancy after transfer of multiple sperm under the zona. Lancet 1988; 2: 790.

41. Kola I, Lacham O, Jansen RPS, Turner M, and Trounson A. Chromosomal analysis of human oocytes fertilized by microinjection of spermatozoa into the perivitelline space. Hum Raprod 1990; 6: 575–577.

42. Fishel S, Johson J, Jackson P, Grossi S, Antinori S, and Versaci C. Subzonal insemination for the alleviation of infertility. Fertil Steril 1990; 54: 828–835.

43. Cohen J, Adler A, Alikani M, Talansky BE, Malter HE, and Rosenwaks Z. Partial zona dissection or subzonal sperm insertion: microsurgical fertilization alternatives based on evaluation on sperm and embryo morphology. Fertil Steril 1991; 56: 696–706.

44. Sakkas D, Lacham O, Gianaroli L, and Trounson A.

Subzonal microinjection (SUZI) in cases of severe male factor infertlity and repeated IVF failure. Fertil Steril 1992; 57: 1279.

45. Lacham O, and Trounson A. The need for microinjection in human reproduction, in Micromanipulation in Human Reproduction, Fishel S and Symonds EM, Eds., Edward Amold, London. in press.

46. Lippi J, Turner M, and Jansen RPS. Pregnancies after in vitro fertilization by sperm microinjection into the perivitelline space. Proc 46th Annu Meet Am Fertil Soc 1990; (Abstr) 529.

47. Sathananthan AH, Ng SC, Trounson AO, Bongso A, Laws-King A, and Ratnam SS. Human microinsemination by injection of single or multiple sperm: ultrastructure. Hum Reprod 1989; 4: 574-583.

48. Cohen J, Talansky BE, Malter HM, Alikani M, Adler A, Reing A, Berkeley A, Graf M, Davis O, Liu H, Bedford JM, and Rosenwaks Z. Microsurgical fertilization and teratozoospermia. Hum Reprod 1991; 6: 118-123.

49. Sathananthan AH, Ng SC, Ho J, Tok V, and Ratnam SS, Ultrastructural assessment of human sperm for techniques in assisted reproductive technology. unpublished data.

50. Palmablad J, Mossberg B, and Afzelius B A. Ultrastructural cellular and clinical features of the immotile cilia syndrome. Annu Rev Med 1984; 25: 481-485.

51. Sathananthan AH, Ng, SC, Bongso A, and Ratnam SS. Sperm microinjectin and microfertilization, in Micromanipulation in Human Reproductoion, Fishel S and Symonds EM, Eds., Edward Amold, London. in press.

52. Ng SC, Bongso TA, Sathanathan AH, and Ratnam SS. Fertilization by micro-insemination, in progress in Obstetrics and Gynacology, Studd J, Ed., 1991; 9: 227-288.

53. Ng SC, Bongso TA, Sathananthan AH, and Ratnam SS, Micromanipulation: its relevance to human IVF. Fertil Steril 1990; 53: 203-291.

54. Bongso TOA, Sathananthan AH, Wong PC, Ratnam SS, Anandakumar C, and Ganatra S. Human fertilization by microinjection of immotile spermatozoa. Hum Reprod 1989; 4: 175-179.

55. Lacham O, Trounson A, Holden C, Mann J, and Sathananthan AH. Fertilization and development of mouse eggs injected under the zona pellucida with single spermatozoa treated to induce the acrosome reaction. Gamete Res 1989; 23: 1-11.

56. Sathananthan AH, Trounson A, Peura A, and Lacham O. Fertilization in the mouse by single or multiple sperm injection: ultrastructure. Asst Reprod Technoll Androl 1992; Suppl 3: 1-14.

57. Ng SC, Sathananthan AH, Bongso TA, Ratnam SS, Tok VCN, and Ho JKC. Subzonal transfer of multiple sperm (MIST) into early human embryos. Mol Reprod Dev, 1990; 26: 253-260.

58. Ng SC, Bongso TA, and Ratnam SS. Micronsemination: genetic aspects. Arch Androl. 1990; 25: 261-270.

59. Thadani VM, A study of hetero-specific sperm egg interactions in the rat, mouse and deer mouse using in vitro fertilization and sperm injection. J Exp Zool 1980; 212: 435-453.

60. Markert CL. Fertilization of mammalian eggs by sperm injection. J Exp Zool 1983; 228: 195-201.

61. Lazendorf S, Maloney M, Ackerman S, Acosta A, and Hodgen GD. Fertilizing potential of acrosome-defective sperm following microsurgical injection into eggs. Gamete Res 1988; 19: 329-337.

62. Lazendorf SE, Slussor MS, Maloney MK, Hodgen GD, Veek LL, and Rosenwaks Z. A pre-clinical evaluation of pronuclear formation by microinjection of human spermatozoa into human oocytes. Fertil Steril 1988; 49: 835-842.

63. Van Steirtegham A. personal communication.

64. Martin RH, Ko E, and Rademaker A. Human sperm chromosome complements after microinjection of hamster eggs. J Reprod Fertil. 1988; 84: 179-186.

65. Lacham O, and Trounson A. unpublished data.

66. Aitken RJ, Kerr L, Bolton V, and Hargreave T. Analysis of sperm function in globozoospermia: implications for mechanism of sperm-zona interaction. Fertil Steril 1990; 54: 701-707.

67. La Londe L, Langlais J, Anttaki P, Chapdelaine A, Robers KD, and Blean G. Male infertilty associated with round-head acrosomeless spermatozoa. Fertil Steril

1988; 49: 316–321.

68. Sathananthan AH. Inheritance of patemal centrioles and male infertility. Proc. 13th World Cong. Gyn. Obstet. Singapore, 1991; 1629 (Abstr.), 209.

69. Tadir Y, Wright WH, Vafa O, Liaw LH, Asch R, and Berns MW. Micromanipulation of gametes using laser microbeams. Hum Reprod 1991; 6: 1011–1016.

70. Iritani A. Micromanipulation of gametes for in vitro assisted fertilization. Mol Reprod Dev 1991; 28: 199–207.

71. Palermo G, Joris H, Devroey P, Van Steirteghem A. Pregnancies after intracytoplasmic injection of single spermatozoon into an oocyte. Lancet 1992; 340: 17–18.

72. Palermo G, Joris H, Derde M-P, Camus M, Devroey P, Van Steirteghem A. Sperm characteristics and outcome of human assisted fertilization by subzonal insemination and intracytoplasmic sperm injection. Fertil Steril 1993; 59: 826–835.

73. Van Steirteghem A, Liu J, Joris H, Nagy Z, Janssenswillen C, Tournaye H, et al. Higher success rate by intracytoplasmic sperm injection than by subzonal insemination. Report of a second series of 300 consecutive treatment cycles. Hum Reprod 1993; 8: 1055–1060.

74. Van Steirteghem A, Nagy Z, Joris H, Liu J, Staessen C, Smitz J, et al. High fertilization and implantation rates after intracytoplasmic sperm injection. Hum Reprod 1993; 1061–1066.

75. Cohen J, Scott R, Schimmel T, et al. Birth of infant after transfer of anucleate donor oocyte cytoplasm into recipient eggs. Lancet 1997; 350: 186–187

76. Muggleton-Harris AL, and Brown JJG. Cytoplasmic factors influence mitochondrial reorganization and resumption of cleavage during culture of early mouse embryos. Hum Reprod 1988; 3: 1020–1028.

77. Muggleton-Harris A, Whittingham DG, and Wilson L. Cytoplasmic control of preimplantation development in-vitro in the mouse. Nature 1982; 299: 460–461.

78. Pratt HPM and Muggleton-Harris AL. Cycling cytoplasmic factors that promote mitosis in the cultured two-cell mouse embryo. Development 1988; 104: 115–120.

79. Levron J, Willadsen S, Bertoli M, et al. The development of mouse zygotes after fusion with synchronous and asynchronous cytoplasm. Hum Reprod 1996; 11: 1287–1292.

80. Robertson JA. Reconstituting eggs: the ethics of cytoplasm donation. Fertil Steril 1999; 71: 219–221.

81. Spemann H. Embryonic Development and Induction. Hafner publishing Company, New York. 1938; 210–211.

82. Briggs R and King TJ. Transplantation of living nuclei from blastula cells into enucleated frog's egg. Proceedings of the National Academy of Sciences USA 1952; 38: 455–461.

83. McGrath J and Solter D. Nuclear transplantation in the mouse embryo by microsurgery and cell fusion. Science 1983; 220: 1300–1302.

84. Willadsen SM. Nuclear transplantation in sheep embryos. Nature 1986; 320: 63–65.

85. Campbell KHS, McWhir J, Ritchie WA, Wilmut I. Sheep cloned by nuclear transfer from a cultured cell line. Nature 1996; 380: 64–66.

86. Zhang J, Grifo J, Blaszczyk A, et al. In vitro maturation of human preovulatory oocytes reconstructed by germinal vesicle transfer. Proc 53rd Ann Meeting Am Soc Reprod Med. Oct. 18–22, Cincinnati, Ohio, Abstr. O–001. 1997.

87. Society for Assisted Reproductive Technology, American Society for Reproductive Medicine, American Society for Reproductive Medicine. Assisted reproductive technology in the United States and Canada: 1992 results generated from the American Society for Reproductive Medicine/Society for Assisted Reproductive Technology Registry. Fertil Steril 1995; 64: 13–21.

88. Munne S, Alikani M, Tomkin G, Grifo J, and Cohen J. Embryo morphology, developmental rates and maternal age are correlated with chromosome abnormalities. Fertil Steril 1995; 64: 382–391.

89. Angell RR, Xian J, Keith J, Ledger W, and Baird DT. First meiotic division abnormalities in human oocytes: mechanism of trisomy formation. Cytogenet

Cell Genet 1994; 65: 194-202.
90. Zhang J, Chia-Woei Wang, Krey L, et al. In vitro maturation of human preovulatory oocytes reconstructed by germinal vesicle transfer. Fertil Steril 1999; 71: 726-731.
91. Liu H, Zhang J, Krey LC, Grifo JA. In-vitro development of mouse zygotes following reconstruction by sequential transfer of germinal vesicles and haploid pronuclei. Hum Reprod 2000; 15: 1997-2002.

34

Chapter

冷冻胚胎发育

胡玉铭、李国光

前言

哺乳类动物胚胎的冷冻保存，在1972年由Wilmut和Whittingham发展成功，他们将早期的老鼠胚胎用DMSO（dimethyl sulphoxide）作为冷冻保护剂（cryoprotectant），以慢速冷冻和慢速解冻的方式得到存活的老鼠胚胎，并植入子宫内发育至成体。澳大利亚的Trouson和Mohr在1983年将此种冷冻技术稍微修改后成功地应用到人类的胚胎上，并产下世界上第一位胚胎经冷冻保存后的婴儿。自此以后，冷冻胚胎的技术便日渐普遍地应用在协助性人工生殖技术上，用以冷冻保存多余的胚胎和卵子，以减少多胞胎的机会。

冷冻生物学原理 (Cryobiology)

(一) 冷冻伤害 (Cryodamage)

细胞在冷冻过程中易遭受3种冷冻伤害：

（1）细胞内冰块结晶的形成：细胞内的水分在冷冻的过程中会形成冰块结晶（ice crystal），在液体变成固体的过程中，整个细胞的体积会增加，细胞膜承受不了这种膨胀便会受到伤害；此外细胞内的冰块结晶也会破坏细胞内的微细构造（micro-organelle）。

（2）渗透压的改变（osmotic change）：冷冻的过程中，水分会从细胞内渗到细胞外，造成细胞内的电解质浓度与渗透压升高，因而伤害到细胞。

（3）温度的变化：液体变成固体时，相的改变引起的能量释出与温度的剧烈变化，也会伤害到细胞。为了避免冷冻伤害必须先了解冷冻生物学的原理，并寻求解决的方法，目前所用的方法是加入冷冻保护剂，植入冰种（seeding）和改善冷冻的技巧。

冷冻保护剂：目前常使用的冷冻保护剂为PROH（propanediol）（分子量76），DMSO（dimethyl sulphoxide）（分子量78），EG（ethylene glycol）（分子量62）和甘油（分子量92）4种，这4种物质都是小分子的结构，穿透细胞膜的能力强，因为容易进入细胞内，所以称为细胞内的冷冻保护剂（intracellular cryoprotectant）。PROH通常用在保护原核期卵子（pronucleate oocytes）到8~10细胞期的胚胎，甘油用在精液冷冻及保护囊胚期的胚胎（blastocyst）。早期的许多文献人类及动物实验卵子或胚胎常用DMSO作为冷冻保护剂，但是由于毒性较高，已渐渐被PROH或EG取代。但有些文献在卵子及囊胚期慢速冷冻或玻璃化冷冻时仍用DMSO。EG（ethylene glycol）则通常用作玻璃化法（vitrification）的冷冻保护剂。另一类为大分子量的冷冻保护剂如蔗糖（sucrose）（分子量342），海藻糖（trehalose），Ficoll，血清白蛋白（serum albumin），PVP，PVA等等。此类大分子量的冷冻保护剂并不会穿透细胞膜进入细胞内，所以称为细胞外的冷冻保护剂。冷冻保护剂在高温的环境下进入细胞内的速度较快，较容易达到细胞内外的平衡，但是冷冻保护剂在高温下对细胞也有较强的毒性；反之，摄氏0度的环境下，冷冻保护剂对细胞的毒性较小，但是需要较长的时间达成细胞内外的平衡。因此采取折中的方式，在室温下将胚胎置入冷冻保护剂内达到脱水的目的。冷冻的过程中酸碱的稳定性很重要，通常用PBS（Dulbeccos's phosphate buffered saline）或含HEPES的胚胎培养液来溶解冷冻保护剂，若在冷冻的过程中，不使用PBS或含HEPES的培养液作为缓冲液，所有的过程又在室温的空气中进行，则胚胎在冷冻的过程中酸碱度变化剧烈，将会伤害到胚胎。使用PBS时，必须在普通的室内空气中进行，若在5% CO_2 的培养箱内进行时，pH值将会迅速下降而伤及胚胎。

冷冻过程的原理：当胚胎的细胞接触到冷冻保护剂时，由于细胞外液渗透压高，大量的水分便从细胞内往外渗出以稀释细胞外液，但是冷冻保护剂进入细胞内的速度比水分渗出的速度慢，所以细胞的外观呈萎缩状态，经过几分钟后，冷冻保护剂才能完全进入细胞内填补外流水分的空缺，细胞内外的渗透压才达到平衡的状态；此时细胞膨胀恢复到原来的大小。当细胞内的水分减少时，细胞内电解质的浓度相对地增高，对细胞会造成伤害，但是冷冻保护剂进入细胞而达到渗透压的平衡后，等于稀释了电解质在细胞内高浓度的影响力，减少高浓度的电解质对细胞的伤害。

在冷冻过程中当温度以每分钟两度的速度由室温降至-7℃~-5℃的结冰临界点时，经过植入冰种的动作（seeding），于是细胞外的水分开始结冰，因此细胞外的水分开始减少，相对的细胞外电解质的浓度开始升高，这种情况造成细胞内的水分往细胞外渗出，因此细胞内水分更为减少，达到进一步的脱水。之后温度下降的速度维持在每分钟0.1℃~1℃之间最为理想（一般定在每分钟下降0.3℃），缓慢的降温使细胞有充分的时间脱水；若降温的速度太快，则细胞来不及充分地脱水，一旦细胞内结冰时，细胞内的结晶冰块较多，容易伤害到细胞内的结构。冷冻保护剂本身就能使细胞脱水，提高细胞内电解质的浓度，使结冰临界点下降，导致冷冻的过程延长，因此有较多的时间使水分从细胞内渗到细胞外，所以冷冻保护剂在冷冻的过程中也有帮助细胞脱水的功能。

植入冰种（seeding）的动作在冷冻的过程中是很重要的一环，当装有胚胎的小瓶子（ampule or vial）或小管子（straw）的温度降至结冰临界点时，大约在-7℃~-5℃，以事先浸泡在-196℃的液态氮的镊子夹住小瓶子或小管子内的液体的外壁，镊子的接触点的液体马上结成一块冰块结晶；当温度继续缓慢下降时，液体便从这块植入的冰块四周往外开始结冰，结冰的动作一直持续往外扩散，直到瓶内或管内的液体全部结冰为止。在植入冰种时，千万避免直接夹到胚胎，否则胚胎会瞬间死亡。若没有植入冰种的动作，当温度下降至结冰临界点时，液体无法结晶，因为结晶的过程会释放出大量的热使得结晶无法形成；当温度再继续下降，于是细胞便处于超冷藏的状态（supercooling）；当温度下降至-20℃时，细胞内外的液体瞬间全部结晶，同时释放出大量的热量（release of the latent heat of fusion），使温度在很短的时间内剧烈变动，于是细胞就受到伤害而死亡；因此植入冰种的动作可以避免超冷冻的困扰和温度的不稳定，同时可以减少细胞内冰块的结晶。

当温度降至-40℃~-30℃时，74%的液体已经结晶，在这个时候将样本直接置入-196℃的液态氮中，也不会再产生结晶；但是细胞内尚未完全脱水，所以解冻时必须将样本直接植入37℃的温水中，达到瞬间解冻的效果。假如用缓慢的速度解冻，则细胞内的水分会有充足的时间重复结晶而形成较大的冰块（recrystallization），因而伤害到细胞。在冷冻时若缓慢地降温至–80℃再置入液态氮内，则细胞内的水分有较多的时间渗到细胞外，因此细胞脱水较为完全。

解冻过程的原理：解冻时将小管子（straw）由液态氮中取出即放入37℃热水浴中快速解冻。当温度回到37℃时，在室温下，开始准备去除细胞内的冷冻保护剂，分数次阶段性将胚胎由含高浓度的冷冻保护剂的溶液移至含低浓度的冷冻保护剂的溶液，直到移入无冷冻保护剂的溶液为止，称为阶段式的稀释（stepwise dilution）。若没有阶段式的分次稀释而将胚胎直接放进无冷冻保护剂的溶液中，则水分进入细胞内的速度比冷冻保护剂渗出细胞外的速度更快，细胞会在瞬间膨胀而水肿，将细胞膜破坏，细胞便会死亡；分次稀释的好处是减少细胞瞬间膨胀的冲击，在这个过程中，细胞有充分的时间使水分从细胞外进入细胞内，称为充水（rehydration）。但是仍无法完全避免细胞瞬间膨胀的伤害，因此还需要借助细胞外冷冻保护剂（extracellular cryoprotectants）的帮忙，蔗糖不会进入细胞内，0.1~0.2 mol/L的蔗糖可以在细胞外产生高渗透压的环境，在稀释冷冻保护剂时可以降低水分进入细胞的速度，减少细胞水肿的伤害。此外在冷冻的过程中，加入蔗糖也可以帮助细胞脱水，减少细胞内冰块的结晶。

(二) 冷冻的步骤

1. 慢速冷冻法

慢速冷冻法的原理已在上节详细解释，因为慢速冷冻法合乎冷冻生物学的原理，所以被大多数的实验室所采用。

Testart's 冷冻和解冻法（program 2）：适用于裂殖细胞（blastomere）数目少于8的胚胎。

冷冻：

（1）室温下将胚胎置入含有PROH和20%血清（或蛋白质替代物）的PBS溶液中，胚胎由低浓度的PROH往高浓度的PROH移动。

0.5mol/L PROH+20% serum in PBS放置5分钟。

1.0mol/L PROH+20% serum in PBS放置5分钟。

1.5mol/L PROH+20% serum in PBS放置10分钟。

（2）胚胎移入含有1.5mol/L的PROH和0.2mol/L蔗糖的PBS溶液中5分钟，在这段时间内将胚胎移入小管子中。

（3）将小管子移入冷冻仪器内的架子上，在电脑控制下，以每分钟2℃的速度从室温降至–7℃，在–7℃停留1分钟，然后冰种植入（seeding）。

（4）冰种植入后，在–7℃再停留5分钟。

（5）以每分钟0.3℃的速度再降温至–30 ℃。

（6）在–30 ℃停留15分钟。

（7）将含有胚胎的小管子直接置入–196℃的液态氮中。

解冻：

（1）将含有胚胎的小管子从液态氮中取出，直接置入37℃的水槽内瞬间快速解冻。

（2）剪断小管子的封口，让管内含有胚胎的溶液流入含有1.0mol/L PROH和0.2mol/L蔗糖的PBS中。

（3）在室温下将胚胎由高浓度的PROH往低浓度的PROH移动。

1.0mol/L PROH +0.2mol/L sucrose –20% serum in PBS放置5分钟。

0.5mol/L PROH +0.2mol/L sucrose +20% serum in PBS放置5分钟。

0.2mol/L sucrose+20% serum in PBS放置5分钟。

20% serum+PBS放置5分钟。

20% serum+HTF放置5分钟。

（4）胚胎移入HTF的培养液后数小时就可以准备胚胎植入。

Blastocyst 的慢速冷冻法

冷冻：

(1) 5% glycerol+20% serum 中放置 10 分钟。

(2) 9% glycerol +0.2mol/L sucrose +20% serum 中放置 10 分钟，之后将胚胎移入小管子（straw）中及由电脑冷冻仪操作同上。

解冻：

同之前步骤，胚胎置入下列各溶液：

(1) 5% glycerol +0.4mol/L sucrose +20% serum in culture medium 中放置 10 分钟。

(2) 2% glycerol +0.2mol/L sucrose +20% serum in culture medium 中放置 10 分钟。

(3) 以胚胎培养液逐步洗掉 glycerol+sucrose 溶液并移入囊胚的培养液。

2. 超快速冷冻法（ultrarapid freezing）

因为慢速冷冻法的过程需要花费 3~4 小时，而且需要昂贵的冷冻仪器，所以目前的研究人员希望能找出更简单迅速的冷冻方式。Trounson 在 1987 年以鼠胚胎置于 3.5mol/L 的 DMSO 和 0.25mol/L 的蔗糖 3 分钟以后，将含鼠胚胎的小管子直接置入-196℃的液态氮中瞬间冷冻，在解冻后分两个步骤将 DMSO 和蔗糖从胚胎细胞去除。经过培养以后，鼠胚胎的分裂活性和发育成囊胚的能力与慢速冷冻的结果相同。Gordts 在 1990 年以人类胚胎置于 2.5mol/L 的 DMSO 和 0.25mol/L 的蔗糖 2 分钟以后直接置入液态氮中瞬间冷冻。解冻后，人受精卵的存活率为 94%，但分裂胚胎的存活率仅为 37.5%。34 个存活的冷冻解冻分裂期胚胎植入 20 位患者身上，有 4 位患者怀孕。Barg and Feichtinger 在 1990 年报告以 4.5mol/L DMSO+0.3mol/L 蔗糖在 0℃下 3 分钟即放入液态氮中瞬间冷冻。解冻后，胚胎的存活率仅为 26%~38%。72 个存活的解冻胚胎分别植入 38 位患者，但只有 4 位患者怀孕。Lai 在 1996 年报告以 3.5mol/L DMSO+0.25mol/L 蔗糖+20%血清为冷冻保护剂，解冻后，52 个存活的解冻胚胎植入于 19 位患者，有 3 位患者怀孕，2 位患者生产，1 位患者流产。虽然这种超快速冷冻的方法简单且节省时间，但目前使用这种方法冷冻人类胚胎的存活率及成功率仍然偏低，最近已渐渐由玻璃化方法（vitrification）来取代。

3. 玻璃化方法（vitrification）

使胚胎细胞质玻璃化的原理是以高浓度的冷冻保护剂含 DMSO 或 EG（约 38%或 5.5mol/L 的高浓度，比超快速冷冻法的冷冻保护剂浓度更高），将细胞内水分脱水至细胞外，然后直接将胚胎置入-196℃的液态氮中，使细胞内的物质瞬间变成高黏稠固态的玻璃状物质，并且避免了细胞内冰块的结晶，细胞也避免伤害。解冻时，直接将含胚胎的小管置入 37℃的水槽内解冻，然后再分 2~3 个步骤将冷冻保护剂从细胞内移出至细胞外。整个过程不必使用电脑控制的冷冻仪器，同时节省 3 小时。目前玻璃化方法（vitrification）已有取代超快速冷冻法的趋势，但是高浓度的冷冻保护剂对于细胞仍有毒性。改进的方法是提高冷冻的速度，减小冷冻保护剂小滴的体积。目前有下列的方法被提出以取代传统的 0.25ml 小管（straw）：

Martino（1996）利用电子显微镜放置标本的金属网（electron microscopy metallic grid）作为冷冻保护剂小滴的载具。将含有胚胎或卵子的高浓度（约 38%或 5.5mol/L）EG+1.0mol/L 蔗糖溶液小滴（体积<1μl）滴在金属网上，然后直接将含有胚胎的冷冻保护剂小滴的金属网置入-196℃的液态氮中。

Vajta（1997）提出开放式冷冻麦管（open pulled straw）的方法。将传统的 0.25ml 小管加热软化再予以拉细（管腔内径由 1.7mm 拉细成 0.8mm），此被拉细的小管即为开放式冷冻麦管。胚胎先置入 10% EG+10%DMSO 溶液两分钟，再移入冷冻保护剂 20%EG+20%DMSO+0.6mol/L sucrose 溶液中约 10 秒钟，即由开放式冷冻麦管以虹吸现象吸入小管中。然后直接将此含有胚胎的冷冻保护剂小滴的开放式冷冻麦管直接置入-196℃的液态氮中。解冻后再逐步地移入

0.3mol/L 及 0.15mol/L 蔗糖溶液中。

Lane（1999）提出冰冻管（cryoloop）的方法。冷冻的 protocol 与 Vajta 的方法相同，但将含有胚胎的冷冻保护剂小滴置于冰冻管上。然后直接将此含有胚胎的冷冻保护剂小滴的冰冻管置入-196℃的液态氮中。冰冻管为一尼龙圈，其内径为 0.5~0.7mm。因此冷冻保护剂小滴的体积约小于 1（1μl）。

利用玻璃化方法（vitrification）冷冻人类胚胎已有数篇怀孕成功且生产的报告如下：

Mukaida and Kasai 于 1998 报告将 2~8 cell 人类胚胎以 40%EG+18%Ficoll70+0.3mol/L sucrose 作为玻璃化方法的冷冻保护剂置于传统的 0.25ml 小管中。解冻后，85%~86%第 2 天的 4-cell 胚胎和第 3 天的 8-cell 胚胎形态仍然完整。41 个人类胚胎植入于 18 位患者，有一位患者怀孕成功且于 34 周生产健康的双胞胎。

同样是利用传统的 0.25ml 小管，Saito 于 2000 年报告以 40%EG+18%Ficoll70+0.3mol/L trehalose 作为玻璃化方法的冷冻保护剂。而胚胎玻璃化方法冷冻的阶段为 8~16 cell 时期。98 个人类胚胎植入于 31 位患者，有 5 位患者怀孕成功。其中的 2 位患者怀孕活产成功生下胎儿。另有两例为子宫外孕。一例为早期空妊囊（empty gestational sac）。

Choi 于 2000 年报告将人囊胚以 5.5mol/L EG+1.0mol/L sucrose+10%fetal bovine serum 作为玻璃化方法的冷冻保护剂，利用电子显微镜金属网（electron microscopy metallic grid）为冷冻保护剂贮存载具。93 个人类囊胚被玻璃化冷冻，解冻后有 48（51.6%）个囊胚存活。其中的 38 个囊胚被植入于 20 位患者，有 5 位患者怀孕成功超过 30 周，最后成功生产 6 位正常健康胎儿。

同样是囊胚，Yokota 于 2000 及 2001 年报告以 EG 与 DMSO 的混合液作为玻璃化方法的冷冻保护剂，利用传统的 0.25ml 小管（straw），有 45 个人类囊胚被玻璃化冷冻，解冻后有 36（80%）个囊胚存活。植入于 18 位患者，有 6 位患者怀孕成功。植入率（implantation rate）为 21.9%，怀孕率为 33.3%。

利用开放式冷冻麦管（open pulled straw）的方法，EI-Danasouri 于 2001 年报告以 40% EG+0.6mol/L sucrose 作为玻璃化方法的冷冻保护剂，共有 215 个第 3 天 6-cell~8-cell 的人类胚胎被玻璃化冷冻，解冻后有 106（49.3%）个胚胎存活。植入于 36 位患者，有 11 位患者怀孕成功且有胎儿心跳。植入率为 10.4%，怀孕率为 30.5%。

利用冰冻管（cryoloop）的方法，Mukaida 于 2001 年报告以 15%EG+15%DMSO+10mg/ml Ficoll70+0.65mol/L sucrose 作为玻璃化方法的冷冻保护剂，有 60 个人类囊胚被玻璃化冷冻，解冻后有 38 个（60.0%）囊胚存活。植入于 19 位患者，有 6 位患者怀孕成功。一位患者已正常生产，一位患者流产，4 位患者持续怀孕中。

综合上述人类胚胎玻璃化方法的冷冻，到 2002 年止，已约有 30 位患者怀孕成功，约 20 位患者正常生产。但由于是使用不同的方法及不同的冷冻保护剂贮存载具，最好的方法及步骤仍有待进一步评估。

（三）影响冷冻胚胎成功的因素

1. 胚胎期

人类胚胎在 2 细胞、4 细胞和 8 细胞的胚胎期，经冷冻和解冻后有 67%的存活率，但是在 3 细胞和 5 细胞的胚胎期冷冻，则解冻后的存活率明显下降为 1/3。因为 2 细胞、4 细胞和 8 细胞的胚胎处于细胞分裂周期的分裂间期（interphase），所以细胞较为稳定，比较不容易受到冷冻的伤害；假如细胞正在分裂当中，例如 3 细胞和 5 细胞的胚胎期，因为细胞内有纺锤体的产生，而且染色体正处于复制新染色体的过程，比较容易遭受冷冻的伤害。马偕纪念医院李国光医师以 3 细胞和 4 细胞的鼠胚胎经冷冻和解冻后再培养，发现 3 细胞的胚胎在解冻后胚胎孵出透明带的能力较 4 细胞的胚胎差，表示 3 细胞的胚胎经冷冻和解冻后的活性较差。

Veeck 以人类原核期（pronucleate stage）的受精卵（zygote）冷冻和解冻后，仍有 29%的临床怀孕率。

2. 胚胎冷冻前的品质

在冷冻前胚胎若无碎片（fragment）存在并且细胞透明而对称，表示胚胎的品质较为良好，则解冻后的怀孕率较高；反之，若冷冻前的胚胎有大量的碎片，表示胚胎的品质较差，则解冻后几乎没有怀孕的可能。

3. 冷冻与解冻的技巧

目前以慢速冷冻的方法较合乎冷冻生物学的原理，所以成功率最高。快速冷冻法虽然有成功的报告，目前仍在实验的阶段，需要更多的临床报告资料，才能肯定其实用性。

4. 冷冻胚胎的数目

解冻后的胚胎数目若多于 3 个，植入后的怀孕率明显地高于只植入 1 个至 2 个胚胎的。

5. 年龄

解冻后的胚胎存活率不受年龄的影响，但是年龄小于 35 岁的年轻病患，在解冻胚胎植入后，有较高的临床怀孕率。

6. 植入的时机

自然排卵的病患，原核期的胚子（pronuclear stage of zygote）应该在确定排卵后的隔天解冻，培养 1 天以后，等胚胎的细胞分裂而于排卵后的第 2 天植入；4 细胞的胚胎应该在排卵后 48~72 小时解冻，并且在当天或隔天细胞分裂后植入；8 细胞的胚胎应该在排卵后 72 小时解冻，并在当天植入；囊胚期的胚胎应该在排卵后第 5 天解冻，并在当天植入。若无排卵的病患，可以氯米芬口服药刺激排卵，植入时机与自然排卵的病患相同。若以 GnRH-a 和雌激素（estrogen）治疗，在月经周期的第 14 天开始给予黄体酮（progesterone），而于第 17 天植入 4~8 细胞的胚胎。以 GnRH-a 加上激素治疗或自然排卵的病患，二者的临床怀孕率相似。

7. 贮存胚胎的时间

胚胎贮存的时间长短，并不会影响怀孕率，纵使胚胎冷冻 1278 天后的胚胎，仍然能够在解冻后着床怀孕。

8. 诱导排卵的药物

单纯以 hMG 或 FSH 诱导排卵或先以 GnRH-a 治疗再诱导排卵，二者所产生的胚胎在解冻后每次胚胎植入的临床怀孕率相似；但是使用 GnRH-a 的病患有较多的胚胎冷冻，可以施行较多次的解冻与植入，所以可以预期使用 GnRH-a 的病患，最后有较多的怀孕机会。

结 论

冷冻胚胎在 1991 年全美国的统计上，临床怀孕率是 13.2%，活产率是 10.2%；1992 年的临床怀孕率是 15.3%，活产率是 11.6%。1994 年的冷冻胚胎活产率是 15.4%。1998 年的冷冻胚胎活产率是 19.3%。如此在成功率上每年有缓慢的提高，比较 1990 年以前 7%的怀孕率进步不少。有些医学中心的成功率更高，例如美国 Norfolk 的 Veeck 以原核期的胚子冷冻，解冻后的临床怀孕率为 29%，活产率为 20%。1992 年美国试管婴儿的怀孕率为 21.3%，活产率是 16.9%，1994 年的怀孕率是 26.2%，活产率为 21.1%。1998 年活产率为 29.1%。因此成熟的冷冻胚胎技术可以提高协助性人工活殖技术的最终怀孕率。而至目前为止，成熟的冷冻胚胎技术仍以慢速冷冻为主，玻璃化冷冻虽已有数篇怀孕生产的报告，但病例数量尚少，有待未来进一步观察。

参考文献 (FURTHER READING)

1. Chen C et al：Recent advances in the management of infertility. Singapore，McGraw Hill，207，1989.
2. Veek LL et al: Cryopreservation. Infertility and Reproductive Medicine，Clinics of North America，Vol 4 (4): 709，Oct，1993.
3. Menezo Y et al: Efficiency of a simplified protocol for human cocultured blastocysts. Abstracts of the

ASRM, S96 (P-006), 1996.
4. Rail WF: Factors affecting the survival of mouse embryos cryopreserved by vitrification. Cryobiology 24: 387, 1987.
5. Rall WF et al: Ice-free cryopreservation of mouse embryo at −196℃ by vitrification. Nature 313: 573, 1985.
6. Trounson A et al: Ultrarapid freezing: a new low cost and effective method of embryo cryopreservation. Fertil Steril 48: 843, 1987.
7. Testar J et al: High pregnancy rate after early embryo freezing. Fertil Steril 46: 268, 1986.
8. Lee RKK et al: The results of freezing mouse embryos at different embryonic stages. J Reprod Infertil 1: 29, 1992
9. Assisted reproductive technology in the United States and Canada: 1991 results from the Society for Assisted Reproductive Technology generated from The American Fertility Society Registry. Fertility Society 59: 956, 1993.
10. Assisted reproductive technology in the United States and Canada: 1992 results generated from the American Fertility Society/Society for Assisted Reproductive Technology Registry. Fertil Steril 62: 1121, 1994.
11. Assisted reproductive technology in the United states and Canada; 1994 results generated from the American Society for Reproductive Medicine/Society for Assisted Reproductive Technology Registry. Fertil Steril 66: 697, 1996.
12. Gordts S et al: Survival and pregnancy outcome after ultrarapid freezing of human embryos. Fertil Steril 53: 469, 1990
13. Bary PE et al: Ultrarapid freezing (URF) of mouse and human preembryos: A modified approach. J Vitro Fert Embryo Transfer 7: 355-357, 1990
14. Martino A et al: Development into blastocysts of bovine oocytes cryopreserved by ultrarapid cooling. Biol Report 54: 1059-1069, 1996
15. Vajta G et al: Successful vitrification of early stage bovine in vitro produced embryos with the open pulled straw (OPS) method. Cryo-letters. 18: 191-195, 1997.
16. Lane M et al: Vitrification of mouse and human blastocysts using a novel cryoloop containerless technique. Fertil Steril 72:1073-1078, 1999.
17. Mukaida T et al: Vitrification of human embryos based on the assessment of suitable conditions for 8-cell mouse embryos. Hum Reproduction 13: 2874-2879, 1998.
18. Saito H et al: Application of vitrification to human embryo freezing. Gynecologic and Obsterics Investigation. 49: 145-149, 2000.
19. Choi DH et al: Pregnancy and delivery of healthy infants developed from vitrified blastocysts in an IVF-ET program. Fertil Steril 74: 838-839, 2000.
20. Lai ACH et al: Pregnancies after transter of ultra rapidly frozen human embryos. J Assist Reprod Genet. 13: 625-628, 1996.
21. Yokota Y et al: Successful pregnancy following blastocyst vitrification. Hum Reprod 15: 1802-1803, 2000.
22. Yokota Y et al: Birth of a healthy baby following vitrification of human blastocysts. Fertil Steril 75: 1027-1029, 2001
23. EI-Danasouri et al: Successful pregnancies and deliveries after a simple vitrification protocol for day 3 human embryos. Fertil Steril 76: 400-402, 2001.
24. Mukaida T et al: Successful birth after transfer of vitrified human blastocysts with use of a cryoloop containerless technique. Fertil Steril 75: 618-620, 2001.
25. Assisted reproductive technology in the United States: 1998 results generated from the American Society for Reproductive Medicine/Society for Assisted Reproductive Technology Registry. Fertil Steril 77: 18-31.

35 Chapter 配子捐赠

李茂盛

前言

配子捐赠（gamete donation）包括卵子捐赠（egg donation）与精子捐赠（sperm donation）两部分，其与身体其他的器官组织捐赠有一个最基本的不同点就是卵子与精子本身具有遗传性质的基因，当受赠者成功地产下后代之后，此后代在基因的层面上来说是属于捐赠者的后代，而非受赠者的后代，当此一后代再产生后代之后，会衍生出许多有关于遗传方面的种种问题。

因此配子的捐赠，除了像一般器官组织的捐赠一样，必须考虑到医学方面的学理问题之外，更需要着眼于伦理与法律层面的考量。亦即配子的捐赠并非一个单纯的医学问题，而是一个广泛的社会问题，要解决这一个问题，除了医师之外更需要法律学者、社会学专家与社会大众的共同参与，才能够妥善地解决这一个问题。

此外精子的捐赠又与卵子的捐赠有很大的不同点：也就是在精子的捐赠过程中，精子的捐赠者不必受到任何来自于医学手术的痛苦，而只是经由简单的自慰过程，便可以取得精子以供捐赠。但卵子的捐赠者，则必须有高度的动机，才能够忍受在卵子的捐赠过程中所必须的药物注射、卵泡成长监测与采卵手术的执行；同时也必须冒着诱发排卵与采卵手术并发症的危险。

因此理想的配子捐赠者，最好是与受赠者互不认识为佳，这在精子捐赠方面较有可能，而在卵子的捐赠方面，就很难达到这样的要求，甚至反过来卵子的捐赠者，通常是受赠的亲姐妹或密友，将来孩子出生之后可能与捐赠者（基因上的母亲）有时常见面的机会，而发生一些无法事先预测的问题。

本章所要详细讨论的是关于卵子捐赠的种种问题，至于关于精子捐赠的问题，请参阅本书第 24 章。

卵子捐赠的历史背景

在 1983 年，Trounson et al 首先发表以捐赠者的卵子于体外受精成功而发育得到的胚胎，植入一个具有正常月经的受赠者的子宫中而怀孕成功的报告。次年（1984），同一组研究人员又再度发表，以同样的卵子捐赠与体外受精的技术，再加上以性腺类固醇治疗一个早发性卵巢衰竭(primary ovarian failure）的病人，并获得成功怀孕的报告。在 1987 年 Van Steirteghem 以捐赠卵子体外受精成功后，予以冷冻胚胎的方式保存后，再解冻之后，再植入受赠者而获得怀孕成功的成果，以此一方式克服了捐赠者与受赠者两人经期不一致的问题。因此冷冻胚胎的技术，可以说是整个卵子捐赠治疗计划中非常重要的一环。

另一个促使卵子捐赠治疗计划大有进步的是

激素替代治疗的发展与简化，将于后文中说明。

(一) 受赠者

此类患者可分为两大类：

1. 第一类：已无月经的患者

（1）早发性卵巢衰竭（premature ovarian failure）：此类患者大约占 40 岁以前无月经妇女的 1%。

（2）性腺发育不良（gonadal dysgenesis）：如 Turner 综合征（45，X）为最常见的原发性无月经症的病因。

（3）医学治疗所导致的卵巢衰竭：此类病人是指因疾病而必须接受辐射线治疗或化学治疗，治愈之后，导致了卵巢衰竭而仍想继续怀孕的妇女。

（4）手术切除双侧卵巢组织的病人：此类病人因双侧卵巢已遭切除，但仍保有子宫，故可藉由卵子的捐赠而受孕。

2. 第二类：仍有正常月经的患者

（1）试管婴儿治疗计划重复失败的患者：此类患者其试管婴儿治疗计划失败归因于两种原因：一是对卵泡的诱发治疗反应极差的病人，此类病人占需要捐赠卵子的不孕患者的最大部分；另一则是虽然卵泡的诱发没有问题，但却因为卵子异常的关系，无法顺利地体外受精。

（2）基因性疾病的异常基因携带者：一对夫妻若有可能重复产下重大畸形的胎儿或重大遗传疾病的胎儿时，便可能需要配子捐赠来解决问题。此类疾病以性联遗传（X-linked disorders）的方式表现出来的居多。目前已有对植入前的体外受孕成功的胚胎作遗传检查的方式，在未来或可提供给此类患者另一个解决问题的方式。

（3）异常染色体的携带者：习惯性流产（habitual abortion）的患者中有一小部分是归因于父母亲染色体异常所致；另外一个例子是第 21 对染色体发生错位转接（translocation）时，尤其是 21–21 错位转接时，其后代百分之百为唐氏综合征儿（Down's syndrome），因此更需要配子的捐赠治疗。

3. 受赠者年龄上的限制

纯粹就医学的角度而言，受赠者是没有年龄上限的限制，但是因为我们不希望“老父幼子”的情形发生，而导致孩子养育上的问题发生，所以一般我们接受新病人的上限年龄是 42 岁，倘若治疗至 45 岁，仍未能成功的话，我们便停止继续治疗。

4. 对受赠者夫妇的咨询

所有的受赠者夫妇均应该接受详细的术前咨询过程，尽可能地提供关于精神上、道德上以及法律上的资讯并对所有的程序作一个详尽的说明与解释。为免有所遗漏，最好是列表成册逐一说明。

5. 对受赠者的检查

对所有的受赠者均应该作一般例行性的健康检查和一些与怀孕相关联的检查。像德国麻疹抗体（German measles）、乙型肝炎抗原抗体与艾滋病抗原（HBSAg，HIVAg）等的检查。骨盆腔的检查也很重要，必须确认病人具备了能够顺利子宫内怀孕的基本条件。

6. 对受赠者丈夫的检查

除了一般的健康检查之外，精液分析是很重要的，品质太差而无法体外受精成功时，必须使用捐赠的精子。并应备有冷冻保存的备份精子，以防止采卵当日无法顺利取出精子。

(二) 捐赠者的来源

1. 自愿者

因利他主义的关系，有些妇女自愿接受与忍受排卵刺激与采卵手术的种种痛苦，而将自己的卵子捐赠给不知名、不认识的不孕妇女。这些捐赠者有的是经由受赠者的介绍而来，有的则是藉由资讯媒体的宣传而来。

2. 熟识受赠者的人

如前所述，有一部分的捐赠者是受赠者的亲密好友或是亲姐妹，这样的接受方式，在将来较容易引起伦理道德方面的问题。

3. 接受试管婴儿治疗计划者

某些自己正在接受试管婴儿治疗计划，而排卵反应良好的患者，可能基于同病相怜的心理因素，愿意将自己的一部分卵子捐赠给不知名的受赠者。但是因为冷冻胚胎技术的发达，大部分的患者都希望自己过剩的卵子能受孕成功，虽然不能在同一时间内将所有的胚胎植入，但却可以以冷冻胚胎的方式保存起来，将来在适当的时机再予以解冻植入。另外一个问题是，藉由此种方式取得的卵子多半是品质较差的卵子，因为品质较佳的卵子捐赠者多留给自己使用，因此以此种方式取得的卵子，其受孕情形通常较取自自愿捐赠者的卵子来得差，故对受赠者而言，不是一个很理想的方式。

4. 欲行绝育手术的病人

多产的妇女在绝育手术时，愿意顺便接受排卵刺激与采卵手术，以将卵子捐赠给有需求的病患。

以上4种是卵子捐赠的可能来源。目前不管是在哪一个生殖科技中心所面临的都是卵子“供不应求”的难题。

卵子捐赠者应具备的必要条件

1. 年龄

年龄越大的捐赠者所捐赠的卵子，将来受孕之后发生染色体异常或流产的危险性越高。所以一般最好限制捐赠者的年龄应该小于35岁。

2. 产次

我们认为所有的卵子捐赠者均必须是经产妇，这有两个理由：一是出于精神上的考量；另一是受孕率较高的考量。只有捐赠者有她自己的小孩，才不会发生两个母亲争夺一个小孩的窘况；一个经产妇的卵子，自然要比未曾受孕者的卵子来得容易受孕。

3. 外观上的尽可能吻合

肤色、发色、眼球的颜色、身高、体重、教育程度等等，当然是不可能百分之百符合要求，但是若有选择的余地时，应该尽可能为病人选择条件相近的捐赠者。

4. 血型

ABO血型与Rh因子，应为病人选择不会明显发现是非自己血型所会产生的后代的相容捐赠者，以避免日后不必要的麻烦。

对捐赠者所作的筛检

1. 对可能的遗传性疾病（hereditary disease）的筛检

捐赠者个人的病史与家族史中若有特殊的遗传性疾病时，应作事先的检查以排除将此遗传性疾病遗传给受赠者的后代。捐赠者的血液应作染色体的检查。

2. 对传染性疾病（infectious disease）的检查

包括性病、乙型肝炎与艾滋病等，应事先作一个详细的检验，以确保所赠的卵子的安全性与品质。

3. 血红蛋白疾病（hemoglobinpathy）的障碍

中国血红蛋白疾病，以甲型、乙型地中海贫血（α，β-thalassemia）的筛检最为重要。应对捐赠者与受赠者的丈夫同时予以筛检，以免于血红蛋白Barts疾病（Hb Barts disease）或Colley贫血（Colley's anemia）的产生。

目前关于精卵捐赠的法源依据是根据人工协助生殖技术管理办法，本文于附录中摘录部分条文规定以供参考。

性激素的替代疗法 (Hormone replacement therapy)

对一个没有正常月经，亦即缺乏正常的卵巢分泌激素的功能的卵子受赠者而言，希望将体外受精成功所发育的胚胎能够顺利地植入在自己的子宫内并着床的话，一定要接受外在给予的所谓性腺激素替代疗法，以完成子宫内膜的准备，使胚胎能够顺利着床。以下介绍两种性腺激素替代疗法的基本处方模式：

(一) 增量处方 (incremental regimens) 固定周期模式

此一模式是模拟正常的卵巢激素分泌在生理功能的状况而来的。亦即对一个没有月经的患者，设定固定的月经周期，一个周期为 28 天。任选一个日子为此 28 天的周期的第一天，开始给予较低剂量的雌激素，随着天数的增加而调高雌激素的剂量，在第 10 天至第 14 天时达到最大剂量的雌激素的给予，自第 15 天后开始将减低雌激素的剂量，并开始同步给予孕激素，而后随着天数的增加而调高孕激素的剂量，直到第 25 天停止使用孕激素。此一复杂的调理模式虽名为模拟真正的生理状况，却因为过程太复杂，而在临床不易被患者所接受与使用，而且因为它是一个固定周期的模式，以至它的适合胚胎植入期相当短暂，同时也很难使卵子受赠者与捐赠者两人的经期同步化，更大大地降低受孕成功的可能性。

(二) 定量处方不定周期模式

为了克服前诉处理模式的种种困难与决定，Sevhal and Craft 两位学者首先在 1987 年提出了所谓超生理剂量的性腺激素替代疗法。并造成一个可以调整卵子受赠者经期的长短，以配合卵子捐赠者的生理周期与排卵计划，以使受孕成功的机会提至最高。此一超生理的替代疗法，原始的模式为对受赠者每日均给予高剂量的雌激素（estrodiol valerate；6mg gd）而黄体酮的给予，则选在卵子捐赠者采卵日之前一天开始给予 progesterone-in-oil 100mg，每日肌肉注射。这样一个处理模式的最大的好处在于可以很有弹性地调整卵子受赠者的卵泡期天数的多寡，短者 9 天，长者 9 周，均有成功怀孕的病例报告，可以使卵子捐赠者与受赠者，两人的经期更易同步化；亦即不同长度的卵泡期，而有同时开始的黄体期。

性激素替代疗法效果的监测

对一个无月经的卵子受赠者施行性腺激素替代疗法，其最终的目的在于使患者的子宫内膜有良好而适当的发育，以为胚胎的着床作准备。但以唯一的处理模式来治疗所有的病人，必定有部分的患者的临床反应较差，而必须调整固定的处理模式，才能对此部分的患者有所帮助。因此必须对接受激素替代疗法的病人，在真正接受胚胎植入前，先测试其子宫内膜的反应程度。一般是在胚胎植入的前一周期的黄体期中点，作一个子宫内膜切片，若所得的结果和预期的结果相差在两天之内，则我们认为此病人对该性腺激素替代疗法有良好的反应，否则便应该调整该替代疗法中雌激素与孕激素的给予剂量、路径、天数等，以期在下一周期的子宫内膜发育，能够达到原先所预期的程度和效果。

(一) 对有月经的卵子受赠者的处理

对此类患者的子宫内膜准备有 3 种方式：

（1）直接利用患者本身的自然周期来选择适当的胚胎植入时期，而不给予卵子受赠者任何药物处理。要想达到这样的目的而不对卵子受赠者的经期作任何的调整，唯一的方式就是利用促性腺激素释放激素类似剂（GnRH-analogue）来调整卵子捐赠者的周期而使排卵日尽量接近卵子受赠者的黄体生成激素高峰（LH-surge）的时间。这样的处理模式，事实上有很多的缺点：其一是对月经周期不是很规律者、年龄大于 38 岁或重复试管婴儿治疗计划失败的患者，通常没有办法很正确地估计而测得 LH 高峰的时期；其二是即使患者有很规律的月经周期，但是仍然很难保证不会有早发性黄体生成激素高峰（premature LH surge）的发生。

（2）性腺激素加乘（非替代）的疗法：对

于具有经期不规律的患者，由外界给予性腺激素，以期使患者的周期能够更规律以便于计划卵子捐赠者的采卵日期。这样的处理模式所使用雌激素的剂量无法大到能够抑制卵子受赠者的 LH 高峰，因而同样地无法避免早发性 LH 高峰（premature LH surge）的发生而导致着床失败，故亦不是一个理想的方法。

(3) 促性腺激素释放激素的同功异质体的利用：利用 GnRH-A 于卵子捐赠者，可以达到两个重要的好处：一是可以避免卵泡诱发成长中发生早发性 LH 高峰的情形，其二是可以使诱发成长的卵泡达到同质同大小的成长速度，使卵子的品质达到一个最理想的效果。而将 GnRH-A 利用在有月经的卵子受赠者身上，通常需要一段更长的时间，其目的在于使卵子受赠者达到功能性去势化的效果后，再施以一定剂量不同周期的性腺激素替代疗法，两种方式的使用使我们能够一方面避免卵子受赠者发生内源性的早发性 LH 高峰，同时也能够随心所欲地调整受赠者的卵泡期，而使卵子捐赠者的采卵日与卵子受赠者的黄体期的开始，尽量地接近而有最高的怀孕率。

(二) 冷冻胚胎与卵子的捐赠

除了前述使用性腺激素替代疗法于无月经的卵子受赠者以及再加上促性腺激素释放激素同功异质体于有月经的卵子受赠者，以达到受赠者与捐赠者两人经期同步化的处理方式之外，另外我们可以使用冷冻胚胎的技术来克服或跳过受赠者与捐赠者经期不同步的问题。也就是我们可以将捐赠者的卵子取出，而于体外受精发育成胚胎后，将这些胚胎予以冷冻保存，等到卵子受赠者的内膜发育到客观上厚度、形态都最适合着床的周期时，再将该冷冻保存的胚胎予以解冻后，行植入的程序。

以冷冻胚胎的方式来处理卵子捐赠的问题时，可以有三个重要好处：

(1) 可以避开经期不同步的问题。

(2) 可以维持最高的私密性，因为受赠者与捐赠者可以不必在同一时间到医院而产生见面的机会。

(3) 如果冷冻胚胎的保存期间大于 3 个月以上的话，则有机会对卵子捐赠者再作一次 HIV 的筛检，以解决艾滋病毒空窗期的问题。

当然这样的处理方式也有缺点，那就是怀孕率较直接植入新鲜而未经冷冻的胚胎必然低。这是因为我们不能期望每一个胚胎在经过冷冻与解冻的过程之后仍具有存活的能力。但是我们相信随着冷冻胚胎技术的成熟与进步，这样的处理方式必然成为未来的主流。

(三) 怀孕成功后的处理

就一个自然怀孕者而言，当胚胎顺利地着床之后，血清中的雌激素与孕激素值更快速地增加，这是因为着床后的胚胎的滋养层细胞分泌大量的绒毛膜促性腺激素刺激黄体分泌大量的雌激素与孕激素。这种现象一直持续到大约妊娠 7 周的时候，此种分泌雌激素与孕激素的功能慢慢地由黄体转为胎盘来执行，即是所谓的“黄体胎盘转化”（luteoplacental shift）。

本身无正常卵巢功能的卵子受赠者与虽有正常的卵巢功能，但因为接受 GnRH-A 的功能性去势化治疗的卵子受赠者，在怀孕的初期均没有正常的卵巢黄体来接受绒毛膜促性腺激素的刺激，以分泌足够量的雌激素与孕激素，来维持正常妊娠的持续进行，此时若不及时从外界补充足够量的促性腺激素，则病人势必导致流产的后果。

因此我们对接受卵子捐赠，而顺利怀孕的患者，例行性地给予雌激素［estradiol valerate (2mg)］2# bid 与孕激素［progesterone 100mg］im bid 的补充。

虽然在理论上妊娠 7 周后的胎盘，已经接掌了此等激素继续分泌的角色，而不需要继续由外界给予的方式来补充。但是在临床上我们几乎不曾在妊娠 7 周时，骤然停止雌激素与孕激素的补给，一直到妊娠 12 周之后，我们确认了胎盘有良好而足够的功能之后，我们才会考虑停止雌激素（E2）与孕激素（P4）的给予。

附 录

摘录部分关于人工协助生殖技术管理办法中，关于精卵捐赠的条文规定以供参考：

第五条： 接受人工生殖技术的夫妻及捐赠人应接受下列检查及评估：

（1）家族疾病史，包括本人及二等亲以内的直系血亲等亲属及兄弟姊妹的遗传性疾病纪录。

（2）一般性的生理状况（包括年龄因素）。

（3）有碍优生的精神疾病及传染性疾病检查。

（4）一般性的心理状况。

（5）其他经台湾卫生主管机关公告事项。

第八条： 医疗机构施行人工生殖技术时，应事先取得受术夫妻亲自签名的书面同意书，并告悉该项人工生殖技术的成功率、危险性及可能发生的并发症。

第九条： 受术夫妻不得指定捐赠人。但医疗机构得提供捐赠人的身高、体重、肤色及血型等资料，供受术夫妻参考。

第十条： 符合下列各款情形之人，医疗机构始得接受其捐赠的精子或卵子：

（1）女性年满 20 岁以上，40 岁以下；男性年满 20 岁以上，50 岁以下。

（2）依第五条规定的检查及评估结果为适合捐赠者。

（3）未曾于他处捐赠精子或卵子者。

（4）愿以无偿方式捐赠且不指定受赠对象者。

（5）愿将捐赠的卵子的所有权转移给负责保存的医疗机构。

第十一条： 医疗机构于捐赠人捐赠时，应取得捐赠人亲自签名的同意书，并应告知其仅可于一处捐赠。捐赠人有配偶者，并应取得其配偶的同意书。

第十四条： 医疗机构对同一捐赠人所捐赠的精子或卵子，不得同时提供给两个以上受赠人使用；在受赠人怀孕时，应即停止使用该捐赠人的精子或卵子。

参考文献 (FURTHER READING)

1. Leeton J, Trounson A, Conti A, Gianaroli L, and Wood C (1983). Pregnancy established in an infertile recipient patient after transfer of a donated embryo fertilised in vitro. Fertil Steril, 39, 414–15.
2. Lutjen P, Trounson A, Leeton J, Findlay J, Wood C, and Renou P (1984). The establishment and maintenance of pregnancy using in vitro fertilization and embryo donation in a patient with primary ovarian failure. Nature, 307, 174–5.
3. Hodgen G (1983). Surrogate embryo transfer combined with estrogen-progesterone therapy in monkeys: implantation, gestation and delivery without ovaries. J Am Med Assoc., 250, 216–71.
4. Buster JE, Bustillo M, Thorneycroft IH, Simon JA, Boyers SP, Marshall JR, Louw JA, Seed RW, and Seed RG (1983). Non-surgical transfer of in vivo fertilised donated ova to five infertile women: report of two pregnancies. Lancet, 2, 223–4.
5. Bustillo M, Buster JE, Cohen SW, Throneycroft IH, Simon JA, Boyers SP, Marshall JR, Seed RW, Louw JA, and Seed RG (1984). Non-surgical ovum transfer as a treatment in infertile women: preliminary experience. J Am Med Assoc 251–1171–3.
6. Formigli L, Formigli G, Scelsi R, Roccio C, Belotti G and Noe C (1988). Transfer of preembryos donated and fertilized in vivo to recipients given a steroid replacement therapy. Hum Reprod, 3, 741–6.
7. Asch R, Balmaceda J, Ord T, Borrero C, Cefalu E, Gastaldi C, and Rojas F (1987). Oocyte donation and gamete intrafallopian transfer as treatment for premature ovarian failure. Lancet, 1, 687.
8. Yovich JL, Blackledge DG, Richardson PA, Edirisinghe WR, Matson PL, Turner SR, and Draper R (1987). PROST for ovum donation. Lancet, 1, 1209–10.
9. Van Steirteghem AC, Van den Abbeel E, Braekmans P, Camus M, Khan I, Smitz J, Staessen C, Van

Waesberghe L, Wisanto A, and Devroey P (1987). Pregnancy with a frozen-thawed embryo in a woman with primary ovarian failure. N Engl J Med, 317-113.10.

10. Salat-Baroux J, Cornet D, Alvarez S, Antoine JM Tibi C, Mandelbaum, J and Plachot M (1988). Pregnancies after replacement of frozen-thawed embryos in a donation program. Fertil Steril, 49, 817-21.

11. Abdalla H, and Leonard T (1988). 22. Cryopreserved zygote intra-fallopian transfer for anonymous oocyted doation. Lancet, 1, 835.

12. Serhal PF, and Craft IL (1987). Ovum donation——a simplified approach. Fertil Steril, 48, 265.

13. Interim Licensing Authority(1990). 5th Report of the ILA for human in vitro fertilisation and embryology, (London: Interim Licensing Authority).

14. Interim Licensing Authority (1990). Egg donation: your questions answered. (London: Interim Licensing Authority).

15. American Fertility Society (1990). Ethical considerations of the new reproductive technologies: donor eggs in ini vitro fertilization. Fertil Steril, 53, (Supple 2), 485-505.

16. Handyside AH, Kontogianni EH, Hardy K, and Winston RML (1990). Pregnanacies from biopsied human preimplantation embryos sexed by Y-specific DNA amplification. Nature, 344, 768-70.

17. Abdalla HL, Baber R, Kirkland A, Leonard T, Power M, and Studd JM (1990). A report on 100 cycles of oocyte donation; factors affecting the outcome. Hum Repord, 5, 1018-22.

18. Navot D, Laufer N, Kopolovic J, Rabinowitz R, Birkenfeld A, Lewin A, Granat M, Margaliot E, and Schenker JG (1986). Artificially induced endometrial cycles and establishment of pregnancies in the absence of ovaries. N Engl, 1: Med, 314, 806-11.

19. Devroey P, Camus M, Van den Abbeel E, Van Waesberghe L, Wisanto A, and van Steirteghem, AC (1989). Establishment of 22 pregnancies after oocyte and embryo donation. Br J Obstet Gynaecol, 96, 900-6.

20. Navot D, Anderson TL, Droesch K, Scott RT, Kreiner D, and Rosenwaks Z (1989). Hormanal manipulation of endometrial maturation. J Clin Endocrinol Meta, 68, 801-7.

21. Ben-Nun I, Ghetler Y, Gruber A, Jaffe R, and Felgin M (1989). Egg donation in an IVF and ET programme. Proceedings of 6th World Congree of In Vitro Fertilization, Jerusalem, April, (Abstr.) 86.

22. Hernandez S, Garcia M, Galache P, Loret de Mola R, and Santos R (1989). The width of the endometrial window for oocyte donation. Procceedings of 6th World Congress of In Vitro Fertilization, Jerusalem, April, 74 (Abstr).

23. Simon JA, Rodi IA, Stumpf RG, Sauer MV, Cohen SW, Ford LC, Bustillo M, and Buster JE (1986). Polysiloxane vaginal rings and cylinders for physiologic endometrial primming in functionally agonadal women. Fertil Steril, 46,619-25.

24. Critchley HOD, Buckley CH, and Anderson DC (1990). Experience with a 'physiological' steroid replacement regimen for the establishment of a receptive endometrium in women with premature ovarian failure. Br J Obstet Gynaecol, 97, 804-10.

25. Pellicer A, Matallin P, Miro F, Rivera J and Bonilla-Muscles F (1989). Progesterone versus dydrogesterone as replacement therapy in women with premature ovarian failure. Hum Reprod, 4,777-81.

26. Bourgain C, Devroey P, Van Waesberghe L, Smitz J and van Steirteghem AC (1990). Effects of natural progesterone on the morphology of the endometrium in patients with primary ovarian failure Hum Reprod, 5,537-43.

27. Serbal PF, and Craft IL (1989). Oocyte donation in 61 patients. Lancet, 1,1185.

28. Davies MC, Anderson MC, Mason BA, and Jacobs HS (1990). Oocyte donation: the role of endometrial receptivity. Hum Reprod, 5,862-9.

29. Borrero C, Remohi J, Ord T, Balmaceda JP, Rojas F, and Asch RH (1989). A program of oocyte donation and gamete intra-fallopian transfer. Hum Reprod, 4,275-9.

30. Cornet D, Alvarez S, Antoine JM, Tibi C, Mandelbaum J, Plachot, M, and Salat-Baroux J (1990).

Pregnancies following ovum donation in gonadal dysgenesis. Hum Reprod, 5,291-3.

31. Cameron IT, Rogers PAW, Caro C, Healy DL, and Leeton JF (1989). Oocyte donation: a review. Br J Obstet Gynecol, 96,893-9.

32. Yovich JL, Blackledge DG, Richardson PA, Maston PL, Turner, SR, and Draper R (1987). Pregnancies following pronuclear stage tubal transfer. Fertil Steril, 48, 851-7.

33. Croxatto HB, Ortiz ME, Diaz S, Hess R, Balmaceda J, and Croxatto HD (1978). Studies on the duration of egg transport by the human oviduct. Ovum location at various intervals following luteinizing hormone peak. Am J Obset Gynecol, 132,629-34.

34. Lenton EA (1988). Pituitary and ovarian hormones in implantation and early pregnancy. In Chapman M, Grudzinskas G and Chard T. (eds.) Implantation: Biological and Clinical Aspects, 17-29. (Berlin: Springer-Verlag).

35. Seidel GA (1981). Superovulation and embryo transfer in cattle. Science, 211, 351-8.

36. Rogers PAW, and Murphy CR(1989). Uterine receptivity for implantation: human studies. In Yoshinaga K. (eds.) Blastocyst Implantation, 231. (Boston, MA: Serono Symposia USA, Adams).

37. Rosenwaks Z, and Scott R (1989). Ovum donation: an Overview. Presented at the 6th World Congress of IVF, Jerusalem, April, 68.

38. Csapo AI, Pulkinnen MO, Ruttner B, Sauvage, JP and Wiest WG (1972). The significance of the human corpus luteum in pregnancy maintenance. Am J Obstet Gynecol, 112, 1061-7.

39. Schneider MA, Davies MC, Mason BA, and Honour JW (1990). Can the dose of progesterone be lowered in pregnancies maintained with exogenons hormones? J Endocrinol, 124 (Suppl), Abstr, 259.

40. Serhal PE, and Craft IL (1987). Immune basis for pre-eclampsia: evidence from oocyte recipients. Lancet, 2, 744.

41. Formigli L, Roccio C, Belotti G, Stangalini A, Coglitore MT, and Formigli G (1990). Non-surgical flushing of the uterus for pre-embryo recovery: possible clinical applications. Hum Reprod 5, 329-35.

42. Davies MC, Mason BA, Schneider MA, and Honour JW (1990). Maintenance of pregnancy following ovum donation. J Endocrinol, 124, (Suppl), Abstr, 258.

43. Cha KY, Yoon SH, Ko JJ, Choi DH, Han SY, and Koo JJ (1989). Pregnancy after in vitro fertilisation of human follicular oocytes collected from nonstimulated cycles. Procceedings of 45th Annual Meeting of American Fertility Society, San Francisco, November, Abstr, 0-001.

44. Gosden RG (1990). Restitution of fertility in sterilised mice by transferring primordial ovarian follicles. Hum Repord, 5,499-504.

第7篇

怀孕前期生理与病理学

36

Chapter

着床生理学

赵光汉

前言

1947年Corner曾描述子宫内腔事实上比眼球前室更不适合早期胚胎的生存，除非卵巢激素作用于子宫，把它变成具有怀孕期新功能的地方。最近已明了，在适当的类固醇激素环境下，由着床以致开始怀孕需要胚胎和子宫彼此之间不断地密切作用。然而，胚胎和子宫之间此种“交谈”的特性仍是一个颇富挑战性的问题。在哺乳动物，胚胎发育为囊胚（blastocyst）期的时刻，和其为了着床而与子宫最初相互作用的特性随物种而异。因为我们在这方面大部分的知识来自啮齿类的实验，所以此章是以啮齿类的着床过程作为基本架构，特别是小鼠（mouse）和大鼠（rat）。

着床的过程涉及胚胎和子宫间复杂的相互作用。其主要事件包括：着床前胚胎与子宫同步发育成为囊胚，且此时子宫转变为可着床状态（receptive state）；半异基因（semiallogenic）的胚胎逃过母体的免疫反应；与囊胚接触的子宫血管床增加微血管通透性与血流；在囊胚接触到子宫腔上皮后囊胚周围的子宫内膜基质（stroma）发生局部蜕膜化（decidualization）的现象；以及胚胎滋养层细胞（trophoblasts）有控制地侵入子宫。而这些是胚胎和子宫组织各种不同细胞经过时间和空间上有序地增生、分化、移动和再塑造累积而成的。虽然这些事件基本上依赖黄体酮和雌激素所参与的特定细胞种类间的循序相互作用，但是其分子水平和细胞水平的作用机制仍不清楚。

子宫内膜内所存在的各种生长因子被认为是类固醇激素作用的介质（mediators）。子宫内膜的蜕膜化是把成纤维间质细胞（fibroblastic stromal cells）转变为大的上皮细胞，在人类这是由黄体酮（progesterone）所主导的，始于月经黄体期后期。蜕膜细胞的角色仍不清楚，因其中有类淋巴细胞的细胞存在，使人联想到蜕膜细胞规范滋养层细胞的侵入，并参与胚胎的免疫防护。我们已知着床时不当的蜕膜化与不孕症和流产有关。

着床前胚胎的发育

在着床前胚胎的发育有两个明显的特色：一为受精卵的活化和分裂；另一为胚胎细胞分化为囊胚期的内细胞团（inner cell mass）和滋养外胚层（trophectoderm）。在老鼠，黄体酮和雌激素可以加强生殖道中胚胎着床前的发育，虽然某些源自胚胎的促进生长因子涉及胚胎本身生长与分化的自体调节，然而着床前胚胎的完全发育与分化需要额外的旁分泌（paracrine）因子，此因子在黄体酮和雌激素的影响下源自生殖道。但无证据证实黄体酮或雌激素对着床前胚胎发育有直接效果，尤其是着床前的胚胎根本缺乏雌激素受体。而着床前胚胎可在体外发育为囊胚的事实可进一步支持着床前胚胎自体调节的观念，不过体外胚胎生长的速率较慢且囊胚中的细胞较少。

子宫接受性 (Receptivity)

子宫组织是由对卵巢所分泌的黄体酮和雌激素有不同反应的各种细胞所组成的。在老鼠，导致适合囊胚植入的分子和细胞机制需要靠适当的黄体酮和雌激素来共同作用。在去除卵巢的成鼠子宫中，雌激素刺激子宫腔和腺体上皮的增殖与分化；但在基质，这需要黄体酮和雌激素两者。例如，老鼠在怀孕的前两天，排卵前卵巢雌激素的分泌会引起子宫腔和腺体上皮的增殖与分化，而来自新形成黄体的黄体酮升高，加上排卵前雌激素的骤升（surge），在怀孕第 3 天可使“上皮增生” 转变为“基质增殖”。且着床前卵巢雌激素的分泌更加强了怀孕第 4 天（着床日）基质细胞的增生。此种着床前卵巢雌激素的分泌对于囊胚着床处子宫内膜微血管通透性的增加（开始着床的先决条件）以及后来在囊胚和其他产生蜕膜化的刺激存在下，基质细胞转变为蜕膜细胞是必需的。

在老鼠，子宫接受性仅在怀孕、假怀孕（pseudopregnancy），或适当给予黄体酮和雌激素的有限时期发生。这些动物的子宫敏感性（sensitivity）可分为中性期（neutral）、接受期（receptive）和非接受期（又称不反应期，refractory）。在怀孕或假怀孕的老鼠，子宫仅仅在怀孕第 4 天才有接受性；到了第 5 天子宫就会变得不反应，无法对囊胚的存在或对引发着床或蜕膜细胞反应所需的“破坏刺激”（traumatic stimuli）有所反应。若子宫只暴露于黄体酮就会达到中性期，虽然此时若有破坏刺激，子宫可以产生些许蜕膜反应，但其对囊胚的存在并无反应。此种黄体酮作用过的子宫若在黄体酮作用 24~28 小时后，给予少量雌激素，就可将其转变为可接受，以利囊胚的着床。然而初步的观察发现在可接受的子宫中，囊胚也必须处于激活状态才能着床。在雌激素注射后 24 小时和 36 小时之间子宫会变得不反应，此时若一直给予黄体酮，不反应期就一直持续下去。黄体酮保持子宫于中性期的机制和如何转变为接受期现仍不清楚，以及雌激素注射后 24~36 小时，接受期的子宫如何变得不反应也未有解答。

因此，很明显地对于老鼠，雌激素和黄体酮两者对着床的发生是绝对必需的。不过，在兔、天竺鼠、中国仓鼠和猪，卵巢黄体酮是着床所需的，但雌激素则非绝对必要。有人提出在这些动物，由胚胎来的雌激素可能参与着床过程。在这方面，兔和猪着床前囊胚形成雌激素的能力已获证实。虽然黄体酮在灵长类绝对是着床所必需的，然而雌激素的绝对角色也仍未知。

接受期子宫血管通透性的改变

如同先前的讨论，着床的接受窗（windows of receptivity）只在有限时间开放。着床最早可见的征候是囊胚接触处子宫内膜血管通透性的局部增加。此种血管的反应可由动物宰杀前 5~10 分钟，静脉注射大分子蓝染料而发现，在着床区域沿着子宫会出现个别蓝色带状。几种血管作用物质，如组胺（histamine）、前列腺素（prostaglandins）、白三烯（leukotrienes）、血小板活化因子（platelet activating factor）等，已被认为与此过程有关。然而在黄体酮作用过的老鼠子宫，雌激素对此局部子宫血流变化是必要的。

蜕膜化

基质细胞会因应囊胚或人工刺激而增生与分化为蜕膜细胞。蜕膜细胞的反应总是先于子宫内膜血流通透性的增加。^{3}H 标志胸腺核苷（thymidine）的实验发现蜕膜细胞来自于未分化的基质细胞。蜕膜细胞首先出现于囊胚着床的子宫系膜相对处（antimesometrial sites）。老鼠囊胚四周分化的基质细胞在怀孕第 5 天时形成原发性蜕膜带（primary decidual zone），此区域缺乏血管且密布蜕膜细胞。第6天则在原发性蜕膜带外形成继发性蜕膜带，此时继发性蜕膜带的DNA合成正旺盛，而原发性蜕膜带则显得较低落。且原发性蜕膜带逐渐萎缩，到了第8天后，胎盘和胚胎的生长也逐渐取代继发性蜕膜带，最后继发性蜕膜带变成薄薄的一层，称为包蜕膜（decidua capsularis），而近子宫系膜处的蜕膜细胞最后形成基底蜕膜（decidua basalis）。现今认为蜕膜的功能在于供应发育中胚胎的营养，保护胚胎免于母体的免疫反应，并调节滋养层细胞侵入子宫基质的程度。

非怀孕的子宫内膜经过许多变化转变为蜕膜，其中最明显的，一为具大颗粒淋巴细胞形态的自然杀伤样（natural killer-like）细胞的大量涌入；另一为细胞外基质（matrix）蛋白laminin和fibronectin的合成。

蜕膜大颗粒淋巴细胞/自然杀伤细胞

这些细胞有特定的表型：$CD56^{bright}CD16^{-}CD3^{-}$，蜕膜中白细胞族群超过70%是属于这种细胞，其余的是$CD3^{+}$T细胞（约占20%）与$CD14^{+}$巨噬细胞（约占10%）。具有这种表型的自然杀伤细胞在身体其他器官并不存在，所以它们只特定存在于子宫中。在月经周期的增殖期，它们的数目还不多，但是到了黄体期则开始增加，这也是着床发生的时间。然后整个怀孕早期，它们都维持一定的数目，而且在着床的地方它们与入侵的滋养层细胞直接接触。因此，这两种细胞无论在空间上与时间上都有密切的关系，所以蜕膜自然杀伤细胞在控制滋养层细胞的入侵程度，可能扮演重要角色。

然而，这些细胞以何种机制控制并不清楚。虽然入侵的滋养层细胞是异基因型的（allogeneic）胎儿细胞，不过并没有表现“传统的人类白细胞抗原（HLA）第一型抗原”，也就是传统移植排斥反应的重要组成并不存在。然而它们会表现出非传统人类白细胞抗原第一型抗原，这是属于HLA-G位点的产物。HLA-G抗原不像传统第一型抗原那样具多形性，且绝大多数表现在入侵的滋养层细胞上。它与蜕膜自然杀伤细胞彼此作用，提供了控制滋养层细胞入侵之钥，可能是藉由蜕膜自然杀伤细胞来毒杀过分入侵的滋养层细胞。虽然刚分离出来的蜕膜自然杀伤细胞并不能毒杀滋养层细胞，不过这些细胞经过IL-2短暂刺激后即可活化，变成淋巴因子激活杀伤细胞（LAK cells），然后就可以毒杀滋养层细胞了。所以入侵的滋养层细胞和蜕膜自然杀伤细胞间存在着一个平衡，而像IL-2这类细胞因子则可打破此一平衡。或许这就是为何着床无法成功的原因。

此外，自然杀伤细胞在体内还有其他的功能，且大部分与细胞因子的制造有关。例如在骨髓中自然杀伤细胞影响细胞增生、分化与移动的能力，可能与造血有关。因为在着床处的滋养层细胞快速地增生、分化与移动，因此滋养层细胞的行为有可能是藉由蜕膜自然杀伤细胞所制造的细胞因子所控制。后来发现滋养层细胞表达这些细胞因子的受体支持此一结论。至于蜕膜自然杀伤细胞可以产生哪些细胞因子？我们使用RT-PCR筛选细胞因子mRNA的表现，发现高纯度（>99%）的$CD56^{bright}CD16^{-}CD3^{-}$细胞表达集落刺激因子-1（colony stimulating factor-1，CSF-1），颗粒巨噬细胞集落刺激因子［granulocyte macrophage（GM）CSF］，肿瘤坏死因子-α（tumor necrosis factor-α），转化生长因子-β（transforming growth factor-β），干扰素-γ（interferon-γ）和白细胞抑制因子（leukocyte inhibitory factor）等的mRNA，此与外周血液自然杀伤细胞的表现不同，所以蜕膜自然杀伤细胞是子宫中一群特殊的淋巴细胞。利用ELISA和生物检验，可知蜕膜自然杀伤细胞制造丰盛的GM-CSF，所以他们在体内是处于活化状态，不过培养24~48小时后，GM-CSF的制造开始锐减；但是若与单层的蜕膜基质细胞共同培养，则GM-CSF的制造又会增加。因此，体内子宫基质的显微环境也能够释放某些刺激的讯息，使蜕膜自然杀伤细胞能持续活化。

细胞外基质

胎盘着床的过程牵涉滋养层细胞一系列的转型，从位于基底膜上单层极化的上皮细胞（绒毛滋养层细胞）到细胞群聚（滋养层细胞柱），最后以单一细胞分散侵入子宫蜕膜（间质滋养层细胞）。最近有更多的证据支持组织再塑（tissue remodeling）与细胞外基质成分的改变以及当中细胞基质受体的适当表现有关。在大多数的生物系统，细胞藉由辨识细胞外基质蛋白以嵌入组织，并获得移动的牵引力。例如癌细胞侵入寄主组织就是靠肿瘤细胞表面受体与细胞外基质或基底膜的成分，如 laminin，互相作用。有趣的是在怀孕第 1 个三月期，子宫中的细胞外基质蛋白 laminin 和 fibronectin 特别丰富，这些蛋白质主要是绕着个别的蜕膜基质细胞而分布。

细胞黏附至细胞外基质主要是藉由特殊的细胞表面受体，它们大多数属于整合素（integrin）家族。这些黏附分子是 αβ 异二聚体（heterodimer）穿过细胞膜的糖蛋白。每一个异二聚合体有其特殊的配体（ligand），这是由各种不同的 α 亚基与 β 亚基特定组合所决定。细胞黏附于 laminin 主要是靠 $\alpha_6\beta_1$ 异二聚体，而位于 hemidesmosome 的 $\alpha_6\beta_4$ 异二聚体在某些细胞也可与 laminin 结合；另外两个重要的 β_1 整合素，α_4B_1 和 $\alpha_5\beta_1$，可以和 fibronectin 互相作用。

着床处冷冻切片的免疫组织化学检验显示，当滋养层细胞离开基底膜向下移动时，β_4 整合素亚基会减少，而 β_1、α_5 和 α 整合素亚基增加。因此，当滋养层细胞自绒毛向蜕膜移动时，其上异二聚体有自 $\alpha_6\beta_4$ 转变为 $\alpha_5\beta_1$ 和 $\alpha_1\beta_1$ 的现象，而间质滋养层细胞上也有 $\alpha_6\beta_1$ 异二聚体的残余表现。所以绒毛滋养层细胞清一色表现 laminin 受体，但间质滋养层细胞转为表现 fibronectin 受体与少许 laminin 受体。这告诉我们黏附不同的基质蛋白对于滋养层细胞自“固着表型”转变为“移动表型”是很重要的。有趣的是在某些滋养层细胞移动不良的状况，如妊娠毒血症，这种整合素表现的转变并未发生。

现已知细胞外基质蛋白胶原（collagen），laminin 和 fibronectin 于体外会促进老鼠囊胚的黏附与向外成长。此外，老鼠囊胚细胞表面的基质受体的表现与功能已清楚知悉。而我们也已知人类滋养层细胞在体外可以黏附 laminin 和 fibronectin 两者。滋养层细胞在 laminin 上呈扁平状并保持固着，但是到了 fibronectin 则变得延长并有伪足（pseudopodia）伸出。因此，在着床的过程中，滋养层细胞与蜕膜基质细胞分泌的 laminin 和 fibronectin 基质结合，藉此滋养层细胞获得穿越蜕膜所必需的牵引力。这种黏附作用相互的调节与后续的移动对成功的着床来说是非常重要的。而滋养层细胞上整合素受基质蛋白影响产生信号传递的可能下游作用是酶的产生，例如金属蛋白酶的制造，其可以帮忙滋养层细胞的入侵。若将第 1 个三月期的滋养层细胞培养于基质蛋白之上，可以分泌 90kD 的蛋白质，现已证实分泌的蛋白质就是 92kD 的第 4 型胶原酶（collagenase）。同时也发现当滋养层细胞培养于 laminin，fibronectin 或胶原（collagen）之上，它就会分泌 92kD 的胶原酶。因此，滋养层细胞侵入蜕膜是一种复杂且动态的过程，其需要细胞本身与生化的相互作用，将正确的信号传递给入侵的滋养层细胞对于成功的着床是非常重要的。

着床机制

着床是囊胚期的胚胎与子宫内膜在物理上和生理上密切接触的过程。按照 Enders 和 Schlafke 的说法，着床可分为 3 个阶段：接触（apposition）、相黏（adhesion）和穿入（penetration）。接触阶段发生于胚胎滋养外胚层与子宫腔上皮密切接触时。下一阶段是相黏，此时滋养外胚层和子宫腔上皮已紧密相连到无法用冲洗的方法将囊胚分离。而最后的穿入阶段则牵涉上皮被滋养外胚层所侵入，此时蜕膜化更加广泛，上皮的消失更加明显。此着床3阶段代表一段时间内的连续过程。

哺乳动物，尤其是啮齿动物，在接触开始前基质会发生广泛性水肿，此造成子宫腔的闭锁，使得滋养外胚层的微绒毛与子宫腔上皮，彼此嵌合（接触），接着两者发生更紧密的接合（相黏或附着反应）。内腔的闭锁发生于怀孕期或假怀孕期的整个子宫，所以并非需要囊胚的存在，不过没有黄体酮的话，其不会发生，所以仅用黄体酮作用于子宫就足以让其产生。然而，虽然用黄体酮处理造成延迟着床的老鼠可以有子宫腔闭锁和接触发生，但是此种情况下并无附着反应，往后的发育需要雌激素的作用。

囊胚朝着子宫系膜相对处的子宫腔上皮着床发育与如何在着床时保持其方向的机制仍不十分了解。不过，已发现将囊胚置于黄体酮处理过延迟着床的老鼠子宫系膜相对处，可见子宫腔上皮微绒毛与囊胚的非胚胎侧或侧面滋养外胚层互相嵌合（接触），此时其内细胞团面向子宫腔。以上观察联想到若用雌激素启动附着反应和以后的着床过程，囊胚会保持延迟时的方向。在正常的着床，子宫腔闭锁开始时，老鼠囊胚会沿着子宫长轴跑到子宫系膜相对处的子宫腔。在子宫腔闭锁后不久，可见着床舱（implantation chamber）中包于透明层里的囊胚，其内细胞团有各种方向。然而当囊胚开始附着反应时，其方向就会正确地将内细胞团细胞朝向子宫系膜极。这个观察使我们认为整个胚胎表面的滋养外胚层均有能力附着于子宫腔上皮，且刚失去透明层时，其附着是随意的。另有证据显示囊胚是藉其自由地移动内细胞团而达到正确的方向。这些事件，从子宫腔闭锁到附着反应，约发生于交配后86~92小时之间。

着床的方式与时间

基于囊胚-子宫相互作用的不同方式，Bonnet将着床分为3种：中心式（central）、非中心式（eccentric）与间质式（interstitial）。中心式着床，又称为表面着床，发生于哺乳动物，如兔子、白鼬和某些有袋动物。这些哺乳动物的囊胚在着床前会全面膨胀。另一方面，鼠类的囊胚则较小，且只有中等程度的膨胀，这些动物的着床舱是由子宫上皮内凹而形成，这是非中心式着床的特色。而天竺鼠、猩猩和人类的着床过程则属间质式，也就是囊胚埋入上皮下的基质组织中。

Schlafke和Enders基于电子显微镜的研究，将着床分为入侵式（intrusive）、取代式（displacement）和融合式（fusion）。入侵式的着床，像人类和天竺鼠，滋养层细胞穿过子宫腔上皮，并越过基底层（basal lamina）。取代式着床则发生于啮齿动物，其子宫腔上皮自底下的基底层脱落，以利滋养层细胞经上皮散布。而融合式着床则发生于兔，其滋养层细胞借形成原浆结合（symplasma）与子宫腔上皮融合。

最早肉眼可见的着床（接触期）在大鼠和小鼠分别为第4天和第5天，在兔为第6.5天。至于灵长类，着床由附着反应开始，在人类和狒狒发生于第8天，猕猴发生于第9天，而狨猴则发生于第11天。在大的家畜，附着的最初征候于猪发生在第13天，牛在第20天，羊在第16天，而山羊在第19天。

着床时胚胎-子宫的相互作用

(一) 作用血管的介质 (Vasoactive mediators)

如前所述，在囊胚附着处一种局部的初始炎症形态的反应，伴随子宫基质微血管通透性的增加，是着床最早可辨的必要事件。这些事件只有在子宫的接受状态才能观察到。经由雌激素的作用子宫会释出组胺、前列腺素和白三烯，此在着床事件中扮演角色。事实上，前列腺素在着床处的浓度较高，且用incomethacin来抑制前列腺素的合成，会延迟啮齿动物的着床，这种抑制可用组胺或前列腺素来部分恢复。

此外，组胺会加强未达临界剂量的雌激素引发着床的作用。在啮齿动物，可以重复发现子宫会因回应雌激素的反应而立即释出组胺。但这些作用血管的介质无一可以在雌激素缺乏的状态下于黄体酮作用过的子宫引发着床，所以它们并非是着床中雌激素作用的唯一介质。这不必惊讶，因为着床涉及胚胎和子宫细胞间复杂的相互作用。我们已知囊胚和子宫在体内必须有雌激素才能成功地着床。因此，囊胚活化与准备子宫以着床的机制显然须经由雌激素的作用。不过，在着床上雌激素作用的其他介质和雌激素引发作用血管介质释放的机制仍不清楚。

更复杂的是因雌激素反应而造成的组胺释放或前列腺素合成均不会因使用抗雌激素或RNA、蛋白质合成抑制剂而有所改变。这些发现联想到雌激素有些重要功能并非经由传统的核内雌激素受体完成。最近有人提出雌激素在着床上的作用有些方面是经由二儿茶酚雌激素（catechol estrogens）——酚雌激素的主要代谢物而完成。在几种物种已发现胚胎或子宫中有二儿茶酚雌激素的合成。此外，在啮齿动物若抑制二儿茶酚雌激素的合成，会干扰雌激素所引发的着床。不过二儿茶酚雌激素借何种机制来介导着床的过程仍未知。在雌激素引起子宫内膜局部血管通透性改变这一方面可以经由生长因子（growth factors）作媒介，而生长因子再影响作用血管介质的释放。

(二) 生长因子

表皮生长因子（epidermal growth factor, EGF）是子宫中雌激素作用的假想多肽介质，其与特定的细胞表面受体结合后产生很强的分裂作用。Slowey 等最近使用免疫组织化学技术发现有月经周期的狒狒其子宫内膜腺体的上皮有 EGF 和 EGF-受体的表现，但是后卵泡期（late follicular）和中黄体期（midluteal）的子宫内膜其表现并无差异。不过在怀孕第 1 个三月期（first trimester），EGF 和 EGF-受体的表现会由蜕膜腺体转移至基质，所以他们认为 EGF 和 EGF-受体可能在着床和蜕膜化上扮演角色。

在人类 EGF 和 EGFmRNA 已可在腺体上皮和基质细胞中发现，一般来说与月经周期无关。Hofmann 等发现人类蜕膜的表面上皮 EGF 染色强烈而基质细胞则染色较轻。若使用更敏感的技术可见结合处的数目和 kD 值在增殖期子宫内膜较分泌期多。使用原位杂交技术于具月经周期妇女的子宫内膜切片，显示排卵期前后腺体和基质细胞的 EGF-受体及其 mRNA 会增加，此效果显然是因雌激素浓度增加而导致的。

EGF 和 EGF-受体在子宫内膜的存在以及与雌激素和黄体酮的相互作用意味着其在细胞增殖和分化上扮演角色，成功的蜕膜化和着床需要此种准备。

(三) 细胞因子 (Cytokines)

在怀孕早期，子宫产生某种与传统炎症过程相似的变化。这些变化被认为是母体对半异基因的胚胎产生免疫反应的结果，包括：局部基质血管通透性改变、水肿、前列腺素和白三烯的产生，血液细胞，如巨噬细胞、淋巴细胞、中性粒细胞和嗜酸性粒细胞的浸润。传统的炎症反应由许多种细胞间的复杂作用所组成，其涉及白细胞的聚集与活化。各种可溶性介质，如来自巨噬细胞的细胞因子（白介素 interleukins 和肿瘤坏死因子 tumor necrosis factor-α）的产生对炎症过程极为重要。啮齿动物子宫在着床期白细胞随时间与空间变化分布，同时加上细胞因子基因的不同表现，意即细胞因子在着床过程可能扮演角色。最近发现白血病抑制因子（leukemia inhibitory factor, LIF）与囊胚着床有关，在怀孕第 4 天（着床日）的老鼠子宫 LIF 基因表现在特殊种类的细胞上。此外，因基因突变缺乏 LIF 的老鼠，则着床无法发生。不过，外在给予此种细胞因子只可以部分恢复。

着床的免疫调节

(一) 人类白细胞抗原 (HLA-G)

半异基因的胚胎如何逃过免疫系统的排斥是研究着床的重要课题之一。胎盘的细胞滋养层（cytotrophoblast）是唯一与母体子宫蜕膜和血液接触的胎儿细胞形态。因为其位于母体-胎儿界面，滋养层细胞被视为阻挡母体作用细胞（effector cells）、保护胎儿的屏障。此可能涉及几种机制：①局部引发母体抑制细胞的产生；②产生保护性阻断抗体（blocking antibodies）；③形成无法辨识的抗原。延迟着床的老鼠最初会表现父方 H-2 抗原，但开始着床后会消失。无法用标准的分类异血清（typing allosera）来分类人类细胞滋养层 HLA，意味着无第 1 类（class Ⅰ）抗原存在，这可以用来作为母体对不同 HLA 型胎盘容忍的可能解释。然而，某些滋养层细胞可以与标识第Ⅰ类抗原上单形决定位（monomorphic determinants）的药剂结合。一种新的可溶性 MHC 细胞抗原，称为 HLA-G，已在第 1 个三月期的细胞滋养层和周围的细胞环境中发现，此种分子的大小、免疫特性和缺乏多形性（polymorphism）与其他已知 HLA 不同。且第 3 个三月期的 HLA-G 表现大大地减少，意味着其随发育而调整。曾有人提出 HLA-G 可能作用为胎盘的免疫护盾，一方面非多形的第 1 类分子无法刺激母体作用细胞产生 MHC 方面的排斥；另一方面 HLA-G 可能会活化母体的抑制细胞；或藉由与毒杀细胞的受体结合和阻断滋养层细胞上非 MHC 目标构造的辨识，可溶性 HLA-G 可能可以直接抑制母体的细胞反应。

(二) TLX 抗原

滋养层细胞-淋巴细胞交叉反应抗原（TLX 抗原）的命名是因来自兔对抗人类滋养层细胞细胞膜的抗血清，可同时辨认滋养层细胞和周边淋巴细胞的共同抗原，而抗 TLX 的抗血清有抑制免疫的特性。基于习惯性流产的妇女缺乏免疫抑制的作用的观察，联想到抗 TLX 阻断抗体对维持正常怀孕非常重要。此种抗体与蜕膜中淋巴细胞上的抗原相结合会阻止淋巴细胞与其他有害分子互相反应，产生排斥。现有一个报告指出 TLX 是补体系统中一种膜辅因子蛋白。

(三) 免疫抑制机制

胎盘藉着过滤母体淋巴细胞以作为机械式的免疫屏障。此外，已知滋养层细胞可以非比寻常地抵抗母体作用细胞的分解。人类的子宫内膜中有两种抑制细胞：一种是大而非特定性、由黄体酮引发的细胞；另一种是见于第 1 个三月期蜕膜中，小而有颗粒的淋巴细胞。这些抑制细胞的活化被认为要靠滋养层细胞，其会制造可溶性因子，干扰 IL-2 的作用，而现已知 IL-2 在移植-排斥机制上扮演重要角色。在老鼠中一种与 TGF-β2 相近的类似分子也已被发现，而 TGF-β 是一种强的免疫抑制剂。且 Lala 也指出人类蜕膜细胞和蜕膜巨噬细胞会抑制 IL-2 的制造，使 IL-2 受体减少，而此种效果是靠 PGE2 的分泌为媒介的。

结 论

很明显，着床的过程相当复杂，至今我们对此生育上重要事件的了解仍不完全。着床机制与激素要求的物种差异，更对我们了解此一过程产生了进一步的限制；因此，我们对着床机制的了解仅限于该种生物。囊胚的滋养外胚层和子宫腔上皮在着床时相互间对话的早期信号，在物种间可能雷同，然而也可能迥异，想找出此种信号的研究仍在继续进行。我们也要记住，联系一系列事件的多种介质可能组成产生对话信号的最终途径，在这一连串事件中，任何一点的改变都可能干扰着床的过程，且也可能被误判为开始着床的信号。另一方面，被中断与抑制的正常作用途径可能会被另一途径所弥补，但此途径可能无法正常运作，所以有可能产生错误的信息。未来需要深度的研究，来揭示着床过程有关信号的本质与相对重要性。

展望

着床的过程是胚胎和子宫各种不同细胞间复杂作用的结果。因此牵涉细胞-细胞间相互作用的局部介质在未来着床方面的研究将占重要地位。由于在这些过程中某些生长因子和细胞因子的各种不同调节功能，以及其参与着床前胚胎发育与胚胎着床，这些生长因子和细胞因子可能是这一世纪此一研究领域的主要分子。子宫中生长因子、细胞因子与其受体的最终表现，或利用突变动物去除生长因子、细胞因子或其受体的基因，将是我们了解这些因子在着床过程中所扮演角色的有力工具。

参考文献 (FURTHER READING)

1. Roblero LS et al: Effect of estradiol-17β and progesterone on oviductal transport and early development of mouse embryos. J Reprod Fertil 57: 91, 1979.
2. Wu JT et al: Expression of estrogen receptor gene in mouse oocyte and during embryogenesis. Mol Reprod Dev 33: 407, 1992.
3. Psychoyos A: Endocrine control of egg implantation. In: Greep RO, Astwood EG, Geiger SR, eds. Handbook of physiology. Washington DC: American Physiological Society 187, 1973.
4. Dey SK et al: Embryo-uterine interaction in implantation. Life Sci 27: 2381, 1980.
5. Dey SK et al: Physiological aspects of blastocyst uterine interaction. J Biosci 6: 23, 1984.
6. Galassi L: Autoradiographic study of the decidual cell reaction in the rat. Dev Biol 17: 75, 1968.
7. Chao KH, Yang YS, Ho HN, Chen SU, Chen HF, Dai HJ, Huang SC, Gill TJ III: Decidual natural killer cytotoxicity decreased in normal pregnancy but not in anembryonic pregnancy and recurrent spontaneous abortion. Am J Reprod Immunol 34: 274–280, 1995.
8. Enders AC et al: A morphological analysis of the early implantation stages in the rat. Am J Anat 120: 185, 1967.
9. Finn CA, Porter DG, eds. The uterus. Acton MA: Publishing Sciences Group 1: 57, 1975.
10. Bonnet R: Beitrage zur embryologie der wiederkauer, gewonnen am schafei. Arc Anat Physiol 8:170, 1884.
11. Schlafke S et al: Cellular basis of interaction between trophoblast and uterus at implantation. Biol Reprod 12: 41, 1975.
12. Shelesnyak MC: A history of research on nidation. Ann NY Acad Sci 476: 5, 1986.
13. Dey SK et al: Embryonic signals in pregnancy. Ann NY Acad Sci 476: 49, 1986.
14. Slowey MJ et al: Epidermal growth factor (EGF) and EGF-receptor (R) localization in the baboon (Papio anubis) uterus during the menstrual cycle and early pregnancy. Presented at the 40th meeting of the Society for Gynecologic Investigation, March, 1993.
15. Hofmann GE et al: Immunohistochemical localization of epidermal growth factor in human endometrium. decidua, and placenta. J Clin Endocrinol Metab 73: 882, 1991.
16. Bonaccorsi G et al: Modification of number and of affinity of endometrial EGF receptors during the menstrual cycle. Eur J Obstet Gynecol Reprod Biol 33: 177, 1989.
17. Kleinstein J et al: Estrogen induces expression of endometrial EGF-receptor before implantation. Am J Reprod Immunol 30: 58, 1993.
18. Ho HN, Chao KH, Chen CK, Yang YS, Huang SC: Activation status of T and NK cells in the endometrium throughout menstrual cycle and normal and abnormal early pregnancy. Hum Immunol 49: 130–6, 1996.
19. Stewart CL et al: Blastocyst implantation depends on maternal expression of leukaemia inhibitory factor. Nature 359: 76, 1992.
20. Kovats S et al: A class Ⅰ antigen, HLA-G, expressed in human trophoblasts. Science 48: 220, 1990.
21. McIntyre JA: In search of trophoblast-lymphocyte cross-

reactive (TLX) antigens. Am J Reprod Immunol Microbiol 17: 100, 1988.

22. Purcell DFJ et al: CD46 (Huly-M5) antigen of humans includes the TLX antigen and the MCP of complement. J Repord Immunol (suppl) 16: 207, 1989.

23. Daya S et al:Immunosuppressor factors produced by decidua-associated suppressor cells: a proposed mechanism for fetal allograft survival. Am J Obstet Gynecol 156:344, 1987.

24. Clark DA et al:Murine pregnant decidua produces a unique immunosuppressive molecule to TGF-β2. J Immunol 144: 3008, 1990.

25. Lala PK: Similarities between immunoregulation in pregnancy and in malignancy: the role of PGE_2. Am J Reprod Immunol 20: 147, 1989.

37
Chapter

习惯性流产

何弘能

前言

所谓习惯性流产（habitual abortion）是指连续3次以上，发生在妊娠20周以前的自然流产。其实一些高等哺乳类，特别是人类的受孕是相当不合经济学原理的。有40%~75%的受精卵在初期即会流失掉，而被当作一次迟到或大量的月经；即使临床上利用各种检查，已经确实着床的胚胎仍有15%左右难逃流产的命运，所以流产在临床上并不少见。但是如果连续3次以上的流产，那就是一个危险的信号，再继续流产或产生其他并发症的机会就相当大了。约每一百对夫妇当中，就有一对（0.8%~2%）为习惯性流产所苦。过去对流产的基本机制，我们的了解与研究不深，所以对习惯性流产的病因和治疗，医师往往无法给病人满意的答复，再加上习惯性流产的病因复杂，即使医师本身也常觉得无从下手，更不用说对病人有所帮助了。近几年来，由于生殖医学快速的进步，检查方法准确精密，加上我们对人类生殖增加了不少的认识，所以我们渐渐对习惯性流产的病因，有了一些较清晰的了解，也因而发展出一些新的治疗方法。

病因的探讨与治疗

习惯性流产的病因相当复杂，任何影响到胚胎生长或着床的因子，都可能引起这种毛病。以前有不少人试着去分析不同病因所占的比例，不过其间不同中心结果相去甚远。常见的现象是哪个中心以哪个方面著名，则其病因在哪方面出现的比率就很高（表37–1)。表37–1是台湾两家医院所发表的统计数字的比较，大家可以发现其中有些出入。下面我们就这些病因做一些简单的探讨，并介绍针对这些病因，在临床上可行的治疗方法。

(一) 染色体的异常

染色体的异常会造成胎儿的死亡，以至于发生流产，这是众所周知的事。根据系统性对流产胎儿所做的细胞染色体研究，每1000个早期胚胎中有38~75个有染色体异常；妊娠20周左右的胚胎中，有27个可能有染色体的异常；即使能顺利生产下来的小孩，每千个小孩仍有5个有严重程度不一的染色体异常，这些小孩或存在临床上各种不同的症状，或如同正常人一般，不出现任何目前可检查出的不正常。我们对习惯性流产的夫妇所做的染色体检查，得到结果却相当令人失望。父母亲的染色体出现异常的不到3%，但是每次检查流产胚胎的染色体，却能发现有40%左右的染色体重复性异常造成的重复性流产。而且这并不是源自父母亲本身染色体的问题，我们猜想其发生的时间，可能都在精子、卵或受精卵分裂和成长的阶段中。很有趣的是，我们也发现这其中有少部分可能是“不完全性葡萄胎”（partial

表 37-1　台大与高医对习惯性流产病因探讨的比率

	高医（1979~1994）	台大（1980~1985）	台大（1987~1993）
染色体异常	20%	9%	2%
内分泌异常	14%	21%	18%
子宫异常	5%	13%	13%
子宫颈闭锁不全	20%	18%	2%
感染	11%	0%	0%
免疫性疾病	14%	19%	10%
未明原因	16%	20%	55%
合计（案例）	40	102	524

mole）萎缩造成的。

对于这种因染色体异常造成的习惯性流产，很不幸地目前并没有好的方法可以加以治疗。除了精卵捐赠之外，唯一的方法，只有让她们试着继续怀孕，期待有正常的机会。必须注意的是，这些病人如果怀孕成功后，产前胎儿的染色体筛检是相当重要的。现在的显微手术（micromanipulation）事前筛检胚胎染色体，也许对这些夫妇有帮助。

(二) 内分泌不正常

一般内分泌的不正常，都会造成习惯性流产。过去我们知道甲状腺功能异常，不管是亢进或低下症，病人往往发生不孕症或流产。其他如糖尿病、催乳素（prolactin）分泌过高，甚至于高雄激素症（hyperandrogenism）等都可能引起习惯性流产。不过，我们在临床上最常见的乃是黄体酮不足或不全所引起的重复性流产，这是诊断较正确，而且疗效最好（几乎可达百分之百）的病因。黄体酮不全的诊断相当容易，临床上这些流产大都发生在相当早期，大约在 6、7 周。我们可以妇女基础体温作依据，再辅以黄体期中期血清中黄体酮的测量，如果需要更确实的诊断则需要在黄体期做子宫内膜活检。这些因为各种激素不正常所引起的流产，如果在确定诊断后，针对病因，加以治疗，有效控制或改善激素，往往是治疗最成功的例子。

(三) 子宫异常

先天性的子宫异常，包括：双子宫（double uterus）、双角子宫（bicornuate uterus）和子宫中隔（septate uterus）等等。这些子宫异常往往会造成胚胎在着床或成长时出现问题，而造成流产。但是在临床上，我们仍不难发现有些子宫异常的病人，并无流产的问题。双子宫的病人仍可生育两、三个小孩，所以少数人对其引起流产，特别是习惯性流产，仍持保留态度。子宫异常的诊断，可利用子宫输卵管摄影（HSG）、子宫镜、腹腔镜及超声波加以诊断。曾有人报道利用子宫输卵管摄影检查，一般大众 0.02%~0.25%有子宫异常。但也有人发现，正常能生育的妇女 3.2%也有子宫异常。如果发现有子宫异常，我们可以子宫整形术（metroplasty）来加以治疗，往往疗效很令人满意（表 37-2）。

值得注意的是除了这些先天性异常外，有些后天性子宫异常也会造成继发性习惯性流产，例如，子宫内粘连（uterial synechiae）和子宫颈闭锁不全（cervical incompetence）等。子宫粘连往往是在人工流产多次后所发生的，当然少部分也可能是感染或产后受伤和胎盘残留所

表 37-2 双角子宫病人做子宫整形手术前后妊娠的比较

病 人	手术前	手术后
有适当追踪的病人数	62	58
怀孕人数	62（100%）	56（96%）
有活产的病人数	4（6%）	47（82%）
怀孕数	165	77
足月	0（0%）	59（77%）
早产	9（5%）	4（5%）
流产	156（95%）	14（18%）
活产婴儿数	4（2%）	8（75%）

引起的。子宫粘连后，会导致子宫内狭窄或子宫内膜太薄，因而造成胎儿着床不好、流产。在子宫摄影上可见如图 37-1 等各种情况。目前我们可利用手术去除粘连，放置乐普再加上雌激素来治疗。子宫颈闭锁不全的流产，大多发生在妊娠第 2 期之后，是过去妇产科医师对中期流产病人最喜欢下的诊断，也是最被滥用的诊断。确实的诊断必须依临床症状，加上子宫颈检查，甚至子宫摄影或超声波才行。至于其治疗方法则为手术治疗，目前较为常用的为 McDonald Cerclage。子宫肌瘤，特别是子宫内膜下的肌瘤，也容易造成习惯性流产，手术治疗是方法之一，可以用子宫镜做切除。近年来有人使用药物如达那唑或 GnRH-A 的治疗，也有其疗效。

(四) 感染

过去认为，弓形虫（toxoplasma gondii）、梅毒、肺结核、德国麻疹、巨细胞病毒和疱疹病毒等，都可能是引起流产的祸首。当然如果这些感染是真正祸首的话，加以治疗，去除病原体的话，理论上应该能治疗习惯性流产。可是根据此种理论的治疗效果并不如预期的好，甚至很差。更有甚者，感染本身是否为习惯性流产的原因，基本上已经引起很多的疑问。首先重复性的感染在这些病人与正常人并无不同。举个例子，巨细胞病毒感染率，在正常人及病人间并无差别。最重要的是，无法从流产的组织中明显培养出或找到这些病原体。因此，目前有很多人对感染造成习惯性流产的说法存疑。

(五) 环境或职业上的伤害

时代、工业的进步，相对的一些有害的化学物质、放射线物质、污染性废物、空气污染和河川污染，也会增加习惯性流产和胎儿畸形、异常的机会。过去，大家都知道，麻醉科护士及女医师容易流产，可能与麻醉气体有关；现

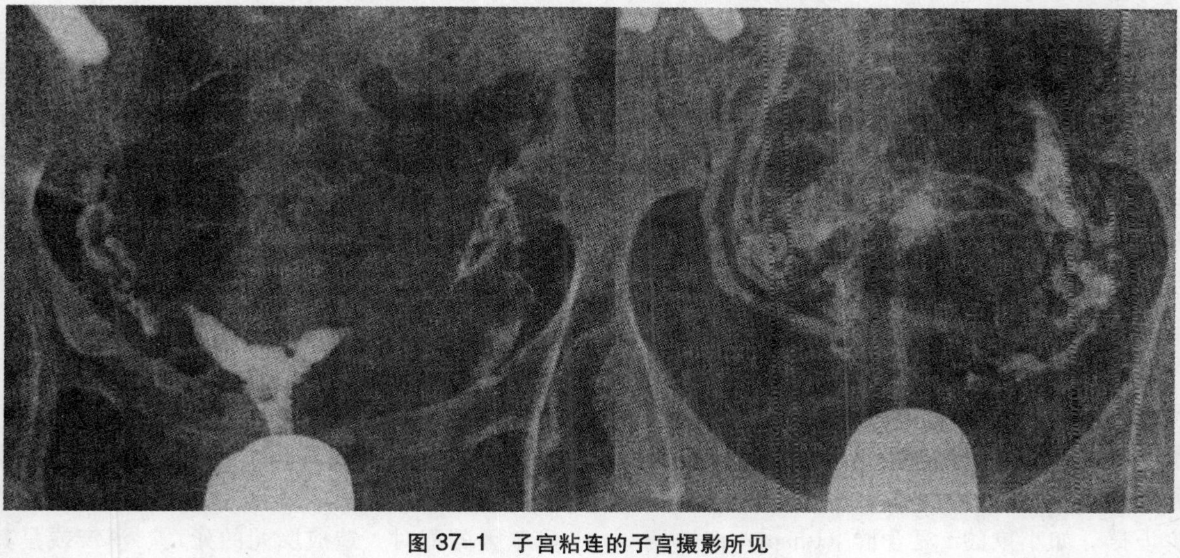

图 37-1 子宫粘连的子宫摄影所见

在大家怀疑，从事电脑终端机工作的妇女容易流产，可能是辐射线造成的。各种研究虽然都未能达成最后的定论，但是其安全性不得不小心，接触时间和量需加以控制。至于其他工业环境，基于政治、经济的考量，很少有人敢去触及，不过少数文献报告，似乎有增加习惯性流产的比例。

当然一些个人的不良嗜好，同样会造成习惯性流产。从统计学上看，酗酒、抽烟或使用麻醉剂和迷幻药，都已确定与胎儿畸形、成长异常及习惯性流产有密切的关系。

(六) 母体的疾病

母亲如果有一些消耗性疾病或慢性疾病，在身体状况不佳或营养不良下，亦可能发生习惯性流产。但是这种比例在现在环境下相当低。

未明原因的习惯性流产

如表 37-1 所示，不明原因的习惯性流产所占比例相当高，约占一半。过去我们以传统性的检查方法无法找出任何异常的习惯性流产，我们通称为未明原因的习惯性流产。近年来，由于在免疫学和遗传学基因研究上的突破，对于这些未明原因的习惯性流产，不论是病因探讨方面或是治疗上，都带来无限的远景。

(一) 基因因素的探讨

首先，我们来探讨基因的问题。以前我们在遗传学上，只能做到染色体的检查。但是染色体数目、形状、长度等的正常，并不能代表基因的正常。虽然目前仍无法对基因做直接的检查，不过由临床和动物实验中，我们观察到一些基因，特别是一些隐性的基因，他们或单一或几个联合起来共同作用，对胎儿造成各种不同程度的破坏。在临床上就出现重复性流产、子宫内生长迟滞（IUGR）到先天性畸形等不同程度的现象。这种情形在动物研究中，就有不少证据。如小鼠的 t 复合群（t-haplotype）是一组复杂的基因群，作用于胚胎发育的不同时期，不同的基因能造成不同阶段的胎儿死亡，或是各种骨骼和生育方面的缺陷。还有我们在大鼠身上发现的 grc 复合群至少含有两个以上的基因，一个影响体重（dw-3），一个影响生殖(ft)。grc 复合群为半致死性，而且 grc 和 Hre 基因协同作用后，可能影响胚胎发育或生长中不同阶段所需的生长因子或器官构造所需的物质。如果一旦父母带有相同隐性基因，而胚胎又为纯合子（homozygous），就会在特定成长阶段产生问题而流产。同时我们也发现这些基因有些与日后的生育力或致癌力有密切关系。相信类似的基因可能还很多，只是尚未被发现而已。

由于这些基因，在动物身上大都与主要组织相容性复合物（major histocompatibility complex，MHC）基因是相串联的；比照人类的话就是在第 6 条染色体上。台大医院过去 3 年来，对 91 对原发性习惯性流产和 32 对继发性习惯性流产夫妇所做的检查，结果发现，习惯性流产的夫妇，在主要组织相容性复合物上较正常的夫妇接近（HLA 共通性，human leukocyte antigans sharing）。原发性流产的夫妇以拥有共同的 HLA-A、HLA-DQ，或是有 3 个或 2 个以上共同的 HLA-A、B、DR、DQ 为主；继发性患者则有两个或两个以上共同的 HLA-A、B、DR，统计学上有明显的差异（表 37-3）。本院另外针对台湾绒毛膜肿瘤（gestational trophoblastic tumors）患者所做的研究，也发现患者和配偶之间有较多共同的 HLA 抗原，且其亲属（第一、第二和第三等亲）发生习惯性流产、癌症和先天性畸形的比例也比一般人增加。而未明原因不孕症的病人做 IVF 和 TET 成功与否，亦与此有关。目前为止，对于 HLA 共通性和习惯性流产、未明原因不孕症及肿瘤之间关系，我们认为最合理的解释之一，就是有某些与 MHC 串联的隐性致死基因或致癌基因的存在。相近的 MHC 代表这对夫妇的基因较接近，同时带有相同隐性不良基因的机会就愈大。隐性致死或致癌基因的配对，造成胎儿的死亡、流产或是其

表 37–3 习惯性流产妇女和绒毛膜肿瘤妇女的 HLA

	正常妊娠族群	习惯性流产		绒毛膜肿瘤
		原发性	继发性	
A	15/28（54.9%）	68/91（74.7%）	22/32（68.8）	15/26（57.7%）
		$P<0.02$	NS	NS
C	18/51（35.3%）	35/91（38.4%）	15/32（46.9%）	13/26（50.0%）
		NS	NS	NS
B	14/15（27.4%）	24/91（26.3%）	15/32（46.9%）	14/26（53.8%）
		NS	NS	NS
DR	18/51（35.2%）	43/91（47.2%）	15/32（46.9%）	12/26（43.2%）
		NS	NS	NS
DQ	29/51（65.8%）	74/91（81.3%）	21/32（65.6%）	22/26（84.5%）
		$P<0.0001$	NS	NS
ABDR≥2	19/51（37.2%）	44/91（48.3%）	20/32（63.5%）	14/26（53.8%）
		NS	$P<0.04$	NS
ABDRDQ>3	11/51（21.5%）	88/91（41.7%）	16/32（50.0%）	13/26（50.0%）
		$P<0.02$	$P<0.01$	$P<0.02$

NS 表示差异不明显；$P<0.05$ 表示和正常妊娠群有明显差异

他异常的发展，和日后致癌可能也有关系。

习惯性流产的基因理论，仍有待进一步的研究。如果这个理论正确，那么这种原因所引起的流产，并没有好的治疗方法。唯一的办法是避免近亲（或基因太近的人）结婚。如果一旦碰到，就是让病人继续试着怀孕，胎儿总有不是纯合子（homozygous）的机会，那么怀孕就能成功。期待的是将来能利用一些新的生殖遗传科技，事先筛检，选择不带不良基因的精子和卵子进行人工授孕，才能完全解决这个问题。

(二) 免疫因素的探讨

免疫学上的问题可分为两种类型来探讨：第一型是因母体自体免疫所造成的问题；第二型是母亲与胎儿间排斥作用的问题。

1. 母体自体免疫造成的问题

大家都知道母亲如果有一些免疫疾病，如系统性红斑狼疮（SLE）、原发性血小板减少、进行性全身硬皮症（progressive sclerosis）、综合性结缔组织疾病，甚至所谓的潜在性自体免疫疾病（subclinical autoimmune disease），其流产率及胎儿死亡率会增加。最近更多的研究报告显示，一些不孕或习惯性流产的病人，我们常常可以发现病人血清中，抗磷脂（anti-phospholipid）、抗细胞核、抗 DNA、抗 ENA（RoSSA，LaSSB，SM，RNP 和 scl-70），或抗精子抗体等自体抗体的效价，都会比正常人来得高。这些抗体往往会经由胎盘，到胎儿血液循环中。它们或直接破坏胎盘，或对胎儿造成程度不同的破坏，而引起流产、胎儿死亡、妊娠毒血症、子宫内生长迟滞及胎儿畸形等各种临床疾病。目前大家研究最多的是狼疮性抗凝血因子（lupus anticoagulant，LAC）和抗心磷脂抗体（anticardiolipin antibody，ACA）这两种抗磷脂抗体，因为其和流产关系较密切，所以特别受到重视。

(1) 狼疮性抗凝血因子（LAC）

LAC 最早于 1952 年为 Conley 和 Hartmann 两位学者在两位 SLE 患者身上发现，因其能延长数种凝血试验，故被称为“抗凝血因子”。后来发现 LAC 在临床上不但不引起出血疾病，反而和血栓疾病有关。20 世纪 70 年代，更发现 LAC 和习惯性流产有关。根据犹他大学的报告，约有 10%习惯性流产的妇女带有 LAC。带有 LAC 的妇女，流产比例更高达 53%~91%，特别是怀孕中期的胎儿死亡率竟然高达 3%~40%，而正常妊娠的妇女，怀孕初期以后的胎儿死亡率则远低于 50%。此外，LAC 也和其他许多产科并发症有关，包括：子宫内生长迟滞、早发性重度先兆子痫（severe preeclampsia），以及妊娠舞蹈症（chorea gravidarum）。另外严重的产后综合征也和 LAC 有关，包括：发热、心肌炎、肺炎以及胸腔积水。基本上 LAC 是一种 IgG 或 IgM，虽然命名为狼疮性抗凝血因子，却只有 5%~10% SLE 的病人带有此种抗体。

LAC 造成流产的主要机制在于血栓的形成。使得蜕膜（decidua）或胎盘功能丧失。某些报告指出在病理学上可以发现坏死性蜕膜血管病变的证据。LAC 造成母体血管以及胎盘损伤的真正作用途径并不清楚，但是一般认为其作用于血管壁内膜细胞，抑制 PGE2 的形成，但不影响血栓素 A2（thromboxane，TXA2）的形成。因此会增加血管收缩，血管内血小板凝聚，形成血栓，终至胎盘功能丧失，而引起流产。近日亦有报告指出 LAC 能抑制一种和内膜细胞有关的活化 C 蛋白的产生，由于活化 C 蛋白能局部性地分解 V 和Ⅷ因子，因此 C 蛋白受到抑制时，便会产生上述病变。然而，这些说法，仍有部分学者持以怀疑的态度。

临床上并无直接检测 LAC 的方法，而是使用活化部分的凝血活酶时间（activated partial thromboplastin time，APTT）。其原理在于 LAC 能和凝血酶原活化复合体（prothrombin activator complex）——包括磷脂、钙离子、V 因子和 X 因子的磷脂部分结合，使之失去作用，凝血酶原无法被活化成凝血酶（thrombin）。因此 LAC 的存在，会使 APTT 延长，而且无法使用正常血清加以矫正。尚有其他几种凝血试验可以测试 LAC 的存在，但因 APTT 简单易得，所以被广为采用。

(2) 抗心磷脂抗体（ACA）

ACA 是另外一种抗磷脂抗体，约有 10%~13%习惯性流产的妇女带有 ACA。ACA 在临床上的表现和 LAC 类似，其作用机制仍不清楚，可能是因为它并不如 LAC 一般受到重视。有些报告指出 LAC 阳性的患者也都带有 ACA，但带有 ACA 的患者并不一定有 LAC。而有的报告认为比起 LAC，ACA 对于怀孕结果有较好的预测值。现在有些学者认为，事实上 LAC 和 ACA 只是一群和流产有关的自体抗体中的两种或是两群抗体，所以它们之中必然有交叉反应的存在。临床上要用酶免疫学的方法（ELISA）来侦测 ACA 的存在。

外国的报告此类病人大约占习惯性流产病人中的 10%~20%，本院从 1987 年至 1990 年的 213 位未明原因习惯性流产的病人发现其中 10 位（4.7%），除重复性流产外无其他任何症状，仅有不正常的血清学检查，经过治疗之后，流产率由 97%降为 10%，效果非常显著（表 37-4）。

目前这种原因引起的习惯性流产，我们可给予低剂量阿司匹林（aspirin，60~80mg/d）和泼尼松龙（prednisolone，40~60mg/d）来治疗。理论上，低剂量的阿司匹林可以重建 prostacyclin 和血栓素 A2 之间的平衡，抑制血小板凝聚。如此可以将怀孕的成功率提高为 70%~80%，远高于未接受治疗的流程。通常治疗的效果是以 APTT 正常化来评断，一般需花 4~8 星期。当然，偶尔光靠此治疗仍无法有效地改善临床症状或降低这些抗体时，我们也可考虑给予肝素（heparin）或其他免疫抑制药物，血浆透析（plasma phoresis）或静脉注射免疫球蛋白等加强治疗，更可改善磷脂的代谢。以上述这些方法加以治疗，往往有很好的效果。表

表 37-4 未明原因习惯性流产病人有潜在性自体免疫问题的血清检查和怀孕结果

病人	ANA	C3,C4	血清检查						治 疗	怀孕结果
			Anti-ENA	Anti-dsENA	Anti-ssENA	LAC	ACA	Antiphosphotidylserine		
1	−	−	−	−	−	+	−	−	aspirin	生产
2	+	−	−	−	−	+	+	−	aspirin prednisolone	生产
3	+	↓	anti-Ro (+) RNP (+) Scl-70 (+)	−	−	−	−	−	aspirin aspirin prednisolone	重复流产 生产
4	+	−	anti-Ro/La (+)	−	−	−	−	−	aspirin	生产
5	+	↓	−	−	+	+	+	+	aspirin	重复流产
6	+	−	−	−	−	−	+	+	aspirin	生产
7	+	↓	anti-Ro (+) RNP (+) Scl-70 (+)	+	+	+	−	−	aspirin prednisolone	生产
8	+	−	anti-Ro/La (+)	−	−	−	−	−	aspirin	生产
9	+	−	anti-Ro/La (+)	−	−	−	−	−	aspirin	生产
10	+	−	−	−	+	−	−	−	aspirin	生产

37-5 即是 Dr. Lubbe1988 年所发表的对狼疮性抗凝血因子引起流产的病人治疗的疗效，成功率很高（表 37-5）。然而，怀孕成功并不代表怀孕过程顺利，早发性重度先兆子痫和胎儿子宫内生长迟滞的发生率仍然很高。另外，必须考虑到使用类固醇对母体的副作用，包括：体液和电解质失衡、高血糖、消化性溃疡、易于感染、骨质松脆、肾上腺抑制、行为改变和肌肉改变等等，所以怀孕过程仍需小心追踪检查。目前为止，并不认为这种剂量的阿司匹林和类固醇对胎儿有任何不良影响。本院曾报告两例治疗成功的病例（图 37-2），可以作为参考，

表 37-5 狼疮性抗凝血因子的治疗成效

	妊娠成功率
治疗者	81%（31 次妊娠，24 个病人）
未治疗者	5.3%（56 次妊娠，24 个病人）

但是最近部分学者因为类固醇不清楚的疗效，以及反而会增加早发性重度先兆子痫的发生率，并不建议使用类固醇。至于其他抗体就有待更多的研究及探讨才能有类似上述具体的治疗方法出现。

2. 半异体免疫的问题

哺乳类动物的妊娠，相当奥妙。以器官移植的免疫学观点来说，这完全是一种成功的半异体移植（semi-allogenic transplantation）。理论上，胎儿对母亲而言，带有一半来自父亲的抗原，所以在妊娠中，母亲应该会加以排斥。可是在正常的怀孕过程中，母亲与胎儿却能相安无事，没有任何的排斥作用。其间的免疫机制一直是生殖生物学家、器官移植学家、癌研究者和过敏学家想要解开的谜。虽然目前的研究，只在起步阶段，还有太多的问题有待解决。但是我们相信，怀孕中母亲的免疫调适，对妊娠的成功是非常重要的。现在一般想法认为，

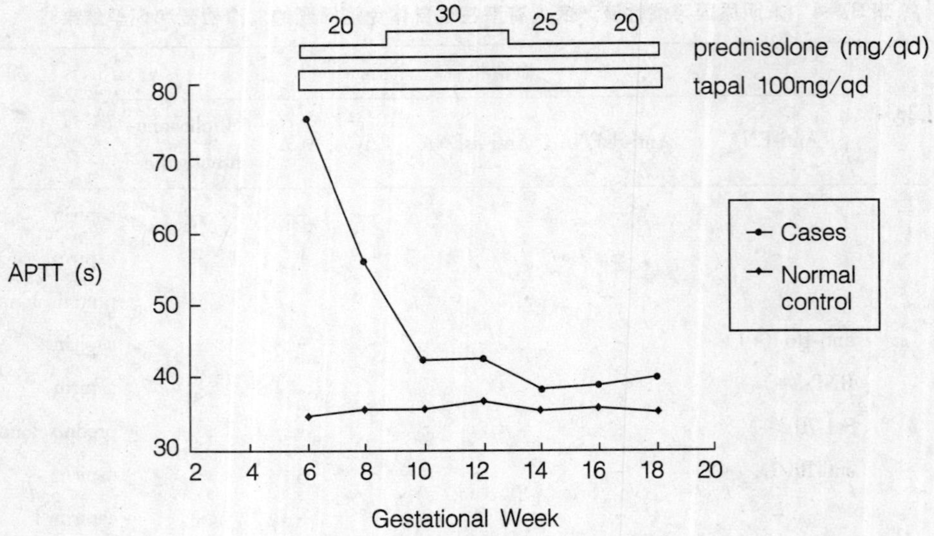

图 37-2 一例狼疮性抗凝血因子病人治疗的流程图

胚胎能够唤起母亲某种免疫防护措施，阻止排斥反应的发生；一旦这种防护措施失灵，就难逃流产的命运。这几年来，我们在动物学上的研究，发现正常的妊娠中，胎盘上抗原的表现及母亲局部的抑制细胞，都能保护胎儿不被破坏排斥。而且这种免疫调适，可以经由一些免疫方法促成。动物实验，特别是畜牧业，利用一种免疫疗法（利用父系淋巴细胞对母亲先行做免疫治疗），已经能成功地治疗动物模式的习惯性流产，并且完成稀有纯种动物胚胎，移植到不同种母亲，出现借腹生产的例子。这是近几年来，免疫生殖学上的一大成就。

正常怀孕有两个特征：一是母体缺乏对抗胎儿的细胞免疫；另一是体液免疫特别旺盛。这些现象加上几种细胞因子对胚胎有益，使得Wegmann 等人认为怀孕是 Th2 细胞较多的情况。Th1 和 Th2 细胞是 $CD4^+$辅助 T 细胞的两种主要亚群，其对免疫反应的不同功能与它们分泌的细胞因子息息相关。Th1 细胞藉由 IL-2、IFN-γ、TNF-β 和 IL-12 引发细胞毒杀与炎症反应，而 Th2 细胞则是产生 IL-4、IL-5、IL-6、IL-9 和 IL-10，造成体液免疫。Wegmann 等人因发现老鼠的胎儿胎盘组织自发性地分泌 Th2 类细胞因子而认为正常怀孕偏向 Th2 反应。

某些不好的细胞因子藉由直接的胚胎毒杀活性和破坏胎盘滋养层细胞的作用对胎儿产生不良效果：IFN-γ 在体外会抑制滋养层细胞的生长；IFN-γ 和 TNF-α 在体外会抑制胚胎和胎儿的发育以及人类滋养层细胞株的增殖。更有意义的是，当把炎性细胞因子 IL-2、TNF-α 和 IFN-γ 注入怀孕的母鼠体内时，会让正常妊娠终止。Th1 类细胞因子也会引发自然杀伤细胞和淋巴因子激活杀伤细胞的产生，这些细胞能够杀死滋养层细胞。因此，Th1 细胞因子可能直接或间接地经由杀伤细胞的活化来破坏胎儿和胎盘组织。所以与人类习惯性流产有关的不正常免疫反应的体外研究发现：滋养层细胞抗原活化的习惯性流产妇女淋巴细胞会产生毒杀胚胎的 IFN-γ 和 TNF-β 细胞因子。相反的，没有习惯性流产的妇女，则不会产生 Th1 类细胞因子，而只有 IL-10 的活性。这意味着 Th2 类免疫是遇到滋养层细胞抗原的自然反应，而 Th1 类免疫则是与习惯性流产有关的不良反应，因此可能在妊娠失败扮演角色。正常老鼠怀孕，母体-胎儿界面处有 Th2 类细胞因子的分泌，此在正常怀孕扮演重要角色，其可抑制会危及胎儿的细胞免疫反应，而保持对母体抵抗病菌非常重要的体液免疫。我们发现母体-胎儿界面处强势的 Th1 反应与胎儿流产有关，而强势的 Th2 反应则会使胎儿存活下去。

过去我们的研究显示蜕膜中的白细胞大部分是 CD16⁻CD56⁺的自然杀伤细胞，这些细胞属于大颗粒淋巴细胞（large granular lymphocytes），或广泛散布，或聚集在腺体旁。它们的数目与比例随着月经周期的不同阶段与怀孕早期而逐渐增加（例如，在增殖期与分泌早期，此种细胞占间质细胞<10%；在分泌后期，增加到>20%；而怀孕早期更增加到>30%，且其细胞毒杀功能比外周血液降低许多，但是不正常的怀孕［萎缩卵（blighted ovum）和习惯性流产］则会升高。已有研究显示，Th1 类细胞因子（IFN-γ 或 IL-2）会增强自然杀伤细胞的功能，造成流产；而 Th2 类则会抑制，可以避免排斥的发生。

最近发现老鼠的自然杀伤细胞能够辨识 MHC class Ⅰ分子，以免破坏自我的细胞。我们近来的研究显示人类也有所谓抑制杀伤细胞受体（KIR），可以分辨 MHC class Ⅰ分子，抑制自然杀伤细胞的细胞毒杀功能，这种受体存在于正常的怀孕，但是遇到不正常的怀孕，则其数目和比例会减少，流产于是产生。

此外，我们先前的研究发现，着床后蜕膜 T 细胞的活化标志（CD69、HLA-DR、CD38 和 CD71）会增加，所以蜕膜中的 T 淋巴细胞既表现早期活化抗原 CD69，也表现晚期活化抗原 HLA-DR，因此，它们可能处于最近活化和持续活化的状态，此可能牵涉胎盘细胞的增殖功能；然而，有趣的是 CD25 抗原的表现却较为低下，且此种 CD25 抗原表现的减少在 CD4⁺和 CD8⁺T 淋巴细胞均会发生。因为 CD25 是与 IL-2 有关的细胞表面活化标志，CD25 表现的减少可能导致细胞毒杀淋巴细胞株不易增殖。此发现可以解释怀孕妇女对胎儿抗原有降低免疫反应发生的现象。后来更进一步的研究发现，病理性蜕膜（例如早期自然流产的病例）中带有 CD25 的细胞会有意义的增加，此种细胞表型的改变表示母体对自然流产的胚胎发生不正常的免疫反应，最后走上流产一途。

然而，如何让母体-胎儿界面的淋巴细胞趋向 Th2 反应，而不影响整体的免疫系统；如何让大颗粒淋巴细胞具备抑制杀伤细胞受体，而不影响其正常功能；如何抑制淋巴细胞 CD25 的表达，而不影响其清除感染、毒杀肿瘤细胞的功能，仍需要我们不断研究，找到新药、新疗法，才能进一步应用到人类妊娠上。

此外在临床上，我们发现习惯性流产的病人，在血清中的阻断因子（blocking factor）偏低（图 37-3）。阻断因子的发现，最早是在实验室中将淋巴细胞和肿瘤细胞放在一起加以培养时，一旦加入原肿瘤患者的血清，淋巴细胞破坏肿瘤细胞的能力便会丧失。可见血清中必然有某种因素能够阻断淋巴细胞对肿瘤细胞的作用。虽然无论是用生化或是免疫学的方法，都很难将阻断因子定性，不过仍有许多学者相信，保护胚胎不受母亲免疫系统攻击的，就是这种阻断因子。

一般认为阻断因子是一种 IgG，可能经由下列数个不同的途径作用：一个可能的途径是阻断因子直接对抗母亲的淋巴细胞，以防止淋

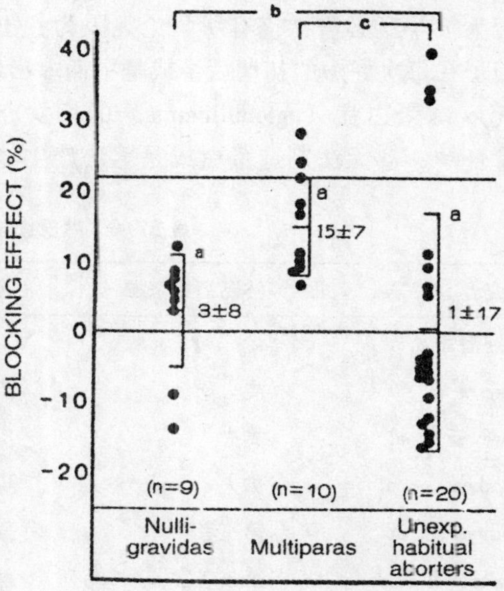

图 37-3 未怀孕过妇女、多产妇及未明原因习惯性流产妇女血清中阻断因子的比较

巴细胞作用于胎盘组织上的受体；或者，阻断因子作用于胎盘组织上具有特殊抗原的受体，将之“掩饰”，使得母亲淋巴细胞无法认出这外来的抗原。最近还有一种看法，认为阻断因子是一种“内奸抗体”（antiidiotypic antibodies），作用于母体T淋巴细胞表面抗体和抗原结合的部位，这样就能扰乱母体淋巴细胞对胚胎细胞的作用了。

许久以来，就有许多报告指出，当夫妻双方共享有3个以上的HLA抗原或是共享有HLA-DR抗原时，和习惯性流产有相当的关联。对于这种现象，除了我们前面所提出的基因假说外，另一种相当吸引人的论点，是当夫妇双方的基因较为接近时，胚胎无法适当地刺激母体产生阻断因子，或产生的量不够保护胎儿或促进胎儿成长，因而导致流产。另外一种极端是夫妇双方基因差异太大时，会造成类似器官移植的排斥现象，而引起流产。所以只有介于两者之间的平衡状态，才能怀孕成功。

临床上，可以使用混合淋巴细胞培养（mixed lymphocyte culture）来检定阻断因子的存在。固然习惯性流产患者身上的阻断因子，较正常妊娠妇女为低，然而，阻断因子的存在是否为怀孕所必需，仍有所争论，因为：①阻断因子在每次妊娠的初期后半或是中期才出现；②无α球蛋白症（aglobulinemia）的妇女亦能正常怀孕；③无法制造蛋白或是无法产生体液性免疫反应（humoral immunity）的动物亦能怀孕成功。因此，阻断因子在怀孕过程中所扮演的角色，仍有保留的地方。有愈来愈多的学者认为阻断因子的升高，可能只是怀孕成功以后的一个表面现象，而非怀孕成功的必然条件。关于这些争论，仍有待进一步的研究来解决。

如果这种理论和实验上的观察是正确的，我们即可利用在临床，采用相同的免疫治疗方法，来改善母体的免疫反应。几个尖端的医学中心所采取的方法，就是使用丈夫或第三者的淋巴细胞或是血小板，甚至利用胎盘滋养层的细胞膜，对病人行皮下、皮内或静脉注射，进行特殊的免疫疗法。根据Mowbray的报告，免疫治疗必须在怀孕之前或怀孕40天内进行，才能获得较好的结果。这种免疫疗法的成功率，可以高达80%左右（表37-6）。以目前的报告看，病人的短期副作用很少，出生的小孩也没有明显的畸形，发育也都没问题。但是这种免疫疗法的施行，只有10年不到的历史，母亲及小孩的长期副作用仍未能确定，长期追踪的报告缺如，我们必须谨慎地选择病人，小心治疗，小心追踪才行。

本院3年利用配偶的淋巴细胞为100多位习惯性流产的妇女进行免疫治疗，发现在免疫治疗前，继发性习惯性流产的妇女55.2%体内有阻断因子，而正常生育妇女则74.5%有，两者并无统计上的差别；但是原发性患者则显著

表37-6 淋巴细胞免疫疗法对习惯性流产的疗效

研究者	淋巴细胞来源	途径	病人	活产数
免疫治疗者				
Beer et al	丈夫	皮内	37	26（70%）
Mowbray et al	丈夫	皮内、皮下、或静脉注射	22	17（77%）
Takakuwa et al	丈夫	皮内	7	5（71%）
Mointyer et al	第三者	静脉	23	20（87%）
Unander 和 Linholm	第三者	静脉	12	11（92%）
Ho et al	丈夫或第三者	皮内	50	40（80%）
总计			151	119（79%）

地降低（28.5%）。使用免疫治疗后，习惯性流产病人产生阻断因子的比例明显增加，然而对照组怀孕成功的比例亦高达 65%，统计学上的差异并不明显，所以治疗后阻断因子的增加与往后怀孕成功与否也无相关，且血浆的形态转变（seroconversion）也不会影响怀孕的结果。这个结果是因为病例选择、或然率上的巧合，或是台湾习惯性流产的特性，还是有心理层面上的影响，仍有待收集更多病例以后，进一步研究，才能解答。

结论

习惯性流产的病因相当复杂，病因的探讨，需要花费大量的时间、金钱和精力。但是找出确定病因后，对症下药，才能保证治疗的成功。所以如何对习惯性流产病人做系统性的检查，可能是最重要的。当然从病人的产科病史、过去病史或家族史，都可以给我们一个方向，但是如能有一个系统性的流程图，相信更能有效地看出真正的病因。图 37-4 就是一个例子，也是目前我们所遵循的一个原则。

首先我们会对病人做些染色体、子宫异常与否或激素的检查，如果发现问题则马上加以治疗。如果找不出问题，进一步我们会测病人血清的一些抗体，如抗细胞核抗体或抗磷脂抗体等等。如果抗体存在，就针对这些抗体治疗，或使用低剂量阿司匹林，或用肝素；否则，进一步做更详尽的免疫筛检，包括检查血清的阻断因子和细胞毒性抗体及组织抗原检查。除了阻断因子低者，我们将以淋巴细胞免疫疗法治疗外，其他的病人，在未找出原因前，我们原则上不给予任何治疗，但是鼓励其试着怀孕。在这种原则下，习惯性流产治疗的初步成功率在 70%左右。

当然，习惯性流产的原因非常多，任何能引起母体及胎儿问题的因素都可能造成，我们尚未了解的部分仍很多，特别是母亲及胎儿相互的免疫调适，需要更多的研究去解答，才能使我们的治疗更有效。同时由于有许多问题尚无正确答案，治疗方法可能随知识的进步和资料的累积，将有所改变。

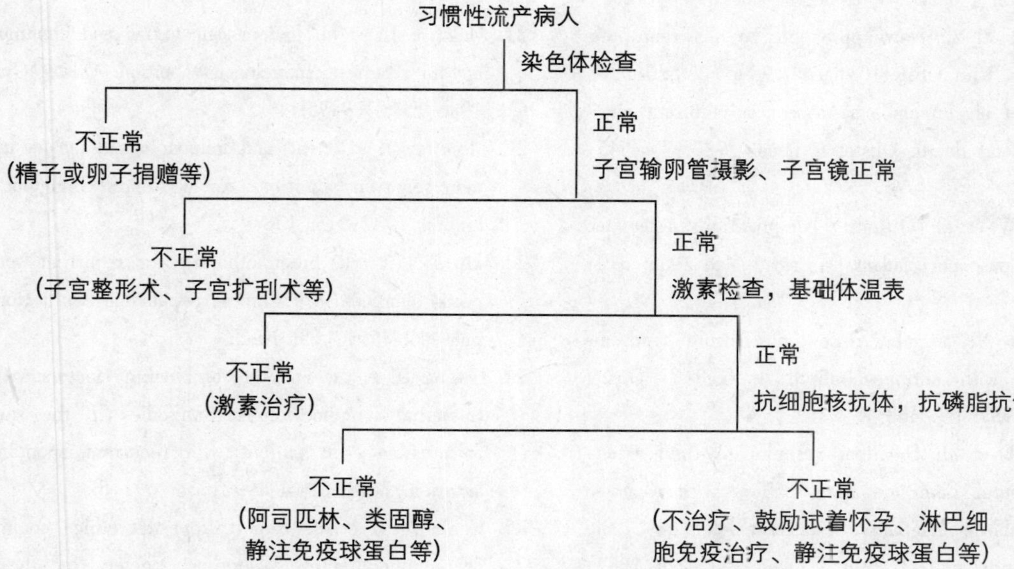

图 37-4　习惯性流产检查及治疗的流程图

参考文献 (FURTHER READING)

1. Coulam CB et al: Recurrent pregnancy loss. Clinical Obstet Grynecol 1986; 29: 863–1004.
2. Silven LM: Mouse t haplotypes. Ann Rev Genet. 1985; 19: 179–208.
3. Gill TJ III et al: The major histocompatibility complex of the rat. Transplantation 1987; 43: 773–85.
4. Kunz HW et al: Growth and reproduction complex in the rat. J Exp Med 1980; 152; 1506–18.
5. Ho HN et al: Sharing of human leukocyte antigens in primary and secondary recurrent spontoneous abortions. Am J Obster Gynecol 1990; 163: 178–88.
6. Ho HN et al: Differences between White and Chinese population in human leukocyte antigen sharing and gestational trophoblastic tumors. Am J Obstet Gynecol. 1989;161: 942–8.
7. Ho HN et al: The prevalence of recurrent spontaneous abortions, cancer, and congenital anomalies in the families of couples with recurrent spontaneous abortions or gestational trophoblastic tumors. Am J Obstet Gynecol 1991; 165: 461–6.
8. Ho HN et al: Sharing of human leukocyte antigens (HLA) in couples with unexplained infertility affects the success of in vitro fertilization and tubal embryo transfer. Am J obstet Gynecol 1994; 170–63–71.
9. Dudley DF et al: New approaches to recurrent pregnancy loss. Clin Obstet Gynecol 1989; 32: 520–32.
10. Scott JR et al: Immunologic aspect of recurrent abortion and fetal death. Obstet Gynecol 1987; 70: 645–56.
11. Branch DW et al: Obstetric complications associated with the lupus anticoagulant. N Engl J Med 1985; 313: 1322–6.
12. Kochonour NK et al: A new postpartum syndrome associatod with antiphospholipid antibodies. Obster Gynecol 1987; 69: 460–8.
13. De Wolf F et al: Decidual vasculopathy and extensive placental infarction in a patient with repeated thromboemboric accidants, recurrent fetal loss, and a lupus anticoagulant, Am J Obstet Gynecol 1982; 142: 829–34.
14. Freyssinet JM et al: An IgM lupus anticoagulant that neutralizes the enhancing effect of phospholipid on purified endothethial thrombomodulin activity——a mechanism for thrombosis, Thrombosis and Haemostasis 1986; 55: 309–13.
15. Triplett DA et al: The relationship between lupus anticoagulants and antibodies to phospholipid. JAMA 1988; 259: 550–4.
16. Lackshin MD et al: Prednisone dose not prevent recurrent fetal death in women with antiphospholipid antibody. Am J Obstet Gynecol 1989; 160: 439–43.
17. Ho HN et al: Treatment and outcome of unexplained recurrent spontoneous abortions in subclinical autoimmune disease, J Formosan Med Assoc 1992; 191: 497–501.
18. Lubbe WF: Antiphospholipid antibodies and early pregnacy failure; diagnosis and treatment. Am J Roprod. Immunol Microl 1988; 16: 104.
19. Takakuwa K et al: Production of blocking antibodies by vaccination with husband's lymphocytes in unexplained recurrent aborters: the role in successful pregnancy. Am J Reprod Immunol Microbiol 1986; 10: 1–9.
20. Menge AC et al: The Significance of human leukocyte antigen profiles in human infertility, recurrent abortion, and pregnancy disorders. Fertil Steril 1985; 169: 693–5.
21. Mclntyre JA et al: Immunologic testing and immunotherapy in recurrent spontaneous abortion. Obstet Gynecol 1986; 57: 169–75.
22. Mowbray JF: Genetic and immunological factors in human recurrent abortion. Am J Reprod Immunol Microbiol 1987; 15: 138–4.
23. Ho HN et al: Immunotherapy for recurrent spontaneous abortions in a Chinese population. Am J Roprod immunol 1991; 25: 10–5.
24. Hwang JL et al: The role of blocking factors and antipaternal lymphocytotoxic antibodies in the success of pregnancy in patient with recurrent spontaneous abortion. Fertil Steril 1992; 58: 691–6.
25. Coulam CB et al: Report from the ethics committee for immunotherapy, American Society for the Immunology of Reproduction. Am J Reprod Immunol

1991; 26: 93-5.

26. Chao KH, Yang YS, Ho HN, Chen SU, Chen HF, Dai HJ, Huang SC, Gill TJ III: Decidual natural killer cytotoxicity decreased in normal pregnancy but not in anembryonic pregnancy and recurrent spontaneous abortion. Am J Reprod Immunol 1995; 34: 274-280.

27. Ho HN, Chao KH, Chen CK, Yang YS, Huang SC: Activation status of T and NK cells in the endometrium throughout menstrual cycle and normal and abnormal early pregnancy. Hum Immunol 1996; 49: 130-6.

28. Ho HN, Chao KH, Chen HF, Chen SU, Wu MY, Yang YS: Distribution of Th1 and Th2 cell populations in human peripheral and decidual T cells from normal and anembryonic pregnancies. Fertil Steril 2001; 76: 797-803.

29. Chao KH, Wu MY, Yang JH, Chen SU, Yang YS, Ho HN: Expression of the interleukin-2 α receptor (CD25) is selectively decreased on decidual $CD4^+$ and $CD8^+$ T lymphocytes in normal pregnancies, but is increased in anembryonic pregnancies. Mol Hum Reprod 2002; 8: 667-73.

38 Chapter 多胞胎的形成与减胎术

连义隆

前言

(一) 多胞胎的增加

人类的妊娠以单胞胎为正常，多胞胎妊娠对孕妇及胎儿均有较高的并发症，是一种高危妊娠。

近年来由于不孕症治疗使用排卵药物，以及人工生殖科技的进展，增加了多胞胎的几率，有双胞胎、三胞胎，甚至四胞胎或更多胞胎的情形。因此，多胞胎形成的机制，如何有效防止，有无补救之道，均是值得关心的问题。

(二) 自然多胞胎的几率

自然发生的多胞胎几率估算如下：双胞胎大约占所有生产的1/100，三胞胎1/10 000，四胞胎1/1 000 000，依此类推。若以双胞胎为例，可分为同卵双胞胎（monozygotic twin）及异卵双胞胎（dizygotic twin），两者的比例大约是1:2。同卵双胞胎的发生和种族、遗传、年龄、胎次较无关系，而异卵双胞胎和种族、遗传、年龄、胎次、体型等较有关系。

(三) "医源性"的多胞胎 (Iatrogenic multifetal pregnancy)

以药物引发排卵，或人工生殖科技的应用所造成的多胞胎，称之为"医源性"的多胞胎，其发生率比自然发生的多胞胎增加许多，非自然发生的大多是异卵多胞胎，但最近有文献报告排卵药物也会使同卵双胞胎的几率增加，值得注意。

多胞胎形成的机制

(一) 同卵双胞胎形成的机制

一个受精卵在胚胎发育的早期分开成两个胚胎所致，其分开的时间可分为4种情形：

1. 在受精（fertilization）后的72个小时内，即在内细胞团（inner cell mass）已形成，但囊胚（blastocyst）外层尚未形成绒毛膜（chorion）时，此时将发展成双羊膜，双绒毛膜的同卵双胞胎（diamnionic, dichorionic monozygotic twin）。

2. 在受精后第4至第8天分开，此时绒毛膜已分化完成，但羊膜尚未分化完成，乃形成双羊膜、单绒毛膜的同卵双胞胎（diamnionic, monochorionic monozygotic twin）。

3. 在受精后第9天分开时，将形成单羊膜、单绒毛膜的同卵双胞胎（monoamnionic, monochorionic monozygtoic twin）。

4. 如果分开的时间更晚，即当胎盘（embryonic disk）已形成时，则分开将会不完全而导致连体婴（conjoined twin）。

(二) 异卵双胞胎形成的机制

由于女性一次排两个卵子同时受精所造成，是异卵双胞胎、三胞胎及以上依此类推，而排两个或两个以上卵子的机制和种族、遗传、母亲年龄、胎次均有关系。近年来，不孕症治疗排卵不好的妇女，常使用引发排卵药物（ovulation induction agents），而使得排卵数目增加，或是人工生殖科技植入较多胚胎都容易造成多胞胎。

造成多胞胎的相关因素

(一) 种族因素与多胞胎

异卵多胞胎的形成几率和种族有关，美国白人的双胞胎自然发生率为 1/100，黑人为 1/80；而在非洲某些国家，双胞胎的几率可高达 1/20，东方国家如日本约 1/150。依笔者于 1988~1993 年在桃园医院的经验为例，其间共 10 534 生产例中多胞胎有 233 例（双胞胎 217 例，三胞胎 15 例，四胞胎 1 例），双胞胎之比例为 1/50，此只为单一医院的统计，又为生殖科技不孕症治疗转诊中心，因此有较高比例的多胞胎生产。

(二) 遗传因素与多胞胎

在多胞胎的遗传方面，母亲的因素比父亲重要，例如双胞胎的母亲，其本身也为双胞胎的比例高达 1/25，而父亲则只有 1/60，这可能是遗传因素会影响妇女的排卵数目。

(三) 孕妇年龄胎次与多胞胎

母亲的生产年龄若在 35 至 40 岁之时，生产多胞胎的几率将会增加，或者生产数达到第 4 胎至第 6 胎或以上时，也有较高的多胞胎几率。

(四) 身高体型与多胞胎

身材高大的妇女比娇小的妇女有较高的多胞胎机会，这也可能和前者摄取较高营养，身体状况较好有关。

(五) 口服避孕药与多胞胎

停止口服避孕药后的一至两个月内怀孕，会有较高的双胞胎机会，这可能由于停药后，妇女体内的反弹作用，使分泌的 FSH（follicular stimulation hormone，卵泡刺激素）量增加，导致排卵数增加所造成。

不孕症治疗影响美国的三胞胎或“四胞胎以上”（high-order multifetal pregnancy）的生产由 1972 年至 1992 年增加了 113%，多数发生在 30~39 岁不孕症治疗的妇女。以桃园医院为例，1982~1987 年并无三胞胎及四胞胎生产，自 1988~1993 年间由于试管婴儿等协助生殖科技（ART）的应用，共生产三胞胎 15 例，四胞胎 1 例，可见排卵药及生殖科技的影响。

(六) 促性腺激素 (Gonadotropins)

常用的如 hMG、FSH，再加上 hCG 等，明显地增加了排卵的数目，因促性腺激素注射治疗可使多胞胎的机会增加 10 倍以上，有报告高达 5 胞胎至 11 胞胎的情形，但多数均流产了，而存活的，世界上记录是 7 胞胎，在台湾，至今有数组存活的四胞胎，为最高胞胎的记录（图 38–1，38–2）。一般而言，口服排卵药造成多胞胎约在 3%~8%之间，而注射促性腺激素约使多胞胎几率增加 10~30 倍。

双胞胎的自然减胎 (Vanishing Twin)

双胞胎在怀孕早期时，其中有一个自然消失，而减为单胞胎，称为双胞胎的自然减胎。三胞胎及以上也有类似情形，例如自然地减少一个或两个胚胎等。

如何减少排卵药物及生殖科技造成的多胞胎最好的方法是预防，例如做 GIFT、IVF-ET IVF-TET 时，植入的卵子或胚胎数目限制在 3 个以内，多的卵子或胚胎冷冻保存起来。但引

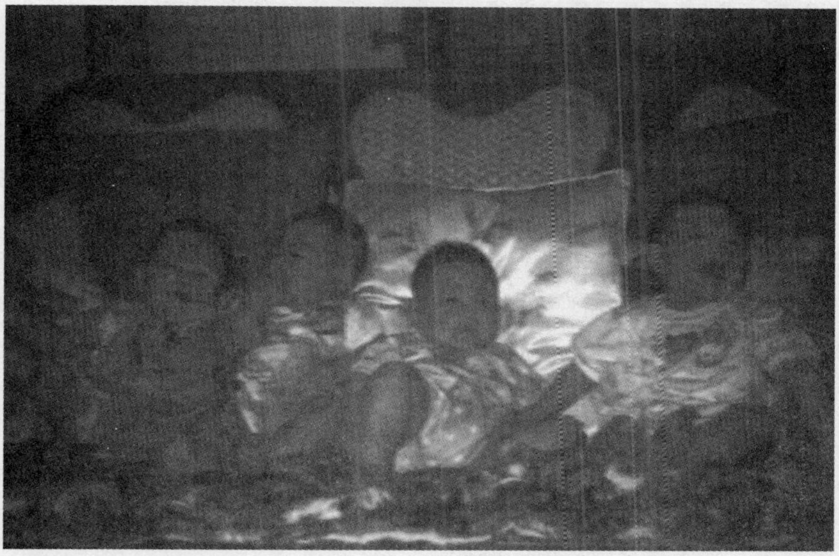

图 38-1 试管婴儿四胞胎（IVF-ET）出生后 7 个半月，桃园医院 1993 年生（医师曾建议减胎，但家属怕流产而未答应。）妊娠 31 周剖腹生产

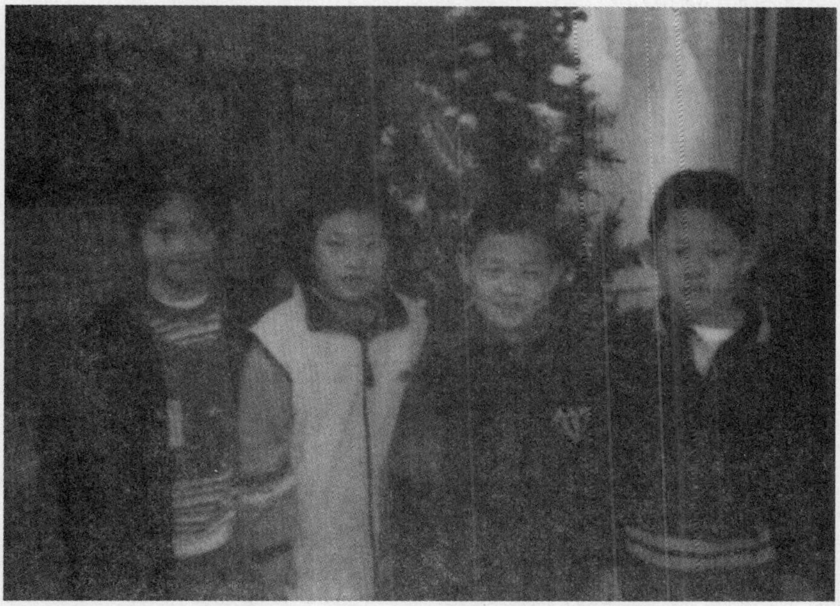

图 38-2 四胞胎就读于小学（2000 年）

发排卵的方法就可能导致多个卵泡的发育，排出多个卵子，而使夫妇自然同房或作人工授精（AIH），即子宫内授精（intrauterine insemination，IUI）时，就可能造成多胞胎。因此，除了小心使用（由较低剂量开始）排卵药物之外，和不孕夫妇事先说明清楚是必要的，即排卵药物可能造成多胞胎或卵巢刺激过度综合征（ovarian hyperstimulation syndrome，OHSS），及其所可能导致的并发症。一旦授孕成功，必要在早期（妊娠 6~8 周间），以超声波追踪囊胚、胚胎数目及胎心跳形成或消失的情形。最好每星期能检查一次，若到 10 周时所存在的胚

胎数目超过理想数时，则将面临困难的选择。

多胞胎妊娠的危险

(一) 对孕妇的危险

1. 妊娠早期增加子宫内及子宫外怀孕（heterotopic pregnancy）并存的可能性，导致诊断及处理上的困扰。

2. 妊娠晚期时，产前子痫症（preeclampsia）及子痫症（eclampsia）的几率会增加。

3. 血栓静脉炎（thromobophlebitis）及栓塞现象（embolic phenomenon）的几率增加。

4. 孕妇发生贫血、羊水过多（polyhydramnios）的几率增加。

5. 增加安胎药物（例如 ritodrine 或 $MgSO_4$）的使用及其对孕妇的影响。

上述几种影响随着多胞胎的增加而发生率更高，例如三胞胎比双胞胎明显，而四胞胎以上则各种并发症均更严重。

(二) 对胎儿的危险（早产儿的并发症）

1. 围生期罹病率及死亡率（perinatal morbidity and mortality）增加。

2. 婴儿期（infancy period）的死亡率也较高，而主要的并发症则有呼吸窘迫综合征（respiratory distress syndrome，RDS）、脑室内出血（intraventricular hemorrhage）、坏死性小肠结肠炎（necrotizing enterocolitis），及其他如癫痫（seizure）等。以上并发症亦随早产的提早而情形更严重（例如 26~28 周生产者的并发症远比 32~34 周生产者高）。虽然近年来由于小儿科加护病房的照顾能力明显提高，使早产儿的存活率大为增加，小至有 500~700g 的早产儿也有存活的记录，但无可否认的，早产儿仍将面临更多的经济、社会的负担，及较高并发症等代价。

(三) 面对三胞胎以上的考量

(1) 终止整个怀孕，即以药物引发流产，流产手术或催生引产。

(2) 继续怀孕，却要冒着对孕妇及胎儿（或出生婴儿）发生各种并发症的危险。

(3) 减掉多的胞胎，留下理想的数目（例如 1 或 2 个），以减少多胞胎的并发症。

(四) 减胎术的名称

以往有选择性终止（selective termination）、选择性减胎（selective fetal reduction）、选择性杀胎（selective feticide）、选择性生产（selective birth）、选择性流产（selective abortion）、多胞胎妊娠减胎（multifetal pregancy reduction）等多项名称，目前以多胞胎妊娠减胎术为最通用。

多胞胎妊娠减胎术的方法

1. 经由子宫颈吸引术
(transcervical aspiration or suction)

在腹部超声波的指引之下，经由子宫颈管伸入一导管进入子宫腔内吸出囊胚（sac），但此方法易导致感染及引起子宫收缩，因此流产率高达 20%~30%以上，目前已不采用此方法。

2. 经由腹部多胞胎减胎术
(transabdominal multifetal reduction)

由腹部超声波指引，以细长针经由腹部到达子宫腔内，最后进入胚胎的心脏内注入氯化钾（KCl），使胞胎心跳停止，一般在妊娠 11 周到 14 周做，流产率低。

3. 经由阴道多胞胎减胎术
(transvaginal multifetal reduction)

以长针在阴道超声波指引下，由阴道途径进入子宫腔内到达胞胎的心脏位置，打入 KCl 使心跳停止，可在妊娠 10~12 周之间做，流产率也低（图 38-3 至 38-4）。

(一) 腹部与阴道减胎术的比较

此两种方法均可行，从事优生保健遗传咨询的专家，因常由腹部做羊膜穿刺取羊水或绒

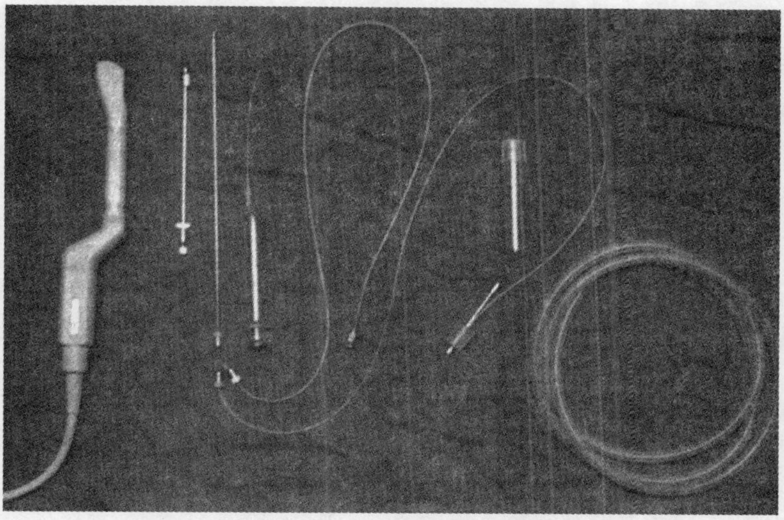

图 38–3 阴道超声波减胎装置，所用器械和阴道超声波取卵所用者相同

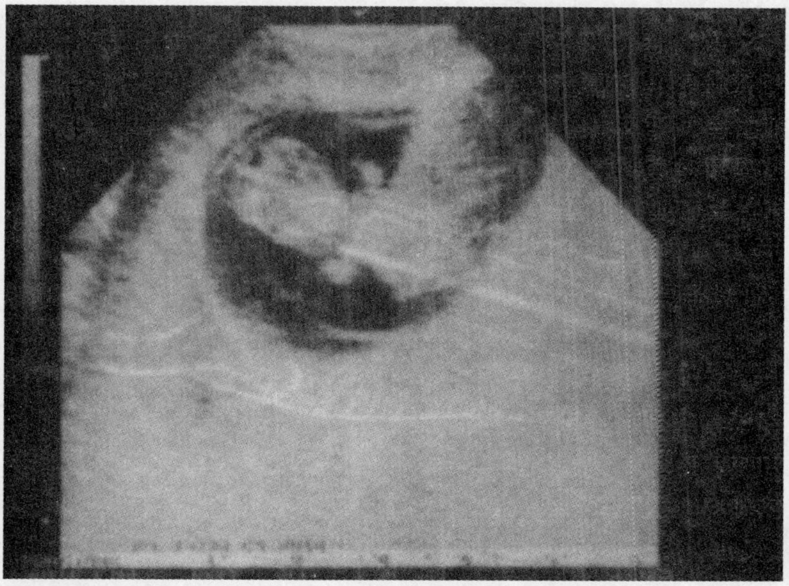

图 38–4 实际减胎的超声波图解，胎儿刚满 10 周（CRL：3.5cm），左方为胎头部，且胎儿上肢位置隐约可见，长针由图的右上方穿入，进入胎儿胸腔内的心脏位置，注入氯化钾（KCl）

毛膜穿刺取绒毛，所以习惯以腹部途径做减胎手术，而生殖科技专家由于熟练于阴道超声波取卵，较易于以阴道途径做减胎手术。随着减胎技术的熟练与操作过程的小心，将可使流产等并发症更为降低。

(二) 妊娠第几周做减胎术最合适

最好的时间是妊娠满 10 周后才做，理由如下：

1. 因多胞胎常会自动消失一个或更多个，此种情形在妊娠 10 周前较明显，10 周后较少发生。

2. 10 周以上时胎心音明显，尤其是心脏位置清楚，减胎时不易失败。

3. 给夫妇考虑的时间，不要在 7~8 周看到多胞胎即减胎，多考虑医疗、社会、经济、道德、精神、心理等各方面的因素，待充分了解减胎的利弊得失之后再做，以免造成后悔。

4. 正如太早做绒毛膜检查有可能出现胎儿畸形（例如四肢缺损），因而建议最好胎儿发育成形（满 10 周）后才做，避免可能对留下的胎儿造成后遗症。

减胎术的危险性或后遗症

对孕妇：

（1）若已做减胎的步骤但未减成，则将使孕妇生活在胎儿是否会畸形的恐惧中。

（2）子宫腔内感染，进一步引发败血症的可能性更要注意。

（3）留下的破坏胚胎或胎儿组织有可能引起凝血不全的病变。

（4）考虑减胎后孕妇的心理压力，例如对减去胎儿的内疚等。

对留下的胚胎或胎儿：

（1）若引起羊膜破裂、子宫收缩或感染，易导致全部流产。

（2）对留下胎儿以后发育的影响，是否会造成早产或死胎，有待更多病例来评估。有文献报告，由五胞胎或以上，减至双胞胎者，其怀孕过程的并发症比三胞胎减至双胞胎者高，值得注意。

（一）几胞胎以上需要减胎，且减成几胞胎最合适

一般而言，四胞胎及以上者需要减胎，因为孕妇及胎儿的并发症较高，减胎后改善的效果明显。至于三胞胎则有不同的看法，主张要减至双胞胎者，认为三胞胎的生产周数较低，且婴儿的体重较轻及有较多的并发症；主张不必减者，认为减胎本身即有可能的危险性及后遗症，并且造成带回家的婴儿（take home baby）减少，又随着早产儿照护的提升，虽三胞胎体重妊娠周数均小于双胞胎，但围生期的罹病率及死亡率并无统计意义上的差别，且孕妇如果和医师充分合作，早期住院安胎（elective admission），则可尽量使妊娠周数延长至 34 周至 35 周左右才生产。因此，考虑不孕症夫妻保存几个胎儿的意愿以及小儿科加护病房的良好照顾是必要的。又若需要减胎时，减至双胞胎是合适数目。但目前也有看法表示 40 岁以上的高龄产妇，可考虑减至单胞胎，以减少妊娠并发症。

（二）要选择哪一个胞胎做减胎

专家会决定，减掉外观较不正常的胎儿，但如果每个胎儿看起来均正常，则选择靠近长针尖端容易减的胎儿。

（三）减胎前先做染色体鉴定的问题

当病人要求减掉不想要的性别胞胎（例如减掉女胞胎保留男胞胎），或先做染色体检查（绒毛膜筛检，CVS），以确定不正常染色体胎儿以减胎，此技术上可以做到，但选择性别应无必要，而染色体鉴定则由专家来考量。

（四）减胎后的妊娠照顾

1. 减胎术后，于妊娠 16 周所做的母血筛检唐氏综合征（Down’s syndrome），会有甲胎蛋白（α-fetoprotein）上升的情形，导致诊断的误差。

2. 减胎术后，仿羊膜穿刺术的遗传诊断则不受影响。

3. 减胎术后仍需由产科专科医师特别照顾，并注意可能早产或发生死胎的几率。

（五）重视减胎的问题

鉴于排卵药物、生殖科技的普遍使用，减胎所呈现的问题将会越来越多，因此不孕症专科医师或使用排卵药物的妇产科医师，均需多加注意多胞胎及减胎术的问题。

（六）预防胜于治疗

（1）医学的首要原则：不伤害病人的健康权益（do no harm），因此在治疗病患时，要随

时想到多胞胎的可能性及其对孕妇健康的危害。

（2）排卵药物（包括排卵药及排卵针剂）宜从小量开始并小心使用。

（3）如果发现太多卵泡，可能引起卵巢刺激过度综合征及不可接受的多胞胎，务必和不孕症夫妇商量可能的危险，及考虑是否放弃此周期的治疗。

（4）应用冷冻胚胎的技术，只植入2或3个以内的胚胎，其余胚胎冷冻保存。

（5）定期追踪怀孕时的胚胎数目，以及早做必要的处理。

参考文献 (FURTHER READING)

1. Lien YR et al: First-trimester selective termination in multiple gestation by transvaginal ultrasound guided intrathoracic injection of potassium chloride. Int J Fertil 39:90, 1994.
2. Lien YR et al: Preliminary experience of selective transvaginal fetal reduction during early stages of pregnancy. J Reprod Infertil 4:120, 1995.
3. Lien YR et al: Maternal complications and perinatal outcome in triplet compared with twin pregnancy after assisted reprodcutive technology. J Reprod Infertil 6:41, 1997.
4. Jou HJ et al: Ultrasound-guided transvaginal fetal reduction in multiple gestation. JUMROC 9: 16, 1992.
5. Chen HF et al: Evaluation of outcomes of triplet pregnancies treated with or without fetal reduction. J Reprod Infertil 4:67, 1995.
6. Chen CI et al: The outcome of the transabdominal selective embryo reduction during early stage of multiple pregnancy. J Reprod Infertil 6:121, 1997.
7. Tsai CC et al: Should fetal reduction be done or not for the triplet in the first trimester——the perinatal outcome aspects. J Reprod Infertil 4: 20, 1995
8. Eddleman KA et al: Chorionic villus sampling before multifetal pregnancy reduction. Am J Obstet Gynecol 183: 1078, 2000.
9. Carreno CA et al: First trimester embryo size discordance: a predictor of premature birth following multifetal reduction. Fertil Steril 75: 391, 2001.
10. Miller et al: Multifetal pregnancy reduction: Perinatal and fiscal outcomes. Am J Obstet Gynecol 182: 1575, 2000.
11. Chang HC: Delayed delivery of surviving triplet after fetal reduction and spontaneous abortion. J Formos Med Assoc 95: 881, 1996.
12. Ko TM et al: Multifetal pregnancy reduction in 100 pregnancies. Taiwanese J Obstet Gynecol 38: 51, 1999.
13. Ko TM et al: Second trimester maternal serum levels of alpha-fetoprotein, free β-subunit of human chorionic gonadotropin and CA-125 in twin pregnancy after multifetal pregnancy reduction. Taiwanese J Obstet Gynecol 37: 87, 1998.
14. Ko TM et al: Selective fetal reduciton of multiple pregnancy in the first or ealy second trimester. JFMA 90: 493, 1991.
15. Itskovitr J et al: First trimester selective reduction in multiple pregnancy guided by transvaginal sonography. J Clin Ultrasound 18: 323, 1990.
16. Leondries MP et al: Triplets: outcomes of expectant management versus multifetal reduction for 127 pregnancies. Am J Obstet Gynecol 183: 454, 2000.
17. Torok O et al: Multifetal pregnancy reduction is not associated with an increased risk of intrauterine growth restriction, except for very-high-order multiples. Am J Obstet Gynecol 179: 221, 1998.
18. Selam B et al: Genetic amniocentesis after multifetal pregnancy reduction. Am J Obstet Gynecol 180: 226, 1999.
19. Grobman WA et al: Patient perceptions of multiple gestations: an assessment of knowledge and risk aversion. Am J Obstet Gynecol 185: 920, 2001.
20. Evans MI et al: The geriatric gravida: multifetal pregnancy reduction, donar eggs, and aggressive infertility treatments. Am J Obstet Gynecol 177: 875, 1997.
21. Silver RK et al: Multifetal reduction increases the risk of preterm delivery and fetal growth restriction in twins: a case-control study. Fertil Steril 67: 30, 1997.
22. Geva E et al: Multifetal pregnancy reduction: a possible risk factor for periventricular leukomalacia in

premature newborns. Fertil Steril 69：845，1998.

23. Garel M et al：Psychological reactions after multifetal pregnancy reduction：a 2-year follow-up study. Hum Reprod 12:617, 1997.
24. Begley AM: Preparation for practice in the new millennium: a discussion of the moral implications of multifetal pregnancy reduction. Nursing Ethics 7:99, 2000.
25. Evans MI et al: Improvement in outcomes of multifetal pregnancy reduction with increased experience. Am J Obstet Gynecol 184:97, 2001.

39

Chapter

着床前遗传诊断

张明扬

遗传诊断学在近年来的发展是有目共睹的。利用分子遗传学，人类可以更了解生命运作的原理，可以治疗疾病，甚至可以改造生命。本章将介绍近年来有关不孕症及生物医学方面的遗传诊断技术方面的发展、新发现，以及作为一个生殖医学执业者所必须知道的基本知识。

分子遗传学技术

(一) 基因的结构

生物的遗传因子——基因（gene）均存在于细胞染色体（chromosome）之中，染色体在平常是以染色质（chromatin）的形式均匀散布在细胞核内的，每个染色体所包含的去氧核糖核酸（DNA）数目都有不同，因此形成不同的长度与形态学上的变异，利用这些特征，我们可以将染色体分类成不同的族群，以作为生理及病理学上的研究，称为染色体图谱（karyotyping）（图 39–1）。

个体的遗传因子在各种生物族群有非常固定的结构式，如果仔细地定位（sequencing）基因，每个个体的细部排列方法可能有所不同，但在各种重要维生系统的控制基因部分，所有同种族的个体之间，几乎都没有太大的变化，因为这种基因恒定性（conservation），才能够保持种族之中每个个体形态与功能上的恒定。

人类的 46 个染色体其实包含两套分别来自于父系及母系的，几乎相同的基因组（genome），每套基因组包含（3~3.5）×10^9 碱基组（base pair，bp）的 DNA，其中大约 50% 的碱基组只是铺陈式重复系列（repeat sequence），亦即无明显生理作用的 DNA 结构，实际的有效组合基因的碱基组数大约为 1.5×10^9 个，如果换算每个基因的平均长度为 1000~2000 个碱基组，每个基因之间又存有长短不一的间隔性结构（包括 intron 及 flanking region）的话，每个人类个体的功能性基因数大约为 3000 到 15 000 个，这种估算方式虽然粗糙，但与事实应相差不远。

基因的结构大略可分为 4 大部分：起始端（initiation region），插入序列或又称内含子（introns），表现序列或又称外显子（exons），及终止序列（termination triplet）（图 39–2）。

当细胞接受到 RNA 需要制造蛋白质的信号之时，细胞核中的 RNA 复制酶（RNA polymerase Ⅱ）便结合上此类蛋白质对应的基因序列使 DNA 分开，RNA 复制酶再由起始端序列，将核酸一个一个地接合在解离开的 DNA 碱基上，一直到终止序列。如此制造出同时含有内含子及外显子的 RNA 前体（RNA precursor），此前体再经一系列的步骤，切除内含子，将各个外显子连接为成熟的 mRNA，此 mRNA 即为真正基因的翻版，可以送至细胞质中制造蛋白质了。

个体中所有的细胞核存有的 DNA 序列是完全相同的，但因细胞分化的结果，产生各种

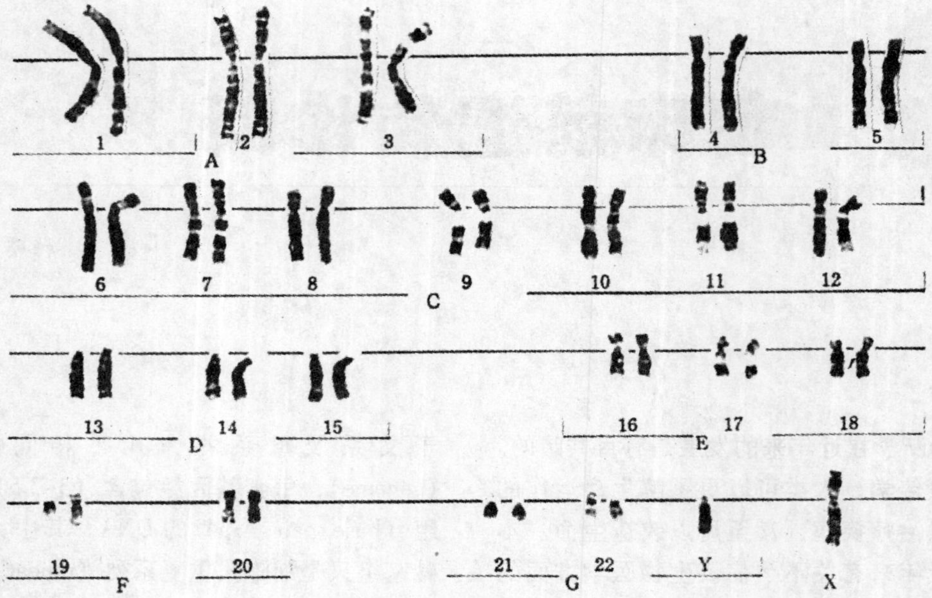

图 39-1　正常人类（男性）的染色图谱。染色体经处理后，呈现不规则的堆放，经人工或电脑程式修剪下来之后，依长度、长短臂比例与染色段的分布分为七大组=A→G，X 染色体分入 C 组，而 Y 染色体分入 G 组，仔细地观察染色体的各种形态变化可诊断出个体的遗传健康度，但基因的缺损则无法由此图谱观察得知

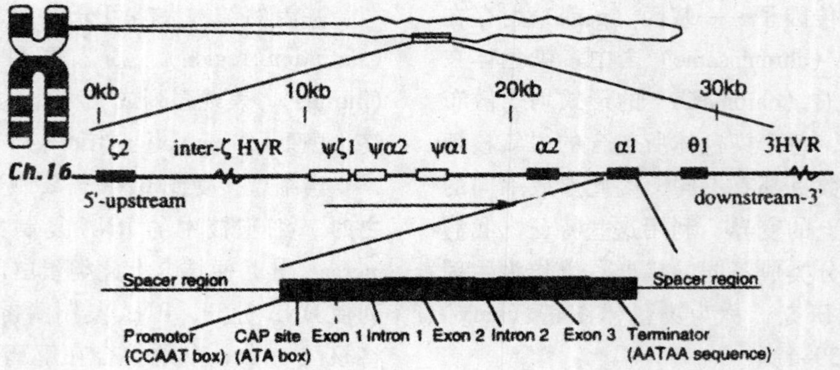

图 39-2　以人类第 16 对染色体短臂上的甲型球蛋白基因组为例，说明基因的结构。基因序列是由 5’端往 3’端解读，主要原理是与 mRNA 的制造方向一致。在一大段的空白碱基序列之后，接着便是一群组的基因族，甲型球蛋白基因在经数千万年的重组、变革之后，产生出多量的相似基因，有的在胚胎时期才有作用，如 ξ 基因，制造出 ξ 球蛋白，在胚胎期与 ε 球蛋白结合成 Gower 血红蛋白，有的基因虽有产物，却不明其作用为何，如 θ (theta) 基因，而有的基因序列虽与有作用的序列相似，却无法制作蛋白质，如 ψξ1，ψα1 等。人类一条染色体中有两个甲型球蛋白基因，含有两列完全相同的结构基因。每一个基因之中又分别由 5’端的 RNA 制作启动子 (promotor)，接入 CAP 系列，碰到第一个表现序列、第一个插入序列等，最后在终止序列的 AATAA 端完成此基因的复制工作

不同的功能性细胞，如垂体（pituitary gland）的性腺刺激分泌细胞与生长激素分泌细胞，其细胞核内的DNA完全相同，但mRNA的种类却完全不同，自然制造出不同的蛋白质。mRNA制作的速度，直接影响细胞功能的表现（expression），因此近来也有分子生物学者，直接以细胞中mRNA的量，来作为细胞活力的指标。

(二) 检验基因结构的方法

1. 分子杂交法

结构性基因在整个基因组中虽然占极微小部分（2×10^3bp 对 3×10^9bp），但因基因结构的特异性，只要能够找得到足够相对应其DNA序列的探针（probe）——此探针也是DNA序列，但其排列则对应其 A←T，C←G 的序列，称为互补去氧核糖核酸（cDNA，complementary DNA）——技术上先以各种标记将此cDNA作上记号，便可以用之来与此特异基因作用，形成紧密的新DNA链，再侦测记号（放射线或荧光物质）的强度，便可对此基因作定性或定量的分析，此方法称为杂交法（hybridization）（图39-3）。利用分子杂交法，只要样本中含有至少一套的基因组（genome），理论上便可以将对应DNA序列与其结合，并探测得基因的存在。实际上，由于基因的大小不一，样本的数量不定，以及正常与异常型基因的差异度不同，均会影响侦测的准确度，针对这些不同的需求，发展出各种不同的方法以适应需求。

2. RFLP 特性——DNA限制酶片段长度多态性 (restrictive fragment length polymorphism)

限制性核酸内切酶（restriction endonuclease）是细菌细胞内用以去除外来DNA［尤其是滤过性病毒（virus）］附身的一大利器。此种限制酶作用的方式非常特异，一种限制酶只对应一种DNA序列发生作用，只要是同一个体得来的DNA，其作用的部位完全相同，一组DNA所切成的段落数目、片段大小，完全固定不变。但对他组DNA则可能有所不同了。先前我们曾经提到，同种族的结构性基因序列，几乎完全不会改变，以求得种族的恒定性。但除了这些赖以维生的基因之外，有一大半以上的DNA序列是目前仍认为无作用的区域，其中有许多段落属于高变异性区域（hypervariable region），如同指纹一般，个体与个体均不相同，但并不会影响其生存能力。因为此高度变异区间的存在，

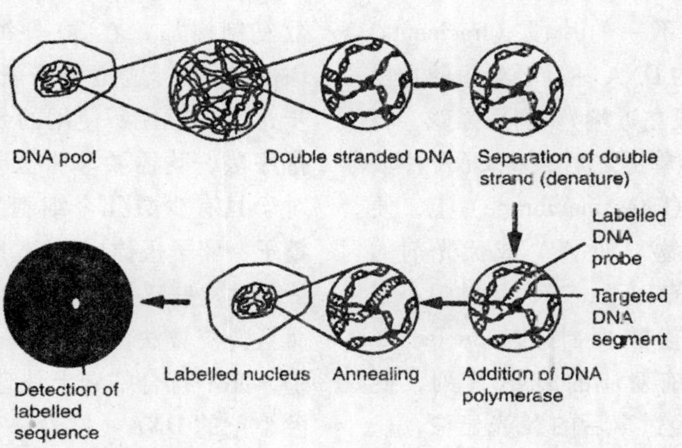

图39-3　以单细胞的荧光原位杂交法为例说明分子杂交法的操作步骤及临床应用效果。在完整的细胞核中含有全套的基因组，此基因组为双链的DNA所结合拉长而成。在高热或强碱的作用下，双链会短暂地分开，称为变性（denature）。此时加入单链的DNA片段，此片段是我们所需知晓的目标DNA，在之前已结合上标记物质，如 ^{32}P 或荧光染色剂等，在变性的DNA将要再接合之际，片段DNA链完全未变动，已接合上的标记物质在清洗过后，仍然存在细胞核内，而可用紫外线（^{32}P）或荧光显微镜观测到它的存在

限制性核酸内切酶作用在不同个体所得到的基因组，其产生的段落长度便不相同，如果我们可以将限制酶所反应过后的段落放大到可见、可数的程度，我们便会发现，每个个体所产生的段落数及DNA长度都不一致，形成明显的多样性，此现象称之为限制酶片段长度多态性(RFLP)。

利用此基因RFLP的特性，配合上目前已有的超过300种以上的限制酶，以及我们所要侦测变异特性基因与正常基因之间的差异性，科学家及临床学者可以找出许多解决生物变异及疾病发生的重要资讯。

3. Southern blot (Southern 印迹法，南方印迹法)

1975年，Southern E在J Mol Biol发表了分析DNA RFLP的文章，直到现在为止，此方法一直为分子遗传学界用之以解决各种遗传学难题。

Southern blot的方法首先需要得到足够量的DNA（约1~5μg），此DNA或是由样本细胞、组织、血液或培养皿而来，经去蛋白质及DNA纯化后，选取适当的限制酶（由其他文献得来，或自行随机取样）使之作用，将基因组切为许多片段。将这许多片段置入Agarose凝胶（Agarose gel）之中，且以电泳法（electrophoresis）将各大小不一的片段（fragments）分开，成为一长条形的DNA柱（轻、短的片段在远端，重、长的片段在近端）。利用强碱，将凝胶中的DNA解离为单链之后，将DNA片段转移到特殊的滤纸片（filter membrane）上，便可以将标示着放射性物（如^{32}P）或荧光剂的DNA探针（有的是整条DNA，有的只是很小一段序列，称为寡核苷酸探针oligonucleotide probe）与之反应，如有对应的DNA序列，便会紧附在滤纸之上，经过事后的X光显像，显示出目标基因的线条图（图39-4），如果限制酶的种类选取正确，不同个体目标基因所呈现出的线条移行距离（亦即重量、长度）与分段数目（数目愈多，基因被切断的段落愈多）亦会不同，所谓RFLP，因此我们得以判读出实验组与对照组的此段基因结构有多少的不同。

4. DNA排序法（sequencing）

基因的DNA序列有时会因只有一个碱基的改变，便无法正常作用，最有名的例子即是镰状细胞贫血（sickle cell anemia）。此外，国人的β（乙型）地中海贫血症（β-thalassemia），亦有数种异常型，只因一小段的DNA段落缺损（deletion），造成异常的血红蛋白（hemoglobin），这些小段落的突变，除非可在段落端找到适当的限制酶作用区，将正常与异常基因切成不同数目的段落，否则以Southern印迹法根本无法分辨微小碱基数目的不同。此时便可将异常段落附近的限制酶找出，以之切割成小段落，再以DNA排序法将其段落内的碱基顺序一个一个排列出来，以之与正常基因组对照，便可发现此微小部分的异常。可惜此方法虽然精密，但极其耗费人力，时间亦不经济，临床上极少使用到。

5. 聚合酶链反应
(polymerase chain reaction，PCR)

1985年Saiki RK等人在Science杂志上发表了利用一种耐高热的复制酶（Taq polymerase）在密闭的环境之下循环作用，可使单一细胞之中的单一基因段落，不断地以等比级数复制增加，在30分钟之内达到10^6倍数的DNA段落。这是分子遗传学上很大的一个进步，因为以往所使用的Southern印迹法，以及排序法，均需要非常大量的基因方能够从事，对于只有少数几个细胞的状况［如胚胎切片、精子、卵子极体（polar body），甚至一根头发、一小片皮肤碎屑或血液污渍等］很难达成目标。而且传统方法大多需要一、两周的时间方有结果，亦不符合临床上快速的要求。PCR可以将极小量的DNA（只要一个细胞即可），在极短的时间内（包括操作时间，大约2~4个小时）复制其中某些段落至足以操作电泳探测的程度。因此现今愈来愈多的报告均以之作为基因变异分析的标准方法。

操作PCR有以下几个前提：①至少有一个

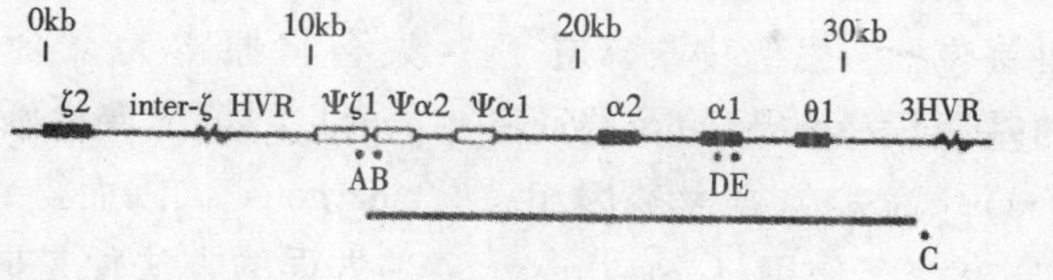

A: 5' - GCGATCTGGGCTCTGTGTTCT - 3' nt* 120-140 5' to the breakpoint
B: 5' - GTTCCCTGAGCCCCGACACG - 3' nt 293-314 3' of A
C: 5' - ACTGCAGCCTTGAACTCCTG - 3' nt 35-54 3' to the breakpoint
D: 5' - CCTGGGCCCTCGGCCCCACT - 3' Intron 2 of α1
E: 5' - AGGGGCAAGAAGCATGGCCA - 3' nt 14-33 downstream to the

A': 5' - CTTCGAGGAACTCGGTCGT - 3' nt 54-72 5' to the breakpoint
C': 5' - TGAACTCCTGGACTTAAG - 3' nt 26-44 3' to the breakpoint
D': 5' - AGCCACTGCCTGCTGGTGAC - 3' Exon 3 of α1
E': 5' - GAGGTCAGCACGGTGCTCA - 3' Exon 3 of α1
*: nucleotide

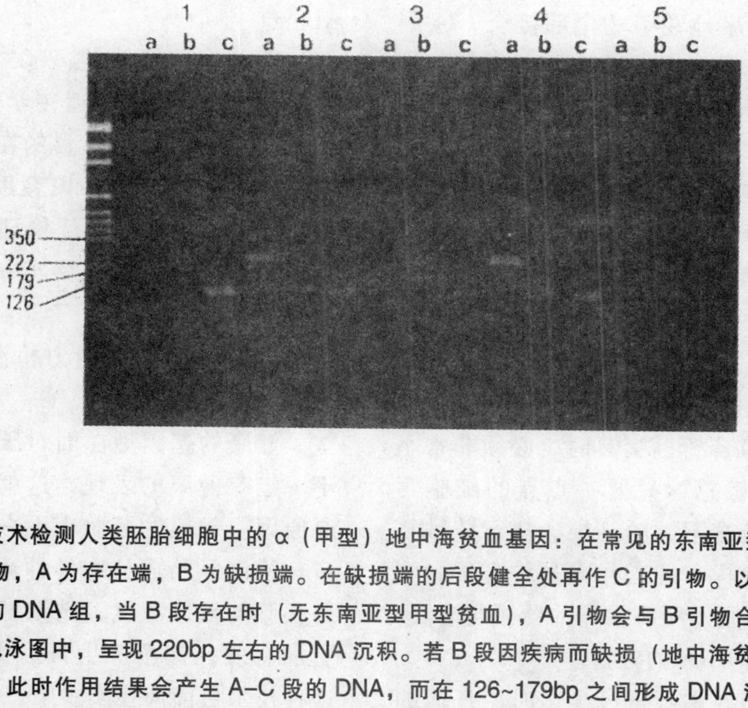

图39-4 以PCR技术检测人类胚胎细胞中的α（甲型）地中海贫血基因：在常见的东南亚型贫血缺损段前端作出A及B两个引物，A为存在端，B为缺损端。在缺损端的后段健全处再作C的引物。以A，B，C 3个引物同时复制某细胞的DNA组，当B段存在时（无东南亚型甲型贫血），A引物会与B引物合作产生A–B段的DNA，便在其下的电泳图中，呈现220bp左右的DNA沉积。若B段因疾病而缺损（地中海贫血），则A段与C段会因缺损而相邻，此时作用结果会产生A–C段的DNA，而在126~179bp之间形成DNA沉积。此外，为求实验的有效性，我们特别在正常的α1基因中（东南亚型也缺损）制作D及E两段引物，复制之后，正常细胞应呈现AB及DE（1a与1c）两条沉积，而异卵性基因（一条染色体健全，一条缺损）则呈现AB、AC与DE（2a，2b，2c）3条沉积。同卵性基因（巴氏血红蛋白症）则只呈现A–C段落（1b）沉积

完整细胞核以作为基因组模板，②所需探测的基因，至少有一段（约100~1000bp）的DNA序列已完全知悉，③操作环境需完全无菌或至少需无其他细胞的污染（包括头发、皮肤碎屑、飞沫），④在欲探测的基因段落的起始及终止端，制造引物（primers）。为避免极大基因组（genome）之内造成可能有交叉作用（cross reaction）的机会，最好在与引物的内侧隔一小段落处，制作第2套套式引物（nested primers）以提高成品的正确性。

在样本、引物（primers）均齐全之后，便可进行PCR程序：①将样本以高热或酶处理以使DNA双链拆开，②置入操作溶液：一组或多组引物、4种去氧核糖核酸（dNTPs：dATP，dGTP，dCTP，dTTP）及抗热DNA复制酶（Taq polymerase），③在PCR机器中，设定3种温度：高温使DNA双链解离；低温使引物结合上基因组的对应位置；中温（72℃）让DNA复制酶将dNTP有序地在引物尾部接合，④周而复始重复以上3种温度，每个周期所复制的DNA段落总数为原有段落数的二次方，因此经过30个循环所得到的段落数为$n\times2^{30}=n\times10^{9}$，若需要继续经过第2套引物再复制的话，第1次复制可酌情减少，经过第2次的复制，便可得到更特异的DNA段落。

整个复制工作完成之后，成品可直接电泳以观其段落长短，亦可再以限制酶分段，以比较正常与异常基因的差异性。

以PCR作为临床诊断工具时，必须非常小心，因PCR非常敏感，只要一点点的细胞污染，便可能造成极端不同的结果。执行此种技术的实验室与取得样本的工作人员均需要做到完全的防止污染守则。所有操作的器械与溶液，亦需在事前执行去DNA的处置。

除此之外，当样本数量极少之时，任何的操作失当，均可能造成DNA无法解链（denature）或DNA接合异常的情况发生，Nardi&Arnheim（1991）计算过单一细胞复制所可能产生异常的机会为：①样本遗失或细胞本身异常：13%；②DNA接合异常：<5%；（3）细胞污染：95%。

等位基因遗失的发生率大约1/10，等位遗失会将原本为杂合子（杂接合体，heterozygous）的情况误诊断为纯合子（纯接合体，homozygous），因而得到完全不同的结果。避免此种失误的方法便是同时复制另外一组已知的多态性DNA片段（fragment）以作为对照，等位基因遗失的情况可从标准对照基因判断所放大的结果是否值得相信。

细胞污染的来源除了工作人员不小心植入体表细胞之外，尚有可能是卵丘细胞或精子细胞的误植。同时放大多变异性的多态性DNA片段（hypervariable polymorphic DNA fragment）可侦测出是否有多出的第3组基因存在，因而判断是否受到其他细胞污染。

6. 进行中的各种着床前基因诊断

（1）同时检验人类白细胞抗原形态（HLA typing）

Verlinsky等人在2001年报道，在进行Fanconi贫血家族的遗传学诊断之时，合并对胚胎进行HLA检测，目的在于日后撷取胎儿的干细胞（stem cells）以救助患病的家族成员。这个报告曾经引起广泛伦理方面的争议，但有其他种疾病如白血病及地中海贫血等的家族已在进行试验与治疗。

（2）基因表现能力检测（gene expression profile）

健康的基因型在面对压力与环境变化时并不一定有健康的表现，这就是一般人患病的主要原因。健康的胚胎也不一定能发育到着床地步；检测胚胎成分在各种环境下的表现可以得到胚胎的健康程度，选取健康胚胎得以使着床更加有效，甚至产生日后更加健康的下一代。这种技术目前尚在实验中。

7. 荧光原位杂交法

(fluorescence in situ hybridization，FISH)

荧光原位杂交法（FISH）的原理是在不破坏DNA链状结构的原则下，将DNA链原位分开，并以含荧光剂或放射离子的DNA探针与之结合，便可在显微镜下直接观察细胞或染色体中是否存有此DNA探针所对应的序列，而做出诊断。由于此种方法不用破坏DNA结构，且可在整个细胞或染色体图谱下直接观察探针的对应位置，目前已成为染色体检查的一个有力辅助工具。

进行FISH与PCR相同，需要至少一个包含完整基因组的细胞，将其固定在载玻片上，此细胞可以完全不经处理，亦可以在染色体图谱（karyotyping）之下接受检查，所使用的DNA探针较大，以达到肉眼可观察的数量，一次操作亦可选用多个探针，以同时探测不同位置的基因。

目前检测染色体已经能够同时使用如X，Y，13，14，15，16，18，21与22的探针，一次检查是否有染色体数目异常的胚胎。检查染色体数目异常的适应证包括：妇女年龄在38岁或以上、习惯性流产夫妻、重复性人工生殖失败及极度精子稀少患者需要经由卵质内精子显微注射（ICSI）方能得到胚胎的患者。因为这些患者均有较高的染色体异常几率。

对于染色体结构性异常乃至产生平衡性转位（balanced translocation）的患者，习惯性流产是最常见的怀孕失败原因。经由胚胎取样技术所得到的单一囊胚细胞可以由荧光杂交法检测染色体段落的数目而推测出胚胎染色体成分是缺损或者过多，因而认知是否属于平衡性转位的异常细胞。

判断结构性异常的染色体技术仍有些许缺失，主要原因是仍有接近2/3的染色体成分无法完整得到认知，因之并不是所有转位的染色体都可以做出诊断：有所谓光谱染色体成像法（spectral karyotyping imaging）可将每个染色体染上不同颜色以作为判断方针，可惜的是此方法需要将所取得的单细胞作染色体散播玻片，而这是最不容易达成的困难技术。

也有人尝试以定量式荧光多重聚合酶链反应（quantitative fluorescence multiplex polymerase chain reaction）来放大所必需检查的基因片段，但现在尚未进入临床服务项目；也有利用基因晶片技术，将全基因组的各段DNA分别复制，之后再比较各段DNA的量，以判断胚胎的染色体成分是否足够而决定胚胎是否平衡性转位，但此项技术正处于萌芽且花费太多功夫，尚无法作为立即可使用的技术。

着床前遗传筛检技术
(Preimplantation Genetic Diagnosis，PGD)

（一）精子的遗传筛检

Van Assche等人于1996报道相对于正常新生儿（94 465个个案）大约0.39%的染色体异常几率，不孕男性（7876个个案）的染色体异常率为5.1%；精子稀少者（1701个个案）为4.6%；无精症者（1151个个案）为13.7%，显示理论上，严重型的男性不孕症都需要考虑到遗传信息异常的可能性；在先天性双侧输精管缺损（congenital bilateral absence of vas deferens，CBAVD）的病人，如果是高加索种族，都需要考虑到其可能带有囊肿性纤维化（cystic fibrosis）的基因突变（CFTR gene mutation）。但东方种族的患者则没有此一发现；需要进行显微注射术授精（ICSI）的案例中，据报告会产生较高的新生儿染色体异常状态，其中包括数目异常（占0.8%，相对于正常民众的0.2%——为4倍之多，但所占人数仍然极少）与新型结构性异常（平衡性转位）。

较高的遗传因素是否需要每个人都进行极耗费资源与人力的基因检验仍有争议，对于某些明显异常的个案如Klinefelter综合征患者（其染色体为47,XXY），平衡性转位患者，与明显已知双方均带有CFTR突变型基因的CBAVD患者，均是着床前遗传诊断的适应证。

精子为单核细胞，目前尚未有安全的基因检测方法使其在精密的检测之后仍然能够用来作为授精之用，因此目前为止所有男性因素的遗传疾病，都是在形成受精卵之后，再对胚胎进行采检。

目前在动物学界广泛应用于性别筛检的活性 DNA 标记及流式细胞术（flow cytometry）可作为精子筛检之一例证：精子使用无害性的 DNA 染剂（Hoechst stain 33342）标记核中的 DNA 链后，将精子以每秒 1000 个细胞的速度通过细胞计数器，以使 DNA 含量不同的精子分开到不同的接收管，如此含 X 及 Y 染色体的精子便可分开回收，以此进行性别的孕前或受精前筛检。

文献上以此方法筛检田鼠（vole，Microtus agnestis 其雄性无 Y 染色体）几乎可达百分之百正确，筛检牛的精子时，在 X 管可得 79%的准确率，Y 管为 70%。行体外受精后，胚胎的性别比例分别可达 73%（X）及 69%（Y）的正确率。

1993 年，Johnson 等人以此方法分离人类精子，并以 FISH 的方法分别计数 X 管及 Y 管的 X 及 Y 精子数比例。得到 82.2%（X 管）及 75.5%（Y 管）的正确率，比较未分离的精子比例 52.6%（X）与 44.1%（Y），显示此法确可达到性别筛检的目的。临床上可应用于性联遗传疾病的排除，但伦理学上也应避免在纯粹作性别选择时的滥用。

此方法亦需要顾虑到 DNA 染剂及通过细胞计数器强光照射对 DNA 所造成的伤害，1989 年 Morell 等人报道 292 个经此处理之后的动物后代，并无重大突变的发现，但实际运用于人体，仍需更多相关报道的佐证。

(二) 卵的遗传筛检

卵子比精子多了一个细胞核——极体（polar body），要是能将极体取出，作直接性的 DNA 诊断，再对照母体的体细胞基因型，便可推论出卵子本身（除去极体之后）的基因型。由于极体核能够完全被利用，且不植回母体，较之对精子细胞所作的直接在 DNA 上操作的技术，来得安全且应用较为广泛。

进行卵子遗传筛检的卵子来源，可由人工生殖手术中取得。在操作之前，先将卵透明带（zona pellucida）之外的卵丘细胞以透明质酸酶（hyaluronidase）溶解去除之后，确定其第一次减数分裂已完成，且第一极体（first polar body）已经排出。便可将卵置入 0.1mol/L 的果糖溶液中，使卵细胞脱水缩小，扩大卵周隙（perivitelline space）。10 分钟左右，将卵子置于显微操作仪（micromanipulator）之下，以固定微吸管（holding pipette）将卵子固定住，再以磨尖的吸取用微吸管（aspirating pipette）穿过透明带，将卵周隙中的极体核轻轻抽出，置入另外的操作试管，等待处理。经吸取过后的卵子本身，则置回原来培养液两小时之后，可继续一般的体外受精流程，并等待极体细胞核的分析结果。

卵子遗传筛检可适用于母体罹患杂合子遗传疾病（heterozygous）：亦即一半的基因为正常，一半为不正常时；以及可能发生第一减数分裂未分离现象（nondisjunction）的情形——两个染色体进入一个细胞核，而另一个细胞核则未分到染色体。

在前者的杂合子遗传疾病，有西方人常见的囊性纤维化疾病，以及中国人常见的地中海贫血。此外，血友病 A（hemophilia A）、杜氏重症肌无力（Duchene's muscular dystrophy）等，均曾被用来作为筛检对象：筛检方法是将极体核以 PCR 处理，若极体核含纯合子正常基因，则可推测卵细胞为纯合子异常基因；若极体核为杂合子基因，则卵细胞亦为杂合子基因等。

诊断后者的染色体未分离情况，则需要以 FISH 的方式，观察极体核若为单染色体，卵子为正常；若双染色体或无呈像，则卵子必为异常，不适合以之受精。

Verlinsky 等人在 1998~1999 年发表针对卵子极体所进行的 50 个周期的单基因疾病遗传诊断，以及 777 个周期的染色体疾病诊断结果。所诊断的疾病包括单基因疾病的囊肿性纤维化、地中海贫血（thalassemia）、镰状细胞贫血

(sickle cell disease)、血友病(hemophilia A and B)等;染色体方面的应用则大多针对高龄女性所作的非整倍性(aneuploidy)检测。

50个单基因诊断周期总共对636个卵子进行检查,得到126个正常胚胎,植入47个胚胎进入子宫,20人怀孕,19个活产;染色体方面进行777个治疗周期,总共检查4720个卵子,有1816个正常胚胎形成,植入717个,有159个怀孕个案,116个活产。总共的怀孕率为23.4%。

极体基因筛检技术提供卵子的遗传咨询,且不伤害卵子本身,是值得推广的技术,但此项检查则无法兼顾精子方面的问题,是它的缺点。

(三)胚胎的遗传筛检

分裂中的胚胎,几乎每个时期均可作胚芽细胞取样(blastomere biopsy)及遗传筛检。

对8细胞胚胎的切片,得以酸性台氏液(acidified Tyrode's solution)将透明带溶解,以无钙及镁的培养液将细胞间质分解,使两个胚芽细胞分开。随后将一个细胞移植入别的透明带之内继续培养,另一个细胞则用来作检查:染色体分类(karotyping)或DNA分析等。

文献上曾有对122个双细胞胚胎实验的报道,结果只有28个存活(23%)并植入,有8个胚胎着床(28.6%),一个流产,一个经产前检查发现为误诊而中止妊娠,6个健康胎儿得以足月生产。

大多数的胚胎切片是在4~8细胞阶段进行的,主要原因是当由4细胞去除1个胚芽细胞(形成3/4细胞),或由8细胞取出3个胚芽细胞(形成5/8细胞)时,由于胚胎仍可保留原来一半以上的体积,存活力较不受影响。

本院曾经以老鼠胚胎进行胚芽细胞吸取切片的研究,在332个老鼠胚胎实验中,以外观正常与异常的胚胎行切片术,其存活率分别为84.6%及57.3%,发育成囊胚期(blastocyst stage)的比例分别为86.6%以及81.4%。

而比较由4细胞与8细胞作吸取术的结果,其存活率分别为78.4%及91.6%,发育为囊胚率为86.7%及87.4%,明显的以外观正常的8细胞期胚胎行胚胎切片,可得到较高的存活率,一旦胚胎得以存活,则其后续的发展能力并不会降低。

在我们以老鼠胚胎切片所作PCR以比较胚芽细胞与囊胚的性别诊断率时,其敏感度为61.7%,特异性为96.6%。同一个实验中,以人类多余胚胎所作的PCR诊断α(甲型)地中海贫血(α-thalassenia)实验,其敏感度为76.1%(图39-4)。

胚芽细胞切片亦可应用于各种DNA及染色体异常的遗传筛检,目前已有许多报道证实其可行性,但因胚胎切片为单细胞诊断,不管是用PCR或FISH得到的结果,在着床成功之后,最好都能以绒毛膜取样术(CVS)或羊水取样来证实结果的可靠性。

分裂期胚胎切片的遗传筛检是目前最常被使用的PGD技术。最主要的原因在于分裂胚胎的细胞较多可容许某种程度的伤害,此外着床前胚胎也提供未来胎儿的所有基因成分,使筛检的可行性较配子检查更为宽广。

遗传诊断之后将健康胚胎植入后,使39岁以上女性得到非整倍性胎儿的发生率减少到0.3%~0.4%(相对于正常状况的2.6%);自然流产率由23%降到9%;可惜着床率并没有很明显的改进。

至今为止,已经有超过30种单基因遗传疾病可以应用单一胚胎切片筛检的技术,染色体计数更是最常被使用来改善因为卵子老化或内在异常所导致的失败率;对于染色体结构性异常部分的侦测,如能将某些特定染色体的染色技术获得进一步突破,必将能够对平衡性转位型的习惯性流产患者有更大的帮助。

参考文献 (FURTHER READING)

1. Muench KH (ed): Genetic medicine. New York, Elsvier Science Publishing Co., 1988.
2. Weatherall DJ (ed): How genes work and how they can be examined by the tools of the new genetics. In: The new genetics and clinical practice. Oxford, Oxford University Press, 1985; 38-65.
3. Thompson MW, McInnes RR, Willard HF (eds): Genetics in medicine. Philadelphia, W.B. Saunders Company, 1991.
4. Edwards RG, Brody SA (eds): Preconception and preimplantation diagnosis of genetic traits in human spermatozoa, eggs, and embryos. In: Principles and practics of assisted human reproduction. Philadelphia, W.B. Saunders company, 1995; 519-553.
5. Cran DG, Jonhnson LA, Miller NGA, et al. Vet Rec 1993; 132: 40-41.
6. Morrell SM, Dresser DW. Mutat Res 1989; 225: 177.
7. Johnson LA, Welch GR, Keyvanfar K, et al. Human Reprod 1993; 8: 1733.
8. Hogan B, Constantini F, Lacy E (eds): Manipulating the mouse embryo: A laboratory manuall. Cold Spring Harbor, NY, Cold Spring Harbor Laboratory, 1986.
9. Verlinsky Y, Kuliev A (eds): Preimplantation Genetics. New York, Plaenum Press, 1991.
10. Verlinsky Y, Rechitsky S, Evsikov S, et al. Prenat Diagn l992; 12: 103-112.
11. Grifo JA, Tang YX, Munne S, Krey L: Update in preimplantation genetic diagnosis: successes, advances, and problems. Current Opinion in Obstet Gynecol 1996; 8: 135-138.
12. Chang MY, Soong YK, Wang ML: Preimplantation diagnosis of alpha thalassemia by blastomere aspiration and polymerase chain reaction: preliminary experience. J Formos Med Assoc 1995; 95: 203-208.
13. Grifo TA, Tang YX, Mimic S, et al: Healthy deliveries from biopsied human embryos. Hum Reprod 1994; 9: 912-916.
14. Handyside A, Leski JG, Tarin JJ, et al: Birth of a normal girl after in vitro fertilization and preim plantation genetic testing. N Engl J Med 1992; 327: 905-909.
15. Gibbons WF, Gitlin SA, Lanzendorf SE, Kaufmann RA, et al: Preimplantation genetic diagnosis for Tay Sachs disease: successful pregnancy after pre-embryo biopsy and gene amplification by polymerase chain reaction. Fertil Steril 1995; 63: 723-728.
16. Liu J, Lissens W, Silber SJ, et al: Birth after preimplantation diagnosis of the cystic fibrosis delta F508 mutation by polymerase chain reaction in human embryos resulting from intracytoplasmic sperm injection with epididymal sperm. JAMA 1994; 272: 1858-1860.
17. Griffin DK, Handyside AH, Harper JC, et al: Clinical experience with preimplantation diagnosis of sex by dual fluorescent in situ hybridization. J Assist Reprod Genet 1994; 9: 2156-2159.
18. Chen SU, Chao KH, Wu MY, et al: The simplified two-pipette technique is more efficient than the conventional three-pipette method for blastomere biopsy in human embryos. Fertil Steril 1998; 69: 569-575.
19. Navidi W, Arnheim N: Using PCR in preimplantation genetic disease diagnosis. Hum Reprod 1991; 6: 836-849.
20. Verlinsky Y, Rechitsky S, Schoolcraft W, et al: Preimplantation diagnosis for Fanconi anemia combined with HLA matching. JAMA 2001; 285: 3130-3133.
21. Van Assche E, Staessen C, Vegetti W, et al: Preimplantation genetic diagnosis and sperm analysis by fluorescence in-situ hybridization for the most common reciprocal translocation t (11; 22). Molec Human Reprod 1999; 5: 682-690.

第 8 篇

家庭计划与避孕

40 Chapter 家庭计划的意义与重要性

江千代

家庭计划（family planning），系指一对夫妇，依照自己的意愿，配合身心健康的情况、经济情况与国家社会的需要，利用医学原理与各种节育方法，决定自己家庭子女数的多寡及控制好生育的间隔，以符合每个子女都是父母所期望之下而出生的原则。因此家庭计划，可说是鼓励人们做负责任的父母，以建立幸福的家庭、培育良好的下一代为主要目的。

实施家庭计划的重要性：因其可减少生育的子女数及做好生育的间隔，重视人口素质而不重量，故有下列的好处：

健康上

(一) 降低孕产妇的死亡率

对妇女来说生育是最危险的事，依统计，发达国家及发展中国家，其实施家庭计划，使用避孕方法所可能导致妇女的死亡比怀孕生产所产生的危险低（表 40-1），且使用愈高效果的避孕方法，因其可避免更多的不必要怀孕，其可能产生的危险反而愈少。

孕产妇女死亡的计算方法有 4 种：

(1) 孕产妇死亡人数。

(2) 孕产妇死亡比（maternal mortality ratio），

即 $\frac{\text{同期孕产妇死亡的人数}}{\text{同期活产数}}\times 100\ 000$

(3) 孕产妇死亡率（maternal mortality rate），

即 $\frac{\text{该年孕产妇死亡的人数}}{\text{该年 15~49 岁的妇女总人数}}\times 100\ 000$

(4) 一生当中因生育而死亡的危险几率。

由于家庭计划的推行对孕产妇死亡水准的影响可透过下列 3 个机制：

(1) 可减少属于高危险的生育比例，例如 20 岁以下的生育或 34 岁以上的生育，以及较高胎次的生育。但若无法同时减少总生产数时，则对孕产妇死亡比或孕产妇死亡率下降的影响就不大。

(2) 可减少不想要的怀孕，尤其是高危险群的怀孕，可有效减少孕产妇死亡比。

(3) 减少出生总数，此对孕产妇死亡率下降影响最明显，但对孕产妇死亡比的下降影响很小。

现阶段发达国家的孕产妇死亡率如此低，一直是因有很好的产科学照顾及很低的生育率所致，在发达国家中，现代化的产科医疗照顾比现代化的避孕进步早 20 年。而今天在发展中国家现代化的产科医疗照顾仅在少数教学医院才可获得，但家庭计划的服务较容易普及，纵使在偏远地区亦可获得。虽然推行家庭计划在有些发展中国家并不是那么容易，但它是比欲显著改善产科照顾的品质及普及产科的照顾要容易实行很多。家庭计划对降低孕产妇死亡率及罹病率的贡献是不容低估的。

表 40-1 估计发达国家和发展中国家妊娠、避孕等有关的死亡情形（每年 10 万名 15~44 岁妇女发生率）

发达国家					
节育方法	每 100 妇女年估计失败率（怀孕率）	方法失败而妊娠数	因妊娠而死亡数（每 10 万个活产中有 25 名死亡）	因使用避孕方法的估计死亡数	妊娠死亡及避孕死亡总数
不用避孕方法	60.0	60.000	15	0	15
口服避孕药	1.0	1.000	<1	3	<4
子宫内避孕器	3.0	3.000	<1	1	<2
保险套及子宫隔膜	15.0	15.000	4	0	4
发展中国家					
节育方法	每 100 妇女年估计失败率（怀孕率）	方法失败而妊娠数	因妊娠而死亡数（每 10 万个活产中有 500 名死亡）	因使用避孕方法的估计死亡数	妊娠死亡及避孕死亡总数
不用避孕方法	60.0	60.000	300	0	300
口服避孕药	2.0*	2.000	10	3	13
子宫内避孕器	3.0	3.000	15	1	16
保险套及子宫隔膜	15.0	15.000	75	0	75

* 发展中国家妇女受教育程度低、卫生教育较不普及等因素影响，故失败率比发达国家高

备注：摘自 Population report

(二) 降低婴儿死亡率及罹病率

因减少生育及延长生育间隔，可减少对母体健康的损害，有更多时间照顾小孩，以及减少劣性遗传因子出现的机会，且因子女少，家庭经济的负担亦减轻，有利于下一代的健康。

经济与政治上

养育一个小孩至 20 岁依目前估计平均家庭需花费新台币 400 万以上，并且增加国家与社会的负担，例如政府花费在九年国民义务教育中平均一人共计新台币 42 万元。若台湾实施家庭计划，一年可避免 10 万名小孩出生，则家庭、政府可减少的开销是非常可观的。此外因妇女生育少，故有余力投入劳动市场，促进经济升级，迈入发达国家的行列，藉以提升国民素质，发展国力。

社会学上

因有效的实施避孕方法，不会因怕怀孕而不敢有性生活，可增进夫妻生活的情趣，促进家庭幸福；且因子女少，有余力参与社交生活，敦亲睦邻，培养良好社交关系，以及提升妇女地位。

环境上

减少人口压力，减缓环境污染的程度，进而可减少健康上的危害。

结论

随着家庭计划应包括在基本卫生医疗服务系统的观念逐渐被接受，及人们对有关的社会、经济因素重要性的认识已增加，家庭计划的阻力在进入2000年以前大部分已被克服。届时，家庭计划活动（包括不孕症的诊断与治疗）将会被认为应该由人们自己、社区、卫生服务以及其他社会组织，例如学校、工作机关，及大众传播等方面来决定所需的适当支援有哪些。过去把家庭计划当作孤立的活动，此种错误可望被避免。现有避孕方法已相当安全和有效，故基本医疗服务最低限度可保证让民众很容易地获得现有避孕方法，虽然这些方法尚有一些不可避免的缺点。

上述这些影响是以发展中国家的情形（即较高的孕产妇死亡率的情形）来描述的，故家庭计划对孕产妇死亡的影响与该国的人口的转型期程度有很大的关系。在转型期开始时，即生育率（fertility rate）、死亡率均很高时，若同时降低生育率及改善孕产妇的医疗照顾，孕产妇的死亡人数就会减少。然而当生育率已降到很低时，若再增加避孕率时就不可能对生育率降低造成重大的影响，因此对孕产妇死亡的影响亦不会很大。这时孕产妇死亡的减少主要是要靠产科学上的改善。生育率高的地方，虽然孕产妇死亡比低，但孕产妇死亡率可能会高。此时家庭计划就有很高潜力可减少孕产妇死亡，尤其是非法人工流产引起的死亡占所有孕产妇死亡人数中的比例很高时，家庭计划对减少孕产妇死亡就有很大贡献。

台湾的家庭计划对孕产妇死亡率下降的贡献

台湾的孕产妇死亡比由1952年的每10万名活产儿中死亡196.56名孕妇的水平，降至1985年每10万名活产儿中仅9.58名孕产妇死亡，此与发达国家的水平已相近。此死亡率快速下降的原因，除了因台湾生活水准及妇女受教育的提升外，主要应归功于对产妇医疗照顾的改善及政府成功地推行家庭计划，尤其是后者。

本文将分析1974年至1985年医疗照顾及家庭计划推行对台湾孕产妇死亡率下降的贡献。1985年台湾生育年龄妇女因生育而死亡的人数仅占此群妇女总死亡数的0.65%，可见生育对妇女的生命威胁已不是主因。而1952年时因生育而死亡的比率则占生育年龄妇女总死亡数的5.73%。在1974年至1985年期间，台湾孕产妇死亡的比率，依年龄分布看，在30岁至34岁群开始上升。若以25~29岁群为基准时，其约为3倍的死亡比率，35~39岁约为7倍，40~44岁则约为17倍。然而25岁以下的生育其危险性并未增加，证明愈老生育愈危险。

由于家庭计划成功的进行，使得台湾各年龄层的生育率（age specific fertility）显著下降，尤其是35岁以上及25岁以下，故总生育率（total fertility）于同期由3045‰降至1885‰，已低于替代水平。产妇年龄在20岁以下的比例由1975年占8.9%，下降至1985年的5.3%；20~24岁者则于同期由44.6%下降至36.7%；35~39岁则由3.1%下降至1.9%；40~44岁者则由0.8%下降至0.3%；45~49岁则由0.2%下降至0.03%。而另外25~29岁则由32.3%增至42.6%；30~34岁，则由10.1%增至13.6%。此外，第3胎及以上的生育，则于同期由占总出生数的38.2%下降至24.8%，第4胎及以上则由18.8%下降至7.4%。故家庭计划的推行除了大量减少出生数之外，还要将所谓高危险生产（包括35岁以上及多胎次生产）有效地避免。

此期间台湾产科的医疗照顾可由产前检查的频率提高（一半以上产妇平均产前检查次数在7次至12次以上，未做产检的少于10%），由医师接生者高达86%（1985年）及助产士接生者已由早期（1951年）的51%下降至12.4%，由不合格人士接生者亦由早期（1951年）的46%下降至1%左右等等，得知孕产妇医疗照顾的改善。当然此期间医院诊所的设备，包括紧急输血、怀孕中的超声波检查、胎心音监视、高危妊娠的加强照顾等，亦有惊人的改善。

家庭计划的成功可由历次的育龄有偶妇女避孕率（contraceptive rate）的调查得知：由1965年的23%升至1980年的69%，再升至1985年的78%；且因妇女使用人工流产的比率亦不少，依1986年的调查资料该年育龄有偶妇女的人工流产率（abortion rate）为38.7‰，人工流产数对婴儿出生数的比率（abortion ratio）为388‰，故不管是避孕失败或因未避孕所导致的意外怀孕，几乎都可利用人工流产来中止怀孕，以避免不必要小孩的出生；故估计台湾从1964年推行家庭计划起至1985年止，因避孕共避免3 667 272个小孩出生。同期间亦估计有相等数目的怀孕因人工流产而中止。若依此700万左右的避免出生数加以推估时，则依1964年的孕产妇死亡比计算，约可避免5530个孕产妇死亡，若依1985年的孕产妇死亡比计算，约可避免700个孕产妇死亡。自1974年至1985年，台湾共990个登记的孕产妇死亡，可见成功的家庭计划，加上产科学上的照顾，共同降低了孕产妇的死亡比率。而此期间因出生数的大量下降及避免不少高危险群产妇出生小孩的家庭计划贡献，仍大于产科医疗照顾的贡献，此情形与Dr. Judith A. Forthney的报告，其证实“一个发展中国家步入发达国家的阶段，家庭计划对孕产妇死亡比率下降的贡献，多于产科学对产妇照顾的贡献”是一致的。此后生育率已趋稳定，故今后孕产妇死亡率的下降，除依赖持续的生育控制因素外，再多的下降则有赖于产科学上照顾的突破。

参考文献 (FURTHER READING)

1. Taiwn Family Planning Reader, How a program work. Edited by George P Cernada. published by The Chinese Center for International Training in Family Planning, at Taichung, 1970.
2. Chang MC, Freedman R, and Sun TH: Trends in Fertility, Family Size Preferences and Family Planning Practice: Taiwan, 1961-1985, Studies in Family Planning 18 (6) : 320-337 November+ December 1987.
3. Sun TH: An Overall Review of Fertility Control Policies in Taiwan, R.O.C. Taiwan Provincial Institute of Family Planning Research Report No. 21 P. 30 March, 1987.
4. Lin H, Lee ML: Survey of status of artificial abortion in Taiwan area, 1983-1984 and 1985-1986 reported by Taiwan Provincial Institute of Family Planning. Unpublished.
5. Department of Health, Exeutive Yuan, Taiwan Provincial Health Department, Taipei City Health Department and Kaohsiung City Health Department: Live births by situation of delivery attendants, Taiwan area, 1951-1985. Health statistics, vol. 1. General Health statistics, Republic of China. 1985.
6. Judith A Forthney: The importance of family planning in reducing maternal mortality. Studies in family planning, vol 18, No. 2, P.109-114. 1987.
7. Department of Health, Executive Yuan; Taiwan Provincial Health Department, Taipei City Health Department and Kaohsiung City Health Department: Number of deaths classified according to causes of death (ICDNo. Detailed List) by age and sex, Taiwan area. Health statistics vol. 2, vital statistics, Republic of China. 1974-1985.
8. Overview of contraceptive use worldwide, population newsletter No. 61 issued by population division, department for economic and social Information and policy analysis.

41

Chapter

女性避孕方法的种类

江千代

前言

全世界避孕方法（contraceptives）使用的情形见表 41-1，依 1991~2000 年的调查，发达国家中，女性以使用口服避孕药（oral pills）、女性结扎（female sterilization-tubal ligation）居多，男性以使用保险套（condom）居多。而发展中国家中，女性以使用女性结扎居多，男性避孕以使用保险套及男性结扎（male sterilization-vasectomy）为主。中国大陆及台湾的避孕率均很高，其中女性均以使用子宫内避孕器（intrauterine device）、女性结扎居多，台湾男性则以使用保险套居多（表 41-1）。

避孕原理

1. 阻止精子与卵结合的避孕方法

（1）性交中断法（coitus interruption）。

（2）杀死精子（spermicide）：装置子宫内避孕器或性交前在阴道内放入安全药膏、安全素片等杀死精子的药物。

（3）防止精子进入阴道或子宫腔内：保险套、子宫隔膜（diaphram）。

（4）断绝输送精子或卵子的途径（男、女性结扎）。

2. 抑制排卵：口服避孕药、注射避孕针 injectable、皮下植入剂 implant、哺乳期无月经期 lactational amenorrhea（简称 LAM）等。

表 41-1 1991~2000 年避孕方法使用率状况（已婚或有同居人的妇女）

	全世界 *	发展中国家 *（中国大陆除外）	发达国家 *	中国大陆 *（1997）	中国台湾 * *（1998）
女性结扎	21	17	11	33.5	17
男性结扎	4	2	6	7.7	1
口服避孕药	7	9	14	1.7	3.4
子宫内避孕器	15	5	9	36.4	18.6
保险套	5	3	15	3.4	27.5
皮下注射针	2	5	–	–	–
其他方法	8	8	14	1.1	7.5
合计	61	49	68	83	75

* 资料来源：人口资料局（Population Reference Bureau）

**22~39 岁育龄有偶妇女，台湾国民健康局提供

3. 干扰胎儿生长的环境：子宫内避孕器（铜T、铜7、母体乐等）。

4. 利用女性月经周期：在危险期禁止性交，避免精子与卵子结合，如月经周期法rhythm、基础体温法 basal body temperature（简称 BBT）等。

5. 妊娠中止法（termination of pregnancy）：着床后至胚胎发育或直至妊娠24周以内，以手术方法或药物法，让受精卵、胚胎或胎儿从子宫内排出。

定期禁欲法（Periodic Abstinence）（或自然家庭计划）(Natural Family Planning)

（一）避孕原理

每次月经周期都有可能排卵，受精需在排卵的24小时内发生才有机会产生受精卵，精子在女性生殖道中能活5天。所谓“定期禁欲法”便是以各种方法来推测排卵时间，避免在这段时间前后性交，使精子不与卵结合，以达到避孕的效果。目前使用较多的有：

1. 月经周期法。
2. 基础体温法。
3. 子宫颈黏液（cervical mucus）法。

1. 月经周期法

排卵大约发生在下次月经来潮前12~16日，加上精子可存活5天，卵子可存活1天，因此在下次月经来潮前的第11日到第21日间为危险期。

- 记录6次以上的月经周期。
- 以最短周期减20，就是月经周期中危险期的第1日。
- 以最长周期减10，就是月经周期中危险期的最后1日。
- 在这段危险期间需禁欲。
- 为了增加避孕效果，月经期至危险期第1日之间应列为次安全期，此期间最好禁欲。

2. 基础体温法

排卵时基础体温会略降，排卵以后体温即上升，且持续维持14天左右，等月经来潮时才又下降，所以测量基础体温就可以测出排卵日。

- 先买好一支妇女基础体温计。
- 从月经来第1日开始测量。
- 测量体温时间为每天早晨醒来，在没有任何活动前，测量舌下体温（基础体温）5分钟。
- 将体温结果记录在基础体温表上。
- 未排卵前体温36.4℃至36.5 ℃左右，排卵日会降低到36.2℃左右，排卵后就上升到36.7℃左右，此后一直持续此高温期14天左右，到月经来潮时体温才又下降。
- 每次月经周期需等至体温已进入高温期3天后才算安全期。
- 安全期以前必须禁欲。

3. 子宫颈黏液法

排卵时，子宫颈黏液会变成一种清液如蛋清且分量增多的分泌物。由观察子宫颈黏液的变化，可以推测排卵日。子宫颈黏液的变化，可分为5期：

- 第一期（干燥期）：月经刚结束的一段时期，此时雌激素含量低，无法刺激黏液的分泌。
- 第二期（排卵前期）：有混浊黄白色的黏性分泌物。
- 第三期（潮湿期）：子宫颈分泌物增加，且变得清澈而富有润滑性，看来像蛋清一样。这种现象在排卵期最明显，通常维持1至3日。
- 第四期（排卵后期）：黏液快速减少，变得混浊而富黏性。
- 第五期（月经前期）：此时黏液也许又变成清澈水性。此期不一定发生，意义也不明。妇女必须先明白阴道干燥与潮湿的感觉，并能辨别黏性与润滑性。小便前用卫生纸擦拭阴道口，用手检查阴道黏液的质与量。危险期是由月经后发现黏性分泌物的第一天开始（第二期），到清澈、润滑性黏液分泌出现后的第4天为止，共有7~14天左右，其后均认为是安全期，包括下次月经后的干燥期在内。在危险期应禁欲或使用其他避孕方法。

(二) 问题与副作用

- 最主要的问题是排卵期的推测困难。
- 月经周期法是根据下次月经可能来潮的日期来推测排卵期。由于妇女的月经周期并不一定规则，因此很难正确推测下次月经的来潮日。
- 使用基础体温法必须细心记录体温的变化。因为无法事先预测排卵期，为了安全起见，性交只限于高温期3天以后，禁欲期间太长，体温又容易因病或其他情绪因素而变化。
- 子宫颈黏液变化的辨别不容易，有些妇女并没有明显的黏液变化，若有阴道感染时，其分泌物增加，则不能客观使用，故实际上很难采用此法。
- 定期禁欲法并未改变生理，因此没有不良的副作用。有些人因为怕方法失败，可能产生焦虑，有些人认为禁欲很难实行。

(三) 避孕效果

常因妇女对避孕方法认识与避孕的动机而异。一般而言，使用一年失败率大约30%，是一种效果较差的避孕方法。但是基础体温法若完美地按规定使用，一年的失败率为1%至2%左右。随着电脑化的袖珍型电子体温计（Bio-self）上市，或在家中可自行监测排卵前4天左右的尿中雌激素、排卵前1天左右突然上升的尿中黄体生成激素（LH），或唾液中可预测靠近排卵期所产生的结晶微粒等，将可促进本方法的使用及其效果。

(四) 应告知妇女的注意事项

- 告诉妇女推测排卵期的方法，请妇女反复演练，至完全正确为止。
- 使用月经周期避孕法必须有耐心，告诉妇女务必观察月经周期至少6个月以上，方可使用。
- 强调为了增强避孕效果，危险期必须禁欲，若无法禁欲则只好采用其他避孕方法。

哺乳的无月经期避孕法 (Lactational Amenorrhea Method，LAM)

产妇于产后若完全哺母乳，依Bellagio consensus statement，产后完全哺母乳且仍未来月经的6个月间（产后56天内的出血不算月经），其避孕效果高达98%。依澳大利亚的研究若配合子宫颈黏液法，在月经恢复来潮前（不管此月经是在完全哺母乳时，部分哺乳时或已断奶时）均无人怀孕。

依Bellagio的原则，澳大利亚学者研究发现最快排卵的日期是产后6个月加8天，另一个案是产后6个月加15天。排卵前有数天的点状出血或出血。LAM至第一次排卵之间隔平均为103天（范围8~272天），LAM至第一次完全正常的排卵为134天（范围为11~311天）。

杀死精子药物—安全药膏、安全素片、避孕栓剂

(一) 避孕原理

这些避孕药物均含有两种成分：①使精子不动的药物（例如menfegol或nonoxynol-9），②一种能使杀死精子药物停留在子宫颈口的基质。依制剂的不同可做成药膏、药片、栓剂、冻胶、泡沫或薄膜片等。最近亦有将杀死精子药物浸在海绵中叫阴道海绵（此将于第四种方法中详述）。

(二) 避孕效果

泡沫制剂比其他剂型可更快速分布于阴道中，故效果较好，一般比保险套、子宫隔膜、子宫内避孕器、口服避孕药等的效果差，使用一年的失败率约20%。

(三) 问题与副作用

有些人对这类药物会引起局部烧灼感或过敏，这时可以改用其他厂牌的产品。除此之外没有其他的危险或副作用，但对性生活会有些干扰、不自然。杀死精子药物不经阴道吸收，故不影响使用妇女的流产率、胎儿畸形率或生育体重过轻的胎儿。但因会减少正常阴道内的乳酸菌，造成大肠菌的增生，有时会于性交后导致尿路系统含有大肠菌的菌尿症。

(四) 使用方法

- 性交前 5 分钟使用。若系使用药膏，则需先将足量药膏压入注入器，再将注入器内药膏推入阴道深处。若用药片或栓剂，则打开包装后，直接用手指轻轻放入阴道深处。必须将药物尽量放在子宫颈口附近。
- 若性交时间超过 30 分钟时，需要补充药物一次。
- 妇女必需平卧，以易将药物放入。
- 放入药物后不得起身走动，以免药物流出。若已起身，必需再补充一次。
- 性交后 8 小时内，不得沐浴或冲洗，以免减弱杀死精子药物的药效。

(五) 应告知妇女的事项

- 性交前 5 分钟使用，若性交时间超过 30 分钟时再补充一次。
- 放入本药物后不得起身走动。
- 性交后 8 小时内，不得冲洗、沐浴或游泳。
- 每一次性交时，必需放置本药物一次。

杀死精子药物—阴道海绵

(一) 避孕原理

阴道海绵（vaginal sponge）是一种泡绵制成的圆杯形物，浸有 1 克的杀死精子药物（nonoxynol-9，或其他药物）。直径约 5cm，厚 2cm。杯口可以盖住子宫颈。有时海绵上端附有一拉环，取出时拉此拉环较容易取出。装置方法与子宫隔膜类似（详见第五种方法），但不必很严格地盖住子宫颈周围。不论性交次数多寡，装置后 24 小时内均有避孕效果。避孕原理与子宫隔膜类似，也是一方面可杀死精子，另一方面多少可阻止精子进入子宫腔内。

(二) 避孕效果

使用一年的失败率约 20%。

(三) 优点

- 只有一种尺寸，不必事先由医师测定大小。
- 比某些杀死精子药物，例如冻胶制剂较不会弄脏衣物。
- 可以在性交前任何时间装置（有效时间为 24 小时）。
- 不论性交次数多寡，装置后 24 小时均有避孕作用。

(四) 注意事项

- 性交后 8 小时内，不得沐浴或冲洗，以免减弱杀精剂的药效。
- 性交后至少 8 小时后，才可取出阴道海绵。但阴道海绵放置在阴道内最好以不超过 36 小时为原则。

子宫隔膜 (Diaphragm)

(一) 避孕原理

子宫隔膜是一种橡胶或乳胶制成的半圆形物，其边缘包有弹簧环故富有弹性。性交前，于隔膜的内面先涂上杀死精子的药膏或冻剂，然后置入阴道内，盖住子宫颈口，一方面可以杀死精子，另一方面阻止精子进入子宫内，达到避孕效果。

(二) 避孕效果

使用一年的失败率约18%。

(三) 使用方法

每一个妇女都必须经由医师测定适合她阴道内使用的子宫隔膜的大小，同时熟练正确地使用装置方法。

医师如何测定妇女使用何种大小的子宫隔膜：

(1) 首先医师应先做阴道检查，将食指及中指放入后穹隆，此时食指正好顶在耻骨下之处，以同手的拇指去定位不动，由中指尖至拇指定位的食指间的距离就是首先要试用的子宫隔膜的直径。

(2) 可试用数种大小的子宫隔膜，每种均需置入并触摸看看是否合适，置入的子宫隔膜必须很容易展开，且正好卡住整个阴道穹隆并不会太紧。以使用最大号且使用者认为置入情况仍很舒适的情况为原则。通常使用最多的子宫隔膜其直径为65mm、70mm、70或75mm。

(3) 医师选用该妇女最适用的子宫隔膜，指导其如何置入阴道内，反复演练直至正确为止。

装置及取出：

(1) 在子宫隔膜的内面，涂以5~10ml的杀死精子药膏或冻剂。

(2) 以拇指和另一手指捏扁子宫隔膜圆框，以另一手拨开阴唇。

(3) 将捏扁的子宫隔膜，使含有杀死精子的药物的凹面朝上，徐徐装入阴道内，尽量到底，脱手后子宫隔膜就会恢复原状，包围着子宫颈。必须将它推至使子宫隔膜的前缘抵住耻骨（以半蹲，直立使一脚踩在凳上，或平躺，将腿弯起来等姿势，较容易装置；装置前先排尿）。使其卡住整个阴道穹隆。

(4) 如果装置适当，妇女就不会觉得不舒服。

(5) 性交后，必须将子宫隔膜留在阴道内6至8小时，以便完全杀死精子。子宫隔膜可以放在阴道内24小时之久，不必冲洗。若要冲洗必须等性交8小时后。

(6) 如果性交后6~8小时内又再度发生性交时，子宫隔膜不必重新取出．只要另外用注入器注入安全药膏即可。如果在装置2小时以后才发生性交时，则必须再用注入器注入杀死精子的药膏。

(7) 取出时，用一指钩住子宫隔膜的边缘，徐徐取出。因为吸力，子宫隔膜可能贴紧耻骨不易取出。此时可将一只手指放入阴道壁和子宫隔膜边缘之间，可解除其吸力。

(8) 使用后，用温水加些弱性的肥皂水洗净，干后再存在盒子内，可撒些无香味的爽身粉或玉米粉，但不可使用扑身体、敷面的蜜粉或婴儿扑粉，以免发生破洞。此外亦不可使用强力清洁剂、香皂、含冷霜的肥皂或凡士林等润滑油，以免造成子宫隔膜的破洞。更不可撒用滑石粉，因生殖道暴露滑石粉有导致卵巢癌之虞。

(9) 偶尔在使用前要检查有无破洞或裂缝，特别是靠近边缘框的地方。

(10) 每年必须请医师重新测定子宫隔膜的大小一次，此外流产或生产后都必须重新测定一次。

(四) 问题与副作用

有些杀死精子药物可能引起过敏，可以换用其他厂牌。重复多次的性行为，致使用期间过久可能会增加膀胱感染。若反复发生膀胱炎时可改用一种较小型的子宫隔膜（wide seal diaphragm)，其边缘的封闭环带较宽．或用子宫颈帽（cervical cap)。

有些妇女担心子宫隔膜会掉进子宫内，这是不可能的，医护人员可以利用挂图或模型，详加说明。

(五) 禁忌

有下列情形时，不可使用子宫隔膜：

- 子宫脱垂。

- 膀胱膨出。
- 阴道瘘管。
- 阴道炎。

(六) 告知妇女应注意事项

- 必须配合杀死精子药物使用。
- 性交后，需将子宫隔膜留置于阴道内 6~8 小时。
- 每次性交时必须使用；如果在装置 2 小时后才性交，则必须再加注杀死精子药膏。
- 使用过后用温水加些弱性的肥皂水洗净，擦干后收藏。除了可撒些无香味的爽身粉或玉米粉之外，其他的蜜粉或婴儿扑粉不可用。亦不可用强力清洁剂、香皂、含冷霜或含油胶剂的肥皂清洗。更不可撒用滑石粉。
- 偶尔检查一下有无破洞。
- 开始使用的 2 星期内，可自行先装置好，再找医师检查是否装置正确。
- 每年，或每次流产、生产后，必须重新测定子宫隔膜大小，必要时要换新的。

类固醇激素避孕方法
(Steroid Hormonal Contraceptives)

(一) 类固醇激素作避孕药的应用

1. 口服避孕药的种类与应用

我们知道目前全世界流行使用的口服避孕药，主要是以每一粒药同时含合成雌激素及黄体酮配成的（故叫混合型）。顺序型配方的（前 16 粒仅含雌激素，后 5 粒加含黄体酮的）已遭淘汰（因怕易生子宫内膜癌），仅含黄体酮的迷你丸（minipill）因其避孕效果较差，且失败时较多发生子宫外孕，故仅适用于对雌激素有禁忌者。另有性交后使用的口服避孕药。新的口服避孕药尚有将避孕药模仿月经周期的不同时段调整剂量，其可分为二段型（biphasic）或三段型（triphasic），但每一段所服用的每一粒药物剂量是相同的。

除了性交后使用的口服避孕药 [突发性一次性交后 48~72 小时内尽速服用两粒，其每粒含炔雌醇（ethinyl estradiol）0.05mg 及 levonorgestrel 0.25mg 剂量，隔 12 小时再服用两粒即可] 之外，其他各式口服避孕药均是在月经来潮第 5 天内开始服用，每周期服用 21 天，停服 7 天，停服的两、三天内会发生激素撤退性出血（形同月经期）。停服的 7 天中，亦有每晚以一粒糖剂或铁剂作安慰剂，使服用者每晚有服一粒药的习惯。但若产后妇女且非哺乳者可在产后满 14 天至 28 天起开始服用，流产后者，则尽速在两、三天内服用。

(1) 口服避孕药的避孕原理

混合型口服避孕药是一种供妇女口服的避孕药丸，若按规定服用时，其避孕效果高达 99.9%。服用混合型口服避孕药后可干扰妇女的正常排卵、减少子宫内膜增生的作用，以及使子宫颈黏液变稠以阻止精子进入子宫腔内。

服用口服避孕药后，垂体暂时不分泌性激素且血中性激素浓度较少，使卵巢不排卵，子宫内膜的增生减少，故可使经血量少、痛经减少，且停服药后两、三天后即产生撤退性出血（withdrawal bleeding）如同月经来潮，因此月经会较规则。

其他非口服的避孕药，则具有长效性，将分述于后。

(2) 口服避孕药的演进

自从 1960 年第一个混合型口服避孕药 Enovid（每粒药由人工合成雌激素 mestranol 0.15mg 与人工合成孕激素 norethynodrel 10mg 混合而成）问世以后，避孕药在此 30 年间亦有很大的改进。其中有三大突破（图 41-1 及表 41-2）：

低量口服避孕药的出现：人工合成的黄体酮（progestin）改用黄体酮化强度较强、避孕效果较强且有抗雌激素化作用的第二代黄体酮，如 levonorgestrel，以及第三代的黄体酮，如 3 keto-desogestrel、gestodene 和 norgestimate 等（图 41-2），如此剂量可降低很多，因而减少代

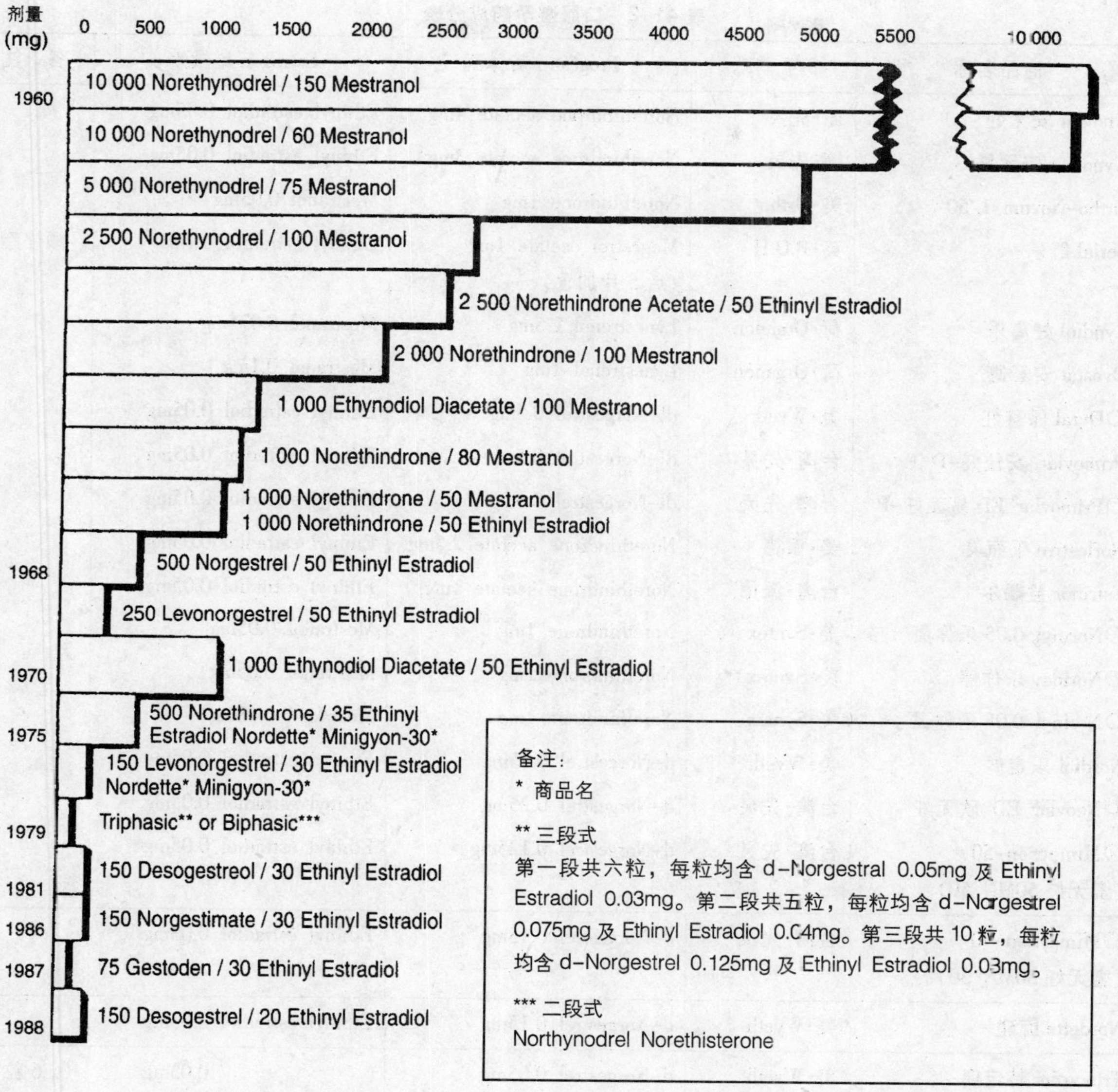

图 41-1 1960 年至 1990 年常见口服避孕药，其每日服用剂量及其成分的演进

谢产物，减少副作用；人工合成雌激素则避免用 mestranol 而以炔雌醇（ethinyl estradiol）取代（因 mestranol 需在肝经代谢作用除去类固醇构造中第三碳原子位置上的甲基而变成炔雌醇才可产生避孕效果），因与上述较强避孕效果的人工合成黄体酮混合用时，剂量可再降低（比 0.05mg 低），且发生同样的避孕效果。理论上，失败率约 1‰。若单用合成黄体酮（minipill），避孕效果较差，且发生子宫外孕的机会稍高。

二段或三段型口服避孕药的出现：由每一粒药均是同一混合剂量（monophasic），改成仿造月经周期激素分泌量的不同，每周期服用的 21 粒分成两段（biphasic）或三段（triphasic）不同剂量的配方。市售的两段式的有 Ortho 的制剂自第 1 粒至第 10 粒的剂量为合成黄体酮（norethindrone）0.5mg、雌激素 0.035mg；自第 11 粒至第 21 粒则各为 1.0mg 及 0.35mg，三段式的制剂有 Wyeth 及 Schering 药厂出品的。同样为第 1 粒至第 6 粒的药片含 0.05mg 的 levonorgestrel 及 0.03mg 的炔雌醇，第 7 粒至第

表 41-2 口服避孕药成分表

商品名称	药 厂	Progestin 黄体酮	Estrogen 雌激素	备 注
Anovlar 安无妊	德·先灵	Norethindrone acetate 4mg	Ethinyl estradiol 0.05mg	
Gynovlar 安无妊 G	德·先灵	Norethindrone acetate 3mg	Ethinyl estradiol 0.05mg	
Ortho-Novum 1/50	美·Ortho	Norethindrone 1mg	Mestranol 0.05mg	
Serial 舒乐	英·B.O.H.	Megestrol acetate 1mg (后 5 片加含)	Ethinyl estradiol 0.1mg	顺序型
Lyndiol 妊离乐	荷·Organon	Lynestrenol 2.5mg	Mestranol 0.075mg	
Ovostat 安舒避	荷·Organon	Lynestrenol 1mg	Mestranol 0.1mg	
○Ovral 保避妊	美·Wyeth	dl-Norgestrel 0.5mg	Ethinyl estradiol 0.05mg	
Primovlar 安任妊-P	台湾·先灵	dl-Norgestrel 0.5mg	Ethinyl estradiol 0.05mg	
○Primovlar ED 易无妊-P	台湾·先灵	dl-Norgestrel 0.5mg	Ethinyl estradiol 0.05mg	
Norlestrin 乐而灵	美·派德	Norethindrone acetate 2.5mg	Ethinyl estradiol 0.05mg	
Estrinor 益赐尔	台湾·派德	Norethindrone acetate 1mg	Ethinyl estradiol 0.05mg	
○Norinyl 0.05 乐你灵	美·Syntex	Norethindrone 1mg	Mestranol 0.05mg	
○Noriday 乐你停	美·Syntex	Norethindrone 1mg	Mestranol 0.05mg	
○Norinyl 0.08 乐你灵	美·Syntex	Norethindrone 1mg	Mestranol 0.08mg	
Nordiol 乐定偶	美·Wyeth	d-Norgestrel 0.25mg	Ethinyl estradiol 0.05mg	
◎Neovlar ED 欣无妊	台湾·先灵	d-Norgestrel 0.25mg	Ethinyl estradiol 0.05mg	
○Minigynon-50 (蜜无妊 50MN 50)	台湾·先灵	d-Norgestrel 0.125mg	Ethinyl estradiol 0.05mg	
◎Minigynon-30 (蜜无妊 30MN 30)	台湾·先灵	d-Norgestrel 0.15mg	Ethinyl estradiol 0.03mg	
Nordette 娜建	美·Wyeth	d-Norgestrel 0.15mg	Ethinyl estradiol 0.03mg	
Trinordiol 特定偶 (三段式)	美·Wyeth	d-Norgestrel 0.05mg d-Norgestrel 0.075mg d-Norgestrel 0.125mg	0.03mg Ethinyl estradiol 0.04mg 0.03mg	6 粒 5 粒 10 粒
◎Logynon ED (Triphasic)	德·先灵	0.05mg d-Norgestrel 0.075mg 0.125mg	0.03mg Ethinyl estradiol 0.04mg 0.03mg	6 粒 5 粒 10 粒
Marvelon 母扶乐	荷·Organon	Desogestrel 0.15mg	Ethinyl estradiol 0.03mg	
Ovysmen 伊芙	美·Ortho	Norethindrone 0.5mg	Ethinyl estradiol 0.035mg	
Femovan	美·Wyeth	Gestodene 0.075mg	Ethinyl estradiol 0.03mg	
Gynera	德·先灵			
Mercilon	荷·Organon	Desogestrel 0.15mg	Ethinyl estradiol 0.02mg	

○政府以前曾使用，目前已不使用。◎政府目前使用中的避孕药。d-norgestrel 即 levonorgestrel

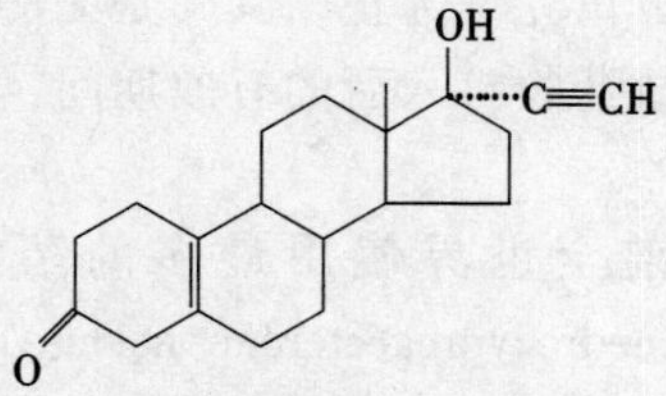

Morthynodrel

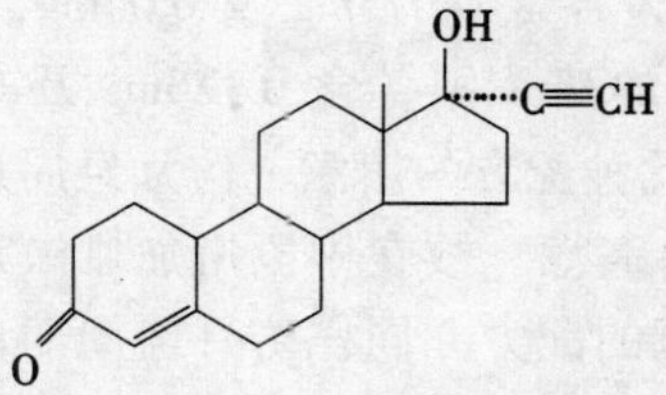

Norethisterone

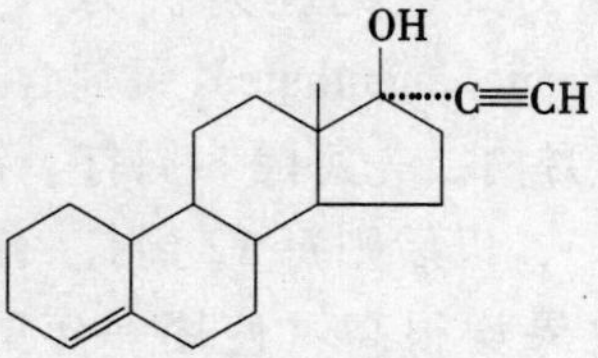

Lynoestrenol

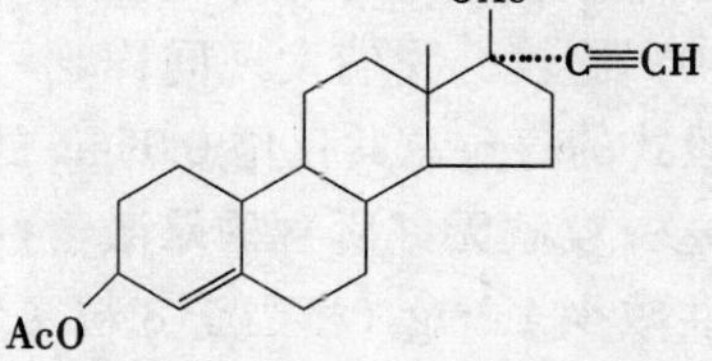

Ethynodiol diacetate

第一代黄体酮：19 - nortestosterone 的衍生物

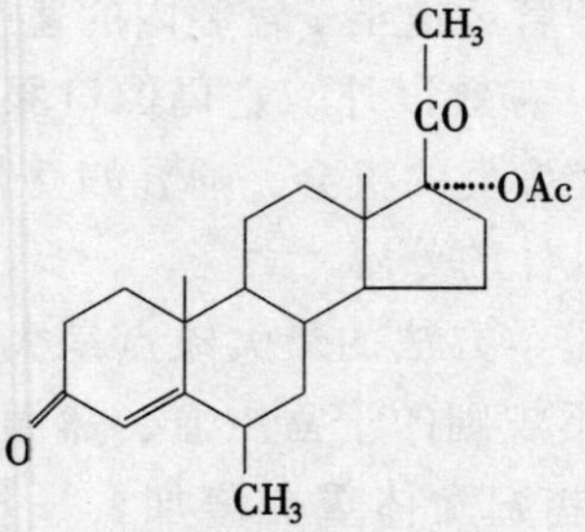

Medroxyprogesterone acetate

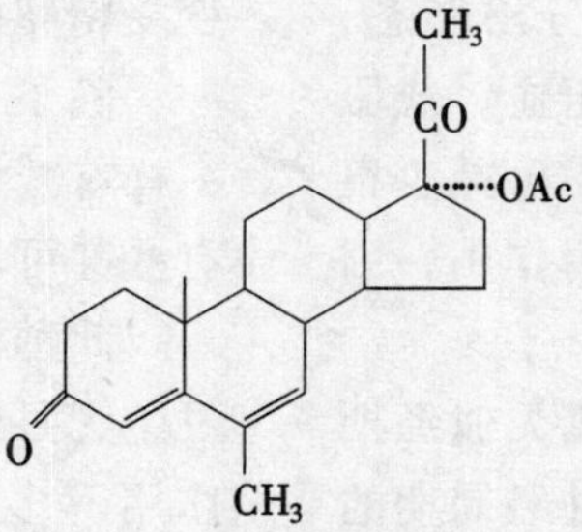

Megestrol acetate

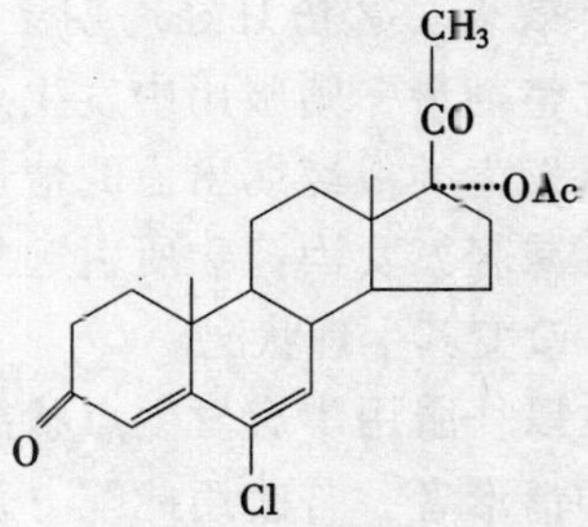

Chlormodinone acetate

第二代黄体酮：17α - hydroxyprogesterone 的衍生物

Norgestrel

(Levonorgestrel)

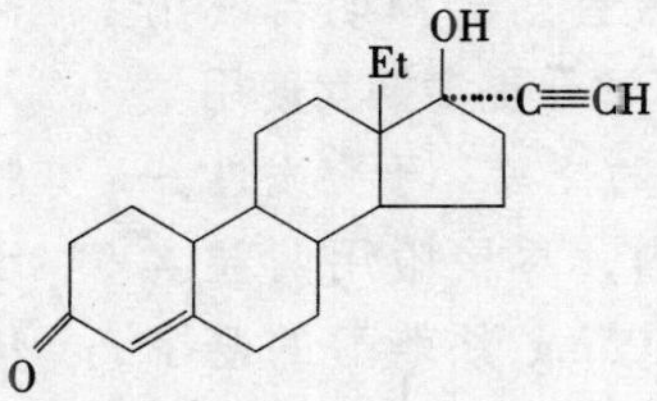

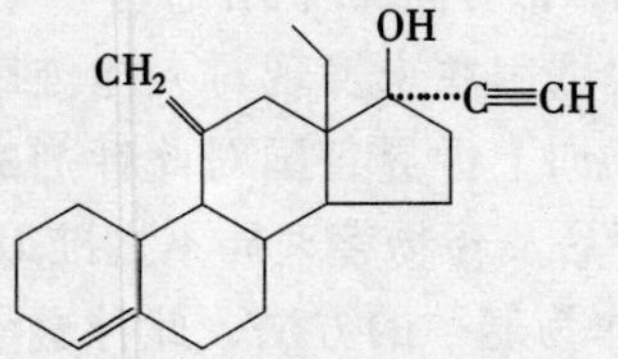

Desogestrel

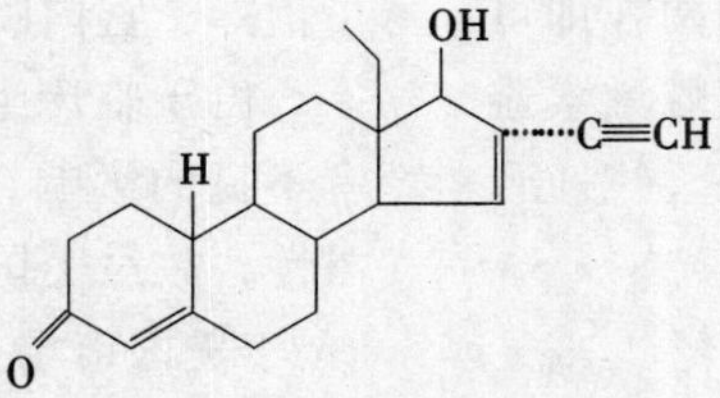

Gestodene

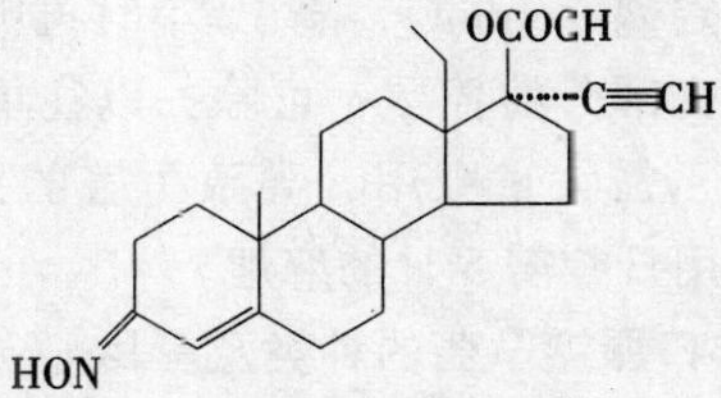

Norgestimate

第三代黄体酮

图 41-2 各种人造黄体酮的构造及化学名

11 粒的药片为各含 0.075mg 及 0.04mg，第 12 粒至第 21 粒的药片则各含 0.125mg 及 0.03mg（表 41–2），此种配方的用意，仿月经周期雌激素在排卵前有高潮，故在中段增加雌激素的剂量，而黄体酮的配方亦同样仿月经周期黄体酮的分泌在排卵后渐渐提高的现象，故黄体酮由首段、中段、末段，依次渐增剂量。

此种配方若与单段式配方的蜜无妊–30（minigynon-30）比较，我们发现同样吃一包避孕药，此三段式的每包总共仅增 0.05mg 的雌激素（相当于吃一粒欣无妊所含的雌激素剂量），但黄体酮则共减少 1.2mg（相当于 8 粒蜜无妊–30 所含的黄体酮剂量）。其目的：①减少黄体酮的剂量很多，而雌激素只增加微量的情况下，并不影响其避孕效果，同样可达到近百分之百的避孕效果。②仿月经周期激素的分泌形态，分段调整剂量，则服用中发生点状出血，或服用中就发生类似经期出血的情形，均可减少很多。③减轻妇女因药物所引起的代谢作用，因而减少改变其生理状况。

故以往服用中有发生点状出血或类似经期出血的情形者，若改用此配方，则月经周期的控制可更良好。此外若改用单段式配方有发生因黄体酮过多所引起副作用者，例如体重增加、月经量过少、长痤疮、乳房不适、较忧郁、掉头发等情形，相信亦可改善。故预期若改用“三段式”配方者相信它可适合更多妇女使用。

性交后的口服避孕药的突破：于突发性一次的性交后 48~72 小时内，尽快服用两粒含 0.25mg levonorgestrel 及 0.05mg 炔雌醇的避孕药丸（即政府提供的欣无妊 Neovlar 及市面上的乐定偶 Nordiol），隔 12 小时再服用两粒即可避免大部分的怀孕，可除去以往单用雌激素避孕时，需大量服用，导致厉害的头晕、呕吐，且服用日数需 5 日的麻烦。

2. 非口服避孕药的种类及应用

长效皮下避孕针剂：就像一般打针一样，视针剂所含的药量，约 3 个月至 6 个月打一针。但一旦药物打入皮下除非等到皮下所注入的药物全部分离完毕为止，其间是无法中断药物的作用，故药物打入后的有效期间，是无法停止其药效的。

目前全世界使用最多的药剂系 DMPA（depot medroxyprogesterone acetate）。其剂量为每针 150mg 者，每隔 3 个月打一针；含 250mg 者，每隔 6 个月打一针。前者使用较多，通常在月经期的 5 天内注射。另一种叫 NET-EN（norethindrone enanthate）每剂含 200mg，在初期的 6 个月内，先每隔 8 周打一针（为了减少其怀孕率），以后则每 12 周打一针。此二者针剂避孕效果均很高（使用一年的怀孕率低于 1%），其避孕原理：①大部分会抑制排卵。②使子宫颈黏液变稠、变少，使精子无法穿透。③使子宫内膜不适合受精卵的着床。④可能改变受精卵由输卵管运送至子宫腔内的速度。

除了方便、有效以外，它仍像口服避孕药一样有减少盆腔发炎的机会，哺乳妇女若使用，有些甚可增进乳汁的分泌。

此种注射避孕方法的最大缺点是大部分会发生无月经或不规则的子宫出血，然而其他副作用不多，有些妇女体重会增加，平均增 1~5kg。停用后初期的 4~5 个月大部分妇女暂时不会排卵，故有短暂的生育延迟现象，但最终不会影响生育能力。然而争论最多且目前仍因此而被美国食品及药物管理局（US FDA）禁用，乃因 DMPA 在动物实验上会使腊肠狗发生乳部肿瘤以及使恒河猴发生子宫内膜癌的病例。因动物实验用的剂量均超出人体使用剂量的好几倍，且动物对药物的感受性显然与人体不同，何况此针剂因对人体子宫内膜癌可抑制其增生，可治疗子宫内膜癌，故不能断下结论。

由于临床上的试用并未发现对人体健康上有不良的影响，且加上世界各国对此针剂的急需性，故虽美国食品及药物管理局不批准 DMPA 于美国市场上作为避孕的方法，此种避孕针目前在临床试验以及市场上可买到或有推行家庭计划方案的国家，均相当受欢迎，一年的持续使用率为 50%~75%。

可释出黄体酮的子宫内避孕器：含天然黄体酮（progesterone）的T型避孕器，商品名叫progestasert，其T型垂直棒内含38mg黄体酮，使每日有65μg的药物经包被的硅质半透膜释出。使用有效期间为一年。然此剂量不会抑制排卵，但会改变子宫内膜周期性的变化，故会干扰着床，此种避孕器自20世纪70年代早期就出现。另有一同样含52mg的黄体酮子宫内避孕器，预期可使用两年以上，但经试验发现使用20~22个月后怀孕率开始增加，故因而不再被使用。

黄体酮子宫内避孕器与其他子宫内避孕器比较时，其好处有：①月经期的出血量较少，可减少40%的出血量。②痛经较少，平均可减少1/3的发生。③此外，初步有人认为可减少子宫及输卵管的炎症。其缺点有：①每一年要换一次。②非月经期间的出血或点状出血会增多。③使用中若发生怀孕时，其子宫外孕的比率较高。

另有含人造黄体酮的子宫内避孕器经多次改良，已上市了，其形状呈T型（图41-3），例如有含38mg levonorgestrel，每天释放65μg的，另有含levonorgestrel 52mg，每天释放20μg的（商品名叫Mirena）其形状如NOVAT，激素含在垂直棒的硅质半透膜内，其使用第一年的失败率仅0.1%，持续一年的使用率达81%，比progestasert的年失败率2%，其失败率降低很多，且一个避孕器的使用期长达7年以上，使用此药量部分的人会有抑制排卵的作用（视黄体酮的剂量），但其主要作用是局部性作用于子宫内膜及使子宫颈黏液变稠的作用。

皮下植入激素药物（implant）：此乃将人造黄体酮药物储藏在含硅质的半透膜胶囊中，利用大型的皮下注射器，将此胶囊注入皮下，使药物非常稳定地释出，流入血液循环。现用一种人造黄体酮，称为levonorgestrel，植入后有效期间为5年，且其持续使用率与装置子宫内避孕器的持续使用率一样都相当高。

它有两种设计，一种系由6个硅质胶囊（capsule）作为一组（图41-4），每一胶囊内含有35mg的levonorgestrel，胶囊的大小为长3.4cm，宽0.24cm，在距离肘关节之上或下约6~8cm处的内侧手臂上经消毒后以局部麻醉将皮肤切开0.5cm，再将此6个胶囊用10号注射器一个一个地注入皮下，使成扇形排列，切开的小伤口不必缝，只要用一胶布固定即可，全部过程约10~15分钟。植入后若将6个胶囊取出，避孕效果马上解除，取出的过程如同植入：经消毒、局部麻醉后，将皮肤切开一个小口，以一支钳子夹住一个胶囊，将包被胶囊的纤维组织稍剥离，胶囊便会自动跳出，然后以同样的过程，将胶囊一个一

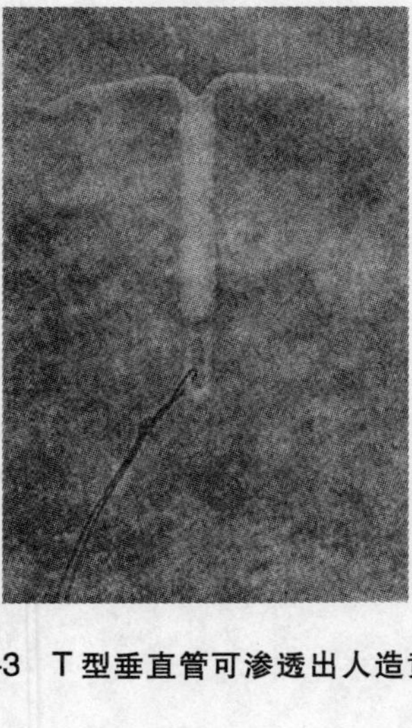

图41-3 T型垂直管可渗透出人造黄体酮

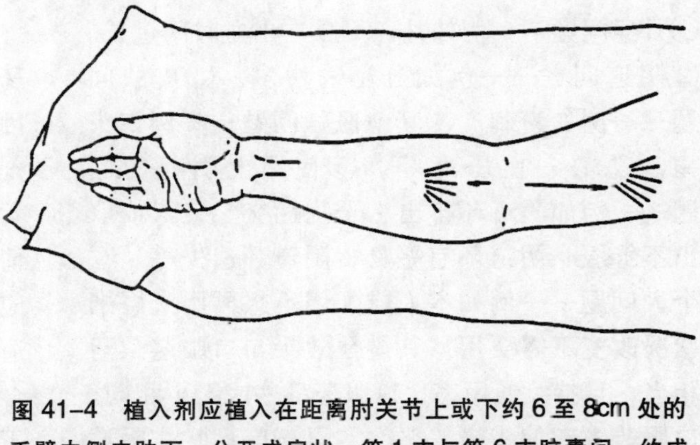

图41-4 植入剂应植入在距离肘关节上或下约6至8cm处的手臂内侧皮肤下，分开成扇状，第1支与第6支胶囊间，约成90°~100°角的扇状分开

个取出。另一种系由两个小杆（rod）作为一组，将药物填入硅质半透膜内呈杆状（rod），每支含 70mg，每支长 4.2cm，宽 0.24cm。通常可在月经期或月经期第 5 天内装置。装置后 24 小时内可达有效的避孕浓度，可抑制大部分排卵及改变子宫颈黏液。其避孕效果很高，第一年后的失败率约 0.4%。且对生育是可恢复性的，故对于不想再生育且又不希望结扎的人，这似乎是一种相当可接受的新方法。但此装置及取出技术需由受过训练的专人操作才可。其副作用有：①经期的混乱：不规则的出血，经期延长，月经量过多或无月经等。②有少数人认为植入胶囊的地方被察觉到或觉得不舒服或影响外观等。③与口服避孕药相似的症状。

其使用的价值乃因其避孕效果最高如同结扎的效果，可持续使用很久，大约 5 年，且接受者亦大部分有很高的持续使用率，故此种方法是值得使用的。

含雌激素（天然雌二醇 estradiol 约 50mg）及合成黄体酮（levonorgestrel 约 100mg）的阴道环：妇女于经期来潮的 7 天内，自行装置于阴道最深处，每使用 3 星期后即取出 1 星期，取出期间预期会有撤退性出血（类似经血）。性交时可临时取出，但通常临时取出期间不可超过 3 小时。每一阴道环可用 6 个月经周期。阴道环的大小有 50mm 及 58mm 直径两种，如手镯型，厚度有 9mm（图 41-5）。停用原因有：①月经问题——例如月经不顺、出血时间过长。②阴道问题——例如分泌物增多。③皮肤问题——例如粉刺。④其他医学问题——例如头痛、恶心、血压高等。⑤使用上引起的问题——例如阴道环排出、干扰性交、装入或取出不舒服、阴道环有恶臭、阴道环遗失等。⑥个人问题——例如本人或配偶不想再用或婚姻状况改变不需要用。其避孕效果与口服避孕药相当，且持续使用率比口服药高些或至少相同。口服药多有偏头痛、恶心、胃痛等症状，阴道环偏多阴道方面的问题。阴道环因使用方便，其避孕效果与口服药相当，预期持续使用率比口服药高些，故有推广的价值。

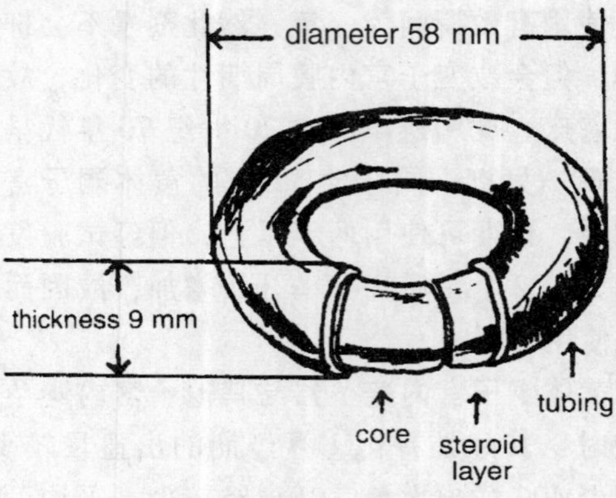

图 41-5 阴道环的大小及其结构

总之，各种激素的避孕方法，经由不同途径均可达最高的避孕效果，其利多于弊，希望妇女们重视避孕的重要性及避孕的好处。以目前避孕方法来看，除少数人对激素类药物有禁忌外（像心脏血管疾病、肥胖症、肝功能障碍、新陈代谢疾病、生殖道及乳腺癌患者及每天吸烟量超过 1 包者等），大部分健康的妇女均可优先考虑选用。

（二）类固醇激素避孕药物副作用的成因与处理

1. 成因

口服避孕药（表 41-3）及非口服激素避孕药的副作用均类似。激素避孕方法副作用的成因可归类如表 41-3，故发生症状时，可调整其剂量以尽量减轻或免除症状。我们发现每位妇女对同一厂牌的同配方避孕药其副作用发生的情况不一，甚至不同厂牌、不同配方的药物反应亦大有差异。有些人适用高剂量的，有些仅适用于另一种人造黄体酮配方，这主要是其含合成黄体酮及雌激素所产生的生化学上的作用不同之故。

表 41-3 口服避孕药的副作用

雌激素过多的副作用		黄体酮过多的副作用	
液体贮积现象	对生殖系统的作用	黄体酮化作用	雄激素化作用
头痛、头晕	月经过多	体重增加	掉头发
恶心、呕吐	子宫增大	食欲增加	油性皮肤、痤疮
上腹部不适	易促使子宫肌瘤产生	疲倦、沮丧	潮红、痒
水肿-浮肿	子宫颈黏液增加	感觉虚弱	性欲增加
视物模糊	子宫颈肥大	乳房不适	
高血压		念珠菌感染	
		子宫内膜萎缩	
		月经少或无月经	
		痛经减少	
雌激素不足的副作用		**黄体酮不足的副作用**	
经期初期的点状出血或突破出血		月经期前最后5天的出血	
月经少或无月经		月经过多有血块	
神经质或不安		月经块	

临床上看不出的症状——例如血液易凝固（雌激素作用）、脂肪代谢受干扰，甘油三酯（triglyceride），低密度脂蛋白胆固醇（low density lipoprotein cholesterol，LDL cholesterol）及胆固醇（cholesterol）的增加引起血管的病变，最后导致血栓栓塞症等，然而这种发生率很少，且可能有种族的差异。

近几年来有关激素避孕药物对血液中脂蛋白（lipoprotein）的研究已有所发现。以往以为浅部静脉栓塞症是因合成雌激素引起的，现在发现与人造黄体酮亦有关。

脂蛋白中的高密度脂蛋白胆固醇（HDL cholesterol）可保护血管不发生病变，而低密度脂蛋白对动脉组织会有不良的作用，依研究人造黄体酮可除去血中保护血管壁的高密度脂蛋白，增加有害的低密度脂蛋白，而合成雌激素同时可增加高密度脂蛋白及降低低密度脂蛋白，一般相信单独使用人造黄体酮对血管疾病不良作用比雌激素的影响还大，但低剂量混合型口服避孕药对健康女性而言，不会有影响或影响很小。

故若了解副作用的成因，则可考虑更换另一配方的激素避孕药，以消除或减轻副作用，进而改善避孕药的持续使用率。依台北市家庭计划推广中心1985年的调查，服用避孕药半年的停用率高达50.3%，停用原因系副作用引起的占45.5%，其服用的副作用情形如表41-4，停用原因中系副作用引起的分布情形如表41-5，故有待加强教育妇女，让其知道如何选用避孕药，予以咨询追踪以降低停用率。

表 41-4 单段式混合型（minigynon）口服避孕药服用6个月中的副作用情形

副作用	人数	百分比
经血少/无月经	23	5.6
点状出血/出血	20	4.8
经血量增多	2	0.5
恶心/呕吐	24	5.8
头昏/头痛	16	3.9
体重增加	6	1.5
痤疮	4	1.0
食欲增加	3	0.7
视物模糊	2	0.5
其他	28	6.8

使用者共计 413 人。摘自：江千代等。台湾妇产科医学会会刊杂志，1985，24（2）：76

表 41-5 单段式混合型（minigynon）口服避孕药停用原因系副作用*的分布情形

副作用	人数	百分比
经血少/无月经	23	18.4
点状出血/出血	20	16.0
经血量增多	2	1.6
恶心/呕吐	23	18.4
头昏/头痛	13	10.4
体重增加	5	4.0
抑郁/无力	5	4.0
痤疮	4	3.2
食欲增加	3	2.4
视物模糊	2	1.6
其他	25	20.0

* 停用原因中系因副作用引起占全部停用者的 45.5%

2. 副作用的处理

第一种副作用：高血压

应探讨的项目	可行的解决方法
1. 是否第一次出现？	1. 若是，可再测量血压几次。
2. 是否在高血压边缘？	2. 若是，让妇女服用最低剂量的避孕药，吩咐妇女 1 个月后再来检查血压。
3. 是否高达 140/90mmHg 以上或伴有水肿及头痛？	3. 若是，应停止服用口服避孕药，并建议改用其他的避孕方法。

第二种副作用：突破性出血*（Breakthrough bleeding）

应探讨的项目	可行的解决方法
1. 是否正确服用口服避孕药？	1. 若无，应重新指导妇女了解正确服用的必要性。
2. 出血是发生在： ① 前半周期（1~14 天）？ ② 后半周期（14~28 天）？	2. 出血是发生在： ① 前半周期：可改服含雌激素较高的口服避孕药，或加服炔雌醇每日 20μg 服用 7 天。 ② 后半周期：可改服含黄体酮较高的口服避孕药。若服三段型，则改服单段式的。
3. 要不要继续服完这一包药？	3. 若仅是点状或少量出血，应继续服完这一包药或换高剂量的。若出血量近似月经期的血量，则可停服。从出血后的第 5 天起再重新服用另一包。

* 指口服避孕药继续服用期间仍有出血的情形。若忘记服用或停服而引起的出血叫撤退性出血（withdrawal bleeding）

第三种副作用：恶心

应探讨的项目	可行的解决方法
1. 是否空腹服用？	1. 若是，指导妇女晚饭后或睡前服用，若无效，可能需要降低雌激素的剂量。甚或改服含 20μg 炔雌醇的避孕药。

第四种副作用：体重增加

应探讨的项目	可行的解决方法
1. 是否因不良的饭食习惯而产生？ 2. 是否因服用口服避孕药之后，食欲增加所致？ 3. 是否觉得身体浮肿或水肿？	1. 若是，指导饮食习惯。 2. 若是，降低黄体酮的剂量。 3. 若是，降低雌激素的剂量。

第五种副作用：头痛

应探讨的项目	可行的解决方法
1. 是否有非服口服药引起的原因？ 如：压力或情绪问题，阅读书报或看电视，没吃饭或缺乏睡眠以及便秘等。	1. 若无，则降低雌激素的剂量。

第六种副作用：口服避孕药服完一包时无月经发生

应探讨的项目	可行的解决方法
1. 是否正确服用口服避孕药？ 2. 假如经检查确定没有怀孕，而又没有什么不适的感觉……	1. 若无，重新指导妇女正确服用避孕药。 2. 继续服用避孕药，或改用雌激素剂量较高的避孕药。

(三) 口服避孕药的处方

为了使服用口服避孕药的妇女能达到安全有效的目标，医师在开处方时，应遵循下列 3 个步骤：（1）检查妇女的疾病史，看看有没有禁忌证；（2）说明应如何使用口服避孕药；（3）充分说明有关口服避孕药的知识，以及可能会产生的副作用。

（1）询问其疾病史，检查有无禁忌证

询问妇女的疾病史，同时检查有无一些禁忌证的病征，可以下面这张记录表（表 41-6）内容——核对及检查。如有绝对禁忌证，则绝对不要开给口服避孕药，若有一般禁忌证，应征询专科医师的意见。

（2）说明如何使用口服避孕药

尽可能让妇女服用含激素剂量最低的口服避孕药，以减少副作用。

目前口服避孕药的包装分为两种：一种是每包 21 粒，另一种是 28 粒装。至于何时开始服用详述如下：

- 一般妇女：月经来潮的第 5 天开始服用。
- 新婚：结婚前 1 个月，月经来潮的第 5 天就必须开始服用，以使身体适应，不影响蜜月旅行。

表 41-6 口服避孕药个案门诊记录表

出生日期： 年 月 日
住 址：

病历号码： 个人姓名： 曾服用：□是 □否
教育程度：□无 □国小 □高中/职 □大专以上 子女数：□男 □女
个案身分：□1.智障 □2.其他残障 □3.精神疾患 □4.未成年（未满 20 岁）
□5.偏远低阶层（国中或以下，低收入户） □6.高龄（35 岁以上）
□7.人工流产 □8.其他

项目	日期 年 月 日						
问诊	一、生理周期						
	最后一次月经日期						
	月经周期：1. 不规则 2. 规则 天						
	月经量：1. 少 2. 中 3. 多						
	性交后出血：1. 无 2. 有						
	二、绝对禁忌证 0. 无 1. 目前怀孕中 2. 不正常的阴道出血 3. 母乳哺乳中 4. 35 岁以上且有抽烟习惯 5. 血栓性栓塞疾病 6. 脑血管疾病 7. 冠状动脉疾病 8. 肝功能受损（有过肝病史） 9. 乳癌或任何盆腔器官癌症						
	三、一般禁忌证（* 请填代码） 0. 无 1-0 有						
自我保健	一、定期乳房检查：1. 无 2. 有（请填注时间）						
	二、定期子宫颈涂片检查：1. 无 2. 有（请填注时间）						
理学检查	一、体重（公斤）						
	二、血压						
	三、乳房检查：1. 正常 2. 疑似有硬块 3. 有硬块						
	四、子宫颈涂片：1. 取样 2. 看结果（请填注结果）						

* 一般禁忌证：
1. 计划 1 个月内动手术 2. 沮丧，抑郁 3. 怀孕期间毛发脱落或褐斑 4. 腿部肿胀或严重疼痛 5. 严重的胸部疼痛 6. 抽烟一天超过 1 包 7. 皮肤或眼睛发黄 8. 严重的头痛及偏头痛 9. 高血压 10. 心脏病 11. 肾病 12. 曾有肝炎或黄疸病史 13. 糖尿病或家族多人糖尿病 14. 膀胱结石 15. 气喘 16. 癫痫 17. 镰状红细胞性贫血 18. 静脉曲张 19. 结核病 20. 子宫肌瘤 21. 35 岁以上

- 生产后：未哺乳者，产后 28 天就要开始服用，不可太晚。
- 流产或人工流产后：当晚或两、三天内尽早开始服用。

如何服用口服避孕药可依包装分为下列两种：

- 21 粒装——每天服用 1 粒，服用的时间要一定，直到 21 粒服完为止；服完 1 包后，

停服7天，再开始服用新的1包。通常于停服的这7天中月经会来（月经通常在停药后两、三天内发生）。除了在两包之间休息7天之外，必须每天服用1粒才能达到避孕效果。如有一天忘记服用，请尽速补服。

- 28粒装——每天服用1粒，且请按箭头或顺序方向继续服用。每一包药的前21粒系避孕药，接着服用7粒不同于前面21粒颜色的药丸，这7粒药是糖片，不是避孕药，仅为配合停服避孕药的7天中，每天仍有服一粒药的习惯而已。在服用第2粒或第3粒糖片时，月经就会来潮（这表示避孕药一旦停服两、三天月经就会来）。故月经来潮期间，仍需每天按时服一粒糖片不可停药，直到服完这7粒糖片后，再继续服用另一包。

以往避孕药每粒所含雌激素及黄体酮的剂量是固定的，即单段式（monophasic），但目前有一种三段式（前段6粒、中段5粒、后段10粒）的混合型口服避孕药，这是模拟人体正常月经周期激素分泌的型态而调整剂量，分成三段式的配方。正常生理周期雌激素在排卵前有高潮，故在中段（有5粒）增加等量雌激素的剂量，前、后段的雌激素剂量则一样。而正常生理周期黄体酮的分泌在排卵后渐渐提高，故黄体酮的配方是依段渐次增加剂量，但每一段中的雌激素或黄体酮剂量是一样的，并依段分成3种不同的颜色。服法则和前面单段式一样，依箭头或顺序方向服完为止。如果在应该服用的时候忘记服药时，则应尽快于12小时内补服。若已超过该服用时间12小时以上，仍要继续服用每日该服的药丸。若一连两天忘了服用，应连续两天每天服用两粒，以后再每天服用一粒。若不按时服用已超过12小时，虽已补服但因怕效果受影响，必须兼采其他避孕法，如保险套等，直至整包药服完为止。若有两天以上忘记服用，而发生出血现象时，则可停止服用，当作一次月经，再从出血的第5天开始服用另一包。故每晚一定要记得服用。

（3）向妇女说明口服避孕药的一般知识、副作用及危险信号

应告知妇女的事项如下：

- 使妇女完全了解如何使用口服避孕药。
- 告诉妇女假如服用后有任何不适，速来接受检查。
- 假如月经没有来，要作怀孕试验。
- 若服用中怀孕了，应立即停止服用并找医师施行人工流产。
- 想要怀孕时，必须停止服用后才可怀孕无严格规定停服多久后才可怀孕，但若能先观察2个月确定月经已正常来潮时，再计划怀孕更好。停服药后怀孕不会增加胎儿的畸形率。
- 假如妇女因别的问题去看医师，或住院，应告知医师她正在服用口服避孕药，这点非常重要。
- 想再生育者，建议服用两年后最好停服6个月（此期间需改采用其他方法）之后再服用。不想再生育者最好以服用5年为限。
- 妇女若有下列5种早期危险信号出现时，应知道是严重的问题，同时医护人员应知道妇女服用口服避孕药之后所发生这5种危险信号可能是何种毛病引起的。

5种危险信号	引起本危险信号可能的毛病
1. 严重的腹部疼痛	胆囊疾病、肝肿瘤、凝血块
2. 严重的胸痛，或是呼吸短	肺部有凝血块，或是心肌梗死
3. 严重的头痛	卒中或高血压
4. 眼睛的毛病：视物模糊、闪光或失明	卒中或高血压
5. 大腿或小腿严重的疼痛	腿部静脉有血栓栓塞症

以下两段可用来作为告知妇女如何使用口服避孕药及其可能发生副作用的指引。

（1）有关口服避孕药的一般讯息

如能按规定服用口服避孕药，是最有效且可恢复生育力的避孕方法。药丸中含有合成雌激素和黄体酮，这种激素与人体内所制造的极为相似，它可以抑制排卵及调节月经周期。

- 当刚刚开始服用口服避孕药时，胃部可能会不舒服，但是这种现象最多只会持续几个月。
- 服用后有些人阴道可能会有霉菌感染，使阴道分泌物增多，呈白色乳酪状及阴部瘙痒，但这种感染是很容易痊愈的。
- 很少数的使用者皮肤上会出现棕色的斑点，但是停服后，这种斑点就会消失。
- 有极少数的妇女可能会发生血栓栓塞症，但发生此种问题的机会比怀孕所引起的危险性低得多。
- 服用口服避孕药后，没有证据显示会增加癌症或不孕的机会，停服口服避孕药后怀孕不会增加出生畸形儿的机会，且停药后，并无严格规定，不得马上怀孕。

(2) 有关口服避孕药特别要记住的重要事项

- 服用口服避孕药时，月经量将较平时为少，经期亦较平时为短且痛经减少，这是服口服避孕药的优点。
- 设法每天在固定的时间服药，最好是在晚上服药。假如忘了按时服用，那么想起时应立刻服用，但是，下一颗仍在固定的时间服用。
- 假如一连两天忘了服用，那么应连续两天每天服两颗，然后再每天服一颗。若距离该服药时间12小时以上，虽然已补服了，但还是需要在这一周期的剩余日子合并使用其他的避孕方法，因为在这种情况之下，单凭避孕药并不保险。但若忘记服用两天以上，且已有出血，则应停止服用，再从出血的第5天起开始服用另一包。
- 开始服用口服避孕药的前3个月，在两次月经之间可能会有少量的突破性出血，或是点状出血，不要因此而停止服用。若已服用3个月，出血仍未改善，或是出血变得严重，应该去看医师。
- 假如服完一包避孕药之后，月经还没来，应确定没有怀孕时，再继续服用另一包。
- 口服避孕药应放在小孩看不到且不易拿到的地方。如发现小孩意外地吞服了口服避孕药，应立即请教医师。
- 假如想要改用其他的避孕方法，甚或即使已采用其他避孕方法，也应将已开始服用的这一包药服完。

口服避孕药的好处

- 失败率最低，对减少怀孕或生产的危险性，其功效最大。
- 经期较规则，经血量较少，痛经减轻。
- 减少经期前紧张。
- 减少缺铁性贫血。
- 可有效抑制排卵，故可避免子宫外孕的机会。
- 减少一半的卵巢癌及子宫内膜癌的发生。
- 减少骨质疏松症。
- 减少良性乳房囊肿。
- 不影响性生活的情趣，很自然。
- 三段式低剂量口服避孕药不影响血中HDL、LDL的变化，不会增加动脉血管硬化症发生率。

口服避孕药的缺点

- 需每晚记得服用。
- 因忘记服用，或因有些轻微副作用，很容易导致妇女轻易停用。
- 需经常补充药物。
- 服用初期出现如表41-3的副作用。
- 有禁忌者：例如高血压、糖尿病、肥胖、家族性脂质过高者、肝功能不良或黄疸者、吸烟每天超过1包者，不可服用。
- 对乳癌、子宫颈癌的影响目前仍在持续关注中，目前未有定论。
- 极少数的人可能会有深部静脉栓塞症的发生，但因种族的不同，过去在台湾没有个案发生的报告。目前因使用更低剂量的避孕药，故此种危险会更低。

口服避孕药与其他药物的交叉作用

(1) 影响避孕药效果的药物

已知抑制口服避孕药效果的有①利福平(rifampin)，②苯妥英（phenytoin)，③苯巴比妥（phenobarbital)。

其原因乃增加肝细胞中细胞色素P-450酶的

作用，因而减少血中炔雌醇（ethinyl estradiol）的浓度。其他可能会抑制口服避孕药效果的有四环素（tetracycline）及氨比西林（ampicillin），但在人体的临床上实际研究仍未被证实。故若服用上述药品有产生点状出血或出血时，则要考虑增加避孕药的剂量或加用其他避孕方法。

已知增加避孕药效果的有：①维生素C②乙酰氨基苯（acetaminophene）因其可增加血中炔雌醇的浓度。

（2）避孕药影响其他药物效果的有：①使药物慢清除，因而延长其半衰期，例如：地西泮（diazepam）、氯氮䓬（chlordiazepoxide）、阿普唑仑（alprazolam），氯硝西泮（nitrazepam）、咖啡因（caffeine）、茶碱（theophylline）、乙醇（ethanol）、环孢素（cyclosporine）等。

②使药物的清除率加快，如水杨酸（salicylic acid）及吗啡（mophine）。故使用时，此类药物量需增加。

子宫内避孕器
(Intrauterine Device，IUD)

（一）子宫内避孕器的演进

- 1909's——Silk worm gut（Richter）。
- 1931's——Silver Grafenberg ring（Ag-Cu Alloy，12% Cu）。
- 1934's——Ota ring。
- 1960's "unmedicated" IUD，如乐普（lippes-loop，1961）。Saf-T-Coil，Dalkon Shield。
- 1970's~1980's——medicated IUDs。

（1）各种T型的塑胶架构，再于其T型的垂直棒上缠上不同表面积的铜丝（含铜子宫内避孕器）。

（2）可释放黄体酮的子宫内避孕器，例如：progestasert（1975），含天然黄体酮的微粒，及levonorgestrel IUD（详见激素避孕方法）。

新型避孕器的发展目标：①无伤害性的钳入机制，②小的表面积（170mm²），③朝子宫底导向，或塑胶骨架，无横臂或横臂有抗避孕器排出的作用，④尾线是单一、无结的，埋入垂直棒中，此新型子宫内避孕器有如下种类：

- Copper-Fix 390（Wildemeersch，1988）。
- Copper safe 300（K.Kurz，1989）。
- Flex Gard™ 330（K.Kurz，1989）。

（二）子宫内避孕器的使用及其优点

子宫内避孕器最好在月经刚完那几天装置，不过，必要时也可以在尚未受精，甚或尚未着床前装置。另生产后或是实施人工流产的，亦可立刻装置。避孕器可留存在子宫内很多年而不必更换，含铜避孕器必要时可考虑3~5年之后更换。而含黄体酮的子宫内避孕器，依成分及剂量的不同各有其有效年限。妇女一旦装妥之后，除了定期检查及有特定信号出现时要找医师诊察之外，大部分的妇女可以不必担心避孕的事。若想要怀孕，则需找医师将它取出后即可准备受孕。

子宫内避孕器有下列各项优点：

- 对大部分的妇女来说，安全有效。
- 副作用少。
- 极为方便，不影响性生活。
- 取出后，可以马上受孕。
- 可照常喂母乳。

（三）避孕原理、效果、问题、副作用及禁忌证

1. 避孕原理

子宫内避孕器是一种塑胶制品，有一些会另外加上铜丝，有一些则另外加上天然黄体酮或合成黄体酮，非常容易装入子宫内及取出。由于装置后，不必做特别处理，故很受妇女欢迎。

子宫内避孕器装入子宫内后，会使子宫内膜产生异物反应，使子宫腔内产生凝血纤维、吞噬细胞、溶解蛋白质的酶等所形成的生物性泡沫层，若加上铜丝者，其抗孕性的反应则更大。此外可刺激前列腺素的分泌，使子宫平滑肌收缩，并产生炎性反应，如此的环境可干扰

表 41-7 4 种不同 IUD 的比较（100 个妇女使用一年时）

	意外怀孕率	持续使用率	公认的使用期限（年）	因出血/腹痛取出率	排出率	盆腔发炎的比率
Lippes Loop	2.3	83.9	10	2.9	6.4	3.8
TCu 200	2.3	80.2	4	7.6	4.1	2.9
Multiload Cu-250	1.2	88.6	3	2.8	3.8	1.7
TCu 380A*	0.3	86.4	6	4.6	3.1	2.9

注：此是 FHI（Family Health International）针对约 10 000 名妇女的临床试用所算的 gross-cumulative life table 的比率

* 铜丝之内含有银芯

精子通过子宫进入输卵管内，故可避免受精，达到避孕效果。也因子宫内避孕器有此种改变子宫内环境的作用，故对受精卵的着床，亦会有干扰作用。此虽然不是避孕器的主要作用，但此作用仍很强，故可作为性交后的紧急避孕方法。

2. 避孕效果

对大部分的妇女来说，子宫内避孕器的效果非常好，在使用的第一年之中，避孕失败率约在 1%到 5%之间，有时避孕失败是由于未能及早发现子宫内避孕器已排出子宫颈口、阴道，甚至于体外之故。新发展的避孕器其第一年的失败率可降至约 0.2%至 0.5%左右。

3. 问题及其副作用

国外的情形请参见表 41-7。

依台北市家庭计划推广中心的调查，大部分使用子宫内避孕器的妇女都觉得满意，其满意的比率为 84.2%（表 41-8，表 41-9），但使用避孕器中仍有一些不可避免的问题或副作用存在，以至于必须取出或停用（表 41-10）。依其调查，持续使用 1 年者有 76.5%，持续使用 2 年者有 60.5%，在其使用期间所发生的事件（events），详如表 41-11，并说明如下：

（1）怀孕：IUD 并同怀孕的比率，依避孕器的种类、大小，装置的时机，装置者的技术，避孕器使用的期限，妇女年龄及有否定期追踪检查等有关。其使用第一年的并同怀孕率 levonorgestrel IUD 最少，0.1%；含铜避孕器约在

表 41-8 装置 IUD 妇女对 IUD 的满意度比较

装置 IUD 后 1 年 \ 装置 IUD 后 3 个月	很好或不错	不好	有优、缺点	合计
很好或不错	1670	63	12	1745
不好	167	51	3	221
有优、缺点	15	1	1	17
合计	1852	115	16	1983*
Stuart-Maxwell X^2=34.1	P<0.005			

* 指 IUD 使用期间至少 3 个月的妇女并扣除一案满意度不详者

表 41-9 妇女对 IUD 评价的比较

优缺点	McNemar's X^2
优点	
不易脱落	3.43
较方便、不麻烦	60.27**
避孕效果好	13.66**
副作用少	2.77
便宜	33.47**
其他	0.25
缺点	
必须更换	0.07
较贵	–
易脱落	14.45**
有副作用	20.12**
IUD 会并同怀孕	16.00**

** 指 P<0.001

表 41-10 IUD 使用 1 年间停用的原因

停用原因		使用3个月 NO.	使用3个月 %		使用3个月至1年 NO.	使用3个月至1年 %	
并同怀孕		17	7.4		42	14.0	
脱落		30	13.1		25	8.3	
想再生育	取出	4	1.7	79.4%	53	17.7	77.7%
副作用	取出	159	69.4	79.4%	145	48.3	77.7%
其他	取出	19	8.3	79.4%	35	11.7	77.7%
合计		229	100.0		300	100.0	

备注：使用 IUD 的总妇女数 3 个月时 2483 人，3 个月至 1 年间为 1984 人

资料来源：1987 年 8 月至 1988 年 1 月装置 IUD 妇女的抽样调查（台北市家庭计划推广中心提供）

表 41-11 台北市使用各类 IUD 并同怀孕的比率、脱落率、取出率的比较

IUD 种类	装置妇女数	使用人月数	（百分比）	并同怀孕率（每100妇女年）	脱落率（每100妇女年）	取出率（每100妇女年）
1.乐普	58	563	(2.3)	6.4	4.3	36.2
2.子宫环	40	406	(1.6)	3.0	5.9	20.7
3.铜 7	126	1242	(5.0)	2.9	1.9	28.0
4.乐母利（Dimely）	208	2195.6	(8.4)	1.6	0.0	23.0
5.铜 T	237	2606.7	(9.5)	3.2	1.4	24.4
6.母体乐 (Multiload Cu-250)	1760	19 019.6	(70.9)	3.0	2.6	19.8
7.其他	47	460.5	(1.9)	2.6	2.6	23.4
8.种类不详	7	42.5	(0.3)	0.0	0.0	84.7
	2483	26 529.5	(100.0)	3.0	2.5	21.5

资料来源：1987 年 8 月至 1988 年 1 月装置妇女的抽样调查（台北市家庭计划推广中心提供）

0.5%~3%之间，unmedicated IUD 则在 5%~6%左右或更高些。

① 种类：unmedicated IUD，例如乐普，其并同怀孕率较高，含铜避孕器则较低，且铜表面积愈大的，其避孕效果愈好，含 levonorgestrel 的 IUD 比含 progesterone 的 IUD 其避孕效果更好，且比含铜避孕器效果更强些。

② 大小：小号的乐普（No.1，25mm）失败率比大号的（27.5mm，30mm）高。子宫腔太大失败率也高。

③ 装置时机：ⓐ产后期装置并同怀孕率比一般时期及人工流产后装置的高。ⓑ受精后或着床期后才装置，其失败率增高。

④ 装置者的技术：经验不足者，未将避孕器置入子宫腔最顶端，甚至导致避孕器异位或无明显临床症状的子宫穿孔等，导致高失败率。

⑤ Medicated IUD 有其建议的使用期限，过期会影响其效果。

⑥ 年龄：愈年轻者，并同怀孕率愈高。

⑦ 定期追踪检查：需定期检查避孕器有否移位、部分脱出或完全排出子宫腔等，以避免避孕器不自觉地脱出而导致怀孕。并同怀孕时，若避孕器未及时先取出，有 25%会发生流产。假如不想生，可要求实行合法人工流产手术，若想生育时，避孕器应取出，否则留在子宫内，除了有可能发生自然流产、早产之外，还可能发生可怕的败血性流产。但如不取出子宫内避孕器，仍能继续维持怀孕时，它是不会造成胎儿的畸形的。表 41-12 说明台北市妇女装 IUD 并同怀孕时的处理情形。除子宫外孕需手术外（占 4.8%），仅 29%表示愿意继续怀孕，余 66%均施行人工流产。

（2）子宫外孕：IUD 可避免子宫外孕的作用很低，约 5%而已，依台北市家庭计划推广中心的统计，IUD 并同怀孕的个案中，系子宫外孕的情形占 4.8%与国外的报告相似（表 41-13）。但使用 IUD 者与未避孕者两相比较，若发生怀孕时，有装置 IUD 并不会增加子宫外孕的几率。

因此，使用 IUD 的妇女若有月经过期不来或不正常出血，兼或有腹痛时，应尽早诊断有否怀孕，更要注意有无子宫外孕的可能，以免延迟诊治，影响生命安全。

（3）自动脱落（expulsion）：妇女有时可能未能察觉避孕器从子宫内自动脱落。这种情形大多发生在装置后头 4 个月之内的月经期间。发生对象大半是年轻的，以及经产妇。装置子宫内避孕器时，应教导妇女如何去触摸避孕器的尾线。如此，在每次月经之后，可自行检查一下是否仍然存在。若可摸到尾线以外的任何避孕器部分时，表示子宫内避孕器已经有一部分排出了，应该立刻去找医师。装置 IUD 1 年的脱落率视 IUD 的种类而不同。小号乐普 1 年的脱落率高达 9.7%~12.2%，较大号的亦有 4.3%，含铜 IUD 则平均约 1.5%~2.5%。

（4）经期间的点状出血或出血，以及月经的问题：依表 41-14，使用 IUD 的初期最常见的副作用是经期间的点状或不正常出血，但 3 个月后会减少。

此外依表 41-15 至 41-18，得知装置 IUD 后的 3 个月间的月经周期、月经期出血天数、

表 41-12 台北市妇女使用子宫内避孕器 1 年间并用怀孕时的处理情形

	人数	百分比
继续怀孕	18	29.0
因子宫外孕手术	3	4.8
施行人工流产	41	66.1
	62	100.0

资料来源：1987 年 8 月至 1988 年 1 月装置 IUD 妇女的抽样调查（台北市家庭计划推广中心提供）

表 41-13 使用 IUD 1 年间并同怀孕的预后 *

	人数	百分比
子宫外孕	3	4.8
有流产征兆	6	9.7
正常子宫内怀孕	53	85.5
	62	100.0

*1987 年 8 月至 1988 年 1 月，台北市装置 IUD 妇女的追踪研究，使用至 1 年的样本数为 2181 人

表 41-14 各类别副作用发生情形

副作用 \ 使用期间	装置后 3 个月内发生（%）	装置后 3 个月至 1 年发生率（%）	装置后 1 年间发生率（%）	复发率（%）
腹痛	8.5	3.0	10.0	2.8
腰酸	8.1	1.3	9.7	2.4
点状或不正常出血	35.6	3.8	37.6	2.9
阴道感染	1.2	1.1	2.5	0.0
阴道炎症	1.6	1.6	3.0	1.5
盆腔炎症	0.3	0.3	0.5	0.0
阴道分泌物增加	4.6	2.7	6.6	0.0
所有副作用	46.4	16.1	51.5	–

月经期的出血量，及痛经情形均会有变化，但装置IUD 1年后，这些情形会改善不少，不过很遗憾的是因副作用而停用者之中，经期间的点状出血及不正常出血占了最多为53%，月经量多及月经期太长各占13.4%及12%。如表41-19，因副作用而停用者中，系出血以及月经问题的共占79.1%。月经量多的原因可能与IUD附近的子宫内膜产生血管变化有关，此包括血管增生、充血及增加血管的渗透力等，但真正原因不明。若使用levonorgestrel IUD，则日后可能会有无月经的情形发生。使用含天然黄体酮或人造黄体酮的IUD则月经期的出血量会减少很多（40%~60%），且可减少痛经的发生，但装置初期的月经期会拖长。

（5）腹痛与腰酸：依表41-14，装置IUD初期，发生的几率各约8.5%及8.1%，3个月后会减少，是仅次于出血问题的常见副作用，故如表41-19所示，此二者各占因副作用而停用IUD的比率的14.1%及8.1%，两者共占22.2%。通常年轻的及未生育的妇女较常发生。可用阿司匹林等止痛剂治疗。

（6）盆腔炎症：可能因装置时所用的器械消毒不完全，或是不小心接触未消毒物，或妇女原有发炎，或装置后因性交而导致感染引起的疾病（例如淋病）。妇女应认识感染的症状，若发生症状时应找医师诊治，否则会使病情恶化。必要时，应将避孕器取出，改用其他的避孕方法，如表41-14，其1年发生率约0.5%。

表41-15　月经周期变化比较

装置3个月后 / 装置1年后①	不变	变化	合计②
不变	1186	240	1426
变化	100	140	240
合计③	1286	380	1666④

McNemar's $X^2=56.83$，$d.f.=1$

$P<0.001$

① 指装置IUD后1年仍继续使用IUD者

② 扣除8案装置IUD后3个月月经尚未来者

③ 扣除6案装置IUD后1年正怀孕中

④ 扣除不详4案

表41-16　月经出血天数变化比较

装置3个月后 / 装置1年后①	不变	变化	合计②
不变	1069	270	1339
变化	58	272	330
合计③	1127	542	1669

McNemar's $X^2=135.73$，$d.f.=1$

$P<0.001$

①、②、③同表41-15

④扣除不详1案

表41-17　月经出血量变化比较

装置3个月后 / 装置1年后①	不变	变化	合计②
不变	822	441	1263
变化	94	313	407
合计③	916	754	1670

McNemar's $X^2=223.77$，$d.f.=1$

$P<0.001$

①、②、③同表41-15

表41-18　是否曾痛经比较

装置3个月后 / 装置1年后①	不变	变化	合计②
不变	1414	135	1549
变化	54	67	121
合计③	1468	202	1670

McNemar's $X^2=33.86$，$d.f.=1$

$P<0.001$

①、②、③同表41-15

（7）尾线不见（missing tail of IUD）：有3种可能：① 子宫内避孕器已排出体外而未察觉。② 避孕器仍在子宫内但尾线已缩入子宫腔内。③ 有极少数的例子为避孕器插入子宫

表 41-19　台北市妇女使用 IUD 1 年时因副作用而停用的原因

	人数	百分比	
经期间的点状出血/出血	152	53.7	79.1%
月经量多	35	13.4	
月经期太长	34	12.0	
腹痛	40	14.1	
腰酸	23	8.1	
阴道炎症	27	9.5	
盆腔炎症	7	2.5	
其他	40	14.1	
两种以上原因	36	12.7	

备注：总使用妇女数为 2181 人，因副作用而停用的人数为 283 人，因副作用的停用率为 13.0%

资料来源：1987 年 8 月至 1988 年 1 月装置 IUD 妇女的抽样调查（台北市家庭计划推广中心提供）

壁内，甚或穿过子宫壁而进入腹腔内。

（8）子宫穿孔（uterine perforation）：它通常是在装置时发生的。瞬间穿孔时，病人会有剧痛感或下腹痛，但不一定需急诊处理。另有一种穿孔可能是装置入子宫腔的着力点不对，慢慢穿出子宫壁，或穿出子宫颈壁，因而产生无症状的子宫穿孔。假如医师在装置时太急躁，没有仔细先探测子宫深度，或是没有事先经过内诊，未使用子宫颈固定器或子宫颈扩张棒等，致使插入方向不对或用力太猛，以致使避孕器穿过子宫壁进入腹腔。如此可能导致严重的炎症、出血，甚至有生命的危险。

假如医护人员怀疑有穿孔，应及早转介妇女到医院诊治。装置子宫内避孕器应谨慎小心，因几乎所有的穿孔，都是装置时疏忽所致。装置的穿孔率视医师的经验及是否产后期装置而不同，平均约数千名装置个案中才有一案发生。

4. 禁忌证

具有下列情况之一的妇女不可以装置子宫内避孕器：

- 疑似怀孕；
- 骨盆腔器官、阴道或子宫颈有炎症；
- 疑似癌症；
- 原因不明的阴道或是子宫出血；
- 月经量过多或痛经厉害；
- 子宫腔的深度小于 5cm（除非有迷你型子宫内避孕器可装置）；
- 因肌瘤或子宫肥大，致使子宫腔深度大于 8cm 以上者；
- 有子宫外孕病史；
- 子宫畸形。

(四) 副作用的处理

少数妇女装置避孕器之后，会回去找医师并诉说一些症状。有些预期会出现的副作用不会很严重，然而有些则比较严重。发生严重的副作用时，最好转介给专科医师。装置子宫内避孕器的医师，应彻底熟悉可能产生的副作用及其并发症。

医护人员对装置 IUD 的妇女要有耐心及爱心。大部分妇女诉说的症状都不是严重的并发症，而只是一些较轻微的副作用。只要医护人员耐心地倾听妇女的诉苦，适时地给予安慰、关心，有些问题就可以解决。因为有些情况通常不久就会好转。不过一定要事先经医师检查，确定没有不正常的毛病。若医护人员不知应采取何种措施时（某些情况极为罕见），应立即转介给专科医师诊治。

(五) 选择哪一种避孕器较好

依表 41-7，得知 unmedicated IUD，例如 Loop 其失败率较高，排出率亦较高，但公认可使用的年限长达 10 年，而 medicated IUD 其失败率较低，尤其是含铜量愈多者，失败率愈低。含天然黄体酮 IUD 有效期只可维持 1 年，但含 levonorgestrel（每日释放 20mg）者可达 7 年有效期。含黄体酮者可减少月经的出血量且避孕效果高，故另有好处，但花费较贵。

女性结扎（输卵管结扎手术）

(一) 前言

女性结扎手术早在19世纪末期已被提出，但直至20世纪中期因医疗技术的改进及观念上的改变，结扎手术才渐被广泛地接受作为避孕的方法，至今结扎手术已成为全世界特别是发达国家中最重要的避孕方法之一（详见表41-1）。在世界各国中，至今仍有些国家鼓励而有些国家禁止输卵管结扎的手术，而会影响结扎手术在一个国家中推行的因素，大约有以下3个：政治法律、宗教、文化背景。随着时空的转变，此种推行、鼓励或禁止的力量也会发生改变，以台湾为例，从1973年推行结扎手术起，因当时人口压力蛮重的，因此积极推广，但现今人口压力已渐减轻了，故政府也改为只站在协助的立场来推广而已。

(二) 原理

结扎手术属于一种永久性的避孕方式，一般来说其操作简单、副作用小，且安全有效。其操作方法是将输卵管以手术方法结扎、切断、烧灼，或以非手术的填塞方式等使其阻塞不再通畅，则同房后男性射出的精子将无法通过输卵管与卵子结合，而达到避孕的效果。结扎的部位大多取输卵管中段，但也有干脆将整个输卵管末端全切除的。

(三) 输卵管结扎的方法与达到输卵管的途径

1. 输卵管结扎的方法

（1）Irving procedure（如图41-6）

将输卵管切断后把近端的切面包埋入子宫后壁肌层内而将远端的切面包埋入输卵管系膜内。此种作法的失败率几乎等于零，但缺点是手术的伤口比较大，步骤较麻烦而且出血也较多。

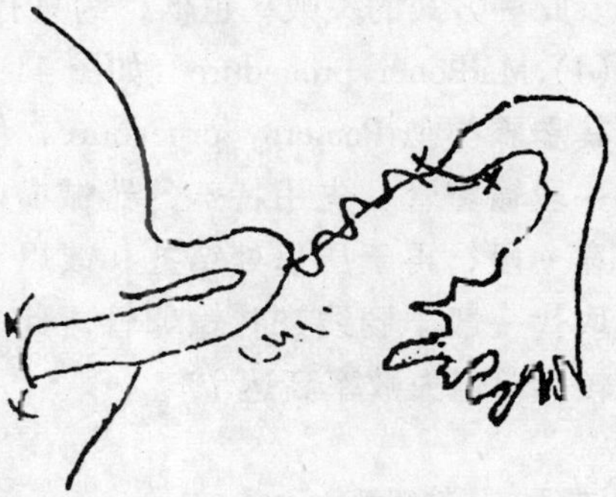

图41-6　Irving procedure

（2）Pomeroy procedure（如图41-7）

此方法是将输卵管中段夹起后，以一般的羊肠线将夹起的输卵管段，横向绑起来，再把夹起的这一段输卵管于绑线之上剪掉，使用一般性的羊肠线来扎，主要是因为其吸收较快，使剪断的两端输卵管能早点分离以减少再通的机会。

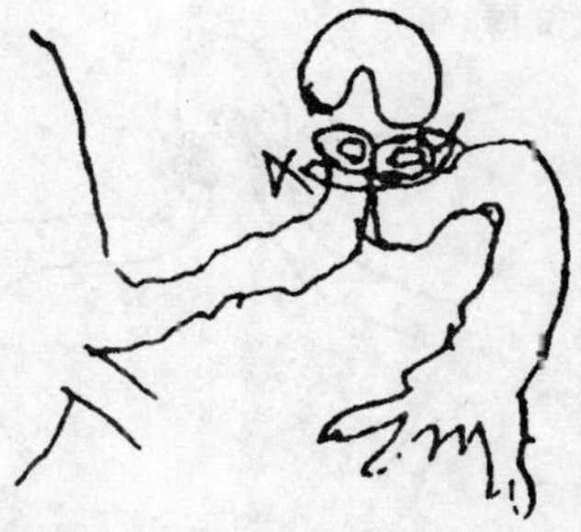

图41-7　Pomeroy procedure

（3）Parkland procedure（如图41-8）

此方法其实是改良自Pomeroy procedure，主要的改变是将输卵管自其系膜分离出来后，用铬羊肠线在近中段的地方扎两次，两个结扎的地方约间隔2cm左右，再把其间的输卵管切

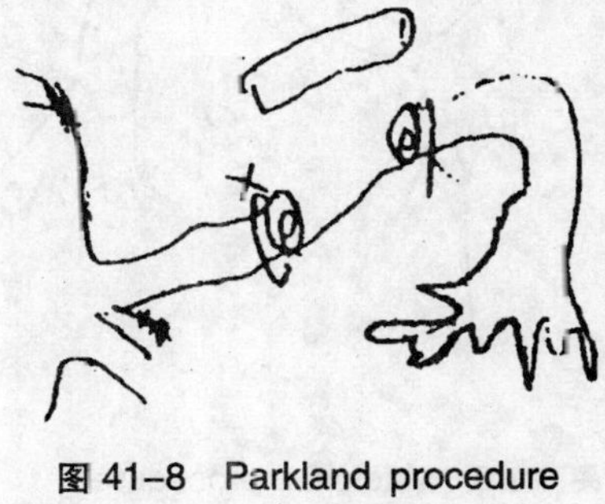

图41-8　Parkland procedure

除掉。此种方式的失败率也低，约只有 1/400。

(4) Madlener procedure（如图 41-9）

其步骤类似 Pomeroy procedure，但是夹起的那一段输卵管，先用特殊的器械横向将输卵管压扁一段，再于压扁处结扎，改以不吸收的丝线取代一般羊肠线来扎输卵管。此方式虽然步骤较简单但失败率高达 7%。

A. 以夹子夹紧输卵管

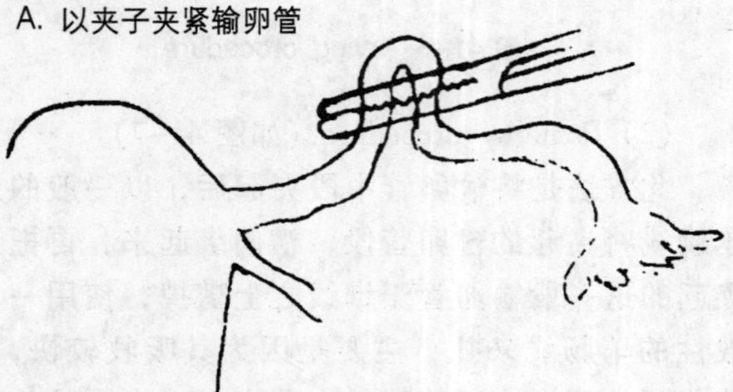

B. 压扁处变薄

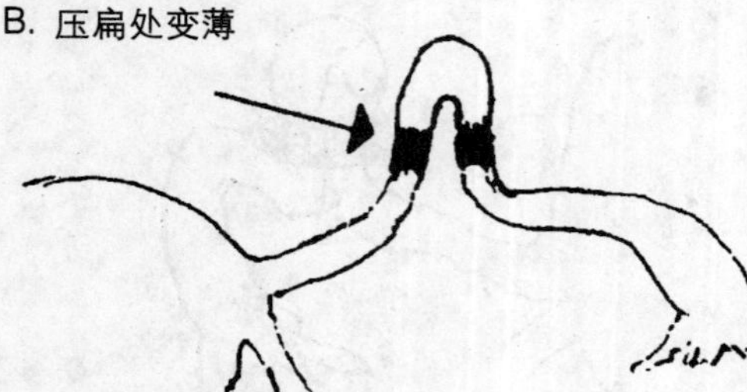

C. 于压扁处结扎

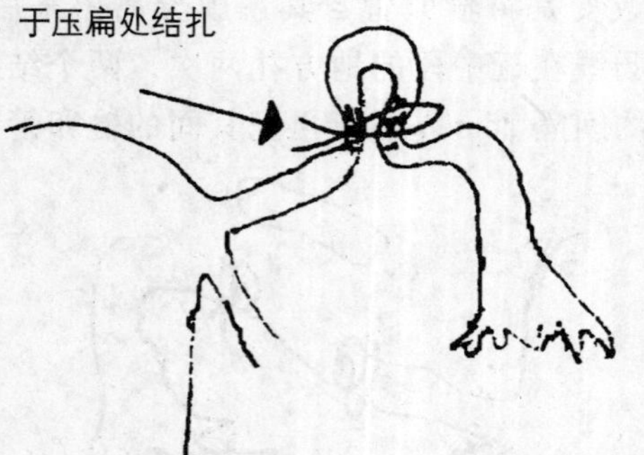

图 41-9 Madlener procedure

(5) Modified Madlener procedure（如图 41-10）

此为改良自 Madlener procedure 以提高其成功率，主要的改良部分是把扎起来的那段输卵管中央再以丝线结扎一次。

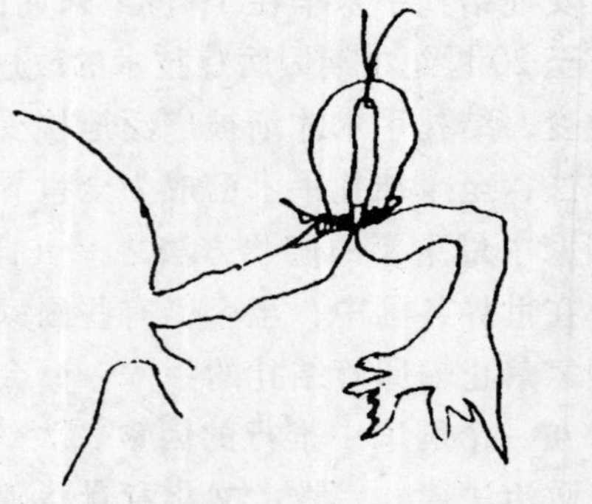

图 41-10 Modified Madlener procedure

(6) Kroener fimbriectomy（如图 41-11）

此方法是在输卵管的远端以丝线扎两次后将末端的输卵管伞部整个切除。

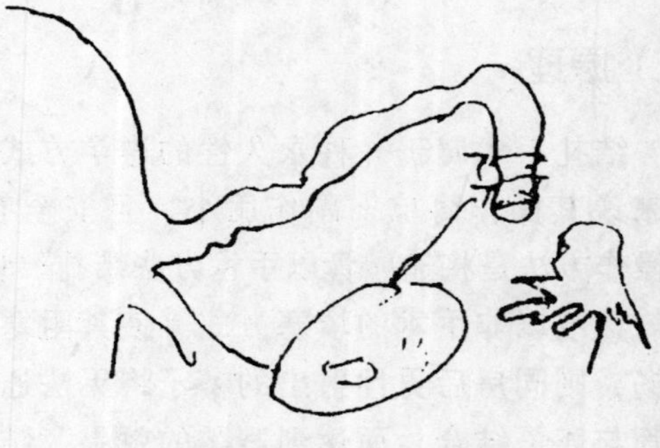

图 41-11 Kroener fimbriectomy

(7) Rings（各式的结扎环），如 Falope ring（如图 41-12）

其结扎方式类似 Madlener procedure，只是在结扎时以硅胶或其他材料所制的小环取代丝线将输卵管套紧以达到阻断输卵管的目的。此方法大多在利用腹腔镜来做结扎手术时使用。

(8) Clips（结扎夹）如 Filshie clip（如图 41-13）或 Tentalium clip

利用夹子将输卵管中段夹住以阻断输卵管，此法结扎时，破坏的输卵管面积最小，将来若需再接通时其成功率最高。也常和腹腔镜配合

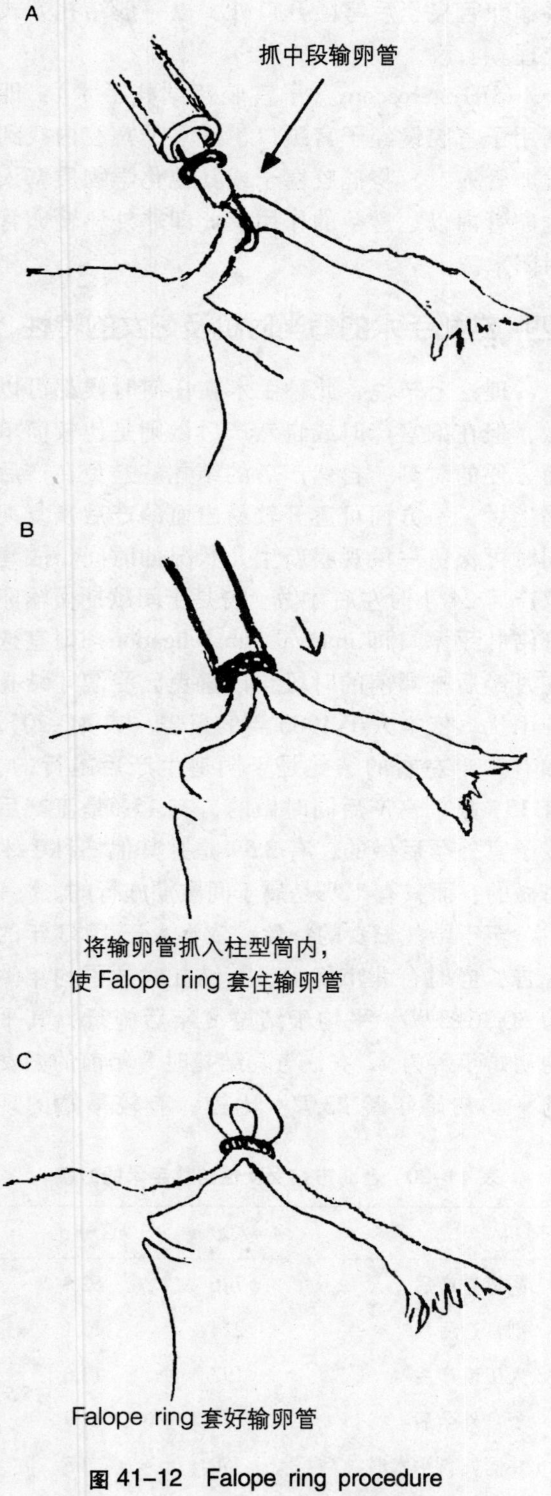

图 41-12 Falope ring procedure

使用，但因其使用器械及夹子材料价位偏高，因此使用并不普遍。且用 Tentalium clip 时，失败率相当高。

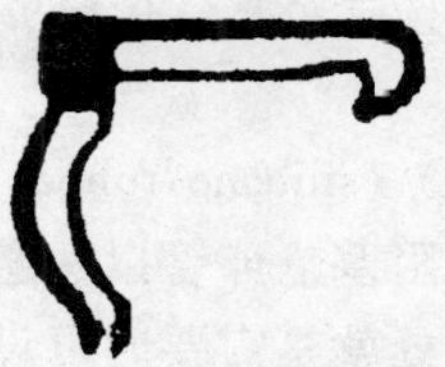

图 41-13 Filshie clip

(9) Electrocoagulation（电烧灼法）

利用电烧灼的方法来破坏输卵管的组织以达到避孕的目的，通常此方法所破坏的范围比较大，将来若需要再接通时其成功的可能性偏低，故现在较少使用。

(10) 非外科（non-surgical）输卵管封闭术

此方法为：以盲法探索的方式或利用子宫腔镜将各类化学材料由输卵管入口注入输卵管内使输卵管腔阻塞以达到避孕的目的。但因失败率偏高（超过 50%）、操作过程较复杂、安全性仍未被肯定，因此目前仍未被广泛使用。目前曾被使用在此种用法上的物质有：

① 石炭酸基（phenol carbolic acid based）封闭剂：目前主要是在中国大陆使用，其操作基本上是以盲法探索的方式找到输卵管口后，将此种具有腐蚀性的黏物灌入输卵管内，因其对输卵管的伤害是长期性的，因此可抑制输卵管的复生并防止再接通。依中国大陆的报告其怀孕率只有 1.7%。术后主要的副作用有昏睡、恶心、腹痛及盆腔炎症等，一般认为此方法的最大难处在于以盲法的方式找到只有 1~2mm 大小的输卵管口。

② 奎纳克林（quinacrine）：将奎纳克林装入小容器内，以装置 IUD 的方式将它放入子宫腔内，奎纳克林会缓缓释出，因奎纳克林会引起输卵管上皮的严重伤害，因此可达到避孕的效果，其主要的副作用是腹痛和短暂的精神疾病，但因失败率偏高约 5%，故未普遍使用。

③ 甲基化合物（methylcyanoacrylate，MCA）：为一种聚合物，遇水则由液体转为固体且会产生热，破坏邻近的组织，因此可用来注入输卵管内破坏输卵管的表皮组织，使形成瘢痕组织而达到避孕的效果，但操作时需有特

殊的设备，且成功率只有 65%~88%，因此仍属于试验阶段。

④ 硅胶（silicone rubber）：即利用硅胶做成的塞子来阻塞输卵管以达避孕的效果，理论上它有个好处就是需要时可设法移走塞子以恢复生殖能力。

操作时需使用子宫腔镜看到输卵管开口，将液态的硅胶注入输卵管内，当硅胶凝固之后就形成一个塞子阻塞输卵管，希望再受孕时则将塞子推入腹腔内使输卵管又成畅通状态。此种方式目前主要是在美国使用，效果似乎还不错，但确实的避孕效果及能否再恢复生殖能力都需要进一步的评估。

2. 达到输卵管的途径

（1）经腹部结扎（abdominal tubal ligation，ATL）

①Laparotomy，ATL（剖腹式结扎手术）：即手术打开下腹腔，进入盆腔找出输卵管后，以上述的结扎方法将输卵管结扎。

②Minilaparotomy，ATL（Minilap)(迷你结扎手术)：也需打开下腹腔，但结扎手术时以一个子宫提升器，例如 Vitoon elevator 或 Y 型 elevator 经子宫颈放入子宫腔内，将子宫推往盆腔上方接近前腹壁的地方，则腹部的手术切口可以很小只需约 3cm 即可。术后休息 3~4 小时后即可回家，不必住院过夜，恢复期较短。

③Laparoscopy（腹腔镜结扎手术）：即利用腹腔镜找出输卵管，配合结扎环、结扎夹，或电烧灼来施行输卵管结扎手术。

（2）经阴道结扎（vaginal tubal ligation，VTL）

①Colpotomy，VTL（阴道式结扎手术）：为经由阴道后穹隆打开腹膜进入腹腔内，找到输卵管以 Pomeroy 或结扎切除伞部等方法来结扎输卵管，因较易造成盆腔感染，因此已较少被采用。

②Culdoscopic tubal ligation（后穹隆镜结扎术）：妇女以膝胸卧式，先由阴道后穹隆以 Trocar 打洞进入骨盆腔，再以后窟隆镜看到输卵管后，可以“结扎夹”夹紧（即暂夹式）或将输卵管夹至后穹隆开口外，以一般结扎方式处理。

③Hysteroscopy（子宫腔镜结扎手术）：即利用子宫腔镜经子宫颈口，进入子宫腔内找到输卵管入口，将硅胶塞子或其他化学物质塞入输卵管内以达避孕的作用。此即非外科输卵管封闭术。

(四) 结扎手术的适当时机及妇女的特性

理论上来说，此种手术在任何时候都可以做，但在剖宫产时或自然产后做则是比较简单而方便的时刻，自然产后的结扎应避免在产后马上做，一方面可避开较易出血的产后恢复期同时可保留一段观察新生儿状况的时间，故建议产后 24 小时左右才做。若是于间歇期做输卵管结扎手术（即 interval tubal ligation）则宜选在月经后排卵前的时段，以避免已受孕才结扎的困扰。依本人于 1983 年的报告（表 41-20），知有一半左右的结扎是于阴道生产后施行的，有 15%是剖宫产后同时做的，有 15%是流产后或子宫外孕后做的，有 3.5%是并其他妇科手术时做的，而只有 12%是属于间歇期施行的。

至于结扎妇女的特性，依本人于 1983 年的报告，当时台北市妇女，其结扎时的平均年龄为 30.36±3.90，平均于结婚 8 年后施行，其平均初婚年龄为 22 岁，与其结扎时 8 年前的妇女的平均初婚年龄 23.7 岁比较，有较早婚的现

表 41-20 台北市妇女女性结扎手术的时机

时机	人数	百分比	
1.阴道生产后	746	52.5	
2.剖宫产后	214	15.1	
3.人工流产后	193	13.6	15.5
4.子宫外孕后	27	1.9	
5.并同妇科手术时	50	3.5	
6.间歇期	171	12.0	
7.其他	19	1.3	
合计	1420	100.0	

象，其教育程度比同期产妇低，结扎时的平均子女数为3.11±0.99，其中平均男孩数为1.72±0.85，女孩数为1.39±1.12，且家庭中已有一个男孩或以上占大部分（约95%），只有女孩一个或以上的仅占5.3%。目前无小孩的只有一人，占0.07%，可见妇女大多于有了男孩后才考虑结扎，尤其是已有二男一女的占最多（23.2%），其次是一男二女（14.1%），再其次是一男一女（12%）及二男（10.1%）。故可说已有足够子女数时（至少二人，最多是三人，且其中必须至少有一个男孩），妇女较有意愿考虑结扎（表41-21）。

表41-21　台北市妇女施行结扎手术的动机 *

动机	人数	百分比
1.已有足够的小孩	1290	90.9
2.曾用过其他避孕方法失败	206	14.5
3.其他方法不方便	132	9.3
4.其他方法不合适	99	7.0
5.已施行多次剖宫产	50	3.5
6.怕用其他方法会失败或产生副作用	47	3.3
7.家境不好，不能再生小孩	24	1.7
8.再生育对母体有健康上的危险	5	0.4
9.其他	61	4.3

共调查1420人，可多重选择

(五) 结扎手术的优点

一劳永逸，对确定不想再生育的夫妇来说是一种方便且有效的避孕方法，不需一再地使用避孕药物，也不需时常检查或补充避孕药物，而且一般来说结扎手术的并发症及死亡率非常低，几乎接近零，若以发展中国家的水平来看，其造成的死亡仍低于其他任何一种避孕方法，且其效力上和持续性上也比他种方法优越，因此，结扎手术可说是一种相当安全而可靠的避孕方法。

(六) 并发症与后遗症

和结扎手术有关的一些并发症如下：

- 伤口的感染化脓。
- 手术麻醉所引起的意外。
- 手术或电烧时意外伤到其他器官，如膀胱、直肠等，或造成出血或血肿。
- 结扎后发生意外的子宫外孕。

并发症的发生率约1.7%（1%~6%）。和并发症的发生有关的因素如下：

- 曾经做过腹部或盆腔手术。
- 曾经有盆腔炎症。
- 肥胖。
- 糖尿病。
- 全身麻醉。

结扎后若再怀孕则子宫外孕的机会很大，一般妇女怀孕时发生子宫外孕的几率约1%，而结扎过的妇女若意外怀孕，其发生外孕的机会高达10%，若是以电烧方式结扎的则外孕的机会更高达50%。因此，结扎后的妇女若发生月经过期现象或不正常的出血时，应警觉到是否怀孕了，若是证实已受孕时则应特别注意子宫外孕的问题。结扎后可能发生的后遗症包括：

- 下腹及盆腔的肿胀不适、腰痛、劳动时的牵引痛、排便痛、性交痛或甚至造成肠梗阻等症状，这些大多是因手术后粘连所造成的。
- 卵巢或输卵管囊肿，大多会自行吸收，但也曾有发生扭转的报告。
- 月经障碍如月经天数延长、经血量减少或月经周期缩短，但这些变化大多不严重。其致病原因并不清楚，但曾有人报告指出那些病人大多本来月经就不太规则，至于是否因结扎对卵巢激素的分泌造成影响所致则未有定论，但一般认为除非结扎时造成子宫卵巢动脉的阻塞，否则应不会有影响。所以结扎时应尽量避免扎到或伤到输卵管下方系膜内的血管。
- 结扎后对性生活不会有影响，有些则因为不再有怀孕的后顾之忧，使得心情更轻松，性生活更频繁也更美满。

- 结扎对大多数妇女的健康及心理并无影响，但原本心理或精神状态就不稳定或较焦虑的妇女，结扎后较易发生种种心理障碍，特别是当结扎并非出自自愿而是因社会经济的理由或他人的劝诱时则更会发生，也较会有后悔的情形，依台北市家庭计划推广中心曾做过的统计发现结扎后又后悔的大约有 20% 左右。

至于输卵管结扎手术的死亡率大约为 10 万分之 4，其中大多肇因于手术麻醉的副作用如肺栓塞而死亡，少数是因结扎时的电烧灼等的直接伤害所造成。这个几率比起母体因生产而致死的几率，每 10 万个活产中会有 14 个人来说，要算低了。

(七) 结扎避孕的有效性

不管用什么方法结扎都有可能因失败而发生意外怀孕或子宫外孕，虽然有人报告产后或剖宫产时结扎失败率较高，但在统计学上并未达到有意义的程度。至于造成失败的可能因素则如下：

- 以缝合线结扎或切断输卵管后，输卵管有可能因缝线的松弛滑脱而再通或形成瘘管而再相通。
- 使用输卵管环或输卵管夹时因器械不良、紧度不够而发生再通的情形。
- 以单极电烧输卵管后发生瘘管的形成或使用双极电烧时烧灼破坏不完全时都会造成输卵管的再通。
- 也有可能因手术者的疏忽结扎了圆韧带或其他组织而没扎到输卵管。

但整个来说其避孕效果还算相当好，失败率大约只有千分之 2。

(八) 再接通成功的几率

结扎后的输卵管虽有再接通的机会，但通常需用到显微手术的技术，不只所费不赀、手术难度高而且能否再接通也是一个问题，因此，在结扎之前病人实应好好地考虑清楚。再接通的成功率和结扎时所破坏或切除的输卵管的长短有关。以电烧灼法做结扎，其破坏较大，再接通率偏低。正常输卵管长度至少保有 5~7cm 左右较有希望再接通、生育。平均来说再接通的成功率约为 50%~75%，其中能恢复生殖能力的也大约只有一半左右。

(九) 结论

女性的输卵管结扎手术是种简单、安全、一劳永逸的避孕方法，值得推广，但为了尽量减少并发症与后遗症，手术与麻醉还是应该小心谨慎，同时对于病人手术前后的心理咨询非常的重要，对其动机、家庭环境背景、婚姻，及心理精神状况应多了解并澄清其疑虑。

性交后避孕法
(Postcoital Contraception)

受精发生在输卵管的膨大部，需经 3~4 天才移入子宫腔内，再经 2~3 天才真正着床入子宫内膜内，故从受精至着床之前（即受精后的 5 天内），仍可采取一些避孕措施。

“性交后避孕法”是在突发的一次未使用避孕方法防患的性交后所采取的紧急措施，不能算是一般的避孕方法。目前较有效的方法有：

- 口服激素法（晨间丸）。
- 含铜子宫内避孕器。
- RU486。

这些方法虽然有效且相当安全，但只能算是一种“紧急措施”，可以在下列情形下使用：

- 补救某些避孕法失败，如保险套破裂、脱落时。
- 事先未采用避孕方法情形下性交，尤其是在危险期内。
- 遭受强暴后。

(一) 口服激素法 (晨间丸)

突发的一次性交后，若事先未避孕，事后及时服用高单位混合型口服避孕药，或高剂量雌激素可能引起子宫内膜的变化，改变输卵管的蠕动及黄体的功能，使受精卵无法着床而达到避孕的效果。

（1）目前最有效的方法是于性交后的48小时至72小时内尽快服下两粒避孕丸（其成分为每粒含0.05mg炔雌醇及0.25mg d-norgestrel），12小时再服两粒。政府所提供的欣无妊（Neovlar）或市面上的乐定偶（Nordiol）均是此种成分。

性交后24~48小时内服用，避孕效果最好；性交后72小时内服用，效果也相当好。失败率大约只有1%~3%。

（2）高剂量的雌激素：突发一次性交后的72小时内，每日服用5mg的炔雌醇，连续服用5天，其失败率约0.5%~1.6%。

（3）新方法以每粒含levonorgestrel 0.75mg的人造黄体酮，于突发一次性行为后的72小时内尽速服用，隔12小时后再服用一次；比前述并用雌激素与黄体酮的方法更有效，且副作用更少。其失败率1%，而并用激素型则有2%~3%，若用高剂量的炔雌醇失败率为0.1%。

用激素法，有些人会有恶心、呕吐的感觉，或乳房胀痛感，若想吐可以服用止吐药治疗。止吐药可用长效性的，例如用25mg or 50mg meclizine（Bonnie，Dramamone Ⅱ，antivert）服药前1小时吃。

若事后仍怀孕则必须做人工流产，以免生出不正常的胎儿。

禁忌与口服避孕药的禁忌相同。

服后4星期需做一次追踪检查，以便确定此法是否成功。有需要继续避孕的个案可与之商讨以后如何使用避孕方法。

根据美国的报告，有50%~60%的人工流产，在其性行为后若当时有使用紧急性交后避孕方法，这个人工流产应是可避免的。美国估计可少40%（一年减少80万人工流产）。故这个方法应多倡导，且要使民众方便使用，故台北市妇幼综合医院于1989年9月起成立24小时紧急避孕中心。虽然大部分的人，对此方法很满意，但性交后避孕方法仍不适合用作为常规的避孕方法。

(二) 子宫内避孕器

性交后5天内尽速装置含铜的子宫内避孕器，可以达到避孕的效果。其效果不但略高于激素法，而且装置后，若以后仍有避孕需要者可继续使用。其失败率几乎是零。

1. 问题、副作用、禁忌

有子宫内避孕器的一般副作用及同样的禁忌。

2. 追踪

装置后4周追踪检查一次，以便确定此法是否成功。请务必告诉妇女，装置后会有若干出血与疼痛。

(三) RU486 (Mifepristone)

于突发的一次性交后72小时内，口服1次600mg的RU486，无副作用，且失败率为0，若于月经期的第27天使用，其失败率仅1.6%。

女用保险套 (Female Condom)

自从1974年的家庭计划法案通过后，在政府的卫生服务项目下，各种避孕方法，男女均可自由选择使用，且各种避孕方法的理论在医学专家的领域中亦占有一席很突出的地位。

最近因性病的流行，尤其是艾滋病促使人们又开始寻求一种避孕方法兼有避免性病传染的功能。

没有一种避孕方法可同时适合所有男、女，虽说它不能很完美但无可厚非，每一种方法均有其独特的好处，且最适合男、女种方法就是最不影响其心情及实用的因素。

选择避孕方法时，人们不但要面临对它妥

协的一些麻烦，而且事实上可得到的避孕方法种类还不够多样化。

女用保险套，就在这种背景下被发展出来，以使选择的避孕方法增多。

女用保险套上市，毫无疑问的，增多避孕方法选择的种类，且是女性第一种兼可避孕又可避免性病传染的双重作用的方法。

故使得许多家庭计划专业工作者，非常欢迎这种安全、有效且易接受的避孕方法。它无副作用，不需男性使用，只需女性自主使用，且不需医师处方，即可在药房买到。

女用保险套于1992年在瑞典由Chartex International PIC被核准制造上市，且陆续在各国有试用推广。台湾于1996年已批准进口售卖。

(一) 何谓女用保险套

它是如同男用保险套一样的中空袋状套膜（图41-14），置入女性阴道中（图41-15），但其放置至阴道底部的部分，另外设计有可变形的圆环（即内环），以利置入阴道口深部（图41-16，手指压扁的部位）而外环比内环大，且比一般保险套的套环大，可罩住女性的外阴唇（图41-17）其开口则可使阴茎插入以进行性交，两环之间的套膜部分是柔软的化学物，叫聚氨基甲酸乙酯（polyurethane），此套膜成分比乳胶强韧，是不产生过敏的化合物，无臭

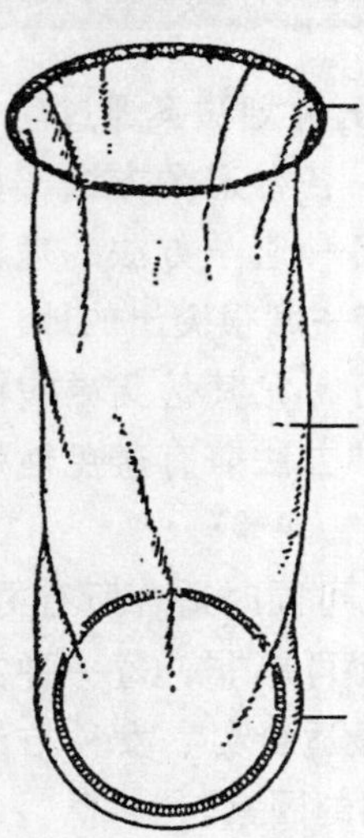

图41-14 女用保险套的构造

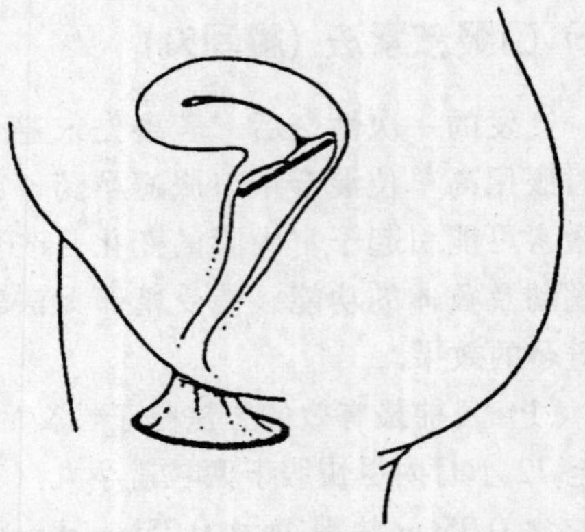

图41-15 女用保险套置入阴道的情况

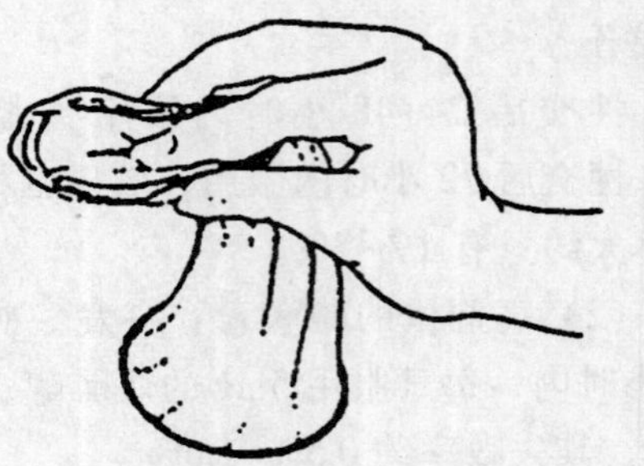

图41-16 内环可用手指压扁

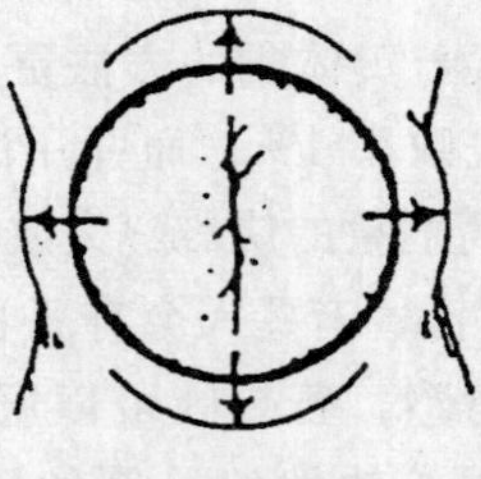

图41-17 露出阴道口的外环

味，使用油性基剂的滑润剂或阴道栓剂仍不易使其破裂，若系男用保险套，用这些油性基剂时，则会破裂。

- 其大小只有一种（170mm×80mm×0.048mm，长×宽×厚度），外环直径65mm，内环直径50mm，且使用一次后就要丢弃，不要重复使用。
- 女用保险套先涂上润滑剂，系用一种含有聚硅氧（silicone）基剂的二甲聚硅氧烷（dimethicone）作为润滑剂。

- 其内环置入阴道深部，如同塞入阴道棉条不似子宫隔膜需准确地盖住整个阴道穹隆。
- 不需于阴茎勃起时使用，可于性交前 8 小时内置入，且射精后不需立刻抽出阴茎于女性体外。
- 不似男用保险套，将整个阴茎包住，故可让阴茎较自由。
- 其品管评估如保险套需透过大小、物理特性及针孔试验等检验，其耐破裂的压力是 2.5kPa，比男用保险套的 1kPa 大 2.5 倍。

(二) 安全性与避孕效果

一般均很安全，仅少数人使用后会有轻微阴道及阴茎的刺激、微痛或轻微不爽。

其避孕效果与阴道海绵、子宫隔膜等阻隔性方法相似。

(三) 何时取出与如何取出

性交后要起身前，就要先将外环扭转，使射精物包在女用保险套内，再轻轻拉出阴道后，才可起身。

人工流产 (Artificial Abortion)

(一) 什么是人工流产

医学上认知胎儿在母体外不能自然保持其生命的期间内（通常指怀孕 24 星期以内），以医学技术，使胎儿及其附属物排除于母体外的方法。

(二) 为什么要施行人工流产

- 避免不良品质小孩的出生（包括有畸形、智能不足或患有某种疾病的小孩等），以提高人口素质。
- 减少母体因怀孕生产所引起的死亡或身心健康上的损害，确保母体健康，以免影响家庭幸福。
- 减少未婚生育及青少年的生育，以减少社会问题，安定社会秩序。
- 减少不必要的生育，除可确保母体健康之外，亦可减轻家庭经济负担，使为人父母有足够能力养育其所生育的小孩，重质不重量，促进家庭幸福，缓解人口压力。

(三) 什么情况下可以做人工流产

依优生保健法律规定，怀孕妇女经诊断或证明有下列情况之一者，得依其自愿施行人工流产：

- 本人或其配偶患有有碍优生的遗传性、传染性疾病或精神疾病。
- 本人或其配偶的四等亲以内的血亲患有有碍优生的遗传性疾病。
- 有医学上理由，足以认定怀孕或分娩有招致生命危险或危害身体或精神健康者。
- 有医学上理由，足以认定胎儿有畸形发育之虞者。
- 因被强奸、诱奸或与依法不得结婚者相奸而受孕者。
- 因怀孕或生产，将影响其心理健康或家庭生活者。

(四) 医师做人工流产的资格是什么？妇女应办什么手续

由卫生单位认可的人工流产指定医师才可做。未婚的未成年人或禁治产人，依规定施行人工流产，应得到法定代理人的同意。依前条第六项施行人工流产时，有配偶者，应得到配偶的同意。但配偶生死不明或无意识或精神错乱者，不在此列。

(五) 怎样做人工流产

通常按孕妇怀孕期间的不同，所用的手术方法也不同。目前所用的人工流产方法，有下列数种：

1. 妊娠早期人工流产（指怀孕满 12 周内）可使用：综合如表 41–22，兹简述如下：

（1）扩张子宫颈后，再①用刮匙或胎盘钳

表 41-22 妊娠早期人工流产的方法

怀孕周数从 LMP 算起	手术名称	作用机制	失败率	合并症	死亡率每十万例	优点	缺点
6 周内（有些人做到 7 周）	Menstrual regulation（简称 MR）	吸出胚胎	持续怀孕率加不完全流产率合计高达 11%~12%	1.20 世纪 70 年代流行，因当时怀孕试验的敏感度呈阳性的时间在 42 天左右，故约有 27% ~ 59% 的 MR 其实是没有怀孕 2.不完全性流产	0	1.不需麻醉 2.为了道德的理由，事先不验孕 3.手术时间很短，仅需数分钟 4.不需住院	1.术后需彻底追踪包括吸出内容物的组织学检查及术后 1 星期左右的盆腔检查，以确定是否有怀孕及是否吸取干净 2.术后有必要时仍需再验孕
7 周内（<50day）	RU486 加上前列腺素	第 1 天吃 600mg 的 RU 486(人造黄体酮的同类物)可与子宫内膜上的黄体酮受体结合，对抗天然黄体酮的作用、使产生 leuteolytic effect。第 3 天(36 小时~48 小时后）再服用 PGE2（0.25mg sulprostone）或 PGE1（口服 misoprostol 400μg，若 4 小时内无效，再服 200μg misoprostol）	1.3%~3.1% 若用于 8~9 周的怀孕，失败率为 9% 若单独使用 RU486 则其失败率高达 20%	心肌梗死（35 岁以上有抽烟者在服用 PG 时发生）发生率约十万分之十六	0	1.非手术性 2.不需住院	1.出血期比用手术方法长很多，且有腹痛或腹部严重绞痛。 2.出血过多时需再做 suction curettage
8 周内	Methotrexate 75mg im 后，第 4 或第 7 天加 misoprostol 800μg（阴道片）	毒死滋养层细胞后，以 PGE1 的同类物，促使子宫收缩排出子宫内容物	持续怀孕率 0%但不完全流产率 17%	未有报告	未有报告	1.不需手术 2.若系子宫外孕亦有效 3.置入 misoprostol 阴道片后 3~8 小时作用	出血期较长，有些可达 1 个月之久
12 周内	1.suction D&C 2.传统 D&C	1.吸取出胚胎或刮除胚胎 2.要做 D&C 前，若是仍未生育者，可事先置入一支至数支 laminaria tent 先扩张子宫颈（约 2 小时）	0.5%	出血，子宫颈裂伤，不完全流产，感染，子宫穿孔，血栓栓塞症，麻醉的副作用（备注：愈早施行手术，除了麻醉的合并症之外其他合并症均较少发生）	8 周内：0.3 9~10 周：0.7 11~12 周：1.1	1.不需住院 2. 可用局部麻醉（例如用 10ml 的 0.5% lidocaine hydrochloride 或 2% chloroprocaine 或 0.25% bupivacaine）另以 5mg diazepam 加 50mg pethidine 以静脉慢慢注射	以手术方法处置

清除子宫内容物的方法。或②利用真空吸引术，将子宫内容物吸出。若用月经规则术则限月经过期14天以内施行。

（2）以RU486或MTX加前列腺素，使胚胎自然排出。此仅限于月经过期20天内施行较有效。妊娠第一期的非手术性流产的方法（药物性堕胎法），在有些地方手术性人工流产无法得到时，或妇女希望较保守，不愿手术性人工流产法时，即可考虑用药物堕胎。有3种方法可使早期怀孕中止：①抗黄体酮的mifepristone（RU486），②methotrexate，但两者均需并用前列腺素的衍生物，通常是用misoprostol（cytotec）。③仅用于阴道的misoprostol，此法可用在早期或较晚期的妊娠第一期。

Mifepristone的用法：

怀孕8周内，先口服mifepristone 600mg，24小时后再以阴道用400~800μg的前列腺素衍生物，例如cytotec（用阴道塞剂其强度为口服的3倍）。Mifepristone并用口服或阴道用的前列腺素的堕胎法，可减少此两种药物的剂量及副作用，其成功率及合并症与用手术的真空吸引法相近，在美国口服600mg mifepristone，24小时后口服400μg misoprostol的失败率如下：

<7w的怀孕 1%

8~9w的怀孕 9%

只口服200mg mifepristone，36~48小时后使用800μg misoprostol的阴道塞剂，此是目前世界公认最有效，几乎100%有效且最省钱、最无副作用的方法。

Mifepristone虽不引发阵痛，但它可使子宫口变软及张开。Mifepristone的作用，主要是此药物占用子宫内膜的黄体酮受体，使着床的绒毛膜组织（或胎盘）得不到黄体酮的作用因而产生子宫内膜剥离的作用，间接亦会使前列腺素增加。亦会直接使绒毛上皮细胞的功能下降，使hCG的产生下降，黄体的功能作用不止。Mifepristone加前列腺素衍生物的堕胎方法，通常可用至怀孕9周，但其中misoprostol用较高剂量的阴道药剂时，使用于怀孕9~13周之后流产成功率有95%。

在美国因RU486未上市，故用methotrexate简称MTX以50mg/m^{2}的剂量使用，治疗子宫外孕，后来以76mg MTX肌肉注射，7天后并用前列腺素的衍生物（尤其是用阴道药剂更有效，用800μg），作为堕胎的方法。前列腺素使用约一天若未排出子宫内容物，则再使用misoprostol一次，MTX亦可改用口服25mg或50mg。打MTX后4天，使用前列腺素亦有效，但用MTX的方法，其出血期较长，有时可达1个月。

另一方法是tamoxifen并用misoprostol：tamoxifen每天20mg，用4天，接着用阴道用的misoprostol 800μg，若未排出，misporostol 24小时后再用一次。此法使用于9周内的怀孕，成功率有92%。每日单用800μg的前列腺素（阴道用）连用3日，对妊娠第一期的怀孕不管早期的，或较大的均有效。在早期怀孕其效果与mifepristone并用口服前列腺素的效果相同。

据研究报告，使用misoprostol的孕妇若未流产成功时，其生产的小孩可增加不正常血管发育（Mobius syndrome，先天脸部麻痹或并四肢缺损）或有马蹄内翻足（equinovarus）及关节弯曲（arthrograyposis）发生率，其几率虽不高，但妊娠第一期怀孕的堕胎法仍要多作考虑。

2. 妊娠中期的人工流产（指怀孕第13周至24周）可使用：

（1）以高渗透压溶液（如食盐水、葡萄糖、尿素等）注入子宫内（羊膜内或羊膜外）或以橡胶导尿管灌注Rivanol于羊膜外，以引起子宫一阵一阵收缩，排出胎儿，有时可兼用催产素静脉注射或仅用催产素。

（2）前列腺的投予（经由口服用PGE1，如misoprostol；或肌肉注射，如sulprostone；或阴道栓剂），同样可引起子宫一阵一阵收缩，排出胎儿。

（3）口服200mg mifepristone，36小时后用misoprostol口服或用阴道栓剂的，不需用laminaria扩张子宫颈药物法，目的是使子宫发生阵痛，产生引产的作用，故要住院处理。

(4) 子宫切开术（可经由阴道或腹部施术），取出胎儿再缝合。

(5) 子宫切除术（限于不想再怀孕者或用于兼患子宫纤维瘤的孕妇），将含有胎儿的子宫切除，兼有永久避孕之处。

前 (1)、(2) 所述的方法有时可先使用昆布条或硫酸锰制成的棒状物先插入子宫颈，使其因吸水慢慢膨胀而使子宫口扩张。

(6) D&E 法（即扩张子宫颈及子宫内容物清除法）清除子宫内容物。其过程为手术施行之前一日下午先用昆布条或硫酸锰制成的棒状物插入子宫颈，以期扩张子宫颈或稍引起阵痛，隔日再以子宫颈扩张器扩张至 13mm 的直径，然后用大号的塑胶真空吸引管吸出子宫内容物至子宫口附近，再以胎盘钳子夹出其内容物，大部分内容物夹出后，再用吸引管吸取残留物，所有夹出胎儿的部位事后要一一拼凑好，以确保整个胎儿均已取出。D&E 流行用于 13~16 周，或至 20 周，若再大时，则需用至近 16mm 直径的扩张棒。此法比前述的方法可缩短住院时间，减轻病人经济负担，且只要做子宫颈的局部麻醉即可，故亦较安全。手术完成后通常在医院或诊所观察二、三小时，若无事即可出院。依美国 1996 年的统计，人工流产中，16~20 周怀孕的，只占 4%，其用 D&E 法中止怀孕的占 91%，属 21 周以上怀孕只占 1.5%，其以 D&E 法中止怀孕的亦占 79%。

注意：施行人工流产手术时，医师视孕妇实际情况的需要来决定使用全身麻醉或局部麻醉，有时亦可不需要麻醉。中期人工流产法者用 D&E 或前列腺素引产时，可先用 1mg 的地高辛（digoxin）打入羊膜内，先使胎儿致死，且可能会加速流产的过程，此法相当安全（高张食盐水，尿素法引产出胎儿。胎儿会因高张浓度的作用致死，而前列腺素引产，胎儿出来时，有时仍是活的）。

(六) 人工流产后应当注意什么事项

施行子宫扩刮术或真空吸引术的妇女应注意：

(1) 手术后若阴道内有塞入纱布者，应记得在 8 小时左右取出，不可放置超过 24 小时。

(2) 卧床休息半天至一天，两、三天内不可做太粗重的工作。

(3) 术后出血期间或 1 周内不可有性行为，且术后 1 周左右应再找医师复诊。

(4) 若出血量比月经血还多时，或有腹痛发热请立刻返回原处理医院或诊所诊察。紧急时亦可到设备较好的医院诊治。

(5) 流产后请立即与医师研商最适合的避孕方法及开始使用的时间（通常若无合并症，于手术后即可装置子宫内避孕器），以免很快地又怀孕。

(七) 人工流产有什么合并症

人工流产会导致的合并症有：

(1) 子宫口裂伤。

(2) 子宫穿孔。

(3) 胎盘残留引起子宫出血，收缩不良（即所谓的不完全性流产）。

(4) 出血。

(5) 细菌感染后可引起子宫内膜炎、子宫附件炎、盆腔炎等，更严重时会变成败血症。

(6) 血栓栓塞症或心肺衰竭。

(7) 因麻醉副作用引起死亡。

(8) 心理上的罪恶感。

(八) 人工流产会引起什么样的后遗症

(1) 血型中的 Rh 因子不合引起的免疫疾病（本人 Rh 阴性者但丈夫为 Rh 阳性者）。

(2) 不孕症。

(3) 长期出血。

(4) 施行人工流产者若遇到处理不当后，可能将来容易发生习惯性流产、早产或体重不足的婴儿。故最好找政府指定的有经验医师处理，以确保安全。

(九) 施行人工流产的时机与其死亡率的关系

妊娠早期的人工流产比中期安全很多，以

美国 1974~1987 年的死亡率来说妊娠 8 周内的死亡率每 10 万人次 0.3 人，同样的 9~10 周则为 0.7 人，11~12 周则为 1.1 人，而 D&E 法在 13~15 周时为 2.0 人，16~20 周为 6.5 人，若大于 20 周做，则增至 11.9 人，而催生法（包括 PG、尿素氮、盐水）13~15 周则为 3.8 人，16~20 周则增至 7.9 人，大于 21 周则有 10.3 人，至于用子宫切开术（hysterotomy），因其危险性更高（8 周内 18.3 人，9~10 周 30 人，11~12 周 41.2 人，16~20 周 103.4 人，大于 20 周 274.3 人），均大于自然分娩的死亡率，故应尽量避免妊娠中期流产，或避免用子宫切开术作中止怀孕的方法。

平均来说以妊娠 8 周内的死亡率作水准时，9~10 周的相对危险性为 2.1，11~12 周为 3.7，13~15 周为 7.7，16~20 周为 24.5，20 周以上为 31.5。愈早做人工流产，除因麻醉引起的合并症之外，其他合并症均较少发生，故较安全。

(十) 施行人工流产是不得已的事，使用避孕方法才是上策

避孕方法不是百分之百有效，万一稍有疏忽，就可能会意外地受孕。因此，人工流产的合法化，并不在鼓励更多的妇女去接受这项手术，而是借以补救避孕方法的不足。故可能受孕而又不想生育者应使用避孕方法，防患于未然，才是上策，尤其是未曾生育或未婚的妇女，务必重视避孕的重要性，以免后悔莫及。今附上世界各地育龄妇女的人工流产率（表 41-23），台湾有偶妇女的人工流产经验（表 41-24）及人工流产比率（表 41-25）。

表 41-23 世界各地的人工流产率 *，1985~1991

荷兰	1986	5.3
美国	1985	28.0
古巴	1988	58.0
前苏联	1987	181.0
台北市	1986	24.5**

* Abortion rate，人工流产率：每千名 15~44 岁的育龄妇女该年的人工流产数

** 估计的，可能有些低估

表 41-24 台湾年龄别有偶妇女过去曾做人工流产的比例

20~24	25~29	30~34	35~39	40~44	合计
21.1%	27.8%	36.8%	39.2%	40.9%	35.0%

资料来源：台湾省家庭计划研究所 1992 年的台湾家庭计划与生育保健状况的调查（总样本数为 11 690 人）

表 41-25 台湾年龄别有偶妇女过去人工流产比率 *（1992 年）

20~24	25~29	30~34	35~39	40~44	合计
200	204	220	233	222	220

* Abortion ratio，人工流产比率（‰）：全年人工流产数/全年活产数×1000

资料来源：台湾省家庭计划研究所 1992 年的台湾家庭计划与生育保健状况的调查（总样本数为 11 690 人）

免疫避孕法 (Contraceptive Vaccines)

1. 用 β-hCG 与破伤风或白喉的类毒素（toxoid）混合注入人类或猴子身上，可产生抗 hCG 的抗体。但需隔一段时间还要打针，以维持其抗体的浓度，此法可恢复生育力，但对日后的怀孕是否影响胎儿，目前仍不清楚。

2. 对抗透明带（zona pellucida）抗原的疫苗，目前正试用于妇女身上。

结 论

21 世纪的避孕方法必须是：

1. 可恢复性的。
2. 对健康无害。
3. 持续有效，且可随时停用。
4. 不干扰性生活。
5. 可由女性控制的。
6. 可广泛地适用于全体对象。
7. 可适合各种不同地区的人。
8. 其是受孕前的作用，而非受孕后。
9. 可靠性高。

参考文献 (FURTHER READING)

一、定期禁欲法

二、哺乳的无月经期避孕法

1. Editors, John T, Queenan MD, Victoria H Jennings, PHD. Natural Family Planning: Current knowledge and new strategies for the 1990s. Proceeding of a conference at Georgetown University, Washington DC. Dec. 10–14, 1990. Supplement to American Journal of Obs & Gyneco. Dec, 1991; Vol. 165, No.6 part 2.
2. Mosher WD, Pratt WF. Contraceptive Use in the United States. Advance Data. Washington DC: National Center for Health Statistics, 1990; 183.

三、杀死精子药物

四、杀死精子药物——阴道海绵

五、子宫隔膜

1. Johnson V, Masters WH. Intravaginal contraceptive study. Phase. Physiology. West J Surg Obstet Gynecol 1963; 71: 144–53.
2. Malyk B. Nonoxynol-9: Evaluation of Vaginal Absorption in Humans. Raritan. NJ: Ortho Pharmaceutical Corp, 1983.
3. Linn S, Schoenbaum SC, Monson RR, Rosner B, Stubblefield PG, Ryan KJ. Lack of association between contraceptive usage and congenital malformation in offspring. Am J Obstet Gynecol 1983; 147: 923–8.
4. Harlap S, Shiono PH, Ramcharon S, Golbus M, Bachman R, Mann J et al. Chromosomal abnormalities in the Kaiser-Permanente birth defects study, with special reference to contraceptive use around the time of conception. Teratology 1985; 31: 381–7.
5. Hooton TM, Hillier S, Johnson C, Roberts PL, Stamm WE. Esherichia coli bacteriuria and contraceptive method. JAMA 1991; 265: 64–9.
6. Ferreira AE, Araujo MJ, Regina CH, Diniz SG, Faundes A. Effectiveness of the diaphragm used continuously without spermicide. Contraception 1993; 48: 29–35.
7. Davis JP, Chesney J, Wand PJ, Laventure M. Toxic shock syndrome: epidemiologic features, recurrence, risk factors and prevention. N Engl J Med 1980; 303: 1429–35.

六、类固醇激素避孕方法

1. Current status of oral contraception and new developments, Guest Editor: Max Elstein, Advances in contraception. Dec, 1990; vol. 6 supplement.
2. D. Malcolm Potts, PhD. The Future of Hormonal Contraception. Int. J Fertility 1991; 36 supplement (3): 57–63.
3. Speroff L. Hormonal contraception. In: Reproductive Endocrinology, Surgery, and Technology by Adashi Y, Rock JA, Rosenwaks Z. Lippincott-Raven. New York, USA, 1996.
4. George R Huggins et al. Oral contraceptives and neoplasia: 1987 update. In Modern trends in inferfility and conception control. Edited by Edward E Wallach. 1988; 523–552.
5. A new specific progestogen for low-dose oral contraception. Edited by Max Elstein, The proceedings of a symposium held at the Ⅻ wored congress of Gynecology and Obstetrics at Rio de Janeiro Oct.1988.
6. Philip D Darneg et al. Acceptance and Perceptions of Norplant among users in San Francisco, USA. Studies in Family Planning 1990; 21 (3): 152.
7. Racher Benson Gold and Peter D Wilson. Depoprovera: New Developments In a Decade-Old Controversy. International Family Planning Perspectives 1980; 6 (4).
8. Long-Acting Progestins-Promise and Prospects, in Population Report, series k, May 1983; NO.2.
9. Mishell DR Jr. Vaginal contraceptive rings. Ann Med 1993; 25: 191–7.
10. Spelsberg TC, Rories C, Rejman JJ. Steroid action on gene expression. Possible roles of regulatory genes and nuclear acceptors sites. Biol Reprod 1989; 40: 54–69.
11. Phillips A. The selectivity of a new progestin. Acta Obstet Gynecol Scannd 1990; (Suppl): 21–4.
12. Godsland IF, Crook D, Simpson R, Proudier T, Felton C, Lees B et al. The effects of different formulations of oral contraceptive agents on lipids and carbohydrate metabolism. N Engl J Med 1990; 323: 1375–81.

13. Brody SA, Turkes A, Goldzieher JW. Pharmacokinetics of three bioequivalent norethindrone+mestranol. 50mcg and three norethindrone+ethinyl estradiol 35μg formulations: are "low dose" pills really lower. Contraception 1989; 40: 269–84.
14. Mishell DR Jr. Breast cancer risk with oral contraceptives and estrogen replacement therapy. Australian & New Zealand Journal of Obstetrics & Gynecology 1994 Jun; 34 (3): 316–20.
15. LaRosa JC. Metabolic effects of estrogens and progestins. Fertility & Sterility 1994 Dec; 62 (6 Suppl 2): 140S–146S.
16. Stenchever MA. Risks of oral contraceptive use in woman over 35. Journal of Reproductive Medicine 1993 Dec; 38 (12 Suppl): 1030–5.
17. Mishell DR Jr. Noncontraceptive benefits of oral contraceptives. Journal of Reproductive Medicine 1993 Dec; 38 (12 Suppl): 1021–9.
18. Miller DM, Helms SE, Brodell RT. A practical approach to antibiotic treament in women taking oral contraceptives. Journal of the American Academy of Dermatology 1994 Jun; 30 (6): 1008–11.
19. Landgren BM. Mechanism of action of gestogens. Int J Gynecol Obstet 1990; 32: 95–110.
20. Lunkkainen T, Heikinheimo O, Haukkamaa M, Lahteenmaki P. Inhibition of folliculogenesis and ovulation by the antiprogesterone RU 486. Fertil Steril 1988; 49: 961–3.
21. Stadel BV. Oral contraceptives and cardiovascular disease. Ⅰ. N Engl J Med 1981; 305: 612–8.
22. Stadel BV. Oral contraceptives and cardiovascular disease. Ⅱ. N Engl J Med 1981; 305: 672–8.
23. Notelovitz M, Kitchens CS, Coone L, McKenzie L, Carter R. Low dose oral contraceptive usage and coagulation. Am J Obstet Gynecol 1981; 141: 71–5.
24. Noteiovitz M, Levenson I, McKenzie L, Lane D, Kitchens CS. The effects of low dose oral contraceptives on coagulation and fibrinolysis in two high risk populations: young female smokers and older premenopausal women. Am J Obstet Gynecol 1985; 152: 995–1000.
25. Gerstman BB, Piper JM, Tomita DK, Ferguson WJ, Stadel BV, Lundin FE. Oral contraceptive dose and the risk of deep venous thromboembolic disease. Am J Epidemiol 1991; 133: 32–7.
26. Farag AM, Bottoms SF, Mammen EF, Hosni MA, Ali AA, Moghissi KS. Oral contraceptives and the hemostatic system. Obstet Gynecol 1988; 71: 584–8.
27. Hirvonene E, Heikkila-Idanpanan J. Cardiovascular death among women under 40 years of age using low-estrogen oral contraceptives and intrauterine devices in Finland from 1975–1884. Am J Obstet Gynecol 1990; 163: 281–4.
28. Lidegaard O. Oral contraceptives and risk of a cerebral thromboembolic attack: results of a case-control study. BMJ 1993; 306: 956–63.
29. Lipson A, Stoy DB, La Rosa JC, Muesing RA, Cleary PA, Miller VT et al. Progestins and oral contraceptive-induced lipoprotein changes: a prospective study. Contraception 1986; 34: 121–34.
30. Knopp RH. Cardiovascular effects of endogenous and exogenous sex hormones over a woman's life time. Am J Obstet Gynecol 1988; 158: 1630–43.
31. Burkman RT, Zacur HA, Kimball AW, Kwitero vich P, Bell WR. Oral contraceptives and lipids and lipoproteins: part-relationship to plasma steroid levels and outlier status. Contraception 1989; 40: 675–89.
32. Centers for Disease Control Cancer and Steroid Hormone Study. Oral contraceptive use and the risk of ovarian cancer. JAMA 1983; 249: 1596–9.
33. Centers for Disease Control Cancer and Steroid Hormone Study: Oral contraceptive use and the risk of endometrial cancer. JAMA 1983; 249: 1600–4.
34. Villar-Mackintosh L, Vessey MP, Jones L. The effects of oral contraceptives and parity on ovarian cancer trends in women under 55 years of age. Br J Obstet Gynecol 1989; 96: 783–8.
35. Swann SH, Petitti DB. A review of problems of bias and confounding in epidemiologic studies of cervical neoplasia and oral contraceptive use. Am J Epidemiol 1982; 115: 10–8.
36. Vessey M, Mcpherson K, Lawless M, Yeates D. Neoplasia of the cervix uteri and contraception: a possible adverse effect of the pill. Lancet 1983; 2: 930–4.
37. Ursin G, Peters PK, Henderson BE, d'Ablaing G

III, Monore KR, Pike MC. Oral contraceptive use and adenocarcinoma of cervix. Lancet 1994; 344: 1390-4.
38. Chilvers C. Oral contraceptives and cancer. Lancet 1994; 344:1378-9.
39. Schlesselman JJ. Cancer of the breast and reproductive tract in relation to use of oral contraceptives. Contraception 1989; 40: 1-38.
40. Center for Disease Control: Cancer and Steroid Hormone Study. Long term oral contraceptive use and the risk of breast cancer. JAMA 1983; 249: 1591-1604.
41. Caygill CP, Hill MJ. Oral contraceptives and breast cancer. Lancet 1989; 1: 1258-60.
42. Wolner-Hanssen P, Eschenbach DA, Paavonen J, Kiviat N, Stevens CE, Critchlow C et al. Decreased risk of symptomatic chlamydial pelvic inflammatory disease associated with oral contraceptives. JAMA 1990; 263: 54-9.
43. Katz Z, Lancet M, Skornik J, Chemke J, Mogilner BM, Klinberg M. Teratogenicity of progestogens given during the first trimester of pregnancy. Obstet Gynecol 1985; 65: 775-80.
44. Kaunitz AM. Long-acting injectable contraception with depot medroxyprogesterone acetate. Am J Obstet Gynecol 1994; 170: 1543-9.
45. Villegas-Salas E, Ponce de Leon R, Juarez-Perez MA, GS, Effect of vitamin B6 on the side effects of a low-dose combined oral contraceptive. Contraception 1997; 55: 245.

七、子宫内避孕器

1. Howard J, Tatum MD, PhD. A decade of intrauterine contraception: 1976 to 1986. In: Modern trends in infertility and conception control Edited by Edward E. Wallach 1988; 503-522.
2. John Newton. Modern IUCDs, Their safety and efficacy. Medical Progress (Hong Kong) 1990; Vol. 17: 53-61.
3. Vessey M. Outcome of pregnancy in women using different methods of contraception. British J of Obs and Gyneco 1979 July; 86: 548-556.
4. Van Kets HE, Thiery M et al. Long-term experience with multiload intrauterine devices. Advances in Contraception 1989; 5: 179-188.
5. Robinson N, Beral V. Risk of ectopic pregnancy. Lancet 1979; 2: 1247-8.
6. Ory HW. Ectopic pregnancy and intrauterine contraceptvie devices: new perspectives. Obstet Gynecol 1981; 57: 137-44.
7. Marchbanks PA, Annegers JE, Coulam CB, Strathy JH, Leonard TK. Risk factors for ectopic pregnancy: a population-based study. JAMA 1988; 259: 1823-7.
8. Weiss NS, Daling JR. Risk facors for ectopic pregnancy. JAMA 1988; 260: 1553-4.
9. Vessey MP, Yeates D, Flavel R. Risk of ectopic pregnancy and duration of use of an intrauterine device. Lancet 1979; 2: 501-2.
10. Lehfeldt H, Tietze C, Gorstein F. Ovarian pregnancy and the intrauterine device. Am J Obstet Gynecol 1970; 108: 1005-9.
11. Trussell J, Kost K. Contraceptive failure in the United States: a critical review of the literature. Stud Fam Plann 1987; 18: 237-83.
12. Trussell J, Hatcher RA, Cates W Jr, Stewart FH, Kost K. Contraceptive failure in the United States: an update. Stud Fam Plann 1990; 21: 51-4.
13. Sivin I, Stern J. Long-acting, more effective copper T IUDs: a summary of US experience, 1970-1975. Stud Fam Plann 1979; 10:263-81.
14. Attrash H. Ectopic pregnancy——United States, 1986. MMWR 1989; 38: 481-4.
15. ALZA Corporation. Package insert for PROGESTASERT. September 1986.
16. Sivin I, Copper T. IUD use and ectopic pregnancy rates in the United States. Contraception 1979; 19: 151-73.
17. Sivin I. IUD-associated ectopic pregnanccies, 1974 to 1984. In: Zatuchni GI, Goldsmith A, Sciarra JJ, eds. Intrauterine contraception: advances and future prospects. Philadelphia: Harper and Row, 1985; 340-53.
18. Sivin I. An update on ectopic pregnancy and the use of intrauterine contraceptive devices. Infect Med Dis Lett Obstet Gynecol 1989; XI (3); 53-8.
19. El Badrawi HH, Hafez ES, Barnhart MI, Fayad M,

Shafeek A. Ultrastructural changes in human endometrium with copper and nonmedicated IUD's in uterus. Fertil Steril 1981; 36: 41–9.
20. Umapathysivam K, Jones WR. Effects of contraceptive agents on the biochemical and protein composition of human endometrium. Contraception 1980; 22: 425–40.
21. Habashi M, Sahwi S, Gawish S, Osman M. Effect of Lippes Loop on sperm recovery from human fallopian tubes. Contraception 1980; 22: 5439–55.
22. Alvarez F, Guiloff E, Brache V et al. New insights on the mode of action of intrauterine devices in women. Fertil Steril 1989; 49: 7668–73.

八、女性结扎

1. Alvin M Siegler. Reversibility of female sterilization. In: Modern trends in infertility and conception contral. Edited by Edward E Wallach. 1988; 573.
2. Elton Kessel, Jaime Zipper. Quinacrine nonsurgical female sterilization: A Reassessment of Safty and Efficacy. In: Modern trend in infertility and conception control. Edited by Edward E Wallach. 1988; 567–572.
3. Tatum HJ. Schmidt FH. Contraceptive and sterilization practices and extrauterine pregnancy: a realistic perspective. Fertil Steril 1977; 28: 407–21.
4. DeStefano F, Peterson HB, Layde PM, Rubin GL. Risk of ectopic pregnancy following tubal sterilization.Obstet Gynecol 1982; 60: 326–30.
5. Bhiwandiwala PP, Mumford SD, Feldblum PJ. A comparison of different laparoscopic sterilization occlusion techniques in 24 439 procedures. AM J Obstet Gyneot 1982; 144: 319–31.
6. Marcil-Gratton N. Sterilization regret among women in Metropolitan Montreal. Faim Plann Perspect 1988; 20: 222–7.
7. Shepard MK. Female contraceptive sterilization. Obstet Gynecol Sury 1974; 29: 739–87.
8. Uchida H. Uchida tubal sterilization. Am J Obstet Gynecol 1975; 121: 153–9.
9. Irving FC. A new method of insuring sterility following cesarean section. Am J Obster Gynecol 1924; 8: 335–7.
10. Hulka JF. Methods of female sterilization. In: Nichols DH, ed. Gynecologic and Obstetric Surgery. St. Louis: Mosby 1993; 640–51.
11. Hasson HM. Open laparoscopy. In: Zatutchni GI, Daly MJ, Sciarra JJ, eds. Gynecology and Obstetrics. Vol. 6. Philadelphia: Harper & Row, 1982; 1–8.
12. Yoon IB, King TM, Parmley TH. A two-year experience with the Falope ring sterilization procedure. Am J Obstet Gynecol 1977; 127: 109–12.
13. Soderstrom RM, Levy BS, Engel T. Reducing bipolar sterilization failures. Obstet Gynecol 1989; 74: 60–3.
14. Destefano F, Greenspan JR, Dicker PC, Peterson HB, Strauss LT, Rubin GL. Complications of interval laparoscopic tubal sterilization. Obstet Gynecol 1983; 61: 153–8.
15. Poindexter AN, Abdul-Malak M, Fast JE. Laparoscopic tubal sterilization under local anesthesia. Obstet Gynecol 1990; 75: 5–8.
16. Peterson HB, DeStefano F, Rubin GL, Greenspan JR, Lee NC, Ory HW. Deaths attributable to tubal sterilization in the United States. 1977–1981. Am J Obstet Gvnecol 1983; 146: 131–6.
17. Khairullah Z, Huber DH, Gonzales B. Declining mortality in international sterilization services. Int J Gynaecol Obstet 1992; 39: 41–50.
18. Weiss NS, Lee NC, Peterson HB. Tubal sterilization, hysterectomy and the subsequent occurrence of epithelial ovarian cancer, Am J Epidemiol 1991; 134: 362–9.
19. Corson SL. Female sterilization reversal. In: Corson SL, Derman RJ. Tyrer LB, eds. Fertility Control. Boston: Little, Brown, 1985; 107–18.
20. Neil JR, Hammond GT, Noble AD, Rushton L, Letchworth AT. Late complications of sterilization by laparoscopy and tubal ligation: a controlled study Lancet 1975; 2: 669–71.
21. Kwak HM, Chi IC, Gardner SD, Lau FE. Menstrual pattern changes in laparoscopic sterilization patients whose last pregnancy was terminated by therapeutic abortion. J Reprod Med 1980; 25: 67–71.
22. DeStefano F, Huezo C, Peterson HB, Rubin GL,

Layde PM, Ory HW. Menstrual changes after tubal sterilization. Obstet Gynecol 1983; 62: 673-81.

23. Rulin MC, Davidson AR, Philliber SG. Graves WL, Cushman LF, Long-term effect of tubal sterilization on menstrual indices and pelvic pain. Obstet Gynecol 1993; 82: 118-21.

24. Thatcher SS. Hysteroscopic sterilization. Obstet Gynecol Clin North Am 1988; 15: 51-9.

25. Richart RM, Neuwirth RS, Goldsmith A, Edelman DA. Intrauterine administration of methyl cyanoacrylate as an outpatient method of permanent female sterilization. Am J Obster Gynecol 1987; 156: 981-7.

九、性交后避孕法

1. 于镇焕. 家庭计划通讯第 141 期. 台湾省家庭计划研究所出版，1995 年 9 月.

2. Haspells AA. Emergency contraception: a review. Contraception 1994; 50. 101-108.

3. Glasier A, Thong KJ, Dewar M et al. Mifepristone (RU 486) compared with high dose estrogen and progestogen for emergency postcoital contraception. The New England J of Medicine 1992; 327: 1041-1044.

4. Harel L, Kaplan B. Endometrial suction in luteal phase as a method of late postcoital contraception. Contraception 1993; 47: 469-474.

5. 于镇焕. 人工流产的新宠——RU 486. 台湾医界，1990; 33 (1): 47-48.

6. Webb MC, Russll J, Elstein M. Comparison of Yuzpe regimen, danazol, and mifepristone (RU 486) in oral postcoital conptraception. BMJ 1992; 305: 927-931.

7. Silvestre L, Bouali Y, Ulmann A, Postcoital contraception: myth or reality? The Lancet 1991; 338: 39-41.

8. Yuzpe AA. Postcoital contraception. Clin Obstet Gynecol 1984; 11: 787-91.

9. Kane LA, Sparrow MJ. Postcoital contraception: a family planning study. N Z Med J 1989; 102: 151-3.

10. Lippes J, Malik T, Tautum HJ. The postcoital copper T. Adv Plann Parent 1976; 11: 24-9.

11. Fasoli M, Parazzini F, Cecchetti G, La Vecchia C Postcoital contraception: an overview of published studies, Contraception 1989; 39: 459.

12. Haspels AA. Emergency comtraception: a review. Contraception 1994; 50: 101.

13. Ho PC, Kwan MSW. A prospective randomized comparison of levonorgestrel with the Yuzpe regimen in postcoital contraception, Hum Reprod 1993; 8:389.

14. Task Force on Postovulatory Methods of Fertility Regulation, randomised controlled trial of levonorgestrel versus the Yuzpe regimen of combined oral contraceptives for emergency contraception, Lancet 1998; 352:428.

15. Task Force on Postovulatory Methods of Fertility Regulation, comparison of three single doses of mifepristone as emergency contraception: a randomized trial. Lancet 1999; 353:697.

十、女用保险套

1. Trussel J, Sturgen K, Strickler J, Dominik R. Comparative efficacy of the female condom and other barrier methods. Fam Plann Perspect 1994; 26: 66-72.

2. Soper DE, Bbrockwell NJ, Daltton HP. Evaluation of the effects of a female condom on the female genital tract. Contraception 1991; 44:21-9.

十一、人工流产

1. Henshaw SK, Morrow E. Induced abortion. A world review. Fam Plann Perspect 1990; 22: 76-120.

2. Mahler H. The safe motherhood initiative: a cell to action. Lancet 1987; 1: 668-70.

3. Alan Guttmacher Institute. Aborto Clandestion: Una Realidad Latinoamericana. New York: The Alan Guttmacher Institute. 1994.

4. Cates W Jr. Rochat RW. Illegal abortions in the United States: 1972 1974. Fam Plann Perspect 1976; 8:86-92.

5. Lawson HW, Frye A, Atrash HK, Smith JL, Slmlmnn HB, Ramick M. Abortion mortality in United State. 1972-1987. Am J Obst Gynecol 1994; 171:1365-72.

6. Council on Scientific Affairs, American Medical Association. Induced termination of pregnancy before and after Roe v Wade: trends in the mortality and morbidity of women. JAMA 1992; 268:3231-9.

7. Abortion surveillance: preliminary data——United States 1991. MMWR 1994; 43 (3): 42–4.
8. Koonin LM, Smith JC, Ramick M, Lawson HW. Abortion surveillance) ——United States, 1989. MMWR 1992; 41 (5): 1–33.
9. Susser M. Induced abortion and health as its value. Am J Public Health 1992; 82: 1323–4.
10. Atrash HK, Cheek TG, Hogue CJ. Legal abortion mortality and general anesthesia. Am J Obstet Gynecol 1988; 158: 420–4.
11. Karman H, Pottts M. Very early abortion using syringe as vacuum source. Lancet 1972; 1:1051–2.
12. Stubblefield PG. Control of pain for women undergoing abortion. Int J Gynaecol Obstet 1989; 3 (Suppl) : 131–140.
13. Ulmann A, Silvestre L, Chemana L, Rezvani Y, Renault M, Aguillaume CJ, Baulien EE. Medical termination of early pregnancy with mifepristone (RU–468) followed by a prostaglandin analogue: study in 16 639 women. Acta Obstet Gynecol Scand 1992; 71: 278–83.
14. Peyron R, Aubeny E, Targosz V, Silvestre L, Renault M, Elkik F. Early termination of pregnancy with mifepristone (RU468) and the orally active prostaglandin misoprostol. N Engl J Med 1993; 328: 1509–13.
15. Stovall TG, Ling FW. Single dose methotrexate and expanded clinical trial. Am J Obstet Gynecol 1993, 168: 1759–65.
16. Greinin MD, Darney PD. Methotrexate and misoprostol for early abortion. Contraception 1993; 48: 339–48.
17. Creinin, MD, Darney PD. Methotrexate for abortion at 42 days gestation. Contraception 1993; 48: 519–25.
18. Wapner RJ, Davis GH, Johnson A, Welnblart VJ, Plscher RL, Jackson LG. Selective reduction of multiple pregnancies. Lancet 1990; 335: 90–3.
19. Hern WM Abortion Practice. Philadelphia: JB Lippincott, 1984.
20. Hinkin NJ, Schulz KF, Grimes DA, Cates W Jr. Urea-prostaglandin versus hypertonic saline for instillation abortion. Am J Obstet Gynecol 1983; 146: 947–52.
21. Negishi M, Sugimoto YI, Ichikaswa A. Prostanoid receptors and their biological actions. Prog Lipid Res 1993; 32: 417–34.
22. Jain JK, Mishell DR. A comparison of intravaginal misoprostol with prostaglandin E_1 for termination of second trimester pregnancy. N Engl J Med 1994; 331: 290–3.
23. Winkler CL, Gray SE, Hauth JC, Owen J, Tucker JM. Mid-second-trimester labor induction: Concentrated oxytocin compared with prostaglandin E_1 suppositories. Obstet Gynecol 1991; 77: 297–300.
24. Hogue CJR, Cates W Jr, Tietze C. The effects of induced abortion on subsequent reproduction. Epidemiol Rev 1982; 4: 66–94.
25. Chung CS, Steinhoff PG, Smith RG, Mi MP. The effects of induced abortion on subsequent reproductive function and pregnancy. In: Papers of the East-West Population Institute. Honolulu: East-West Institute, 1983; 86.
26. Linn SS, Schoenbanm S, Monson RR, Rosner R, Stubblefield PC, Ryan KJ. The relationship between induced abortion and outcome of subsequent pregnancies. Am J Obstet Gynecol 1983; 146: 136–40.
27. Stubblefield PG, Monson RR, Schoenbaum SC, Wolfson CE, Cookson DJ, Ryan KJ. Fertility after induced abortion: a prospective follow-up study. Obstet Gynecol 1984; 63: 186–93.
28. Tietze C, Lewit S. Joint Program for the Study of Abortion (JPSA): early medical complications of legal abortion. Stud Fam Plann 3: 97, 1972.
29. Karman H, Potts M. Very early abortion using a syringe as a vacuum source. Lancet 1972; 1: 1051.
30. Hodgson JE. A reassessment of menstrual regulation. Stud Fam Plann 1977; 8: 263.
31. Atienza MF, Burkman RT, King TM, Burnett LS. Lau: Menstrual regulation. J Obstet Gynecol 1975; 121: 490.
32. Irani KR, Henriques ES, Friedlander RL, Berlin LE, Swartz DP Menstrual induction: its place in clinical practice. Obstet Gynecol 1975; 46: 596.
33. Laufe LE. Menstrual regulation-international perspectives. In Pregnancy Termination, Procedures. Safety and New Developments, Edited by Zatuchni GI, Sciarra JJ, Specidel JJ. Hagerstown, Harper & Row,

1979; 78.

34. Wan LS, Stiber AJ, Turkel J. Termination of very early, pregnancy by vaginal suppositories: (15S)-15-methy prostaglandin F2α methyl ester. Contraception 1981; 24: 603.
35. Rosen AS, Von Knorring K, Bygdeman M, Chnstenssen NJ. Randomized comparison of prostaglandin treatment in hospital or at home with vacuum aspiration for termination of early pregnancy. Contraception 1984; 29: 423.
36. Burnhill MS. Reducing complications of first trimester abortion. Contemp Obstet Gynecol 1979; 13: 145.
37. Newton BW. Laminaria tent: relic of the past or modern medical device? Am J Obstet Gynecol 1972; 113: 442.
38. Nicolaides KH, Welch CC, MacPherson MBA, Johnson La. Lamical: a new technique for cervical dilatation before first-trimester abortion. Br J Obstet Gynecol 1983; 90: 475.
39. Brundin J, Christensen NJ, Fuchs T, Larsson M. The A-rod-a new possibility for cervical dilation and/or induction of uterine contractions for abortion or delivery by combined pharmacological and mechanical action. Acta Obstet Gynecol Scand 1983; (Suppl) 113: 159.
40. Burkman RT, Tonascia JA, Attienza MF, King TM. The relationship of immediate post-abortal intrauterine device insertion to subsequent endometritis: a case-control study. Contraception 1977; 15: 435.
41. Tietze C. Induced Abortion, A World Review, 1983. New York, The Population Council, 1983; 83.
42. Silvestre L, Dubois C, Renault M, Rezvani Y, Baulieu EE, Ulmann A. Voluntary interruption of pregnancy with mifepristone (RU486) and prostaglandin analogue, New Engl J Med 1990; 322: 645.
43. Elul B, Ellertson C, Winikoff B, Coyaji K. Side effects of mifepristone misoprostol abortion versus surgical abortion. Data from a trial in China, Cuba. and India. Contraception 1999; 59: 107.
44. Peterson WF, Berry FN, Grace MR, Gulbranson CL. Second trimester abortion by dilatation and evacuation an analysis of 11 474 cases, Obstet Gynecol 1983; 62: 185.
45. Kafrissen M, Schulz K, Grimes D, Cates Jr W. Midtrimester abortion: intraamniotic instillation of hyperosmolar urea and prostaglandin F2αV dilatation and evacuation, JAMA 1984; 251: 916.
46. Ferris LE, McMain-Klein M, Colodny N, Fellows GF, Lamont J. Factors associated with immediate abortion complications, Can Med Assoc J 1996; 154: 1677.
47. Webster D, penney GC, Taempleton A. A comparison of 600 and 20mg mifepristone prior to second trimester abortion with the prostaglandin misoprostol, Br J Obstet Gynaecol 1996; 103: 706.
48. Drey E, Thomas L, Benowitz N, Godschlager N, Darney P. Safety of intraamniotic digoxin prior to second trimester abortion, Am J Obstet Gynecol: in press, 2000.
49. Koopersmith TB, Mishell Jr DR, The use of misoprostol for termination of early pregnancy. Contraception 1996; 53: 237.
50. Creinin MD. Oral methotrexate and vaginal misoprostol for early abortion. Contraception 1996; 54: 15.
51. Creinin MD, vittinghoff E, Keder L, Darney PD, Tiller G. Methotrexate and misoprostol for early abortion: a multicenter trial. Ⅰ. Safety and efficacy. Contraception 1996; 53: 321.
52. Creinin MD. Medical aboriton with methotrexate 75mg intramuscularly and vaginal misoprostol, Contraception 1997; 56: 367.
53. Ashok PW, Flett GM, Templeton A. Termination of pregnancy at 9–13 weeks' amenorrhoea with mifepristone and misoprostol. Lancet 1998; 352: 542.
54. Mishell Jr DR, Jain JK, Byrne JD, Lacarra MDC. A medical method of early pregnancy termination using tamoxifen and misoprostol, Contraception 1998; 58: 1.
55. Wiebe ER. Tamoxifen compared to methotrexate when used with misoprostol for abortion. Contraception 1999; 59:265.
56. Koonin LM, Stauss LT, Chrisman CE, Montaalbano MA, Bartlett LA, Smith JC. Centers for Disease Control Abortion Surveillance: United States, 1996. MMWR 1999; 48 (SS–4): 1.

十二、免疫避孕法

1. Talwar GP, Singh O, Pal R, Chatterjee N, Upadhyay SN, Kausshic C et al. A birth control vaccine is on the horizon for family planning. Ann Med 1993; 25: 207-12.
2. Aitken RJ, Peterson M, Koothan PT. Contraceptive vaccines. Br Med Bull 1993; 49: 88-99.

42

Chapter

男性避孕方法的种类

郭宗正、李耀泰

男性避孕方法（male contraceptives）与女性避孕方法相同，可分为永久性避孕法及暂时性避孕法。永久性避孕法为输精管切除术，暂时性避孕法有保险套以及药物避孕法等。

以下将对上述的三种主要男性避孕方法作详细的说明。

输精管切除术

输精管切除术（vasectomy）是唯一的男性永久性避孕法，但在台湾的普及率不及女性的输卵管结扎术。有很多男性认为本手术将使他们减少雄激素，变成性无能，所以拒绝接受手术。医师在术前应向病患说明阻断输精管（vas deferens）只会使精子无法流入尿道里，而由Leydig细胞产生的雄激素则完全不受影响，且很多男人因除去怀孕的顾忌后，反而在性生活上得到更大的满足。

(一) 手术方法 (图 42-1)

以下所介绍的方法是许多种输精管切除术中的一种。

1. 首先必须仔细消毒阴囊的皮肤，之后用手触摸位于阴囊两侧直径约为2~3mm的输精管。局部麻醉剂一般使用1%利多卡因（lidocaine)，术前先将麻醉剂注入皮肤及输精管周围组织。

2. 皮肤切开通常是在两侧输精管上方表皮，各切开10mm。分离输精管周围组织，挑出输精管并以Allis钳子固定。

3. 切开覆盖输精管的鞘筋膜（fascial sheath）约15mm露出输精管后，将输精管结扎后切断。

4. 止血后将切开的阴囊皮肤缝合，病患休息1小时后即可回家。

(二) 新的手术趋势

为了加强人口控制，提高男性节育的意愿，中国大陆发展出无切口输精管切除术（no-scalpel vasectomy，NSV)。其特点是使用一支环状钳来固定输精管，再用一支尖头钳从中线处穿刺进入以拉出输精管。如此使得手术及复原的时间得以缩短，效果和失败率则和传统手术法相近，目前NSV在世界各国渐被接受。另外睾丸端是否不予结扎也是广受讨论的话题，越来越多医师相信睾丸端不予结扎可减少术后睾丸胀痛的症状，而不会影响避孕的效果。

除了手术切断输精管以外，也有医师尝试以物质注入输精管使管腔阻塞，其中聚氨基甲酸乙酯（polyurethane）效果相当好，但因为含有芳香胺基，长期下来可能有致癌的疑虑。硅胶性质稳定、安全性佳，但避孕效果并不理想。未来若能找到更适合的物质，输精管阻塞术将有极大的发展空间。

另外一种阻塞法乃以小手术将输精管以止血钳（hemoclip）夹住，相隔1cm处再以另一

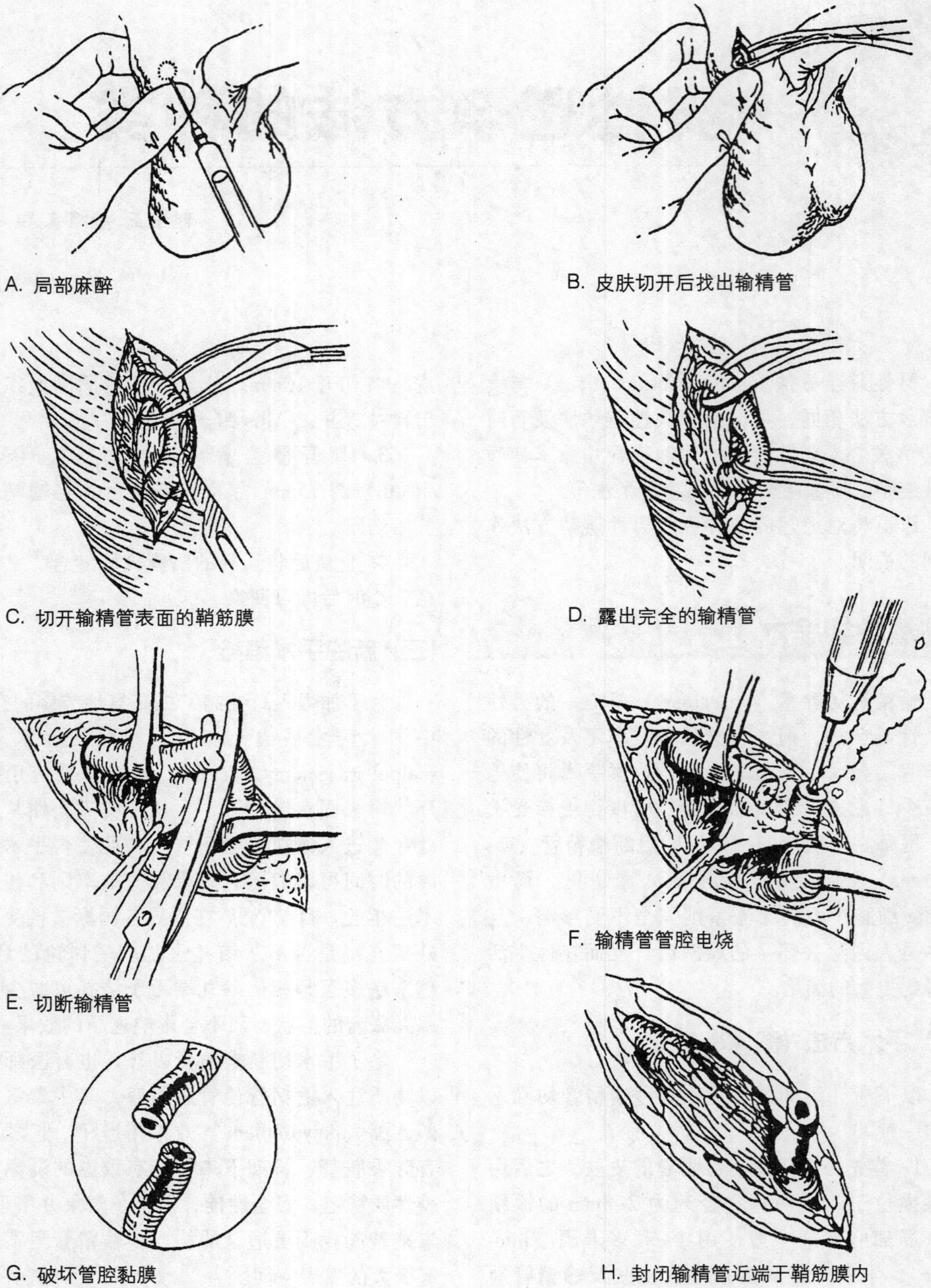

A. 局部麻醉

B. 皮肤切开后找出输精管

C. 切开输精管表面的鞘筋膜

D. 露出完全的输精管

E. 切断输精管

F. 输精管管腔电烧

G. 破坏管腔黏膜

H. 封闭输精管近端于鞘筋膜内

图 42–1 输精管切除术

止血钳夹着，输精管可以不必切断，将来要恢复生育功能成功率较高。

(三) 避孕效果

文献上，输精管切除术后的怀孕率为0~2.2%，但大多数的报告均在0.2%~0.5%之间（表42-1）。怀孕的主要原因及其对策为：

表42-1 各种避孕方法的失败率（%）

	Number of pregnancies/ 100 woman-years
Sterilization	
Vasectomy	0.2~0.5
Tubal ligation	0.2~0.5
Barrier	
Condom	3~36
Cervical cap	4~16
Diaphragm	2~20
Spermicides	2~36
Oral contraceptives	0.2~4.0
Intrauterine device (IUD)	0.7~4.0

1. 输精管的再穿通（recanalization）

输精管结扎后通常能阻断输精管，但因结扎处远端的组织可能脱落而发生再穿通，故Schmidt等主张另以电烧器的电极针头（needlepoint electrode）插入输精管断端，于抽出时释出轻微的凝集电流破坏黏膜（管腔电烧法），可避免再穿通的发生。

Kraft则建议在输精管近端管腔内灌注20ml的无菌水，缩短活动精子消失所需的日数。然后输精管近端往后植入鞘筋膜（fascial sheath）内，并以肠线（catgut）予以缝合封闭。此一埋入技术的目的也在于防止再穿通的发生。

2. 切输精管以外的组织

输精管的切除错误偶尔会发生在经验不足的医师身上，也是再怀孕的主要原因之一。手术时，输精管的充分剥离是避免此一错误的关键。

3. 切除术后过早的性行为

输精管的长度相当长，约35cm，结扎后末梢输精管里面尚有多量的精液，而精子能维持相当久的活动性。因此大多数的专家建议术后至少需要6周以上的避孕或15~20次的射精，且需隔月做2次的精液检查，证实精液内无任何精子存在后，才可免使用其他避孕方法。

(四) 合并症

一般而言，局部麻醉即可做输精管切除手术，比起需实施开腹手术的女性输卵管结扎术安全了许多，但仍有以下的各种合并症：

1. 精子肉芽肿（sperm granuloma）

精子肉芽肿是由输精管断端遗漏出的精子与单核细胞（mononuclear inflammatory cells）及上皮细胞（epithelial cells）等所结合成的组织反应物。

输精管切除后约10%的病患会发生精子肉芽肿。

精子肉芽肿的主要症状为疼痛性小结节，尤其在性交时会发生剧烈的疼痛。治疗方法为止痛剂的使用及休息，术中如采用前述的管腔电烧法会大量地减少精子肉芽肿的发生。

2. 血肿（hematoma）

血肿的发生并不罕见，约占手术病例的1%，其原因除了术中止血不完全外，术后的剧烈运动也会引起输精管周边血管的破裂。手术时所使用的麻醉剂利多卡因中若加入肾上腺素，可使局部血管收缩，减少术中出血，但数小时后药效过去，延迟性出血的机会相对增加。小血肿大多可在1周内自行吸收，大血肿则应施以引流，以减少疼痛及避免感染。

3. 感染

输精管切除术后的感染率并不低，在2%~6%间，但大多数的病例均可使用抗生素加以抑制，因重症感染变成脓肿（abscess）而须引流的病例并不多。

4. 死亡

文献上死亡的报告非常少，每10万病例中

大约只有 0.1 个，其主要原因为局部麻醉剂的过敏性休克（anaphylactic shock）引起的。

(五) 输精管吻合术 (vasectomy reversal)

输精管切除术后，想再怀孕而要求修复输精管的病例有 0.2%~0.5%，最近随着离婚率的上升，要求接受输精管吻合术的病患有增加的倾向。

解剖学上，输精管再接通率相当高，可达到 80%以上，但输精管切除 5 年以上的患者成功率不到 60%，时间越久，再接通的几率越低。再加上会有 60%~80%精子抗体的产生等原因，受孕率往往降到 25%~50%。因此病患如果认为日后还有可能想要孩子时，医师可建议病患在术前将精液储存于冷冻精子银行，将来可以接受人工授精，以提高再度怀孕的机会。

保险套

使用保险套（condom）是一种非常简便的暂时性避孕法。保险套本身是一种很薄的乳胶（latex rubber），表面经常涂有硅胶（silicone）或水溶性的润滑剂（lubricant），最近含有杀精剂的保险套也有贩卖。

(一) 使用上的注意

1. 打开包装时要小心不要损及保险套。
2. 使用时，一手需按住保险套前方的精液贮存袋，防止空气的进入，另一手将保险套套入阴茎。
3. 射精后应立即用手固定保险套，在阴茎软化前自阴道抽出，以防止精液的泄漏。
4. 每次性交时均需全程使用，才不会失败。

(二) 避孕效果

品质优良的保险套破损率约为 1/1000，理论上保险套的失败率为 0.4%~2.0%。但因人为的失败及品质不良的保险套等原因，保险套的怀孕率至少有 3%或高至 36%（表 42-1）。

使用含有杀精剂（spermicide）的保险套会使怀孕率降至 1%以下。

(三) 使用状况

全世界至少有 4 千万对的夫妻使用保险套来避孕，其中以日本的 27%，中国大陆的 18%为最多（图 42-2）。在日本，每 4 对避孕夫妻中就有 3 对使用保险套避孕。

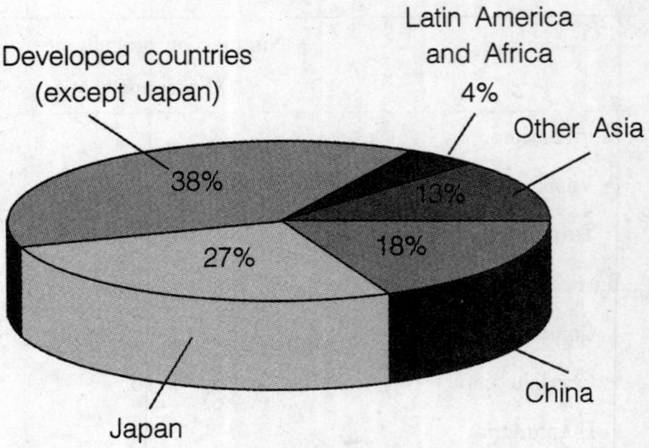

图 42-2 全世界的保险套使用量

(四) 避孕以外的优点

1. 减少性病及艾滋病的传染

由种种的实验及免疫学上的统计得知，保险套可防止各种细菌及滤过性病毒的传染。澳大利亚的文献指出，246 名在越战期间服务的军人中，有使用保险套的 55 名中没有任何一人感染性传染病（sexually transmitted disease, STD），而剩余的 191 名没有使用保险套的军人中 67 人（35%）受到 STD 的感染。美国的文献指出，24 对其中有一人为 AIDS 病患的夫妻中，14 对没有使用保险套而将 HIV 感染给对方的有 12 对（86%），而使用保险套 10 对中只有 1 对（10%）受到感染。

2. 子宫颈发育不良（dysplasia）及癌症的发生

一般相信精液中的某些成分会使子宫颈部的细胞变性，而较易导致癌化。5 年以上的保险套使用可使发育不良（dysplasia）的发生明显减少。（表 42-2）

表 42-2 使用保险套或口服避孕药后发生子宫颈发育不良的相对危险性（relative risk）（%）

Duration of use	Condom	Oral contraceptives
None	1.0	1.0
Less than 5 years	0.9	1.7
5~9 years	0.4	3.6
More than 10 years	0.2	4.0

(五) 过敏

少数妇女对保险套的乳胶会过敏，产生局部的红肿。

药物避孕法

男性避孕药物的目的是减少精液中精子的数目及抑制精子的功能。但至目前，比起普遍使用的女性口服避孕药，男性的各种避孕药的发展相当缓慢。良好的避孕药物必须具备简称为 SCARE 的 5 个条件：即安全性（safety）、便宜（cheapness）、接受度（acceptability）、可逆性（reversibility）及有效性（effectiveness）。

(一) LHRH（luteinizing hormone releasing hormone）agonist

促黄体生成激素释放激素激动剂(LHRH agonist)有抑制垂体 FSH 及 LH 产生及分泌的作用。在 LHRH agonist 投药开始的 1~2 星期，垂体会分泌大量的 FSH 及 LH（stimulatory phase），以后 LHRH agonist 会阻碍垂体 LHRH 受体而抑制 FSH 及 LH 的产生及分泌(下调，down-regulation)。

FSH 有促进制造精子的作用，而 LH 有促进雄激素生成的作用。因此使用 LHRH agonist 为男性的避孕药物时，除了精子会减少外，雄激素也会大量降低。为了防止雄激素不足而引起的各种合并症，LHRH agonist 必须与雄激素药剂同时使用。

在安全性及可逆性方面，LHRH agonist 并无太大的问题，昂贵的药价是阻挠 LHRH agonist 普遍化的最大原因。

(二) Gossypol

棉子酚（gossypol）是一种有毒的色素，大量存在于棉树的种子与树皮。从棉花种子萃取的油里面也存有高浓度的棉子酚。

在 20 世纪 60 年代的中国大陆，常常发现使用棉花油烹调的男厨师患有不孕症，之后在大规模的统计及研究中，证实棉子酚会引起严重的精子稀少或无精子症，同时也会降低精子的活动度。棉子酚的主要副作用为低钾血症，因此大量服用是相当危险的。

近年，许多从事这方面工作的科学家致力于毒性较低的棉子酚类似物的开发。目前棉子酚无法上市的主要原因之一为它的可逆性并不高，10%的病例在使用本药物后会产生永久性的无精子症。

最近大陆 Gu 等以低剂量棉子酚做男性避孕，效果甚佳，没有产生低钾血症病例。而且当药物停止使用后，多能恢复正常精子。将来或可推广。

其他方法

最近在动物试验中，以超声波产生高温(60℃)，对输精管和附睾可产生阻塞作用，时间需要约 2 分钟，很方便，皮肤温度约在 40℃，故副作用很少，希望将来能在人类上应用。同时，以疫苗注射作为男性长期避孕方法亦正在研究中。

结 论

男性避孕方法中，输精管切除术虽然是一种侵袭性较高的避孕方法，但成功率比别的方法高。保险套除了有避孕效果外，也可预防 STD、AIDS 等的感染，但失败率略高为其缺点。男性药物避孕方面，具备 SCARE 5 个条件的药物开发，乃为当务之急。

参考文献 (FURTHER READING)

1. Fowler JE et al：Master of Surgery：Urologic Surgery. 579，1992.
2. Clenney PL，Higgins JC：Vasectomy techniques. Am Fam Physician 60：137，1999.
3. Li SQ et al：The no-scalpel vasectomy. J Urol 145：341，1991.
4. Zhao SC et al：Vas deferens occlusion by percutaneous injection of polyurethane elastomer plugs：clinical experience and reversibility. Contraception 41:453，1990.
5. Zhao SC et al：Intravasal injection of formed-inplace silicone rubber as a method of vas occlusion. Int J Androl 15：460，1990.
6. Burkman RT et al：Handbook of Contraception and Abortion. 12，1989.
7. Schmidt SS et al：Vas cautery：Battery powered instrument for vasectomy. Urology 3：604，1974.
8. Walsh et al：Campbell's Urology. 7th edition，R. 1344，1998.
9. Filshie M et al: Contraception: Science and practice. 175，1989.
10. Hart G: Factors influencing venereal infection in a war environment. Br J Vener Dis 50: 68，1974.
11. Fischol M et al: Evaluation of heterosexual partners, children and household contacts of adults with AIDS. J Hm Med Associa 257: 640，1987.
12. Harris RWC et al: Characteristics of women with dysplasia or carcinoma in situ of the cervix uteri. Br J Cancer 42: 359，1980.
13. Levy DA，Khouader S，Leynadier F. Allergy to latex condoms. Allergy 53: 1107，1998.
14. Sandow J: Inhibition of pituitary and testicular function by LHRH analogues. In: Progress Towards a Male Contraceptive. 19，1982.
15. Editorial. Gossypol prospects. Lancet，1，1108，1984.
16. Gu ZP et al. Low dose gossypol for male contraception. Asian J Androl 2:283，2000.
17. Fried NM et al. Focused ultrasound ablation of the epididymis with use of thermal measurements in a canine model. Fertil Steril 78: 609，2002.
18. NazRK et al. Human sperm-specific peptide vaccine that causes long-term reversible contraception. Biol Reprod 67（2）：674，2002.

第 9 篇

更年期医学

43 Chapter

绝经妇女是否应接受激素治疗

杨宜杰、黄国恩

妇女的绝经年龄一般是在50岁上下，而目前由于医疗与生活各方面的进步，根据卫生部门90年卫生统计年报指出，台湾妇女平均寿命已达78.8岁。换言之，在绝经之后，大概还有三分之一以上的人生需度过，另外，台湾的人口结构逐渐老化，至2001年底，65岁以上的老年人口比率已达8.72%，达到世界卫生组织所谓老化社会的禁准（7%）。目前，台湾更年期妇女的人口约230万，占总妇女人口的五分之一，因此绝经妇女特殊的医疗照护问题不容忽视。

妇女在绝经后，身体及心理各方面的症状似乎就多了起来，而一些疾病，如心脏病、脑血管疾病、骨质疏松症、癌症等，发生的几率也大为增加。有病缠身，不仅生活品质大打折扣，甚至给家庭及社会带来极大的负担。绝经后妇女接受激素替代疗法（hormone replacement therapy，HRT）在国外已推行几十年，其利弊也经多方反复地讨论，有许多的研究赞成积极的做法，站在预防医学的观点，或为了减少更年期症状的痛苦，鼓励绝经妇女补充激素。但是也有些研究持反对的观点，更指出有些人是不适合服用的。究竟一个绝经妇女是否应接受激素治疗？要使用多久？要注意并评估哪些方面？有没有替代疗法？这些都值得我们深入地了解。

更年期（climacterium）与绝经（menopause）的定义

我们常说的“更年期”指的是妇女由具有生殖能力时期渐渐进入不具生殖能力时期的过渡时期；此时女性体内会产生种种的生理变化包括绝经等。医学上由世界卫生组织定义：在更年期的妇女如果一年没有月经，则称为“绝经”。绝经年龄指的是最后那次月经的年龄，一般来说是在50岁前后，而其范围则在45岁到55岁都算正常。随着营养及生活环境的改善，妇女初潮的年龄在这几十年来有逐渐提前的趋势，由16~17岁提早到12岁左右；然而绝经的年龄倒是没有明显改变，而且没有种族的差别，在中国人的报告是平均49.4岁（张红等）。

另外，有一些妇女，在二三十岁就绝经了，她们的卵巢无法再排卵，用药物刺激也无效，像这种四十岁以前的绝经是一种不正常的现象，临床上称之为“早发性卵巢衰竭”（premature ovarian failure）或早发性绝经。

绝经后，由于卵巢功能丧失，雌激素下降，卵泡刺激素（follicular stimulating hormone，FSH）会因为失去负反馈而呈现升高的现象，通常可抽血测FSH，若高于30mIU/ml即代表绝经；此时雌激素（estradiol，E2）通常会低于20pg/ml。

绝经的原因

女性在生育年龄期间，通常是一个月经周期排一个卵，而卵巢除了每个月排卵之外，可以分泌女性激素来维持女性的一些特征。同时由排卵的周期来控制来潮的现象。然而，到了更年期，卵巢中的卵子逐渐稀少，功能也日渐衰退，月经的间隔会发生改变。起初，进入更年期的妇女会因卵泡发育不良或黄体期不足而先有月经间隔缩短的现象，甚至因不排卵而出现功能性子宫出血的情形，即一般所谓“乱经”。接着由于卵巢中卵子停止成长而不再排卵，月经周期延长，几个月来一次或者半年才来。如果有一年没来就可以说是自然绝经。

假如已有三年没有月经，突然有阴道出血，这时候就不能称之为月经来潮，而要说是绝经后阴道出血；此时，我们要进一步检查是否有生殖系统的恶性疾病或萎缩性阴道炎等情形存在。

绝经的原因除了自发性绝经外，尚有外因性绝经。例如有些妇女因为子宫疾病而接受子宫切除术，也会造成绝经；如果她的卵巢没有切除，还具有内分泌功能，则尚不用补充激素。另外，有些妇女因卵巢疾病，切除了两侧卵巢，或者因为癌症，接受放射线治疗或化学治疗，破坏了卵巢功能，即使子宫仍然存在，也会造成绝经，此时激素的补充也是要考虑的。

绝经妇女面临的主要问题

绝经是妇女不可避免的人生阶段，在这阶段的妇女常面临子女因求学、工作或结婚等理由离开身边，同年龄层的朋友也相继去世，甚至最亲密的父母或配偶可能因病离世；在角色上，有的成了婆婆或当了祖母；有些人退休赋闲在家。而由于身体功能衰退，对于自我的认定上会有年华已逝、老而无用的感觉，在心理上极需支持与了解。

妇女在更年期或绝经后，常常发生的症状及生理变化，主要和卵巢功能衰退有关，其所引发的健康问题（表 43–1），可以分几部分来讨论。

表 43–1 卵巢功能丧失所引发的绝经妇女健康问题

(1) 自主神经失调：间歇性的发热、盗汗、心悸、头痛、眩晕等。
(2) 精神方面的变化：沮丧、易怒、失眠、疲倦、记忆力衰退等。
(3) 泌尿生殖系统功能衰退：子宫脱垂、性交疼痛、尿频及小便失禁等。
(4) 心脏血管系统罹病率增加。
(5) 骨质疏松、容易骨折、造成生活不便甚至死亡。

(一) 更年期综合征

妇女在更年期或绝经后，因为卵巢所分泌的女性激素减少，往往会出现一些自主神经失调及精神方面的变化，一般称之为“更年期综合征”或“绝经征候群”，其中最典型的是热潮红，大约四分之三的欧美绝经妇女会发生热潮红，通常是由胸口开始觉得发热，然后往上身及脸部扩散，皮肤泛红，接下来就会冒冷汗，冒汗后发冷，这些情形往往造成失眠或绝经妇女生活上极大的困扰。同样的，晕眩、沮丧、易怒、疲累感、情绪不稳定等，也都是常见的更年期症状，在台湾，根据我们的统计，以出现腰酸背痛的人最多（约 75%），其次约有 50%的人感觉热潮红、心悸以及心情焦虑等症状，值得我们重视。

(二) 泌尿生殖系统功能衰退

在绝经后，妇女逐渐也会产生乳房萎缩下垂，皮肤失去弹性，以及泌尿道老化等问题；特别是老年妇女由于泌尿生殖道上皮、结缔组织、肌肉、韧带的萎缩退化，使黏膜抵抗力及骨盆支撑力降低，造成反复性、难以治愈的泌尿生殖道感染，性生活不适以及子宫、膀胱

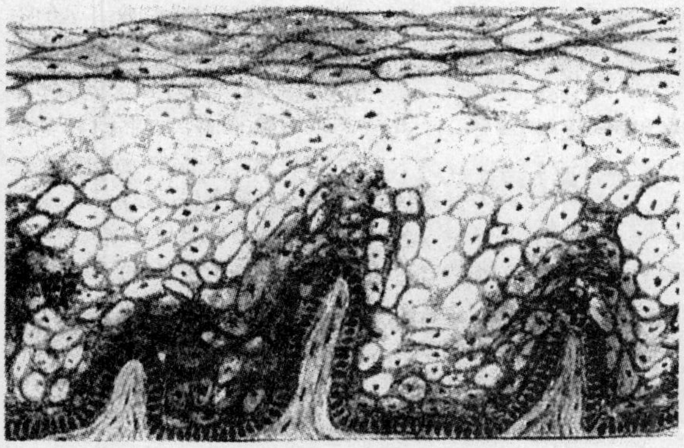
(A)

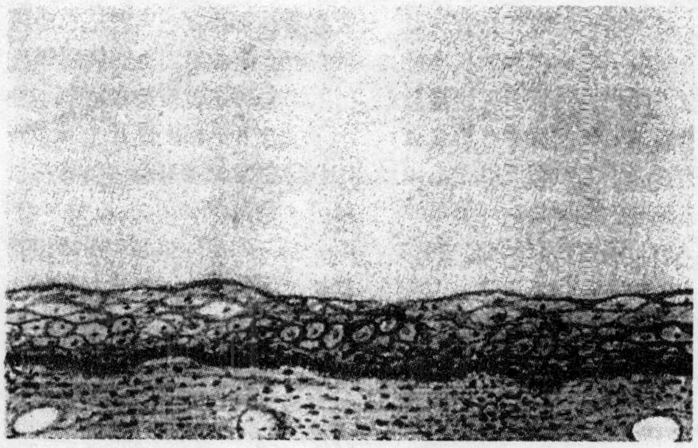
(B)

图 43–1 阴道上皮的变化：（A）绝经前正常妇女的阴道上皮；（B）绝经后因缺乏雌激素使阴道上皮萎缩退化

脱垂，尿频，尿失禁等现象而严重影响生活的品质。（图 43–1）

(三) 心脏血管疾病

根据国外统计报告，女性 55 岁以前发生心脏血管疾病（如心肌梗死）的机会是男性的 1/8 到 1/5，亦即女性在绝经前很少会发生心脏血管疾病；但是在绝经后发病的比例则增加到和男性差不多（Lerner DJ et al）。其中部分原因和女性激素缺乏有关，使血中有害的低密度脂蛋白（LDL）增加而有益的高密度脂蛋白（HDL）减少（Walsh BW et al），而这些血脂蛋白的浓度改变与心脏血管疾病的发生有相当重要的关系。然而，因为除血脂蛋白以外对心血管疾病影响的因素众多，使得女性激素在心血管疾病的预防上可能无法发生效益。

(四) 骨质疏松症

女性骨骼的发育与强化，在 35 岁达到最高峰，此后每年会流失百分之一左右。在绝经的头 5 年，主要因女性激素缺乏的关系，每年骨质的流失会加速到 3%~10%，因人而异（图 43–2），大约有 1/4 的妇女，由于骨质流失过快，会造成骨质疏松，除了会有变矮、驼背及腰酸背痛的现象外，也会增加致命骨折的机会。特别是股骨骨折，病人在骨折后第一年有 1/5 会因并发症以致死亡，而存活者中约有一半以上终生行动不便，照料困难。骨质疏松症特别容易发生于削瘦、不太运动，以及早发性卵巢衰竭的妇女，而白人及东方人也属于高危险群。据专家指出，目前世界上发生股骨骨折的患者中约 30%是亚洲人；由于未来 50 年全球人口老化速度以亚洲最为快速，因此估计到 2050 年，51%的股骨骨折患者将是亚洲人（Cooper C et al）。可见绝经妇女骨质疏松的问题实不容忽视。

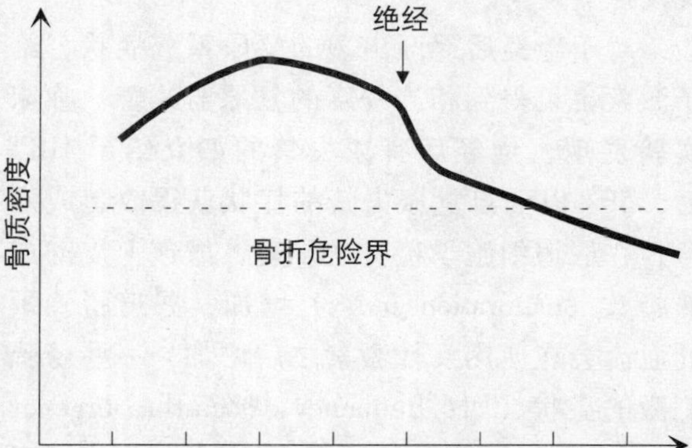

图 43–2 一般妇女骨质密度约在 35 岁时达最高峰，之后便逐年下降，特别是在绝经之后，因女性激素的缺乏，骨质大量流失，容易发生骨质疏松症或骨折

绝经妇女补充激素的疗效

绝经妇女接受 HRT 可得到下列好处：

(一) 改善更年期综合征

对于常见的热潮红及盗汗现象，一般在投予激素后，85%的患者会有明显的改善（Barnabei VM et al）。这种热潮红等自主神经的症状通常在绝经之初较明显，即使不予治疗，很多人在几年后症状自然地逐渐减少，因此若只是为了热潮红而补充激素，就不是每个人都有必要的。

绝经后产生的沮丧现象，失眠、易怒、疲累感、情绪起伏等症状，在更年期或绝经多年后都可能出现，在给予激素补充治疗后，许多人的症状都有明显地减少，对生活品质的改善大有帮助。

(二) 减缓生殖泌尿系统功能的衰退

绝经后，除了会有皮肤干燥老化，乳房萎缩下垂，眼睛干涩外，阴道壁也会萎缩退化，分泌物减少，造成性交疼痛，易受伤发炎，性欲降低等症状，经由 HRT 可使阴道组织恢复弹性，增加表皮厚度及正常阴道分泌物以减少发炎及疼痛现象。

对于绝经后逐渐出现的泌尿系统症状，给予激素也可得到相当程度的复原与改善。临床实验发现，绝经后有尿失禁的妇女给予 HRT 后，50%以上自觉尿失禁的症状获得改善或痊愈；在尿道细胞学检查也发现，尿道上皮的成熟指数（maturation index）增加；尿道膀胱颈的血流会在使用女性激素之后增加，一些膀胱刺激的症状（如：frequency，nocturla，urgency 与 urge incontinence），在接受 HRT 后发生频率减少，同时最初尿意感时的膀胱容量、膀胱最大容积都在 HRT 之后增加。再次都证实了女性激素确实在膀胱与尿道功能的维持中扮演了重要的角色。

此外，绝经后的妇女，由于阴道内正常乳酸菌减少，pH 增加，容易造成肠内菌（enteric organisms）滋生，而导致反复性尿路感染（UTI）。根据国外一项长达 2 至 8 年的追踪调查报告得知，绝经后的妇女平均每人每年有 4 次的 UTI，最常感染的细菌是 E.Coli，给予女性激素之后，不但有效降低 UTI 的发生次数，阴道的生理也同时获得改善，pH 值降低，肠内菌减少，乳酸菌逐渐增加。这又是 HRT 能有效治疗生殖泌尿道症状的另一佐证。

(三) 预防骨质疏松症

骨质疏松症是一种能够预防却难以治疗的疾病，特别是对骨质密度原本就较差的亚洲妇女而言，绝经后骨质大量的流失常会促成骨质疏松的发生。根据统计，骨质疏松症的患者 80%是女性；超过 75 岁的妇女，罹患骨质疏松症的比例高达 90%，而且一半以上有脊椎的骨折。

女性激素确实可以预防骨质的流失，因为综合 30 多年来 40 个以上大规模研究的结论（Barrett-Connor E）证实长期使用 HRT 可减少脊椎骨折发生率 50%，可降低髋骨骨折 25%到 30%，而根据美国医学会杂志（JAMA，2002，WHI report）的报告指出，HRT 可以减少 34%髋部骨折的危险，每 1 万个妇女一年中减少 5 人发生髋部骨折。基本上对预防骨质密度流失而言，激素补充是在绝经后愈早愈好，且任何时间给予皆不嫌晚；但治疗需要长期而持续才能显示出其疗效。一旦治疗停止骨质会立即开始流失。

目前由于科技的进步，有相当快速、安全又精确的各型骨质密度测定仪，让医师为患者测定骨质密度，其中较被肯定的是双光能量 X 光骨质密度检查（DEXA）测定椎骨（$L_{1\text{-}4}$）或髋部的骨质密度；世界卫生组织（WHO）以 T-score 小于-2.5 即认定为明显的骨质疏松症。另外也有多种血、尿检验可得到的骨质代谢指标来反映骨质生成或流失的结果。应用在临床上，可让我们筛检出高危险性的患者，同时评估激素补充在防止骨质流失方面的疗效，对于快速流失骨质的绝经妇女，激素补充的疗效是相当被肯定的。美国食品及药物管理局（FDA）认定女性激素可以预防骨质流失。

(四) 减缓或延后老人痴呆（阿兹海默症）的发生

妇女自更年期或绝经后会感觉统合失常，记忆力衰退，而由于台湾妇女寿命的延长，可预期阿兹海默症（Alzheimer dementia）的发生率会增加，根据一些研究显示，接受HRT的妇女，可能延缓阿兹海默症的发生，并可缓和此症的临床进展（Tang MX et al；Resnick SM et al）。

激素替代疗法的争议点

(一) 激素替代治疗是否会致癌

推行激素替代疗法的最大阻力，便是一般人对其致癌可能的疑虑，特别是乳癌，以下针对目前的研究所知可能与HRT相关的癌症做说明：

1. 乳癌

在国内，乳癌目前占妇女癌症发生率第二位（仅次于子宫颈癌），而死亡率则提升为妇女癌症中第一位。台湾妇女乳癌的罹患率约为美国的1/5~1/4，发病高峰为45~48岁，此时大多数妇女尚未绝经且未补充激素。

欧美妇女的乳癌多发生在绝经以后，约在55到60岁左右，因此西方人的研究经验不见得可以套用于中国人，对乳癌的发生而言，家族遗传与生活饮食习惯占了重要的角色，例如高脂肪性的饮食、晚婚晚生子、晚哺乳或不哺乳、压力大、环境污染等因素，而与激素的关系可能较小。

乳癌与激素替代治疗的关联性引起的争议颇多，因为牵涉人种的不同，用药剂量、用法、种类的不同，持续使用HRT时间的不同而有不同的结论，根据国外的研究经验，并无直接证据显示HRT会导致乳癌，而且一般认为HRT并不会使良性细胞转变成恶性细胞。刺络针杂志（Lancet，1997），曾分析51篇流行病学研究，对象包括52 705名乳癌妇女及108 411名非乳癌绝经妇女，发现使用HRT 5年以内，对乳癌的发生并无影响，使用5年或以上，则发生率有小幅上升的趋势。但是，值得注意的是，欧美的研究亦发现，用HRT的妇女在罹患乳癌后的治愈率及存活率都比未使用HRT的妇女高（Grodstein F et al），主要原因是使用HRT的妇女会较早期发现乳癌，而且多为局限性的癌症，转移的晚期乳癌较少，可能是她们经常到医师处求诊，较定期做乳房检查，可以早期发现乳癌，也可能HRT会改善细胞的分化，患者的肿瘤会较小且恶性度低，所以有较高的存活率。

WHI在JAMA杂志2002年7月份的报告中，做了一项为期5.2年的大型研究，最初参与筛检者多达37万名美国妇女，分组进行多项研究，其中一项研究是以未曾子宫切除的1万6千多名妇女，随机分配的方式各服用一种名为prempro（台湾为premelle 2.5）的HRT制剂或安慰剂（各8千多人），自1991年开始进行评估绝经妇女使用HRT和乳癌、心脏病、直肠癌及骨质疏松症的相关性。研究结果发现使用prempro直到5年时，并没有增加乳癌的发生率，但服用5年后则约增加26%的乳癌发生率；以乳癌增加的人数而言，则每1万人中每年增加8位个案。虽然个别妇女的危险率低，但也因而在进行了5.2年的追踪时，停止此组研究。WHI研究结果认为使用HRT 5年以上，可能会稍许增加罹患乳癌的危险。所以对长期使用（5年以上）HRT则要小心评估其利弊或调整其剂量。

对于有乳癌家族史的高危险群绝经妇女是否可使用HRT？在美国一项4万人以上前瞻性流行病学研究（Sellers TA et al）显示高危险

群妇女经过5年期的使用HRT，乳癌发生率未增加，而且整体死亡率反而下降，虽然如此，对于乳癌高危险群妇女，如果要使用HRT，医师与病人都要遵守个案评估与仔细追踪两原则。

至于乳癌患者在治疗后可否使用HRT？曾有报告指出HRT并不会增加妇女得乳癌后的复发率及死亡率（O'meara ES et al）。一般认为在治疗乳癌后5年未再发病者，可以使用HRT，但需要小心评估及追踪检查。

另外，值得一提的是WHI研究中，曾做子宫切除因而只用雌激素的另一组妇女，进行5年以上治疗未见乳癌的增加。这使学者们推测怀疑孕激素可能对乳房有不良影响。

2. 子宫内膜癌

在过去的研究报告中得知医师对绝经妇女只给予女性激素的补充；虽然得到明显的疗效，但是长期下来，却发现20%到40%的妇女会发生子宫内膜过度增生（endometrial hyperplasia），妇女得到子宫内膜癌的几率会比不使用者增加8倍之多，且因而死亡者也增加3倍（Grady D et al）。这个结果一度使激素的治疗蒙上阴影，但后来的研究发现，只要对仍有子宫的妇女同时给予适当的黄体酮，就可有效地防止子宫内膜癌的发生，其危险性或发病率并不会增加，甚至会下降，在WHI（2002年7月）的报告中亦指出，使用合并疗法HRT的妇女，子宫内膜癌的发生率可以减少17%。

子宫内膜癌通常会有异常子宫出血的症状，因此在给予激素治疗前，医师应对不明原因的阴道出血予以详细的检查，对于激素治疗期间有异常出血现象者也要予以检查，一般可先用腹部或阴道超声波来做筛检，对于绝经后妇女若子宫内膜厚度大于5mm，则可以考虑做子宫内膜取样（endometrial sampling）或诊断性子宫内膜刮除术，及早侦测出子宫内膜增生或子宫内膜癌（Goldstein SR et al）。

3. 大肠直肠癌

HRT使用者大肠直肠癌的发生率较低（Grodstein et al），可能与基因的修正和降低胆酸对肠道的刺激有关，但正确的机制目前还不是很清楚。根据WHI的报告（JAMA，2002年7月），HRT的使用减少37%的直肠癌发生。

4. 卵巢癌

因为女性激素对卵巢的影响不大，所以目前的研究也多显示HRT不会增加或减少卵巢癌的发生率（La Vecchia et al），但也有少数报告指出HRT超过10年者，卵巢癌的危险可能会上升（James et al），一般认为若有卵巢癌接受治疗已达完全缓解，HRT不是禁忌。

5. 其他癌症

目前无证据显示HRT与子宫颈癌、阴道癌或外阴癌有关。

（二）激素替代疗法与心脏血管疾病相关性

女性激素可以减少总胆固醇，提升血中高密度脂蛋白（HDL）浓度，降低血中低密度脂蛋白（LDL）浓度，改善血管内皮细胞功能，也可以减少绝经后妇女血中纤维蛋白原（fibrinogen）的上升等等，这些因素似乎指向HRT可以减少绝经妇女心脏血管疾病的罹患率。过去30多年来曾有超过40篇以上的大型研究显示，HRT可以降低35%~50%心脏血管疾病的危险（Barret-Connor E et al）。

然而，近年来几个大规模的研究报告却发现不同甚至相反的结果。在Heart Estrogen/Progestin Replacemant Study（HERS Ⅰ，1995）的研究中指出，HRT冠状动脉心脏病（Coronary Artery Disease，CAD）的次级预防，即得过CAD者给予HRT并没有发生效果。那么HRT对CAD是否有初级预防（即未曾得过CAD绝经妇女给予HRT）的效果呢？WHI（2002年JAMA）的报告显示：使用prempro比服用安慰剂者增加29%的心脏病发病几率（每1万名妇女1年中多7人发病）；中风发生的几率增加41%（每1万名妇女1年中多8人发病）。上述WHI的研究中，妇女平均年龄为63岁，年龄稍偏高。且美国人的饮食习惯、体重及种族方面等皆和我们不同，因此，在台湾妇女是否有同样情形有待进一步评估。此外，不同组合的HRT、低剂量的HRT是否有不同的结果，也需要更多研究才能评估。

总之，HRT对血中胆固醇虽有良好的作用，但血胆固醇对CAD的影响只占一部分，其他因素如甘油三酯（triglyceride，TG）、凝血因子的血中变化、血管内皮细胞的变化也会影响CAD的发生，而近年来的研究数据显示HRT对CAD的初级及次级预防似乎没有原先所想像的效果。

(三) 激素替代疗法的禁忌

对某些绝经妇女而言，激素替代疗法对其潜在危险因子可能引起不良后果，所以在治疗前，病患必须经过医师的评估。在下列几种情形之下，不宜给予HRT：

1. 不明原因的阴道出血；
2. 急性肝病；
3. 急性血栓性静脉炎；
4. 不易控制的高血压；
5. 曾有乳癌（雌激素受体阳性者）或子宫内膜癌。

至于妇女若患有良性乳房疾病、胆结石、子宫肌瘤等疾病，或者用药后有体重增加、身体浮肿等不适时，则要谨慎用药，追踪病情以评估疗效及副作用，以作为停药或调整用药的参考。

激素替代的方法

所谓激素替代疗法，就是补充因卵巢功能丧失或减少后所缺乏的女性激素；目前临床上大致可分成3种方法：

1. 只含有雌激素的激素疗法：因为雌激素易刺激子宫内膜增生，进而增加子宫内膜癌的风险，因而此种疗法只适用于子宫已经切除的妇女。

2. 周期性顺序型的激素疗法：此种疗法在每一周期每天皆服用雌激素，另外须依序在周期后段再添加12~14天的黄体酮，因此会产生每个月类似月经来潮的出血。

3. 连续性合并型的激素疗法：雌激素合并黄体酮每天连续使用，因此不会刺激子宫内膜的增生，而且能避免每个月类似月经来潮的出血。但是此种疗法在临床上仍有少部分妇女会产生不规则的出血现象。

给予激素替代疗法的评估与追踪

由于2002年WHI的报告使得HRT究竟利大于弊或是弊大于利，再度引起很大的争议。对于常见的更年期不适症状，有人改以食用含较多植物性雌激素（phytoestrogen）的豆类来改善，并认为可能较无致癌的副作用。但显然的，补充含有异黄酮（isoflavones）成分的所谓植物性雌激素在改善更年期症状方面，不如HRT来得有效。

对于骨质疏松症的防治，除了饮食、运动方面的加强外，也有一些药物如福善美（fosamax）、降钙素（calcitonin）来作为HRT之外的药物选择，而最近研究的选择性雌激素受体调节剂（selective estrogen receptor modulator，SERM）如已上市的raloxifene（商品名：evista，钙稳锭），也能增加骨质并减少骨折的发生，同时亦可减少乳癌的危险，但是缺点是无法减轻更年期症状。所以对无更年期症状的绝经妇女，此提供保护骨质的另一选择。

另有一种类激素疗法是使用替勃龙（tibolone，商品名：livial，利维爱），对乳房影响小于传统HRT，对子宫内膜有类似黄体酮的保护作用，对骨质疏松症及更年期症状的缓解也有帮助，可说是乳癌高危险群或有HRT疑虑者的另一选择。

一般而言，是否给予HRT，应视个人情况而定，因此，事前的评估与沟通非常重要，包括：①是否出现更年期症状？②过去史及家庭史的询问：是否为乳癌高危险群？是否有高血压、胆结石或血栓、心脏病内科病史？③抽血检查：是否有肝功能异常（肝功能不良者，建议使用经皮吸收的HRT制剂，而不使用口服制剂，以减少肝负担）？是否有血脂过高的现象[如TG过高，建议不用结合雌激素（conjugated estrogen），而使用戊酸雌二醇（estradiol valerate）]？④子宫颈涂片及阴道超声波检查，看子宫卵巢有无肿瘤并测定子宫内膜厚度是否小于5mm。⑤骨质密度检查：是否有骨质减少或疏松症。⑥乳房检查：以乳房超声波或X光摄影检查是否有乳癌的发生。

在没有HRT禁忌的情况下，一般若只是治疗更年期或绝经妇女综合征，则可建议使用HRT，一年后再评估；若为骨质疏松症的预防与治疗，则需要较长时间的使用。在使用HRT中，建议每年要做一次乳房筛检、子宫颈涂片检查、妇科超声波、肝功能及血脂胆固醇等抽血检查、定期骨质追踪检查，以决定是否继续使用HRT。

激素治疗的一般指引共识

于1995年成立的台湾更年期医学会，针对目前国内外的研究结果，于2002年，提出中国人更年期妇女有关HRT使用的建议，有以下8项一般指引共识：

1. 每一位更年期妇女应被告知有关更年期的知识及其症状，而以激素替代疗法（HRT）对其本人所可能产生的利与弊为基础，提供使用HRT的选择，妇女是否使用此疗法将依照她本人的决定。

2. 目前有可信服的资料显示更年期妇女使用HRT会缓解血管舒缩（vasomotor）症状、阴道萎缩与炎症，及预防骨质流失，同时HRT可降低大肠直肠癌，使用HRT有可能减低罹患阿兹海默症的危险。

3. 目前主要的争议是长期使用可能增加罹患乳癌危险性及缺乏预防心脏血管疾病发生的效果。

4. 目前可得到的资料显示，短期使用HRT的好处多过于坏处。

5.更年期妇女在闭经前后（perimenopause），若有由雌激素缺乏产生症状者，可使用HRT。

6. 在解说HRT的利弊时，应一并提供使用HRT以外的其他选择。

7. 提供妇女了解HRT的可能危险性，并使之同意在继续HRT时应接受健康评估检查。

8. HRT的投予也可能改善更年期妇女的生活品质，同时更年期妇女如能适度地调整身心与生活，如多参与社交活动，摄取高纤维、低脂饮食及充分的钙质，对生活品质亦有助益。

我们希望在国内能完成一些整合性的大规模研究，作为HRT的使用及保健上的参考，让台湾绝经妇女能活得久且活得好，共同开创美好的人生。

参考文献 (FURTHER READING)

1. 张玉等：中老年妇女更年期态度的研究。中华卫志 12: 26，1993.
2. Barrett-Connor E: Hormone replacement therapy. BMJ 317: 457，1998.
3. Barrett-Connor E et al: Hormone replacement therapy，heart disease，and other considerations. Annu Rev Public Health 19: 55，1998.
4. Barnabei VM et al: Menopausal symptoms in older women and the effects of treatment with hormone therapy. Obstet and Gynecol 100: 1209，2002.
5. Collaborative Group on Hormonal Factors in Breast Cancer. Breast cancer and hormone replacement therapy：Collaborative reanalysis of data from 51 epidemiological studies of 52 705 women with breast cancer and 108 411 women without breast cancer. Lancet 350：1047，1997.
6. Cooper C et al：Hip fractures in the elderly：a worldwide projection. Oesteo Int 2: 285，1992.
7. Goldstein SR et al: Endometrial assessment by vaginal ultrasonography before endometrial sampling in patients with postmenopausal bleeding. Am J Obstet Gynecol 163：119，1990.

8. Grady D et al: Hormone replacement therapy and endometrial cancer risk: a meta-analysis. Obstet Gynecol 85: 304, 1995.
9. Grodstein F et al: Postmenopausal hormone replacement therapy and mortality. N Engl J Med 336: 1769, 1997.
10. Grodstein F et al: Postmenopausal hormone use and risk for colorectal cancer. Ann Intern Med 128: 705, 1998.
11. Hulley S et al: Randomized trial of estrogen plus progestin for secondary prevention of coronary heart disease in postmenopausal women. JAMA 280: 605, 1998. (HERS I)
12. James VL et al: Menopausal hormone replacement therapy and risk of ovarian cancer. JAMA 288: 334, 2002.
13. La Vecchia C et al: Menopause, hormone replacement therapy and cancer. Maturitas 25; 39: 97, 2001.
14. Lerner DJ et al: Patterns of coronary disease morbidity and mortality: a 26-year follow-up of the Framingham population. Am Heart J Ⅲ: 383, 1986.
15. O' meara ES et al: Hormone replacement therapy after a diagnosis of breast cancer in relation to recurrence and mortality. J Natl Cancer Lust 93: 754, 2001.
16. Resnick SM et al: Hormone therapy and risk of Alzheimer disease: a critical time. JAMA 288: 2170, 2002.
17. Sellers TA et al: The role of hormone replacement therapy in the risk for breast cancer and total mortality in women with a family history of breast cancer. Ann Intern Med 127: 973, 1997.
18. Tang MX et al: Effect of Oestrogen during menopause on risk and age at onset of Alzheimer's disease. Lancet 348: 429, 1996.
19. Walsh BW et al: Effects of postmenopausal estrogen replacement on the concentrations and metabolism of plasma lipoproteins. N Engl J Med 325:1196, 1991.
20. Writing Group for the Women's Health Initiative Investigaters. Risks and benefits of estrogen plus progestin in healthy postmenopausal women. JAMA 288: 321, 2002. (WHI report)

44 Chapter

绝经妇女心脏血管疾病与激素的关系

蔡鸿德、杨东川

前言

根据统计，妇女平均绝经年龄为 50 岁，而目前女性的平均寿命已延长至 80 岁，如何在妇女绝经后的 30 年中，维持高品质的生活状况，不受因绝经所造成的身心变化影响，是目前医学需重视的课题。绝经妇女常出现的症状，包括有骨质疏松、脸部潮红、生殖器官萎缩和动脉粥状硬化等。这些症状是自然老化的现象或是缺乏雌激素所引起的，目前尚无定论，这些问题都需要我们做进一步的探讨和研究。

在工业化国家，心脏血管疾病（CVD）是妇女死亡的主因，超过 50%的绝经后妇女，死于心脏血管疾病。在美国，每年有 50 万名妇女死于心脏血管疾病。但是，过去 30 年来，卒中导致的死亡率下降 60%，死于冠状动脉疾病的比率下降 30%，内外科医疗护理的进步是造成这些疾病死亡率下降的原因，但是这些进步的 60%~70%是属于预防的措施。大部分有关心脏血管疾病预防的研究都以男性为主体，虽然有人质疑其结果是否也适用于女性，但是一般的建议对男女两性来说，都是大同小异的。

绝经前妇女的心脏血管疾病死亡率约为男性的 1/5，这项性别差异在绝经后会降低，甚至妇女绝经后的心脏血管疾病发生率会超过男性。因为这项变化，绝经妇女缺乏雌激素（estrogen），曾被视为可能导致动脉硬化及心脏血管疾病的一个重要因素，所以绝经后的激素替代疗法（HRT）亦成为中老年妇女预防保健的一个重点；但在最近 HERS 与 WHI 等临床试验报告一一出来以后，有关激素疗法能降低妇女心脏血管疾病的论点就深受质疑，不复存在。

临床观察性研究与基础机制性研究

早期外科手术切除两侧卵巢，又没有补充雌激素的妇女，其心脏血管疾病是同年龄层绝经前妇女的两倍。然而，若双侧卵巢切除的绝经前妇女接受雌激素治疗，其心脏血管疾病发生率和同年龄卵巢完整的妇女相同。

在一项大型研究中，追踪 48 000 名绝经妇女达 10 年之久，有 405 名非致死性心肌梗死或致死性冠状动脉疾病的案例。“持续”使用雌激素和“曾经”使用雌激素，其冠状动脉的相对危险性分别为 0.56 和 0.89。即使是心脏血管疾病的低危险群（非吸烟者，无糖尿病、高血压、肥胖或高血脂）服用雌激素，也会有意义地降低心脏血管疾病的发生。

Sullivan 等人证实有动脉硬化的妇女补充雌激素可获得改善。他们以冠状动脉导管检查，发现接受雌激素补充的妇女，较少发生冠状动脉阻塞。在最近的研究中，他们回顾性地分析连续 10 年中，接受心导管检查的妇女的死亡率。在严重冠状动脉狭窄的妇女，接受和没接受雌激素补充的病人，其 10 年存活率分别为 97%和 60%。轻度到中度冠状动脉狭窄的案例，其10年存活率分别为95%和85%。一般的妇女，10年存活率则为98%和91%。这些发现说明雌激素可改善重度的冠状动脉硬化，但须注意本研究可能是有偏差的回顾性研究。

另一项前瞻性的研究，针对南加州一个退休社区的8000名绝经妇女，经7年的观察有1400名妇女死亡。绝经后接受雌激素补充的妇女比没有雌激素补充的妇女少了20%的死亡率。持续使用雌激素超过15年的妇女，其死亡率可下降40%，而降低的程度和给予雌激素的剂量无关：即每天使用量>1.25mg或<0.625mg，呈现相同的降低率。本研究中，死亡率的降低主要是动脉硬化性血管疾病减少的结果。但是另一个可能的解释是，接受雌激素补充的妇女会有较高的健康警觉，且早期寻找医师检查。所以，疾病诊断时，较少有晚期症状。本研究的结果支持绝经后雌激素的补充，尤其是对于早期绝经或是属于心脏血管疾病的高危险群。但是本研究是项流行病学上的观察，非临床的试验。因为较健康的妇女有可能更会接受雌激素治疗，所以雌激素降低死亡率的效果，需长期大规模有对照组的临床试验来证明。

心脏血管疾病的危险因子与激素疗法

抽烟是妇女心脏血管疾病的首要原因之一，在抽烟与不抽烟的妇女族群，雌激素治疗都可降低心脏血管疾病的危险性。少量饮酒可以降低妇女心脏血管疾病，而雌激素治疗可降低饮酒和不饮酒妇女罹患心脏血管疾病的危险性。

某些黄体酮对骨质的维持有帮助，并且可以缓解血管不稳定的症状。另外，有限的资料显示，绝经后，终身服用雌激素，能获得最大的好处。然而，没有足够的资料可以做出肯定的建议。虽然某些生活形态和饮食的改变（如戒烟）可降低心脏血管疾病的发生率，但同样也缺乏足够的资料可以和雌激素治疗比较其效果。

有关使用雌激素的报告，有几项值得注意：①使用雌激素会有较高的子宫内膜癌罹病率。②45岁前绝经的妇女，接受雌激素治疗，能有很好的效果。③54岁后绝经的妇女，雌激素并无法降低其死亡率。另外，雌激素也可能降低抽烟、高血压、糖尿病或曾经心肌梗死等高危险群的死亡率。这是重要发现，因为以往在以高剂量雌激素作为预防心肌梗死的男性病人中，罹患卒中和心脏疾病的比率增加，所以认为高血压、抽烟者和冠状动脉疾病是雌激素替代治疗的相对性禁忌。很明显的，绝经后，低剂量的雌激素使用不会有上述情形。

雌激素降低心脏血管疾病的作用机制目前尚未完全了解，但可从一些研究报告中来加以探讨。血清胆固醇含量的高低与心脏血管的罹病率有直接关系，当男性和女性的血中胆固醇浓度相同时，其心脏血管疾病的发生率相同。年轻时，男性血清胆固醇含量较女性高，但男性于40~50岁时，血中胆固醇含量即趋于稳定；但是女性血中胆固醇含量于绝经后急剧上升，甚至高于男性。在一项有关血清胆固醇和冠状动脉疾病的研究追踪中发现，若最初血清胆固醇的浓度低于210mg/dl，则冠状动脉疾病的发生率为1.8%；血清胆固醇浓度若介于210~244mg/dl，则冠状动脉疾病发生率上升至3.04%。血清胆固醇浓度若高于245mg/dl，则冠状动脉疾病的发生率高达4.36%。

脂质为不溶于水的物质，必须先和蛋白质结合成脂蛋白才能在血液中输送。脂蛋白依其密度分为：乳酸微粒、极低密度脂蛋白（VLDL）、低密度脂蛋白（LDL）和高密度脂蛋白（HDL）。胆固醇主要存在于LDL和HDL中。LDL为携带胆固醇至组织细胞的工具，而LDL则将组织中的胆固醇携带至肝中代谢，转变成胆汁。血中约2/3的胆固醇由LDL运送，其余的则由HDL携带。胆固醇为胆结石的主要成分，也是动脉粥样硬化、脑血管和周边性血管疾病的元凶。LDL所占比例越高，冠状动脉疾病发生率就越高。心脏血管疾病的性别差异，主要来自血液中脂蛋白浓度的特别特征。绝经前的妇女，LDL浓度较低，HDL浓度较高。所以，比同年龄层的男性有较少的心脏血管疾病。绝经后，女性的LDL浓度上升超过男性，而补充雌激素后，LDL平均下降15%~19%。相反的，绝经时女性HDL浓度只下降5%。所以内源性的雌激素防止心脏血管疾病，主要机制在于LDL而非HDL。但是外源性雌激素则同时以升高HDL和降低LDL，来预防心脏血管疾病。

口服避孕药和激素替代疗法的主要成分都是雌激素和黄体酮。口服避孕药可能造成心脏血管副作用。其机制包括：肝合成血管紧张素原（angiotensinogen）增加，导致高血压。凝血酶增加，造成血液高凝血病（hyper-coagulopathy）。因为口服避孕药和激素替代疗法皆含雌激素和黄体酮，易使人误认为激素替代疗法也会使心脏血管疾病增加。但须注意的一点是：两种治疗方式所使用的雌激素并不相同。口服避孕药所采用的雌激素是人工合成的，激素替代疗法则采用自然的或合成的（conjugated）雌激素。就药效而言，人工合成的约为自然的100倍。

在一个激素替代疗法和血压关系的研究中发现，绝经后的妇女，不管其原先血压高低，给予雌激素后，收缩压和舒张压皆下降。但将雌激素改为安慰剂，血压就恢复为未给药前的水准。此时若再将安慰剂改为雌激素，血压就会再度下降。一般而言，绝经后激素治疗，不论是雌激素或是合并黄体酮，对血压都无不良影响。通常血压会有少许的下降，偶尔某些特异体质的人，口服雌激素，则会引起高血压。

雌激素有很多作用是直接作用于心脏血管系统的，和新陈代谢的变化无关。包括对于动脉粥样硬化各种时期的影响，因为起源于血管内皮释放因子（endothelium-derived releasing factor）的形成和释放造成血管的扩张、前列环素产生的增加。钙离子拮抗剂的活动以及对交感神经的作用也被视为是雌激素的影响。

雌激素会增加某些器官的血流，如心脏、脑、子宫、会阴部和皮肤。雌激素会降低心绞痛发作的次数，但没有证据可证实这些血流变化对临床预后有何影响。

在某些研究中，发现甲羟孕酮醋酸酯（medroxyprogesterone acetate）会造成血管痉挛增加，在动物实验中，口服黄体酮会降低血管内皮释放因子的释放，造成动脉粥样硬化改善程度的降低。

在短期的研究中，黄体酮会减轻雌激素对HDL的作用，但这作用会随时间而减少。另外一项有关心肌梗死的流行病学研究，单独使用雌激素或合并黄体酮的给药，其结果没有什么差别。天然黄体酮对代谢变化的影响最小。阴道内或是子宫内给予黄体酮，是预防子宫内膜过度增生和避免黄体酮引起症状和代谢变化的最佳途径。

黄体酮主要是用来保护子宫内膜的，但黄体酮也会拮抗雌激素，因此会使绝经后妇女血清中HDL降低，此种效应与剂量的多寡有关。所以在激素替代疗法时，雌激素应投予最低有效剂量。

最近的随机对照试验

2001年7月美国心脏医学会，一篇由Mosca博士所主导的报告指出：HRT不该用于心血管疾病的次级预防（secondary prevention），也就是HRT用来治疗已有心血管疾病的患者没有帮助。这个提议性准则动摇了多年来HRT对于心血管疾病预防性治疗的信心。这主要是来自两个临床试验（HERS和ERA）的结果，此等临床试验的报告并无法证实HRT应用于高龄且已罹患冠心病（coronary artery disease）的妇女，会有正面的益处。因此，甚至也引起对初级预防（primary prevention）的质疑。

但是文献上早有很多有关雌激素对心血管保护作用的机制性研究，如表44-1所示。同样的，也有很多观察性的研究一致性地证实雌激素有保护心血管的作用，能降低心血管疾病的发生率，如表 44-2 所示。可惜的是在循证医学（evidence-based medicine）的观点中，流行病学的观察性研究，其证据力稍嫌不足，主要是受限于可能的健康使用者的偏差，遵嘱性的偏差，和健康存活者的偏差。因此，有可能高估了激素疗法的正面效果。

表 44-1 Cardioprotective Mechanisms of Estrogen

- Improvement in the lipid profile with decreased cholesterol, increased HDL, decreased LDL, and improvement in the overall LDL:HDL ratio
- Improvement in insulin sensitivity and carbohydrate metabolism
- Reduction in platelet adhesion and prevention of cholesterol accumulation in vessel wall
- Reduction in arterial plaque formation
- Vasodilatation of coronary arteries
- Improvement in exercise tolerance
- Reduction in circulating homocysteine levels
- Increased antioxidant activity

1998 年 8 月，HERS 这一个试验，是有关于高龄而且已罹患冠心病的女患者的研究，也是第一个此类大规模的随机对照临床试验。其收集了 2763 个受试者，平均年龄 67 岁，药品使用随机分配 premarin 0.625mg+MPA 2.5mg（prempro）和安慰剂，平均追踪 4.1 年，来观察冠心病的发生率，显示出早期有害，而晚期有利的时段性差异，其结果如图 44-1 所示。而 2000 年 8 月的 ERA 研究，是相对较小的 RCT 研究，仅收集 309 位妇女，平均 66 岁，追踪 3 年，观察冠状动脉血管摄影，其动脉硬化的情况，结果是 3 组病人在统计上并无明显的差异。因此，从这两篇试验的结果发现：对于已确定有心血管疾病的高龄绝经妇女，而且绝经至少 15 年以上才服用 HRT，可能对她们的疾病并无益处。2002 年 7 月，HERS Ⅱ的研究是原本受试者再追踪 2.7 年，共平均 6.8 年，结果显示：激素疗法早期有害而晚期有利的差异并不存在，更确认了以前的发现，如图 44-2 所示。

相对于次级预防，心血管疾病的初级预防，AHA 的态度也不再建议使用。原本要进行 8.5 年才有结论的 Womens Health Initiative（WHI）研究，却于 2002 年 7 月 17 日，在美国医学期刊 JAMA 上发表他们最新的研究报告指出，使用 prempro 的激素疗法不但会增加乳癌的诊断，也会增加心血管疾病的发生率，因此这一部分临床试验提前喊停。WHI 募集了 16 608 人，平均年龄 63.3 岁，并随机分配实验组（8506 人）与对照组（8102 人），经过平均 5.2 年的追踪研究，研究人员发现雌激素与黄体酮合并疗法的实验组中，每年每 10 000 人会多增加 7 个心脏病（30→37）、8 个卒中（21→29）、8 个乳癌（30→38）、18 个血栓（16→34）的罹患病例等副作用；以及减少 6 个大肠癌（16→10）、5 个髋部骨折（15→10）、6 个脊椎骨折和 39 个其他骨松性骨折的罹患人数（总计减少 44 个骨折病例），如图 44-3、图 44-4 所示。这结果显示连续性合并疗法会预防骨折，但无益于心血管疾病的发生，也会增加乳癌的诊断。WHI 经过利弊评估之后，认为连续性合并型的激素替

表 44-2 Reduction in CVD with estrogen treatment in observational studies

Study		Relative Risk	95% CI
Nurses' Health Study 10 years		0.56	0.40~0.80
Nurses' Health Study 16 years		0.60	0.43~0.83
Nurses' Health Study 20 years	0.625mg	0.54	0.44~0.67
	0.3mg	0.58	0.37~0.92
Meta-analysis of 30 epidemiologic studies by Grady		0.65	0.59~0.71

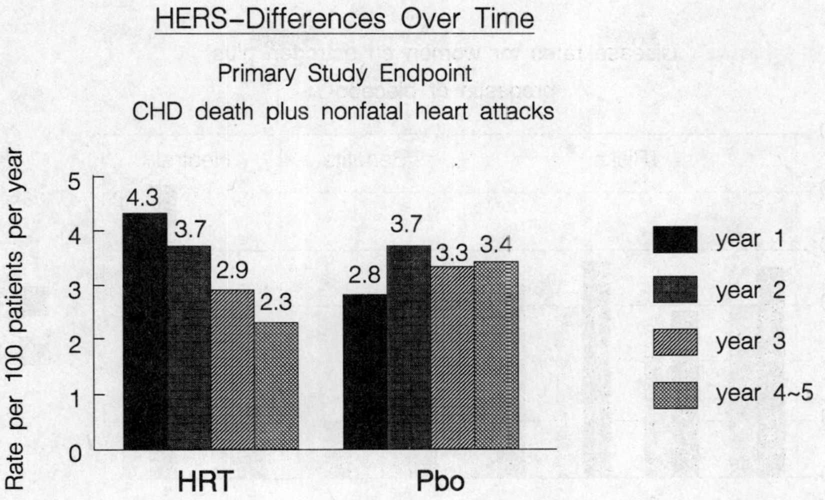

图 44-1 Time trend for the primary endpoint [coronary heart disease(CHD)death plus nonfatal heartattacks] for the Heart Estrogen/Progestin Replacement Study (HERS). Relative hazard for developing a primary coronary heart disease event on hormone replacement therapy (HRT) compared with placebo(Pbo) in year 1 was 1.52(95% confidence interval,1.01 to 2.29); in year 2,1.00(0.67 to1.49); in year 3,0.87 (0.55 to1.37); in years 4 and 5,0.67 (0.43 to.1.04). For tests of continuous trend in log-relative hazard, P=0.009[data from Reference 15]

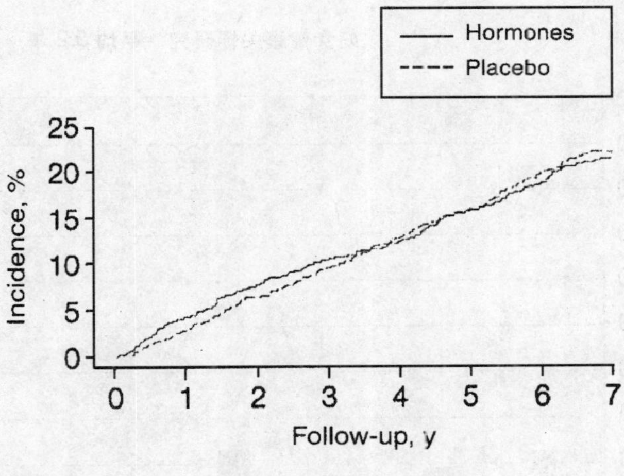

No. at Risk								
Hormones	1380	1303	1247	1196	1133	1043	984	354
Placebo	1383	1334	1269	1209	1122	1039	976	336

图 44-2 Kaplan-Meier Estimates of the Cumulative Incidence of CHD Events. Coronary heart disease (CHD) events are death and nonfatal myocardial infarction.The curves are truncated at year 7 when less than half of the cohort remains in follow-up (HERS, JAMA 2002; 288:49-57)

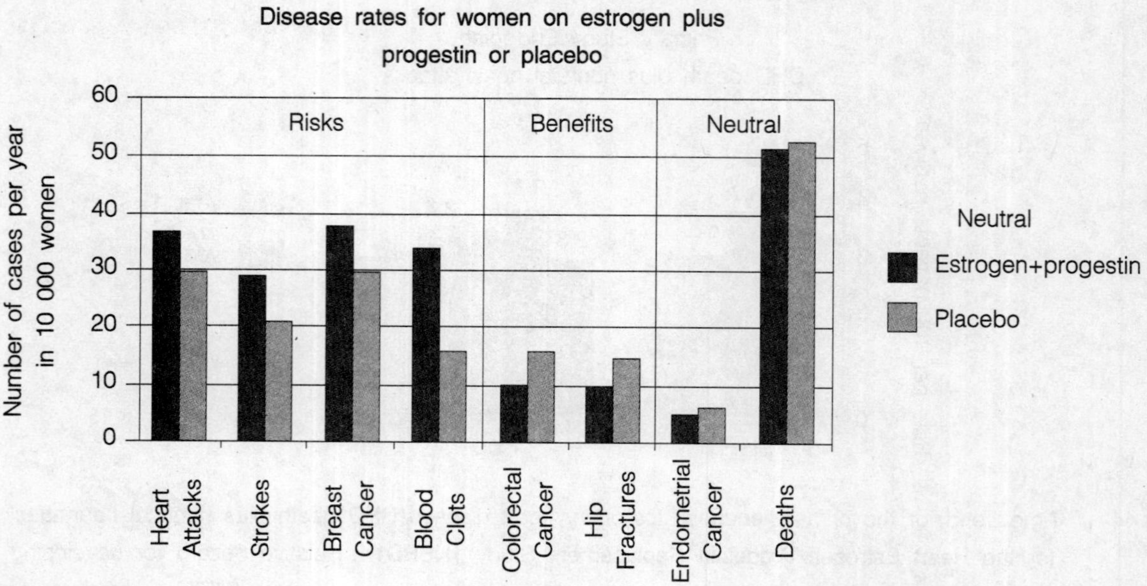

图 44-3 Disease rates for women on estrogen plus progestin or placebo during WHI study

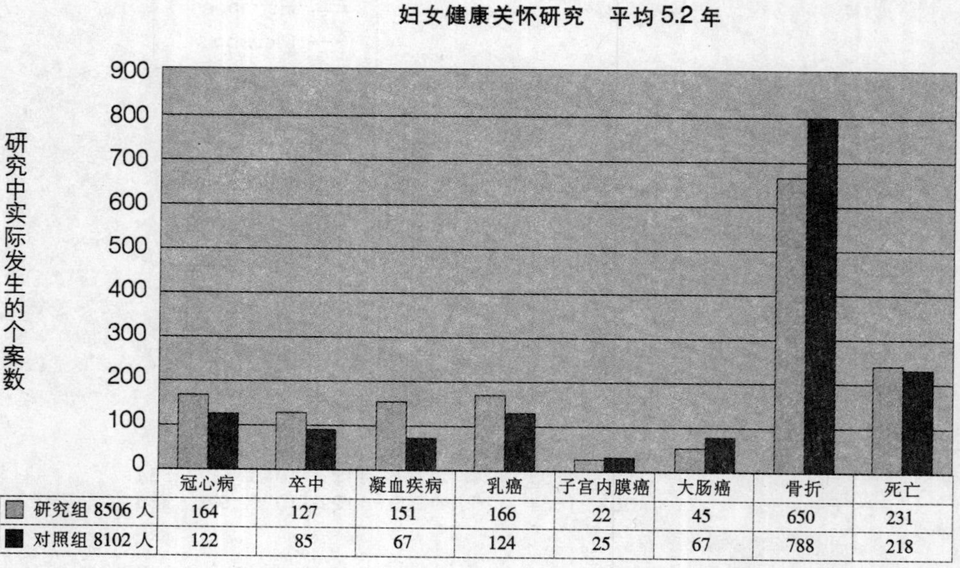

	冠心病	卒中	凝血疾病	乳癌	子宫内膜癌	大肠癌	骨折	死亡
研究组 8506 人	164	127	151	166	22	45	650	231
对照组 8102 人	122	85	67	124	25	67	788	218

图 44-4 研究中实际发生的个案数，可见骨折问题是这一年龄层妇女预防保健的重点

代疗法，不但无预防心血管疾病的长期效益，甚至有害，而且也会增加乳癌的诊断。因此，WHI 将这一研究计划中止并公布这项研究结果。另外一个研究单独使用雌激素的项目，却仍在继续进行中。因为 WHI 仅报告了 prempro 的试验，所以其他的疗法可能有不同的作用结果；但也不能因此就认定其他的合并型激素疗法是安全有效的。相信不久之后，一旦 WHI 试验的所有资料都被分析了，一系列的文献将会被报道出来，我们期待这些能提供更进一步的解答。

选择性雌激素受体调节剂（SERM）

雷洛昔芬（raloxifene）是一种选择性雌激素受体调节剂（SERM），在某些组织有类似雌激素的作用，在另外组织则有拮抗雌激素的作用，所以之于心血管可能有利、有弊或中性（表 44-3）。MORE（multiple outcomes of raloxifene evaluation），主要研究雷洛昔芬用于绝经后骨质疏松症的治疗，据 MORE 研究，服用雷洛昔芬并无早期不利于心血管疾病的情形，对于心血管疾病高危险群更可减少心血管事件的发生。RUTH（raloxifene use for the heart）是一个针对心血管疾病与乳癌的随机对照临床试验，预期追踪 7.5 年，正在进行中，相信不久的将来就能解决此一议题。

结语与展望

从卫生统计上可知，心血管疾病是绝经后妇女健康的主要障碍之一，也是主要死亡的原因。所以，心血管疾病的长期防治对策，是国民健康工作的主要课题之一。预防重于治疗的准则，一直是政府、医生、病人所应遵循的保健方向；初级预防尤应配合个人生活形态的改变，以远离心血管疾病的危险因子，如：避免抽烟、均衡的营养、规律的运动，均适合所有的民众；但控制血压，抑制血脂的上升也是相当重要的。至于已罹患冠心病的病人，更应寻求确切的治疗方法。而医生的职责应该更用心

表 44-3　Effect of raloxifene and oral HRT on markers of carciovascular risk*

Effect on	HRT Change（%）**	HRT Potential CV Implication	Raloxifene 60mg/d Change（%）**	Raloxifene 60mg/d Potential CV Implication
Triglycerides[1]	+20	Unfavorable	−4	None
Fibrinogen[1]	−3	None	−12	Favorable
Apolipoprotein B[1]	−4	None	−9	Favorable
C-reactive protein[2]	+84	Unfavorable	−6	None
Homocysteine[2]	−7	Favorable	−7	Favorable
HDL[1]	+11	Favorable	+1	None
Lp（a）[1]	−16	Favorable	−4	Favorable?
LDL[1]	−14	Favorable	−12	Favorable
PAI-1[1]	−29	Favorable	−2	None

1. Walsh BW, et al. JAMA 1998；279：1445–1451
2. Walsh BW, et al. J Clin Endocrin Metab 2000；35（1）：214–218
* HRT=hormone replacement therapy（continuous combined conjugated equine estrogen and medroxyprogesterone acetate）
** Median % change from baseline

于卫教病人，且要依循使用确实有效益的治疗方式。

然而，HRT的故事就此结束了吗？为什么妇女罹患心脏病会比男人晚了10年呢？过去许多基础研究，支持了雌激素于心血管的保护作用（mechanism of benefit）；随机对照的临床试验却告诉我们相反的结果，这表示目前问题才刚开始呢！选择性雌激素受体调节剂之于心血管的临床发现令人期待；而雌激素对于心血管的可能危害作用，其机制研究（mechanism of harm）正在各地紧锣密鼓地展开！

参考文献 (FURTHER READING)

1. Mosca L, Collins P, Herrington DM, et al. Hormone replacement therapy and cardiovascular disease. Circulation. 2001; 101: 499–503.
2. Hulley S, Grady D, Bush T, et al. Randomized trial of estrogen plus progestin for secondary prevention of coronary heart disease in postmenopausal women. JAMA. 1998; 280: 605–613.
3. Herrington DM, Reboussin DM, Brosnihan KB, et al. Effects of estrogen replacement on the progression of coronary artery atherosclerosis. N Engl J Med. 2000; 343: 522–529.
4. LaRosa JC. Metabolic effects of estrogens and progestins. Fertil Steril. 1994; 62 (6, suppl 2): 140S–146S.
5. Holm P, Andersen HL, Andersen MR, et al. The direct antiatherogenic effect of estrogen is present, absent, or reversed, depending on the state of the arterial endothelium: a time course study in cholesterol-clamped rabbits. Circulation. 1999; 100: 1727–1733.
6. Adams MR, Kaplan JR, Koritnik DR, et al. Inhibition of coronary artery atherosclerosis by 17-beta estradiol in ovariectomized monkeys. Lack of an effect of added progesterone. Arteriosclerosis. 1990; 10 (6): 1051–1057.
7. Reis SE, Gloth ST, Blumenthal RS, et al. Ethinyl estradiol acutely attenuates abnormal coronary vasomotor responses to acetylcholine in postmenopausal women. Circulation.1994; 89: 52–60.
8. Rosano GMC, Leonardo F, Pelliccia F, et al. Effect of different estrogen-progestin replacement therapy schemes upon exercise-induced myocardial ischemia in female menopausal patients with coronary artery disease. J Am Coll Cardiol. 1999; 33 (suppl A) 327A. Abstract.
9. Van der Mooren MJ, Wouters MGAJ, Biom HJ, et al. Hormone replacement therapy may reduce high serum homocysteine in postmenopausal women. Eur J Clin Invest. 1994; 24: 733–736.
10. Sack MN, Rader DJ, Cannon RO. Oestrogen and inhibition of oxidation of low-density lipoproteins in postmenopausal women. Lancet. 1994; 343: 269–270.
11. Stampfer M, Colditz GA, Willett WC, et al. Postmenopausal estrogen therapy and cardiovascular disease. Ten-year follow-up from the nurses' health study. N Engl J Med. 1991; 325: 756–762.
12. Grodstein F, Stampfer MJ, Manson JE, et al. Postmenopausal estrogen and progestin use and the risk of cardiovascular disease. N Engl J Med. 1996; 335: 453–461.
13. A prospective, observational study of postmenopausal hormone therapy and primary prevention of cardiovascular disease. Ann Intern Med. 2000 Dec 19; 133 (12): 933–41.
14. Grady D, Rubin SM, Petitti DB, et al. Hormone therapy to prevent disease and prolong life in postmenopausal women. Ann Intern Med. 1992; 117: 1016–1037.
15. Arthur C. Corcoran Memorial Lecture. Hormones and vasoprotection. Hypertension. 1999 Jan; 33 (1 Pt 2): 170–176 Review.
16. Grady D, Herrington D, Bittner V, et al. Cardiovascular disease outcomes during 6.8 years of hormone therapy: Heart and Estrogen/Progestin Replacement Study follow-up(HERS Ⅱ). JAMA. 2002 Jul 3; 288 (1): 49–57.
17. Rossouw JE, Anderson GL, Prentice RL, et al; Writing Group for the Women's Health Initiative Investigators, risks and benefits of estrogen plus progestin in healthy postmenopausal women: principal

results from the Women's Health Initiative randomized controlled trial. JAMA. 2002 Jul 17; 288 (3): 321–333.

18. Ettinger B, Black DM, Mitlak BH, et al. Reduction of vertebral fracture risk in postmenopausal women with osteoporosis treated with raloxifene: results from a 3-year randomized clinical trial. Multiple Outcomes of Raloxifene Evaluation (MORE) Investigators. JAMA. 1999 Aug 18; 282 (7): 637–645.
19. Barrett–Connor E, Grady D, Sashegyi A. Raloxifene and cardiovascular events in osteoporotic postmenopausal women: four-year results from the MORE (Multiple Outcomes of Raloxifene Evaluation) randomized trial. JAMA. 2002 Feb 20; 287 (7) : 847–857.
20. Mosca L. Rationale and overview of the Raloxifene Use for The Heart (RUTH) trial. Ann N Y Acad Sci. 2001 Dec; 949: 181–185.
21. Mayer DF. Raloxifene and risk of cardiovascular events. JAMA. 2002 Jul 3; 288 (1): 42.
22. Wenger NK, Barrett-Connor E, Collins P. Baseline characteristics of participants in the Raloxifene Use for The Heart (RUTH) trial. Am J Cardiol. 2002 Dec 1; 90 (11): 1204–1210.

45

Chapter

绝经后骨质疏松症

杨再兴

新世纪，随着医药科技的快速发展，人类的寿命将大幅延长。人类老化的结果，将使骨质疏松症的重要性及影响面与日俱增。近年来，拜媒体之赐（医学报道及广告促销），大众对“骨质疏松症”这个名词已耳熟能详了，但真正了解其严重性及正确防治者，却很少。因此，这个在台湾已日趋严重的问题，目前政府及民间皆未能采取积极有效的态度去面对及处置。

骨质疏松症是绝经后妇女健康问题上的无形杀手，因为它不易有自觉症状，若一旦发生却会严重影响老年后的生活品质，甚至造成生命的终结。目前国人平均寿命延长，社会人口老化的结果，罹患骨质疏松症的情形非常普遍。以台湾而言，65岁以上人口大约有190万，每9人即有一人罹患骨质疏松症（约11%）；而妇女占大多数（约2/3）。

台湾，50岁以上的女性目前约有240万人左右，终其一生有30%以上的人会罹患骨质疏松症，且活得愈老，发生的机会即愈大。因骨质疏松症而发生股骨颈骨折的妇女，有15%以上的人会在骨折发生后1年内去世；这些股骨颈骨折病患的医药费目前每年已高达30亿元。此外，65岁以上的台湾妇女，19%已有1个以上的脊柱体压迫性骨折；男性则为12%。依全民保健资料，2000年，65岁以上男性每年髋部骨折约为528例，女性则约为8107例。

由此可见，绝经后妇女如果没有适当的预防，相当高比率的绝经妇女会发展成骨质疏松症患者；不仅威胁个人生命安全，对社会整体资源的影响更不容忽视。

所谓骨质疏松症是指骨质的含量减少；当骨质含量逐渐减少到某一程度时，因为骨骼结构变得很脆弱，轻微外力就会造成骨折或其他并发症。人类骨骼的骨质含量自出生后即随年龄而增加，一直到35岁左右达到高峰，称之为尖峰骨质含量（peak bone mass），即所谓骨本。40岁以后，骨质重建（bone remodeling）速率加快，此时由于破骨作用大于成骨作用；身体的骨质含量不分性别地，每年以0.5%至1.5%的速度流失。女性在绝经后，因为无法再分泌足够的女性激素，将促使破骨细胞（osteoclast）的数量及活性大幅增加，因而造成骨质流失的速度更加快速，大约是每年2%~5%。在绝经后的5年内，其骨质将会流失20%~30%左右。对“骨本”不足的妇女将造成无法弥补的重大损失。

Riggs及Malton两位学者于1976年将骨质疏松症分为两型：第一型即绝经后骨质疏松症，主要发生于绝经后妇女，年龄层约在50岁至70岁之间，影响的部位以小梁骨占主要成分的脊椎骨、手腕骨为主。第二型为老年性骨质疏松症，发生年龄层约在70岁以上的男女性老人，其小梁骨与皮质骨皆受波及，因而常可见到髋部骨折。

临床上判定骨质疏松症系以骨质密度为诊断标准，依照WHO定义为：以当地年轻人

（约 30~40 岁）的平均骨质密度为标准，骨质密度比平均值低 1 个标准差（S.D.）以下者判定为正常；骨质密度比平均值低 1 个标准差以上，2.5 个标准差以内者称为骨质不足（osteopenia）；骨质密度比平均值低 2.5 个标准差以上者定义为骨质疏松症（osteoporosis）。而且每降低一个标准差，骨折发生的几率即会增加 2.6 倍。

骨质疏松症的重要影响在于骨骼的强度会减弱，因此即使是很小的力量也可能造成骨折。骨折不但严重影响生活品质，而且一旦长期卧床易导致其他并发症，如肺炎、褥疮等的发生，不仅增加家人照料上的问题，也会对社会造成很大的经济负担。所以若能早日防治骨质疏松症，使绝经后妇女有生之年得以避免发生骨折，正是老年预防保健医学的重要意义所在。

骨质疏松症的诊断

(一) 骨质密度测定

在骨质密度检查方面，我们是以测量小梁骨的骨质含量为目标。因为小梁骨的代谢速率比皮质骨高 8 倍，其骨质含量的改变较为敏感；所以用小梁骨作为骨质疏松程度的指标比较理想。而成人骨骼的小梁骨主要存在于脊椎椎体，是测定骨质密度的理想对象。

一般而言，传统的 X 光摄影中骨质流失必须达 30%以上才可侦测出来。即使利用 Singh 式指标依照股骨颈的小梁骨排列情况来判读，也常因为判读者而有不同的结果。因此近年来陆续地有许多精确、敏感及非侵犯性的骨质密度测定仪发展出来。

目前骨质密度的测定，系以中轴型的双能量 X 光吸光仪（DEXA）为准，且应测量腰椎或髋部之一。超声波式仪器或其他部位的双能量 X 光或单光子吸光仪检查（周边型的骨质密度测定仪），在目前只宜当作初步筛检的工具；若发现异常，则应以上述 DEXA 施行髋部或腰椎检查来确认。由于台湾民众的骨折率与白种人相差不大，世界卫生组织依据白种人女性骨折率制定的骨质不足（osteopenia）标准，T 值（S.D.）介于−2.5 至−1 之间；及骨质疏松症（osteoporosis）T 值小于−2.5 的诊断标准应可适用于台湾女性。

1992 年，WHO 公布骨质疏松症的诊断标准后，台北荣民总医院于 1992~1995 年间对年龄在 20~80 岁之间的台湾妇女（以每 10 岁为一组）作检测，使用双能量骨质密度测定仪（DEXA；DPX-L；Lunal；USA），测试了 2126 位腰椎及 2093 位股骨颈的骨质密度，并计算出不同年龄层台湾妇女的骨质密度平均值及标准值（表 45−1）。若以 31~40 岁妇女的骨质密度

表 45−1 台湾妇女使用双能量 X 光骨质密度测定仪（DPX-L；Lunar，USA）骨质密度在不同年龄层的平均值及标准差（S.D.）

Lumbar Spine				Femoral Neck			
Age（years）	N	Mean（g/cm²）	S.D.（g/cm²）	Age（years）	N	Mean（g/cm²）	S.D.（g/cm²）
20~30	18	1.165	0.171	20~30	17	0.865	0.102
31~40	78	1.125	0.132	31~40	76	0.822	0.104
41~50	610	1.132	0.148	41~50	600	0.830	0.115
51~60	954	1.050	1.163	51~60	946	0.798	0.124
61~70	369	0.951	0.164	61~70	363	0.701	0.117
71~80	97	0.953	0.191	71~80	91	0.656	0.101
Total	2126			Total	2093		

平均值作为标准，再依照 WHO 对骨质疏松症的诊断定义，我们定出台湾妇女骨质疏松诊断的临界值（threshold value）：分别是腰椎为 0.79g/cm²、股骨颈为 0.56g/cm²。依照此定义，在 51~60 岁妇女中有腰椎骨质疏松者占 5.24%，有股骨颈骨质疏松者占 2.11%（P<0.001）。而在 61~70 岁妇女中有腰椎骨质疏松者占 15.72%（图 45–1），有股骨颈骨质疏松者占 9.64%（P<0.05）（图 45–2）。由此亦可证实，绝经后骨质疏松发生的部位主要是在骨质重建速率较快的小梁骨。

(二) 实验室的检查——骨代谢 (bone turnover) 生化指标的测定

诊断骨质疏松症的方法除了测定骨质密度外，还有骨切片检查、钙的动力学研究和骨代谢生化指标测定。骨质密度测定因为仪器的精确度有限同时骨质变化的速度又极缓慢，故必须经过长时间的观察才能看出其差异性，同时也不能提供骨代谢速率的资料。因此不适用于短时期治疗效果的评估。骨切片检查因为具侵犯性又耗时，而且不能应用于全身骨骼，所以主要用在研究方面。钙的动力学研究可以提供骨生成或骨耗损速率以及钙质吸附能力的资料，但是花费高且耗时，目前只限于研究用途。

台北荣民总医院妇产部于 1995 年，针对 184 位台湾早期绝经（绝经 3 年以内）妇女进行研究，测定与钙代谢有关的生化及相关激素的检查，观察绝经后的变化情形。结果如下：

1. 血清游离钙（serum free calcium）：随着绝经年龄的增加，血钙浓度有略为下降的趋势，但无统计学意义（0.5>P>0.1）（图 45–3）。

2. 血清磷酸（serum phosphate）：由不同绝经年龄资料分析，血中磷酸浓度没有什么显著的差异（图 45–4）。

3. 血清（总）碱性碱酸酶 [serum（total）alkaline phosphatase]：随着绝经年龄的增加，碱性磷酸酶的数值有随着绝经时间上升的趋势，且有统计学意义（1~2 年 P=0.03；2~3 年 P=0.004）（图 45–5）。

4. 降钙素（calcitonin），完整型甲状旁腺激素（intact PTH），活性维生素 D_3 [1,25（OH)$_2$-D_3]（图 45–6，45–7，45–8）：此三项为与血钙调节平衡有关的激素。随着绝经时间的增加，降钙素有明显下降的趋势，且有统计学意义（1~2 年 P=0.037；2~3 年 P=0.005），但完整型 PTH 及 1,25（OH)$_2$-D_3 则并无明显变化。但此三项激素检查数值的个体差异非常大，因为其主要作用就是在于维持血钙的平衡。显然，这些传统的检测钙代谢的方法并无法反映出实际上骨质重建（bone remodeling）的情形，所以科技界就研究发展出另一些骨代谢生化指标的检查。

骨代谢的生化指标——可分为骨生成（bone formation）指标（图 45–9）及骨耗损（bone resorption）指标（图 45–10）一经由骨代谢速率的测定可以帮助我们找出那些骨质流

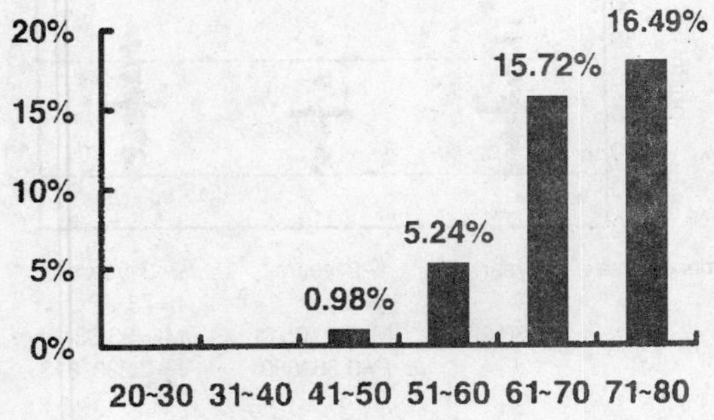

图 45–1 台湾妇女骨质疏松症（腰椎）在不同年龄的发生率

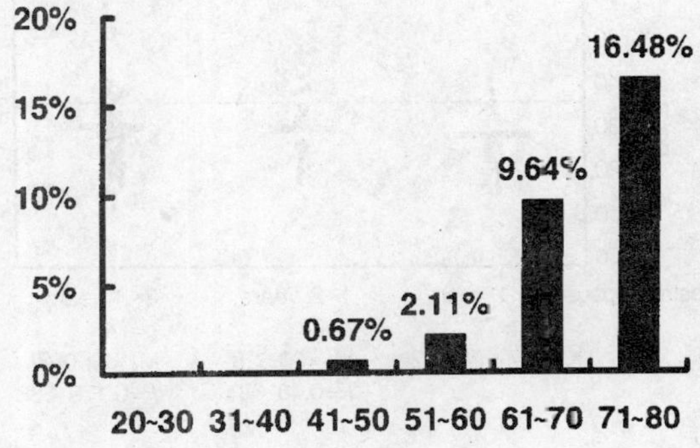

图 45–2 台湾妇女骨质疏松症（体部）在不同年龄的发生率

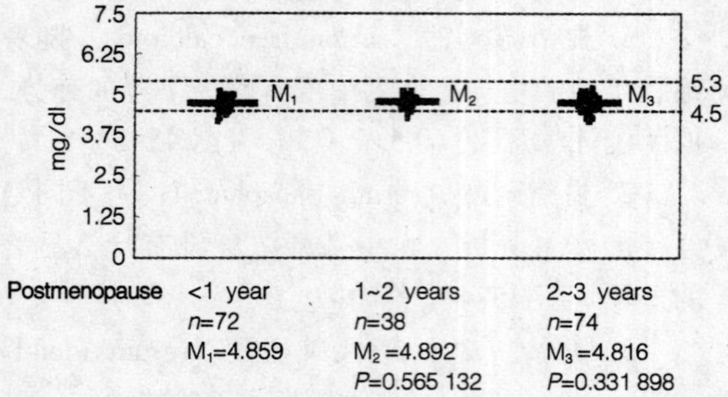

图 45-3 早期绝经妇女的血钙浓度（free calclium）与绝经长短的变化图

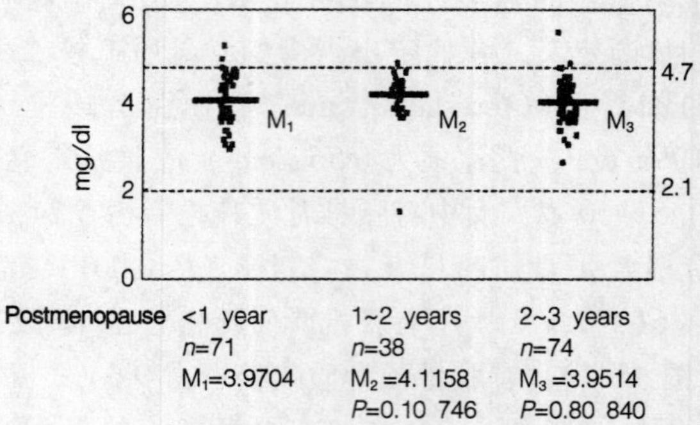

图 45-4 早期绝经妇女的磷酸浓度（phosphate）与绝经长短的变化图

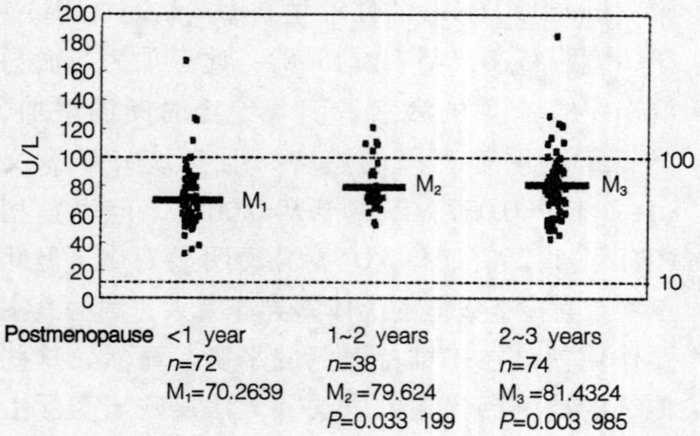

图 45-5 早期绝经妇女的碱性磷酸酶（Aik P）与绝经长短的变化图

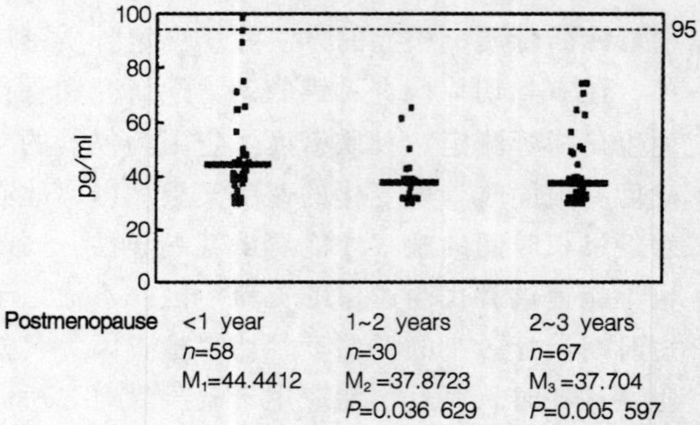

图 45-6 早期绝经妇女的降钙素（calcitonin）与绝经长短的变化图

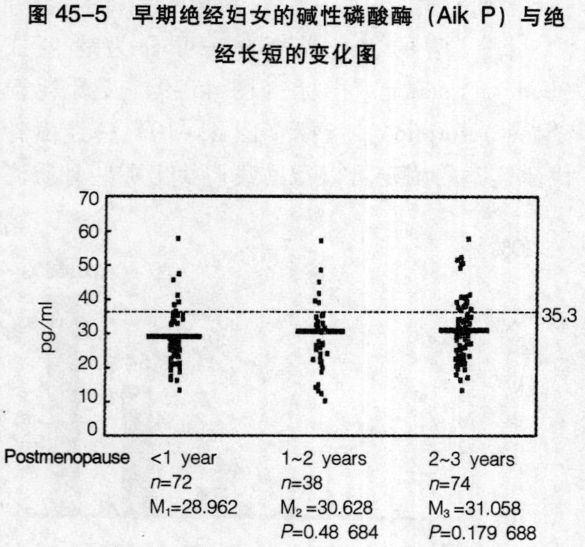

图 45-7 早期绝经妇女的完整型甲状旁腺激素（intact-PTH）与绝经长短的变化图

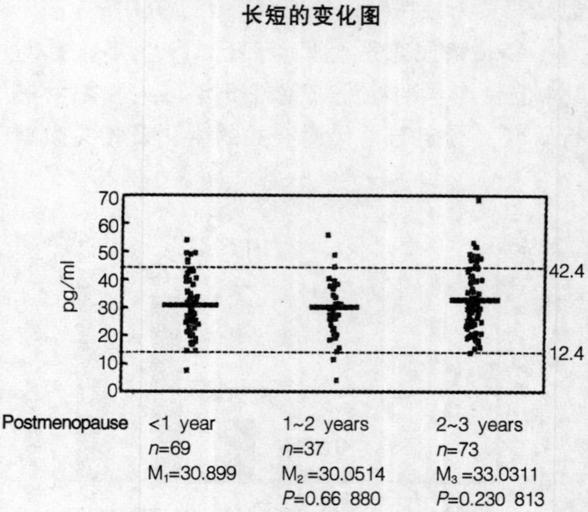

图 45-8 早期绝经妇女的活性维生素 D_3 [1，25-$(OH)_2$-D_3] 与绝经长短的变化图

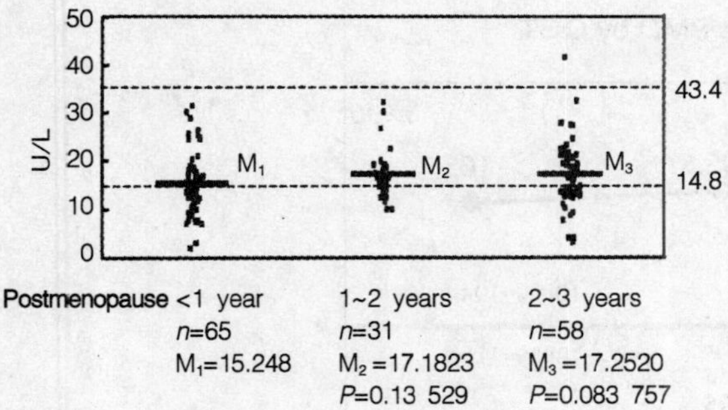

图 45-9 早期绝经妇女的骨生成指标（Alkphase-B）与绝经长短的变化图

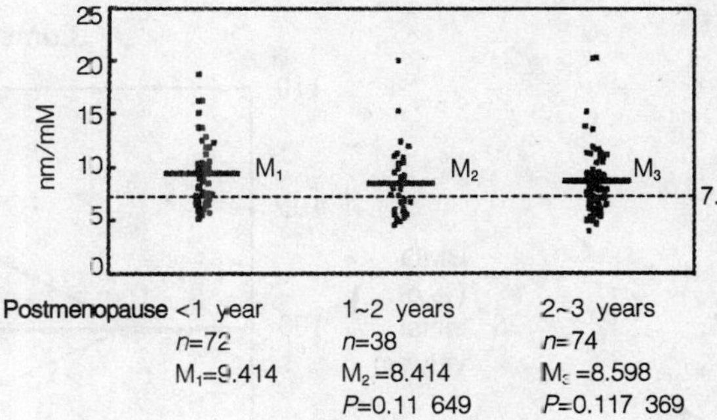

图 45-10 早期绝经妇女的骨耗损指标（Dpd/Cre）与绝经长短的变化图

失速率较快而容易发生骨质疏松症或骨折的高危险群妇女。同时亦可用来监测短时期内（3~6 个月）治疗骨质疏松症时，对药物选择及疗效评估的指标。

筛检的原则

妇女一旦年龄超过 40 岁，其骨本已达尖峰后，身体的骨质含量就会慢慢地开始流失。尤其是早期绝经（<40 岁）、接受两侧卵巢切除手术或瘦小的女性（BMI<20kg/m^2）；抽烟、酗酒、咖啡饮用过量、有甲状旁腺功能亢进或使用类固醇、抗凝血剂等“高危险群妇女”。凡以上有骨质快速流失之虞的妇女，都应该尽早接受骨质密度测定。这些筛检可以让我们了解患者的骨质流失情况，且可预测其罹患骨质疏松症和发生骨折的危险性。同时骨代谢生化检查也可作为治疗骨质疏松症时快速监控及剂量调整的指引。

骨质疏松症的预防与治疗

在台湾，由于生活品质提高，平均寿命延长，绝经后妇女的人口数也随之增加。而骨质疏松症是一种无声无息的疾病，患者通常察觉不出有任何不适。等到骨质疏松症所引起的骨折及并发症产生时，将会如同“隐形杀手”般地威胁到健康；病患本身所承受的痛苦及家人照顾的问题等将随之而来。不仅家庭生活面临严重冲击，同时也会造成社会沉重的负担。由于骨质流失是一种不可逆性的过程，故提早进行预防措施也就更显得重要。

目前 WHI 结果显示服用女性激素 5 年后，会使髋部骨折率下降 34%，故女性激素替代治疗对预防骨质流失的疗效已被完全肯定，因此种疗法基本上是在“买时间”，所以对高危险群能愈早开始愈好，且任何时间给予皆不嫌晚。根据台北荣民总医院妇产部于 1992 年的研究报告：使用 17-β 雌二醇凝胶（Oestrogel®）于绝经后妇女（对照组给予雌三醇 estriol），且使用定量性电脑断层来测定骨质密度。结果在使用 Oestrogel 一年后患者的骨质密度平均增加 5.5%。而使用两年后其骨质密度平均增加 5%；而对照组的骨质密度平均每年下降 4.4%，显示女性激素替代治疗确实有预防骨质流失的效果（图 45-11）。但传统的激素替代疗法常造成更年期妇女产生不规则出血及乳房胀痛的不适副作用。且 WHI 的结果亦显示长期使用将增加心血管疾病及乳癌的发生率。可是绝经妇女需长期（5 年至 10 年）持续地接受女性激素替代治疗，其疗效才能显现出来；一旦治疗停止，骨质又会开始流失。因此如何能简易而有效地找出高危险群妇女，正确地诊断并评估其相对风险性后再开始给予激素替代治疗，以便尽早预防或治疗骨质疏松症，是妇产科临床医师所应致力的重点。

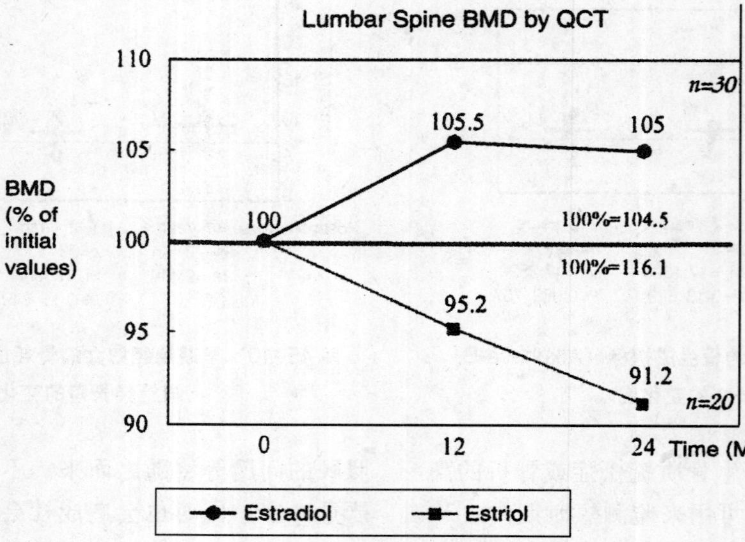

图 45-11 使用定量性电脑断层（QCT）测定骨质密度（腰椎）在治疗前后的变化图

总而言之，预防骨质疏松症的做法不外乎3个方向：第一，从青春期至35岁间开始储存并强化骨本——即适当均衡的饮食习惯及摄取适量的钙质（每日1克）；避免烟、酒和含咖啡因的饮料等，再佐以重力式的运动（如登山、跑、跳等）以储存高量的“尖峰骨质”。台湾日照充足，除非完全不曝露于日光下，不需特别补充维生素D。第二，绝经后妇女应分析各种风险因子是否存在（表45-2），若有明显的风险因子存在，则应评估其骨质密度，若骨质不足则应考虑尽早给予药物，以预防第一次的骨折发生（表45-3）。预防治疗需长时间（5~10年）使用方见效，故激素的使用应谨慎。若有使用激素的禁忌时亦可考虑使用Livial®（Tibolon）或植物雌激素（phytoestrogen），（如Phyto Soya®）等替代疗法。其他的治疗方法还有双磷酸盐类（bisphosphonate，如Fosamax®）及选择性女性激素受体调节剂（SERMs；如Evista®）等抑制破骨药物，这些药物都可以有效降低破骨速率，减缓骨质的流失，同时亦可显著减少骨折的发生率。2002年底美国FDA核准通过了第一个可增加骨生成的药物——rhPTH（Forteo®，Lilly，USA），使严重骨质疏松的患者有了另一线生机。台湾目前已在进行临床实验中（表45-4）。第三，早期侦测出骨质密度较低或骨代谢速率较快的高危险群妇女，并尽早给予预防性治疗。此外，遵照医师指示服用药物和定期回检，以及维持规律的运动（如步行、游泳池内行走），多摄取高钙食物，及戒除抽烟、喝酒的不良习惯等也都是骨质疏松症的防治重点。

表 45-2 骨质疏松骨折的风险因子

（1）父母亲曾患有因骨质疏松症引发的骨折
（2）体重轻于同龄的第25百分位（或BMI<20kg/m²）者
（3）成年期的任何骨折（手脚指、颅面骨不算）
（4）40岁以前绝经
（5）生育年龄中，曾有累积达2年以上的无经期
（6）使用类固醇［相当于每日大于5mg泼尼松龙（prednisolone）］
（7）智力低下已有行动不正常者
（8）甲状腺功能亢进一年以上者
（9）甲状旁腺功能亢进病史者
（10）肝硬化患者
（11）双眼视力不良者（双眼只可校正至0.1以下）
（12）长期抽烟或喝酒者
（13）类风湿性关节炎者

表 45-3　妇女骨质疏松症的评估与治疗流程

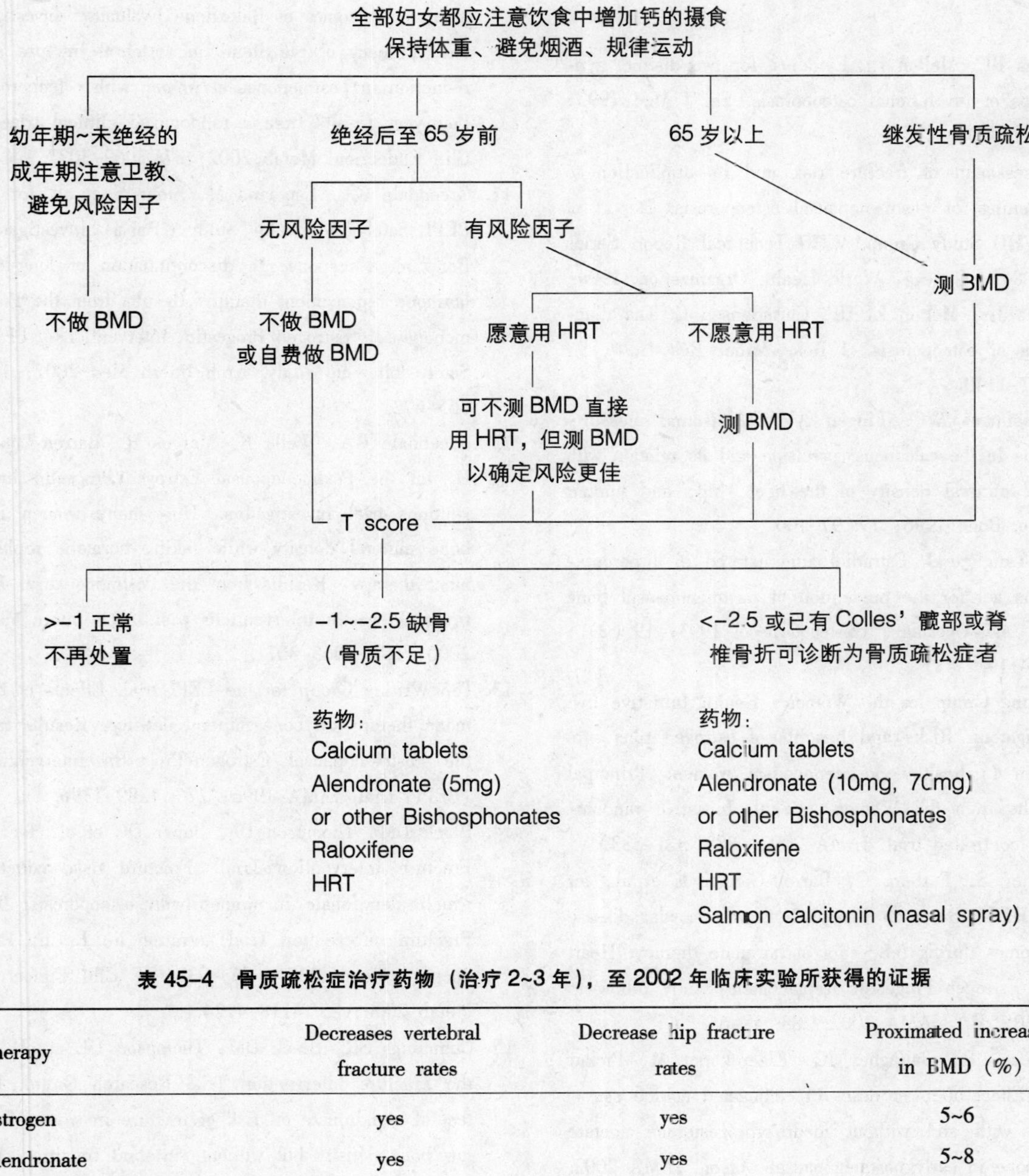

表 45-4　骨质疏松症治疗药物（治疗 2~3 年），至 2002 年临床实验所获得的证据

Therapy	Decreases vertebral fracture rates	Decrease hip fracture rates	Proximated increases in BMD (%)
Estrogen	yes	yes	5~6
Alendronate	yes	yes	5~8
Risedronate	yes	yes	5~6
Raloxifene	yes	no	1~2
Calcitonin (nasal spray)	yes	no	1~2
Calcitriol	yes/no	no	1~2
Calcium	no	no	1~2
Fluoride	yes/no	no	10
rhPTH	yes	yes	9~14

参考文献 (FURTHER READING)

1. Riggs BL, Melton LJ. Evidence for two distinct syndromes of involutional osteoporosis. Sm J Med 1993; 75: 899–901.
2. Assessment of fracture risk and its application to screening for postmenopausal osteoporosis: Report of a WHO Study Group. WHO Technical Report Series No. 843, Geneva, World Health Organization, 1994.
3. Krnis JA, Melton LJ III, Christiansen C: The diagnosis of osteoporosis. J Bone Miner Res 1994; 9: 1137–1140.
4. Graafmans WC, Lingen AV. Ultrasound measurements in the calcaneus: precision and its relation with bone mineral density of the heel, hip, and lumbar spine. Bone 1996; 19: 97–100.
5. TS Yang et al. Estradiol administered in a percutaneous gel for the prevention of postmenopausal bone loss. Asia-Oceania J Obstet Gynecol 1993; 19 (2): 115–119.
6. Writing Group for the Women's Health Initiative Investigators. Risks and benefits of estrogen plus progestin in healthy postmenopausal women: Principal results from the Women's Health Initiative randomized controlled trial. JAMA 2002; 288: 321–333.
7. Hulley S, Furberg C, Barrett-Connor E et al, for the HERS Research Group. Noncardiovascular disease outcomes during 6.8 years of hormone therapy: Heart and Estrogen/Progestin Replacement Study follow-up (HERS Ⅱ). JAMA 2002; 288: 58–66.
8. Lindsay R, Gallagher JC, Kleerekoper M, Pickar JH. Effect of lower doses of conjugated equine estrogens with and without medroxyprogesterone acetate on bone in early postmenopausal women. JAMA 2002; 287: 2668–2676.
9. Barrett-Connor E, Grady D, Sashegyi, A et al, for the MORE Investigators (Multiple Outcomes of Raloxifene Evaluation). Raloxifene and cardiovascular events in osteoporotic postmenopausal women: Four-year results form the MORE (Multiple Outcomes of Raloxifene Evaluation) randomized trial. JAMA 2002; 287: 847–857.
10. Delmas PD, Ensrud KE, Adachi JD et al, for the multiple Outcomes of Raloxifene Evaluation Investigators. Efficacy of raloxifene on vertebral fracture risk reduction in postmenopausal women with osteoporosis: Four-year results from a randomized clinical trial. F Clin Endocrionl Metab 2002; 87: 3069–3077.
11. Greendale GA, Espeland M, Slone S et al, for the PEPI Safety Follow-up Study (PSFS) Investigators. Bone mass response to discontinuation of long-term hormone replacement therapy: Results from the Postmenopausal Estrogen/Progestin Interventions (PEPI) Safety follow-up study. Arch Intern Med 2002; 163: 665–672.
12. Greendale GA, Wells B, Marcus R, Barrett-Connor E, for the Postmenopausal Estrogen/Progestin Interventions trial investigators. How many women lose bone mineral density while taking hormone replacement therapy? Results from the Postmenopausal Estrogen/Progestin Interventions trial. Arch Intern Med 2000; 160: 3065–3071.
13. The Writing Group for the PEPI trial. Effects of hormone therapy on bone mineral density: Results from the Postmenopausal Estrogen/Progestin Interventions (PEPI) trial. JAMA 1996; 276: 1389–1396.
14. Black DM, Thompson De, Baner DC et al, for the Fracture Intervention Trial. Fracture risk reduction which alendronate in women with osteoporosis: The Fracture Intervention Trial [erratum in: F Clin Endocrinol Metab 2001; 86: 938]. F Clin Endocrinol Metab 2000; 85: 4118–4124.
15. Cummings SR, Black DM, Thompson DE et al, for the Fracture Intervention Trial Research Group. Effect of alendronate on risk of fracture in women with low bone density but without vertebral fractures: Results from the Fracture Intervention Trial. JAMA 1998; 280: 2077–2082.
16. Robert M, Neer et al. Effect of parathyroid hormone (1–34) on fractures and bone mineral density in Postmenopausal women with osteoporosis. N Engl J Med 2001; 344: 19.

46

Chapter

选择性雌激素受体调节剂的作用机制及临床作用

蔡英美

选择性雌激素受体调节剂（SERMs）（图46-1）定义为化学构造缺少雌激素结构中的类固醇结构，但立体构造可以和雌激素受体相结合，有组织特异性，在某些组织为雌激素作用，而在另一些组织却可能为抗雌激素作用，因为这个特点，研究者一直寄予厚望，期待理想的

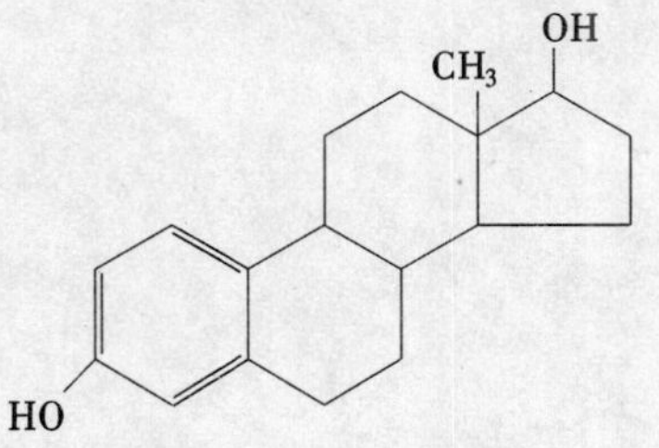

17β－雌二醇（17β-Estradiol）

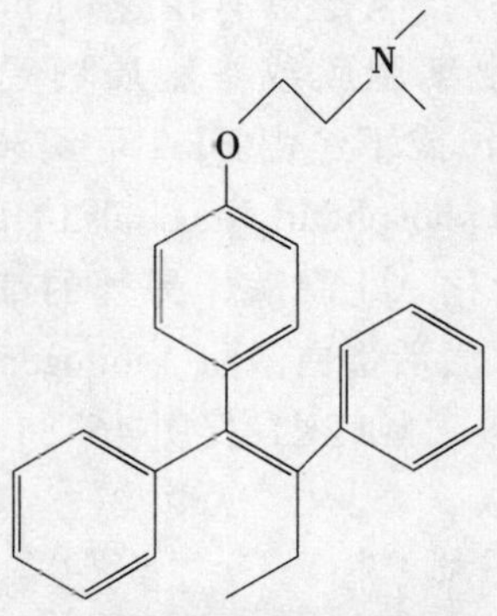

他莫昔芬（Tamoxifen）

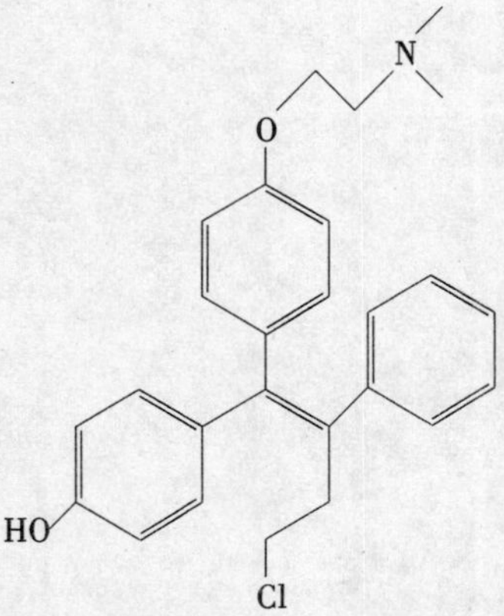

托瑞米芬（Toremifene）

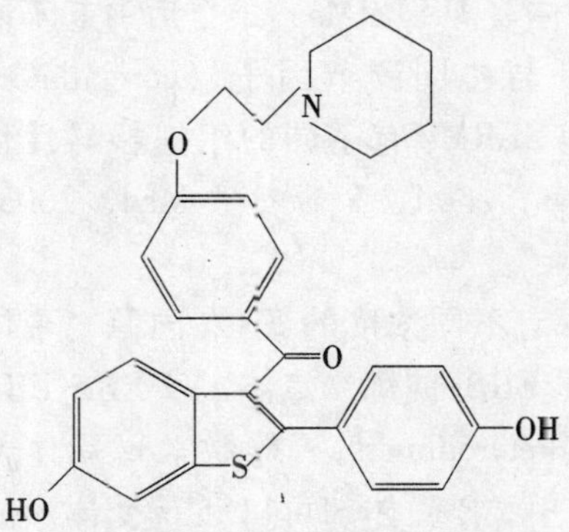

雷洛昔芬（Raloxifene）

图 46-1　17β-雌二醇（17 β-estradiol）及三种美国食品及药物管理局许可的 SERMs 化学构造。17β-雌二醇：环菲（cyclophenanthrene）结构；他莫昔芬，托瑞米芬（tamoxifen，toremifene）：三苯乙烯（triphenylethylene）结构；雷洛昔芬：苯并噻吩（benzothiophene）结构。虽然 SERMs 初级构造和 17 β-estradiol 不甚相同，但立体结构却可和雌激素受体的配体结合区（ligand-binding domain）结合（摘自 Riggs，et al，N Engl J Med，2003；348：619）

SERMs 发现，以发挥临床最大的用途。

本章节特针对 SERMs 的分子学基础、组织特异性，及临床应用作全面的探讨。

雌激素受体作用机制

雌激素和受体结合后，受体产生二聚体（dimer）随即进入细胞核，活化雌激素反应元件（estrogen response element，ERE），并借由协同激活因子（co-activator）或协同抑制因子（co-repressor）相互作用，调节基因转录（transcription），因而呈现种种不同的雌激素作用，目前有两种雌激素受体（ERα 及 ERβ）。

大部分雌激素作用（图 46-2）借由核受体（genomic response），但是也有快速的 non-genomic effect，经由细胞膜或细胞质内受体作用。雌激素和 ERα 或不经由 ERα 可调节磷脂酰肌醇-3-激酶（phosphatidylinositol-3-OH kinase，PI3K）而活化 Akt 激酶，另外的细胞转导途径则为丝裂原激活蛋白激酶（mitogen-activated protein kinase，MAPK）（图 46-3）。

SERMs 作用机制

因不同组织有不同程度的雌激素表现，雌激素受体和配体（即 SERMs）结合后引起不同结构改变，及与协同调节因子（coregulator）结合不同而使 SERMs 有不同的组织特异性作用（摘自 Riggs，et al，N Engl J Med，2003；348：620）。

1. 各组织有不同浓度的 ERα 同源二聚体（homodimers）、ERβ 同源二聚体，及 ERα-ERβ 同源二聚体（heterodimers）。雌激素 α 受体常常发挥活化作用，β 受体却可以和 α 受体形成异源二聚体而抑制 α 的作用，所以组织的 ERα、ERβ 表达不同，当然会表现不同的雌激素作用。雷洛昔芬及他莫昔芬也可和 ERα、ERβ 结合，因此在不同组织也会呈现不同程度的雌激素作用，事实上就目前所知，SERMs 借由 ERα 表现雌激素活性，而借由 ERβ 表现雌激素拮抗作用。

2. 受体-配体结合后结构改变不同（图 46-4）。由蛋白质结晶研究知道雌激素、他莫昔芬、雷洛昔芬和受体结合后产生不同构造变化，而有雌激素作用、拮抗作用及介于两者中间的 SERMs 作用。

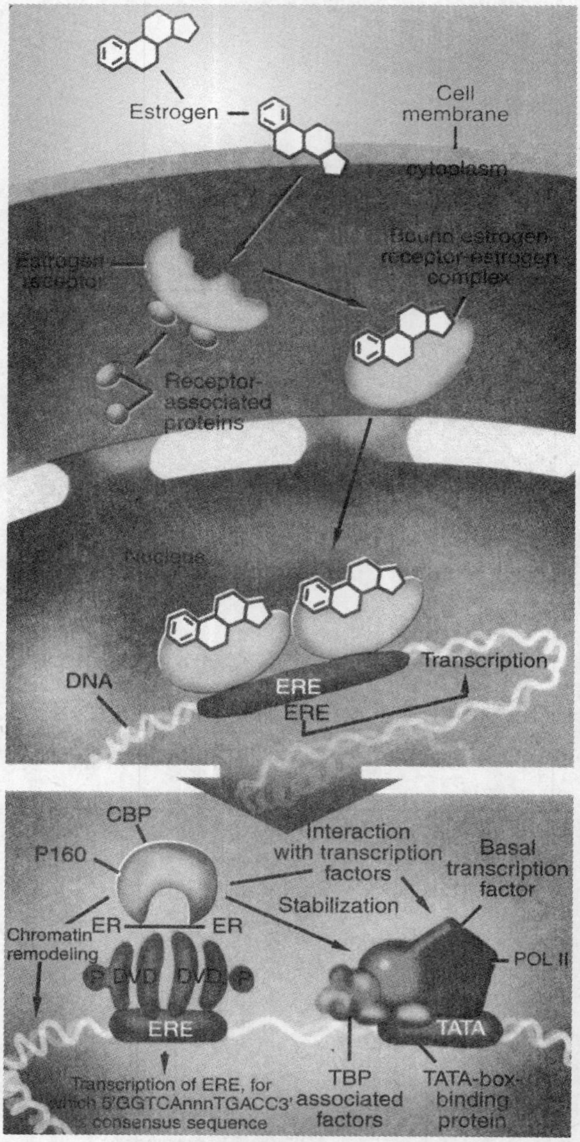

图 46-2 当雌激素和受体结合后，会移动至核内与雌激素反应元件（ERE）结合而引发转录作用。活化的雌激素受体和“P160 共同活化蛋白质”共同作用，借 DNA 结合区（DBD）来与 ERE 结合（摘自 Gruber，et al，N Engl J Med，2002；346:345）

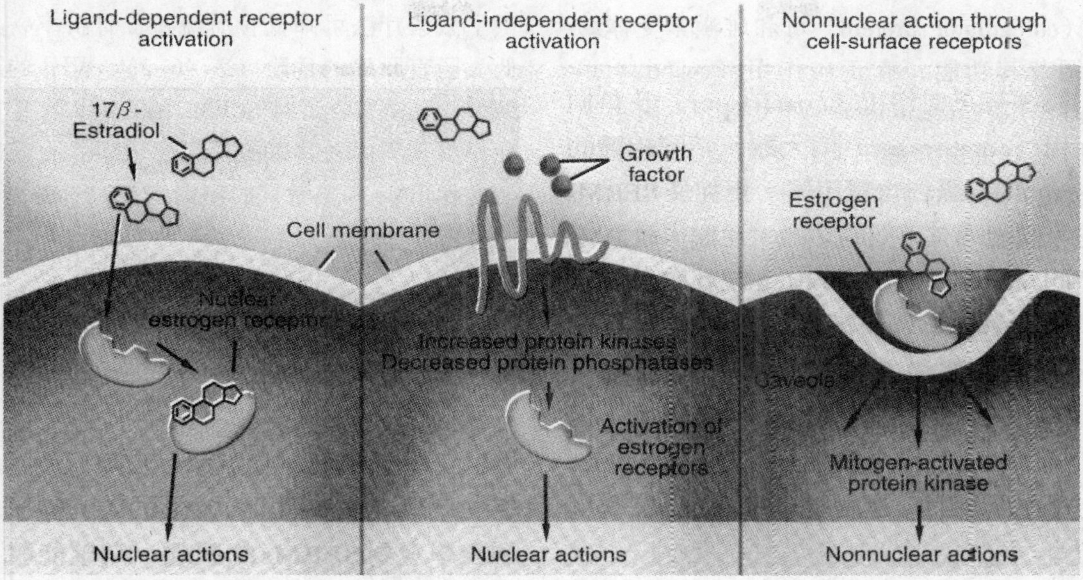

图 46–3 雌激素受体可经由雌激素（需要配体的作用）或生长因子（不需配体作用）活化，进而产生经核的转录作用。另外，细胞膜上的雌激素受体活化后，可借由 MAPK 快速作用，不必经由核内活化（摘自 Gruber，et al，N Engl J Med，2002；346:348）

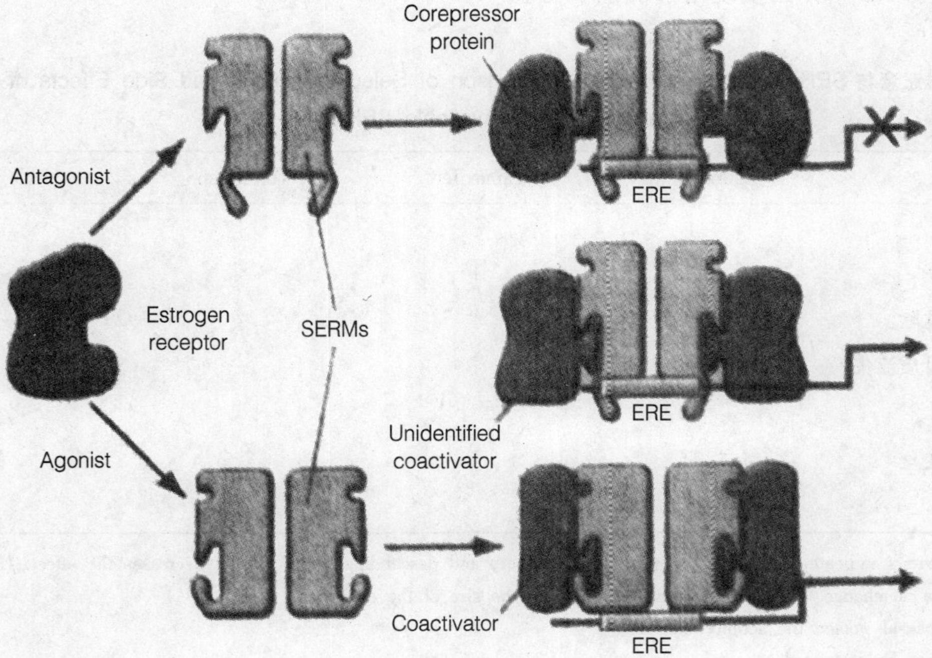

图 46–4 SERMs 和雌激素受体结合后产生不同立体结构变化，如活化协同抑制蛋白，则产生雌激素拮抗作用，如活化协同激活因子则产生雌激素作用

3. 目前至少发现有 20 种以上的协同调节蛋白（coregulator protein）可和雌激素受体结合而调节其功能，有正向作用（coactivator）及负向作用（corepressor）两大类。不同组织的协同调节蛋白含量不同，更促使 SERMs 在不同组织有不同的功能。比如，SERMs 中的他莫昔芬及雷洛昔芬在乳腺细胞可引起协同抑制因子活化，所以在乳房组织，呈现雌激素拮抗作用。相反的，他莫昔芬在子宫内膜为雌激素作用，但雷洛昔芬在子宫内膜则无活化协同活化因子作用，所以对子宫内膜，雷洛昔芬没有影响。

SERMs 在个别组织的作用

在美国 1999 年报告，38%绝经妇女使用激素，使得激素成为最大量的处方药，但 2002 年 WHI（Women's Health Initiative）对 16 608 绝经妇女使用 premarin 0.625mg 加 medroxyprogesterone acetate 激素，原本计划进行 8.5 年的研究，进行了 5.2 年，因发现增加乳癌、心血管疾病、肺栓塞危险而提早结束，但 WHI 也提供了激素疗法可降低骨质疏松、骨折率，及降低大肠直肠癌的危险（表 46-1）。WHI 的研究结果，更诱发学者对 SERMs 的兴趣，期望能发现只具其利而去其害的理想 SERMs，目前临床上的 SERMs 和雌激素的作用比较如下表 46-2。

表 46-1　每 10 000 妇女口服 premarin 0.625mg 加 medroxyprogesterone acetate 每年产生的健康变化

健康疾病	发生数目	
	Placebo (Sugar Pills)	Estrogen+ Progestogen
浸润性乳癌	30	38
冠心病或冠状动脉事件 (coronary events)	30	37
卒中	21	29
肺栓塞	16	34
大肠直肠癌	16	10
髋部骨折	15	10

表 46-2　雌激素与 SERMs 作用（比较表）（Comparison of Selected Actions and Side Effects of Estrogen and Clinically Available SERMs*）

作用	Estrogen	Tamoxifen	Toremifene	Raloxifene
热潮红	↓↓↓	↑[a]	↑[a]	↑[a]
子宫出血	↑↑↑	↑	↑	–
子宫内膜癌危险	↑↑[b]	↑	?	–
预防停经后骨质流失	↑↑↑	↑	–	↑↑
乳癌危险	↑↑	↓↓	↓↓[c]	↓↓
良性血脂质变化	↑↑↑[d]	↑	↑↑	↑
静脉栓塞	↑↑	↑↑	?	↑↑

* Ascending arrows indicate that the drug increases the effect, and descending arrows that it decreases the effect. Horizontal arrows indicate no change. The number of arrows indicates the size of the change

a In perimenopausal women the action would be ↑↑

b This effect can be prevented by concurrent treatment with a progestin

c The only available data are for inhibition of breast-cancer growth

d This effect may be attenuated by concurrent treatment with androgen-derived progestins

(Modified from Riggs et al, N Engl J Med 2003; 348: 621)

骨骼系统作用

骨骼皮质含较多的ERα，而骨松质（cancellous bone）含较多的ERβ，绝经后骨质疏松，雌激素缺乏为重要因素，雌激素缺乏导致骨吸收大于骨形成而引起骨质流失，WHI研究为第一篇大型随机临床试验证明激素疗法可以降低34%脊椎骨及髋部骨折。

他莫昔芬在骨骼为弱雌激素作用，绝经妇女服用他莫昔芬2年后骨质有少许增加，他莫昔芬对骨折的影响有增加，也有减少的报告，而他莫昔芬对骨质的作用又比他莫昔芬弱。

绝经妇女使用雷洛昔芬3年，可增加骨密度2%~3%，雷洛昔芬降低脊椎骨折30%~50%，但对髋部骨折作用不彰，可能原因为雷洛昔芬为较弱的抗骨质吸收药物，所以对松质骨（如脊椎），维持正常骨代谢即可预防骨折，其他如皮质骨（髋部骨）则需较强的抗骨吸收及骨形成药物，才能预防其骨折发生。

对乳房作用

WHI报告激素疗法增加乳癌相对危险27%，和过去51个观察性研究，增加35%类似。

他莫昔芬对ER（+）的乳癌治疗及预防有效，乳癌术后加上他莫昔芬可明显降低复发率（使用5年，下降47%）及死亡（使用10年，减少26%）。在MORE（Multiple Outcomes of Raloxifene Evaluation）研究，雷洛昔芬在骨质疏松的老年人，可以降低乳癌危险76%。

生殖泌尿道

雷洛昔芬不会刺激子宫内膜，所以不必并用黄体酮，有研究指出，3年使用后，内膜厚度并不会增厚。但是他莫昔芬使用却增加子宫内膜癌2.5倍，所以使用他莫昔芬时有异常阴道出血时，需详细检查。

心脏血管系统

SERMs和雌激素一样，会影响血中的脂质（表46-3），口服雌激素增加高密度脂蛋白（HDL）胆固醇及甘油三酯，但降低低密度脂蛋白（LDL）胆固醇。他莫昔芬、托瑞米芬及雷洛昔芬降低LDL，但不影响甘油三酯。他莫昔芬和其他SERMs不同，可增加HDL。雌激素或SERMs皆可促进凝血机制，雌激素尚可上升炎症指数（CRP），但雷洛昔芬不会增加CRP。

观察性研究，激素治疗下降冠心病30%~35%，但WHI却发现会增加心血管疾病23%，卒中38%，所以目前，激素治疗不建议用于预防或治疗心血管疾病。

雷洛昔芬在MORE研究中，对有心血管疾病者可下降40%危险，更大型的研究（RUTH）（Randomized Trial of Raloxifen Use in the Heart）在2005年结果出来，更可提供有冠心病的绝经妇女，使用雷洛昔芬是否有保护作用。雌激素、他莫昔芬、雷洛昔芬对静脉血栓症危险上升1.5~3倍，但其绝对风险仍是很低的。

中枢神经系统

雌激素有很多的脑部功能，ERα主要分布于下丘脑，ERβ则分散于脑部，尤其和认知、记忆区相关之处，有一些研究也报告激素治疗可增进认知和记忆功能。但也有不同结果的报告，如HERS（Heart and Estrogen/Progestin Replacement Study）认为不会增加脑部功能。最近有对年老妇女，3年前瞻性、观察性研究发现雌激素使用10年以上，会减少Alzheimer病67%，但也有些随机性临床试验认为无此保护作用。SERMs是否降低Alzheimer病危险，尚无研究报告。SERMs对下丘脑控制促性腺激素分泌为抗雌激素作用，在绝经初期，他莫昔芬使热潮红机会增加17%，雷洛昔芬则上升7%，在绝经晚期，则作用较不明显。

表 46-3 口服激素和 SERMs 对血脂质、炎症指数，及血液凝固比较表**

变　数	Hormone–Replacement Therapy	Tamoxifene	Toremifene	Raloxifene
	Percent difference from change with placebo			
低密度脂蛋白胆固醇	−12*	−19*	−21*	−12*
高密度脂蛋白胆固醇	7*	−2	14*	0
甘油三酯	18*	31*	−4	−4
Apolipoprotein A-1	13*	5	13*	3
Apolipoprotein B	−4	−9*	−10*	−9*
Lp（a）lipoprotein	−19*	−14*	−53*	−7*
纤维蛋白	−1	–	–	−10*
Plasminogen activator inhibitor type 1	−19*	–	–	8
Homocysteine	−7*	–	–	−8*
C-reactive protein	84*	–	–	−7
Tumor necrosis factor α	−11*	–	–	−5*
Interleukin-6	11	–	–	1

** Data are from the Postmenopausal Estrogen/Progestin Interventions Trial Writihg Group，Love，et al，Walsh，et al，Saarto，et al，Walsh，et al，and Cox，et al

* *P*<0.05 for the comparison with placebo

临床应用

SERMs 最理想的作用为预防心血管疾病，改善更年期症状，不会刺激子宫内膜，治疗、预防骨质疏松症及乳癌，目前临床使用的 SERMs 有两大问题，即他们是弱的雌激素作用，及会加重热潮红。FDA 许可的用途为：他莫昔芬预防及治疗乳癌，托瑞米芬治疗晚期乳癌，雷洛昔芬预防及治疗绝经后骨质疏松。

(一) 预防及治疗骨质疏松

雷洛昔芬 60mg/d 可预防及治疗骨质疏松症，可并用钙 1000mg/d 及维生素 D 400IU/d，雷洛昔芬比阿仑磷酸盐（alendronate）、利塞磷酸盐（risedronate）的抗骨质吸收作用为弱，较适合预防骨质流失或治疗轻度骨质疏松，临床试验认为雷洛昔芬对脊椎骨骨质疏松较为有效。

(二) 治疗及预防乳癌

他莫昔芬仍是 ER（+）乳癌激素治疗的主流之一，也是唯一允许的乳癌初级预防（primary prevention）药物，只是适应证仍有争议，一般认为可用于有强烈家族史，不典型增生（atypical hyperplasia），或小叶原位癌（lobular carcinoma in situ），BRCA1、BRCA2 基因变异者。

未来发展

藉由更多的分子生物学研究，及新的 SERMs 发现，希望找到最好的 SERMs，即对骨、脑部有保护作用，可治疗更年期症状，但却不会对心血管、乳房、子宫内膜产生副作用的 SERMs。

参考文献 (FURTHER READING)

1. Barrett-Connor E, Grady D, Sashegyi A, et al. Raloxifent and cardiovascular events in osteoporotic postmenopausal women: four-year results from the MORE (Multiple Outcomes of Raloxifene Evaluation) randomized trial. JAMA 2002; 287: 847–57.
2. Barlow DH. Time to reflect on the women's health initiative (WHI) Study. Hum Reprod 2003; 18: 1–3.
3. Benson JR, Pitsinis V. Update on clinical role of tamoxifen. Curr Opin Obstet Gynecol 2003; 15: 13–23.
4. Boostanfar R, Amezcua CA, Tourgeman DE, et al. Growth effects of raloxifene, estradiol, medroxyprogesterone acetate, and progesterone on human endometrial adenocarcinoma cells. Fertil Steril 2003; 79: 223–225.
5. Cox DA, Sashegyi A, Paul S, et al. Effects of raloxifene and hormone replacement therapy on markers of inflammation in healthy postmenopausal women. Osteoporos Int 2000; 11:Suppl 2:S207. abstract.
6. Cummings SR, Eckert S, Krueger KA, et al. The effect of raloxifene on risk of breast cancer in postmenopausal women: results from the MORE Randomized Trial. JAMA 1999; 281: 2189–97. [Erratum, JAMA 1999; 282: 2124].
7. Good AE. Hormone therapy in menopause: the plot thickens. Minn Med 2003; 86: 32–35.
8. Gruber CJ, Tschugguel W, Schneeberger C, et al. Production and actions of estrogens. N Engl Med J 2002; 346: 340–352.
9. Hulley S, Furberg C, Barrett-Connor E, et al. Noncardiovascular disease outcomes during 6.8 years of hormone therapy: Heart and Estrogen/Progestin Replacement Study follow-up (HERS Ⅱ). JAMA 2002; 288: 58–66.
10. Kousteni S, Bellido T, Plotkin LI, et al. Nongenotripic, sex-nonspecific signaling through the estrogen or androgen receptors: dissociation from transcriptional activity. Cell 2001; 104: 719–730.
11. Love RR, Wiebe DA, Newcomb PA, et al. Effects of tamoxifen on cardiovascular risk factors in postmenopausal women. Ann Intern Med 1991; 115: 860–864.
12. Migliaccio A, Castoria G, Di Domenico M, et al. Steroid-induced androgen receptor-oestradiol receptor β-Src complex triggers prostate cancer cell proliferation. EMBO J 2000; 19: 5406–17.
13. Mosca L, Barrett-Connor E, Wenger NK, et al. Design and methods of me Raloxifene Use for The Heart (RUTH) study. Am J Cardiol 2001; 88: 392–5.
14. Paige LA, Christensen DJ, Gron H, et al. Estrogen receptor (ER) modulators each induce distinct conformational changes in ERα and ERβ. Proc Natl Acad Sci USA 1999; 96: 3999–4004.
15. Ridker PM, Rifai N, Rose L, Buring JE, Cook NR. Comparison of C-reactive protein and low-density lipoprotein cholesterol levels in the prediction of first cardiovascular events. N Engl J Med 2002; 347: 1557–65.
16. Riggs BL, and Hartmann LC. Selective estrogen receptor modulators-mechanisms of action and application to clinical practice. N Engl J Med 2003; 348: 618–629.
17. Rossouw JE, Anderson GL, Prentice RL et al. Risks and benefits of estrogen plus progestin in healthy postmenopausal women: principal results from the women's health initiative randomized controlled trial. JAMA 2002; 288: 321–333.
18. Saarto T, Blomqvist C, Ehnholm C, et al. Antiatherogenic effects of adjuvant antiestrogens: a randomized trial comparing. the effects of tamoxifen and toremifene on plasma lipid levels in postmenopausal women with node-positive breast cancer. J Clin Oncol 1996; 14: 429–433.
19. Shang Y, Brown M. Molecular determinants for the tissue specificity of SERMs. Science 2002; 295: 3465–8.
20. Simoncini T, Hafezi-Moghadam A, Brazil DP, et al. Interaction of oestrogen receptor with the regulatory subunit of phosphatidylinositol-3-OH kinase. Nature (Loud.) 2000; 407: 538–541.
21. Stoica GE, Franke TF, Wellstein A, et al. Estradiol rapidly activates Akt via the ErbB2 signaling pathway. Mol Endocrinol 2003; 23: 330–335.
22. The Writing Group for the PEPI Trial. Effects of es-

trogen or estrogen/progestin regimens on heart disease risk factors in postmenopausal women: the Postmenopausal Estrogen/Progestin Interventions (PEPI) Trial. JAMA 1995; 273: 199–208. [Erratum, JAMA 1995; 274: 1676.]

23. Tsai EM, Wang SC, Lee JN, et al. Akt activation by estrogen in estrogen receptor-negative breast cancer cells. Cancer Res 2001; 61: 8390–8392.

24. Walsh BW, Kuller LH, Wild RA, et al. Effects of raloxifene on serum lipids and coagulation factors in healthy postmenopausal women. JAMA 1998; 279: 1445–1451.

25. Walsh BW, Paul S, Wild RA, et al. The effects of hormone replacement therapy and raloxifene on C-reactive protein and homocysteine in healthy postmenopausal women: a randomized, controlled trial. J Clin Endocrinol Metab 2000; 85: 214–218.

26. Yaffe K, Krueger K, Sarkar S, et al. Cognitive function in postmenopausal women treated with raloxifene. N Engl J Med 2001; 344: 1207–13.

27. Zoma WD, Baker RS, Kopernik G, et al. Differential effects of selective estrogen receptor modulators and estrogens on mammary blood flow in the ovine. Am J Obstet Gynecol 2002; 187: 1555–1560.

中英文专业名词对照

10%葡萄糖溶液　10% dextrose
3%山梨醇溶液　3% sorbitol solution

A

ACTH 刺激试验　ACTH stimulation test
Ashermann 综合征　Ashermann's syndrome
阿司匹林　aspirin
阿兹海默病　Alzheimer's disease
艾滋病病毒　HIV
安全保护套　safety shields

B

半透明带精子测试法　hemizona assay, HZA
保守性腹腔手术　conservative pelvic surgery
保险套　condom
避孕几率　contraceptive rate
避孕器并发怀孕 IUD with coexistence of pregnancy
避孕器脱出率　IUD, expulsion rate
避孕药的脂肪代谢效应　contraceptive pills, lipid metabolic effect
冰冻管　cryoloop
冰晶形成　crystal formation
玻璃化冷冻法　vitrification
玻璃冷冻瓶　glass ampoule
薄壁输卵管水肿　hydrosalpinx, thin-wall
哺乳的无月经期避孕法　contraception, lactational amenorrhea method, LAM
不完全性葡萄胎　partial mole
不完全子宫纵隔　uterine septum, incomplete
不孕症的子宫因素　infertility, uterine factor

C

采卵手术　ovum retrieval, OR
残存性的子宫外孕　ectopic pregnancy, residual
产褥期不孕　infertility, postpartum
超快速冷冻法　ultrarapid freezing
超声波子宫腔造影术　sonohysterography
成熟促进因子　maturation promoting factor, MPF
成熟期卵子　oocyte, mature stage
迟发型先天性肾上腺增生　late-onset congenital adrenal hyperplasia, LOCAH
迟发性青春期　delayed puberty
迟泄　ejaculation, retarded
持续灌流系统　perfusion system, persistent
持续性子宫怀孕　ectopic pregnancy, persistent
冲洗与抽取　flush & withdrawn
初潮　menarche
初级精母细胞　spermatocyte, primary
初级卵泡　follicle, primary
传染性疾病　infectious disease
传统监视法　laparoscopic surveillance, conventional
垂体功能低下症　hypopituitarism
垂体卒中　pituitary apoplexy

垂体门脉循环 portal circulation
垂体腺瘤 pituitary adenoma
纯水系统 pure water system
雌激素 estrogens
雌激素撤退 estrogen withdrawal
雌激素反应元件协同激活因子 estrogen response element, co-activator
雌激素反应元件协同抑制因子 estrogen response element, co-repressor
雌激素羟化酶 estradiol 2-hydroxylase
雌激素突破 estrogen breakthrough
雌激素与黄体酮同时撤退性出血 estrogen progesterone withdrawal bleeding
次级精母细胞 spermatocyte, secondary
次级卵泡 follicle, secondary
促甲状腺激素 thyroid stimulating hormone, TSH
促甲状腺激素释放激素 thyrotropin-releasing hormone, TRH
促肾上腺皮质激素 adrenocorticotrophic hormone, ACTH
促肾上腺皮质激素释放激素 corticotropin-releasing hormone, CRH
促性腺激素储存库 reserve pool, gonadotropins
促性腺激素的上调 gonadotropins, up regulation
促性腺激素释放激素 gonadotropin releasing hormone, GnRH
促性腺激素释放激素的负反馈 negative feedback, GnRH
促性腺激素释放激素激动剂 GnRH agonist, GnRH-a
促性腺激素释放激素拮抗剂 GnRH antagonist
促性腺激素释放激素类似剂 GnRH analogue, GnRH-A
促性腺激素突升波（高峰） gonadotropin surge
促性腺细胞 gonadotrope
催产素 oxytocin, OT
催乳素 prolactin
催乳素分泌调节因子 prolactin-regulating factors
催乳素释放激素 prolactin-releasing hormone, PRH 或 PRF
催乳素抑制因子 prolactin-inhibiting factor, PIF
催乳细胞 lactotroph
痤疮 acne

D

DES 导致的子宫畸形 uterine anomaly, DES induced
达那唑 danazol
戴丽安 diane
单极切除镜 monopolar resectoscope
单角子宫 uterus, unicornuate
道格拉斯陷凹 Douglas' pouch
低剂量口服避孕药 contraceptives, oral, low dose
低密度脂蛋白胆固醇 cholesterol, LDL
低钠血症 hyponatremia
骶骨前神经切除术 paesacral neurectomy
第二分裂中期 metaphase Ⅱ, MⅡ
第二孕期流产 abortion, 2nd trimester
第三代黄体酮 3rd generation progestogen
第一分裂中期 metaphase Ⅰ, MⅠ
第一极体 polar body, first
第一孕期流产 abortion, first trimester
电脑精液分析 computer assisted semen analysis, CASA
顶体 acrosome
顶体反应 acrosome reaction
顶体酶 acrosin
顶体酶活性 acrosin activity
定期禁欲法 periodic abstinence
多巴胺 dopamine
多巴胺系统 dopaminergic system
多胞胎妊娠 multifetal pregnancy
多胞胎妊娠减胎术 multifetal pregnancy reduction
多毛症 hirsutism
多囊卵巢综合征 polycystic ovarian syndrome,

PCOS
多囊性卵巢疾病 polycystic ovary disease，PCOD

E

儿茶酚胺 catecholamine
儿茶酚胺雌激素 catecholestrogen
二对比法 two contrast method
二细胞停滞现象 2-cell block
二氧化碳培养箱 CO_2 incubator
二支切除镜法 two resectoscope method

F

FSH 突升波（高峰）FSH surge
芳香酶 aromatase
芳香酶抑制剂 aromatase inhibitor
放射免疫分析法 radioimmunoassay，RIA
非典型腺性增生 adenomatous hyperplasia，atypical
非口服性激素避孕法 contraceptives，hormonal，non-oral
非特异性子宫内膜炎 endometritis，nonspecific
分段式口服避孕药 contraceptives，oral，sequential
辅助孵化术 assisted hatching
辅助受精 assisted fertilization
附睾 epididymis
腹壁动脉 epigastric artery
腹侧正中核 ventromedial nucleus，VMN
腹腔镜穿刺针 trocar
腹腔镜导气针 Veress needle
腹腔镜生殖手术 reproductive surgery，laparoscopic
腹腔镜手术 laparoscopy
腹腔镜输卵管结扎术 tubal ligation，laparoscopic
腹腔镜子宫外孕手术 ectopic pregnancy，laparoscopic

G

甘油 glycerol
高催乳素血症 hyperprolactinemia
高密度脂蛋白胆固醇 cholesterol，HDL
高浓度尿素及前列腺素注射流产术 hypertonic urea-PG injection
高浓度溶液灌注术 hypertonic solution instillation
高浓度盐水注射流产术 hypertonic saline injection
高雄激素症 hyperandrogenism
睾酮 testosterone
睾丸 testis
睾丸决定基因组 testis determination genes
睾丸切片取精 testicular sperm extraction，TESE
根除性手术 radical operation
更年期（绝经期） menopause
弓状子宫 uterus，arcuated
功能失调性子宫出血 dysfunctional uterine bleeding，DUB
骨盆腔粘连 adhesion，pelvic
骨质疏松症 osteoporosis
骨质疏松症的预防与治疗 osteoporosis，prevention and treatment
骨质疏松症的诊断 osteoporosis，diagnosis

H

Ham's F-10 培养液 Ham's F-10 medium
海草杆扩张器 laminaria tent
含药型避孕器 IUD，medicated
核磁共振影像 magnetic resonance imaging，MRI
黑色棘皮症 acanthosis nigricans，AN
厚壁输卵管水肿 hydrosalpinx，thick-wall
化学治疗 chemotherapy
怀孕率 fertility rate
怀孕母马血清促性腺激素 pregnant mare serum gonadotropin，PMSG
怀孕期侦测 fertility monitoring

黄体 corpus luteum
黄体功能不全 luteal phase deficiency, LPD
黄体化卵子 oocyte, luteinized stage
黄体生成激素 luteinizing hormone, LH
黄体生成激素突升（高峰，急升） LH surge
黄体胎盘功能转换期 luteoplacental shift
黄体酮 progesterone
黄体酮类制剂 progestins
黄体酮同类制剂 progestogen
混合培养液 complex medium

J

肌瘤分娩 myoma delivery
肌瘤切除手术 myomectomy
基础体温 basal body temperature, BBT
基质 matrix
畸形精子症 teratozoospermia
激素避孕法 contraception, hormonal
激素替代法的初级预防 hormone replacement therapy, primary prevention
激素替代疗法的次级预防 hormone replacement therapy, secondary prevention
激素释放型避孕器 IUD, hormone releasing
激素替代疗法，激素补充疗法 hormone replacement therapy, HRT
极体取出术 polar body extraction
继发性无月经症 amenorrhea, secondary
家庭计划 family planning
甲型（α）地中海贫血 α-thalassemia
简单式培养液 simple medium
浆膜肌瘤间距离 serosa-myoma distance
降调节，下调 down regulation
阶段式胚胎植入术 sequential transfer
阶段式培养基 sequential culture medium
接合生殖体 syngamy
结核性子宫内膜炎 endometritis, tuberculotic
结扎的复原率 sterilization, reversibility
结扎的后悔率 sterilization, regret rate
解剖显微镜 phase microscope
紧急针 emergency needle
近端输卵管阻塞 tubal occlusion, proximal
经皮附睾精子抽取术 percutaneous epididymal sperm aspiration, PESA
经期同步化 cycle synchronization
经直肠超声波 ultrasonography, transrectal
经子宫颈输卵管贯通术 transcervical tubal cannulation
经子宫颈子宫镜切除术 transcervical resection, TCR
精路感染 infection, genital tract
精母细胞 spermatocyte
精母细胞生成 spermatocytogenesis
精囊 seminal vesicle
精囊炎 seminal vesculitis
精索静脉曲张 varicocele
精细胞 spermatid
精液 semen
精液分析 semen analysis
精液过少 hypospermia
精原细胞 spermatogonia
精子 spermatozoa
精子低渗透压肿胀试验法 hypoosmotic swelling test
精子发生 spermatogenesis
精子过动现象 hyperactivation
精子核去浓缩反应 decondensation
精子活动力异常 asthenozoospermia
精子获能，精子调适 capacitation
精子检验严格标准 semen analysis, strict criteria
精子捐赠 sperm donation
精子去凝缩化 sperm decondensation
精子数过多 hyperspermia
精子稀少症 oligozoospermia
精子稀少、活动力差并畸形综合征 oligoasthenoteratozoospermia, OTA syndrome
精子形成 spermiogenesis
精子形态 sperm morphology

精子银行 sperm bank
精子与卵透明带相互作用 sperm-zona interaction
精子直线进行速度 straight line velocity，VSL
颈椎脱臼法 nuchal decapitation
巨细胞病毒 cytomegalovirus，CMV
聚合酶链反应 polymerase chain reaction，PCR
捐赠精液 semen donation
捐赠者人工授精 artificial donor insemination，AID
绝经后骨质疏松症 osteoporosis，menopausal
绝经后综合征 postmenopausal syndrome

K

Kallmann 综合征 Kallmann's syndrome
Klinefelter 综合征 Klinefelter's syndrome
Kremer 毛细管方法 Kremer's micro-hematocrit tube method
Kuzrock-Miller 方法 Kuzrock-Miller test
开放式冷冻麦管 open pulled straw
抗精子抗体 antisperm antibody
抗热 DNA 复制酶 Taq polymerase
抗纤维分解的药物 antifibrinolytic agents
抗心磷脂抗体 anticardiolipin antibody，ACA
颗粒细胞 granulosa cells
空蝶鞍综合征 empty sella syndrome
空气栓塞症 air embolism
口服避孕药 contraceptive pills，oral
口服激素避孕药 contraceptives，oral，hormonal
口服事后避孕药 contraceptives，oral，postcoital
宽振幅 wide amplitude
扩张媒质 distention medium

L

莱迪细胞，莱狄吉细胞，睾丸间质细胞 Leydig cell
狼疮性抗凝血因子 lupus anticoagulant，LAC
冷冻保护剂 cryoprotectants
冷冻胚胎 embryo，frozen
冷冻伤害 cryodamage
冷冻速率 freezing rate
冷休克 cold shock
礼物婴儿，输卵管内配子植入术 gamete intrafallopian transfer，GIFT
裂殖细胞 blastomere
裂殖细胞取样 blastomere sampling
林氏监视法 laparoscopic surveillance，Lin's
淋病 gonorrhea
流产后遗症 abortion sequelae
流产儿率 abortion ratio
流产率 abortion rate
流式细胞术 flow cytometry
漏斗区 infundibulum
绿猴肾细胞 Vero cell
卵巢功能评估 ovarian function evaluation
卵巢过度刺激综合征 ovarian hyperstimulation syndrome，OHSS
卵巢决定基因组 ovary determination genes
卵黄 egg-yolk
卵母细胞，卵子 oocyte
卵泡成长监测 ovulation monitoring
卵泡刺激素 follicle stimulating hormone，FSH
卵泡的诱发治疗反应 superovulation response
卵泡期 follicular phase
卵细胞卵丘综合体 oocyte-cumulus complex
卵细胞质内精子注射术 intracytoplasmic sperm injection，ICSI
卵细胞质转殖 ooplasmic transfer
卵透明带 zona pellucida
卵子捐赠 egg donation

M

慢速冷冻法 slow freezing
慢性间质性输卵管炎 chronic interstitial salpingitis
慢性卵泡性输卵管炎 chronic follicular salpingitis
毛细管法 capillary tube method

梅毒 syphilis
每月避孕丸 contraception, once a month pill
棉子酚 gossypol
免疫避孕法 contraceptive vaccine
免疫放射测量分析法 immunoradiometric assay, IRMA
免疫因素不孕症 infertility, immunological factor
苗勒管遗迹 Müllerian remnants
苗勒抑制物质 Müllerian inhibitin substance, MIS
母亲死亡率 maternal mortality

N

男性避孕方法 contraceptives, male
男性不孕症 infertility, male
男性假阴阳人 pseudohermaphroditism, male
男性秃 androgenic alopecia
囊胚期 blastocyst
囊肿切除术 cystectomy
内顶体膜 acrosome membrane, inner
内分泌促进激素 stimulating hormones
内膜增生 endometrial hyperplasia
内生性阿片类系统 endogenous opiates
逆渗透去离子过滤器 millipore, RO/Milli-Q
逆行性射精 ejaculation, retrograde
年龄相关怀孕率 fertility rate, age-specific
黏膜下肌瘤 submucous myoma
黏液蛋白 mucin
尿道下裂 hypospadias
凝血效应 coagulatory effect
女性假阴阳人 pseudohermaphroditism, female
女性结扎 sterilization, female
女用保险套 condom, female

P

膀胱摄影术 cystogram
排卵前期 preovulatory stage
排卵药 ovulation inducing agents
胚泡期（生殖泡期，胚芽囊胞期） germinal vesicle stage
胚泡期细胞核转殖 germinal vesicle nucleus transfer
胚腔化生 coelomic metaplasia
胚胎共同培养 coculture, embryo
胚胎杂质 embryo, fragment
胚胎植入 embryo transfer, ET
胚胎着床 implantation
配子捐赠 gamete donation
皮下植入避孕法 contraceptives, subdermal implant
皮质反应 cortical reaction
品管评估 quality control evaluation
平均路径速度 average path velocity, VAP

Q

前阿黑皮素 pro-opiomelanocortin, POMC
前列腺 prostate
前列腺素 prostaglandins, PGs
前列腺素类似剂 prostaglandin analogs
前列腺炎 prostatitis
前倾或后倾子宫 uterus, anteversion or retroversion
巧克力囊肿 chocolate cyst
鞘细胞 theca cells
切除镜 resectoscope
青春期 puberty
青春前期 pre-puberty
区段性输卵管切除术 salpingectomy, segmental
去获能（调适）因子 decapacitation factor
去甲肾上腺素系统 norepinephrine system
去离子交换树脂 millipore, Organex-Q
去透明带仓鼠卵子精子穿透力试验 zona free hamster egg sperm penetration test, ZFHEPT

R

染色体性别 chromosomal sex

人工流产 artificial abortion
人工授精 artificial insemination
人工授精后测试法 post-artificial insemination test
人类白细胞抗原 human leukocyte antigen, HLA
人类绒毛膜促性腺激素 human chorionic gonadotropin, hCG
人类绝经期促性腺激素 human menopausal gonadotropins, hMG
人类血清白蛋白 human serum albumin
乳癌 breast cancer

S

Sims-Huhner 试验法 Sims-Huhner test
三对比法 three contrast method
伞部包封 fimbrial encapsulation
伞部包狭 fimbrial phimosis
伞部粘连 fimbrial agglutination
伞部张开术 fimbrial expression
伞部整形术 fimbrioplasty
杀精剂 spermicide
射精 ejaculation
神经垂体系统 neurohypophyseal system
神经性厌食症 anorexia nervosa
肾上腺皮质功能初升 adrenarche
渗透压 osmotic pressure
生长激素分泌抑制因子 somatotropin-release-inhibiting factor, SRIF
生长抑制素 somatostatin, SS
生精小管 seminiferous tubules
生殖泡，胚泡 germinal vesicle
生殖泡裂解，胚泡裂解 germinal vesicle break down, GVBD
石托利细胞，支持细胞 Sertoli cells
始基卵泡 follicle, primordial
事后避孕法，性交后避孕法 contraception, postcoital
事后避孕丸，晨间丸 morning after pill
试管婴儿 test tube baby，同 IVF-ET
手术放大镜 loupes
手术用硬性子宫镜 hysteroscope, rigid, operative
手术用子宫纤维镜 fibrohysteroscope, operative
手术中超声波监视法 intraoperative ultrasound monitoring
受精 fertilization
受精卵输卵管内植入术 zygote intrafallopian transfer, ZIFT
授精 insemination
瘦素 leptin
输精管附睾吻合术 vasoepididymostomy
输精管切除术 vasectomy
输精管吻合术 vasovasostomy
输卵管接合手术 tubal anastomosis
输卵管结扎环 sterilization, Fallope ring
输卵管结扎夹 sterilization, Filshie clips
输卵管镜 salpingoscopy
输卵管扩充器 ureteral stent
输卵管卵巢粘连去除术 adhesiolysis, tuboovarian
输卵管旁粘连 adhesion, peritubal
输卵管腔内粘连 adhesion, intraluminal
输卵管切除术 salpingectomy
输卵管切开术 salpingotomy
输卵管伞部 fimbria
输卵管通水术 hydrotubation
输卵管再接手术 tubal reanastomosis
输卵管造口术 salpingostomy
输卵管中段阻塞 midsegment tubal occlusion
输卵管中胚胎植入术 tubal embryo transfer, TET
输卵管重新造口术 salpingoneostomy
输卵管子宫外孕 tubal pregnancy
输卵管子宫植入术 tubouterine implantation
双极切除镜 resectoscope, bipolar
双角子宫 uterus, bicornuate
双线期 diplotene
双原核期 2PN stage

双子宫 uterus didelphys
松果腺 pineal gland
塑胶冷冻瓶 cryovials
塑胶小麦管 plastic straws

T

Tanner 分期 Tanner stages
唐氏症儿 Down's syndrome
特发性血小板缺少性紫癜 idiopathic thrombocytopenia purpura, ITP
特纳综合征 Turner's syndrome
体外受精 in vitro fertilization IVF
体外受精及胚胎植入术 in vitro fertilization-embryo transfer, IVF-ET
体细胞 somatic cell
体质性早熟 constitutional precocity
同房后试验 postcoital test, PCT
痛经 dysmenorrhea
头侧摆幅度 amplitude of lateral head displacement, ALH
透明带部分切开术 partial zona dissection, PZD
透明带穿孔术 zona drilling
透明带下精子注射术 subzonal insertion of sperm, SUZI
透明带下授精术 subzonal insemination
透明质酸酶 hyaluronidase
蜕膜化 decidualization

W

外顶体膜 acrosome membrane, outer
外周性（假性）早发性青春期 precocious pseudopuberty
完全子宫纵隔 uterine septum, complete
未成熟期卵子 oocyte, immature stage
萎缩期 atretic stage
无睾畸形 anorchism
无精液症 aspermia
无精子症 azoospermia
无排卵的黄体化卵泡综合征 luteinized unruptured follicle syndrome, LUF syndrome
无气式腹腔镜 laparoscopy, gasless
无药性避孕器 IUD, unmedicated
无月经症 amenorrhea

X

XX 男性 XX male
X 染色体的失活 X inactivation
吸引式子宫刮除术 suction curettage
希罕综合征 Sheehan's syndrome
习惯性流产 abortion, recurrent
细胞核转殖 nuclear transfer
细胞因子 cytokines
下沉性黏膜下肌瘤 submucous myoma, shrinked
下丘脑 hypothalamus
下丘脑-垂体-卵巢轴 hypothalamic-pituitary-ovarian axis, HPO axis
下丘脑性无排卵 hypothalamic amenorrhea
下丘脑性性腺功能低下症 hypothalamichypogonadism
先天性生精小管不全 congenital inadequacy of the seminiferous tubules
先天性无输精管症 congenital bilateral absence of vas deferens, CBAVD
显微附睾取精术 microsurgical epididymal sperm aspiration, MESA
显微腹腔手术 microscopic pelvic surgery
显微解剖睾丸切片取精 microdissection testicular sperm extraction
显微手术 microsurgery
显微注射 microinjection
腺性增生 adenomatous hyperplasia
限制酶片段长度多态性 restrictive fragment length polymorphism, RFLP
小伤口剖腹术 minilaparotomy

协助性生殖技术 assisted reproductive technology, ART
泄精 emission
心脏血管疾病 cardiovascular diseases, CVD
形态性别 morphologic sex
性别发育异常 sex differentiation disorders
性交后避孕器放置法 IUD insertion, postcoital
性联遗传 X-linked disorders
性染色体 sex chromosome
性腺功能初升 gonadarche
性腺激素结合球蛋白 sex hormone binding globulin, SHBG
性腺静止期 gonadostat
性腺性别 gonadal sex
雄激素 androgens
雄激素不敏感综合征 androgen insensitization syndrome
雄激素结合蛋白 androgen binding protein, ABP
选择性雌激素受体调节剂 selective estrogen receptor modulators, SERMs
血管加压素 vasopressin, VP
血红蛋白疾病 hemoglobinopathy
血流动力学 hemodynamics
血清成分替代品 serum substitute supplement, SSS
血液恶病质 blood dyscrasis

Y

Yuzpe 疗法 Yuzpe regimen
Y 染色体配对 Y chromosome pairing
羊齿反应（结晶作用） ferning reaction
羊膜腔内注射流产术 intraamniotic injection
阳痿 impotence
洋红靛蓝染剂 indigo carmine
液态氮 liquid nitrogen
液体超负荷 fluid overloading
衣原体 chlamydia
胰岛素抵抗 insulin resistance
胰岛素敏感试剂 insulin-sensitizing agents
胰岛素样生长因子结合蛋白 insulin-like growth factor binding protein, IGFBP
遗传性疾病 hereditary disease
乙型肝炎 hepatitis B
抑制素 inhibin
抑制素-活化素-卵泡休止素系统 inhibin-activin-follistatin system
阴道超声波 ultrasonography, vaginal
阴道超声波 vaginal sonography
阴道海绵 vaginal sponge
阴道后穹隆 posterior fornix
阴道环 vaginal ring
阴囊超声波 ultrasonography, scrotal
隐睾症 cryptorchidism
荧光原位杂交法 fluorescence in situ hybridization, FISH
硬性子宫镜 hysteroscope, rigid
优势卵泡 follicle, dominant
诱导流产术 abortion, induced
诱导排卵 ovulation induction
预测排卵 ovulation prediction
原发性睾丸衰竭 primary andropause
原发性睾丸衰竭 primary testicular failure
原发性无月经症 primary amenorrhea
原核转殖重建术 pronuclear transfer reconstruction
圆头精子症 globozoospermia
远端输卵管阻塞 tubal occlusion, distal
月经不定期出血 metrorrhagia
月经不定期与过多 menometrorrhagia
月经次数过多 polymenorrhea
月经次数过少 oligomenorrhea
月经规则术 menstrual regulation
月经过多 menorrhagia
月经过多 hypermenorrhea
月经期之间出血 intermenstrual bleeding
月历避孕法 contraception, calendar method

Z

Z字型穿刺法 "Z" technique
再版的A.F.S.的计分方式 revised AFS score
早发性黄体生成激素高峰 LH surge, premature
早发性卵巢衰竭 premature ovarian failure, POF
早发性青春期 precocious puberty
早泄 premature ejaculation
粘连 adhesion
粘连分离术 adhesiolysis
诊断用子宫纤维镜 fibrohysteroscope, diagnostic
真空吸引抽取术 vacuum aspiration
真性阴阳人 pseudohermaphroditism, true
正反馈 positive feedback
直线前进比例 progression ratio of straightness
植入冰种 seeding
中枢性（真性）早发性青春期 precocity, true
中央突起区 median eminence, ME
肿块性峡部输卵管炎 salpingitis isthmica nodosa, SIN
肿瘤摘除术 enucleation
着床窗 implantation window
着床前遗传分析 preimplantation genetic analysis
着床前遗传诊断 preimplantation genetic diagnosis, PGD
滋养层细胞 trophoblast
子宫穿孔 uterine perforation
子宫动脉血流灌注 uterine blood perfusion
子宫隔膜 contraception, diaphragm
子宫肌瘤 leiomyoma
子宫肌瘤 uterine myoma
子宫畸形 uterine anomalies
子宫角（显微）接合手术 cornual anastomosis
子宫颈闭锁不全 cervical incompetence
子宫颈扩张及胚胎取出术 dilatation and evacuation（D&E）
子宫颈黏液 cervical mucus
子宫颈黏液拉丝现象 spinnbarkeit
子宫颈因素 cervical factor
子宫扩刮术 dilatation and curettage（D&C）
子宫内避孕器或异物 IUD, intrauterine device
子宫内膜层切除术 endometrial resection
子宫内膜切片检查 endometrial biopsy
子宫内膜去除术 endometrial ablation
子宫内膜吸取术 endometrial suction
子宫内膜息肉 endometrial polyps
子宫内膜炎 endometritis
子宫内膜异位瘤 endometrioma
子宫内膜异位囊肿 endometriotic cyst
子宫内膜异位症 endometriosis
子宫腔内授精 intrauterine insemination, IUI
子宫腔内粘连 adhesion, intrauterine
子宫腔内粘连 uterine synechia
子宫输卵管摄影 hysterosalpingography, HSG
子宫外孕的保守性疗法 ectopic pregnancy, conservative treatment
子宫纤维镜 fibrohysteroscope
自然家庭计划 natural family planning
自然杀伤细胞，天然杀伤细胞 natural killer cells, NK cells
自体子宫内膜细胞共同培养系统 autologus endometrial coculture
自我催化作用 self-priming action
纵隔子宫 uterus, septated
总怀孕率 fertility rate, total
总体怀孕率 fertility rate, general
主要组织相容性复合物 major histocompatibility complex, MHC

英中文专业名词对照

10% dextrose　10%葡萄糖溶液
2PN stage　双原核期
2-cell block　二细胞停滞现象
3% sorbitol solution　3%山梨醇溶液
3rd generation progestogen　第三代黄体酮
α-thalassemia　α（甲型）地中海贫血

A

abortion rate　流产率
abortion ratio　流产几率
abortion sequelae　流产后遗症
abortion，first trimester　第一孕期流产
abortion, 2nd trimester　第二孕期流产
abortion，induced　诱导流产术
abortion，recurrent　习惯性流产
acanthosis nigricans，AN　黑色棘皮症
acne　痤疮
acrosin　顶体酶
acrosin activity　顶体酶活性
acrosome　顶体
acrosome membrane，inner　内顶体膜
acrosome membrane，outer　外顶体膜
acrosome reaction　顶体反应
ACTH stimulation test　ACTH 刺激试验
adenomatous hyperplasia　腺性增生
adenomatous hyperplasia，atypical　非典型腺性增生
adhesiolysis　粘连分离术
adhesiolysis，tuboovarian　输卵管卵巢粘连去除术
adhesion　粘连
adhesion，intraluminal　输卵管腔内粘连
adhesion，intrauterine　子宫腔内粘连
adhesion，pelvic　骨盆腔粘连
adhesion，peritubal　输卵管旁粘连
adrenarche　肾上腺皮质功能初升
adrenocorticotrophic hormone，ACTH　促肾上腺皮质激素
air embolism　空气栓塞症
Alzheimer's disease　阿兹海默病
amenorrhea　无月经症
amenorrhea，secondary　继发性无月经症
amplitude of lateral head displacement，ALH　头侧摆幅度
androgen binding protein，ABP　雄激素结合蛋白
androgen insensitization syndrome　雄激素不敏感综合征
androgenic alopecia　男性秃
androgen　雄激素
anorchism　无睾畸形
anorexia nervosa　神经性厌食症
anticardiolipin antibody，ACA　抗心磷脂抗体
antifibrinolytic agents　抗纤维分解的药物
antisperm antibody　抗精子抗体
aromatase　芳香酶
aromatase inhibitor　芳香酶抑制剂

artificial abortion 人工流产
artificial donor insemination, AID 捐赠者人工授精
artificial insemination 人工授精
Ashermann's syndrome Ashermann 综合征
aspermia 无精液症
aspirin 阿司匹林
assisted fertilization 辅助受精
assisted hatching 辅助孵化术
assisted reproductive technology, ART 协助性生殖技术
asthenozoospermia 精子活动力异常
atretic stage 萎缩期
autologus endometrial coculture 自体子宫内膜细胞共同培养系统
average path velocity, VAP 平均路径速度
azoospermia 无精子症

B

basal body temperature, BBT 基础体温
blastocyst 囊胚期
blastomere 裂殖细胞
blastomere sampling 裂殖细胞取样
blood dyscrasis 血液恶病质
breast cancer 乳癌
bromocriptine 溴隐亭

C

capacitation 精子获能，精子调适
capillary tube method 毛细管法
cardiovascular diseases, CVD 心脏血管疾病
catecholamine 儿茶酚胺
catecholestrogen 儿茶酚胺雌激素
cervical factor 子宫颈因素
cervical incompetence 子宫颈闭锁不全
cervical mucus 子宫颈黏液
chemotherapy 化学治疗
chlamydia 衣原体
chocolate cyst 巧克力囊肿
cholesterol, HDL 高密度脂蛋白胆固醇
cholesterol, LDL 低密度脂蛋白胆固醇
chromosomal sex 染色体性别
chronic follicular salpingitis 慢性卵泡性输卵管炎
chronic interstitial salpingitis 慢性间质性输卵管炎
clomiphene citrate, clomid 枸橼酸氯米芬
CO_2 incubator 二氧化碳培养箱
coagulatory effect 凝血效应
coculture, embryo 胚胎共同培养
coelomic metaplasia 胚腔化生
cold shock 冷休克
complex medium 混合培养液
computer assisted semen analysis, CASA 电脑精液分析
condom 保险套
condom, female 女用保险套
congenital bilateral absence of vas deferens, CBAVD 先天性无输精管症
congenital inadequacy of the seminiferous tubules 先天性生精小管不全
conservative pelvic surgery 保守性腹腔手术
constitutional precocity 体质性早熟
contraception, calendar method 月历避孕法
contraception, diaphragm 子宫隔膜避孕法
contraception, hormonal 激素避孕法
contraception, lactational amenorrhea method, LAM 哺乳的无月经期避孕法
contraception, once a month pill 每月避孕丸
contraception, postcoital 事后避孕法，性交后避孕法
contraceptive pills, lipid metabolic effect 避孕药的脂肪代谢效应
contraceptive pills, oral 口服避孕药
contraceptive rate 避孕几率
contraceptive, vaccine 免疫避孕法

contraceptives, hormonal, non-oral 非口服性激素避孕法
contraceptives, male 男性避孕方法
contraceptives, oral, hormonal 口服激素避孕药
contraceptives, oral, low dose 低剂量口服避孕药
contraceptives, oral, postcoital 口服事后避孕药
contraceptives, oral, sequential 分段式口服避孕药
contraceptives, subdermal implant 皮下植入避孕法
cornual anastomosis 子宫角（显微）接合手术
corpus luteum 黄体
cortical reaction 皮质反应
corticotropin-releasing hormone, CRH 促肾上腺皮质激素释放激素
cryodamage 冷冻伤害
cryoloop 冰冻管
cryoprotectants 冷冻保护剂
cryovials 塑胶冷冻瓶
cryptorchidism 隐睾症
crystal formation 冰晶形成
cycle synchronization 经期同步化
cyproterone acetate 环丙孕酮醋酸酯
cystectomy 囊肿切除术
cystogram 膀胱摄影术
cytokines 细胞因子
cytomegalovirus, CMV 巨细胞病毒

D

danazol 达那唑
decapacitation factor 去获能（调适）因子
decidualization 蜕膜化
decondensation 精子核去浓缩反应
delayed puberty 迟发性青春期
diane 戴丽安
dilatation and curettage（D&C） 子宫扩刮术
dilatation and evacuation（D&E） 子宫颈扩张及胚胎取出术
dimethyl sulfoxide, DMSO 二甲亚砜
diplotene 双线期
distention medium 扩张媒质
dopamine 多巴胺
dopaminergic system 多巴胺系统
Douglas' pouch 道格拉斯陷凹
down regulation 降调节，下调
Down's syndrome 唐氏综合征
dysfunctional uterine bleeding, DUB 功能失调性子宫出血
dysmenorrhea 痛经

E

ectopic pregnancy, conservative treatment 子宫外孕的保守性疗法
ectopic pregnancy, laparoscopic 腹腔镜子宫外孕手术
ectopic pregnancy, persistent 持续性子宫外孕
ectopic pregnancy, residual 残存性的子宫外孕
egg donation 卵子捐赠
egg-yolk 卵黄
ejaculation 射精
ejaculation, retarded 迟泄
ejaculation, retrograde 逆行性射精
embryo transfer, ET 胚胎植入
embryo, fragment 胚胎杂质
embryo, frozen 冷冻胚胎
emergency needle 紧急针
emission 泄精
empty sella syndrome 空蝶鞍综合征
endogenous opiates 内生性阿片类系统
endometrial ablation 子宫内膜去除术
endometrial biopsy 子宫内膜切片检查
endometrial hyperplasia 内膜增生
endometrial polyps 子宫内膜息肉
endometrial resection 子宫内膜层切除术
endometrial suction 子宫内膜吸取术

endometrioma 子宫内膜异位瘤
endometriosis 子宫内膜异位症
endometriotic cyst 子宫内膜异位囊肿
endometritis 子宫内膜炎
endometritis, nonspecific 非特异性子宫内膜炎
endometritis, tuberculotic 结核性子宫内膜炎
enucleation 肿瘤摘除术
epididymis 附睾
epigastric artery 腹壁动脉
estradiol 2-hydroxylase 雌激素羟化酶
estrogen breakthrough 雌激素突破
estrogen response element, co-activator 雌激素反应元件协同激活因子
estrogen response element, co-repressor 雌激素反应元件协同抑制因子
estrogen withdrawal 雌激素撤退
estrogens 雌激素
estrogen-progesterone withdrawal bleeding 雌激素与黄体酮同时撤退性出血
ethinyl estradiol 炔雌醇

F

family planning 家庭计划
ferning reaction 羊齿反应（结晶作用）
fertility monitoring 怀孕期侦测
fertility rate 怀孕率
fertility rate, age specific 年龄相关怀孕率
fertility rate, general 总体怀孕率
fertility rate, total 总怀孕率
fertilization 受精
fibrohysteroscope 子宫纤维镜
fibrohysteroscope, diagnostic 诊断用子宫纤维镜
fibrohysteroscope, operative 手术用子宫纤维镜
fimbria 输卵管伞部
fimbrial agglutination 伞部粘连
fimbrial encapsulation 伞部包封
fimbrial expression 伞部张开术
fimbrial phimosis 伞部包狭
fimbrioplasty 伞部整形术
finasteride 非那雄胺
flow cytometry 流式细胞术
fluid overloading 液体超负荷
fluorescence in situ hybridization, FISH 荧光原位杂交法
flush & withdrawn 冲洗与抽取
flutamide 氟他胺
follicle stimulating hormone, FSH 卵泡刺激素
follicle, dominant 优势卵泡
follicle, primary 初级卵泡
follicle, primordial 始基卵泡，原始卵泡
follicle, secondary 次级卵泡
follicular phase 卵泡期
freezing rate 冷冻速率
FSH surge FSH 突升波（高峰）

G

gamete donation 配子捐赠
gamete intrafallopian transfer, GIFT 礼物婴儿，输卵管内配子植入术
ganirelix 加尼瑞克
germinal vesicle 生殖泡，胚泡
germinal vesicle breakdown, GVBD 生殖泡裂解，胚泡裂解
germinal vesicle nucleus transfer 胚泡期细胞核转殖
germinal vesicle stage 胚泡期（生殖泡期，胚芽囊胞期）
gestrinone 孕三烯酮
glass ampoule 玻璃冷冻瓶
globozoospermia 圆头精子症
glycerol 甘油
GnRH analogue, GnRH-A 促性腺激素释放激素类似剂
GnRH agonist, GnRH-a 促性腺激素释放激素激动剂
GnRH antagonist 促性腺激素释放激素拮抗剂

gonadal sex 性腺性别
gonadarche 性腺功能初升
gonadostat 性腺静止期
gonadotrope 促性腺细胞
gonadotropin releasing hormone，GnRH 促性腺激素释放激素
gonadotropin surge 促性腺激素突升波（高峰）
gonadotropins，up regulation 促性腺激素的升调节，上调
gonorrhea 淋病
gossypol 棉子酚
granulosa cells 颗粒细胞

H

Ham's F-10 medium Ham's F-10 培养液
hemizona assay，HZA 半透明带精子测试法
hemodynamics 血流动力学
hemoglobinopathy 血红蛋白疾病
hepatitis B 乙型肝炎
hereditary disease 遗传性疾病
hirsutism 多毛症
HIV 艾滋病病毒
hormone replacement therapy，HRT 激素替代疗法，激素补充疗法
hormone replacement therapy，primary prevention 激素替代疗法的初级预防
hormone replacement therapy，secondary prevention 激素替代疗法的次级预防
human chorionic gonadotropin，hCG 人类绒毛膜促性腺激素
human leukocyte antigen，HLA 人类白细胞抗原
human menopausal gonadotropins，hMG 人类绝经期促性腺激素
human serum albumin 人类血清白蛋白
hyaluronidase 透明质酸酶
hydrosalpinx，thic-kwall 厚壁输卵管水肿
hydrosalpinx，thin-wall 薄壁输卵管水肿
hydrotubation 输卵管通水术
hyperactivation 精子过动现象
hyperandrogenism 高雄激素症
hypermenorrhea 月经过多
hyperprolactinemia 高催乳素血症
hyperspermia 精子数过多
hypertonic saline injection 高浓度盐水注射流产术
hypertonic solution instillation 高浓度溶液灌注术
hypertonic urea-PG injection 高浓度尿素及前列腺素注射流产术
hyponatremia 低钠血症
hypoosmotic swelling test 精子低渗透压肿胀试验法
hypopituitarism 垂体功能低下症
hypospadias 尿道下裂
hypospermia 精液过少
hypothalamic amenorrhea 下丘脑性无排卵
hypothalamic hypogonadism 下丘脑性性腺功能低下症
hypothalamic-pituitary-ovarian axis，HPO axis 下丘脑-垂体-卵巢轴
hypothalamus 下丘脑
hysterosalpingography，HSG 子宫输卵管摄影
hysteroscope，rigid 硬性子宫镜
hysteroscope，rigid，operative 手术用硬性子宫镜

I

idiopathic thrombocytopenia purpura，ITP 特发性血小板减少性紫癜
immunoradiometric assay，IRMA 免疫放射测量分析法
implantation 胚胎着床
implantation window 着床窗
impotence 阳痿
in vitro fertilization-embryo transfer，IVF-ET 体外受精及胚胎植入术
in vitro fertilization，IVF 体外受精
indigocarmine 洋红靛蓝染剂

infection, genital tract 精路感染
infectious disease 传染性疾病
infertility, immunological factor 免疫因素不孕症
infertility, male 男性不孕症
infertility, postpartum 产褥期不孕
infertility, uterine factor 不孕症的子宫因素
infundibulum 漏斗区
inhibin 抑制素
inhibin-activin-follistatin system 抑制素-活化素-卵泡休止素系统
insemination 授精
insulin resistance 胰岛素抵抗
insulin-like growth factor binding protein, IGF-BP 胰岛素样生长因子结合蛋白
insulin-sensitizing agents 胰岛素敏感试剂
intermenstrual bleeding 月经期之间出血
intraamniotic injection 羊膜腔内注射流产术
intracytoplasmic sperm injection, ICSI 卵细胞质内精子注射术
intraoperative ultrasound monitoring 手术中超声波监视法
intrauterine insemination, IUI 子宫腔内授精
IUD insertion, postcoital 性交后避孕器放置法
IUD with coexistence of pregnancy 避孕器并发怀孕
IUD, expulsion rate 避孕器脱出率
IUD, hormone releasing 激素释放型避孕器
IUD, intrauterine device 子宫内避孕器或异物
IUD, medicated 含药型避孕器
IUD, unmedicated 无药型避孕器

K

Kallmann's syndrome Kallmann 综合征
Klinefelter's syndrome Klinefelter 综合征
Kremer's micro-hematocrit tube method Kremer's 毛细管法
Kuzrock-Miller test Kuzrock-Miller 法

L

lactotroph 催乳细胞
laminaria tent 海草杆扩张器
laparoscopic surveillance, conventional 传统监视法
laparoscopic surveillance, Lin's 林氏监视法
laparoscopy 腹腔镜手术
laparoscopy, gasless 无气式腹腔镜
late-onset congenital adrenal hyperplasia, LOCAH 迟发型先天性肾上腺增生
leiomyoma 子宫肌瘤
leptin 瘦素
letrozole 来曲唑
Leydig cell 莱迪细胞，莱狄吉细胞，睾丸间质细胞
LH surge 黄体生成激素突升波（高峰，急升）
LH surge, premature 早发性黄体生成激素突升波
liquid nitrogen 液态氮
loupes 手术放大镜
lupron 醋酸亮丙瑞林
lupus anticoagulant, LAC 狼疮性抗凝血因子
luteal phase deficiency, LPD 黄体功能不全
luteinized unruptured follicle syndrome (LUF syndrome) 无排卵的黄体化卵泡综合征
luteinizing hormone releasing hormone (LHRH) agonists 促黄体生成激素释放激素激动剂
luteinizing hormone, LH 黄体生成激素
luteoplacental shift 黄体胎盘功能转换期

M

magnetic resonance imaging, MRI 核磁共振影像
major histocompatibility complex, MHC 主要组织相容性复合物
maternal mortality 母亲死亡率
matrix 基质
maturation promoting factor, MPF 成熟促进因子

median eminence，ME 中央突起区
menarche 初潮
menometrorrhagia 月经不定期与过多
menopause 绝经期
menorrhagia 月经过多
menstrual regulation 月经规则术
mestranol 类雌醇
metaphase Ⅰ，MⅠ 第一分裂中期
metaphase Ⅱ，MⅡ 第二分裂中期
metformin 二甲双胍
methotrexate 甲氨蝶呤
metrorrhagia 月经不定期出血
microdissection testicular sperm extraction 显微解剖睾丸切片取精
microinjection 显微注射
microscopic pelvic surgery 显微腹腔手术
microsugery 显微手术
microsurgical epididymal sperm aspiration，MESA 显微附睾取精术
midsegment tubal occlusion 输卵管中段阻塞
mifepristone，RU486 米非司酮
millipore，Organex-Q 去离子交换树脂
millipore，RO/Milli-Q 逆渗透去离子过滤器
minilaparotomy 小伤口剖腹术
monopolar resectoscope 单极切除镜
morning after pill 事后避孕丸，晨间丸
morphologic sex 形态性别
mucin 黏液蛋白
Müllerian inhibitin substance，MIS 苗勒抑制物质
Müllerian remnants 苗勒管遗迹
multifetal pregnancy 多胞胎妊娠
multifetal pregnancy reduction 多胞胎妊娠减胎术
myoma delivery 肌瘤分娩
myomectomy 肌瘤切除手术

N

natural family planning 自然家庭计划
natural killer cells，NK cells 自然杀伤细胞，天然杀伤细胞
negative feedback，GnRH 促性腺激素释放激素的负反馈
neurohypophyseal system 神经垂体系统
norepinephrine system 去甲肾上腺素系统
nuchal decapitation 颈椎脱臼法
nuclear transfer 细胞核转殖

O

oligoasthenoteratozoospermia，OTA syndrome 精子稀少、活动力差并畸形综合征
oligomenorrhea 月经次数过少
oligozoospermia 精子稀少症
oocyte 卵母细胞，卵子
oocyte，immature stage 未成熟期卵子
oocyte，luteinized stage 黄体化卵子
oocyte，mature stage 成熟期卵子
oocyte-cumulus complex 卵细胞卵丘综合体
ooplasmic transfer 卵细胞质转殖
open pulled straw 开放式冷冻麦管
osmotic pressure 渗透压
osteoporosis 骨质疏松症
osteoporosis，diagnosis 骨质疏松症的诊断
osteoporosis，menopausal 绝经后骨质疏松症
osteoporosis，prevention and treatment 骨质疏松症的预防与治疗
ovarian function evaluation 卵巢功能评估
ovarian hyperstimulation syndrome，OHSS 卵巢过度刺激综合征
ovary determination genes 卵巢决定基因组
ovulation inducing agents 排卵药
ovulation induction 诱导排卵

ovulation monitoring 卵泡成长监测
ovulation prediction 预测排卵
ovum retrieval, OR 采卵手术
oxytocin, OT 催产素

P

parlodel 同 bromocriptine，溴隐亭
partial mole 不完全性葡萄胎
partial zona dissection, PZD 透明带部分切开术
pentoxifylline 己酮可可碱
percutaneous epididymal sperm aspiration, PESA 经皮附睾精子抽取术
perfusion system, persistent 持续灌流系统
periodic abstinence 定期禁欲法
phase microscope 解剖显微镜
pineal gland 松果体腺
pituitary adenoma 垂体腺瘤
pituitary apoplexy 垂体卒中
plastic straws 塑胶小麦管
polar body extraction 极体取出术
polar body, first 第一极体
polycystic ovarian syndrome, PCOS 多囊卵巢综合征
polycystic ovary disease, PCOD 多囊卵巢疾病
polymenorrhea 月经次数过多
polymerase chain reaction, PCR 聚合酶链反应
portal circulation 垂体门脉循环
positive feedback 正反馈
postcoital test, PCT 同房后试验
posterior fornix 阴道后穹隆
postmenopausal syndrome 绝经后综合征
post-artificial insemination test 人工授精后测试法
precocious pseudopuberty 外周性（假性）早发性青春期
precocious puberty 早发性青春期
precocity, true 中枢性（真性）早发性青春期
pregnant mare serum gonadotropin, PMSG 怀孕母马血清促性腺激素
preimplantation genetic analysis 着床前遗传分析
preimplantation genetic diagnosis, PGD 着床前遗传诊断
premature ejaculation 早泄
premature ovarian failure, POF 早发性卵巢衰竭
preovulatory stage 排卵前期
pre-puberty 青春前期
presacral neurectomy 骶骨前神经切除术
primary amenorrhea 原发性无月经症
primary andropause 原发性睾丸衰竭
primary testicular failure 原发性睾丸衰竭
progesterone 黄体酮
progestins 黄体酮类制剂
progestogen 黄体酮同类制剂
progression ratio of straightness 直线前进比例
prolactin 催乳素
prolactin-inhibiting factor, PIF 催乳素抑制因子
prolactin-regulating factors 催乳素分泌调节因子
prolactin-releasing hormone, PRH 或 PRF 催乳素释放激素
pronuclear transfer reconstruction 原核转殖重建术
prostaglandin analogs 前列腺素类似剂
prostaglandins, PGs 前列腺素
prostate 前列腺
prostatitis 前列腺炎
pro-opiomelanocortin, POMC 前阿黑皮素
pseudohermaphroditism, female 女性假阴阳人
pseudohermaphroditism, male 男性假阴阳人
pseudohermaphroditism, true 真性阴阳人
puberty 青春期
pure water system 纯水系统

Q

quality control evaluation 品管评估

R

radical operation 根除性手术
radioimmunoassay, RIA 放射免疫分析法
raloxifene 雷洛昔芬
reproductive surgery, laparoscopic 腹腔镜生殖手术
resectoscope 切除镜
resectoscope, bipolar 双极切除镜
reserve pool, gonadotropins 促性腺激素储存库
restrictive fragment length polymorphism, RFLP 限制酶片段长度多态性
revised AFS score 再版的A.F.S.的计分方式
RU486 同 mifepriston,米非司酮

S

safety shields 安全保护套
salpingectomy 输卵管切除术
salpingectomy, segmental 区段性输卵管切除术
salpingitis isthmica nodosa, SIN 肿块性峡部输卵管炎
salpingoneostomy 输卵管重新造口术
salpingoscopy 输卵管镜
salpingostomy 输卵管造口术
salpingotomy 输卵管切开术
seeding 植入冰种
selective estrogen receptor modulators, SERMs 选择性雌激素受体调节剂
self-priming action 自我催化作用
semen 精液
semen analysis 精液分析
semen analysis, strict criteria 精子检验严格标准
semen donation 捐赠精液
seminal vesicle 精囊
seminal vesiculitis 精囊炎
seminiferous tubules 生精小管
sequential culture medium 阶段式培养基
sequential transfer 阶段式胚胎植入术
serosa-myoma distance 浆膜肌瘤间距离
Sertoli cells 石托利细胞,支持细胞
serum substitute supplement, SSS 血清成分替代品
sex chromosome 性染色体
sex differentiation disorders 性别发育异常
sex hormone binding globulin, SHBG 性腺激素结合球蛋白
Sheehan's syndrome 希罕综合征
simple medium 简单式培养液
Sims-Huhner test Sims-Huhner 试验法
slow freezing 慢速冷冻法
somatic cell 体细胞
somatostatin, SS 生长抑素
somatotropin-release-inhibiting factor, SRIF 生长激素分泌抑制因子
sonohysterography 超声波子宫腔造影术
sperm bank 精子银行
sperm decondensation 精子去凝缩化
sperm donation 精子捐赠
sperm morphology 精子形态
spermatid 精细胞
spermatocyte 精母细胞
spermatocyte, primary 初级精母细胞
spermatocyte, secondary 次级精母细胞
spermatocytogenesis 精母细胞生成
spermatogenesis 精子发生
spermatogonia 精原细胞
spermatozoa 精子
spermicide 杀精剂
spermiogenesis 精子形成
sperm-zona interaction 精子与卵透明带相互作用
spinnbarkeit 子宫颈黏液拉丝现象
spironolactone 螺内酯
sterilization, Fallope ring 输卵管结扎环
sterilization, female 女性结扎
sterilization, Filshie clips 输卵管结扎夹
sterilization, regret rate 结扎的后悔率
sterilization, reversibility 结扎的复原率

stimulating hormones 内分泌促进激素
straight line velocity, VSL 精子直线进行速度
submucous myoma 黏膜下肌瘤
submucous myoma, shrinked 下沉性黏膜下肌瘤
subzonal insemination 透明带下授精术
subzonal insertion of sperm, SUZI 透明带下精子注射术
suction curettage 吸引式子宫刮除术
superovulation response 卵泡的诱发治疗反应
syngamy 接合生殖体
syphilis 梅毒

T

tamoxifen 他莫昔芬
Tanner stages Tanner 分期
Taq polymerase 抗热 DNA 复制酶
teratozoospermia 畸形精子症
test tube baby 同 IVF-ET，试管婴儿
testicular sperm extraction, TESE 睾丸切片取精
testis 睾丸
testis determination genes 睾丸决定基因组
testosterone 睾酮
theca cells 鞘细胞
three contrast method 三对比法
thyroid stimulating hormone, TSH 促甲状腺激素
thyrotropin-releasing hormone, TRH 促甲状腺激素释放激素
toremifene 托瑞米芬
transcervical resection, TCR 经子宫颈子宫镜切除术
transcervical tubal cannulation 经子宫颈输卵管贯通术
trocar 腹腔镜穿刺针
trophoblast 滋养层细胞
tubal anastomosis 输卵管接合手术
tubal embryo transfer, TET 输卵管中胚胎植入术
tubal ligation, laparoscopic 腹腔镜输卵管结扎术
tubal occlusion, distal 远端输卵管阻塞
tubal occlusion, proximal 近端输卵管阻塞
tubal pregnancy 输卵管子宫外孕
tubal reanastomosis 输卵管再接手术
tubal surgery 输卵管手术
tubouterine implantation 输卵管子宫植入术
Turner's syndrome 特纳综合征
two contrast method 二对比法
two resectoscope method 二支切除镜法

U

ultrarapid freezing 超快速冷冻法
ultrasonography, scrotal 阴囊超声波
ultrasonography, transrectal 经直肠超声波
ultrasonography, vaginal 阴道超声波
ureteral stent 输尿管扩充器
uterine anomalies 子宫畸形
uterine anomaly, DES induced DES 导致的子宫畸形
uterine blood perfusion 子宫动脉血流灌注
uterine myoma 子宫肌瘤
uterine perforation 子宫穿孔
uterine septum, complete 完全子宫纵隔
uterine septum, incomplete 不完全子宫纵隔
uterine synechia 子宫腔内粘连
uterus didelphys 双子宫
uterus, anteversion or retroversion 前倾或后倾子宫
uterus, arcuated 弓状子宫
uterus, bicornuate 双角子宫
uterus, septated 纵隔子宫
uterus, unicornuate 单角子宫

V

vacuum aspiration 真空吸引抽取术
vaginal ring 阴道环
vaginal sonography 阴道超声波

vaginal sponge 阴道海绵
varicocele 精索静脉曲张
vasectomy 输精管切除术
vasoepididymostomy 输精管附睾吻合术
vasopressin, VP 血管加压素
vasovasostomy 输精管吻合术
ventromedial nucleus, VMN 腹侧正中核
Veress needle 腹腔镜导气针
Vero cell 绿猴肾细胞
vitrification 玻璃化冷冻法

W

wide amplitude 宽振幅

X

X inactivation X 染色体的失活
XX male XX 男性
X-linked disorders 性联遗传

Y

Y chromosome pairing Y 染色体配对
Yuzpe regimen Yuzpe 疗法

Z

zona drilling 透明带穿孔术
zona free hamster egg sperm penetration test, ZFHEPT 去透明带仓鼠卵子精子穿透力试验
zona pellucida 卵透明带
zygote intrafallopian transfer, ZIFT 受精卵输卵管内植入术
"Z" technique Z 字型穿刺法